CB072702

Hipertensão Arterial na Prática Clínica

CARDIOLOGIA

Aloan — Cardiologia Intervencionista
Aloan — Hemodinâmica e Angiocardiografia 2ª ed.
Alves — Novo Dicionário Médico Ilustrado Inglês — Português
Andrade e Ávila — Doença Cardiovascular, Gravidez e Planejamento Familiar
APM-SUS — O Que Você Precisa Saber sobre o Sistema Único de Saúde
Bassan — Síndrome Coronariana Aguda nas Unidades de Dor Torácica
Batlouni e Ramires — Farmacologia e Terapêutica Cardiovascular 2ª ed.
Beltrame Ribeiro — Atualização em Hipertensão Arterial — Clínica, Diagnóstico e Terapêutica
Cabrera e Lacoste — Cirurgia da Insuficiência Cardíaca Grave
Chagas e Palandrini — Pronto-Socorro Cardiológico
De Angelis — Riscos e Prevenção da Obesidade
Dias Carneiro e Couto — Conduta Diagnóstica e Terapêutica em Cardiologia
Dias Carneiro e Couto — Endocardite Infecciosa
Dias Carneiro e Couto — Semiologia e Propedêutica Cardiológica
Dias Carneiro e Couto — Tromboembolismo Pulmonar
Evandro Tinoco — Semiologia Cardiovascular
Figueiró e Bertuol — Depressão em Medicina Interna e em Outras Condições Médicas — Depressões Secundárias
Finamor — De Peito Aberto (Experiências e Conselhos de um Médico após sua Cirurgia Cardíaca)
Fortuna — O Pós-Operatório Imediato em Cirurgia Cardíaca — Guia para Intensivistas, Anestesiologistas e Enfermagem Especializada
Franco Jr. (Série Hospital Universitário USP) Vol. 1 — Manual de Terapia Intensiva
Furtado — Transradial, Diagnóstico e Intervenção Coronária
Galvão — O Choque — Etiofisiopatogenia, Clínica e Terapêutica
Ghorayeb e Meneghelo — Métodos Diagnósticos em Cardiologia Clínica
Ghorayeb e Turíbio — O Exercício — Preparação Fisiológica, Avaliação Médica, Aspectos Especiais e Preventivos
Giannini — Cardiologia Preventiva — Prevenção Primária e Secundária
Goldberger — Tratamento das Emergências Cardíacas
Guimarães — Propedêutica e Semiologia em Cardiologia
Hospital Israelita Albert Einstein — Protocolos de Conduta do Hospital Israelita Albert Einstein
InCor — Os Chefs do Coração
InCor — Manual de Dietoterapia e Avaliação Nutricional do Serviço de Nutrição e Dietética do InCor (USP)
InCor/Pastore — Eletrocardiologia Atual - Curso do Serviço de Eletrocardiologia do InCor
InCor — Rotinas Ilustradas da Unidade Clínica de Emergências do InCor
Instituto Dante Pazzanese de Cardiologia — Condutas Terapêuticas

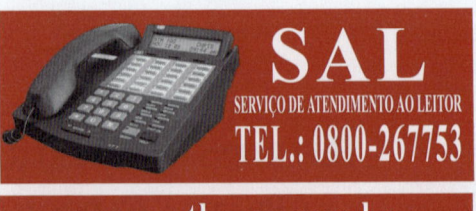

Knobel — Condutas no Paciente Grave 3ª ed. (2 vols.)
Knobel — Série Terapia Intensiva
   Vol. 1 Pneumologia e Fisioterapia Respiratória 2ª ed.
   Vol. 2 Cardiologia
   Vol. 3 Hemodinâmica
Lage e Ramires — Cardiologia no Internato — Bases Teórico-Práticas
Levene e Davis — Dor Torácica: Seu Diagnóstico e o Diagnóstico Diferencial
Martinelli — Atlas de Marcapasso: A Função Através do Eletrocardiograma
Nicolau e Marin — Síndromes Isquêmicas Miocárdicas Instáveis
Nobre, Mion e Oigman — MAPA — Monitorización Ambulatoria de la Présion Arterial (edição em espanhol)
Nobre, Mion e Oigman — MAPA — Monitorização Arterial da Pressão Ambulatorial 3ª ed.
Oliveira — Cirurgia Cardiovascular
Oliveira Filho — Teste Ergométrico: Normas, Tabelas e Protocolos
Pastore — Electrocardiology 2001
Perez — Hipertensão Arterial — Conceitos Práticos e Terapêutica
Póvoa e Ferreira — Cardiologia para o Clínico Geral
Protásio da Luz — Nem Só de Ciência se Faz a Cura 2ª ed.
Protásio, Chagas e Laurindo — Endotélio e Doenças Cardiovasculares
Pró-Cardíaco — Rotinas de Emergência
Ramires, Lage e Machado César — Série Doença Coronária e Aterosclerose — Clínica, Terapia Intensiva e Emergências Vols. 1/2
Ratton — Medicina Intensiva 3ª ed.
Rocha e Silva — Série Fisiopatologia Clínica (com CD-ROM)
   Vol. 1 Rocha e Silva — Fisiopatologia Cardiovascular
   Vol. 2 Zatz — Fisiopatologia Renal
Schor — Série Clínica Médica — Medicina Celular e Molecular
   Vol. 4 Bases Moleculares da Cardiologia e Medicina de Urgência
Soc. Bras. Clínica Médica — Série Clínica Médica Ciência e Arte
   Pachón — Arritmias Cardíacas
   Lopes — Equilíbrio Ácido-Base e Hidroeletrolítico
   Cruz e Lopes — Asma, um Grande Desafio
Soc. Bras. Card. (SBC) FUNCOR — Prevenção das Doenças do Coração — Fatores de Risco
SOCESP (Soc. Card. Est. SP) Cardiologia — Atualização e Reciclagem 94/95 Cardiologia 96/97 Manual de Cardiologia 2000/2001
Sousa e Sousa — Stent Coronário — Aplicações Clínicas
Stolf e Jatene — Tratamento Cirúrgico da Insuficiência Coronária
Terra — Coagulação 3ª ed.
Terzi e Araújo — Monitorização Hemodinâmica e Suporte Cardiocirculatório do Paciente Crítico
Timerman — Desfibrilação Precoce — Reforçando a Corrente de Sobrevivência
Timerman e Feitosa — Síndromes Coronárias Agudas
Tinoco — Semiologia Cardiovascular
Tinoco — Série Livros de Cardiologia de Bolso (Coleção Completa 6 Vols.)
   Vol. 1 Nóbrega — Atividade Física em Cardiologia
   Vol. 2 Martins — Avaliação do Risco Cirúrgico e Cuidados Perioperatórios
   Vol. 3 Mady, Arteaga e Ianni — Cardiomiopatias: Dilatada e Hipertrófica
   Vol. 4 Tinoco e Fonseca — Medicina Nuclear Aplicada à Cardiologia
   Vol. 5 Vilanova — Anticoagulação em Cardiologia
   Vol. 6 Bruno — Cardiogeriatria
Zarco — Exame Clínico do Coração 2ª ed.
Zugaib e Kahhale — Síndromes Hipertensivas na Gravidez

SAL
SERVIÇO DE ATENDIMENTO AO LEITOR
TEL.: 0800-267753
www.atheneu.com.br

Hipertensão Arterial na Prática Clínica

Rui Póvoa

Professor Adjunto da Disciplina de Cardiologia da
Escola Paulista de Medicina–Unifesp.

Chefe do Setor de Cardiopatia Hipertensiva da
Escola Paulista de Medicina–Unifesp.

Médico do Ambulatório de Hipertensão Arterial do
Hospital do Servidor Público Estadual FMO.

Coordenador da Residência Médica, Área Clínica, do
Hospital do Servidor Público Estadual FMO.

Mestre e Doutor em Cardiologia pela
Escola Paulista de Medicina-Unifesp.

Especialista em Cardiologia pela Sociedade Brasileira de Cardiologia.

Especialista em Hipertensão Arterial pela
Sociedade Brasileira de Hipertensão Arterial.

Especialista em Medicina Intensiva pela
Associação Brasileira de Medicina Intensiva

Atheneu

São Paulo • Rio de Janeiro • Ribeirão Preto • Belo Horizonte

EDITORA ATHENEU

São Paulo — Rua Jesuíno Pascoal, 30
Tels.: (11) 6858-8750
Fax: (11) 6858-8766
E-mail: edathe@terra.com.br

Rio de Janeiro — Rua Bambina, 74
Tel.: (21) 3094-1295
Fax: (21) 3094-1284
E-mail: atheneu@atheneu.com.br

Ribeirão Preto — Rua Barão do Amazonas, 1.435
Tel.: (16) 3323-5400
Fax: (16) 3323-5402
E-mail: editoratheneu@netsite.com.br

PLANEJAMENTO GRÁFICO/CAPA: Equipe Atheneu

PRODUÇÃO EDITORIAL: Carmem Beatriz Silva

Dados Internacionais de Catalogação na Publicação (CIP)
(Câmara Brasileira do Livro, SP, Brasil)

PÓVOA, Rui
    Hipertensão Arterial na Prática Clínica/Rui Póvoa. — São Paulo: Atheneu, 2007.
    360 p.; 17,5 × 25 cm.

    ISBN 978-85-7379-899-9
    Inclui bibliografia.

    1. Hipertensão. 2. Hipertensão — Tratamento. I. Título.

P879h   CDD 616.132

Índice para catálogo sistemático

1. Hipertensão   616.132
2. Hipertensão: tratamento   616.13206

PÓVOA, R.
Hipertensão Arterial na Prática Clínica

© Direitos reservados à EDITORA ATHENEU — São Paulo, Rio de Janeiro, Ribeirão Preto, Belo Horizonte, 2007

Colaboradores

AGOSTINHO TAVARES
Professor Adjunto, Disciplina de Nefrologia, Departamento de Medicina – UNIFESP.

ANDRÉA ARAÚJO BRANDÃO
Professora Adjunta de Cardiologia da Universidade do Estado do Rio de Janeiro. Doutora em Cardiologia pela Universidade Federal do Rio de Janeiro

ÂNGELO AMATO VINCENZO DE PAOLA
Professor Livre Docente da Disciplina de Cardiologia da EPM-UNIFESP. Responsável pela Pós-graduação da Disciplina de Cardiologia da EPM-UNIFESP. Chefe do Setor de Arritmia e Eletrofisiologia Clínica da EPM-UNIFESP.

ANTONIO CARLOS DE CAMARGO CARVALHO
Professor Livre Docente da Disciplina de Cardiologia da EPM-UNIFESP. Chefe da Disciplina de Cardiologia da EPM-UNIFESP.

AUDES MAGALHÃES FEITOSA
Cardiologista do RealCor, Departamento de MAPA e MRPA – Real Hospital Português de Beneficência em Pernambuco, e do Procape – Pronto Socorro Cardiológico de Pernambuco, Universidade de Pernambuco, Recife.

AYRTON PIRES BRANDÃO
Professor Titular de Cardiologia da Universidade do Estado do Rio de Janeiro.

BRAULIO LUNA FILHO
Professor Livre Docente da Disciplina de Cardiologia da EPM-UNIFESP. Presidente da Sociedade de Cardiologia do Estado de São Paulo.

CARLOS ALBERTO MACHADO
Coordenador da Liga de Hipertensão Arterial do Belém-SP e do Ambulatório Regional de Especialidades Maria Zélia/Disciplina de Cardiologia – EPM-UNIFESP.

CELSO AMODEO
Chefe da Seção de Hipertensão Arterial e Nefrologia do Instituto Dante Pazzanese de Cardiologia.
Coordenador da Nefrologia do Hcor – Associação Sanatório Sírio – São Paulo.
Especializado em Hipertensão Arterial pela Alton Oschner Medical Foundation – New Orleans – USA.
Especializado em Nefrologia pela Universidade da Virgínia – Charlottesville – USA.
Doutor em Medicina – Área de Concentração em Nefrologia pela Universidade de São Paulo.

CLEBER DO LAGO MAZZARO
Cardiologista do Hospital e Maternidade Brasil.
Pós-graduando do Setor de Cardiopatia Hipertensiva da EPM-UNIFESP.

CONSUELO BUENO DINIZ ADÁN
Mestre e doutora pela UNIFESP.
Diretora Médica Adjunta do Banco de Olhos do Hospital São Paulo.
Médica do Serviço de Oftalmologia do Laboratório Diagnósticos da América (Delboni Auriemo).

DANIEL BORN
Médico Assistente Doutor da Disciplina de Cardiologia da EPM-UNIFESP.
Chefe do Setor de Cardiopatia e Gravidez.

DAVID A. CALHOUN
Diretor Médico, Vascular Biology and Hypertension Program, University of Alabama at Birmingham, Birmingham, AL, EUA.

DILMA DE SOUZA
Médica Cardiologista e Ecocardiografista do Hospital da Fundação Pública Estadual Gaspar Vianna-Belém.
Pós-graduanda do Setor de Cardiopatia Hipertensiva da EPM-UNIFESP.

EDUARDO CANTONI ROSA
Assistente Doutor, Disciplina de Nefrologia, Departamento de Medicina, UNIFESP.

EDUARDO PIMENTA
Médico do Departamento de Hipertensão Arterial e Nefrologia do Instituto Dante Pazzanese de Cardiologia de São Paulo.
Pesquisador associado, Vascular Biology and Hypertension Program, University of Alabama at Birmingham, Birmingham, AL, EUA.

ELIZABETE VIANNA DE FREITAS
Médica Cardiologista do Serviço de Cardiologia da Universidade do Estado do Rio de Janeiro.
Doutoranda em Medicina pela Universidade do Estado do Rio de Janeiro.

ÉRIKA MARIA GONÇALVES CAMPANA
Médica Cardiologista do Serviço de Cardiologia da Universidade do Estado do Rio de Janeiro.
Mestranda em Medicina pela Universidade do Estado do Rio de Janeiro.

FLÁVIO ANTÔNIO OLIVEIRA BORELLI
Médico Assistente da Seção de Hipertensão Arterial e Nefrologia do Instituto "DANTE PAZZANESE" de Cardiologia.

FLÁVIO DANNI FUCHS
Doutor e Livre Docente em Cardiologia.
Chefe do Serviço de Cardiologia do Hospital das Clínicas de Porto Alegre-UFRGS.

FRANCISCO ANTÔNIO HELFENSTEIN FONSECA
Professor Afiliado do Departamento de Medicina da EPM-UNIFESP.
Professor Livre Docente da Disciplina de Cardiologia da EPM-UNIFESP.
Chefe do Setor de Lípides e Aterosclerose, Biologia Vascular da EPM-UNIFESP.
Vice-Presidente da Sociedade Latino Americana de Aterosclerose (SOLAT).

GERMANA PORTO LINHARES ALMEIDA
Médica Pós-graduanda da Unidade de Hipertensão do Instituto do Coração.

HENO FERREIRA LOPES
Médico Assistente da Unidade de Hipertensão do Instituto do Coração.
Doutor em Cardiologia pela Faculdade de Medicina da USP.

HERMES TOROS XAVIER
Doutor em Cardiologia pela Faculdade de Medicina da Universidade de São Paulo.
Professor de Cardiologia da Faculdade de Ciências Médicas de Santos do Centro Universitário Lusíada.

JOSÉ MARCOS THALENBERG
Doutor em Medicina pela EPM-UNIFESP.

LUCIANO RENATO CAVICHIO
Doutor em Cardiologia e Chefe do Ambulatório de Hipertensão Arterial do Hospital do Servidor Público Estadual "FMO".

LUIGI BROLLO
Médico Assistente do Setor de Cardiopatia Hipertensiva da EPM-UNIFESP.
Pós-graduando do Setor de Cardiopatia Hipertensiva da EPM-UNIFESP.

LUIZ APARECIDO BORTOLOTTO
Médico Assistente da Unidade de Hipertensão do InCor.
Doutor em Cardiologia pela FMUSP. Pós-Doutorado em Métodos de Avaliação Vascular no Serviço de Medicina Interna do Prof. Michel Safar, Paris, França.

MÁRCIO GONÇALVES DE SOUSA
Médico Assistente da Seção de Hipertensão Arterial e Nefrologia do Instituto "DANTE PAZZANESE" de Cardiologia.

MARCO ANTONIO MOTA-GOMES
Professor Titular de Cardiologia da Faculdade de Medicina da UNCISAL.

MARGARET ASSAD CAVALCANTE
Docente responsável pela Disciplina de Cardiologia do Departamento de Clínica Médica da Faculdade de Medicina da Universidade do Oeste Paulista-Unoeste-Presidente Prudente-SP.
Chefe do Serviço de Cardiologia do Hospital Universitário Dr. Domingos Leonardo Cerávolo/Unoeste-Presidente Prudente-SP.

MARIA CRISTINA DE OLIVEIRA IZAR
Assistente Doutora da Disciplina de Cardiologia da EPM-UNIFESP.
Coordenadora do Laboratório de Lípides da EPM-UNIFESP.

MARIA ELIANE CAMPOS MAGALHÃES
Médica Cardiologista do Serviço de Cardiologia da Universidade do Estado do Rio de Janeiro.
Doutora em Cardiologia pela Universidade Federal do Rio de Janeiro.

MARIA HANNELORE DEMMLER ACEVEDO
Pós-graduanda do Setor de Cardiopatia Hipertensiva da Disciplina de Cardiologia da UNIFESP.

MARIA TERESA NOGUEIRA BOMBIG
Médica Assistente Doutora do Setor de Cardiopatia Hipertensiva da EPM-UNIFESP.
Professora Assistente da Disciplina de Cardiologia da Faculdade de Ciências Médicas da Santa Casa de São Paulo.

MAURO ATRA
Neurologista do Instituto Dante Pazzanese de Cardiologia e do Hospital do Coração.

OSWALDO PASSARELLI JUNIOR
Médico da Seção de Hipertensão Arterial e Nefrologia do Instituto Dante Pazzanese de Cardiologia.

RAFAEL LEITE LUNA
>*Professor de Cardiologia do Instituto de Pós-Graduação Médica Carlos Chagas.*
>*Professor Livre-Docente de Cardiologia da Universidade do Estado do Rio de Janeiro.*
>*Ex-Professor de Cardiologia da Pontifícia Universidade Católica do Rio de Janeiro.*
>*Ex-Presidente da Sociedade Brasileira de Cardiologia.*

REGINA DO CARMO SILVA
>*Doutora em Medicina pela Universidade Federal de São Paulo – UNIFESP-EPM*
>*Médica Assistente da Disciplina de Endocrinologia da UNIFESP.*

ROBERTO DISCHINGER MIRANDA
>*Chefe do Serviço de Doenças Cardiovasculares da Disciplina de Geriatria e Gerontologia da Universidade Federal de São Paulo – EPM-UNIFESP.*

ROBERTO POZZAN
>*Médico Cardiologista do Serviço de Cardiologia da Universidade do Estado do Rio de Janeiro.*
>*Doutor em Cardiologia pela Universidade Federal do Rio de Janeiro.*

SILMARA RAQUEL CRUZ
>*Pós-graduanda do Setor de Cardiopatia Hipertensiva da EPM-UNIFESP.*

VALDIR LAURO SCHWERZ
>*Mestre em Cardiologia pela UNIFESP.*
>*Doutorando em Cardiologia no Setor de Cardiopatia Hipertensiva da Disciplina de Cardiologia da UNIFESP.*

WILLIAM DA COSTA
>*Professor de Cardiologia da Faculdade de Ciências Médicas de Santos do Centro Universitário Lusíada.*
>*Pós-graduando do Setor de Cardiopatia Hipertensiva da EPM-UNIFESP.*

YONÁ AFONSO FRANCISCO
>*Médica Assistente Doutora do Setor de Cardiopatia Hipertensiva da EPM-UNIFESP*

Dedicatória

*Este trabalho é dedicado
aos meus dois amores:
meu filho Fernando
e a querida Penela.*

Prefácio

Por que precisamos de um livro de medicina, mais especificamente, um livro sobre hipertensão arterial (HA)? Não é esta uma área sobjamente conhecida, onde quase tudo já está resolvido, onde centenas de trabalhos científicos produzidos nas últimas décadas fundaram as bases do diagnóstico e tratamento dessa doença? Não obstante, respondermos positivamente a essas assertivas, paradoxalmente, ainda precisamos de bons livros sobre hipertensão arterial.

Lamentavelmente, a maioria da população ainda sofre das mazelas dessa doença, em conseqüência do diagnóstico quase sempre tardio e controle inadequado dos níveis pressóricos. Na maioria dos países, a HA ainda é o maior componente atribuível para a mortalidade cardíaca e geral.

Embora vivendo na idade da informática, a maioria dos médicos e profissionais de saúde tem dificuldade em acessar as novas informações, quer seja por um problema lingüístico, geralmente elas estão disponíveis em inglês, quer seja pela falta de hábito e treino em manusear os meios eletrônicos de divulgação. Também é reconhecida a capacidade conservadora do gênero humano na mudança de hábitos adquiridos como acontece com as médicos em seu longo período de treinamento. Por exemplo, é surpreendente a resistência de alguns profissionais em reduzir a pressão sistólica abaixo de 160 mm Hg nos pacientes com faixa etária elevada. Além disso, a quantidade de novos trabalhos científicos publicados diariamente cria um cenário contraditório de abundância de informação e escassez de conhecimento, por falta de uma síntese competente, racional e isenta de conflito de interesses.

Não raro, o médico clínico e mesmo o especialista se vêm em cenário de grande confusão, principalmente, sobre a melhor opção terapêutica e diagnóstica. Nas últimas décadas, dezenas de novos testes e drogas foram desenvolvidas e nem sempre o novo e o mais recente são as melhores opções de clínicas.

Por conseguinte, um livro que absorva as informações mais relevantes e as transforme em conhecimento científico elegantemente disposto e de fácil compreensão, sem dúvida, terá sempre um espaço privilegiado na necessidade de atualização dos médicos.

É exatamente isto que este livro de Hipertensão Arterial, coordenado pelo Prof. Dr. Rui Póvoa, destacado especialista na área e abnegado educador médico, realiza. Liderando um grupo seleto de especialista, coloca-nos ao alcance dos mais importantes e recentes avanços epidemiológicos, fisiopatológicos, diagnósticos e, por último, terapêuticos. Realiza esta tarefa gigantesca, abordando de maneira precisa e abrangente os mais complexos aspectos sobre a HA. Apesar deste esforço quase enciclopédico, o faz sem ser obscuro ou enfadonho, porque utiliza uma linguagem simples, direta, daqueles que conhecem profundamente aquilo que faz.

Particularmente, não só a cardiologia se sentirá lisonjeada com este livro, mas também a própria medicina brasileira, que a partir de agora passa a contar com um excelente trabalho científico de divulgação sobre uma doença que, infelizmente, no nosso meio, ainda é de alta relevância social.

Finalizando este breve intróito, não poderia deixar de externar minha crença no trabalho intelectual aqui realizado com denodo, compartimento de conhecimento e crítica dos resultados apresentados. Por isso afirmo, embora não seja exclusivo na sua forma e conteúdo, o é na abordagem ímpar de tema tão presente no cotidiano médico.

Certa vez um poeta escreveu: "Oh! Bendito o que semeia livros... livros à mão cheia... E manda o povo pensar!" O Rui, que não é aquele conterrâneo do poeta citado, também semeia livros e nos manda ler e aprender. E assim continuarei a fazê-lo todas as vezes que ele realizar obra desta envergadura.

Professor Dr. Bráulio Luna Filho
Professor Livre Docente da Disciplina de Cardiologia da Unifesp
Presidente da Socesp

Sumário

1 História da Hipertensão Arterial, 1
Rafael Leite Luna

2 Definição, Epidemiologia, Fator de Risco Cardiovascular e Classificação, 25
Carlos Alberto Machado

3 Fatores de Risco para Hipertensão Arterial, 37
Germana Porto Linhares Almeida
Heno Ferreira Lopes

4 Outros fatores de Risco Cardiovascular, 47
Maria Teresa Nogueira Bombig
Maria Hannelore Demmler Acevedo

5 Etiopatogenia e Mecanismos Regulatórios, 63
Yoná Afonso Francisco

6 Hipertensão Arterial e Endotélio, 73
Francisco Antonio Helfenstein Fonseca
Maria Cristina de Oliveira Izar

7 Anamnese – Exame Clínico - Diagnóstico, 89
Cleber do Lago Mazzaro

8 Medida Correta da Pressão Arterial, 99
William da Costa
Rui Póvoa

9 Exames Laboratoriais- Importância e Análise Crítica, 107
Luigi Brollo
Rui Póvoa

10 Papel do Eletrocardiograma na Hipertensão, 115
Rui Póvoa
Ângelo Amato Vicenzo de Paola

11 O Ecocardiograma no paciente Hipertenso, 123
Dilma de Souza
Rui Póvoa

12 Hipertensão Arterial Secundária, 129
Flávio Antonio Oliveira Borelli
Márcio Gonçalves de Souza

13 Hipertensão Arterial de Origem Endócrina, 141
Regina do Carmo Silva

14 A Importância da MAPA e da MRPA, 157
Marco Antonio Mota-Gomes
Roberto Dischinger Miranda
Audes Magalhães Feitosa

15 Hipertensão Arterial Refratária, 169
Rui Póvoa
Silmara Raquel Cruz

16 Síndrome Metabólica, 177
Eduardo Pimenta
Oswaldo Passarelli Junior

17 Lesões em Órgãos-alvo: Alterações Cardíacas, 187
Rui Póvoa
Margaret Assad Cavalcante

18 Lesões em Órgãos-alvo: Alterações Renais, 199
Eduardo Cantoni Rosa
Agostinho Tavares

19 Lesões em Órgãos-alvo: Alterações Neurológicas, 213
Celso Amodeo
Mauro Atra

20 Lesões em Órgãos-alvo: Alterações Oculares, 219
Consuelo Bueno Diniz Adán

21 Lesões em Órgãos-alvo: Alterações Vasculares, 231
Luiz Aparecido Bortolotto

22 Hipertensão em Situações Especiais na Infância e Adolescência, 245
Andréa Araújo Brandão
Maria Eliane Campos Magalhães
Elizabete Vianna de Freitas
Érika Maria Gonçalves Campana
Roberto Pozzan
Ayrton Pires Brandão

23 Hipertensão em Situações Especiais na Gravidez, 269
Daniel Born

24 Hipertensão em Situações Especiais no Diabetes Melito, 283
Hermes Toros Xavier

25 Hipertensão em Situações Especiais no Idoso, 295
Roberto Dischinger Miranda
Audes Magalhães Feitosa
Marco Antonio Mota-Gomes

26 Hipertensão do Avental Branco, 307
José Marcos Thalenberg
Bráulio Luna Filho

27 Medicamentos que Elevam a Pressão Arterial, 321
Luciano Renato Cavichio
Rui Póvoa

28 Tratamento não Medicamentoso, 327
Rui Póvoa
Valdir Lauro Schwerz

29 Tratamento Medicamentoso, 337
Eduardo Pimenta
David A Calhoun

30 Crise Hipertensiva, 349
Rui Póvoa
Antonio Carlos de Camargo Carvalho

31 Leitura Crítica dos Grandes Ensaios Clínicos em Hipertensão Arterial, 361
Flávio Danni Fuchs

ANEXO V Diretrizes Brasileiras de HA-2006, 375

Índice Remissivo, 427

História da Hipertensão Arterial

Rafael Leite Luna

■ A HISTÓRIA ANTECEDENTE DA CIRCULAÇÃO

A história da hipertensão arterial começa com a descoberta da circulação. Os achados científicos não resultam de acasos mais ou menos felizes, como às vezes se comenta, mas de buscas contínuas ao longo do tempo, compondo um quadro que se completa no final, levando à compreensão do processo.

Como bem diz Gottschall em seu livro, o conhecimento da fisiologia cardiovascular não se desenvolveu em linha reta, havendo longos períodos de estagnação, saltos e retrocessos, até atingir uma linearidade ascendente, principalmente a partir do século XVII, com o surgimento do método científico, que proporcionou a revolucionária descoberta da circulação do sangue por Harvey, capaz de fazer explodir uma mítica cultura milenar.[1]

Vamos tentar encadear os fatos históricos ligados à circulação porque, na verdade, esse conhecimento foi o que gerou a descoberta da pressão arterial e da sua elevação nos casos de distúrbio da circulação.

Sabemos, hoje em dia, que Anatep, deus egípcio da medicina, há trinta séculos, já registrava em papiros médicos conhecimentos sobre o coração e os canais cheios de sangue que dele saíam; ele também assinalava a existência de batimentos em diversos lugares, relacionando esses pulsos ao batimento cardíaco.

Após esse início egípcio, a cultura científica passou a ser estabelecida pela Grécia e sua zona de influência, evoluindo da filosofia para a medicina. Empédocles (495-435 a.C.), da Sicília, dizia que o coração era o sítio da vida, e esse pensamento chegou até nós por intermédio de Aristóteles; diziam eles que no coração havia mais calor, e esse calor inato, intimamente identificado com a alma, era distribuído pelo sangue a todas as partes do corpo. Empédocles foi, provavelmente, o primeiro a observar, de maneira científica, o fluxo pulsátil da artéria, descrevendo o vaie-vem do sangue. Esses ensinamentos, no quarto século antes de Cristo, despertaram a curiosidade sobre a natureza e sobre a distribuição de vasos que se desenvolviam a partir do coração, e que eram, na verdade, as artérias cuja história antiga estamos contando.[1]

Ainda no século IV antes de Cristo, Diógenes de Apolônia (430 a.C.) foi a primeira pessoa a descrever o sistema vascular como um todo e, de modo particular, o pulso arterial, que assinalava a presença da artéria, porém cometeu o erro de achar que o ar passava por dentro das artérias, daí o nome dado por ele de "*ar-téria*". Essa opinião era baseada no fato de que, quando se cortava a artéria, observava-se fuga de sangue para outros sítios do sistema, restando nela só o ar, que aí penetrava na hora da fuga do sangue.[1]

Um século depois, Aristóteles (284-322 a.C.), considerado um dos fundadores do método científico indutivo, filho do médico do rei da Macedônia, pupilo de Platão e tutor de Alexandre, o Grande, deduziu, de suas dissecções, que o sistema arterial era duplicado pelo sistema venoso e, como Hipócrates, os confundiu. Foi ele quem descreveu a principal artéria saindo do coração e a ela deu o nome de aorta.[1]

Nos séculos III e II antes de Cristo, Praxágoras de Cós (330 a.C.), em Alexandria, começou a estudar o corpo humano também por meio de dissecções; seu discípulo, Herófilo da Calcedônia (325 a.C.), verificou que a parede da artéria tinha uma estrutura diferente, sendo mais espessa do que aquela da veia.

Galeno (130-200 d.C.) nasceu em Pérgamo, capital de Mísia, na Ásia Menor, tendo se estabelecido em Roma, onde foi médico do Imperador Marco Aurélio. Diferentemente dos seus antecessores, afirmava que o coração continha só sangue, não ar, demonstrando isso, de modo experimental, por meio da observação, o que antecipava assim os modernos métodos científicos, pois ao cortar um segmento de artéria o que primeiro escapava era sangue, e não ar. Outra das suas idéias fantásticas foi a de que o sangue das artérias ia para as veias, ainda muitos séculos antes que isso fosse estabelecido de maneira definitiva.

Na Idade Média, a atividade científica passou para as mãos dos árabes e dos persas, sendo Avicena o mais famoso dos médicos daquele tempo. Hoje se sabe que foi Ibn An-Nafis (1210-1288) quem fez uma descoberta fundamental: a circulação pulmonar liga o ventrículo direito à aurícula esquerda.

Veio a Renascença, e, dos mestres dessa época, destacou-se logo Leonardo da Vinci (1452-1519). Ele viu o coração como uma bomba feita de potentes músculos, constatou o automatismo cardíaco e, o mais importante, mostrou que a sístole cardíaca expulsava uma determinada quantidade de sangue para a aorta, explicando assim a gênese do pulso arterial.[1]

Contudo, foi o anatomista André Cesalpino (1519-1603), professor de medicina em Pisa,

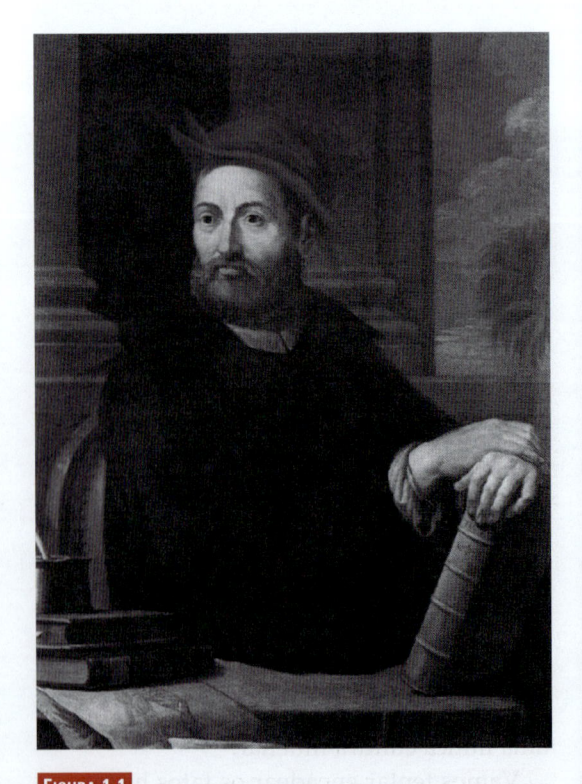

FIGURA 1.1

Andrea Cesalpino (1519-1603), professor de medicina em Pisa

que, realizando experiências em animais, abriu o tórax e observou o coração e os pulmões funcionando; desses estudos extraiu as idéias publicadas no livro *Questiones Peripateticas*, no qual declarava que o sangue fluía da veia cava para o coração direito, através da artéria e das veias pulmonares para o coração esquerdo, e dali para as artérias que conduzem o sangue a todo o corpo. Cesalpino foi o primeiro cientista a usar a palavra circulação, lançando assim as bases para o grande salto científico de William Harvey, um século depois.

Ainda na Renascença, Galileu Galilei (1564-1642), italiano de Pisa, foi o primeiro cientista moderno a criar as reais bases para o método quantitativo, declarando de maneira enfática: meça o que puder medir e torne mensurável o que ainda não o for. Essas idéias propiciaram, mais tarde, a medida da pressão arterial.

No início do século XVII, surgiu William Harvey (1578-1657), nascido em Folkestone, na Inglaterra, e tendo sido estudante da Universidade de Cambridge. A sua mais importante descoberta foi a de que o sangue corria de uma forma circular, partindo do coração e a ele voltando, sendo esse sistema chamado, por isso mesmo, de circulatório; essa conclusão foi tirada após dezenas de observações em diversos animais, inclusive peixes e cobras. Somente em 1628 ele publicou o seu célebre livro, *De Motu Cordis*, de 72 páginas, que revolucionou o conhecimento sobre a circulação; essa publicação deu-se na cidade de Frankfurt, após anos de experimentação, reflexão e pensamento lógico, com a tiragem inicial de 200 exemplares dedicada ao rei católico Charles I; o livro teve a sua primeira página arrancada pelos partidários de Cromwell, que eram inimigos do rei da Inglaterra. Esse livro é considerado a mais importante publicação de fisiologia e medicina de todos os tempos. Os trabalhos de Harvey foram tão importantes e consistentes, que um hiato de 100 anos ficou esperando outros conhecimentos relacionados aos gases e à função respiratória, e que só chegaram mais tarde.

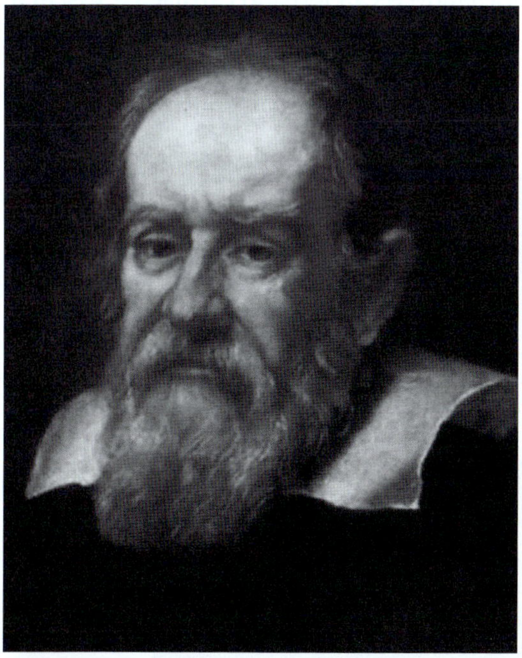

Figura 1.2
Galileu Galilei (1564-1642), cientista italiano que criou o método quantitativo

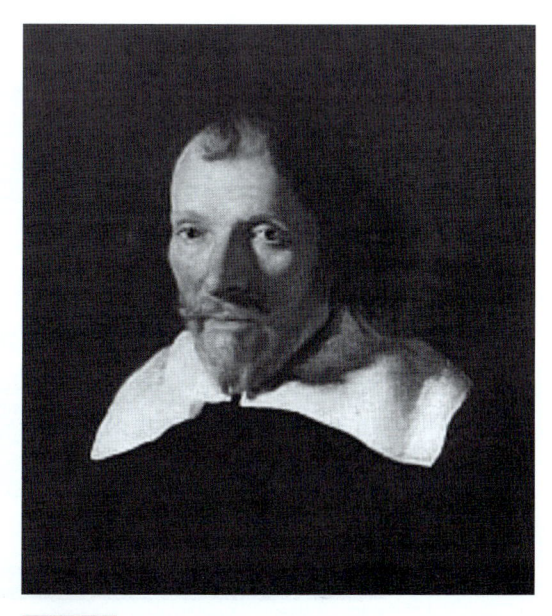

Figura 1.3
William Harvey (1578-1657), o descobridor da circulação

A MEDIDA DA PRESSÃO ARTERIAL

No começo do século XVIII, Stephen Hales, um pároco inglês, mediu a pressão sangüínea colocando uma cânula ligada a um tubo de vidro vertical na carótida de uma égua, mostrando que o sangue subia pelo referido tubo a uma altura de 2,5 metros (Fig. 1.4). Essa extraordinária experiência marcou o início da medida da pressão arterial e foi publicada no seu livro *Statistical Essays* (1731 e 1733). Ele constatou que a pressão arterial é alta e a pressão venosa é baixa, sendo diferentes na sístole e na diástole, no coração normal e naquele com insuficiência cardíaca e nos animais pequenos e nos grandes. Mais uma vez, de acordo com o eminente médico e historiador gaúcho Gottschall, esses experimentos de Hales deram início à fisiologia cardiovascular quantitativa, como previra Galileu um século antes, o que, no futuro, tanta segurança daria aos médicos. Com suas experiências em pressão arterial, o reverendo Hales trouxe notáveis progressos à medicina.

Essa era uma medida direta da pressão arterial, pois uma cânula ou uma agulha era introduzida diretamente na artéria; muitos anos depois, foi feita a chamada medida indireta.

Quase um século depois, em 1828, o fisiologista francês Jean Leonard Marie Poiseuille aproveitou-se da idéia de Hales e registrou, pela primeira vez, a medida da pressão arterial no homem por meio de um esfigmomanômetro de mercúrio, aparelho tão avançado que, praticamente, vem sendo usado até hoje como método indireto, na rotina tanto dos consultórios como dos ambulatórios de todo o mundo.[1]

Em 1868, o veterinário Jean-Baptiste Chauveau e o médico Étienne Jules Marey, ambos franceses, publicaram o primeiro trabalho em que as pressões ventricular esquerda e aórtica foram medidas; também foram os primeiros cientistas a se referirem à fase isométrica da contração ventricular.[2]

Nessa época, Claude Bernard, o grande fisiologista francês, desenvolveu cateteres para medir a pressão dentro das artérias e veias, tornando o cateterismo cardíaco e vascular uma notável rotina diagnóstica e terapêutica do futuro. Claude Bernard foi o homem que

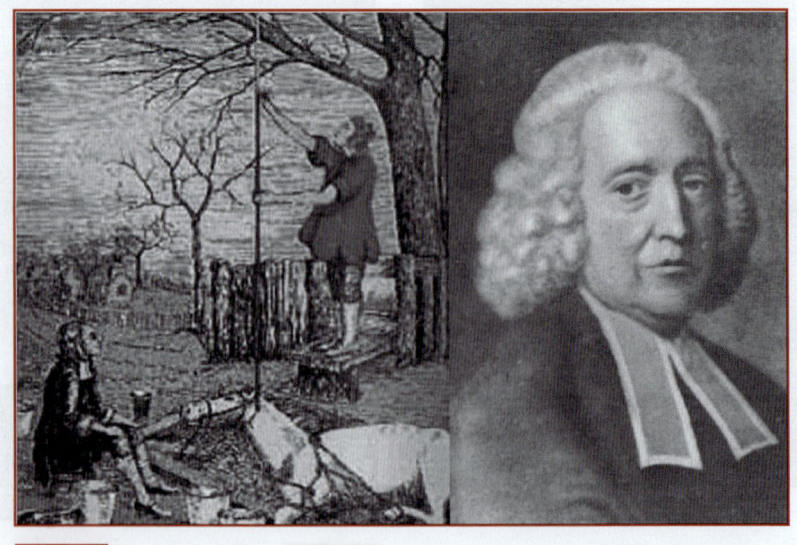

FIGURA 1.4
Stephen Hales, pároco inglês que, no século XVIII, mediu a pressão arterial pela primeira vez

se notabilizou por definir a função cardíaca como responsável pela manutenção do *milieu intérieur*, isto é, a oferecer a quantidade certa de sangue, na pressão arterial ideal e de acordo com a demanda tecidual periférica. Essa definição o tornou célebre, e por ela ele passou à história.[3]

Em 1836, o cirurgião francês J. Faivre mediu a pressão arterial no homem durante uma cirurgia cateterizando a artéria femoral e conectando-a a um aparelho de coluna de mercúrio; encontrou uma pressão sistólica de 120 mmHg; na artéria braquial essa pressão sistólica estava entre 115 e 120 mmHg, o que o levou a opinar, pela primeira vez, que essa deveria ser a pressão sistólica normal do homem.[4]

No fim do século XIX, Scipione Riva-Rocci, médico italiano de Turim, exatamente em 1896, inventou o manguito inflável para ser usado acoplado ao aparelho de pressão e tornou possível, de maneira simples e precisa, a possibilidade de, ao inflá-lo, colabar a artéria e, ao liberar o ar do manguito, medir a cifra sistólica pelo método palpatório[5]. Passando por Turim em 1982, em visita ao presidente da Sociedade Italiana de Cardiologia, Pier Angelino, tive ocasião de ver e ter em minhas mãos o esfigmomanômetro original de Riva-Rocci, aparelho esse que esteve em exposição em Glasgow, durante o Congresso Mundial de Cardiologia de 1996.

A medida da pressão arterial com um aparelho tipo Riva-Rocci é feita pelo método indireto, usando um manguito inflado por uma pêra de borracha; existem outros métodos indiretos, como o oscilométrico, baseado em oscilações da amplitude do pulso; nesse caso, são determinadas a pressão sistólica e a pressão média, e a pressão diastólica é estimada por uma fórmula matemática.[6]

Em 1905, Nicolai Korotkoff (1874-1920), médico russo, concebeu o método auscultatório de medida da pressão arterial, que consistia em colocar a campânula do estetoscópio na fossa cubital, bem no ponto onde essa artéria cruza essa fossa, e, com a deflação do manguito, permitir a passagem de sangue, inicialmente com a artéria ainda pouco comprimida e, depois, com ela livre, marcando o ruído inicial representativo da primeira onda de pulso, e depois o seu desaparecimento. A partir da técnica auscultatória, tornou-se possível medir a pressão diastólica.

Korotkoff dividiu os sons emitidos pelo sangue ao passar na artéria por baixo do manguito em diversas fases: a fase I marca o momento em que passa a primeira onda de pulso, caracterizando a cifra sistólica, e a fase V marca o desaparecimento do ruído, caracterizando a cifra diastólica da pressão arterial.[7]

Em 1907, W. Ettinger, autor alemão, opinou que o IV ruído, caracterizado por um som abafado, refletiria melhor a cifra diastólica; essa discussão evoluiria por muitos anos, porém acabou predominando o conceito da fase V ou do desaparecimento do ruído.[8]

Um modelo alemão de aparelho de pressão, o tipo aneróide, apareceu em 1886; constava de um bulbo cheio de água ou de ar colocado

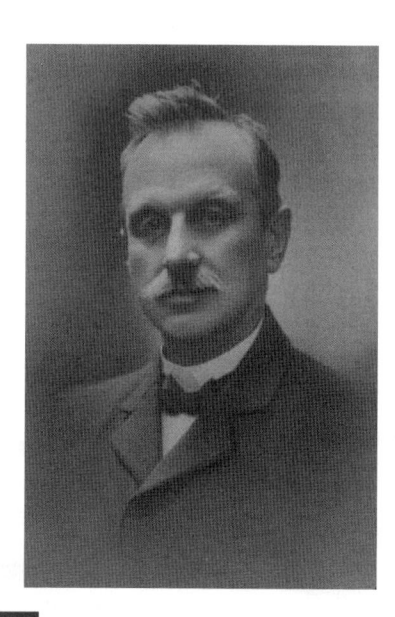

FIGURA 1.5
Scipione Riva-Rocci, italiano que, em 1806, descreveu o esfigmomanômetro

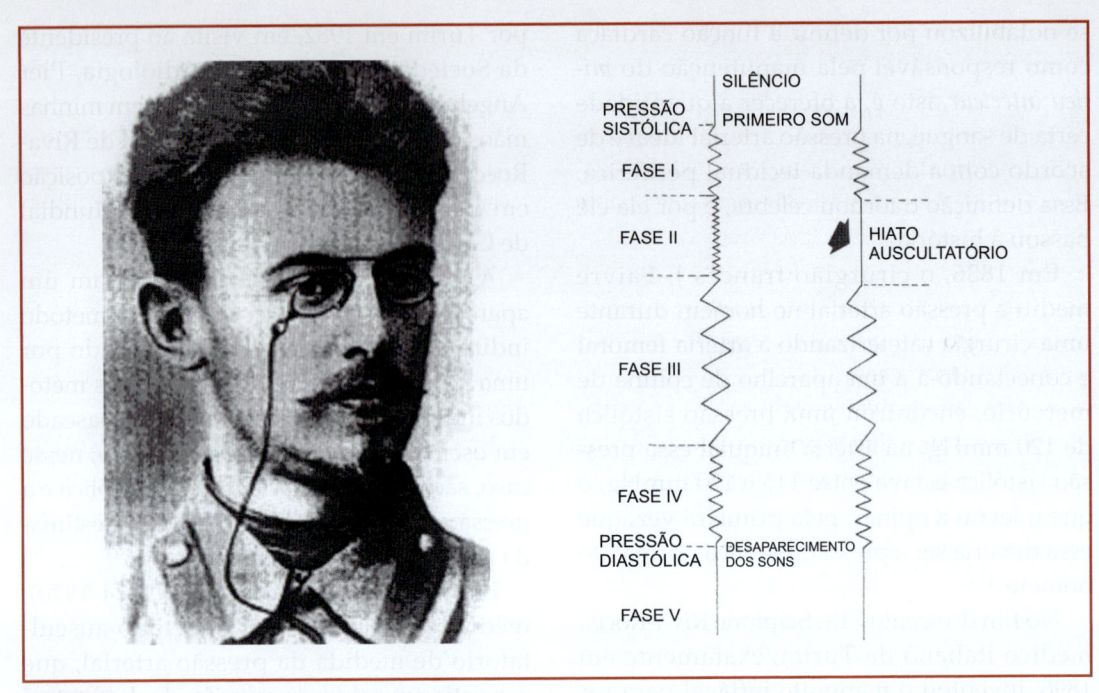

FIGURA 1.6
Nicolai Korotkoff (1874-1920), médico russo que descobriu o método auscultatório da pressão arterial e as fases dos sons

sobre a artéria radial; a artéria era ocluída com a força de um dedo, e a pressão exercida sobre o bulbo era lida em um manômetro aneróide. Samuel von Basch (1837-1905) foi o primeiro a utilizar esse tipo de manômetro, o qual, no século XX, se tornou muito popular na medida da pressão arterial fora do consultório ou do ambulatório. Von Basch foi o primeiro cientista a observar que a pressão sistólica era mais elevada nos indivíduos idosos do que nas pessoas mais jovens.[8]

Segundo o grande historiador médico americano Ralph Major, que foi meu amigo pessoal na Universidade de Kansas, o esfigmomanômetro não foi bem aceito no começo do seu uso. O *British Medical Journal*, tradicional revista médica inglesa, reagiu, de maneira estranha, ao aparelho, dizendo que com ele "empobrecíamos nossa sensibilidade e enfraquecíamos nossa perspicácia clínica".[9]

Pequenas modificações foram feitas *a posteriori* no aparelho de Riva-Rocci, e a definitiva, feita por H. von Reklingausen, em 1901, aumentou a largura do manguito de 5 para 12 cm.[8]

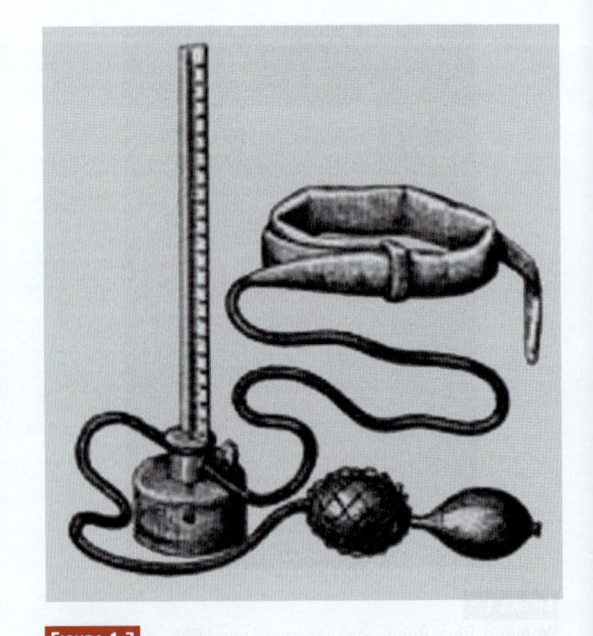

FIGURA 1.7
O aparelho de Riva-Rocci

Algumas adaptações pontuais, para usos específicos, foram também feitas para evitar o erro humano que por acaso possa influenciar a cifra tensional em estudos epidemiológicos; com essa finalidade os ingleses estabeleceram, em 1970, o chamado *"random-zero"*; esse aparelho mostra cifras tensionais mais reais e um pouco mais baixas do que aquelas estabelecidas pelo método auscultatório, sendo assim muito útil em estudos populacionais pela exatidão conseguida.[8]

Na década de 1980 surgiram os aparelhos chamados automáticos porque é dessa forma que eles medem a pressão arterial; eles são programados para inflar o manguito a intervalos predeterminados; o manguito, além de inflar, possui um microfone que é posicionado bem em cima da artéria umeral. Durante o dia a pressão é registrada, mais ou menos, a cada 10 minutos, e durante a noite, a cada 30 minutos, dando-nos um quadro completo da variação das pressões sistólicas e diastólicas durante 24 ou 48 horas. Essa técnica, que com o tempo se tornou muito popular entre os médicos, é chamada de monitorização ambulatorial da pressão arterial (MAPA). Um dos grandes serviços de cardiologia do Rio de Janeiro, por exemplo, já realizou mais de 50.000 exames, tal a popularidade que ele alcançou.

■ A HISTÓRIA DA HIPERTENSÃO ARTERIAL

Essa história começa com Bright, na Inglaterra, em 1827, ao levantar a suspeita de que a doença renal pudesse elevar a pressão arterial; contudo, como não havia meios fáceis de medir a tensão na artéria para se fazer uma correlação, a idéia permaneceu como uma presunção do médico. Por causa dela, Johnson (1852) examinou alguns rins e descreveu a hipertrofia da média da arteríola renal aferente, atribuindo também à sua etiologia a elevação da pressão arterial. Da mesma forma, Traube, em 1856, examinou o coração e descreveu alguns casos de hipertrofia ventricular esquerda, atribuindo-a à pressão alta. Ainda no século XIX, médicos, utilizando brilhantes raciocínios, e procurando medir a pressão sistólica por meios diretos e invasivos, descobriram que a pressão arterial pode se elevar por causas não-renais e que, além de comprometer os rins, as artérias e o coração, a pressão alta pode também alterar o fundo de olho. Começaram a estudar a prevalência da elevação da pressão nos idosos, chamando-a, àquela época, de pletora senil.[10]

Em 1897, R. Tigerstedt, em Estocolmo, demonstrou, de maneira experimental, que o extrato de rim era capaz de induzir resposta hipertensiva quando injetado na veia de coelhos; ele denominou a substância que gerava essa resposta de renina, tendo-a detectado também na veia renal.

Após a descoberta do aparelho de pressão de mercúrio e do método auscultatório, Frank, em 1911, na Alemanha, deu à elevação comum da pressão arterial o nome de *essentielle Hypertonie* (em alemão), denominação amplamente usada na primeira metade do século XX, sendo, pouco a pouco, substituída por hipertensão primária, nome atualmente mais usado.

O limite entre a pressão normal e a alta tem sido escolhido arbitrariamente, de acordo com o comprometimento que essa última causa ao coração, cérebro, rins e artérias; ela tem evoluído durante os anos, como mostra a Tabela 1.1.

TABELA 1.1 Linha divisória da pressão arterial sistólica e diastólica

Ano	Autor	Linha (mmHg)
1934	Ayman	140/80
1939	Brucer	120/80
1946	Bachgaard	160/100
1956	Evans	180/110
1980	OMS	160/95
1988	JNC-4	140/90

Em 1913, num trabalho memorável, Janeway relatou o resultado extraordinário do exame clínico de 212 pacientes com hipertensão arterial, mostrando comprometimento cardíaco em 33%, principalmente insuficiência, acidente vascular cerebral em 24% e insuficiência renal em 23%[11]. Esse trabalho começou a desvendar, no homem, o terrível dano que a elevação da pressão causa durante a sua evolução. Esse excelente trabalho não impressionou os médicos da primeira metade do século XX, que se mostraram relutantes em aceitar a hipertensão arterial como um dos mais importantes distúrbios que afeta a humanidade. Em 1917, um fato bastante importante aconteceu nos Estados Unidos: o Dr. Fischer, o médico-chefe de uma companhia de seguro de vida, padronizou a medida da pressão arterial na ficha de todo segurado, no que foi seguido por outras companhias.

Em 1925, em decorrência da medida da pressão arterial pelas companhias de seguro de vida, surgiu um dado estatístico altamente perturbador: a Society of Actuaries dos Estados Unidos relatou que, entre os seus 560.000 segurados, a pressão alta era um risco que encurtava a vida. Esse achado memorável, pela primeira vez, chamava atenção para o fato de que a elevação da pressão poderia se constituir num risco à saúde do homem. Foi um dado estatístico encontrado por matemáticos, mas que, de maneira notável, estava inaugurando a era da epidemiologia na ciência da saúde. Quinze anos depois, em 1940, um outro relatório da mesma entidade mostrava que a hipertensão leve também encurtava a duração da vida em um certo número de anos.[12]

Por ocasião da Primeira Guerra Mundial, os médicos ainda não tinham dado a devida importância à pressão arterial e não a mediam de maneira rotineira. Logo depois da guerra, os cirurgiões começaram a valorizá-la como meio importante de avaliação do risco cirúrgico. Durante essa época, os médicos do Massachusetts General Hospital, em Boston, passaram a medir a pressão arterial de modo habitual. Na década de 1920, tornou-se afinal rotina a medida da tensão pelos médicos dos Estados Unidos e do Canadá.

Em 1934, Goldblatt *et al.* criaram um modelo experimental de hipertensão em cães, colocando uma pinça que estenosasse a artéria renal; verificou-se, anos depois, que, no homem, isto também acontece, a chamada hipertensão renovascular.

Àquela época, médicos da famosa Mayo Clinic, nos Estados Unidos, apresentaram a hipótese de que o prognóstico da hipertensão era muito variável, que pacientes com pequena elevação da pressão poderiam viver mais longamente e que aqueles com importantes elevações na pressão sistólica ou diastólica apresentavam uma média de vida mais curta. O tipo de hipertensão mais grave foi então chamado de hipertensão maligna, e a média de vida desses pacientes após o diagnóstico era de cerca de dois anos.[13]

Na década de 1940 pontificaram na medicina experimental, relacionada à hipertensão, Page, dos Estados Unidos, e Braun-Menendez, da Argentina, ambos com pesquisa ligada à renina.

Nessa época havia a idéia arraigada de que grande número de casos de hipertensão arterial era secundária a outra doença, e de que se fazia necessária uma pesquisa ampla e sistemática à procura da sua causa. Esse pensamento ainda refletia as idéias de R. Bright, que, 20 anos antes, havia identificado o rim como a origem da hipertensão arterial elevada. Segundo H. Dustan, a melhoria das técnicas de laboratório e exames clínicos mais avançados estimulou a pesquisa de hipertensões secundárias. Começavam-se a dosar catecolaminas e outros hormônios, a realizar angiografias da aorta e das artérias renais, e tudo isso nos permitiu procurar, de maneira científica, os casos de hipertensão secundária. Ao terminar a década de 1950, já se diagnosticavam as doenças do parênquima renal, o feocromocitoma, a síndrome de Cushing, a coarctação da aorta, a estenose renovascular e o aldosteronismo primário, verificando-se contudo que, com exceção das doenças do parênquima renal, as outras causas de hipertensão secundária eram muito raras.

Na década de 1970, A. Guyton, nos Estados Unidos, lançou a idéia, muito popular à época, de que a subida da pressão arterial era decorrente da necessidade do rim de expulsar sal, que é, na verdade, uma das conseqüências das doenças mesenquimais renais que elevam, secundariamente, a pressão arterial.

Na década de 1980, John Laragh, de Nova Iorque, classificou a hipertensão pela renina em renina baixa, média e alta, classificação que ganhou muitos adeptos durante aqueles anos.

Na década de 1980, X. Jeunemaitre, em genética, e M. Safar, na rigidez das artérias, em Paris, se destacaram no estudo da hipertensão, esse último mostrando, claramente, que a elevação da cifra sistólica em idosos é causada pela rigidez das grandes artérias; em Milão, A. Zanchetti, filho de uma brasileira de Belém do Pará, organizou o mais avançado centro de pesquisa hipertensiva da Europa.

No fim do século XX, E. Ferrannini, na Itália, e G. Reaven, na Califórnia, começaram a ligar, em homens de meia-idade, a resistência à insulina à hipertensão, uma idéia cientificamente muito elegante que vem sendo discutida, no momento, em todo o mundo.[14]

■ A HISTÓRIA DA HIPERTENSÃO ARTERIAL NO BRASIL

Sabe-se que, na década de 1920, os primeiros aparelhos de pressão foram trazidos para o Brasil, vindos da França e da Suíça; eram os de coluna de mercúrio, parecidos com aqueles que ainda se usam hoje nos consultórios. Veio também o oscilômetro de Pachon, que ainda encontrei nas enfermarias da Santa Casa de Misericórdia no Rio de Janeiro, entre os anos 1950 e 1955 do século passado.

Em 1943, fundada a Sociedade Brasileira de Cardiologia, a hipertensão arterial, como não poderia deixar de ser, começou a ser discutida, de maneira científica; nessa Sociedade já havia, àquela época, a nítida idéia de que outras causas, além da doença de Bright, também contribuíssem para a hipertensão arterial.

Em 1950, o Prof. Genival Londres, numa importante conferência proferida na Academia Nacional de Medicina, no Rio de Janeiro, chamou a atenção para o desconhecimento da etiopatogenia da hipertensão arterial.

Em 1947, na IV Reunião Anual da Sociedade Brasileira de Cardiologia, em Salvador, o tema oficial já foi Hipertensão Arterial Sistêmica, tendo sido apresentados, nessa ocasião, sete trabalhos científicos.

A minha primeira apresentação, em congresso, foi sobre hipertensão maligna, juntamente com o Prof. Magalhães Gomes, em cujo Serviço eu era interno, e com o Dr. Paulo Schlesinger, chefe do ambulatório desse mesmo grupo. O assunto era, naquele momento, palpitante, porque se começava a reverter o péssimo prognóstico que esse tipo de hipertensão trazia. O estudo foi apresentado no 15º Congresso Brasileiro de Cardiologia, no Recife, em 1956, e constava de 50 casos com essa importante patologia. O tratamento possível naquela ocasião era o de uma simpatectomia ampla e bilateral; o paciente permanecia com hipotensão postural, mas o edema cerebral, a uremia e a insuficiência cardíaca regrediam. Foram as primeiras vitórias sobre a hipertensão arterial em suas formas avançadas, quando elas ainda podiam ser evidenciadas, e a minha entrada nesse fantástico mundo da hipertensão, no qual tive a felicidade de ser testemunha ocular desses primeiros progressos, juntamente com os meus caros professores.

Já no XII Congresso da Sociedade Brasileira de Cardiologia, em 1956, na cidade de São Paulo, realizou-se uma mesa-redonda sobre hipertensão arterial, sob a direção do

Prof. Carlos Cruz Lima, de Clínica Médica do Rio de Janeiro, com a participação de Aarão Benchimol (RJ), Antônio Jucá (CE), Durval Marcondes (SP), José de Barros Magaldi (SP) e Reinaldo Chiaverini (SP), para uma larga audiência interessada naquele assunto.

Nessa época não havia ainda tratamento clínico efetivo contra a elevação da pressão, e recomendava-se uma dieta hipossódica; quanto menos sal houvesse na alimentação, mais efetivo era o tratamento; como não havia nenhuma medicação específica disponível, recorria-se ao sedativo.

Já na década de 1970 do século passado, a maioria dos temas livres nos congressos da Sociedade de Cardiologia versava sobre hipertensão arterial, seja nas suas formas de hipertensão secundária seja sobre novos medicamentos emergentes (Tabela 1.2).

Em 1973, Walter Pinheiro Nogueira, nefrologista do Instituto Dante Pazzanese de Cardiologia, organizou no Anhembi, em São Paulo, o 1º Simpósio Brasileiro de Hipertensão, que motivou a futura criação tanto da Sociedade Brasileira de Hipertensão, como a dos respectivos Departamentos das Sociedades de Cardiologia e Nefrologia.

No fim da década de 1970, Aloysio Achutti e cols. do Rio Grande do Sul empreenderam, sob a orientação do Instituto Oswaldo Cruz, do Rio de Janeiro, o primeiro grande estudo brasileiro sobre a prevalência da hipertensão arterial. O mesmo tipo de estudo foi repetido, na década de 1980, na cidade fluminense de Volta Redonda.

Em 1983, a Sociedade Brasileira de Cardiologia criou o seu Departamento de Hipertensão Arterial, solicitada por uma lista de sócios por mim encabeçada, e que se revelou um sucesso; iniciou-se, a princípio, a publicação de um modesto boletim, substituído mais tarde pela *Revista Brasileira de Hipertensão*, há muitos anos sob a direção do eminente e operoso cardiologista Fernando Nobre.

Com a publicação do 1º Consenso no Tratamento da Hipertensão Arterial, no fim da década, de 1980 estabeleceu-se um marco importante sobre a padronização desse tratamento; seguiram-se outros, agora chamados de Diretrizes, em 1994, 1998, 2002 e 2006.

A Sociedade Brasileira de Hipertensão foi efetivamente fundada no fim da década de 1990, possuindo também uma revista especializada.

A HIPERTENSÃO ARTERIAL COMO FATOR DE RISCO

O conceito de fator de risco para as doenças cardiovasculares apareceu em 1939, resultado da análise dos registros de 15 companhias americanas de seguro, somando 1.300.000 segurados.

Após a Segunda Guerra Mundial, os Estados Unidos da América emergiram cientificamente como o mais poderoso e avançado país do mundo. Foi fundado o *National Institute of Health* (NIH), nos arredores de Washington, instituição ligada ao governo

TABELA 1.2 Evolução da freqüência dos temas livres por assunto e ano

Assunto	1975	1976	1977	1978	1979	1980
Hipertensão	117	131	125	139	118	117
Angioplastia	78	76	81	83	80	81
Ecocardiografia	16	35	44	56	45	85
Ergometria	21	35	32	29	41	40
Eletrocardiografia	22	30	32	30	39	31
Coronariografia	21	30	26	28	28	26

americano que tinha a finalidade de realizar e estimular a pesquisa médica. Alguns anos depois, o NIH organizou, na pequena cidade de Framingham, junto de Boston, capital do estado de Massachusetts, o Projeto Cardíaco para estudar as doenças cardiovasculares, que estavam se tornando as mais comuns da sociedade americana como um todo, ultrapassando assim as infecções, que muito afetavam a comunidade — havia a informação, fornecida pelas companhias de seguro, de uma ligação epidemiológica entre a hipertensão e as doenças de coração. Esse Projeto acaba de completar 50 anos e tem produzido maravilhosos frutos científicos.[14]

O mais importante progresso obtido, na nossa visão, tem sido a consolidação da noção de fator de risco. Até a chegada dessa idéia, a aterosclerose era tida como uma doença vascular degenerativa, própria da idade avançada. A partir dos anos de 1940 do século XX, o Projeto Cardíaco de Framingham examinou o sistema cardiovascular de 6.200 homens e mulheres, a intervalos regulares, e da evolução desses exames tirou uma série de conclusões epidemiológicas e estatísticas que muito nos acrescentaram sobre a história natural da hipertensão arterial e da aterosclerose. Em 1978, 30 anos depois do seu início, ficou evidente que certos fatores, biológicos ou não, com maior ou menor intensidade, poderiam ser, em certas condições, danosos à saúde. Esse era, afinal, o conceito de fator de risco, que é a parte da hipertensão arterial envolvida no desenvolvimento de doenças cardiovasculares. Vemos, assim, como foi desvendado todo o incrível mecanismo para explicar a aterosclerose.[14]

O conceito de fator de risco foi o resultado de estudos epidemiológicos que mostraram a consistência da associação de uma determinada característica (hipertensão arterial), existente num indivíduo, com o subseqüente aparecimento de uma doença arterial (aterosclerose). A característica identificadora nesse estudo foi a paulatina associação entre a hipertensão arterial de um lado e a doença arterial coronária ou acidente vascular cerebral do outro. Nessa época, a hipercolesterolemia foi, também, considerada um outro fator de risco. No fim da década de 1970 do século passado, já se sabia que a aterosclerose não era, como se dizia, uma doença degenerativa ligada à idade, mas sim o resultado de um processo multifatorial, do qual a hipertensão era um dos fatores.

É importante lembrar que a presença do fator de risco não implica, necessariamente, o surgimento da doença; existiriam outras influências, como por exemplo a genética, que poderiam alterar a importância de um fator quando ele é avaliado.

Nos anos de 1980 também do século passado, ficou bem claro que diferentes padrões culturais, estilos de vida e características pessoais trazem consigo diferentes graus de risco para um eventual ataque cardíaco ou cerebral.

A identificação da hipertensão arterial como fator de risco para a aterosclerose foi feita pelo Projeto Cardíaco de Framingham em 1972, observando que a elevação da pressão sistólica e diastólica, em qualquer idade e em qualquer sexo, aumenta muito o risco de desenvolvimento da coronariopatia aterosclerótica. O aumento do risco é, nesse caso, o que chamamos de um *continuum*, pois quanto mais alta a pressão arterial, maior o risco alcançado.

A hipertensão arterial não é, a princípio, uma doença, mas um simples distúrbio funcional da pressão sangüínea sobre a parede da artéria (*shear stress* ou pressão longitudinal) e sobre o coração, que termina por comprometê-los, sendo no início só um fator de risco.

Essa extraordinária idéia, que levou 30 anos para se desenvolver, deve-se, principalmente, ao Projeto Cardíaco de Framingham, representado por W. Kannel e T. Dawber, ao projeto Multiple Risk Factor Intervention Trial, representado por J. Stamler e seu grupo em Chicago, e por G. Rose e seu grupo na Grã-Bretanha. Depois, por observações epidemiológicas e estatísticas, eles e outros estudiosos levantaram a hipótese que aqui apresentamos. Hoje em dia, os fatores de risco explicam a origem multifatorial das doenças crônicas de nossa época.

O TRATAMENTO DA HIPERTENSÃO ARTERIAL

Na antiguidade, 2600 a.C., o imperador chinês Amarelo, em seu clássico *Tratado de Medicina Interna*, já descrevia que um excesso de sal "endurecia" o pulso, que se tornava tenso como uma corda esticada, indicando um estado de hidropsia; assim raciocinando, a sua redução poderia ter um efeito contrário na pulsação.

De acordo com Dustan, mesmo antes de ser estabelecida a medida rápida e fácil da pressão arterial por Riva-Rocci e Koratkoff, em torno do último quartel do século XIX, tentava-se tratar a elevação da pressão arterial pela eletroterapia com corrente de alta freqüência, que, felizmente, não produzia nenhum fenômeno de tetania. Esse tratamento era realizado dentro de uma grande gaiola elétrica e o paciente ficava impressionado com toda aquela parafernália, o que lhe devia fazer muito bem.[10]

No início do século XX, outro tratamento estranho foi a irradiação das glândulas supra-renais, aplicado por Cottenot, baseado, segundo ele, na noção de que a hiperplasia adrenal explicava a patologia vascular; acrescentava o médico que muitos pesquisadores diziam ser aquele o fator essencial na hipertensão vascular e no ateroma. Esse tratamento perdurou até 1930, quando foi abandonado.[15]

Entre os anos de 1920 e 1930 já se reconhecia que a hipertensão arterial comprometia, com gravidade, vários órgãos da economia humana, principalmente o cérebro, o coração e os rins; vários pequenos estudos longitudinais realizados mostravam de maneira clara esse comprometimento; seria importante, portanto, usando um raciocínio simplista, reduzir a pressão arterial. O péssimo prognóstico da hipertensão maligna indicava, com certeza, essa necessidade; contudo, alguns autores, de modo especial na Alemanha, achavam que, em pacientes idosos, a hipertensão essencial era necessária para irrigar o cérebro desses indivíduos de maneira adequada.

Reduzir a pressão arterial foi uma hipótese que sempre aflorou nas discussões científicas; a idéia que vinha da medicina antiga, de se fazer uma dieta hipossódica, chegou até aos anos de 1940 do século passado como a única maneira clínica eficaz, àquela época, de se reduzir a cifra tensional. Em 1904, em Paris, Ambard e Beaujard instituíram uma dieta baixa em cloro para o tratamento da insuficiência cardíaca na hipertensão arterial[17]. De acordo com Dustan, Allen nos Estados Unidos adotou a mesma dieta, que paralelamente oferecia pouco sódio; provavelmente, essa restrição foi a precursora da célebre dieta hipossódica de Kempner, o primeiro tratamento clínico real, com reflexos definitivos na melhoria da pressão arterial e involução do quadro patológico. Kempner, um clínico de Dunham na Carolina do Norte, preconizava uma alimentação à base de arroz e frutas, com um baixíssimo teor de sódio[18]. Esse autor também pensava que refeições baixas em proteína fossem, como a dieta hipossódica, favoráveis ao controle da pressão. Isso foi desmentido por Grolman *et al.*, que usaram nos hipertensos uma ingesta hipossódica com leite dializado, rica em proteína, obtendo o mesmo controle de pressão que o dado pela dieta de Kempner.[19]

Essa dieta teve grande mérito, porque era o único meio de tratamento não-cirúrgico que conseguia controlar a cifra tensional dos pacientes hipertensos graves; contudo, só deveria ser usada em casos difíceis, pois a alimentação com seus 20 ou 30 mEq de sódio, se usada com a rigidez necessária, se tornava intolerável.[18]

Já escrevemos sobre a operação de Smithwick, a simpatectomia dorsolombar bilateral, adotada em 1935 e amplamente usada em todo o mundo nos casos de hipertensão maligna. Ela significava a ressecção bilateral da cadeia simpática de D8 a L3, inclusive os gânglios, fibras pré-ganglionares e todos os nervos esplâncnicos, e era acompanhada, algumas vezes, pela adrenalectomia. Os resultados pós-cirúrgicos eram bons, pois havia a queda da pressão e a regressão temporária do edema de papila, o desaparecimento da cefaléia e dos sinais de disfunção ventricular.[20] Foram descritas algumas variantes dessa operação que estendiam a cirurgia aos gânglios simpáticos supra e infradiafragmáticos. Um dos problemas encontrados era o de que em três ou quatro anos as vias nervosas se refaziam e a hipertensão retornava, porém ela foi um grande sucesso no meu tempo de estudante de medicina e durante anos a única maneira efetiva de tratar a hipertensão grave.

No meu livro *Hipertensão Arterial*, publicado em 1989, descrevo o caso antológico de um homem jovem que, em 1948, tinha hipertensão maligna, tendo sido tratado por um ilustre clínico do Rio de Janeiro com o único meio eficaz de que se dispunha na época, a operação de Smithwick. Após a cirurgia, foram constatadas uma queda satisfatória da pressão arterial e o desaparecimento dos sinais de malignidade. Daí em diante ele foi beneficiado com o aparecimento dos modernos anti-hipertensivos. Quarenta anos depois eu o examinei: ainda apresentava uma hipertensão moderada, porém em todos aqueles anos continuava a trabalhar, havia educado os filhos e sido útil à sociedade em que vivia. Esse caso exemplifica bem o que deve ser a medicina: prolongar a vida do paciente e dar-lhe boa qualidade. É por ela que todo médico deveria lutar.[21]

Em 1947, a pentaquina, droga usada para o tratamento da malária, foi inicialmente experimentada por E. Freis, àquela época um residente em medicina na Universidade de Boston e que depois se tornou um eminente estudioso da hipertensão arterial. Ele a empregou em 17 pacientes, por via oral, sendo três portadores de insuficiência cardíaca; após apenas alguns dias, já se registravam resultados animadores, embora os efeitos colaterais fossem muito importantes; quando se estudou melhor o seu mecanismo de ação, concluiu-se que ele era um bloqueador ganglionar, que foi o sinal de partida para a pesquisa de outros bloqueadores menos tóxicos.[22]

Começa aí uma importante tradição que se estabeleceu na medicina cardiovascular, principalmente entre os medicamentos anti-hipertensivos: usar o seu mecanismo fisiológico bloqueando gânglios, receptores ou canais de um lado ou estimulando receptores do outro, para se adquirir um novo conhecimento. Com isso se conseguiu a informação necessária para o extraordinário passo da moderna farmacologia do século XX, que foi a pesquisa das substâncias agonistas ou bloqueadoras, descobrindo-se assim novos fármacos que são, hoje em dia, medicamentos eficazes.

No caso de bloqueio ganglionar, esse conhecimento esclareceu como funcionava o sistema nervoso simpático e de que modo ele participava da hipertensão arterial. Foram pesquisados outros ganglioplégicos com menos ações colaterais adversas e um bom perfil farmacológico de eficácia e segurança. O primeiro dessa série foi o hexametônio, seguido da mecamilamina e depois do trimetafan, série que até há pouco tempo ainda usada nos casos de dissecção aguda da aorta. O mecanismo de ação desses fármacos era o bloqueio dos gânglios simpáticos, interrompendo a estimulação adrenérgica das arteríolas, melhorando o fluxo sangüíneo através delas e baixando a pressão arterial; ao lado dessas ações benéficas apareciam outras indesejáveis, como atonia da bexiga, das vias gastrintestinais, cicloplegia, xerostomia, diminuição de perspiração e hipotensão postural; esses efeitos adversos limitaram o uso pleno dos ganglioplégicos, suplantados nos anos seguintes por medicamentos menos tóxicos.[23]

O derivado de um arbusto americano, o *Veratrum viride*, cujo princípio ativo reduzia a pressão arterial e a freqüência cardíaca, surgiu no início dos anos de 1950 do século passado; com o decorrer das semanas, aparecia um efeito adverso tipo vômito, limitando o seu uso; novamente foi ele suplantado por novos fármacos, pois a dose que reduzia a pressão arterial era bem próxima da dose tóxica.[24]

A *Rauwolfia serpentina*, já usada na Índia, e que baixava discretamente a pressão arterial, foi introduzida nessa época. Seu princípio ativo era a reserpina, que, infelizmente, provocava várias reações adversas, tais como depressão, congestão nasal, acidez e impotência, o que restringia o seu uso.[25]

Uma terceira droga, a hidralazina, um vasodilatador vascular que aumentava o fluxo plasmático renal, o débito cardíaco e a pressão venosa central foi também usada. Ela possuía sua ação anti-hipertensiva mais importante na cifra diastólica do que na sistólica. Seus efeitos colaterais eram cefaléia, palpitação, edema e um quadro similar ao lúpus eritematoso, que restringiram o seu uso, mas, quando foram lançados os diuréticos e os agentes beta-bloqueadores, que suplantaram alguns desses efeitos adversos, ela voltou a ser usada por algum tempo.[26]

Os ganglioplégicos, o veratrum e a reserpina foram os medicamentos anti-hipertensivos da década de 1950; eram drogas eficazes porque começaram, realmente, a controlar os casos de hipertensão maligna, tendo, contudo, um número grande de reações colaterais; no momento em que apareceram os fármacos modernos, que estamos usando hoje, eles desapareceram pouco a pouco, sendo relatados aqui somente pelo valor histórico.

O primeiro diurético oral, a clorotiazida, bem tolerada e altamente eficaz, apareceu em 1958[27]. Antes dessa época usava-se um diurético injetável, o mercurial, principalmente na insuficiência cardíaca, que dava origem, com freqüência, a reação alérgica tipo urticária, restringindo seu uso e causando o seu desaparecimento ao surgir a clorotiazida.

A vantagem da restrição de sódio quando se usava uma dieta pobre em sal sugeria que um medicamento natriurético seria eficaz, e assim sucedeu: um sucesso que se consolidou, cresceu e se aperfeiçoou durante os anos subseqüentes. Hoje em dia, quase 50 anos depois, ele continua a ter um papel importantíssimo na medicação anti-hipertensiva. Além do tiazídico, surgiram também os diuréticos de alça e o poupador de potássio, cada qual com sua indicação específica; os tiazídicos são os mais indicados porque têm eficácia geral e preço baixo, estando entre os dez medicamentos mais vendidos do mundo.

Após o estrondoso sucesso dos diuréticos, dois outros medicamentos novos foram muito usados: a guanetidina e a alfa-metildopa; a guanetidina era um bloqueador do sistema nervoso periférico, reduzindo o débito cardíaco pela diminuição do enchimento ventricular, e também a resistência arteriolar. Estava indicada para a hipertensão grave, mas causava hipotensão postural, principalmente no paciente idoso, distúrbio na esfera sexual e descontrole da defecação tendo sido, por essas razões, progressivamente abandonada.

A alfa-metildopa, o primeiro simpaticolítico de ação central, ganhou imensa popularidade durante os anos de 1970 e de 1980 da década passada, tornando-se, àquela época, o medicamento anti-hipertensivo mais vendido no Brasil. No início precisava ser dada à noite porque causava sonolência; duas outras reações raras, porém mais graves, eram a anemia hemolítica e a lesão hepatolenticular. Paulatinamente, foi substituída por fármacos mais seguros, e hoje o seu uso é restrito à hipertensão da gravidez. Uma outra droga de interesse histórico, a clonidina, também um agonista dos receptores centrais alfa-2-adrenérgicos, foi muito usada no Rio Grande do Sul.

Entramos, daí em diante, como eu entendo, na era dourada da medicação anti-hipertensiva, porque os fármacos altamente eficazes e quase isentos de reações adversas começaram a aparecer.

Em 1964 surgiram as substâncias beta-bloqueadoras adrenérgicas, baseadas nas idéias de Ahlquist, que, em 1948, havia descrito os receptores alfa e beta-adrenérgicos.[28]

Esses agentes bloqueadores se desenvolveram nos laboratórios da Welcome Foundation, em Manchester, na Inglaterra, coordenados por J. Black. Por fim foi pesquisada uma série histórica deles, mas até hoje ainda estão aparecendo novos compostos, principalmente indicados, agora, para insuficiência cardíaca. Seus mecanismos de ação permanecem desconhecidos, porém, provavelmente, seriam vários deles simultaneamente; em combinação com os diuréticos, têm uma ação anti-hipertensiva eficaz. Todas as diretrizes mundiais de hipertensão, nesses últimos 20 anos, os têm indicado como uma das cinco principais classes de medicamentos para a pressão alta.[29]

No fim da década de 1960, as propriedades anti-hipertensivas do verapamil foram descritas, apesar de, inicialmente, usados como antianginosos, inaugurando uma nova classe de substâncias, os bloqueadores dos canais de cálcio. Fleckenstein chamou a atenção para a movimentação do cálcio no miócito, sugerindo o seu efeito cronotrópico negativo.[30]

No início da década de 1970, verificou-se também que um segundo bloqueador dos canais de cálcio possuía ação anti-hipertensiva; assim, assumiram eles uma posição de destaque entre os medicamentos para a pressão alta; na década de 1990, houve uma grande discussão a respeito do nifedipino de liberação rápida, que poderia elevar em 40% o risco de infarto agudo do miocárdio[31]; por causa desse fato, passou-se a recomendar bloqueadores diidropiridínicos somente de liberação lenta, o que sanaria o problema. Parece que essa fantástica classe de anti-hipertensivos tem uma ação favorável na prevenção do acidente vascular cerebral; eles formam, hoje em dia, com os diuréticos e os inibidores da enzima de conversão, as três colunas mestras em que repousa a moderna terapêutica farmacológica da hipertensão arterial.

No ano de 1965, S. Ferreira, um jovem farmacologista de Ribeirão Preto, descreveu um fator existente no veneno da cobra *Bothrops jararaca* que potencializava o efeito da bradicinina[32]; subseqüentemente, trabalhando com o grande cientista inglês J. Vane, Ferreira atribuiu a ação do fator do veneno da cobra à inibição da atividade da enzima de conversão que transforma a angiotensina I em angiotensina II. Essa foi uma descoberta tão notável, que em qualquer outro país S. Ferreira teria sido logo indicado para o Prêmio Nobel. Não devemos também esquecer que a bradicinina foi descoberta por um cientista brasileiro, Rocha e Silva, em 1949, estudioso que, a meu ver, mereceria também o Prêmio Nobel; a bradicinina é uma substância vasodilatadora, da classe chamada autocóide, e que faz parte do sistema cininogênio-calicreína-bradicinina de controle da pressão arterial.[33]

A primeira substância inibidora da enzima de conversão da angiotensina usada clinicamente foi o captopril, fármaco fantástico logo acompanhado por uma longa série, todos com efetiva ação anti-hipertensiva e quase destituídos de reações adversas. Amplamente usados em cardiologia, constituem-se num dos baluartes da medicação anti-hipertensiva moderna e projetam a hipótese de terem também efeito protetor do endotélio.

Num passo adiante, em 1971, Pals *et al.*, antecipando os estudos sobre os receptores da angiotensina II, mostraram que a saralazina bloqueava, competitivamente, esse receptor. Na década de 1980, a losartana foi o primeiro bloqueador do receptor AT_1 descoberto, seguido de outros, formando uma nova classe farmacológica de anti-hipertensivos com ações muito semelhantes às dos inibidores da enzima de conversão da angiotensina, porque não estimulam o prolongamento da meia-vida da bradicinina e não dão origem aos desagradáveis acessos de tosse que esses últimos causam. Estão sendo bastante prescritos quando com a hipertensão existe uma nefropatia diabética ou não-diabética com albuminúria.[34]

Recordamos assim a longa epopéia percorrida no desenvolvimento dos fantásticos fármacos anti-hipertensivos. Lembramos com respeito e admiração os homens que os conceberam e os tornaram realidade. Essas notáveis descobertas estão agora consolidadas em cinco classes farmacológicas principais: os diuréticos, os agentes beta-bloqueadores adrenérgicos, os bloqueadores dos canais de cálcio, os inibidores da enzima de conversão da angiotensina e os bloqueadores dos receptores da angiotensina II, medicamentos que tanto bem têm feito à humanidade, contribuindo, de maneira persistente, para o prolongamento da vida saudável.

■ ENSAIOS CLÍNICOS

Acabamos de recordar a história, plena de êxitos, dos fármacos anti-hipertensivos. Para nos assegurarmos da sua eficácia e da sua tolerância, foram concebidos os ensaios terapêuticos, baseados em dados estatísticos, que podem comprová-los; esses ensaios são extremamente complexos, e a sua aplicação exige total autonomia de quem os realiza e total rigidez de quem os aplica, procurando ser sempre fiel à metodologia científica e independente de qualquer influência mercadológica. Os ensaios clínicos passaram a se constituir um marco histórico de avaliação dos fármacos; esse foi um dos grandes momentos da farmacologia moderna, e os medicamentos aqui discutidos foram pioneiros nessa iniciativa.

É extremamente importante que se comprove, de modo científico, a evidência de que o paciente teve a sua pressão arterial reduzida, além de outras ações da medicação. Tem-se verificado que os medicamentos anti-hipertensivos vêm atingindo recordes de venda no mercado comercial, exatamente pelo sucesso apresentado nos ensaios terapêuticos. As clas-

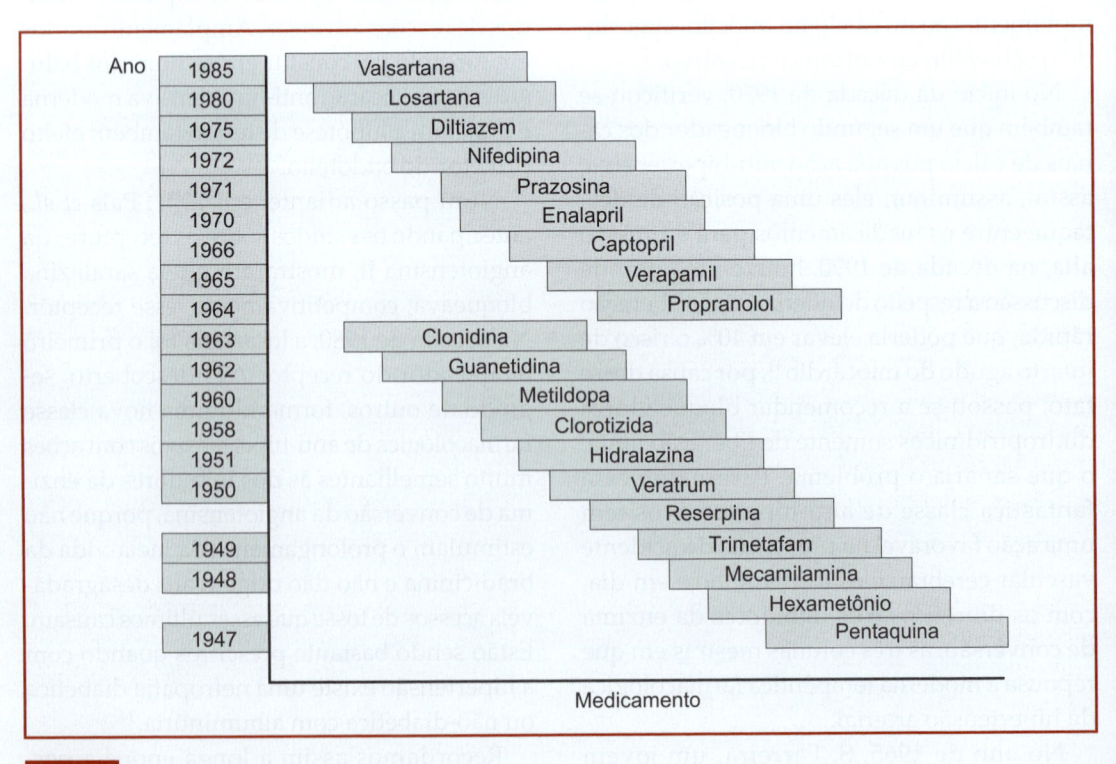

Ano	Medicamento
1985	Valsartana
1980	Losartana
1975	Diltiazem
1972	Nifedipina
1971	Prazosina
1970	Enalapril
1966	Captopril
1965	Verapamil
1964	Propranolol
1963	Clonidina
1962	Guanetidina
1960	Metildopa
1958	Clorotizida
1951	Hidralazina
1950	Veratrum
1949	Reserpina
1948	Trimetafam
	Mecamilamina
	Hexametônio
1947	Pentaquina

FIGURA 1.8
Evolução da medicação anti-hipertensiva nos últimos 50 anos

ses de fármacos mais antigos, os diuréticos e beta-bloqueadores, têm registrado queda de preços, muito adequada à população de baixa renda, o que é para nós uma garantia de que os pacientes podem e devem se beneficiar da sua eficácia com a possibilidade de adquiri-los.

Já foram realizados cerca de 1.500 ensaios terapêuticos com medicamentos anti-hipertensivos, testando o princípio ativo contra o placebo, um princípio contra o outro, verificando as respectivas eficácia e tolerância, procurando o melhor em diversas idades, em raças diferentes, visando-se à prevenção ou à presença de cardiopatia, acidente vascular cerebral ou nefropatia, avaliando-se sempre qual seria o mais adequado em determinadas circunstâncias.

Esse modo de avaliar de maneira científica o melhor medicamento anti-hipertensivo causou uma benéfica revolução, que vem sendo imitada em todos os campos da farmacologia cardiovascular e também da medicina, principalmente na oncologia.

Causou admiração quando, na mudança do século, o Center for Health Statistics dos Estados Unidos publicou os dados americanos sobre a evolução da mortalidade dos coronariopatas e daqueles que sofreram um acidente vascular cerebral entre 1970 e 2000; em todas as raças e em todos os sexos foi registrada uma queda de 45 a 55% de mortes por doença coronária e de 50 a 60% de mortes por acidente vascular cerebral. Evidentemente que essa queda reflete, entre outras, uma série de ações e atitudes sadias, tomadas também em relação à hipertensão arterial, mostrando que estamos trilhando o caminho certo. Esses dados se refletem no aumento da média de vida, bem evidente na Tabela 1.3, entre os anos 1950 e 2000.

Os ensaios terapêuticos, quando aleatórios e controlados, nos informam com clareza a redução do risco relativo no tratamento da hipertensão arterial com determinada droga, a redução do risco absoluto nas mesmas condições e o número de doentes que precisam ser tratados para prevenir uma determinada complicação. Informações desse tipo dão segurança ao clínico e reforçam a necessidade do tratamento farmacológico baseado em farta evidência científica.

TABELA 1.3 Média de vida no Brasil

Ano	Média de vida
1950	45 anos e 9 meses
1960	52 anos e 4 meses
1970	52 anos e 7 meses
1980	60 anos e 1 mês
1990	64 anos
2000	68 anos e 9 meses

Já em 1954, Hamilton et al., em artigo publicado no *Lancet*, iniciavam de modo pioneiro esse meio científico de avaliar uma medicação de maneira correta, distribuindo ao acaso os pacientes em dois grupos e os seguindo durante quatro anos, tendo como desfecho o acidente vascular cerebral. Esse foi, historicamente, o primeiro ensaio terapêutico, que, embora pequeno, se tornou um importante marco.[35]

Em 1967, o US Veterans Administration Trial foi publicado, ensaio que começou a nos mostrar os benefícios que a medicação anti-hipertensiva podia nos trazer. Foram incluídos 140 pacientes do sexo masculino, com pressão diastólica entre 90 e 130 mmHg, distribuídos em dois grupos; metade dos pacientes foi tratada com diurético, hidralazina e reserpina, e a outra metade usou um placebo; após um ano, no grupo com placebo e pressões diastólicas entre 115 e 130 mmHg, houve uma taxa de mortalidade muito alta, e esse grupo então, por questões éticas, foi retirado do ensaio, que continuou com dois outros grupos de 190 pacientes e pressões diastólicas entre 90 e 114 mmHg. Após cinco anos, o número de complicações no grupo placebo tinha sido de 29% contra, somente, 12% no grupo medicado, mostrando claramente a vantagem do uso da medicação na hipertensão moderada.[36]

Esses resultados tão diferentes impressionaram, de maneira marcante, toda a comunidade médica mundial e, em conseqüência, estimularam a realização de uma quantidade adicional de ensaios, dos quais relataremos alguns que ilustrem, de modo claro, como eles ajudaram os médicos em suas decisões.

Em 1979 foi publicado o *Hypertension Detection and Follow-up Program* (HDFP)[37], em 1980, o *Australian Therapeutic Trial on Mild Hypertension*[38], e em 1985, o *European Working Party on High Blood Pressure in the Elderly* (EWPHE)[39], que nos levaram, em seu conjunto, a algumas conclusões importantes: a mortalidade cardiovascular e o número de complicações causadas pela hipertensão podem ser reduzidos de maneira significativa nos pacientes que são tratados; se avaliarmos somente o acidente vascular cerebral fatal, encontraremos uma redução não-significativa, mas no grupo não-fatal ela foi significativa; o mesmo aconteceu nesses ensaios em relação ao infarto do miocárdio, embora os resultados não fossem tão impressionantes. Vemos, assim, que os ensaios terapêuticos podem e têm orientado a comunidade médica, também, em relação às patologias específicas.

Em 1985 foi publicado o resultado do ensaio britânico do *Medical Research Council* (MRC), concebido para avaliar a eficácia da medicação anti-hipertensiva na hipertensão leve. Foi o maior ensaio jamais realizado até àquela época, com 17.354 pacientes e pressão arterial diastólica de 90 a 109 mmHg; no braço ativo foram usados os medicamentos tiazida e propranolol e no braço controle, placebo; a estatistica mostrou 109 AVC no grupo placebo contra 50 no grupo medicado; ao avaliar a coronariopatia, o número de complicações não mostrou diferença importante, sendo 222 no grupo tratado e 234 no grupo não-tratado.[40]

Em 1991 surgiu o SHEP, um ensaio que avaliou pacientes com hipertensão sistólica isolada; foram eles seguidos, em média, durante quatro anos e meio, e nesse período ocorreram, no grupo placebo, 4,4% de casos de insuficiência cardíaca fatal e não-fatal e no grupo com a medicação anti-hipertensiva, somente 2,3% (RR 0,51 e IC a 95% entre 0,37 e 0,71).[41]

Em 1996 foi publicado o resultado do ensaio *Hypertension Optimal Treatment* (HOT), um grande estudo prospectivo com 19.000 pacientes, tendo como objetivo verificar as vantagens de uma pressão diastólica baixa (90 mmHg), pouco mais baixa (85 mmHg) e muito mais baixa (80 mmHg). Não foi registrada nenhuma vantagem entre as três cifras diastólicas.[42]

Em 1998 surgiu o *Captopril Prevention Project* (CAPP), mostrando que o risco de acidente vascular cerebral era maior com o inibidor da ECA do que com um diurético ou com um beta-bloqueador (RR 1,25 e IC a 95% entre 1,01 e 1,56).[43]

Em 1999 tivemos o *Swedish Trial in Old Patients with Hypertension-2* (STOP-2), realizado com pacientes entre 70 e 84 anos, apresentando alguma evidência de que o risco do infarto do miocárdio e da insuficiência cardíaca era maior no idoso com o bloqueador dos canais de cálcio do que com o inibidor da ECA.[44]

Em 2001 surgiu o *Systolic Hypertension in Europe Follow-Up (Syst-Eur)*, mostrando que o tratamento de pacientes idosos com uma diidropiridina (nitrendipino), e a possível adição de hidroclorotiazida e enalapril, poderia trazer substancial redução da cifra sistólica; foi registrada, além disso, no grupo tratado, uma queda de 42% em casos de AVC, 29% de insuficiência cardíaca e 30% de infarto do miocárdio.[45]

Em 2003 foi publicado o Anti-hypertensive and *Lipid Lowering Treatment to Prevent Heart Attack* (ALLHAT), o maior ensaio terapêutico jamais realizado, e, diferentemente dos demais, que eram promovidos pela indústria farmacêutica, foi financiado pelo NIH, isto é, pelo governo americano, ficando, portanto, livre de qualquer influência mercadológica. Nele foram incluídos, inicialmente, 42.418 pacientes hipertensos e, pelo menos, um fator de risco importante, tendo sido concebido para avaliar o tratamento da hipertensão e da hipercolesterolemia. Foi um ensaio clínico randômico, duplo-cego e controlado, tendo, pelo menos durante cinco anos, sido os pacientes seguidos. O braço da hipertensão foi subdividido em quatro, usando, respectivamente, clortalidona, lisinopril, anlodipino e doxazosina; o grupo desse último medicamento acabou sendo retirado do ensaio por motivos éticos, porque nele havia sido registrado um excesso de casos de insuficiência cardíaca.[46]

Os melhores resultados em relação à cifra sistólica foram com a clortalidona *versus* lisinopril-anlodipino; em relação ao risco da doença cardiovascular combinada, apresentou 30,5% para a clortalidona e 32,3% para o lisinopril-anlodipino; em relação ao AVC, 5,6% *versus* 6,3%, e em relação à insuficiência cardíaca, 7,2% *versus* 8,7%. Esses resultados históricos mostraram que a tiazida é ligeiramente superior aos outros anti-hipertensivos, mesmo nos pacientes diabéticos. Sobre esse ensaio foram levantadas algumas dúvidas, dentre as quais se destacou o aumento do risco de insuficiência cardíaca com o lisinopril, pois os ensaios SOLVD e HOPE haviam revelado resultados contrários.[46]

Em 2003 foi publicado na revista *New England Journal of Medicine* um ensaio prospectivo e randômico, chamado de Angiotensin-Converting-Enzime Inhibitors and Diuretics for Hypertension in the Elderly (ANBP), realizado na Austrália com 6.038 pacientes hipertensos entre 65 e 84 anos. Foram comparados dois grupos, um tomando diurético e outro tomando inibidor da ECA. A conclusão foi de que o grupo que usava inibidor da ECA teve menos complicação do que o do diurético.[47]

Em 2005 tivemos no *Lancet* a publicação do *Anglo Scandinavian Cardiac Outcomes Trial — Blood Pressure Lowering Arm* (ASCOT-BPLA), no qual se comparava um novo tratamento usando um bloqueador dos canais de cálcio *versus* o tratamento convencional com beta-bloqueador adrenérgico. O ASCOT recrutou 20.000 pacientes entre 40 e 79 anos, randomizados para receber anlodipino (5 a 10 mg) ou atenolol (50 a 100 mg); para se alcançar uma pressão arterial planejada, poderiam ser acrescentados ao primeiro grupo o inibidor da ECA perindopril e ao segundo a tiazida bendroflumitiazida K; foram excluídos pacientes com infarto do miocárdio ou com doença cardiovascular, porém deles era requerido que possuíssem mais três fatores de risco. Por razões éticas o ensaio foi suspenso prematuramente devido a um grande número de complicações no braço atenolol. Uma avaliação final mostrou que a mortalidade foi reduzida mais significativamente no braço anlodipino (24%) do que no braço atenolol (11%); em relação ao desfecho primário da coronariopatia, houve uma redução de 10%, similar nos dois grupos, e em relação ao acidente vascular cerebral o grupo do anlodipino teve um melhor resultado (23%).[48]

Fizemos assim uma pequena sinopse histórica de um número representativo de centenas de ensaios sobre o tratamento anti-hipertensivo. Desde 1940 até 2004, foram 60 anos de avaliações terapêuticas, as primeiras verificando o desaparecimento de sinais de hipertensão maligna, as seguintes testando contra placebo, procurando conhecer a eficácia do fármaco em hipertensões moderadas (USVAT) e em hipertensões leves (MRC); o SHEP, dando um passo adiante, avaliou os pacientes com hipertensão sistólica isolada. Daí em diante apareceram vários ensaios, tentando, de um modo geral, indicar a medicação mais efetiva, e o ALLHAT mostrou que a tiazida é mais conveniente, levando em consideração várias colocações.

A realização dos ensaios se constituiu num acontecimento histórico fantástico, em que a medicina procurou fugir da especulação e do efeito placebo, comuns no passado, para um resultado calcado em conhecimentos científicos baseados na epidemiologia e na estatística médica. Essa é uma das mais belas páginas da medicina moderna, evidentemente com seus temores, erros e acertos. Como cada ensaio envolve um grande número de médicos, levou as sociedades médicas, por questões éticas, a exigirem das comissões científicas que organizam congressos ou reuniões que dêem conhecimento aos seus pares do grau de envolvimento do apresentador ou conferencista com o laboratório que financia o evento, o que mostra, de modo claro, a que ponto de vista da ética médica os ensaios nos levaram.

Segundo Kaplan, um autor americano muito conhecido e crítico dos ensaios terapêuticos relacionados à hipertensão, "não houve nunca um ensaio clínico perfeito"[49]; segundo ele, a hipertensão apresenta várias barreiras ao desempenho e à interpretação do ensaio terapêutico, por melhor que ele tenha sido planejado e conduzido. Uma primeira barreira seria a variabilidade da pressão arterial influenciando os ensaios, uma segunda, a interpretação dos ensaios, que, em geral durante somente de 3 a 5 anos, não permitem um tempo hábil para dar uma indicação válida dos efeitos da terapêutica sobre a evolução da hipertensão e suas complicações; a morbidade, também por essa razão, é sempre difícil de comprovar. O acidente vascular cerebral é muito influenciado pela cifra tensional, enquanto a coronariopatia o é menos, dependendo mais do colesterol, principalmente da fração HDL. Vemos que muitos problemas se apresentam na avaliação da evolução do ensaio, que podem se constituir num fator de confusão na hora de interpretar os resultados. Além dos problemas aqui discutidos, a classe médica sempre teme o quanto de influência pode um laboratório farmacêutico ter no resultado de uma pesquisa, embora nos pareça que, até agora, não tenha sido registrada nenhum prova de que qualquer grande ensaio internacional tenha apresentado algum deslize.

O tratamento anti-hipertensivo não tem reduzido os riscos da hipertensão como esperávamos, principalmente aqueles ligados à coronariopatia; é clara a dificuldade do médico em manter um paciente medicado durante um longo período de tempo e conseguir, ao mesmo tempo, alterar o seu estilo de vida.

■ METANÁLISE

É um método estatístico no qual são combinados os resultados de vários ensaios clínicos independentes mas com características técnicas semelhantes, tentando-se chegar a conclusões as mais próximas possíveis da verdade científica. Ela nos dá oportunidade de comparar achados de diferentes estudos, juntando todos os dados, para uma estimativa mais exata de risco.

Dada a proliferação, em todo o mundo, de grande número de ensaios clínicos, vários com o mesmo plano de trabalho e o mesmo objetivo final, começaram a aparecer, nos últimos anos, esses estudos a que chamamos metanálises, que se constituem num outro marco histórico, dando ensejo ao aparecimento subseqüente das diretrizes médicas. Em vez de se basearem num ensaio específico, as diretrizes tomaram por base as metanálises que se fundamentam numa série de ensaios, sendo assim muito mais representativas dos resultados pelo poder estatístico que adquirem, oferecendo historicamente mais vantagem do que a análise de um só ensaio terapêutico.

Uma das primeiras metanálises foi publicada por Psaty *et al.*, em 1994; foi o resultado de ensaios clínicos randômicos, placebo-controlados, de acordo com a estratégia das drogas de primeira escolha. Para essas comparações, o número de pacientes em tratamento ativo e placebo foi, respectivamente, de 7.758 e de 12.078, sendo o grupo chamado tratamento ativo medicado com altas doses de diurético; um outro grupo usando baixas doses de diuréticos foi de 4.305 pacientes *versus* 5.116 usando placebo; um terceiro grupo com beta-bloqueadores foi de 6.736 pacientes, sendo que com placebo foi de 12.147 pacientes. Em todos, o tratamento ativo foi melhor do que o placebo, sendo que alguns poucos sem sig-

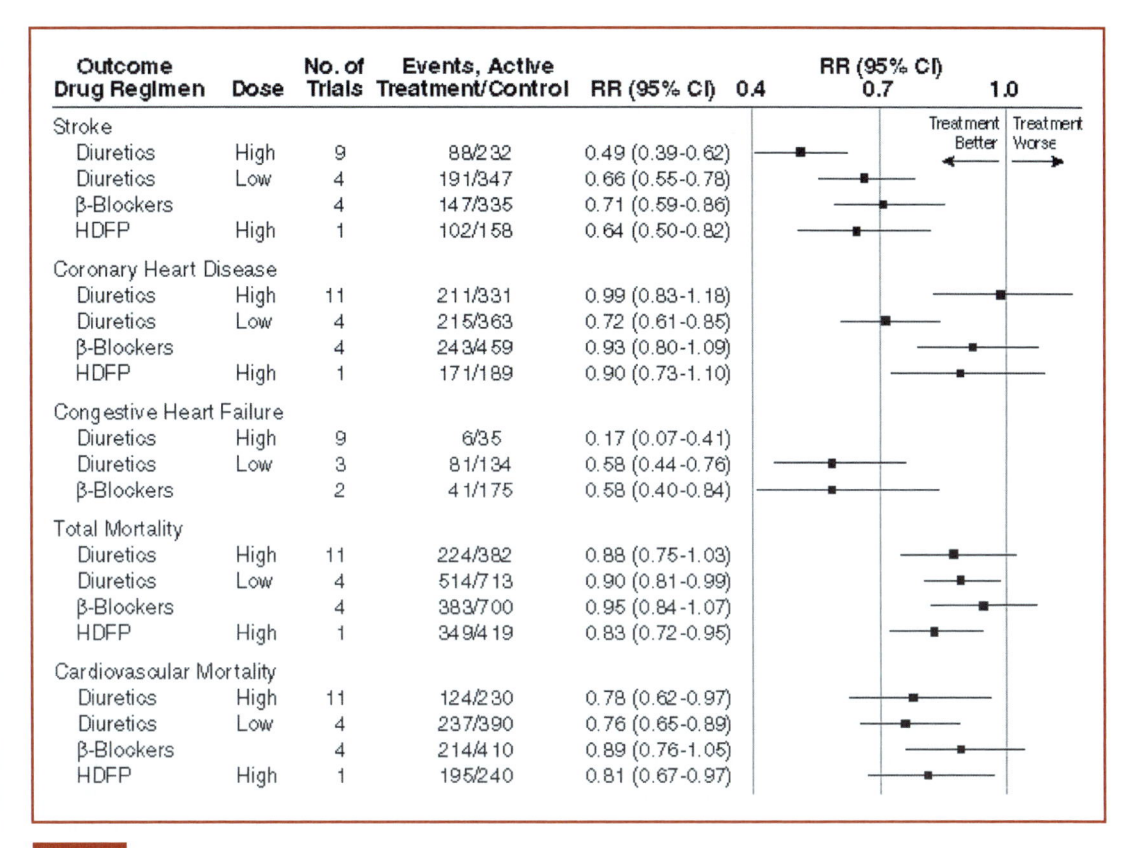

Outcome Drug Regimen	Dose	No. of Trials	Events, Active Treatment/Control	RR (95% CI)
Stroke				
Diuretics	High	9	88/232	0.49 (0.39-0.62)
Diuretics	Low	4	191/347	0.66 (0.55-0.78)
β-Blockers		4	147/335	0.71 (0.59-0.86)
HDFP	High	1	102/158	0.64 (0.50-0.82)
Coronary Heart Disease				
Diuretics	High	11	211/331	0.99 (0.83-1.18)
Diuretics	Low	4	215/363	0.72 (0.61-0.85)
β-Blockers		4	243/459	0.93 (0.80-1.09)
HDFP	High	1	171/189	0.90 (0.73-1.10)
Congestive Heart Failure				
Diuretics	High	9	6/35	0.17 (0.07-0.41)
Diuretics	Low	3	81/134	0.58 (0.44-0.76)
β-Blockers		2	41/175	0.58 (0.40-0.84)
Total Mortality				
Diuretics	High	11	224/382	0.88 (0.75-1.03)
Diuretics	Low	4	514/713	0.90 (0.81-0.99)
β-Blockers		4	383/700	0.95 (0.84-1.07)
HDFP	High	1	349/419	0.83 (0.72-0.95)
Cardiovascular Mortality				
Diuretics	High	11	124/230	0.78 (0.62-0.97)
Diuretics	Low	4	237/390	0.76 (0.65-0.89)
β-Blockers		4	214/410	0.89 (0.76-1.05)
HDFP	High	1	195/240	0.81 (0.67-0.97)

FIGURA 1.9
Famosa metanálise de Psaty *et al.*, em sua forma original, que serviu de base para o 6º "JOINT" americano

nificância estatística e muitos com redução do risco relativo em torno de 30% para o AVC e menos para a coronariopatia. Essa foi a famosa metanálise que serviu de base para importante recomendação das 6ª Diretrizes americanas.[31]

A grande importância das metanálises em relação à escolha dos medicamentos tem tido uma bastante influência no uso corrente dos fármacos.

Alguns autores, como Verdecchia *et al.*, têm, ultimamente, chamado de *"meta-regression"* a atualização de estudos já feitos com outros publicados mais recentemente.[50]

Num bem-escrito editorial sobre ess trabalho comentado anteriormente, vem um parágrafo muito equilibrado de Kaplan que nos mostra a real utilidade da metanálise: "uma nova análise confirma e fortalece as conclusões das análises prévias: quando comparados ao placebo, os inibidores da ECA e os bloqueadores dos canais de cálcio protegem contra o infarto do miocárdio e o AVC; quando comparados aos fármacos mais antigos (diuréticos e beta-bloqueadores), nem o inibidor da ECA nem o bloqueador do canal de cálcio adicionam maior proteção contra o infarto do miocárdio e o AVC; todavia, o inibidor da ECA dá melhor proteção à coronária do que o bloqueador dos canais de cálcio, enquanto o bloqueador dos canais de cálcio protege melhor contra o AVC do que o inibidor da ECA".[51]

Essa frase lapidar faz história, porque nos situa, exatamente, no ponto a que nós queríamos chegar: as metanálises, avaliando o conjunto de trabalhos, nos dão a síntese dos resultados, com base nos estudos de um grande número de casos.

DIRETRIZES

Em decorrência do estabelecimento da importância da hipertensão arterial como fator de risco para as doenças cardiovasculares, que comprometem o bem-estar das sociedades modernas, foi formado, nos Estados Unidos, em 1978, um Comitê Nacional para Prevenção, Detecção, Avaliação e Tratamento da Pressão Arterial Alta. Imitando pequenas publicações européias que vinham aparecendo em anos anteriores, esse Comitê publicou, em 1979, o seu primeiro Relatório, que causou um enorme impacto na medicina mundial, estabelecendo normas pelas quais os médicos deveriam prevenir, detectar, avaliar e tratar a hipertensão arterial. Esse foi um documento notável para o clínico, estabelecendo as regras de como ele deve agir diante de um caso de hipertensão arterial. Devido à grande repercussão que esse documento teve no meio médico, foi ele, de imediato, imitado em relação às doenças mais comuns da humanidade. Não só na cardiologia, mas também em outras especialidades médicas, foi ele muito copiado, tendo estabelecido um padrão que se constituiu num notável paradigma clínico.

Devido ao interesse que suscitou em todo o mundo, a Organização Mundial de Saúde e a Sociedade Internacional de Cardiologia criaram outro documento parecido, para os países que não tivessem o avanço técnico de escrever um similar adaptado às suas condições, e que beneficiasse os seus médicos e, conseqüentemente, toda a sua população, com as extraordinárias características do documento original.

O aparecimento das Diretrizes constituiu-se num marco histórico, com repercussão em todo o globo terrestre, trazendo uma uniformização e sistematização desejadas e muito úteis nas normas de prevenção, detecção, avaliação e tratamento da hipertensão arterial.

Nos primeiros documentos, pois eles têm sido renovados de cinco em cinco anos, organizou-se o tratamento de maneira escalonada, como se fossem os degraus de uma escada, tendo essa ordenação do tratamento mostrado, de início, muitas vantagens. Depois, com o melhor conhecimento dos fármacos, destacaram-se os tiazídicos e os beta-bloqueadores como medicamentos de primeira escolha e, por fim, a eles foram adicionados, como medicamentos de primeira linha, também os bloqueadores dos canais de cálcio, os inibidores da ECA e os bloqueadores dos receptores da angiotensina.

No sétimo relatório americano houve uma mudança drástica na classificação da hipertensão, chamando de pré-hipertensão aquela com cifras sistólicas entre 130 e 140 mmHg e diastólicas entre 85 e 90 mmHg, o que foi bem acolhido por metade dos médicos e criticado pela outra.

Ultimamente, a Sociedade Européia de Cardiologia, com toda a autoridade de alguns dos seus membros, publicou o seu documento muito bem-feito, distribuindo-o entre os seus membros; até há pouco tempo, esse documento era feito em colaboração com a Organização Mundial de Saúde.

REFERÊNCIAS BIBLIOGRÁFICAS

1. Gottschall CAM. O sopro da alma e a bomba da vida. Porto Alegre 2000. ACE Editora-FUC; p.11.
2. Marey EJ. Pression et vitesse du sang. Physiologie experimentale. Paris. Pratique des hautes études laboratoire de M. Marey. 1876.
3. Bernard C. Introduction a l`étude de la medicine experimentale. Paris. Librairie Delagrave; 1965.
4. Booth JA. A short history of blood pressure measurement. Proc Roy Soc Med 1978; 70:793-9.
5. Riva-Rocci S. Un nuovo sphigmanometro. Gasetta Medica di Torino 1896; 50:981-996, 51:1001-17.
6. Veiga Jardim PC, Souza ANL. Determinação da pressão arterial: história, métodos e limitações. HiperAtivo 1997; 4:6-11.
7. Centwell JD. Profiles in cardiology: Nicolai S. Korotkoff (1874-1920). Clin Cardiol 1989; 12:233-5.

8. Introcaso L. História da medida da pressão arterial. Arq Bras Cardiol 1996; 67:305-11.
9. Major RH. The history of taking blood pressure. Am Med History 1930; 2:47-50.
10. Dustan, HP. History of clinical hypertension: from 1827 to 1970. In: Oparil S, Weber MP. Hypertension. St. Louis, Saunders 2000; p.1.
11. Janeway TC. A clinical study of hypertensive cardiovascular disease. Arch Intern Med 1913; 12:755.
12. Luna RL. Hipertensão arterial. Rio de Janeiro 1989. Editora Medsi; p. 11.
13. Keith NM, Wagner HP, Barker NW. Some diferent types of essential hypertension: their course of prognosis. Am J Med Sci 1939; 197:132.
14. Luna RL. Síndrome metabólica. Rio de Janeiro 2006. Editora Revinter; p.15.
15. Portal-Vinay NG. Hypertension. In: A century of arterial hypertension 1896-1996. Chichester, England. John Wiley & Sons 1996; p.111.
16. Ruskin P. Classics in arterial hypertension. 1956. Charles C Thomas.
17. Ambard C, Beaujard E. Causes de hypertension arterielle. Arch Gen Med 1904; 1:520.
18. Kempner W. Treatment of hypertensive vascular disease with rice diet. Am J Med 1946; 4:545.
19. Grillman A, Harrison TR, Maron MF. Sodium restriction in the diet for hypertension. JAMA 1945; 129: 553.
20. Smithwick R, Thompson JE. Splanchnectomy for essential hypertension. Results in 1266 cases. JAMA 1953; 152: 1501-4.
21. Luna RL. Editorial: Dados sobre a história da hipertensão no Brasil. Arteríola 2003; 5: 5-7.
22. Freis ED, Wilkins RW. Effects of pentaquine in patients witn hypertension. Proc Soc Exp Biol Med 1947; 64:731-736.
23. Taylor P. Agents acting at the neuromuscular junction and autonomic ganglia. In: Goldman & Gilman's The pharmacological basis of theraupeutics. New York 1990. Pergamon Press; p.166.
24. Francischetti EA. Sinopse histórica da evolução da terapêutica anti-hipertensiva. In: Francischetti EA, Sanjuliani AF. Tópicos específicos em hipertensão arterial. Sociedade de Hipertensão do Estado do Rio de Janeiro. 2005; São Paulo. BBS Editora; p. 223.
25. Vakil RJ. A clinical trial of Rauwolfia serpentina in essential hypertension. Br Heart J 1949; II: 350-356.
26. Reubi F. Renal hyperemia induced in man by a new phtalazine derivative. Proc Soc Exp Biol Med 1950; 73: 102-5.
27. Bayer KH. The mechanism of action of chlorthiazide. Ann NY Acad Sci 1958; 71: 363-379.
28. Ahlquist RP. A study of the adrenotropic receptors. Am J Physiol 1948; 153: 586-600.
29. Black JW, Stephenson JS. Pharmacology of a new beta-adrenergic receptor blocking compound. Lancet 1962; 2: 311-4.
30. Fleckenstein JA. Calcium antagonism of heart and smooth muscle. New York 1983. John Wiley; p.282.
31. Psaty BM, Smith NL, Siscovick DS et al. Health outcomes associated with antihypertensive therapies used as first-line agents: a systematic review and meta-analysis. JAMA 1997; 277: 739-45.
32. Ferreira SH. A bradykinin potentiating factor (BPF) present with venom of the Bothrops jararaca. Brit J Pharmac 1975; 24: 16-69.
33. Rocha e Silva M (Ed.). Histamine II and antihistaminics: chemistry, metabolism and physiological and pharmacological action. Handbuck der Expermentallen Pharmacologie. Vol. 18. Pt 2. B 1978. Springer-Verlag.
34. Pals DT et al. A specific competitive antagonist of the vascular action of angiotensin II. Circulation Res 1971; 29: 664-72.
35. Hamilton M, Thompson EN, Wisniowski TKM. The role of blood pressure control in preventing complications of hypertension. Lancet 1964; I: 235-8.
36. Veterans Administration Cooperative Study Group. Effects of treatment on mortality in hypertension: results in patients with diastolic averaging 115-120, 90-114 mmHg. I-II. JAMA 1967; 202: 1828-34; 213: 1143-52.
37. Hypertension Detection and Follow-up Program Cooperative Group. JAMA 1979; 242:2562-2571.
38. Australian Therapeutic Trial in Mild Hypertension. Lancet 1980; I; 1261-7.
39. European Working Party on High Blood Pressure in the Elderly. Lancet 1985; I: 1349-1354.
40. Medical Research Council Working Party. Brit Med J 1985; 291: 97-104.
41. Cooperative Research Group. Systolic hypertension in the Elderly Program (SHEP). JAMA 1991; 265: 3255-64.
42. Hypertension Optimal Treatment (HOT) randomized trial. Lancet 1998; 351: 1755-1762.
43. Hansson L, Lindholm L, Niskanen L et al. Principal results of the Captopril Prevention Project (CAPP). Lancet 1998; 353.
44. Hansson L, Lindholm, Ekbon T et al. Swedish Trial in Old Patients with Hypertension — 2 Study. Lancet 1999; 354: 1751-6.

45. Staessen JA, Thijs L, Birkenhagen WH et al. Update on the systolic Hypertension in Europa (Syst-Eur) Trial. Hypertension 1999; 33: 1476-7.
46. Officers and Coordinators: The Antihypertensive and Lipid-Lowering Treatment to Prevent Heart Attack Trial (ALLHAT). JAMA 2002; 288: 2981-97.
47. Wing LMH, Christopher MR, Ryan P et al. A comparison of outcomes with angiotensin-converting enzyme inhibition and diuretics for hypertension in the elderly. N Engl J Med 2003; 348: 583-92.
48. Poulter NR, Wedel H, Dohlof B et al. Role of blood pressure variables in the different cardiovascular event rates noted in the Anglo-Scandinavian Cardiac Outcomes Trial — Blood Pressure Lowering Arm (ASCOT-BPLA). Lancet 2005; 366: 907-13.
49. Kaplan NH. Editorial: Treatment of Hypertension. Remaining issues after ASCOT. Hypertension 2005; 47:10-13.
50. Verdecchia P, Rebaldi GP, Angela F et al. Angiotensin-converting enzyme inhibitors and calcium channel blockers for coronary heart disease and stroke prevention. Hypertension 2005; 46: 386-92.
51. Kaplan NM. Un Updated meta-analysis with a few surprises. Hypertension 2005; 46: 257-8.

Definição, Epidemiologia, Fator de Risco Cardiovascular e Classificação

Carlos Alberto Machado

■ DEFINIÇÃO

Hipertensão arterial parece ser mais que um simples aumento da pressão arterial, pois inclui outros fatores que reconhecidamente contribuem para o aumento do risco cardiovascular, como o aumento do colesterol, a obesidade e o diabetes. Mais de 80% dos indivíduos com hipertensão apresentam outras co-morbidades, como glicemia de jejum alterada, hiperinsulinemia, redução do HDL-colesterol, elevação do LDL-colesterol, elevação dos triglicérides ou hipertrofia ventricular esquerda. Mais de 50% desses indivíduos apresentam duas ou mais dessas co-morbidades.

Considerando-se esses aspectos a *American Society of Hypertension* propõe uma nova definição para a hipertensão arterial, ou seja, hipertensão é uma síndrome cardiovascular progressiva, surgindo a partir de complexos e inter-relacionados aspectos etiológicos. Os marcadores da síndrome estão presentes antes da elevação da pressão arterial de forma sustentada, portanto a hipertensão não pode ser classificada apenas por discreta elevação da pressão arterial, pois sua progressão está fortemente associada a anormalidades funcionais e estruturais cardíacas e vasculares com lesões em órgãos-alvo como coração, rins, cérebro, artérias e outros órgãos, levando a uma prematura morbidade e mortalidade.[1]

■ EPIDEMIOLOGIA

A elevação da pressão arterial representa um fator de risco independente, linear e contínuo para doença cardiovascular,[2,3] e é considerada o principal fator de risco para doenças cardiovasculares, a causa mais comum de morbidade e mortalidade em países industrializados.[4]

Os estudos epidemiológicos sobre hipertensão arterial realizados no Brasil durante

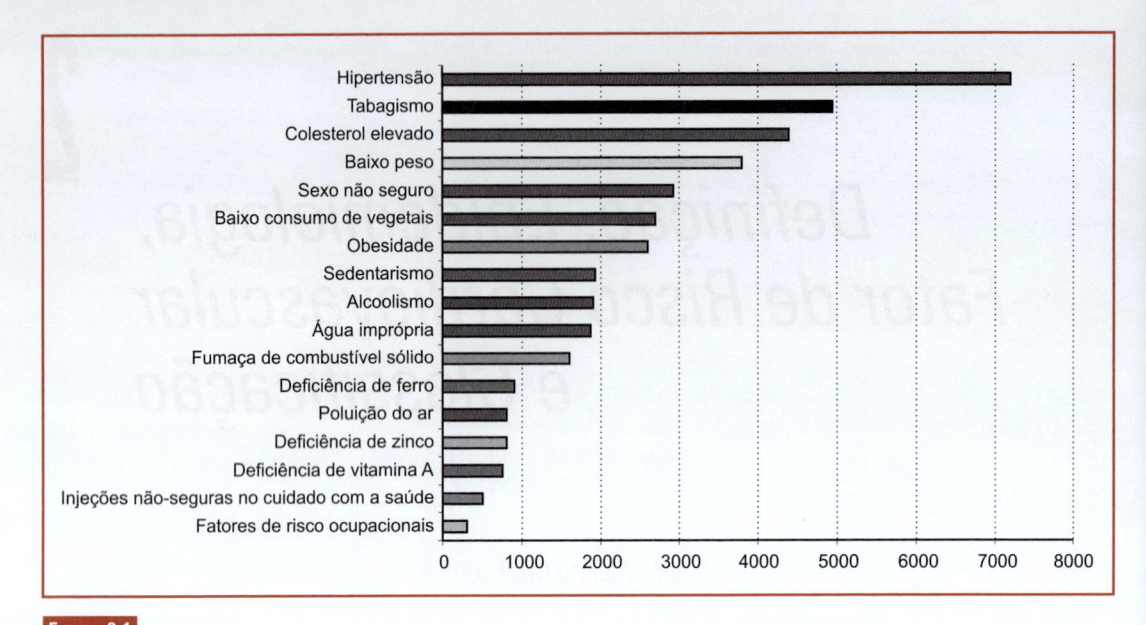

FIGURA 2.1
Mortes atribuídas aos principais fatores de risco, mundo — 2000 — World Health Report — WHO 2002

quase três décadas em várias cidades brasileiras, com o objetivo de determinar a prevalência desse fator de risco, embora observando normas epidemiológicas aceitáveis, como os critérios de faixa etária estudada, o tamanho do manguito, o número de medidas e a definição operacional, foram diferentes nesses estudos, dificultando as comparações.[5,6]

Inquéritos de base populacional realizados em cidades brasileiras mostram prevalência de hipertensão arterial ($\geq$ 140/90 mmHg) de 22,3% a 43,9%.[2,7,8]

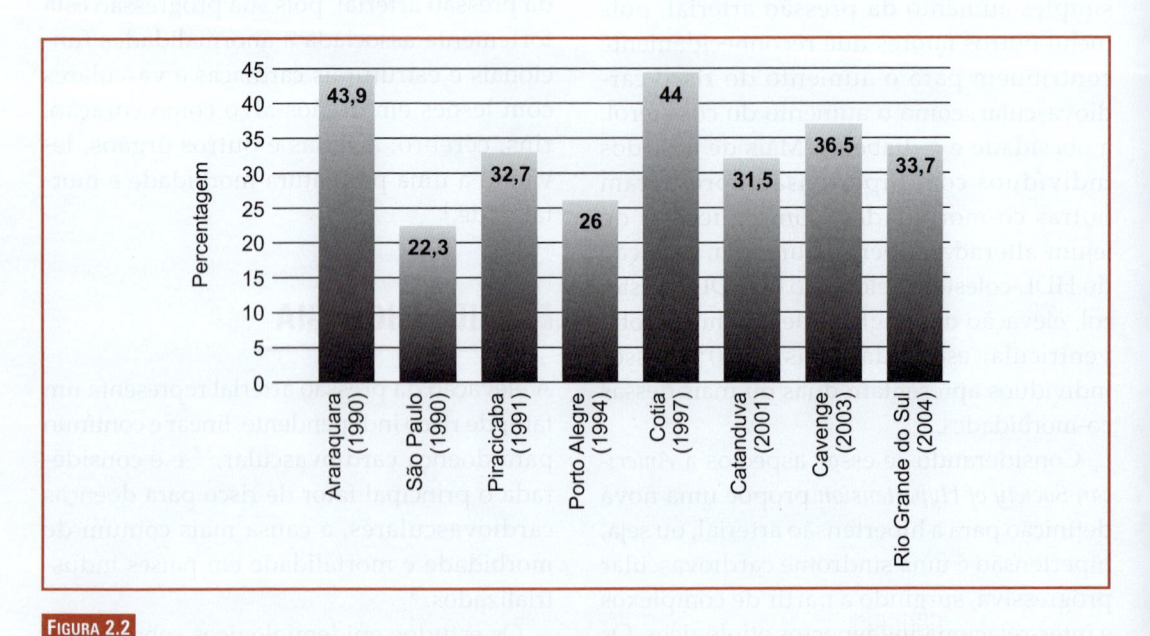

FIGURA 2.2
Prevalência de hipertensão arterial ($\geq$ 140/90 mmHg) em cidades brasileiras

Considerando-se os informes dos relatórios periódicos da Organização Mundial de Saúde, em que as doenças não-transmissíveis são responsáveis por quase 60% das mortes que ocorrem no mundo, e que esses números chegam a 75% para os países das Américas, sendo as doenças cardiovasculares as principais causas dessas mortes, e que no Brasil as doenças cardiovasculares respondem por 55% das mortes por doenças não-transmissíveis, a Sociedade Brasileira de Cardiologia, por intermédio do Fundo de Aperfeiçoamento e Pesquisa em Cardiologia/SBC-Funcor, desenvolveu em 2004 e 2005 o Projeto Corações do Brasil, que visava mudar esses números.

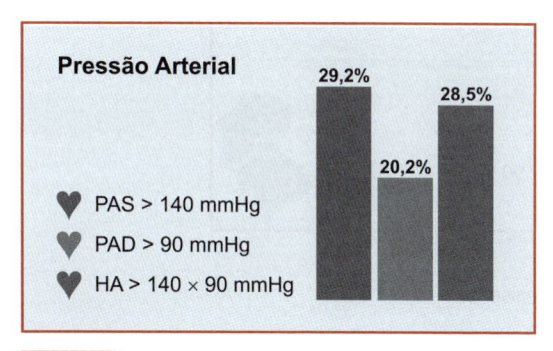

Esse projeto, desenvolvido em 74 municípios brasileiros, tinha por objetivo principal um levantamento epidemiológico da prevalência dos principais fatores de risco para doenças cardiovasculares, concomitantemente a uma forte intervenção com vistas à sua redução e controle. O Projeto Corações do Brasil também levou a esses municípios ações de prevenção e promoção de saúde, por meio de ações educativas para profissionais de saúde e a população leiga, usando os dias temáticos da Sociedade Brasileira de Cardiologia tais como semanas do coração, dias de prevenção e combate à hipertensão, colesterol, diabetes, atividade física, tabagismo etc.

No Corações do Brasil, a prevalência de hipertensão arterial (≥ 140/90 mmHg), média de 3 medidas, encontrada foi de 28,5%, sendo mais prevalente nos negros (34,8%) que nos brancos (29,4%), no sexo masculino (35,2%) que no feminino (22,6%), e a região onde a hipertensão foi mais prevalente foi a região Nordeste, com 31,8%; nas regiões Norte e Centro-Oeste, a prevalência foi de 19,4% na região Sudeste, 29,1%, e na região Sul, 30,4%.[9]

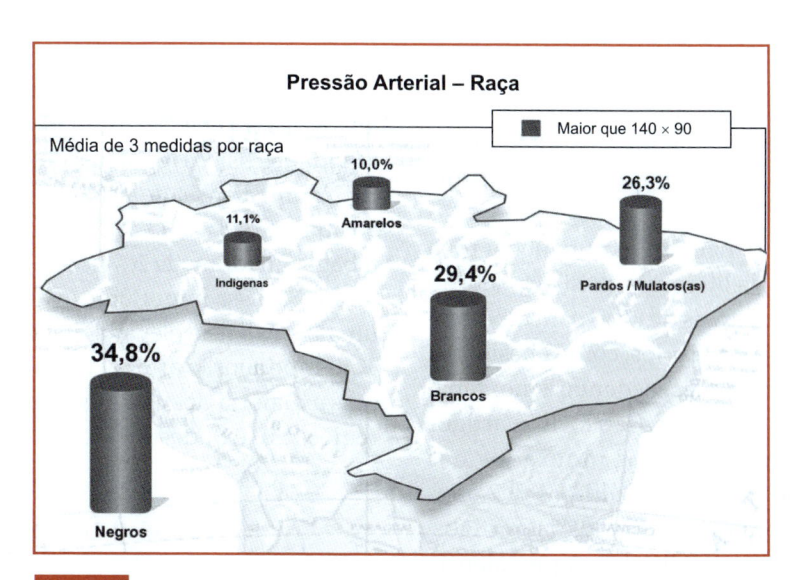

Figura 2.3
Prevalência de hipertensão arterial/Projeto Corações do Brasil

Figura 2.4
Prevalência da hipertensão arterial segundo a raça

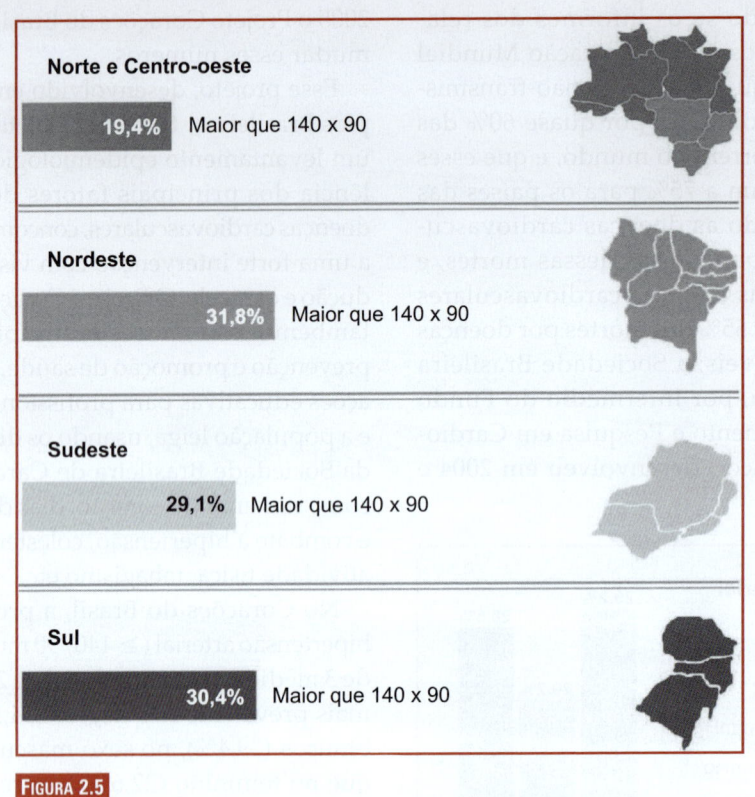

FIGURA 2.5
Prevalência da hipertensão arterial segundo as regiões brasileiras

Norte e Centro-oeste: 19,4% Maior que 140 x 90
Nordeste: 31,8% Maior que 140 x 90
Sudeste: 29,1% Maior que 140 x 90
Sul: 30,4% Maior que 140 x 90

■ FATORES DE RISCO PARA HIPERTENSÃO ARTERIAL

Conhecer a distribuição dos fatores de risco para hipertensão arterial em grupos populacionais é fundamental para uma intervenção eficaz e sustentada no sentido de seu controle e prevenção.

Bloch KV et al. fizeram recentemente uma grande revisão da literatura brasileira sobre a prevalência dos fatores de risco para hipertensão arterial mais estudados, como obesidade, diabetes, dislipidemias, sedentarismo, tabagismo e alcoolismo. A revisão incluiu artigos publicados em periódicos indexados nas bases Medline e Scielo nos últimos dez anos (1996-2005). Foram encontrados 117 artigos, dos quais 40 foram analisados. A prevalência geral de obesidade variou de 7,9% a 20,8%, com mediana de 12,7%; o excesso de peso variou de 25,7% a 51,6%. A mediana das prevalências de colesterol total >240 mg/dl foi de 14,3%. A prevalência geral de diabetes melito variou de 2,3% a 36,2%, com mediana de 6,1%. O levantamento mostrou que mais de dois terços das populações estudadas não praticam atividades físicas regulares de forma adequada. A prevalência de uso excessivo de álcool variou de 2,9% a 45,4%. As prevalências de tabagismo foram de 20% a 30%, com mediana de 20,7%. Essa importante avaliação mostrou uma prevalência elevada dos fatores de risco para hipertensão arterial e uma visão parcial, pois a maioria dos estudos concentrou-se nas regiões Sul e Sudeste.[10]

Idade e Sexo

A pressão arterial eleva-se com a idade, independentemente do sexo; em indivíduos jovens, a hipertensão decorre principalmente pela elevação da pressão diastólica, e a partir da quinta e sexta décadas o principal componente é a elevação da pressão sistólica[11]. O *Seventh Report of the Joint National Committee on Prevention, Detection, Evaluation, and Treatment of High Blood Pressure* afirma que os indivíduos que são normotensos até os 55 anos de idade apresentam um risco de 90% de desenvolverem hipertensão durante a vida[12]. Portanto, a idade é um dos principais fatores de risco para o desenvolvimento de hipertensão arterial.

Etnia

A hipertensão arterial, segundo vários estudos, é mais prevalente na raça negra que na branca. Em mulheres afro-descendentes com risco elevado para hipertensão, o risco para o desenvolvimento de hipertensão é de até 130% maior que nas mulheres brancas[13], sendo a raça negra um fator de risco importante para hipertensão arterial.

Conforme o Projeto Corações do Brasil, a prevalência de hipertensão arterial foi de 34,8% nos negros, 29,4% nos brancos, 26,3% nos pardos/mulatos, 11,1% nos indígenas e 10% nos amarelos.

Hábitos Alimentares Inadequados

Os hábitos alimentares inadequados são importantes fatores de risco para o aparecimento da hipertensão arterial; portanto, sua identificação e mudança são imprescindíveis na abordagem e prevenção da hipertensão.

Obesidade

Atualmente estamos vivendo uma epidemia de obesidade no mundo, que é um fator predisponente para o aparecimento da hipertensão arterial. Os estudos INTERSALT e NHANES demonstraram a correlação entre o índice de massa corporal (IMC) e a pressão arterial[14,15]. A manutenção do IMC entre 18,5 e 24,9 kg/m^2 é o ideal[16-19]. Entretanto, a perda de 5 a 10% do peso inicial já traz benefícios na redução da pressão arterial[16]. Além do IMC, é importante que a circunferência da cintura não seja superior a 102 cm para os homens e 88 cm para as mulheres, para evitar o acúmulo de gordura abdominal[20,21]. O consumo de calorias deve estar de acordo com o gasto calórico diário, incluindo o gasto com atividades físicas, devendo-se evitar alimentos hipercalóricos e sem valor nutricional, como forma de prevenção e controle da hipertensão.

A relação entre a obesidade e o aumento da pressão arterial talvez possa ser explicada por hiperinsulinemia, resistência à insulina, aumento da absorção renal de sódio, ativação do sistema nervoso simpático e aumento da resistência vascular periférica.

Abrangentes revisões da literatura têm acumulado evidências de que modestas reduções no peso corporal são responsáveis por significativas reduções das pressões arteriais sistólica e diastólica.[22]

He *et al.* relataram uma experiência em que 181 indivíduos participaram da fase 1 de um estudo de prevenção de hipertensão: durante os 18 meses da intervenção ativa, o grupo reduziu seu peso em 3,5 kg e sua pressão arterial sistólica e diastólica, respectivamente, em 5,8 e 3,2 mmHg. Após 7 anos de seguimento, a incidência de hipertensão arterial foi de 18,9% no grupo que teve redução de peso e de 40,5% no grupo controle. Esses dados sugerem que os benefícios persistem após cessada a intervenção.[23,24]

Neter JE *et al.* publicaram metanálise de 29 estudos, publicados entre 1966 e 2002, com um total de 4.874 pacientes avaliados, demonstrando claramente que a redução de peso é importante para a prevenção e o tratamento da hipertensão.[25]

Recomenda-se a manutenção do peso ideal com o IMC entre 20-25 kg/m², pelo aumento da atividade física e dieta hipocalórica.[2,26]

Sal

O consumo aumentado de sal contribui para a ocorrência de hipertensão arterial[27,28]. A relação entre aumento da pressão arterial e aumento da idade é maior nas populações que fazem grande consumo de sal. Populações que fazem uso de uma dieta com baixo teor de sal têm menor prevalência de hipertensão arterial e a pressão arterial não se eleva com a idade. Entre os índios ianomami, que têm baixa ingestão de sal, não foram observados casos de hipertensão arterial.[29]

Metanálise de 12 estudos randomizados e controlados, realizada por Cutler *et al.* em que foram avaliados 1.689 pacientes normotensos, estimou que a redução média de 77 mmol/dia de sódio na alimentação levou a uma diminuição de 1,2-2,6 mmHg na pressão arterial sistólica e de 0,6-1,6 mmHg na pressão arterial diastólica.[30]

No estudo *Trial of Nonpharmacologic Intervention in the Elderly* (TONE), um ensaio randomizado e controlado da redução de sódio, redução de peso ou ambos, realizado com 975 homens e mulheres hipertensos de 60 a 80 anos de idade acompanhados de 15 a 36 meses, o desenvolvimento de hipertensão ou um evento clínico cardiovascular foi reduzido em 34% ($P < 0,001$) com a redução da ingestão de sódio e em 37% em participantes obesos ($P < 0,001$) pela perda de peso. Nos participantes obesos randomizados, a redução da ingestão de sódio e perda de peso combinados levou a uma redução do risco (desenvolvimento de hipertensão ou evento cardiovascular) em 44% ($P < 0,001$). Além disso, a redução da pressão arterial antes da tentativa de retirada da medicação (90 dias após a intervenção ser iniciada) foi de –5,3 / –3,4 mmHg nesse grupo combinado e de –0,8 / –0,8 mm Hg no grupo controle[31,32]. Portanto, a diminuição da ingestão de sal associada à redução de peso tem um efeito maior na diminuição dos níveis de pressão arterial.

Álcool

O consumo de álcool tem demonstrado um efeito bifásico na pressão arterial. Pouca quantidade parece diminuí-la, provavelmente por seu efeito vasodilatador, mas o seu consumo

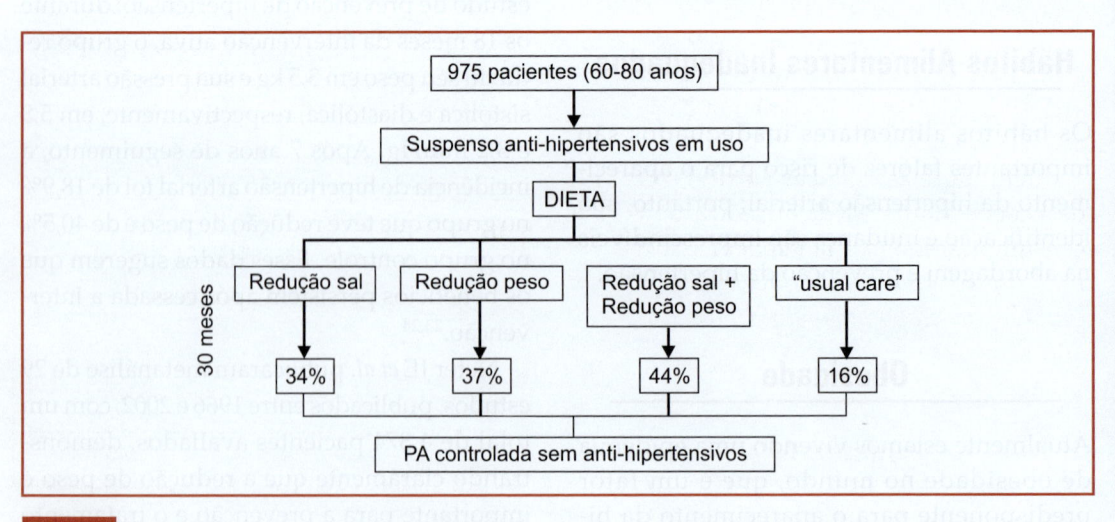

FIGURA 2.6
TONE TRIAL. Intervenção não-farmacológica em idosos

em excesso a aumenta e pode ser também causa de resistência ao tratamento anti-hipertensivo.

A dose-resposta característica pode variar de indivíduo para indivíduo e pode depender de fatores como superfície corporal, sexo e raça. As diferenças raciais podem ser explicadas, em parte, em função das diferenças genéticas no metabolismo do álcool.[33]

Os potenciais mecanismos envolvidos no aumento da pressão arterial associados ao aumento do consumo excessivo de álcool são: estimulação do sistema nervoso simpático, da endotelina, do sistema renina-angiotensina-aldosterona, da insulina (ou resistência à insulina) e do cortisol; inibição de substâncias vasodilatadoras, depleção de cálcio e magnésio, aumento de cálcio intracelular no músculo liso vascular e aumento do acetaldeído.[34]

Xin et al., em metanálise de 15 estudos controlados e randomizados, relatam que a diminuição do consumo de álcool (a média de redução auto-relatada em etilistas era de 76%, com variação entre 16-100%) estava associada a redução da pressão arterial. Essa relação entre redução do percentual médio do consumo de álcool e redução da pressão arterial era dose-dependente[35,36]. Avaliando-se a experiência de 269 participantes normotensos envolvidos em seis estudos controlados e randomizados, a redução do consumo de álcool associava-se a uma redução de 3,56 mmHg na pressão arterial sistólica e de 1,80 mmHg na pressão arterial diastólica.[35,36]

Além da relação linear entre o consumo de álcool e o aumento da pressão arterial, seu consumo excessivo está também associado a um aumento do risco de acidente vascular encefálico e diminuição da ação das drogas anti-hipertensivas.[37-39]

Atividade Física

O sedentarismo é um problema fundamental de saúde pública no mundo e contribui para a epidemia crescente de obesidade, conseqüência natural do consumo excessivo de alimentos e da falta de atividade física, aumentando a prevalência de doenças como a hipertensão arterial.

Recorre-se atualmente a um grande número de estratégias visando aumentar a prática regular de atividade física. É uma preocupação constante de todos os gestores e profissionais de saúde criar condições para tirar as populações do sedentarismo e torná-las mais ativas, visando à melhoria de sua qualidade de vida e à redução da morbimortalidade relacionada às doenças cardiovasculares, que têm a hipertensão arterial como seu principal fator de risco.

Promover a prática de atividade física é fundamental nas estratégias de desenvolvimento social e nas políticas sustentáveis e representa uma forma de promoção de saúde distribuída de forma equitativa a toda a população, gerando maior vitalidade no comportamento humano e contribuindo indiretamente para o progresso econômico.

Acumulam-se evidências importantes demonstrando uma relação inversa entre a prática regular de atividade física e os níveis de pressão arterial.

Os mecanismos envolvidos no efeito anti-hipertensivo da atividade física de carga moderada são vários e incluem tanto mecanismos diretos (redução da atividade simpática/incremento da atividade vagal e melhora da

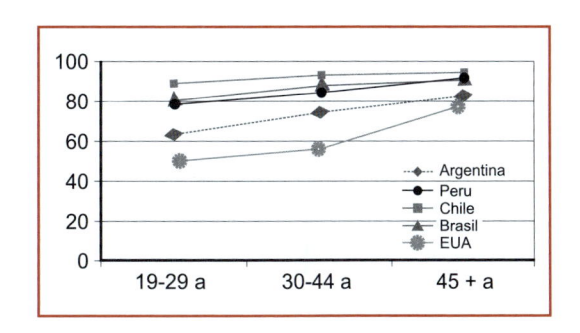

FIGURA 2.7
Inatividade física no tempo livre em alguns países, por idade

função endotelial) como mecanismos indiretos (redução da obesidade e melhora no perfil metabólico).[40]

A melhora do perfil psicológico também contribui para a maior adesão a outras medidas não-medicamentosas.[40,41]

Em metanálise, Whelton *et al.* demonstraram nos 1.108 indivíduos normotensos incluídos em 27 estudos randomizados e controlados uma redução de 4,04 mmHg na pressão arterial sistólica, quando se comparavam os indivíduos em atividade física aeróbica e o grupo controle. A magnitude dos efeitos da intervenção era independente da intensidade do programa de exercícios.[42,43]

No *Physical Activity and Health: A Report of the Surgeon*, a recomendação é de que as pessoas façam exercícios de até 30 minutos, se não todos os dias, na maioria deles.[42,43]

O Programa Agita São Paulo recomenda que as pessoas tenham um estilo de vida ativo, com o acúmulo de pelo menos 30 minutos de atividade física moderada por dia, em uma única sessão ou em várias, de no mínimo 10 minutos, na maioria dos dias da semana.[44]

As V Diretrizes Brasileiras de Hipertensão Arterial recomendam a freqüência de três a cinco vezes por semana, intensidade moderada e sessões de 30 a 60 minutos de duração. Para o controle da intensidade do exercício, podem ser utilizados tanto a freqüência cardíaca quanto o consumo de oxigênio (60% a 80% da freqüência cardíaca máxima ou 50% a 70% do consumo máximo de oxigênio). A escala de percepção de esforço (nível leve e/ou moderado) também poderá ser utilizada. A freqüência cardíaca máxima deverá ser obtida por meio de um teste ergométrico máximo ou ergoespirométrico. Na impossibilidade da realização desses testes, recomenda-se a fórmula $FC_{máx} = 220 - idade$.[2,26]

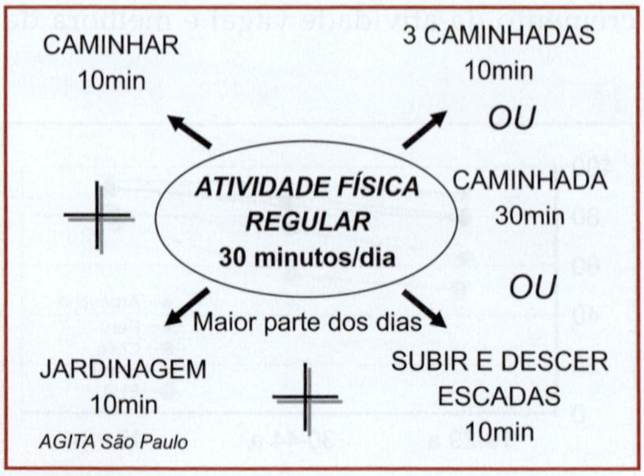

O estímulo à prática regular de atividade física deve ser conduta de todos os profissionais de saúde, pois, além do impacto positivo no controle e na prevenção da pressão arterial, contribui para a redução do peso corporal e melhora do perfil metabólico, mas sobretudo para a melhora na qualidade de vida e do bem-estar do paciente.

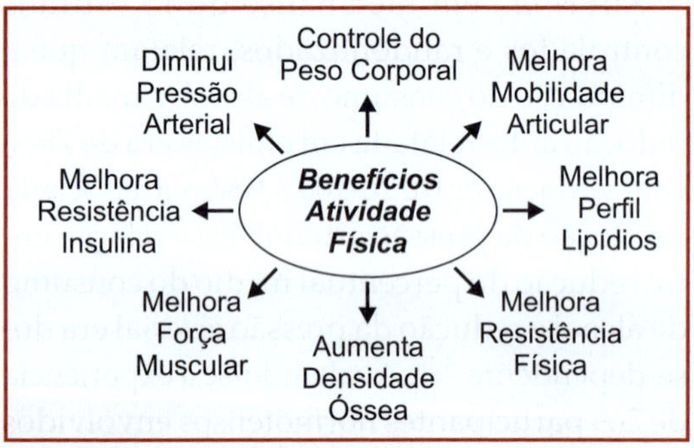

FIGURA 2.9
Benefícios da atividade física

As modificações no estilo de vida têm um importante efeito na redução da pressão arterial, tornando os pacientes mais sensíveis ao tratamento medicamentoso, levando a um aumento na prevenção e no controle da hipertensão arterial.

Classificação

Conforme afirmamos anteriormente, a hipertensão arterial é um dos principais fatores

FIGURA 2.8
Atividades físicas regulares

TABELA 2.1 Modificações no estilo de vida/impacto na redução da pressão arterial[12]

Modificações	Recomendações	Variações aproximadas da redução da pressão arterial sistólica
Redução de peso	Manutenção do peso IMC = 18,5 — 24,9	5-20 mmHg / redução de 10 kg[6,7]
Adoção da dieta DASH	Consumo de dieta rica em frutas, vegetais, laticínios com baixo teor de gorduras e redução de gorduras saturada e total	8-14 mmHg[8,9]
Dieta com redução de sódio	Dieta com redução da ingestão de não mais que 100 mEq/l (2,4g sódio ou 6 g de cloreto de sódio	2-8 mmHg[8,10]
Atividade física	Prática regular atividade física aeróbica, como caminhadas vigorosas por 30 minutos por dia na maioria dos dias da semana	4-9 mmHg[11,12]
Consumo moderado de álcool	Limitar o consumo a não mais que 2 drinques por dia, 30 ml de etanol para homens e 1 drinque para mulheres ou pessoas com baixo peso	2-4 mmHg[13]

de risco para doenças cardiovasculares, e esse risco é uma variável contínua, que em indivíduos adultos se inicia a partir de uma pressão arterial sistólica de 115 mmHg e pressão arterial diastólica de 75 mmHg e dobra a cada aumento de 20 mmHg na pressão arterial sistólica e de 10 mmHg na pressão arterial diastólica, ou a cada década de vida.[12]

Os limites de pressão arterial são arbitrários, e na avaliação dos pacientes deve-se considerar também a presença de fatores de risco, lesões de órgãos-alvo e doenças associadas.[2]

As classificações de hipertensão arterial diferem um pouco nas diversas publicações: as V Diretrizes Brasileiras de Hipertensão Arterial, publicadas em 2006, Tabela 2.2, diferem bastante das Diretrizes Americanas, *The Seventh Report of The Joint National Committee on Prevention, Detection, Evaluation, and Treatment of High Blood Pressure. Hypertension* (7º JNC), publicadas em 2003, Tabela 2.3, que também diferem das Diretrizes Européias, Tabela 2.4, e Britânicas, Tabela 2.5, publicadas respectivamente em 2003 e 2004.

Existe um consenso entre as Diretrizes brasileiras, européias e britânicas de que a pressão arterial ótima é de 120/80 mm Hg. A principal diferença entre elas é que as Diretrizes americanas (7º JNC) consideram normais os indivíduos que possuem uma pressão arterial menor que 120/80 mmHg e pré-hiper-

TABELA 2.2 Estágios da pressão arterial

Classificação	Pressão sistólica (mmHg)	Pressão diastólica (mmHg)
Ótima	<120	<80
Normal	<130	<85
Limítrofe	130-139	85-89
Hipertensão estágio 1	140-159	90-99
Hipertensão estágio 2	160-179	100-109
Hipertensão estágio 3	>180	>110
Hipertensão sistólica isolada	>140	<90

Quando as pressões sistólica e diastólica de um paciente situam-se em categorias diferentes, a maior deve ser utilizada para classificação da pressão arterial.

TABELA 2.3 Classificação da pressão arterial — adulta
Seventh Report of the Joint National Committee on Prevention, Detection, Evaluation, and Treatment of High Blood Pressure

Classificação PA	PAS mmHg	PAD mmHg
Normal	<120	e < 80
Pré-hipertensão	120-139	ou 80-89
Hipertensão estágio 1	140-159	ou 90-99
Hipertensão estágio 2	≥ 160	ou ≥ 100

7º JNC. Hypertension. 2003; 42:1206-1252.

Tabela 2.4 Classificação dos níveis de pressão arterial
European Society of Hypertension — European Society of Cardiology Guidelines for the Management of Arterial Hypertension

Categoria	Sistólica	Diastólica
Ótima	< 120	< 80
Normal	120-129	80-84
Normal alta	130-139	85-89
Hipertensão grau 1 (suave)	140-159	90-99
Hipertensão grau 2 (moderada)	160-179	100-109
Hipertensão grau 3 (severa)	≥ 180	≥ 110
Hipertensão sistólica isolada	≥ 140	< 90

ESH, Journal of Hypertension 2003, 21:1011-1053

tensos os que possuem uma pressão arterial sistólica entre 120 a 139 mmHg e uma pressão arterial diastólica entre 80 a 89 mmHg; elas não consideram os indivíduos pré-hipertensos doentes, mas sim sob o risco cardiovascular maior de tornarem-se hipertensos.[45]

A justificativa dos especialistas americanos para as modificações que constam no 7º JNC é que são mais simples e possibilitam melhor abordagem populacional; essas modificações basearam-se principalmente em metanálise de 61 estudos observacionais prospectivos, que envolveram em torno de um milhão de pacientes seguidos por mais de 15 anos.[46]

TABELA 2.5 Classificação da pressão arterial
Guidelines for Management of Hypertension: Report of the Fourth Working Party of the British Hypertension Society — BHS IV

Categoria	PAS mmHg	PAD mmHg
Ótima	< 120	< 80
Normal	< 130	< 85
Normal alta	130-139	85-89
Hipertensão grau 1 (suave)	140-159	90-99
Hipertensão grau 2 (moderada)	160-179	100-109
Hipertensão grau 3 (severa)	≥ 180	≥ 110
Hipertensão sistólica isolada (grau 1)	140-159	< 90
Hipertensão sistólica isolada (grau 2)	≥ 160	< 90

British Hypertension Society Guidelines 2004 — IV, Journal of Human Hypertension (2004) 18, 139-185

■ REFERÊNCIAS BIBLIOGRÁFICAS

1. Goldfarb B. DOC News American Diabetes Association. July 1, 2005, Vol. 2 Number 7 p. 1.
2. V Diretrizes Brasileiras de Hipertensão Arterial. Sociedade Brasileira de Cardiologia, Sociedade Brasileira de Hipertensão e Sociedade Brasileira de Nefrologia. 2006.
3. Lewington S, Clarke R, Oizilbash N, Peto R, Collins R. For the Prospective Studies Collaboration. Age-specific relevance of usual blood pressure to vascular mortality: a meta-analysis of individual data for one million adults in 61 prospective studies. Lancet 2002; 360:1903-13.
4. Wright JT, Hammonds VC. Hypertension: Epidemiology and contemporary management strategies. In: Wong ND, Black HR, Gardin JM. Preventive cardiology. McGraw-Hill 133-152, 2000.
5. Dórea EL, Lotufo PA. Epidemiologia da hipertensão arterial no Brasil, hipertensão. Brandão AA, Amodeo C, Nobre F, Fuchs FD. Elsevier 3-13, 2006.
6. Lessa I. Estudos brasileiros sobre a epidemiologia da hipertensão arterial: análise crítica dos estudos de prevalência. Informe Epidemiológi-

co do SUS. Fundação Nacional de Saúde. 1993; 3:59-75.
7. IV Diretrizes Brasileiras de Hipertensão Arterial. Sociedade Brasileira de Cardiologia. Arq Bras Cardiol 2004; 82(suppl 4):7-22.
8. Matos AC, Ladeia AM. Assessment of cardiovascular risk factors in rural community in Brazilian state of Bahia. Arq Bras Cardiol 2003; 81(3):297-302.
9. Nascimento Neto RMN, Pereira AC, Coelho GLLM, Krieger JE. Atlas Corações do Brasil. Sociedade Brasileira de Cardiologia.
10. Bloch KV, Rodrigues CS, Fiszman. Epidemiologia dos fatores de risco para hipertensão arterial — uma revisão crítica da literatura brasileira. Rev Bras Hipertens 2006; 13(2): 134-43.
11. Franklin SS, Pio JR, Wong ND, Larson MG et al. Predictors of new-onset diastolic and systolic hypertension: The Framingham Heart Study. Circulation 2005;111:1121-1127.
12. Chobanian AV, Bakris GL, Black HR et al. National High Blood Pressure Education Program Coordinating Committee. The Seventh Report of The Joint National Committee on Prevention, Detection, Evaluation, and Treatment of High Blood Pressure. Hypertension. 2003; 42:1206-52.
13. Lessa I. Epidemiologia da insuficiência cardíaca e da hipertensão arterial sistêmica no Brasil. Rev Bras de Hipertensão 2001; 8:383-392.
14. MacCowen KC, Blackburn GL, Obesity weight control, and cardiovascular disease. In: Wong ND, Black HR, Gardin JM. Preventive cardiology. McGraw-Hill Companies: 251-267; 2000.
15. Dyer AR, Elliott P. The INTERSALT Study: relation of body mass index to blood pressure: Intersalt Cooperative Research Group. J Hum Hypertension; 1989; 3:299-308.
16. Clinical Guidelines on the Identification, Evaluation, and Treatment of Overweight and Obesity in Adults — The Evidence Report. National Institutes of Health. Obes Res 1998;6 (Suppl 2):51S-209S.
17. He J, Whelton PK, Appel LJ, Charleston J, Klag MJ. Long-term effects of weight loss and dietary sodium reduction on incidence of hypertension. Hypertension 2000;35:544-9.
18. Effects of weight loss and sodium reduction intervention on blood pressure and hypertension incidence in overweight people with high-normal blood pressure. The Trials of Hypertension Prevention, phase II. The Trials of Hypertension Prevention Collaborative Research Group. Arch Intern Med 1997;157:657-67.
19. Krauss RM, Eckel RH, Howard B et al. AHA Dietary Guidelines: revision 2000: A statement for healthcare professionals from the Nutrition Committee of the American Heart Association. Circulation 2000;102:2284-99.
20. Lemieux S, Prud'homme D, Bouchard C et al. A single threshold value of waist girth identifies normal-weight and overweight subjects with excess visceral adipose tissue. Am J Clin Nutr 1996; 64:685-93.
21. Selby JV, Friedman GD, Quesenberry CP, Jr. Precursors of essential hypertension. The role of body fat distribution pattern. Am J Epidemiol 1989;129:43-53.
22. Clinical Guidelines on Identification, Evaluation, and Treatment of Overweight and Obesity in Adults — The Evidence Report. National Institutes of Health. Obes Res 1998; 6(suppl 2):51S-209S.
23. He J, Whelton PK, Appel LJ et al. Long-term effects of weight loss and dietary sodium reduction on incidence of hypertension. Hypertension 2000; 35(2):544-9.
24. Primary Prevention of Hypertension Clinical and Public Health Advisory from The National High Blood Pressure Education Program. The Working Group. NIH Publications; nº 02 — 5076; November 2002.
25. Neter JE, Stam BE, Kok FJ et al. Influence of weight reduction on blood pressure. A meta-analysis of randomized controlled trials. Hypertension 2003; 42:878-84.
26. 2003 European Society of Hypertension — European Society of Cardiology Guidelines for the Management of Arterial Hypertension. Guidelines Committee. J Hypertens 2003; 211011-59.
27. Carvalho JJ, Baruzzi RG, Howard PF et al. Blood pressure in four remote populations in the INTERSALT Study. Hypertension 1989;14:238-46.
28. The effects of nonpharmacologic interventions on blood pressure of persons with high normal levels. Results of the Trials of Hypertension Prevention, Phase I. JAMA 1992; 267:1213-20.
29. Mancilha-Carvalho J, Souza e Silva NA. The Yanomami Indians in the INTERSALT Study. Arq Bras Cardiol 2003; 80:289-300.
30. Cutler JA, Follmann D, Allender PS. Randomized trials of sodium reduction: an overview. Am J Clin Nut 1997; 65(suppl 2): 643S-651S.
31. Whelton PK, Appel LJ, Espeland MA et al., for the TONE Collaborative Research Group: A randomized controlled trial of nonpharmacologic interventions in the elderly (TONE). JAMA 1998; 279:839-46.

32. Cushman CW., Black H.R, Hipertensão em idosos. Clín Cardiol América do Norte 1999; 17:103-20.
33. Weinberger MH. Sodium and others dietary factors. Hypertension Medicine, Weber MA, Humana Press, 47-54, 2001.
34. Cushman WC. Alcohol use and blood pressure. Hypertension Primer, Second Edition, Izzo JL, Black HR, Council on High Blood Pressure Research, American Heart Association, 263-265, 1999.
35. Primary Prevention of Hypertension Clinical and Public Health Advisory from The National High Blood Pressure Education Program. The Working Group. NIH Publications; nº 02 — 5076; November 2002.
36. Xin X, He J, Frontini MG et al. Effects of alcohol reduction on blood pressure: a meta-analysis of randomized controlled clinical trials. Hypertension 2001; 38(5):1112-17.
37. Wannamethee SG, Shaper AG. Patterns of alcohol intake and risk of stroke in middle-aged British men. Stroke 1996; 27:1033-39.
38. Puddey IB, Beilin LJ, Vandongen R. Regular alcohol use raises blood pressure in treated hypertensive subjects. A randomised controlled trial. Lancet 1987; 1:647-51.
39. 2003 European Society of Hypertension — European Society of Cardiology Guidelines for the Management of Arterial Hypertensyon. Guidelines Committee. J Hyperten 2003; 21:1011-53.
40. Lopes HF, Barreto-Filho JAS, Riccio GMG, Tratamento não medicamentoso da hipertensão arterial. Rev Soc Cardiol Estado de São Paulo 2003; 13(1):148-52.
41. Maiorana A, O'Driscoll G, Dembo L et al. Exercise training, vascular functional capacity in middle-aged subjects. Med Sci Sports Exerc 2001; 33:2022-28.
42. Primary Prevention of Hypertension Clinical and Public Health Advisory from The National High Blood Pressure Education Program. The Working Group. NIH Publications; nº 02 — 5076; November 2002.
43. U.S. Department of Health and Human Services. Physical Activity and Health: A Report of the Surgeon General. Atlanta, GA: U.S. Department of Health and Human Services, Centers for Disease Control and Prevention, National Centers for Chronic Disease Prevention and Health Promotion, 28:1996.
44. Matsudo SM, Matsudo VR, Araujo TL et al. The Agita São Paulo Program as a model for using physical activity to promote health. Rev Panam Salud Pública/Pan Am J Public Health 2003;14(4), 265-85.
45. Franco V, Oparil S, Carretero AO. Review Clinical Cardiology: New Frontiers. Hypertensive Therapy: Part I. Circulation 2004; 109:2953-58.
46. Lewington S, Clarke R, Qizilbash N, Peto R, Collins R, for the Prospective Studies Collaboration. Age-specific relevance of usual blood pressure to vascular mortality: a meta-analysis of individual data for one million adults in 61 prospective studies. Lancet 2002;360:1903-13.

Fatores de Risco para Hipertensão Arterial

Germana Porto Linhares Almeida • Heno Ferreira Lopes

A hipertensão arterial sistêmica é um dos mais importantes fatores de risco para a doença cardiovascular. Ela é de etiologia primária (desconhecida) na maioria dos pacientes (95%) e em apenas uma pequena parcela (5%) a causa da hipertensão é conhecida e pode ser tratada. A patogênese é multifatorial e depende de interações complexas entre fatores genéticos e ambientais. A hipertensão primária ou de causa desconhecida tem relação direta com fatores genéticos e com fatores de risco conhecidos. De uma forma didática, pode-se classificar os fatores de risco para hipertensão arterial em não-modificáveis e modificáveis (Tabela 3.1). Neste capítulo, vamos dissertar a respeito de cada um desses fatores de risco para hipertensão arterial.

■ FATORES DE RISCO NÃO-MODIFICÁVEIS

Os fatores de risco não-modificáveis para hipertensão são semelhantes àqueles para a doença arterial coronária: história familiar para hipertensão, idade e raça. Nesse caso, os indivíduos de raça negra exibem características importantes em relação a maior probabilidade de desenvolver a hipertensão e maior gravidade da mesma. A seguir serão discutidos os diferentes fatores de risco não-modificáveis para a hipertensão arterial.

TABELA 3.1 Fatores de risco para hipertensão arterial

Fatores não-modificáveis	Fatores modificáveis
– História familiar de hipertensão	– Consumo de Sal
– Idade	– Estresse
– Raça	– Sedentarismo
	– Obesidade
	– Fatores metabólicos
	– Consumo de bebida alcoólica
	– Tabagismo

Genética e Hipertensão

Os polimorfismos de alguns genes, como o do angiotensinogênio, o da alfa-aducina e o dos receptores adrenérgicos beta, têm sido estudados como possíveis promotores de hipertensão arterial, porém há necessidade de mais estudos para esclarecer essa questão. Além disso, existem algumas raras formas monogênicas de hipertensão. Porém, tratando-se de genética e hipertensão, a grande maioria dos estudos é relacionada com história familiar de hipertensão, um dos fatores de risco não-modificáveis de grande relevância[1]. Existe uma correlação importante do grau de parentesco com variação da pressão arterial. Essa correlação entre casais basicamente não existe. Porém, a correlação dos níveis de pressão arterial entre gêmeos idênticos é de 55% (Tabela 3.2)[2]. Alguns estudos envolvendo filhos de pais hipertensos demonstraram que a pressão de consultório é maior em filhos de pais hipertensos comparados com filhos de pais normotensos[3,4]. Também estudos que avaliaram a pressão arterial na monitorização ambulatorial de 24 horas demonstraram maior pressão arterial em filhos de pais hipertensos[5,6]. Esses achados reforçam a importância da história familiar de hipertensão como fator de risco para a hipertensão arterial. Além dos valores de pressão arterial, tudo indica que existe uma agregação de fatores de risco cardiovascular em filhos de pais hipertensos, caracterizando assim não só a herança de filhos de pais hipertensos os valores de pressão arterial elevados, mas também outros fatores de risco para doença cardiovascular. Nesse sentido, merece destaque o estudo de Julius *et al.*, em que foram caracterizadas agregação familiar para hipertensão, maior valor de insulina, obesidade, aumento de triglicerídeos e HDL-colesterol reduzido em famílias que vivem na comunidade de Tecumseh, Michigan[7] (Fig. 3.1). Nesse mesmo contexto, outros autores também demonstraram maior nível de pressão arterial e alterações metabólicas em indivíduos normais filhos de pais hipertensos[4,8]. Deste modo, pode-se pensar na hipertensão como uma doença hipertensiva em que o antecedente familiar é um fator de risco não só para maior valor de pressão arterial mas também para alterações metabólicas comumente encontradas no paciente hipertenso.

TABELA 3.2 Genética e hipertensão

Parentesco	Correlação com pressão arterial
Irmãos	0,20
Pais e filhos	0,15
Gêmeos idênticos	0,55
Gêmeos fraternos	0,25
Cônjuges	Insignificante
Filhos adotivos	Nenhuma

Idade

A idade é um fator de risco para qualquer tipo de patologia, seja ela de origem cardiovascular ou de outra origem. A hipertensão arterial é bem mais prevalente na idade adulta. De acordo com a história natural, as alterações hemodinâmicas da hipertensão (variação nos níveis pressóricos) têm início entre os 20 e 30 anos de idade. Porém, é entre os 30 e 50 anos que a hipertensão propriamente dita (níveis pressóricos persistentemente elevados) se instala. À medida que os anos passam, maior é a chance de o indivíduo ficar hipertenso. Após a sexta década, o principal componente a elevar-se é o da pressão sistólica [9]. Um outro dado importante destacado no estudo de Framingham é que indivíduo normotenso aos 55 anos tem uma perspectiva de 90% de desenvolver hipertensão no decorrer da vida.[10]

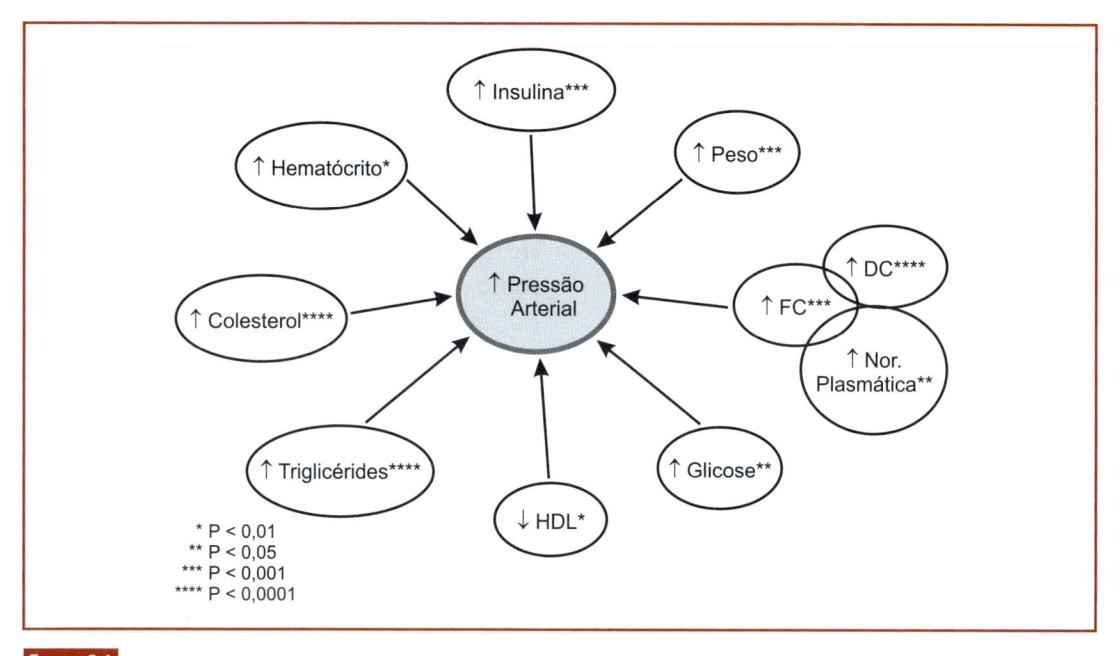

FIGURA 3.1
Agregação de fatores de risco para hipertensão. Modificado de Julius et al., 1998.

Raça

Indivíduos de raça negra têm maior chance de desenvolver a hipertensão arterial, e de modo geral a hipertensão é mais grave nessa população[11]. Do ponto de vista epidemiológico, essa maior prevalência e grau de hipertensão na raça negra estão bem definidos. Na população norte-americana, a prevalência de hipertensão entre os indivíduos negros adultos é de 60%, enquanto entre os indivíduos da raça branca a prevalência é de 38%. Essa maior prevalência sofre a influência de variáveis como obesidade, estresse, ingestão de sódio, dentre outras, que também são mais acentuadas nessa população, porém mantém-se positiva após ajuste para essas variáveis[12]. Em relação à fisiopatogênese, existem alguns possíveis mecanismos para explicar essa maior prevalência de hipertensão na raça negra. Dentre os possíveis mecanismos fisiopatogênicos, pode-se apontar a *slavery hypothesis*, o maior estresse oxidativo em indivíduos de raça negra e a possível rarefação de glomérulos em crianças de raça negra. De acordo com a *slavery hypothesis*, os escravos que sobreviviam às condições de diarréia, febre, desidratação nos navios, quando transportados para os Estados Unidos, tinham maior condição de poupar sal nessas condições adversas, motivo pelo qual sobreviveram[13]. Em relação ao estresse oxidativo, sabe-se que o F2-isoprostano é uma prostaglandina com ação vasoconstritora, principalmente no nível renal. O aumento dessa prostaglandina já foi aventado como possível mecanismo para a hipertensão[14]. Por outro lado, já foi demonstrado que indivíduos de raça negra têm maior concentração plasmática dessa prostaglandina do que os brancos[15]. A rarefação de glomérulos é uma outra teoria para explicar o comportamento da pressão arterial em pacientes de raça negra[16]. Nesse caso, os filhos de pais de raça negra teriam baixo peso ao nascer, o que mais tarde estaria associado a menor número de glomérulos e conseqüentemente a maior probabilidade de desenvolver hipertensão. Segundo estudo de Lane *et al.* envolvendo três populações diferentes usando a mesma metodologia, indivíduos afro-caribenhos têm maior chance de desenvolver hipertensão arterial do que caucasianos e sul-asiáticos.[17]

FATORES DE RISCO MODIFICÁVEIS

Os fatores de risco modificáveis para hipertensão são principalmente aqueles relacionados ao ambiente (Tabela 3.1). A seguir será descrita a importância de cada um desses fatores.

Consumo de Sal

A associação do consumo de sal, mais especificamente o cloreto de sódio (sal de cozinha), e hipertensão arterial é antiga. Juntamente com o estresse psicossocial, talvez esse seja um dos fatores ambientais mais importantes no desenvolvimento da hipertensão arterial nos indivíduos geneticamente predispostos. Uma demonstração clássica da relação do sal com a hipertensão foi pelo estudo de Kempner com a "dieta de arroz"[18]. Essa dieta continha menos de 8 mEq de sódio por dia, e seu uso resultou em queda importante na pressão arterial. Além do estudo de Kempner com dieta pobre em sódio, existem estudos envolvendo populações basicamente aculturadas que consomem o mínimo de sal diariamente. Nesse sentido, estudo envolvendo os índios Ianomami publicado na década de 1970 mostrou que eles não consumiam basicamente sal na dieta e a excreção de sódio na urina de 24 horas era de aproximadamente 1,0 mEq/dia. Naquela época não havia hipertensão arterial na população ianomami estudada[19]. Apesar da ingestão basicamente nula de sal, não se pode afastar a possibilidade da interferência de outros fatores de origem genética e ambientais nos níveis de pressão dessa população estudada. Na década de 1980, foi publicado estudo envolvendo quatro populações primitivas, inclusive os ianomami, em que a pressão arterial sistólica e diastólica eram significativamente menores do que a pressão arterial de outras populações que excretam mais de 100 mEq de sódio/dia[20]. Vários estudos avaliaram a correlação do consumo de sal ou excreção de sódio na urina com valores da pressão arterial, alguns com resultados positivos e outros negativos. Porém, o estudo INTERSALT é o maior nesse sentido[21]. Nele foi avaliada a excreção de sódio e potássio na urina de 24 horas em mais de 10.000 indivíduos, em 52 centros, de 32 países ao redor do mundo, e feita a correlação com os níveis de pressão arterial. No estudo INTERSALT houve uma correlação positiva entre a excreção de sódio e pressão arterial sistólica e diastólica, e essa correlação foi ainda mais significativa quando foi ajustada a pressão arterial para a idade. Em estudo que avaliou o impacto da dieta e do estilo de vida na pressão arterial, envolvendo pacientes de 5 países, foi demonstrado que depois do excesso de peso o excesso de sal na dieta é um importante fator de risco para hipertensão[22]. Um outro aspecto a ser considerado em relação ao consumo de sal e o desenvolvimento de hipertensão arterial é a sensibilidade ao sal. A sensibilidade ao sal é definida de diferentes formas. Uma forma de definir, bastante conhecida, é através da sobrecarga de sódio (200 a 400 mEq/dia) durante um período de 10 a 30 dias. Nesse caso, quando a sobrecarga de sódio resulta no aumento de 10% ou 10 mmHg na pressão arterial, caracteriza-se o indivíduo como sal-sensível, e quando não ocorre esse aumento, ele é caracterizado como sal-resistente[23]. O fato é que tudo indica que existe diferente grau de sensibilidade ao sal, e essa sensibilidade ou resistência ao sal está relacionada com diferentes fatores, incluindo genética, raça, idade, índice de massa corporal e dieta (como um todo e consumo de macronutrientes e micronutrientes)[24]. Embora a relação do sal com a hipertensão seja milenar, deve ser salientado que os mecanismos pelos quais o sal está relacionado com a hipertensão não estão totalmente estabelecidos. Dentre os possíveis mecanismos, de um modo geral, podem-se destacar a retenção renal de sódio e a expansão de volume extracelular, o aumento do sódio intracelular, a produção de hormônio natriurético e o transporte de sódio transmembrana alterado (musculatura lisa dos vasos, glóbulos brancos e vermelhos)[25]. Uma importante dificuldade no estudo da associação entre o excesso de sódio e hipertensão é o fato de que as pesquisas sobre o tema têm metodologias muito heterogêneas, de modo que é ainda muito debatida a definição do que caracteriza um indivíduo como sal-sensível.

Estresse

O estresse tem sido apontado, juntamente com o consumo de sal na dieta, como importante fator ambiental no desenvolvimento da hipertensão em indivíduos geneticamente predispostos. O estresse pode ser físico e/ou mental. Fatores às vezes considerados causadores de estresse para um indivíduo podem não ser para outro, e isso de certa forma dificulta a investigação clínica em humanos em relação a estresse e hipertensão. A variabilidade da pressão arterial durante o dia tem relação direta com diferentes tipos de estresse. Um dos fatores causadores de estresse que provoca maior aumento agudo na pressão arterial é a participação em reuniões (Tabela 3.3)[26]. Nesse estudo de Clark *et al.*, ficou caracterizado o efeito agudo de diferentes tipos de eventos estressores na pressão arterial. O estresse crônico parece ser um fator importante para a hipertensão. No estudo de Timio *et al.* que acompanhou freiras em vida monástica e mulheres casadas com idade semelhante consumindo o mesmo padrão de dieta, o comportamento da pressão arterial foi diferente nos dois grupos[27]. As freiras apresentaram a pressão arterial menor durante o período de acompanhamento. Em estudo recente envolvendo indivíduos jovens normais, durante 4,8 anos de acompanhamento, foi demonstrado que a ansiedade e irritabilidade são importantes preditores de hipertensão[28]. Em indivíduos de raça negra que reportaram viver em condições de estresse moderado a intenso, por discriminação racial, na região metropolitana de Atlanta, a presença de hipertensão arterial era mais que o dobro se comparada com a daqueles que reportaram não viver sob estresse por discriminação racial[29]. Há fortes evidências de que não só o estresse crônico mas também depressão, ansiedade, raiva e hostilidade estão relacionados com hipertensão e também com doença arterial coronária[30]. Está bem claro o caráter multifatorial da hipertensão, e existem várias evidências de que fatores ambientais tais como o sal e o estresse crônico estão diretamente envolvidos no desenvolvimento da hipertensão arterial nos indivíduos geneticamente predispostos. Apesar das dificuldades para se estudar a participação do estresse na patogênese da hipertensão em modelos humanos, os estudos vigentes relacionados a esse aspecto apontam a ativação simpática pelo estresse crônico como possível mecanismo fisiopatogênico da hipertensão arterial.[31]

Sedentarismo

O sedentarismo é fator de risco para hipertensão e doenças cardiovasculares. O mundo vive hoje uma epidemia de obesidade, importante fator de risco para hipertensão e doenças cardiovasculares, e o sedentarismo, além de contribuir, juntamente com uma dieta hipercalórica, para essa epidemia de obesidade, é também, *per se*, um fator de risco para hipertensão arterial. O sedentarismo, juntamente com os outros fatores citados, tem contribuído para o aumento da taxa de hipertensão em crianças e adolescentes[32]. No estudo de Geleijnse *et al.*, envolvendo pacientes de cinco países, o sedentarismo aparece como quarto fator de risco mais importante no desenvolvimento da hipertensão arterial[22]. O sedentarismo, além de facilitar o desenvolvimento da obesidade, é um importante determinante da resistência à insulina, um fator metabólico que tem relação muito direta com a hipertensão[33]. A resistência à insulina como fator de risco para hipertensão vai ser discutida mais adiante. Em um estudo interessante relacionando atividade física e riscos para hipertensão, foram acompanhados mais de 6.000 homens japoneses que andavam para o trabalho todos os dias 10 minutos ou menos, entre 10 e 20 minutos e mais de 20 minutos. Os autores concluíram que caminhar para o trabalho e outros tipos de exercícios diminuem o risco e que exercícios feitos com regularidade podem prevenir hipertensão [34]. Tendo em vista a importância da atividade física na prevenção e no tratamento da hipertensão, já relatada em diferentes estudos científicos, a partir de dados da literatura, a *Canadian Hypertension Society*, a *World Hypertension League*, o *American College of Sports Medicine*, o relatório do *US Surgeon General* sobre atividade física e saúde e o *U.S. National Institutes of Health Consensus Development Panel on Physical Activity* recomendam que indivíduos com hipertensão moderada devem realizar atividade física envolvendo os membros inferiores com caminhada ou bicicleta durante 50-60 minutos três a quatro vezes por semana para reduzir a pressão arterial; os exercícios devem ser prescritos como terapia suplementar para pacientes em uso de medicação anti-hipertensiva; indivíduos que não têm hipertensão devem participar de exercícios regulares, uma vez que estes vão reduzir a pressão arterial e conseqüentemente o risco de doença arterial coronária.[35]

Obesidade

O índice de massa corporal (IMC) é o critério usado para definir obesidade. Ele consiste na relação entre o peso (kg) e o quadrado da altura (m²). Considera-se obeso o indivíduo cujo IMC é maior que 30 kg/m². Existe uma relação direta do índice de massa corporal com os níveis de pressão arterial[36]. Diversos estudos ressaltam o papel da obesidade como promotora de elevação dos níveis pressóricos[37,38]. Na fisiopatologia da hipertensão arterial associada à obesidade participam diversos mecanismos. O tecido adiposo tem ganhado cada vez mais importância nesse sentido, pois ele comporta-se como um órgão endócrino e secreta substâncias envolvidas no aumento pressórico, como o angiotensinogênio[39], as catepsinas D e G (envolvidas na síntese de angiotensina II)[40] e a leptina[41], que têm efeito potencializador sobre o sistema nervoso simpático. Outro mecanismo é a deposição de gordura no parênquima renal, que leva à compressão dos glomérulos e que propicia a reabsorção de sal[42]. A resistência à insulina conferida pela obesidade conduz à hiperinsulinemia, condição relacionada à reabsorção excessiva de sal pelo rim, à potenciação do sistema nervoso simpático e à disfunção de mecanismos endoteliais de vasodilatação[43]. Em contrapartida, a perda ponderal, ainda que de pequena magnitude, é capaz de promover diminuição dos níveis pressóricos.

TABELA 3.3 Alterações médias da pressão arterial durante atividades habituais

Atividade	PAS	PAD (mmHg)
Reuniões	20,2	15,0
Trabalhando	16,0	13,0
Andando	12,0	5,5
Telefone	9,5	7,2
Comendo	8,8	9,6
Lendo	1,9	2,2
Na TV	0,3	1,1
Relaxando	0	0
Dormindo	−10,0	−7,6

Fatores Metabólicos

Existem várias alterações metabólicas apontadas como fatores de risco para a hipertensão, e discutiremos a respeito de algumas dessas alterações. A leptina, um peptídeo secretado pelo adipócito, está relacionada à sinalização de reserva energética, à saciedade e à ingestão de alimentos. Ela atua no sistema nervoso central em um receptor da família do receptor de IL-6, regula várias vias inflamatórias e também parece estar relacionada à hipertensão arterial. Camundongos transgênicos com expressão aumentada de leptina apresentam a hipertensão arterial. A leptina age no sistema nervoso central aumentando o tônus adrenérgico, e a infusão de leptina no homem induz hipertensão arterial. Enfim, ela pode ser mais um elo entre a obesidade e a hipertensão arterial no homem.[44]

A hiperinsulinemia age ao nível do sistema nervoso central, causando hiperatividade do sistema nervoso simpático. O estado hiperadrenérgico pode ser um mecanismo fisiológico de compensação que desencadeia termogênese no sentido de limitar maior ganho de peso, porém como conseqüência também ocorre um aumento na pressão arterial[45]. A hiperinsulinemia associada a hiperatividade simpática causa aumento na reabsorção tubular de sódio, levando à expansão de volume; esse efeito permanece ativo mesmo em condições de resistência às ações metabólicas da insulina. Ela provoca também um aumento na densidade de receptores do tipo 1 para angiotensina II por mecanismos de pós-transcrição. O efeito direto vasodilatador da insulina que parece ser mediado por óxido nítrico é perdido em condições de resistência à insulina da mesma maneira que a utilização da glicose.

Apesar de relatos freqüentes apontando a hiperinsulinemia na patogênese da hipertensão arterial, esse fato não tem sido confirmado em alguns estudos, sugerindo que outros fatores, como variabilidade genética, possam ter participação importante. Por exemplo, na população de nativos americanos Pima existe alta prevalência de obesidade, diabetes e hiperinsulinemia, porém a incidência de hipertensão arterial é reduzida em comparação com a população caucasiana.[46]

Uma contribuição de grande importância nessa área foi dada pelo *European Group for the Study of Insulin Resistance* — EGIR, cujos resultados demonstraram que a pressão arterial está diretamente relacionada à resistência à insulina e à concentração plasmática de insulina, o que não depende de idade, sexo ou grau de obesidade[47]. Outros estudos prospectivos em que a hiperinsulinemia foi usada como marcador de resistência à insulina apóiam a interpretação de que a resistência à insulina e a hiperinsulinemia compensadora estão causalmente ligadas ao desenvolvimento de hipertensão arterial. No relevante estudo de Skarfors *et al.*,[48] que avaliou 2.322 homens durante dez anos, foi demonstrado que os homens normotensos que se tornaram hipertensos eram mais obesos, mais hiperinsulinêmicos e tinham níveis de triglicerídeos mais elevados. Quando na análise se excluía a pressão arterial basal, os fatores preditores independentes de desenvolvimento de hipertensão arterial foram: IMC, hiperinsulinemia e história familiar de hipertensão arterial. Assim, esse estudo reforça a idéia de que a resistência a insulina/hiperinsulinemia é um fator de risco para a hipertensão arterial.

A hipercolesterolemia também é uma alteração metabólica já apontada como possível fator de risco ou um agravante para a hipertensão. Uma contraprova para essa possível associação da hipercolesterolemia como fator de risco para a hipertensão é que o tratamento da hipercolesterolemia em pacientes hipertensos recebendo anti-hipertensivos melhora o controle da pressão arterial.[49]

No estudo de Newaz *et al.* houve correlação de xantina oxidase, enzima relacionada à síntese de ácido úrico, e do nível sérico de ácido úrico com os níveis de pressão arterial média em indivíduos normais[50]. Isso leva a crer que os níveis de xantina oxidase e o ácido úrico são fatores preditores de hipertensão.

Consumo de Bebida Alcoólica

A ingestão de bebida alcoólica tem efeito vasodepressor inicial. O consumo crônico, em contrapartida, associa-se a aumento dos níveis pressóricos, principalmente quando em grandes quantidades. Essa associação tem sido ressaltada em um grande número de estudos populacionais[51]. Alguns estudos encontraram uma relação linear entre ingestão de álcool e níveis pressóricos; outros verificaram uma associação tipo curva em J, em que indivíduos que ingeriam pequena quantidade diária de álcool apresentaram níveis de pressão arterial mais baixos que aqueles que não ingeriam nenhuma quantidade.[52]

O VII *Joint National Committee* estabelece que o paciente hipertenso pode ingerir diariamente até 30 g de álcool para homens e 15 g de álcool para mulheres e para indivíduos magros[53]. A ingestão de 30 g de álcool equivale a aproximadamente 600 ml de cerveja ou 200 ml de vinho ou 60 ml de destilados. Indivíduos abstêmios devem ser encorajados a não consumir álcool.

Tabagismo

A nicotina presente no fumo aumenta agudamente a pressão arterial, mesmo em fumantes contumazes. O aumento pressórico irá permanecer por cerca de 30 minutos[54]. Estudos de coorte transversal demonstraram dados discordantes a respeito da influência do tabagismo sobre a prevalência de hipertensão arterial. Um estudo verificou maior prevalência de hipertensão entre indivíduos tabagistas[55], enquanto outro encontrou níveis de pressão arterial mais baixos nessa população[56]. Independentemente desses dados, o tabagismo permanece um importante fator de risco para doença cardiovascular, e seu abandono deve ser firmemente recomendado, independentemente dos níveis pressóricos de cada indivíduo.

■ REFERÊNCIAS BIBLIOGRÁFICAS

1. Bray MS, Li L, Turner ST, Kardia SL, Boerwinkle E. Association and linkage analysis of the alpha-adducin gene and blood pressure. Am J Hypertens 2000; 13:699-703.
2. Havlik RJ, Feinleib M. Epidemiology and genetics of hypertension. Hypertension 1982; 4: III121-7.
3. Gyarfas I. Blood pressure in childhood and adolescence. Results from an international collaborative study on juvenile hypertension. Acta Paediatr Scand Suppl 1985; 318:11-22.
4. Lopes HF, Silva HB, Soares JA et al. Lipid metabolism alterations in normotensive subjects with positive family history of hypertension. Hypertension 1997; 30:629-31.
5. Lopes HF, Bortolotto LA, Szlejf C, Kamitsuji CS, Krieger EM. Hemodynamic and metabolic profile in offspring of malignant hypertensive parents. Hypertension 2001; 38:616-20.
6. Goldstein IB, Shapiro D, Guthrie D. Ambulatory blood pressure and family history of hypertension in healthy men and women. Am J Hypertens 2006; 19:486-91.
7. Julius S, Palatini P, Nesbitt SD. Tachycardia: an important determinant of coronary risk in hypertension. J Hypertens Suppl 1998; 16:S9-15.
8. Ferrari P, Weidmann P, Shaw S et al. Altered insulin sensitivity, hyperinsulinemia, and dyslipidemia in individuals with a hypertensive parent. Am J Med 1991; 91:589-96.
9. Franklin SS, Pio JR, Wong ND et al. Predictors of new-onset diastolic and systolic hypertension: The Framingham Heart Study. Circulation 2005; 111:1121-7.
10. Vasan RS, Beiser A, Seshadri S et al. Residual lifetime risk for developing hypertension in middle-aged women and men: The Framingham Heart Study. *Jama* 2002; 287:1003-10.
11. Cooper R, Rotimi C. Hypertension in blacks. Am J Hypertens 1997; 10:804-12.
12. Kramer H, Han C, Post W et al. Racial/ethnic differences in hypertension and hypertension treatment and control in the multi-ethnic study of atherosclerosis (MESA). Am J Hypertens 2004; 17:963-70.

13. Wilson TW, Grim CE. Biohistory of slavery and blood pressure differences in blacks today. A hypothesis. Hypertension 1991; 17:I122-8.
14. Haas JA, Krier JD, Bolterman RJ, Juncos LA, Romero JC. Low-dose angiotensin II increases free isoprostane levels in plasma. Hypertension 1999; 34:983-6.
15. Lopes HF, Morrow JD, Stojiljkovic MP, Goodfriend TL, Egan BM. Acute hyperlipidemia increases oxidative stress more in African Americans than in white Americans. Am J Hypertens 2003; 16:331-6.
16. Haas M. Hypertension, race, and glomeruli: more than simply a numbers game. Kidney Int 2006; 69:640-2.
17. Lane D, Beevers DG, Lip GY. Ethnic differences in blood pressure and the prevalence of hypertension in England. J Hum Hypertens 2002; 16:267-73.
18. Kempner W. Treatment of heart and kidney disease and of hypertensive and arteriosclerotic vascular disease with the rice diet. Ann Intern Med 1949; 31:821-56.
19. Oliver WJ, Cohen EL, Neel JV. Blood pressure, sodium intake, and sodium related hormones in the Yanomami Indians, a "no-salt" culture. Circulation 1975; 52:146-51.
20. Carvalho JJ, Baruzzi RG, Howard PF et al. Blood pressure in four remote populations in the INTERSALT Study. Hypertension 1989; 14:238-46.
21. Intersalt: an international study of electrolyte excretion and blood pressure. Results for 24 hour urinary sodium and potassium excretion. Intersalt Cooperative Research Group. BMJ 1988; 297:319-28.
22. Geleijnse JM, Grobbee DE, Kok FJ. Impact of dietary and lifestyle factors on the prevalence of hypertension in Western populations. J Hum Hypertens 2005; 19 Suppl 3:S1-4.
23. Kawasaki T, Delea CS, Bartter FC, Smith H. The effect of high-sodium and low-sodium intakes on blood pressure and other related variables in human subjects with idiopathic hypertension. Am J Med 1978; 64:193-8.
24. Franco V, Oparil S. Salt sensitivity, a determinant of blood pressure, cardiovascular disease and survival. J Am Coll Nutr 2006; 25:247S-255S.
25. Kaplan N. Clinical hypertension. Baltimore, MD: Williams&Wilkins, 1998.
26. Clark LA, Denby L, Pregibon D et al. A quantitative analysis of the effects of activity and time of day on the diurnal variations of blood pressure. J Chronic Dis 1987; 40:671-81.
27. Timio M, Verdecchia P, Venanzi S et al. Age and blood pressure changes. A 20-year follow-up study in nuns in a secluded order. Hypertension 1988; 12:457-61.
28. Deter HC, Micus C, Wagner M, Sharma AM, Buchholz K. Salt sensitivity, anxiety, and irritability predict blood pressure increase over five years in healthy males. Clin Exp Hypertens 2006; 28:17-27.
29. Davis SK, Liu Y, Quarells RC, Din-Dzietharn R. Stress-related racial discrimination and hypertension likelihood in a population-based sample of African Americans: the Metro Atlanta Heart Disease Study. Ethn Dis 2005; 15:585-93.
30. Pickering TG. Mental stress as a causal factor in the development of hypertension and cardiovascular disease. Curr Hypertens Rep 2001; 3:249-54.
31. Esler M, Lambert G, Brunner-La Rocca HP, Vaddadi G, Kaye D. Sympathetic nerve activity and neurotransmitter release in humans: translation from pathophysiology into clinical practice. Acta Physiol Scand 2003; 177:275-84.
32. Mitsnefes MM. Hypertension in children and adolescents. Pediatr Clin North Am 2006; 53:493-512, viii.
33. Hwu CM, Hsiao CF, Kuo SW et al. Physical inactivity is an important lifestyle determinant of insulin resistance in hypertensive patients. Blood Press 2004; 13:355-61.
34. Hayashi T, Tsumura K, Suematsu C, Okada K, Fujii S, Endo G. Walking to work and the risk for hypertension in men: the Osaka Health Survey. Ann Intern Med 1999; 131:21-6.
35. Cleroux J, Feldman RD, Petrella RJ. Lifestyle modifications to prevent and control hypertension. 4. Recommendations on physical exercise training. Canadian Hypertension Society, Canadian Coalition for High Blood Pressure Prevention and Control, Laboratory Centre for Disease Control at Health Canada, Heart and Stroke Foundation of Canada. CMAJ 1999; 160: S21-8.
36. Egan BM. Insulin resistance and the sympathetic nervous system. Curr Hypertens Rep 2003; 5:247-54.
37. Kannel WB, Brand N, Skinner JJ, Jr, Dawber TR, McNamara PM. The relation of adiposity to blood pressure and development of hypertension. The Framingham Study. Ann Intern Med 1967; 67:48-59.
38. Chiang BN, Perlman LV, Epstein FH. Overweight and hypertension. A review. Circulation 1969; 39:403-21.

39. Frederich RC, Jr., Kahn BB, Peach MJ, Flier JS. Tissue-specific nutritional regulation of angiotensinogen in adipose tissue. Hypertension 1992; 19:339-44.
40. Karlsson C, Lindell K, Ottosson M, Sjostrom L, Carlsson B, Carlsson LM. Human adipose tissue expresses angiotensinogen and enzymes required for its conversion to angiotensin II. J Clin Endocrinol Metab 1998; 83:3925-9.
41. Flier JS. Clinical review 94: What's in a name? In search of leptin's physiologic role. J Clin Endocrinol Metab 1998; 83:1407-13.
42. Hall JE, Brands MW, Henegar JR, Shek EW. Abnormal kidney function as a cause and a consequence of obesity hypertension. Clin Exp Pharmacol Physiol 1998; 25:58-64.
43. Baron AD, Steinberg HO, Chaker H, Leaming R, Johnson A, Brechtel G. Insulin-mediated skeletal muscle vasodilation contributes to both insulin sensitivity and responsiveness in lean humans. J Clin Invest 1995; 96:786-92.
44. Aizawa-Abe M, Ogawa Y, Masuzaki H et al. Pathophysiological role of leptin in obesity-related hypertension. J Clin Invest 2000; 105:1243-52.
45. Hall JE, Jones DW, Kuo JJ, da Silva A, Tallam LS, Liu J. Impact of the obesity epidemic on hypertension and renal disease. Curr Hypertens Rep 2003; 5:386-92.
46. Saad MF, Lillioja S, Nyomba BL et al. Racial differences in the relation between blood pressure and insulin resistance. N Engl J Med 1991; 324:733-9.
47. Ferrannini E, Natali A, Capaldo B, Lehtovirta M, Jacob S, Yki-Jarvinen H. Insulin resistance, hyperinsulinemia, and blood pressure: role of age and obesity. European Group for the Study of Insulin Resistance (EGIR). Hypertension 1997; 30:1144-9.
48. Skarfors ET, Lithell HO, Selinus I. Risk factors for the development of hypertension: a 10-year longitudinal study in middle-aged men. J Hypertens 1991; 9:217-23.
49. Sposito AC, Mansur AP, Coelho OR, Nicolau JC, Ramires JA. Additional reduction in blood pressure after cholesterol-lowering treatment by statins (lovastatin or pravastatin) in hypercholesterolemic patients using angiotensin-converting enzyme inhibitors (enalapril or lisinopril). Am J Cardiol 1999; 83:1497-9.
50. Newaz MA, Adeeb NN, Muslim N, Razak TA, Htut NN. Uric acid, xanthine oxidase and other risk factors of hypertension in normotensive subjects. Clin Exp Hypertens 1996; 18:1035-50.
51. Ascherio A, Hennekens C, Willett WC et al. Prospective study of nutritional factors, blood pressure, and hypertension among US women. Hypertension 1996; 27:1065-72.
52. Shaper AG, Wannamethee G, Whincup P. Alcohol and blood pressure in middle-aged British men. J Hum Hypertens 1988; 2:71-8.
53. Britov AN, Bystrova MM. New guidelines of the Joint National Committee (USA) on Prevention, Diagnosis and Management of Hypertension. From JNC VI to JNC VII. Kardiologiia 2003; 43:93-7.
54. Verdecchia P, Schillaci G, Borgioni C et al. Cigarette smoking, ambulatory blood pressure and cardiac hypertrophy in essential hypertension. J Hypertens 1995; 13:1209-15.
55. Poulsen PL, Ebbehoj E, Hansen KW, Mogensen CE. Effects of smoking on 24-h ambulatory blood pressure and autonomic function in normoalbuminuric insulin-dependent diabetes mellitus patients. Am J Hypertens 1998; 11:1093-9.
56. Mikkelsen KL, Wiinberg N, Hoegholm A et al. Smoking related to 24-h ambulatory blood pressure and heart rate: a study in 352 normotensive Danish subjects. Am J Hypertens 1997; 10:483-91.

4
Outros Fatores de Risco Cardiovascular

Maria Teresa Nogueira Bombig • Maria Hannelore Demmler Acevedo

Chama-se fator de risco cardiovascular qualquer situação que aumente o risco de doenças no coração, artérias ou veias. Na prática, o termo é mais usado nas situações envolvidas na progressão da aterosclerose. Na sociedade ocidental, uma a cada três pessoas morre de doença cardiovascular (DCV), infarto agudo do miocárdio (IAM) ou acidente vascular cerebral (AVC), doenças quase sempre relacionadas a aterosclerose.

O consagrado estudo de Framingham foi uma das primeiras *coortes* em que foi demonstrada a importância de alguns fatores de risco para o desenvolvimento de doença cardíaca e cerebrovascular.

Dados do estudo de Framingham demonstraram o indiscutível papel das dislipidemias (LDL-colesterol elevado e HDL-colesterol diminuído), hipertensão arterial (HA), fumo, idade e diabetes melito (DM) como fatores de risco independentes para a aterosclerose. Além desses, outros fatores de risco foram descritos e potencializam os fatores independentes; são denominados fatores predisponentes.

Dentre estes temos: história familiar precoce de doença aterosclerótica coronariana (DAC), obesidade – principalmente a do tipo central –, sedentarismo, etnia e fatores psicossociais[1]. Um terceiro grupo de fatores de risco cujo papel na aterogênese é provável, contudo ainda não totalmente demonstrado, é denominado grupo de fatores condicionais. Nesse grupo encontram-se triglicerídeos, lipoproteína(a), homocisteína, LDL pequena e densa, fibrinogênio e fatores inflamatórios. Esses últimos poderiam ser apenas marcadores, e não fatores de risco. Discute-se se a menopausa seria um fator de risco a mais para a DAC, já que a idade acima de 55 anos nas mulheres (idade na qual as mulheres em média já apresentaram a menopausa) e a acima de 45 anos nos homens são fatores de risco independentes.[2]

As DCV são a principal causa de morte em nosso país, cerca de 30% dos óbitos para todas as faixas etárias, e o AVC foi a primeira causa de morte seguida da doença isquêmica do coração.[3,4]

TABELA 4.1 Fatores de risco para as doenças cardiovasculares

Independentes	Predisponentes	Condicionais
Dislipidemias	História familiar	Triglicerídeos
Hipertensão arterial	Obesidade	Lipoproteína A
Tabagismo	Sedentarismo	Homocisteína
Idade	Etnia	LDL pequena e densa
Diabetes melito	Fatores psicossociais	Fibrinogênio Fatores inflamatórios

Fatores de risco para as DCV são significativos em todas as populações, tanto em áreas menos desenvolvidas e com características socioculturais diversas; entretanto, a prevalência de múltiplos fatores de risco CV em localidades das regiões Sul e Sudeste do Brasil é elevada.[5,6]

Mais de 300 fatores de risco já foram associados à doença coronariana e ao AVC. Os maiores fatores de risco estabelecidos atendem a três critérios: prevalência alta em diversas populações, impacto independente significativo no risco de doença coronária ou AVC, e seu tratamento e controle se traduzem em resultados e risco reduzidos.

Novos marcadores neuro-humorais e inflamatórios têm sido descritos e parecem também estar fortemente relacionados a variáveis comportamentais, como estilo de vida e características sociodemográficas. Essas informações têm sido utilizadas para estabelecer escores de predição clínica para identificar individualmente pessoas com maior risco para eventos.

O INTERHEART foi um estudo internacional de caso-controle realizado em 52 países dos cinco continentes (em 262 centros), delineado de forma sistematizada para avaliar a importância de fatores de risco para DAC, em que pacientes com infarto agudo do miocárdio (IAM) nas primeiras 24 horas foram pareados (idade e sexo) para controles hospitalares e comunitários[7]. Nessa avaliação, nove fatores de risco explicaram mais de 90% do risco atribuível para o IAM. Tabagismo e dislipidemia (aferida pela relação ApoB/ApoA1) compreenderam mais de dois terços desse risco. Fatores psicossociais, obesidade central, DM e HA foram também significativamente associados, embora com algumas diferenças relativas nas diferentes regiões estudadas. No INTERHEART, os dados contemporâneos confirmaram os fatores de risco tradicionais previamente estabelecidos em todas as regiões do mundo e em todos os grupos étnicos.

■ IDADE

A aterosclerose se inicia na infância e geralmente vai se manifestar após os 55 anos nos homens e os 65 anos nas mulheres. A idade avançada é uma marcadora da quantidade de placas ateroscleróticas estabelecidas[8]. Estudos epidemiológicos demonstraram a potencialidade do desenvolvimento da aterosclerose desde a infância, e evidências histológicas confirmaram que, apesar da reversibilidade das estrias gordurosas, estas podem evoluir para placas ateroscleróticas, comprometendo a luz da artéria coronária e precipitando eventos isquêmicos variáveis na intensidade e na evolução temporal. No estudo de Bogalusa[9], houve elevada prevalência de estrias gordurosas e placas ateroscleróticas nas artérias coronárias de crianças e adolescentes. Houve também relação direta entre o grau de lesão e a prevalência dos fatores de risco tradicionais.

O envelhecimento é um importante fator de risco CV, mas o mecanismo desse risco não é bem conhecido. A simples relação entre idade e aterosclerose é um modelo primário que enfatiza apenas o tempo de vida, sem considerar os fatores genéticos, bioquímicos e biológicos do envelhecimento. Um modelo secundário correlaciona a idade avançada a perda da integridade do endotélio comprometido por alguns fatores de risco e incapaz de ser reparado devido ao envelhecimento das células endoteliais e substratos subendoteliais. O modelo terciário correlaciona os dois modelos iniciais às alterações fisiológicas do envelhecimento decorrentes de modificações no metabolismo glicídico e lipídico e concentração plasmática dos hormônios sexuais. Um modelo quaternário mostra que a relação idade e aterosclerose pode ser modificada pela correção dos fatores de risco tradicionais e mudanças no estilo de vida. Esse modelo confirma a associação entre envelhecimento, aterosclerose e impacto dos fatores de risco, sugerindo também a importância da intervenção no idoso.[10]

O aumento do risco CV relacionado ao avanço da idade associou-se a elevados níveis de fatores hemostáticos indicativos de um estado pró-trombótico. Idade avançada associou-se a um aumento significativo no fibrinogênio (15% mais alto), nos níveis do fator de von Willebrand e a piora do potencial fibrinolítico (ativador do inibidor do plasminogênio PAI -1 e antígeno ativador do plasminogênio tecidual – t-PA).[11]

SEXO

O sexo masculino tem risco maior que o sexo feminino, desde que os demais fatores de risco sejam iguais.[12]

O aumento da mortalidade CV na mulher ocorre, em média, dez anos após o dos homens. Embora a doença arterial resulte de mecanismos multifatoriais, 25% a 50% da redução do risco é atribuída às alterações metabólicas favoráveis das lipoproteínas na pré-menopausa. Essa proteção temporal da mulher resulta provavelmente dos benefícios do estrógeno endógeno, já que na deficiência heterogênica prematura de causa natural ou cirúrgica o risco de DCV aumenta três vezes.[10]

HISTÓRIA FAMILIAR OU HEREDITARIEDADE

Considera-se história familiar quando um dos pais ou irmãos apresentou aterosclerose coronária (IAM ou angina) ou cerebral (AVC) precoce. Precoce significa antes dos 65 anos para mulheres e antes dos 55 anos para homens. Há risco aumentado quando há história familiar.[13]

FUMO

O tabagismo é um dos poucos fatores de risco "por opção". O risco é igualmente contínuo com o nível de consumo, sem existir nível seguro, abaixo do qual não ocorre a doença.

O tabagismo é um importante fator de risco para a morbidade e mortalidade cardiovasculares e está associado a risco aumentado de doença arterial periférica, doença coronária e morte súbita[14]. Para cada dez cigarros consumidos por dia, há aumento na mortalidade CV de 18% em homens e 31% em mulheres.[15]

O fumo pode causar aumento da PA sistólica, disfunção endotelial e aterosclerose acelerada[14]. Embora não esteja claro quais compostos do cigarro contribuem para a patogênese da doença vascular, a nicotina tem um papel central nos efeitos cardiovasculares do fumo, uma vez que ela piora a vasodilatação dependente do endotélio e regula a produção de fatores de crescimento[16]. O fumo diminui a disponibilidade de óxido nítrico nas artérias e veias, e fumantes crônicos apresentam piora na venodilatação à bradicinina, que pode ser restaurada pela administração da L-arginina.[17]

No estudo *Multiple Risk Factor Intervention Trial* – MRFIT, o hábito de fumar foi um importante fator de risco para mortalidade por todas as causas, AVC, câncer e particularmente para doença coronária[18]. Além disso, o tabagismo dobra o risco CV resultante do aumento da pressão arterial (PA), especialmente a sistólica[19]. Porém, dados do estudo de Framingham revelaram uma redução praticamente imediata de cerca de 50% do risco de doença coronária naqueles que pararam de fumar, em comparação com os que continuaram a fumar, independentemente da duração do hábito.[20]

O cigarro aumenta agudamente a PA devido ao efeito simpatomimético, que dura aproximadamente 30 minutos, e persiste elevada enquanto o paciente continua a fumar[21]. A combinação de HA e tabagismo associa-se também a maior prevalência de insuficiência renal e hipertensos fumantes, que apresentam cinco vezes mais risco de desenvolver hipertensão maligna do que os não-fumantes.[22]

■ DIABETES MELITO (DM)

O DM é um processo metabólico complexo envolvendo um grande número de fatores além da hiperglicemia. Na patogênese, devemos considerar a hiperinsulinemia, resultante da resistência periférica à ação da insulina, os altos níveis de ácidos graxos livres circulantes que alteram a expressão de vários genes ligados ao metabolismo de lipoproteínas e a deposição anômala de triglicerídeos em tecidos extra-adiposos.[23]

DM é um precursor de morbidade e mortalidade CV. Dados do estudo de Framingham

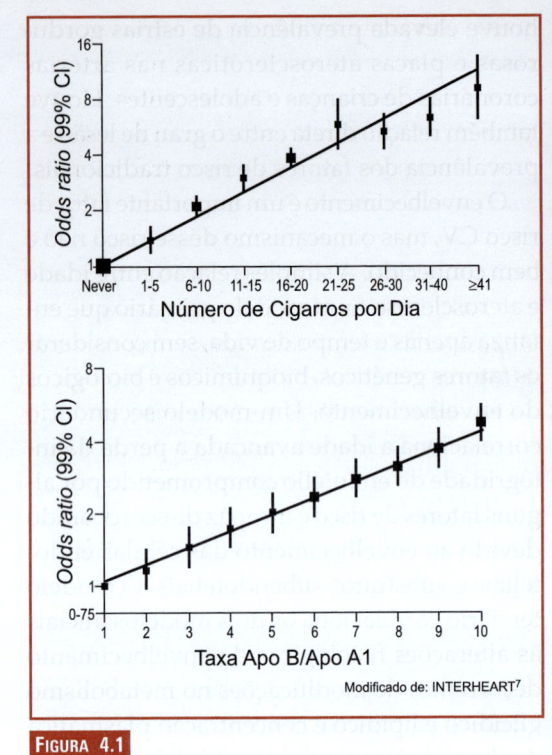

Figura 4.1
Risco relativo estimado (*odds ratio*) de infarto do miocárdio de acordo com o número de cigarros consumidos e com a relação Apo B/ApoA1

mostram que o impacto do DM na mortalidade CV é maior em mulheres do que em homens. Diabetes é mais comum em mulheres, e parece anular qualquer efeito protetor que o sexo poderia conceder às mulheres em relação às DCV.[24]

As DCV são duas a quatro vezes mais freqüentes em diabéticos do que em não-diabéticos e são responsáveis por aproximadamente 50% de todas as mortes relacionadas com o DM.[25]

O risco de doença coronária aumenta três vezes na presença de DM e os outros três fatores – dislipidemia, HA e tabagismo – chegam no máximo a dobrar o risco quando presentes isoladamente. Assim, o DM assume cada vez mais importância como fator de risco CV, e na presença de outros fatores de risco aumenta quase seis vezes o risco de DCV. Do ponto de vista epidemiológico, o DM é o fator de risco emergente motivado pela epidemia de obesidade.

Ainda não está bem determinado um limiar para a glicemia a partir do qual o risco para as complicações do DM aumenta significativamente. O risco relativo para DAC eleva-se com qualquer aumento na glicemia acima do limite considerado normal, enquanto o risco para as complicações microvasculares parece depender de aumentos mais significativos da glicemia.

No estudo UKPDS verificou-se que existe associação entre níveis de glicemia e cada uma das complicações do DM tipo 2, incluindo mortalidade total. Aumento de 1% na HbA1c associou-se a aumento de 14% no risco de IAM, 12% no risco de AVC e de 16% no risco de ICC. Redução de 1% no nível de HbA1c associou-se à redução de 37% no risco de complicações microvasculares e de 21% para qualquer outro desfecho, incluindo mortalidade relacionada ao DM[26]. Esses resultados sugerem que nessa população o efeito da hiperglicemia *per se* pode ser responsável por uma porcentagem do excesso de risco CV observado nos diabéticos em comparação com não-diabéticos que poderia ser explicado por dislipidemia, HA ou tabagismo.

■ DISLIPIDEMIA

Desde o estudo de Framingham, sabe-se que a quantidade total de colesterol no sangue e a distribuição dele nas várias lipoproteínas que o transportam têm grande influência na gênese e no risco da DAC[27]. Quanto mais elevados os valores de LDL-colesterol (LDL-c) e/ou quanto mais baixos os valores de HDL-colesterol (HDL-c), maior o risco de DCV[28]. Mesmo quando os níveis de LDL-c se encontram reduzidos, se o nível de HDL-c for baixo, o risco de DAC será elevado. A associação dos dois distúrbios potencializa o risco. Há uma interação fundamental entre essas duas lipoproteínas que não nos permite considerar a dislipidemia como uma variável dependente de uma única lipoproteína.

A elevação persistente dos níveis de triglicérides (TG) – hipertrigliceridemia – é mais freqüentemente observada na presença de obesidade e nos indivíduos que fazem uso de dieta rica em calorias, açúcares e gordura saturada, principalmente em diabéticos, e é um dos componentes da síndrome metabólica quando está associado a diminuição do HDL-c e de níveis normais de LDL-c, mas com predomínio da LDL pequena e densa mais aterogênica, além de aumento geral das lipoproteínas contendo apolipoproteína B (apoB). Embora os TG não sejam considerados fatores de risco independentes, elevações desses lipídios são aterogênicas de forma independente da redução do HDL-c[29]. Em análises univariadas de vários estudos prospectivos, quando os níveis de TG são superiores a 400 mg/dl, existe risco aumentado de coronariopatia, principalmente em pacientes do sexo feminino e em jovens.[30]

A dislipidemia, avaliada por meio da relação ApoB-ApoA1, no estudo INTERHEART, foi uma variável importante na avaliação do risco de DAC e de IAM.[7]

A relação linear entre o nível de LDL-c e o risco de DAC é bem conhecida, reduções de 30 mg/dl no nível de LDL-c reduzem em 30% o risco de DAC. Além disso, a cada redução de 1 mg/dl no nível de LDL-c diminui em 1% o risco de DAC, e a cada aumento de 1% no nível de HDL-c o risco de DAC diminui cerca de 3%, podendo chegar a 4% em alguns casos, como nas mulheres.[31]

O estudo PROCAM (*Prospective Cardiovascular Munster*) comparou indivíduos com DAC ou com IAM a indivíduos controles, enfatizando a importância da lipoproteína LDL-c e da HDL-c. Quanto mais jovem o indivíduo, maior a importância relativa da LDL-c. A partir dos 60 anos de idade, com uma incidência de IAM de 80%, a HDL-c passa a ter maior importância. Parece que há uma atenuação

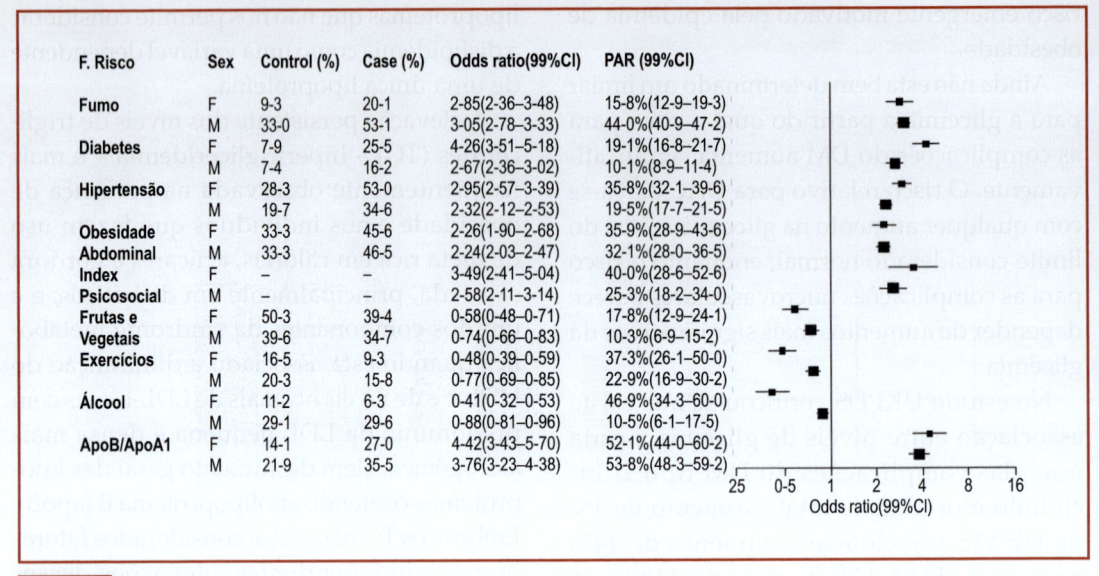

F. Risco	Sex	Control (%)	Case (%)	Odds ratio(99%CI)	PAR (99%CI)
Fumo	F	9-3	20-1	2-85(2-36–3-48)	15-8%(12-9–19-3)
	M	33-0	53-1	3-05(2-78–3-33)	44-0%(40-9–47-2)
Diabetes	F	7-9	25-5	4-26(3-51–5-18)	19-1%(16-8–21-7)
	M	7-4	16-2	2-67(2-36–3-02)	10-1%(8-9–11-4)
Hipertensão	F	28-3	53-0	2-95(2-57–3-39)	35-8%(32-1–39-6)
	M	19-7	34-6	2-32(2-12–2-53)	19-5%(17-7–21-5)
Obesidade	F	33-3	45-6	2-26(1-90–2-68)	35-9%(28-9–43-6)
Abdominal	M	33-3	46-5	2-24(2-03–2-47)	32-1%(28-0–36-5)
Index	F	–	–	3-49(2-41–5-04)	40-0%(28-6–52-6)
Psicosocial	M	–	–	2-58(2-11–3-14)	25-3%(18-2–34-0)
Frutas e	F	50-3	39-4	0-58(0-48–0-71)	17-8%(12-9–24-1)
Vegetais	M	39-6	34-7	0-74(0-66–0-83)	10-3%(6-9–15-2)
Exercícios	F	16-5	9-3	0-48(0-39–0-59)	37-3%(26-1–50-0)
	M	20-3	15-8	0-77(0-69–0-85)	22-9%(16-9–30-2)
Álcool	F	11-2	6-3	0-41(0-32–0-53)	46-9%(34-3–60-0)
	M	29-1	29-6	0-88(0-81–0-96)	10-5%(6-1–17-5)
ApoB/ApoA1	F	14-1	27-0	4-42(3-43–5-70)	52-1%(44-0–60-2)
	M	21-9	35-5	3-76(3-23–4-38)	53-8%(48-3–59-2)

FIGURA 4.2
Associação de fatores de risco com infarto agudo do miocárdio no homem e na mulher e os respectivos riscos relativos estimados

do risco associado a LDL-c e o inverso com a HDL-c a partir dessa idade.[32]

O estudo VA-HIT foi um dos primeiros que mostrou a possibilidade de intervenção no nível baixo de HDL-c em que se observou redução importante da incidência de IAM, AVC, mortalidade CV e total quando se aumentou 7,5% no HDL-c sem modificações no nível de LDL-c.[33]

Os efeitos combinados da hipercolesterolemia e PA sistólica e diastólica elevadas sobre o risco CV foram avaliados em vários estudos epidemiológicos.[34]

SÍNDROME METABÓLICA (SM)

A SM caracteriza-se pela presença de vários fatores de risco de origem metabólica relacionados ao aumento do risco de desenvolvimento de diabetes e de DCV. Tais fatores são representados por dislipidemia aterogênica, elevação da PA, aumento da glicemia, além de estado pró-trombogênico e pró-inflamatório permeados pela obesidade abdominal e pelo aumento da resistência à insulina. Condições como sedentarismo, avanço da idade, além de indicadores genéticos e endócrinos, constituem fatores agravantes da SM.

A SM é uma condição de caráter progressivo que pode aumentar o risco CV em 1,5 a três vezes, e será discutida no Capítulo 16.

OBESIDADE

A obesidade é reconhecidamente um problema de saúde que afeta as sociedades em diversas partes do mundo, caracterizando-se na atualidade como uma epidemia com tendência a pandemia não apenas em países industrializados como também em locais menos desenvolvidos nas Américas Central e do Sul e em outras regiões[35]. Nos EUA, 61% da população apresenta sobrepeso ou obesidade.[36]

No Brasil, observa-se aumento na prevalência da obesidade em inquéritos realizados em 1975, 1989 e 1996 para ambos os sexos e para todas as camadas socioeconômicas. Em estudo de

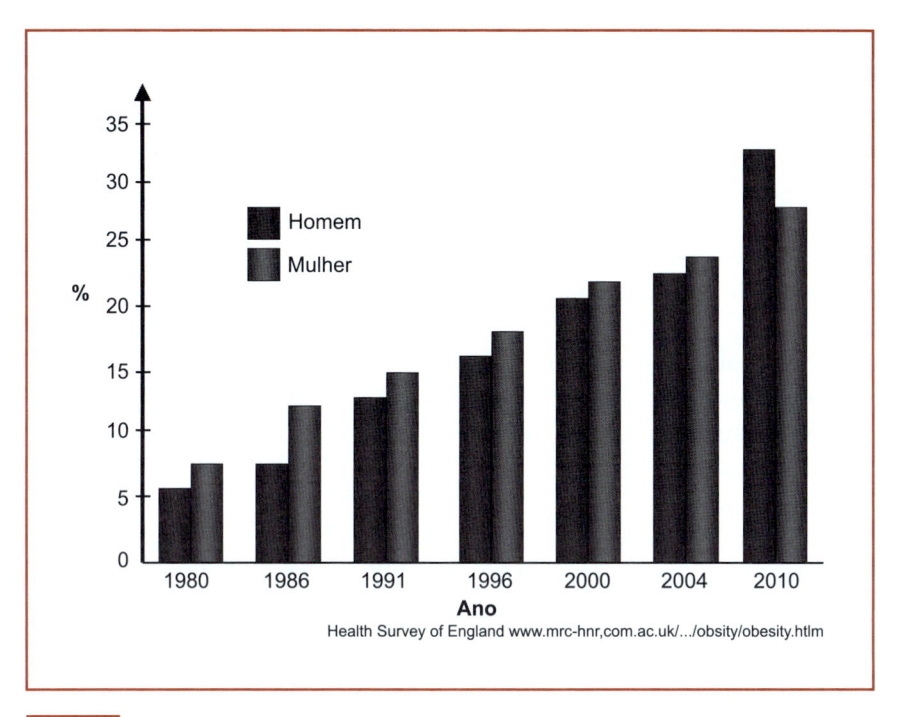

FIGURA 4.3
Aumento da obesidade em adultos na Inglaterra

revisão da literatura nacional, as prevalências de obesidade variaram entre 16% e 29,1%.[35]

O excesso de peso relaciona-se a risco elevado de complicações cardiovasculares como HA, dislipidemias, eventos vasculares trombóticos e insuficiência cardíaca. Sobrepeso e obesidade também constituem fatores de risco para o aparecimento de diabetes, apnéia do sono, hiperuricemia, colecistopatia calculosa, certas neoplasias, doenças musculoesqueléticas degenerativas, infertilidade, depressão e várias outras doenças.

A obesidade confere aumento de duas a três vezes no risco CV, e as complicações relacionadas com o excesso de peso são consideradas a segunda causa evitável de morte, vindo logo após o tabagismo.[37]

De acordo com o estudo de Framingham, a obesidade e a HA apresentam efeitos aditivos sobre o risco de eventos cardiovasculares[38]. Além disso, a presença de obesidade em hipertensos associou-se a maior prevalência de lesões de órgãos-alvo, como doença renal, hipertrofia ventricular esquerda e insuficiência cardíaca.[39]

Como fator de risco CV, o papel da obesidade é controverso; no entanto, a melhor explicação para a associação entre obesidade e doença cardíaca isquêmica é que esta ocorreria em um subgrupo de obesos, ou seja, nas pessoas que apresentassem adiposidade localizada na região abdominal ou central, mesmo na ausência da obesidade generalizada.[40]

Existem diversos indicadores de obesidade total e central, porém o índice de massa corporal (IMC) é o indicador de obesidade total mais utilizado em estudos populacionais. Os índices numéricos que avaliam obesidade, tais como IMC, circunferência abdominal (CA), relação cintura/quadril, índice de conicidade e índice de volume abdominal, possuem ampla variação na associação com risco CV e avaliam de maneira diferente a disposição da gordura corporal.

A medida antropométrica que melhor prediz a HA foi a relação entre circunferência cintura/quadril, a qual se relacionou melhor com a PA do que o IMC ou percentual de gordura corporal[41]. Esses dados sugeriram que a maior distribuição intra-abdominal de gordura pode estar relacionada à fisiopatogênese do aumento de PA relacionado com a obesidade.

A presença de obesidade central, e mais especificamente a deposição intra-abdominal, está fortemente relacionada ao aumento da resistência à insulina, e sua principal expressão clínica é o aumento da CA.

Ao se comparar a CA com outros índices relacionados à obesidade central e com IMC, a CA foi o melhor índice antropométrico para predizer o risco de DM, mostrando alta correlação com a glicemia de jejum. Esse estudo sugere o uso da CA como método alternativo de rastreamento para DM devido à baixa taxa de falso-negativos.[42]

A DAC pode ser encontrada em pacientes com CA aumentada mesmo na ausência de outros fatores de risco. Pacientes do sexo masculino assintomáticos e com CA ≥ 101 cm possuíam o dobro de risco de apresentar cálcio intracoronário quando comparados a pacientes com CA ≤ 92 cm. Esse indicador de aterosclerose coronária apresentou relação com a CA independentemente do IMC, da idade e dos fatores de risco tradicionais.[43]

ATIVIDADE FÍSICA

Quanto menor a atividade física maior é o risco. O maior risco é no chamado sedentarismo. A tendência é considerar sedentário o indivíduo que, somando as atividades, se exercita menos de 30 minutos por dia.

No *Harvard Alumni Study*, em que foram acompanhados 16.936 homens entre 35 e 74 anos, a incidência de infartos, fatais e não-fatais, foi significativamente maior nos indivíduos que se exercitavam menos de 2.000 kcal/semana.[44]

O MRFIT (*Multiple Risk Factor Intervention Trial*) avaliou a relação entre tempo de lazer em atividades físicas e primeiro evento coronário em homens de meia-idade. As taxas de risco foram ajustadas para idade, pressão diastólica, colesterol, tabagismo, evidenciando o efeito benéfico do exercício na morbidade e mortalidade.[45]

A realização de atividades físicas é fundamental na preservação e na promoção da saúde. Exercícios físicos realizados de forma adequada promovem inúmeras adaptações fisiológicas, anatômicas e histológicas, e aumento da volemia. Além disso, alteram favoravelmente a PA, o perfil lipídico e a tolerância à glicose, e são capazes de melhorar a saúde, reduzir a morbidade e a mortalidade e interferir no desenvolvimento da DAC e dos fatores de risco CV. Há evidências de que o exercício físico reduz a incidência de diabetes melito, osteoporose, obesidade, depressão e câncer de mama e de cólon.[46]

O exercício físico aumenta a sensibilidade à insulina, diminui a produção hepática de glicose e reduz a hiperglicemia pós-prandial e a obesidade, independentemente da perda de peso, porém potencializada por ela.[47]

Evidências sugerem que o exercício possui efeitos antitrombóticos[48]. Em geral, considera-se que exercícios intensos promovem ativação da hemostasia, segundo duração, intensidade, modalidade, sexo e aptidão física, secundária à ação das catecolaminas. Em altas concentrações, a adrenalina promove agregação plaquetária; em baixas concentrações, potencializa a ação do ADP e do colágeno. Essas ações seriam mais evidentes em pacientes coronários com disfunção endotelial.[49]

FATORES DE RISCO ADICIONAIS

Existem muitas outras situações que têm sido relacionadas ao risco CV, mas ainda não existe concordância, seja quanto à sua participação homogênea em toda a população, seja sobre a conveniência ou vantagem do seu diagnóstico ou tratamento. Entre eles estão relacionados a proteína C reativa de alta sensibilidade (PCR), lipoproteína (a) [Lp(a)], homocisteína, fibrinogênio, triglicérides e ácido úrico. Esses parâmetros associados ao risco CV deverão ser levados em conta na investigação de pacientes com níveis lipídicos considerados médios, mas que sejam portadores de dois ou mais fatores de risco.

Há interesse adicional em novos fatores de risco ou marcadores sanguíneos que possam prever a DAC. O estudo prospectivo ARIC (*Atherosclerosis Risk in Communities*) avaliou a associação de 19 novos marcadores de risco com a incidência de DAC. Novos marcadores incluíram medidas de inflamação, função endotelial, formação de fibrina, fibrinólise, vitamina B e anticorpos para agentes infecciosos. O modelo básico de fator de risco incluiu fatores de risco tradicionais (idade, raça, sexo, níveis de colesterol total e HDL-c, pressão sistólica, uso de medicação anti-hipertensiva, fumo e diabetes). Os marcadores de risco não-tradicionais tiveram associação independente com a incidência de DCV, porém aumentaram muito pouco o valor preditivo dos fatores de risco tradicionais e portanto não devem ser usados na avaliação básica do risco, exceto em pacientes selecionados.[50]

PROTEÍNA C REATIVA ULTRA-SENSÍVEL (PCR)

O MRFIT – *Multiple Risk Factor Intervention Trial* foi o primeiro estudo prospectivo a documentar a relação entre PCR e mortalidade por doença coronária. Mostrou associação significativa entre PCR e mortalidade por DAC.[51]

Nos pacientes com diagnóstico de doença coronária estabelecida, a dosagem da PCR mostrou-se útil na identificação daqueles com maior risco de novos eventos. Pacientes com síndrome coronária aguda (SCA) e nível de PCR elevado na admissão têm risco aumentado de complicações durante a internação e após a alta hospitalar.[52]

A PCR, um marcador de resposta de fase inflamatória aguda sintetizado no fígado e descoberto na década de 1930, é uma ferramenta útil na avaliação de algumas doenças agudas, tais como artrite reumatóide, pancreatite aguda e pneumonias[53]. Ganhou destaque na área cardiovascular nos últimos anos, com a hipótese inflamatória para o desenvolvimento e progressão da aterosclerose. Esta avaliação acrescenta valor preditivo às dosagens do colesterol na determinação do risco de um primeiro evento CV em homens e mulheres saudáveis.[54]

No estudo WHS (*Women Health Study*), que acompanhou por oito anos mulheres sem cardiopatia prévia, a presença de PCR elevada naquelas com LDL-c baixo (menos de 130 mg/dl) esteve associada a um risco duas vezes maior de eventos quando comparado ao daquelas com ambas as variáveis normais. Recentemente, a medida da PCR vem sendo sugerida na avaliação do risco CV global nos pacientes de risco intermediário e como um dos critérios clínicos da SM.[55]

O estudo prospectivo populacional de Rotterdam avaliou homens e mulheres sem ICC com o objetivo de investigar a associação entre níveis de PCR e a ocorrência de ICC. Nesse estudo, a PCR associou-se fortemente e independentemente com a ocorrência de ICC em homens, mas em mulheres a associação foi mais fraca e não persistiu após ajustes para os fatores de risco CV estabelecidos.[56]

LIPOPROTEÍNA (a) [Lp(a)]

A Lp(a) foi descrita em 1963 como uma variante genética da LDL-c [57]. Apresenta uma composição lipídica semelhante à da LDL, diferindo no conteúdo protéico, uma vez que apresenta a apolipoproteína(a) ligada à apolipoproteína B por pontes dissulfeto. Seus níveis são muito variáveis entre as pessoas e são determinados geneticamente.[58]

A Lp(a) possui propriedades pró-aterogênicas, e os níveis elevados estão associados ao risco de DAC prematura, doença cerebrovascular e reestenose de lesões coronarianas. Alguns autores consideram a Lp(a) um fator de risco independente para aterosclerose coronária e de artérias cerebrais em caucasianos, chineses, africanos e indianos.[59]

A Lp(a) está envolvida na patogênese e progressão da aterosclerose, por meio de diferentes mecanismos. Estudos epidemiológicos prospectivos e de metanálise demonstraram correlação positiva entre LP(a) e DAC.[60]

A Lp(a) é considerada um fator de risco emergente para DCV. No estudo HERS, a Lp(a) demonstrou ser um preditor independente de risco em mulheres na pós-menopausa. Esse achado tem implicações importantes, uma vez que os níveis de Lp(a) não são afetados por medidas terapêuticas como dieta, exercícios e drogas hipolipemiantes, com exceção da niacina e da terapia de reposição hormonal, que apresenta redução satisfatória.[61]

■ HOMOCISTEÍNA

Em 1969, McCully descreveu a relação entre níveis elevados de homocisteína e a ocorrência de ateromas. Relatou trombose arterial extensa e aterosclerose grave em duas autópsias de crianças com concentrações elevadas de homocisteína plasmática e homocistinúria[62]. Com base nessas observações, propôs que níveis aumentados de homocisteína poderiam causar doença vascular aterosclerótica.

A homocisteína possui importante papel no desenvolvimento de doença vascular, pois atua na patogênese da aterosclerose, promovendo oxidação do LDL-c, proliferação de células musculares lisas, ativação de plaquetas e fatores de coagulação e disfunção endotelial e outras condições tais como trombose venosa.[63]

Vários estudos observaram que indivíduos com níveis elevados de homocisteína têm aumento de risco de DAC [64]. Nygard et al., estudando pacientes com DAC angiograficamente documentada, observaram forte associação entre concentração plasmática de homocisteína e a mortalidade total para níveis acima de 15 μmol/l. Encontraram também relação entre concentração total de homocisteína e extensão da doença coronária.[65]

Evidências obtidas pelo *European Concerted Action Project* demonstraram que elevados níveis de homocisteína constituem fator de risco independente, mas associação com outros fatores de risco, notadamente tabagismo e HA, determina elevação significativa do risco relativo.[66]

A associação entre homocisteína e IAM mostrou ser independente de idade, sexo, PA, colesterol, fumo e marcadores inflamatórios de risco (fibrinogênio, PCR e interleucina -6). Esse estudo sugeriu que a homocisteína possui um efeito no risco CV acima dos marcadores inflamatórios e dos maiores fatores de risco CV.[67]

■ HIPERURICEMIA

Existe uma relação entre a hiperuricemia com HA e DCV, porém ainda não está estabelecido se é um fator de risco independente para o desenvolvimento de DCV ou um marcador para fatores de risco associados a DCV.[68]

A hiperuricemia associou-se a vasoconstrição renal e a aumentos da atividade plasmática de renina em hipertensos.[69]

O mecanismo pelo qual o ácido úrico pode participar no desenvolvimento da HA tem sido investigado, e verificou-se que o ácido úrico estimulava o desenvolvimento de arteriolopatia aferente renal e distúrbio dos túbulos intersticiais, desencadeando a HA em modelo animal. Essas lesões puderam ser prevenidas ou revertidas pela redução dos níveis de ácido úrico e pelo tratamento com IECA, losartan ou arginina.[70]

Estudo clínico que avaliou a relação do ácido úrico com HA verificou que o risco para desenvolver HA foi consistente e dose-dependente.[71]

■ MICROALBUMINÚRIA

Proteinúria é um marcador de doença renal e constitui um fator de risco independente para a sua progressão. Está fortemente associada à prevalência e incidência de DCV, mas tem sido difícil determinar se a ligação é causal e independente.

O termo microalbuminúria significa a excreção de albumina urinária entre 20 e 200 mµg/min ou 30 a 300 mg/dia, em pelo menos duas de três amostras de urina. Tem sido considerada um preditor do desenvolvimento da nefropatia diabética.[72]

O estudo randomizado MRFIT – *Multiple Risk Factor Intervention Trial* examinou a relação de proteinúria e DCV em homens com risco abaixo de 10 a 15% para DAC. A presença de proteinúria durante seis anos de seguimento foi consistentemente associada à alta mortalidade por todas as causas, DCV e DAC, mesmo após ajustes para outros fatores de risco. Quanto mais alta e mais persistente a proteinúria, maior foi o risco. Dados desse estudo concluíram que proteinúria é um forte e independente fator de risco para mortalidade CV.[73]

A taxa de excreção de albumina correlaciona-se com a dislipidemia, a aterosclerose e o risco de eventos CV, é considerada um marcador de disfunção endotelial sistêmica, estando também associada à presença de outras complicações crônicas microvasculares como a retinopatia[74]; é ainda um preditor da mortalidade CV em pacientes com diabetes melito e até mesmo em idosos não-diabéticos.[75]

A presença de microalbuminúria está associada aos mesmos fatores de risco da nefropatia diabética e também a resistência insulínica e síndrome metabólica.[76]

Especula-se que a resistência insulínica determine disfunção endotelial e, por conseguinte, cause um aumento da permeabilidade da membrana glomerular. De fato, níveis séricos de endotelina-1, um marcador da função endotelial, estão mais elevados em pacientes com DM tipo 2 e dislipidêmicos do que em pacientes apenas dislipidêmicos ou indivíduos normais.

O estudo IRAS (*Insulin Resistance Artherosclerosis Study*) incluiu DM tipo 2 e não-diabéticos, e demonstrou associação entre a microalbuminúria e o aumento da espessura da íntima-média carotídea, significativa no grupo dos não-diabéticos e sem significância estatística nos diabéticos[77], o que parece refletir a relação entre a microalbuminúria e a aterosclerose numa fase precoce do processo aterogênico, e não apenas com a doença vascular sintomática.

Na doença aterosclerótica há aumento do efluxo transvascular de albumina, que se correlaciona com a passagem transendotelial de lipoproteínas de baixa densidade (LDL-c)[78]. A excreção urinária aumentada de albumina pode refletir apenas aumento da permeabilidade capilar em nível glomerular e representar um marcador de lesão vascular aterosclerótica generalizada, ocorrendo, portanto, numa fase precoce da aterogênese.[79]

Dados sobre a prevalência da microalbuminúria na população geral e sua associação com fatores de risco cardiovasculares são ainda limitados, uma vez que a maior parte dos estudos publicados é realizada em populações de diabéticos ou hipertensos ou em indivíduos com doença cardiovascular clínica.

■ FIBRINOGÊNIO

O fibrinogênio é uma proteína inflamatória de fase aguda responsável por funções ímpares na cascata de coagulação e associa-se a fenômenos trombóticos e inflamatórios, entre eles o IAM[80]. Atua pela ligação ao receptor plaquetário glicoprotéico IIb-IIIa, exposto na superfície da plaqueta quando esta se encontra ativada, proporcionando agregação entre duas ou mais células e a formação do trombo plaquetário. Possui também papel fundamental no estágio final da cascata de coagulação, na elaboração da rede de fibrina, formando monômeros de fibrina ao ser clivado pela trombina, formada a partir da ativação do fator X, que por sua vez se origina da ativação do fator tecidual.

Níveis elevados de fibrinogênio conferem um risco médio duas vezes maior de eventos CV, podendo, em adição à análise dos fatores de risco tradicionais, melhorar a predição de eventos em 8%.[81]

Em estudo prospectivo com mulheres inicialmente saudáveis de meia-idade, os níveis basais de fibrinogênio acrescentaram valor ao PCR e aos fatores de risco tradicionais na previsão do aparecimento de DCV em período de seguimento de 10 anos.[82]

Estudo de *coorte* prospectivo avaliou o risco de aparecimento de fibrilação atrial (FA) entre indivíduos livres de DCV correlacionando o fibrinogênio plasmático e os níveis de albumina sérica. Foram identificados diversos casos de FA durante aproximadamente 7,5 anos de seguimento. Altos níveis de fibrinogênio e baixos de albumina sérica associaram-se a maior risco de FA, o que sugere a hipótese de que a inflamação contribua para a etiologia da FA.[83]

Como perspectiva para aprimorar o impacto da mensuração do fibrinogênio plasmático, futuros estudos bem dimensionados e de longo prazo são necessários para que o risco individual atribuído pelo fibrinogênio plasmático possa ser esclarecido e então servir de base para estratégias individualizadas.[84]

■ FATORES PSICOSSOCIAIS

O *Western Collaborative Group Study* e posteriormente dados da população de Framingham verificaram prevalência de DAC duas a três vezes maior em grupo de pacientes sujeitos a estresse psicológico. Esse grupo apresenta padrões de comportamento que tornam o indivíduo mais suscetível à DAC[85]. O estresse psicológico determina respostas fisiológicas, tais como elevação de catecolaminas circulantes, demanda de oxigênio miocárdico, alterações da coagulabilidade do sangue e fenômenos vasoespásticos, além de níveis elevados de cortisol, testosterona e freqüência cardíaca, que estão implicados na gênese da aterosclerose e eventos CV.[86]

■ HOSTILIDADE E DEPRESSÃO

Estados depressivos e quadros de hostilidade também foram associados a maior risco CV.

Hostilidade em homens com alto risco para DCV associou-se a maior mortalidade CV em 16 anos nos participantes do estudo MRFIT (*Multiple Risk Factor Intervention Trial*), enquanto sintomas depressivos associaram-se a aumento no risco de mortalidade por todas as causas, e mais especificamente mortalidade por AVC.[87]

■ REFERÊNCIAS BIBLIOGRÁFICAS

1. Grundy SM, Pasternak R, Greenland P et al. Assessment of cardiovascular risk by use of multiple-risk-factor assessment equations: a statement for healthcare professionals from the American Heart Association and the American College of Cardiology. Circulation 1999; 100(13):1481-92.
2. Lotufo PA. Stroke in Brazil: a negleted disease. São Paulo Med J 2005; 123(1):3-4
3. Ministério da Saúde. URL:http://www.datasus.gov.br
4. V Diretrizes Brasileiras de Hipertensão Arterial. Sociedade Brasileira de Cardiologia – Sociedade Brasileira de Hipertensão – Sociedade Brasileira de Nefrologia
5. Duncan BB, Schmidt MI, Polanczkyk CA et al. Fatores de risco para doenças não transmissíveis em área metropolitana do sul do Brasil.

Prevalência e simultaneidade. Rev Saúde Pública 1993; 27(1):43-88.
6. Barreto MS, Passos VMA, Firmo JOA et al. Hypertension and clustering of cardiovascular risk factors in a community in southeast Brazil — the Bambuí Health and Ageing Study. Arq Bras Cardiol. 2001; 77(6):576–81.
7. Yusuf S, Hawken S, Ounpuu S et al. INTERHEART Study Investigators. Effect of potentially modifiable risk factors associated with myocardial infarction in 52 countries (the INTERHEART study): case-control study. Lancet 2004; 364: 937-52.
8. Grundy SM. Age as a risk factor: you are old as your arteries. Am J Cardiol 1999; 83:1455-7.
9. Berenson GS, Wattigney WA, Baó W et al. The Bogalusa Heart Study now establishes that precursors of adult cardiovascular disease begin in childhood. Am J Med Sci 1995; 31(suppl1):22.
10. Armaganijan D, Batlouni M. Impacto dos fatores de risco tradicionais. Rev Soc Cardiol Estado de São Paulo 2000; 10(6):686-93.
11. Tofler GH, Massaro J, Levy D et al. Relation of the prothrombotic state to increasing age (from the Framingham Offspring Study). Am J Cardiol 2005; 96(9):1280-3.
12. Atlas Corações do Brasil. Fatores de Risco Cardiovascular 2005 cap 24, p. 39-59.
13. Lengelé JP, Vinck WJ, De Plaen J, Persu A. Cardiovascular risk assesssement in hypertensive patients: major discrepancy according to ESH and SCORE strategies. J Hypertens 2007; 25:757-62.
14. Tanus-Santos JE, Toledo JCY, Cittadino M et al. Cardiovascular effects of transdermal nicotine in mildly hypertensive smokers. Am J Hypertens 2001; 14:610-14.
15. Kannel WB, Higgins M. Smoking and hypertension as predictor of cardiovascular risk in population studies. J Hypertens Suppl.1990; 8(50):S3-8.
17. Moreno Jr H, Chalon S, Urae A et al. Endothelial dysfunction in human hand veins is rapidly reversible after smoking cessation. Am J Physiol 1998; 275:H1040-45.
18. Kuller LH, Ockene JK, Meilahn E et al. Cigarette smoking and mortality. MRFIT Research Group. Prev Med 1991 Sep; 20(5):638-54.
19. Neaton JD, Wentworth D. Serum cholesterol, blood pressure, cigarette smoking, and death from coronary heart disease. Overall findings and differences by age for 316,099 white men. Multiple Risk Factor Intervention Trial Research Group. Arch Intern Med 1992 Jan; 152(1):56-64.
20. Kannel WB, Higgins M. Smoking and hypertension as predictor of cardiovascular risk in population studies. J Hypertens Suppl.1990; 8(50):S3-8.
21. Groppelli A, Giorgi DM, Omboni S et al. Persistent blood pressure increase induced by heavy smoking. J Hypertens 1992; 10(5):495-99.
22. Righetti M, Sessa A. Cigarette smoking and kidney involvement. J Nephrol 2001; 14(10):3-6.
23. Xavier HT. Manual de dislipidemias e cardiometabolismo. São Paulo: BBS, 2004. 215 p.
24. Wenger NK. Hypertension and other cardiovascular risk factors in women. Am J Hypertens 1995; 8:94S-9S.
25. Deedwania PC. Hypertension and diabetes: new therapeutic options. Arch Intern Med 2000; 160(11):1585-94.
26. Stratton IM, Adler AL, Neil AW et al. UK Prospective Diabetes Study Group. Association of glycaemia with macrovascular and microvascular complications of type 2 diabetes (UKPDS-35); prospective observational study. Brit Med J 2000; 321:405-412.
27. Kannel WB, Castelli WP, Gordon T, McNamara PM. Serum cholesterol, lipoproteins, and the risk of coronary heart disease. The Framingham Study. Ann Intern Med 1971; 74(1):1-12.
28. Castelli WP, Garrison RJ, Wilson PW et al. Incidence of coronary heart disease and lipoprotein cholesterol levels. The Framingham Study. JAMA 1986; 256(20):2835-8.
29. Austin MA. Plasma triglycerides as a risk factor for cardiovascular disease Can J Cardiol 1998; 14 (Suppl B):14B-17B.
30. Austin MA. Plasma triglycerides as a risk factor for coronary heart disease: the epidemiologic evidence and beyond. Am J Epidemiol 1989; 129:249-59.
31. Assmann G, Schulte H. Relation of high-density lipoprotein cholesterol and triglycerides to incidence of atherosclerotic coronary artery disease (the PROCAM experience). Prospective Cardiovascular Munster Study. Am J Cardiol 1992; 70(7):733-7.
32. Assmann G, Schulte H, Cullen P. New and classical risk factors–the Munster Heart Study (PROCAM). Eur J Med Res 1997; 2(6):237-42.
33. Robins SJ, Collins D, Wittes JY et al and VA-HIT Study Group. Veterans Affairs High-Density Lipoprotein Intervention Trial. Relation of gemfibrozil treatment and lipid levels with major coronary events: VA-HIT: a randomized controlled trial. JAMA 2001; 285(12):1585-91.
34. StamlerJ, Wentworth D, Neaton JD. Prevalence and prognostic significance of hypercholesterolemia in men with hypertension. Am J Med 1986; 80(2A):33-39.

35. Heseker H, Schmid A. Epidemiology of obesity. Ther Umsch. 2000; 7(8):478-81.
36. Wyatt HR. The prevalence of obesity. Prim Care 2003; 30(2):267-79.
37. Conway B, Rene A. Obesity as a disease: no lightweight matter. Obes Rev. 2004; 5(3):145-51.
38. Kannel WB, Zhang T, Garrison RJ. Is obesity-related hypertension less of a cardiovascular risk? The Framingham Study. Am Heart J 1990; 120(5):1195-1201.
39. Nadruz Jr W, Franchini KG. Influência de fatores ambientais genéticos na hipertrofia e remodelamento cardíacos na hipertensão arterial. Rev Bras Hipertens 2001; 8(4):414-24.
40. Lessa I. O adulto brasileiro e as doenças da modernidade: epidemiologia das doenças crônicas não-transmissíveis. São Paulo: Editora Hucitec-Abrasco; 1998.
41. Williams PT, Fortmann SP, Terry RB et al. Associations of dietary fat; regional adiposity and blood pressure in men. JAMA 1987; 257(23):3251-56.
42. Mamtani MR, Kulkami H. Predictive performance of anthropometric indexes of central obesity for the risk of type 2 diabetes. Arch Med Res 2005; 36:581-9.
43. Nasir K, Campbell CY, Santos RD et al. The association of subclinical coronary atherosclerosis with abdominal and total obesity in asymptomatic men. Prev Cardiol 2005; 8(3):143-8.
44. Paffenberger Jr RS, Wing AL, Hyde RT. Physical activity as an index of heart attack risk in college alumni. Am J Epidemiol 1978; 108:161-75.
45. Leon AS, Connett J, Jacobs DR et al. Leisure-time physical activity levels and risk of coronary heart disease and death. The Multiple Risk Factor Intervention Trial. JAMA 1987; 258:2388-95.
46. Thompson PD, Buchner D, Pinã IL et al. AHA Scientific Statement. Exercise and physical activity in the prevention and treatment of atherosclerotic cardiovascular disease. Circulation 2003; 107:3109-17.
47. Couillard C, Despres JP, Lamarche B et al. Effects of endurance exercise training on plasma HDL-cholesterol levels depend of levels of triglycerides: evidence from men of health, risk factors, exercise training and genetics (HERITAGE) family study. Arterioscler Thromb Vasc Biol 2001; 21:1226-32.
48. Fletcher GF, Balady GJ, Amsterdam EA et al. AHA Scientific Statement. Exercise standards for exercise and training. Circulation 2001; 104:1694-740.
49. Cadroy Y, Pillard F, Sakariassem KJ et al. Strenuous but not moderate exercise increases the thrombotic tendency in healthy sedentary male volunteers. J Appl Physiol 2002; 93:829-33.
50. Folsom AR, Chambless LE, Ballantyne et al. An assessment of incremental coronary risk prediction using C-reactive protein and other novel risk markers: the atherosclerosis risk in communities study. Arch Intern Med 2006; 166(13):1368-73.
51. Kuller LH, Tracy RP, Shaten J, Meilahn EN. Relation of C-reactive protein and coronary heart disease in the MRFIT nested case-control study. Multiple Risk Factor Intervention Trial. Am J Epidemiol 1996; 144(6):537-47.
52. Lindahl B, Toss H, Siegbahn A et al. Markers of myocardial damage and inflammation in the relation to long-term mortality in unstable coronary artery disease. N Engl J Med 2000; 343:1139-47.
53. Nicoll D, McPhee SJ, Pignone M. Common laboratory tests: selection and interpretation. In: Nicoll D, McPhee SJ, Pignone M, editors. Pocket guide to diagnostic tests. 4th edition. New York: Lange Medical Books/McGraw-Hill; 2004: 57.
54. Ridcker PM, Hennekens CH, Buring JE et al. C-reactive protein and other marker of inflammation in the prediction of cardiovascular disease in women. N Engl J Med 2000; 342:836-43.
55. Ridcker PM, Wilson PWF, Grundy SM. Should C-reactive protein be added to metabolic syndrome and to assessment of global cardiovascular risk? Circulation. 2004; 109:2818-25.
56. Kardys I, Knetsch AM, Bleumink GS et al. C-reactive protein and risk of heart failure. The Rotterdam Study. Am Heart J 2006; 152(3):514-20.
57. Berg K. A new serum type system in man-the Lp system. Acta Pathol Scand 1963; 59:382-86.
58. Pati U, Pati N. Lipoprotein(a), atherosclerosis, and apolipoprotein(a) gene polymorphism. Mol Gen Met 2000; 71:87-92.
59. Frohlich J, Dobiasova M, Adler L et al. Gender differences in plasma levels of lipoprotein(a) in patients with angiographically proven coronary artery disease. Physiol Res 2004; 53:481-6.
60. Luc G, Bard JM, Arveiler D et al. Lipoprotein(a) as a predictor of coronary heart disease: the PRIME study. Atherosclerosis 2002; 163:377-84.
61. Shlipak MG, Simon JA, Vittinghoff E et al. Estrogen and progestin, lipoprotein(a), and the risk of recurrent coronary heart disease events after menopause. JAMA 2000; 283:1845-52.
62. McCully KS. Vascular pathology of homocysteinemia: implications for the pathogenesis of arteriosclerosis. Am J Path 1969; 56:111-28.

63. Ray JG. Meta-analysis of hyperhomocysteinemia as a risk factor for venous thromboembolic disease. Arch Intern Med 1998; 158:2101-6.
64. Arnesen E, Refsun H, Bonaa KH, Ueland PM et al. Serum total homocysteine and coronary heart disease. Int J Epidemiol 1995; 24:704-9.
65. Nygard O, Nordrehaug JE, Refsum H et al. Plasma homocysteine levels and mortality in patients with coronary artery disease. N Engl J Med 1997; 337:230-6.
66. Graham IM, Daly LE, Refsum HM, et al. Plasma homocysteine as a risk factor for vascular disease. The European Concerted Action Project. JAMA 1997; 277:1775-81.
67. Woodward m, Rumley A, Rumley C et al. The association between homocysteine and myocardial infarction is independent of age, sex, blood pressure, cholesterol, smoking and markers of inflammation: the Glasgow Myocardial Infarction Study. Blood Coagl Fibrinolysis 2006; 17(1):1-5.
68. Culleton BF, Larson MG, Kannel WB, Levy D. Serum acid and risk for cardiovascular disease and death: the Framingham Heart Study. Ann Intern Med 1999; 131:7-13.
69. Messerli FH, Frohlich ED, Dreslinski GR et al. Serum uric acid in essential hypertension; an indicator of renal vascular involvement. Ann Intern Med 1980; 93:817-21.
70. Oparil S, Zaman MA, Calhoun DA. Pathogenesis of hypertension. Ann Intern Med 2003; 139:761-76.
71. Sundstrom J, Sullivan L, Dagostino RB et al. Relations of serum uric acid to longitudinal blood pressure tracking and hypertension incidence in the Framingham Heart Study. Hypertension 2005; 45:28-33.
72. Mogensen CE, Christensen CK. Predicting diabetic nephropathy in insulin-dependent patients. N Engl J Med 1984; 311(2):89-93.
73. Grimm RH Jr, Svendsen KH, Kasiske B et al. Proteinuria is a risk factor for mortality over 10 years of follow-up. MRFIT Research Group. Multiple Risk Factor Intervention Trial. Kidney Int Suppl. 1997; 63:S10-4.
74. Parving HH, Oxenboll B, Hommel E et al. Prevalence of microalbuminuria, arterial hypertension, retinopathy and neuropathy in patients with insulin-dependent diabetes. BMJ 1988; 296:156-60.
75. Valmadrid CT, Klein R, Moss SE, Klein BEK. The risk of cardiovascular disease mortality associated with microalbuminuria and gross proteinuria in persons with older-onset diabetes mellitus. Arch Intern Med 2000; 160:1093-100.
76. Isomaa B, Henricsson M, Almgren P et al. The metabolic syndrome influences the risk of chronic complications in patients with type II diabetes. Diabetologia 2001; 44:1148-54.
77. Mykkänen L, Zaccaro DJ, O'Leary D et al. Microalbuminuria and carotid artery intima-media thickness in nondiabetic and NIDDM subjects. The Insulin Resistance Atherosclerosis Study (IRAS). Stroke 1997; 28(9):1710-16.
78. Jensen JS. Microalbuminuria and the risk of atherosclerosis. Clinical epidemiological and physiological investigations. Danish Med Bull 2000; 47(2):63-78.
79. Keane WF. Metabolic pathogenesis of cardiorenal disease. Am J Kidney Dis 2001; 38(6):1372-75.
80. Bennermo M, Held C, Hamsten A et al. Prognostic value of plasma C-reactive protein and fibrinogen determinations in patients with acute myocardial infarction treated with thrombolisis. J Int Med 2003; 254:244-50.
81. Kvenild K, Romundstad Smidthjeii K, et al. Microalbuminuria in treated hypertensives: Only a mirror image of cardiovascular risk? Scand J Prim Health Care. 2006 Sep; 24(3):145-53.
82. Mora S, Rifai N, Buring JE, Ridker PM. Additive value of immunoassay-measured fibrinogen and high-sensitivity C-reactive protein levels for predicting incident cardiovascular events. Circulation 2006; 114(5):381-7.
83. Mukamal KJ, Tolstrup JS, Friberg J et al. Fibrinogen and albumin levels and risk of atrial fibrillation in men and women (the Copenhagen City Heart Study). Am J Cardiol 2006; 98(1):75-81.
84. Mattheus KA, Gump BB, Harris KF et al. Hostile behaviors predict cardiovascular mortality among men enrolled in the Multiple Risk Factor Intervention Trial. Circulation 2004; 109(1):66-70.
85. Cinciripini PM. Cognitive stress and cardiovascular reactivity. II. Relationship to atherosclerosis, arrythmias, and cognitive control. Am Heart J 1986; 112:1051-65.
86. Pasternak RC, Grundy SM, Levy D et al. 27th Bethesda Conference: matching the intensity of risk factor management with the hazard for coronary disease events. Task force 3; Spectrum of risk factor for coronary heart disease. J Am Coll Cardiol 1996; 27:978-90.
87. Gump BB, Mattheus KA, Eberly LE, Chang YF, MRFIT Research Group. Depressive symptoms and mortality in men: results from the Multiple Risk Factor Intervention Trial. Stroke. 2005; 36(1):98-102.

Etiopatogenia e Mecanismos Regulatórios

Yoná Afonso Francisco

A hipertensão arterial primária não é uma condição explicada por uma única etiologia, estando envolvidos diversos aspectos multifatoriais. São descritos e reconhecidos agentes causadores que podem influenciar ou favorecer o seu aparecimento.

Fatores genéticos estão indiscutivelmente relacionados, visto que o antecedente familiar para a doença é um fator importante. Há ainda o aumento da prevalência da hipertensão em alguns povos e etnias. Estudos populacionais, entretanto, têm revelado o caráter poligênico da hipertensão arterial, sendo fundamental a interação do genoma com aspectos ambientais e comportamentais[1]. São conhecidos hábitos de vida e dietéticos que predispõem ao aparecimento da hipertensão arterial, tais como ingestão de sal, tabagismo, sedentarismo, ingestão excessiva de álcool, obesidade abdominal associada à resistência à insulina[2]. A seguir serão estudados os mecanismos que regulam a pressão arterial e seu papel na gênese da hipertensão arterial primária.

■ O PAPEL DO SISTEMA NERVOSO AUTÔNOMO

A pressão arterial resulta da interação de vários sistemas, dentre os quais se podem citar: o sistema nervoso autônomo (simpático e parassimpático), o sistema neuro-humoral (sistema renina-angiotensina-aldosterona) e moléculas autacóides com ação vasoconstritora (endotelina, angiotensina II, tromboxano) ou vasodilatadoras (prostaglandina I2, óxido nítrico, bradicinina).

A Importância do Barorreflexo e do Sistema Nervoso Autônomo

O barorreflexo arterial previne as flutuações excessivas da pressão arterial. A regulação nervosa do sistema cardiovascular pelo barorreflexo envolve múltiplos componentes do arco barorreflexo. As vias aferentes partem de

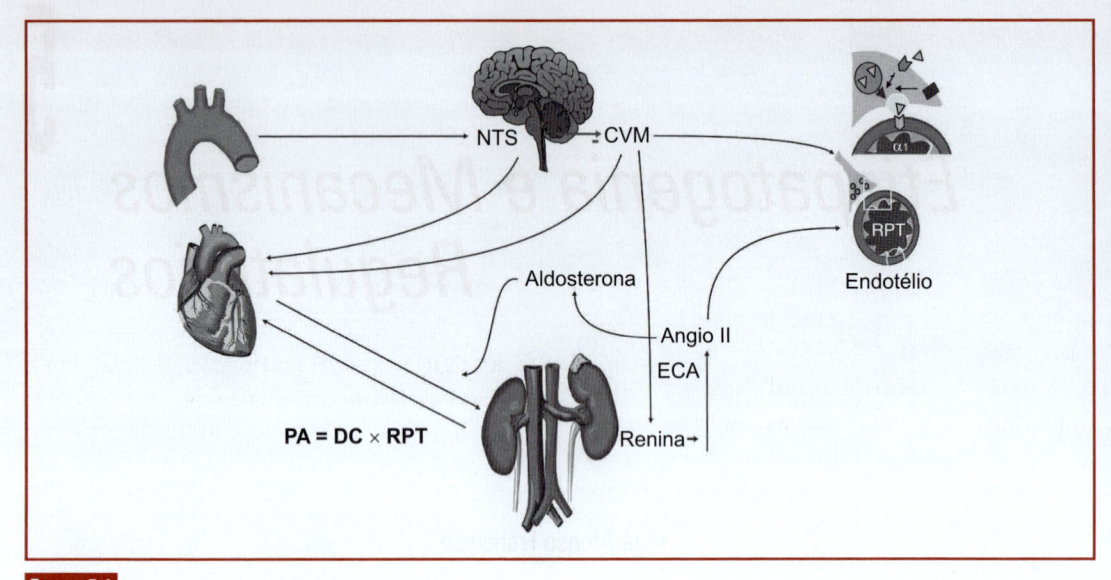

Figura 5.1
Sistemas que participam na regulação da pressão arterial

barorreceptores localizados no corpo carotídeo, no arco aórtico e nas grandes artérias do tórax. As fibras nervosas aferentes do corpo carotídeo são enviadas ao tronco cerebral via nervo glossofaríngeo (nervo IX), enquanto os estímulos originados pelos outros barorreceptores torácicos são enviados por fibras aferentes do nervo vago (nervo X). Essas mensagens são transmitidas para o mesmo núcleo no tronco cerebral (o núcleo do trato solitário), localizado na medula dorsal, próximo ao quarto ventrículo. Existem receptores torácicos capazes de detectar redução de volume sangüíneo, cujas mensagens também são transmitidas pelas vias aferentes do nervo vago para o mesmo núcleo. Já no tronco cerebral, são liberados neurotransmissores tais como o glutamato e o óxido nítrico. Isso desencadeia a resposta eferente para o sistema cardiovascular. A medula ventrolátero-caudal e a medula rostral ventrolateral são as estruturas do tronco cerebral mais importantes para a modulação da resposta simpática para o sistema cardiovascular. Existem evidências de que outras fibras nervosas aferentes partem de órgãos intratorácicos e intra-abdominais, trafegam pelos nervos simpáticos na região posterior da medula espinhal, seguindo para os centros neurais de controle cardiovascular. O papel desse sistema na regulação da pressão arterial no âmbito clínico ainda não é bem esclarecido.

O estímulo inicial de distensão mecânica ativa receptores da membrana celular semelhantes aos receptores epiteliais de sódio/potássio-ATPase semelhantes aos existentes no túbulo contornado distal do néfron.[3]

A ação periférica do sistema nervoso autônomo ocorre nas terminações nervosas que estimulam a musculatura lisa da parede arterial, levando à vasoconstrição, que se traduz no aumento da resistência vascular periférica. Do ponto de vista hemodinâmico, a pressão arterial é resultado do produto do débito cardíaco pela resistência periférica total. Desta forma, a hipertensão arterial sistêmica está diretamente associada à ação vasoconstritora periférica produzida pela ação das catecolaminas liberadas pelo sistema nervoso simpático. A estimulação simpática pode, também, provocar inibição do sistema parassimpático (vagal) no coração. Isso justificaria a ausência do descenso fisiológico noturno da pressão arterial em alguns pacientes hipertensos.[4]

Sistema Renina-Angiotensina-Aldosterona

Associados ao sistema nervoso autônomo, há fatores neuro-humorais que também regulam a pressão arterial.

A artéria aferente renal tem um papel importante no início da cascata de reações químicas que vão determinar a regulação humoral da pressão arterial.

A ação vasoconstritora nas artérias aferentes renais leva à redução do fluxo sangüíneo renal, estimulando a mácula densa a liberar renina, desencadeando a cascata renina-angiotensina-aldosterona[5]. A atividade desse eixo favorece a reabsorção de sódio pelos túbulos renais, aumentando a volemia e, portanto, favorecendo o estado de hipertensão arterial. Nos tecidos periféricos, a angiotensina estimula a hipertrofia das células musculares lisas das arteríolas, que é um dos sinais anatomopatológicos mais característicos da hipertensão arterial. Tal alteração estrutural perpetua o aumento da resistência vascular periférica. Mais detalhadamente, o afluxo de sódio é detectado nas células justaglomerulares localizadas na parede da arteríola aferente, que é contígua à mácula densa no néfron. A diminuição da concentração de sódio determina o estímulo da secreção de renina. A renina, por sua vez, atua sobre a molécula de angiotensina I, clivando-a em angiotensina II por meio da ativação da enzima conversora de angiotensina (ECA). A angiotensina II terá ações locais em diferentes tecidos, a saber:

1. estimula a secreção de aldosterona no córtex da medula supra-renal, aumentando a reabsorção do sódio no túbulo distal do néfron.
2. estimula o aumento da reabsorção do sódio no intestino e no rim.
3. estimula a sede no sistema nervoso central. Também estimula a maior liberação de catecolaminas no sistema nervoso central, predispondo à vasoconstrição periférica.
4. estimula a liberação da arginina-vasopressina (hormônio antidiurético, ADH), promovendo maior reabsorção de líquido e aumento da resistência vascular periférica pela indução de vasoconstrição.
5. a angiotensina II no miocárdio aumenta a contratilidade cardíaca, elevando o débito cardíaco.

■ OBESIDADE CENTRAL E RESISTÊNCIA À INSULINA

A obesidade tem se revelado um importante fator de risco para as doenças cardiovasculares. O aumento do índice de massa corporal (IMC>24,9) e o aumento da cintura abdominal (CA) (CA>102 cm para homens e CA>88 cm para as mulheres) estão associados à hipertensão arterial e às demais complicações como infarto agudo do miocárdio, acidente vascular cerebral, insuficiência arterial periférica e aneurisma de aorta toracoabdominal.

Segundo o Estudo das Enfermeiras, as que ganharam 5 kg ao longo da vida até a meia-idade tinham um risco de 60% de desenvolver hipertensão arterial, enquanto aquelas que aumentaram 10 kg apresentaram risco 2,2 vezes maior [6]. Por outro lado, sabe-se que a redução de 10 kg em pacientes hipertensos reduz a pressão arterial sistólica em 5 a 20 mmHg. Uma importante metanálise de estudos sobre a redução da pressão arterial relacionada à redução de peso mostrou que, inicialmente, a queda é mais drástica nos primeiros meses (1 mmHg de queda para 1 kg de perda de peso). Após dois anos, a perda de 10 kg determina a queda de 4,6 mmHg da diastólica e 6 mmHg da sistólica.[7]

Existem várias explicações para os mecanismos fisiopatológicos que fazem da obesidade um importante fator de risco. O padrão hemodinâmico de pacientes obesos é caracterizado pelo débito cardíaco, volume sistólico e intravascular aumentados, e isso está mais diretamente associado à massa livre de gordura do que ao tecido adiposo.[8]

A resistência à insulina está fortemente associada à hipertensão. O aumento do número de adipócitos predispõe à liberação na circulação sangüínea de ácidos graxos livres e de alguns polipeptídeos, como o hormônio resistina. Tais moléculas dificultam a ação da insulina nos tecidos periféricos. A queda da captação da glicose estimula o aumento da secreção de insulina pelo pâncreas. A hiperinsulinemia, por sua vez, estimula a retenção de sódio, aumenta a atividade do sistema simpático e, na musculatura dos vasos sangüíneos, induz hipertrofia[9]. Embora os fatores ambientais sejam cruciais para o desenvolvimento da obesidade, alguns fatores genéticos já foram identificados. Em 1994 foi identificada a leptina, substância liberada pelo tecido adiposo que atua por receptores específicos no sistema nervoso central e alguns outros tecidos periféricos. Está associada à sensação de saciedade e, indiretamente, é capaz de liberar catecolaminas na corrente sangüínea. Nos tecidos, está relacionada a processos metabólicos de controle de gasto de energia, proliferação e diferenciação celular. Interage com outros hormônios tais como a insulina, o fator de crescimento insulina-símile, o hormônio do crescimento, o glucagon e glicocorticóides. A interação com receptores intracelulares e do núcleo favorece efeitos pró-oxidantes e até depressores da contratilidade cardíaca. A leptina exerce efeitos potentes sobre a regulação do sistema simpático e sobre o tônus vascular. No sistema nervoso central, a administração de leptina eleva a pressão arterial. Entretanto, na musculatura arterial lisa, a leptina induz vasodilatação mediada por óxido nítrico e também ações independentes do óxido nítrico. Ao mesmo tempo, a leptina induz o aumento da endotelina-1 e a liberação de radicais livres.

No coração, a leptina aumenta a pré-carga e regula a contração cardíaca.[10]

Os receptores nucleares que ativam a multiplicação dos peroxissomos (ppar-γ), o que favorece a secreção pancreática de insulina, parecem se associar à hipertensão arterial quando há algumas mutações dos genes para esses receptores. Foi relatado que algumas drogas com efeito hipoglicemiante do grupo das glitazonas e também algumas drogas hipolipemiantes cujo mecanismo de ação principal é o agonismo desses receptores também possuem efeito hipotensor. Entretanto, parece que esse efeito não é de classe, e sim reservado a algumas moléculas específicas.[11]

■ FATORES GENÉTICOS

Entre os anos de 2003 e 2004, dois grandes estudos foram finalizados com o intuito de identificar os genes relacionados com a hipertensão arterial, o estudo FBPP (*US National Institute of Health-Family Blood Pressure Program*)[12-15] e o estudo BRIGHT (*Medical Research Council-British Genetics of Hypertension*)[16]. Ambos envolveram pessoas de vários grupos étnicos. O estudo americano não mostrou nenhuma região específica; o britânico mostrou que, em caucasianos, o principal *locus* para a hipertensão arterial está no braço longo do cromossomo 6 (6q) e outros 3 *loci* sugestivos nos cromossomos 2q, 5q e 9q (q=braço longo). Não houve sobreposição de resultados entre os estudos, mesmo dentro do mesmo grupo étnico. Outros estudos menores em populações específicas mostraram outros genes, conforme a Tabela 5.1.

A análise da maioria dos estudos tem mostrado que quase todos os cromossomos humanos possuem *loci* possíveis de associação com a hipertensão arterial, exceto o 13 e o 20. São candidatos mais prováveis os cromossomos 1,2,8,11,12,15,16,18 e 19.

Há na literatura alguns poucos exemplos de herança autossômica, segundo os critérios

TABELA 5.1 Resumo dos principais estudos genéticos em hipertensão

Estudo	População	Cromossomo
BRIGHT	Caucasianos	6q, 5q, 9q
FBPP	Caucasianos	1q (pressão diastólica)
Escandinavo	Caucasianos	14 e 2
Estudo Utah	Caucasianos	8p, 12q
Estudo chinês	Chineses	12p
Estudo turco	Turcos	12p

mendelianos, para a hipertensão arterial[17]: a síndrome de Liddle e a síndrome de Gordon (ou pseudo-aldosteronismo tipo II). Em ambos os exemplos, os genes afetados estão envolvidos no sistema renina-angiotensina-aldosterona. Um dos aspectos mais marcantes e que fazem pensar no diagnóstico é a baixa atividade plasmática da renina.

A síndrome de Liddle caracteriza-se por hipertensão arterial de forma de transmissão mendeliana, associada à alcalose metabólica com hipocalemia. Os pacientes portadores dessa síndrome têm a concentração de renina e aldosterona baixa. Entretanto, não respondem aos bloqueadores da aldosterona; porém a resposta aos tiazídicos e ao triantereno é boa. O fato de a hipertensão não responder ao bloqueador da aldosterona, a espironolactona, sugere que nesse caso não há excesso de mineralocorticóide. Como a renina está baixa, deve haver aumento da reabsorção de sódio. Esse fato decorre de alterações no túbulo contornado distal, com aumento da reabsorção de sódio e cloreto. A decodificação do gene que provoca essa alteração mostrou que a subunidade β do canal epitelial de sódio está localizada no braço curto do cromossomo 16 (16p). Esse canal é sensível à ação da amilorida e do triantereno e permanece permeável ao sódio mesmo quando o aporte de sódio está alto. A mutação da subunidade γ desse mesmo canal também pode resultar num fenótipo semelhante à síndrome de Liddle. Como conseqüência, esses canais não são internalizados na célula, permanecendo ativos em sua superfície.[18,19]

O aparente excesso de mineralocorticóide é outro exemplo de hipertensão arterial de herança autossômica e recessiva. Nela há disfunção do gene da enzima 11-β-hidroxidesidrogenase que transforma o cortisol em cortisona no túbulo contornado distal. A ausência ou redução da atividade dessa enzima deixa o receptor nuclear do mineralocorticóide sem a proteção da ação do cortisol, aumentando a reabsorção do sódio e provocando expansão do volume. São características dessa síndrome: hipertensão dependente de volume e sal; tendência à hipocalemia e alcalose metabólica; aldosteronemia e reninemia baixas; responsividade aos tiazídicos e espironolactona, embora o nível de mineralocorticóide esteja normal.

O aldosteronismo mediado por glicocorticóide é outra forma de hipertensão arterial genética autossômica dominante. Nesse caso o paciente apresenta hipertensão dependente de sal e expansão de volume e tendência a alcalose metabólica e hipocalemia; há boa resposta com tiazídicos e espironolactona. Encontram-se na urina concentrações de 18-hidróxi e 18-oxocortisol, o que é incomum. A dosagem sérica de renina é normal e da aldosterona, alta. O defeito genético consiste na alteração da enzima 11-β-hidroxilase e da aldosterona sintase, que durante a mitose sofreria uma recombinação desigual, ocorrendo uma conjunção de ambos os genes e determinando uma grande produção de aldosterona. A síntese da aldosterona fica regulada pela ação do ACTH na região cortical interna da glândula adrenal.[20]

A mutação do receptor de glicocorticóide também se constitui em outro exemplo de herança mendeliana da hipertensão arterial[21]. Mudanças na seqüência de aminoácidos na molécula do receptor de aldosterona podem torná-lo mais ativo, mesmo na ausência de um ligante, ocorrendo a hipertensão arterial.

O pseudo-aldosteronismo tipo II, também chamado de síndrome de Gordon, é caracterizado por hipertensão arterial familiar, com hipercalemia, acidose metabólica hiperclorêmica, e em alguns indivíduos função renal normal. Como resultado, diuréticos tiazídicos são efetivos nesses casos. As análises de múltiplos *loci* mostraram que os genes envolvidos encontram-se no braço longo do cromossomo 1 e no braço curto do cromossomo 17.[22,23]

Outra forma de hipertensão autossômica dominante é a chamada hipertensão arterial dominante com braquidactilia, descrita pela primeira vez em 1974[24]. Os membros das famílias afetadas apresentam medidas de pressão arterial drasticamente altas e falecem antes dos 50 anos, com complicações cardiovasculares e principalmente acidente vascular cerebral. A análise laboratorial mostra que esses pacientes não são sensíveis ao sal, e as dosagens plasmáticas de catecolaminas, renina e angiotensina são normais. Geralmente são refratários à terapia, e, embora façam uso de múltiplas medicações, a resposta é muito pobre. O mecanismo dessa doença ainda é desconhecido, porém estudos de neuroimagem e dados de autópsia mostram haver uma anomalia de contato neurovascular na fossa posterior, o que pode corresponder a compressão dessa região, que é a entrada das vias nervosas dos nervos cranianos X e IX, na medula ventrolateral (o centro regulador da pressão arterial).[25-28]

Algumas síndromes associadas ao feocromocitoma possuem características genéticas[29]. Como exemplo temos a neoplasia endócrina múltipla tipo 2, caracterizada por carcinoma medular de tireóide, feocromocitoma e hiperparatireoidismo. Alterações no crescimento também podem ocorrer. A explicação fisiopatológica se dá por alteração no protooncogene RET que se localiza no cromossomo 10. Outra síndrome associada ao feocromocitoma é a doença de Von Hippel-Lindau, que está associada a angiomas retinianos, hemangioblastomas do sistema nervoso central, carcinoma renal de células claras e feocromocitoma. Este último não ocorre apenas nas adrenais, mas também pode ter outras localizações, como as regiões paraganglionares e o tórax. O gene alterado nessa síndrome é o VHL localizado no cromossomo 3 e que funciona como supressor de tumores.

A neurofibromatose pode se associar a feocromocitoma, e o gene alterado nessa condição é NF 1 localizado no cromossomo 17.

As síndromes feocromocitoma-paraganglioma foram recentemente elucidadas, e a mutação no gene da enzima succinato desidrogenase foi associada a essa condição. Acredita-se que em 30% dos casos de feocromocitoma há alguma alteração genética associada.[29]

■ PAPEL DO SAL – ESTUDO INTERSALT

São conhecidos vários aspectos ambientais e de comportamento que estão associados à hipertensão arterial. Em relação ao sal, esse aspecto é bem controvertido. Cerca de 60% dos pacientes hipertensos são sensíveis ao sal[30,31]. Fisiopatologicamente, e a partir de estudos genéticos, sabe-se da importância dos canais epiteliais de sódio localizados no túbulo contornado distal do néfron. Há inclusive algumas doenças associadas a hipotensão arterial, como as síndromes de Barter e de Gitelman secundárias ao aumento de excreção de sódio pela falha nas bombas iônicas que fazem a reabsorção de sódio e as síndromes genéticas associadas com a hipertensão arterial no tópico anterior, todas associadas a homeostase renal do sódio, potássio e cloreto[32]. Sabe-se ainda que algumas populações (negros e idosos) são geneticamente sal-sensíveis por apresentarem a atividade da renina plasmática aumentada e por excretarem NaCl mais lentamente. Outros, porém, mesmo hipertensos, são hiporreninêmicos. Tal discordância não esclarece totalmente o papel da renina na hipersensibilidade ao sal.

A ingestão excessiva de sal está associada a aumento de peso corporal, aumento da retenção de volume extracelular plasmático e do volume sangüíneo total. Entretanto, isso parece não ser um efeito direto do NaCl, visto que a infusão intravenosa de quantidade salina equivalente não produz o mesmo efeito[33]. Postularam-se então efeitos indiretos do NaCl sobre a hipertensão arterial. Um deles seria o aumento plasmático de uma molécula com os mesmos efeitos do digital (substância digital-símile–DLS–*digital-like substance*), e o decréscimo da concentração plasmática de potássio devido ao aumento da depuração renal desse íon. Tal hipótese foi confirmada em estudos experimentais posteriores utilizando bloqueadores da DLS.[31]

Para a primeira hipótese, estudos efetuados com plasma de indivíduos hipertensos mostraram alta atividade inibidora da bomba de sódio e potássio, e estudos em ratos mostraram que moléculas que competem com a bomba de sódio-potássio aTPase são capazes de regular a pressão arterial. O local de produção e/secreção dessa substância DLS seria o hipotálamo e a glândula adrenal, e o estímulo para sua secreção seria a hiperdistensão pulmonar[34,35]. Esses mecanismos que envolvem a bomba de sódio-potássio aTPase favoreceriam o aumento do fluxo de cálcio para as células musculares lisas da parede dos vasos sangüíneos, músculo cardíaco e células secretoras de adrenalina, resultando na resposta hipertensiva cardiovascular.[36]

Epidemiologicamente, o estudo INTERSALT trouxe valiosa contribuição. Tal estudo se caracterizou por ser multicêntrico, internacional, patrocinado pela Federação Internacional de Cardiologia, e cujo objetivo era esclarecer a relação entre a ingesta de sal e potássio e a pressão arterial. Outras variáveis também foram estudadas, tais como o peso, o índice de massa corporal (IMC) e o consumo de álcool. Participaram desse trabalho 10.079 pessoas, homens e mulheres, com idades entre 20 a 59 anos, representando 52 populações

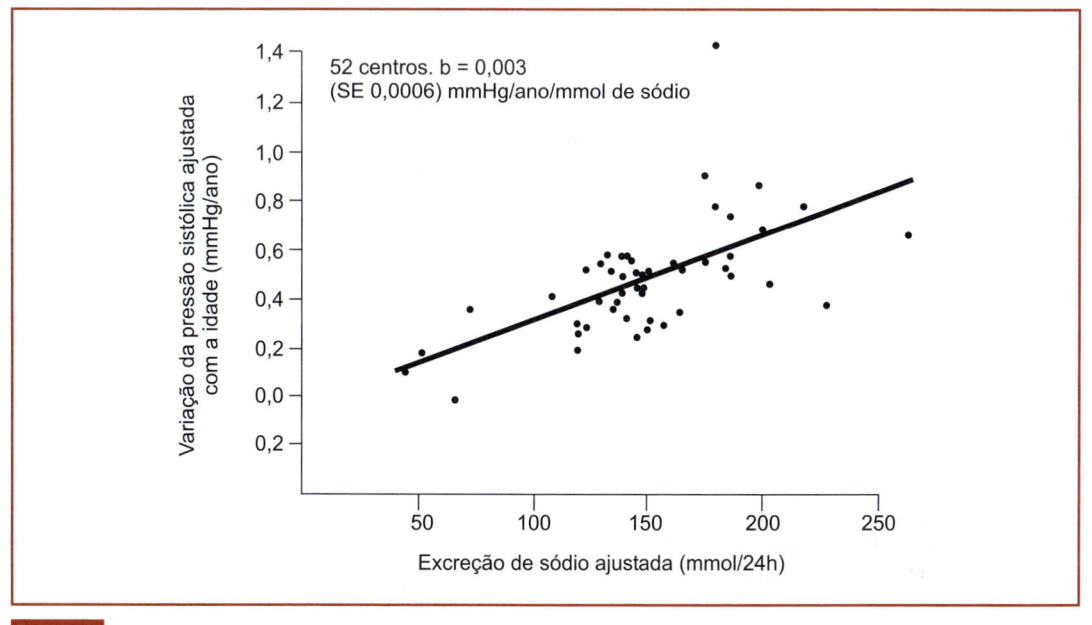

FIGURA 5.2
Pressão arterial sistólica e excreção urinária de sódio[37]

diferentes em 32 países, envolvendo a África, Américas do Sul e do Norte, Ásia e Europa. Tal estudo mostrou resultados muito interessantes e úteis para a prática clínica. A excreção de sódio urinária nas 24 horas se correlacionou positivamente com a pressão sistólica (forte correlação) e diastólica (mais fraca). Essa associação foi independente do sexo, e se torna mais forte com o aumento da idade. Por outro lado, a excreção de potássio se correlacionou inversamente com a pressão arterial sistólica. Outras correlações positivas encontradas com o aumento sistólico e diastólico da pressão arterial ocorreram com o peso, o índice de massa corporal e a ingestão de mais de 300 ml de etanol por semana. Algumas populações indígenas, como os Ianomami do Brasil, os da Papua-Nova Guiné e a população rural do Quênia, que ingerem 0,9 mmol de sódio por dia na dieta, têm atividade física intensa (o estilo de vida na floresta) e não consumem álcool, tiveram média da pressão sistólica em torno de 90 mmHg e diastólica em torno de 60 mmHg. Tal média não se elevou com a idade. Tinham o IMC mais baixo se comparadas com outras populações urbanizadas. A taxa de excreção de sal também foi a menor (0,9 a 51 mmol/dia, comparada com a média de 165 mmol/dia dos outros 48 centros).

A redução do sal na dieta é capaz de reduzir 6 mmHg da pressão arterial sistólica, o que do ponto de vista populacional reduz a incidência de doença arterial coronária em 10% e de acidente vascular cerebral em 16%. Esses resultados reforçam a idéia e a conduta no sentido de reduzir o consumo de sódio e reduzir o peso e o consumo de álcool.[37]

■ REFERÊNCIAS BIBLIOGRÁFICAS

1. Barlassina C, Lanzani C,Manunta P et al. genetics of essencial hypertension: from families to genes. J Am Soc Neprol 2002, 13: S155-S164.
2. Yusuf S, Hawken S, Ounpuu S et al. Effect of potentially modifiable risk factors associated with myocardial infarction in 52 countries (the Interheart study): case control study). Lancet 2004, 364(9438): 937-52.
3. Drummond HA, Price MP, Welsh MJ et al. A molecular component of the arterial baroreceptor mechanotransducer. Neuron 1998; 21: 1435-41.
4. Parati G, Di Rienzo M, Mancia G. Neural cardiovascular regulation and 24-hour blood pressure and heart rate variability. Ann N Y Acad Sci 1996, 783: 47-63.
5. Davis JO, Freeman RH. Historical perspectives on the renin-angiotensin-aldosterone system and angiotensin blockade. Am J Cardiol 1982, 49(6): 1385-9.
6. Oh K, Hu F B, Cho E et al. Carbohydrate intake, glycemic index, glycemic load, and diet fiber in relation to risk of stroke in women. Am J Epidemiol 2005, 161(2): 161-9.
7. Aucott L, Poobalan A, Smith CS et al. Effects of weight. Hypertension 2005, 45: 1035-41.
8. Collis T, Devereux RB, Roman MJ et al. Relations of stroke volume and cardiac output to body composition. Circulation 2001, 103: 820-5.
9. Reaven GM. Insulin resistance and human disease: a short history. J Basic Clin Physiol Pharmacol 1998, 9(2-4): 387-406.
10. Ren J.Leptin and hyperleptinemia-from friend to foe for cardiovascular function. J Endocrinol 2004,181: 1-10.
11. Gurnell M, Savage DB, Chatargee KK et al. The Metabolic Syndrome: ppar γ and its therapeutic modulation. J Endocrinol 2003, 88: 2412-21.
12. Rao DC, Province MA, Leppert MF et al. A genome wide affected sibpair linkage analysis of hypertension the Hyper GEN network. Am J Hypertens 2003, 16:148-50.
13. Kardia SLR, Rosek LS, Krushkal J et al. Genome-wide link analysis for hypertension genes in two ethnically and geographically diverse populations. Am J Hypertens 2003, 16:154-7.
14. Thiel BA, Chakravarti A, Cooper RS et al. A genome-wide linkage analysis investigating the determinants of blood pressure in whites and African Americans. Am J Hypertens 2003, 16:151-3.
15. Ranade K, Hinds D, Hsiung CA et al. A genome scan for hypertension susceptibility loci in populations of Chinese and Japanese origins. Am J Hypertens 2003, 16:158-62.
16. Caulfield M, Munroe P, Pembroke J et al. Genome-wide mapping of human loci for essential hypertension. Lancet 2003, 361: 2118-23.

17. Friedrich C, Luft MD. Mendelian forms of human hypertension and mechanisms of disease. Clinical Medicine and Res 2003, 1:291-300.
18. Botero-Velez M, Curtis JJ, Warnock DG. Brief report: Liddle´s syndrome revisited– a desorder of sodium reabsortion in the distal tubule. N Engl J Med 1994, 330:178-81.
19. Shimketz RA, Warnock DG, Bositis CM et al. Liddle´s syndrome: Heritable human hypertension caused by mutations in the ß subunit of the epithelial sodium channel. Cell 1994, 79:407-14.
20. Mune T, Rogerson FM,Nikkila H et al. Human hypertension caused by mutations in the kidney isozyme of 11- β-hydroxysteroid dehydrogenase. Nat Genet 1995, 10:394-9.
21. Geller DS, Fahri A, Pinkerton N et al. Activating mineralocorticoid receptor mutation in hypertension exacerbated by pregnancy. Science 2000, 289:119-23.
22. Mansfield TA, Simon DB, Farfel Z et al. Multilocus linkage of familial hyperkalemia and hypertension, pseudoaldosteronism type II, to chromosomes 1q31-42 and 17p11-q21. Nat Genet 1997, 16:202-5.
23. Disse-Nicodéme S, Achard JM, Desitter I, Houot AM et al. A new locus on chromosome 12p13.3 for pseudohypoaldosteronism type II, an autosomal dominant form of hypertension. Am J Hum Genet 2000, 67:302-10.
24. Bilgituran N, Zileli S, Karacadag S et al. Hereditary brachydactyly associated with hypertension. J Med Genet 1973, 10:253-9.
25. Jannetta PJ, Segal R, Wolfson SK Jr. Neurogenic hypertension: etiology and treatment. Observations in 53 patients. Ann Surg 1985, 201:391-8.
26. Fein JM, Frishman W. Neurogenic hypertension related to vascular compression of the lateral medulla. Neurosurgery 1980, 6:615-22.
27. Naraghi R, Gaab MR, Walter GF et al. Arterial hypertension and neurovascular compression at the ventrolateral medulla: a comparative microanatomical and pathological study. J Neurosurg 1992, 77:103-12.
28. Naraghi R, Schuster H, Toka HR et al. Neurovascular compression at the ventrolateral medulla in automosomal dominant hypertension and brachydactyly. Stroke 1997, 344:1466-70.
29. Neumann HP, Bausch B, McWhinney SR et al. Freiburg-Warsaw-Columbus Pheocromocitoma Study Group. Germ-line mutations in nonsyndromic pheocromocitoma. N Engl Med 2002, 346:1459-66.
30. Haddy FJ, Pamnami MB. Role of dietary salt in hypertension. J Am Coll Nutr 1995, 14:935-48.
31. Haddy FJ Role of dietary salt in hypertension. Life Sci 2006, 79(17):1585-92.
32. O`Shaughnessy K M O, Karet F E. Salt handling and hypertension. J Clin Invest 2004, 113:1075-80.
33. Conway J. Hemodynamic consequences of induced changes in blood volume. Circ Res 1966, 18:190-8.
34. Epstein M. Cardiovascular and renal effects of head-out water immersion in man. Application of model in assesment of volume homeostasis. Circ Res 1976, 39:619-28.
35. Hamlyn JM, Lu Z, Manunta P et al. Observations on the nature, biosynthesis, secretion and significance of endogenous oubain. Clin Exp Hypertens 1998, 20:523-33.
36. Haddy FJ. Digitalis like circulating factor in hypertension: potential messenger between salt balance and intercellular sodium. Card Drugs and Ther 1990, 4:343-9.
37. Mancilha-Carvalho JJ, Souza-Silva NA.The Yanomami indians in the Intersalt Study. Arq Bras Cardiol 2003, 80(3):295-300.

Hipertensão Arterial e Endotélio

Francisco Antonio Helfenstein Fonseca • Maria Cristina de Oliveira Izar

O endotélio é uma monocamada de células que reveste internamente a superfície dos vasos, separando fisicamente o meio fluido da parede vascular. As células endoteliais têm um papel importante na homeostase vascular por produzirem o fator relaxante derivado do endotélio, identificado como o óxido nítrico (NO), produzido a partir da L-arginina por estímulos bioquímicos e biomecânicos, sendo um importante mensageiro intracelular. O endotélio é também fonte de outros mediadores do tônus vascular, como o fator hiperpolarizante derivado do endotélio (EDHF), e de potentes vasoconstritores, como a endotelina-1, o tromboxano A2 e a prostaglandina H2. Tem a propriedade de produzir substâncias agonistas e antagonistas que ajudam a manter a homeostase e as funções autócrina, parácrina e endócrina. Dessa forma, modula as células musculares lisas, promovendo contração ou relaxamento, e regula a produção de componentes pró- e antitrombóticos e de fibrinolíticos. Interfere na proliferação e migração celulares, na adesão e ativação de leucócitos e nos processos inflamatórios e imunes.

Os fatores de risco cardiovasculares, entre eles a hipertensão arterial, promovem estresse oxidativo que altera a capacidade do endotélio de manter a homeostase vascular, causando a disfunção endotelial, que leva ao desenvolvimento de processos patológicos inflamatórios e doença vascular. Embora existam evidências de que a hipertensão promova aterosclerose, sua contribuição e o papel de fatores vasoativos e hemodinâmicos ainda não estão bem elucidados. A disfunção endotelial complica a hipertensão arterial e é precursora da aterosclerose, caracterizada por uma diminuição na biodisponibilidade do óxido nítrico e um aumento na atividade de vasoconstritores, incluindo a angiotensina II, e de espécies reativas de oxigênio. O óxido nítrico antagoniza os efeitos vasoconstritores e pró-ateroscleróticos da angiotensina II, enquanto esta reduz a biodisponibilidade do óxido nítrico por um aumento do estresse oxidativo. Enquanto o sistema renina-angiotensina-aldosterona participa em todos os estágios da hipertensão arterial, o sistema cinina-calicreína parece envolvido nas alterações estruturais vasculares de longo prazo. O remodelamento vascular ocorre na hipertensão arterial por modificações na tensão da parede e as células vasculares possuem receptores que detectam e respondem às forças mecânicas geradas pela pressão e pelo estresse hemodinâmico, promovendo uma cascata complexa de transdução de sinais intracelulares que incluem a ativação da via do fator nuclear kappa B (NF-KB) e a da proteína quinase ativada por mitógenos (MAPK), levando a alterações funcionais nas células vasculares. Modelos de hipertensão em animais e a hipertensão arterial em humanos têm sua patogênese relacionada à disfunção endotelial. O diabetes melito tipo 1 e o tipo 2 promovem hipertensão arterial por disfunção endotelial, quer por contribuir na geração de produtos finais de glicação avançada, aumentando o estresse oxidativo na parede vascular, quer devido à ativação do sistema renina-angiotensina-aldosterona que ocorre nos estados de resistência à insulina, e por isso é tão freqüente a hipertensão em portadores de diabetes.

A disfunção endotelial é importante fator prognóstico, e terapias voltadas ao restabelecimento da função endotelial, como o bloqueio do sistema renina-angiotensina-aldosterona, antagonistas da endotelina-1, estatinas, fibratos, tiazoledinedionas e possivelmente outros fármacos, estão sendo estudadas por seus efeitos pleiotrópicos no endotélio.

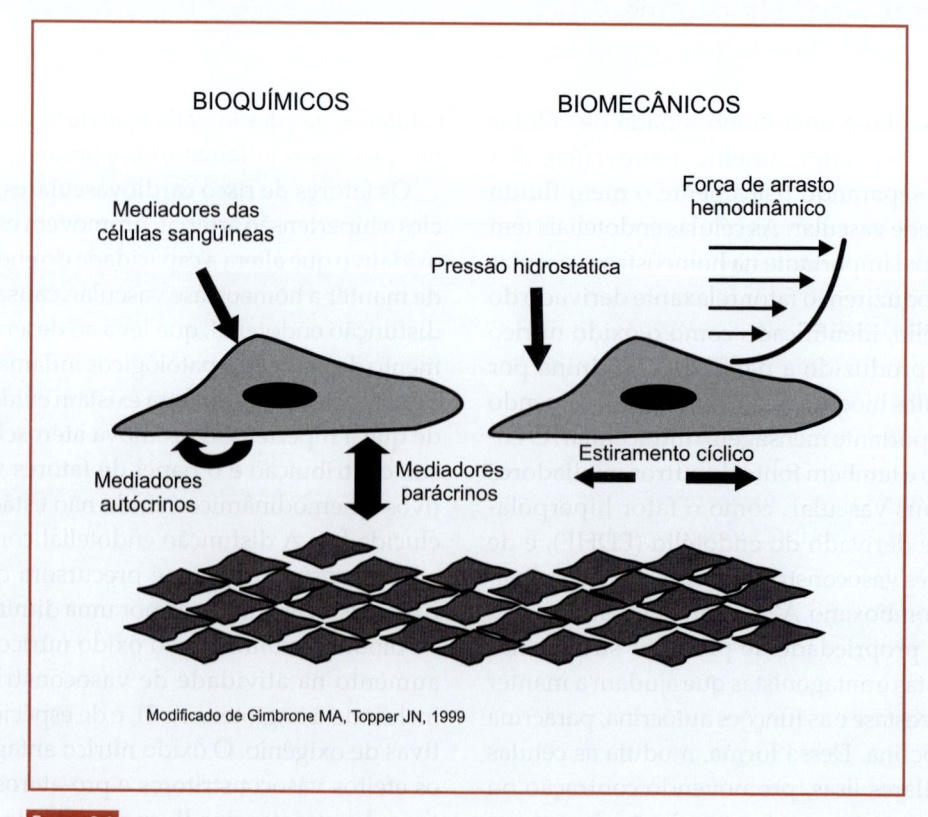

FIGURA 6.1

Mediadores bioquímicos e biomecânicos que atuam na sinalização autócrina, parácrina e endócrina das células endoteliais

A IMPORTÂNCIA DO ENDOTÉLIO E DO ÓXIDO NÍTRICO

O conhecimento da estrutura vascular baseou-se por longo tempo em uma visão estática do vaso como sendo formado basicamente por uma camada média com células musculares lisas compactadas e a matriz extracelular. Atualmente, a camada endotelial e a adventícia têm sido vistas como importantes participantes dos processos fisiopatológicos envolvidos na regulação da estrutura e função vasculares e das respostas adaptativas às agressões locais ou sistêmicas. Embora o endotélio seja uma monocamada de células que reveste internamente a superfície dos vasos, separando fisicamente o meio fluido da parede vascular, o seu peso total é maior do que o de um fígado, com uma massa igual a vários corações, e quando estendido ocuparia uma área superior a várias quadras de tênis.[1]

Sua função é também muito ampla, com um papel crucial na homeostase vascular, só reconhecido em 1980, quando Furchgott e Zawadski descreveram a produção de um fator de relaxamento derivado do endotélio (EDRF), e que esse fator era obrigatório para o relaxamento de anéis isolados expostos ao agonista, acetilcolina[2]. Ao final dessa década, esse fator foi identificado como um gás inorgânico, o óxido nítrico (NO), produzido a partir da L-arginina, que tem um papel importante como mensageiro intracelular[3,4,5]. O endotélio é também fonte de outros mediadores do tônus vascular, como o fator hiperpolarizante derivado do endotélio (EDHF), e potentes vasoconstritores, como a endotelina-1, o tromboxano A2 e prostaglandina H2[6,7]. Pela situação estratégica dessa monocamada de células na parede vascular, recebe sinais hemodinâmicos e humorais, atuando como efetora de respostas adaptativas locais. Produz mediadores que atuam na sinalização autócrina, parácrina e endócrina, modulando o tônus e a permeabilidade vasculares, a hemostasia, proliferação e a resposta às agressões físicas e químicas.[8]

O óxido nítrico é sintetizado a partir da L-arginina por uma família de enzimas chamadas óxido nítrico sintases (NOS)[9]. Três isoformas das NOS foram descritas: a NOS endotelial (eNOS), expressa nas células endoteliais e nas plaquetas[9], a neuronal (nNOS) e uma isoforma indutível (iNOS). O gene que codifica a eNOS localiza-se no cromossomo 7, o da nNOS, no cromossomo 12 e o da iNOS, no cromossomo 17[10]. A eNOS e a nNOS são constitutivamente expressas em uma variedade de células que têm um papel na fisiologia cardiovascular. Essas isoformas são cálcio/calmodulina-dependentes e sintetizam uma quantidade relativamente pequena do NO, o qual age como um mensageiro intercelular. Em contraste, a iNOS liga-se firmemente à calmodulina, de tal forma que sua atividade é funcionalmente independente da concentração de cálcio. Uma vez expressa, a iNOS é totalmente ativa e induz à produção de grandes quantidades de NO[11,12]. O NO assim gerado pode promover efeitos fisiológicos exagerados, mas também pode ser tóxico às células. A iNOS é sintetizada *de novo* em células expostas a certas citocinas pró-inflamatórias, incluindo o fator de necrose tumoral alfa (TNF-α), a interleucina (IL)-1β e o interferon (IFN)γ, e sua expressão pode ser induzida em praticamente todas as células envolvidas na homeostase vascular[13-16]. A eNOS é constitutivamente expressa pelo endotélio e é modulada pelas forças de arrasto hemodinâmico (*shear stress*) e por uma variedade de agonistas ativados por receptores e por hormônios[17,18,19]. O óxido nítrico sintetizado a partir da eNOS desempenha um papel crucial na regulação da pressão arterial, tônus vascular e agregação plaquetária[20,21,22]. Já a iNOS é indutível por estímulos imunológicos[9]. No sistema cardiovascular a iNOS está presente nas células endoteliais e células musculares lisas, bem como nos macrófagos, participando de vários processos imunopatológicos.[9]

PROPRIEDADES DAS CÉLULAS ENDOTELIAIS

Vasorreatividade

Hemostasia

Inflamação

Proliferação

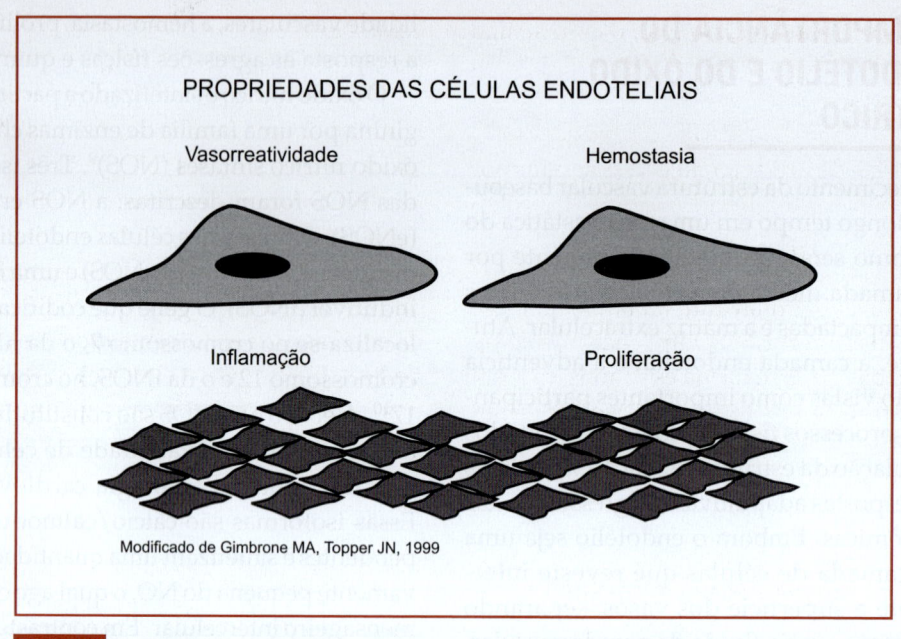

Modificado de Gimbrone MA, Topper JN, 1999

FIGURA 6.2
Propriedades das células endoteliais

O papel do endotélio não está restrito ao controle do tônus vascular, mas também regula a proliferação, a migração das células do músculo liso vascular e a adesão de leucócitos. Os mediadores endoteliais NO e PGI2 promovem no endotélio intacto muitas das funções protetoras, inclusive antiaterotrombóticas, prevenindo a adesão e agregação plaquetárias, além de influenciar a contratilidade miocárdica[23]. O óxido nítrico e a endotelina-1 exercem funções antagônicas sobre o tônus vascular e a pressão arterial, e na perda da integridade dessas células há um desequilíbrio entre a produção diminuída do NO e aumentada de ET-1, com um aumento da resposta vasoconstritora, proliferação e migração de células musculares lisas vasculares, adesão de plaquetas e monócitos e maior expressão de moléculas de adesão. Esses fenômenos também se associam aos principais fatores de risco cardiovasculares, como hipertensão arterial, hipercolesterolemia, diabetes melito, hiperhomocisteinemia, aterosclerose, menopausa, tabagismo e envelhecimento.[24-28]

■ REGULAÇÃO DA SÍNTESE DO ÓXIDO NÍTRICO

As três isoformas da NOS compartilham 50-60% da homologia ou seqüência de aminoácidos, determinada pelos seus genes NOS1, NOS2, NOS3[29]. As NOS possuem um domínio redutase homólogo ao citocromo P450 em sua porção carboxiterminal, que recebe elétrons do NADPH, e uma porção aminoterminal com um domínio oxidase (que retira um elétron do substrato L-arginina), com sítio de ligação para o heme, tetraidrobiopterina e para o substrato L-arginina[30]. Em sua forma ativa, a NOS forma dímeros, cada monômero unido por um sítio de ligação para cálcio-calmodulina[30]. Segue-se uma cadeia de transferências de elétrons a partir do NADPH, terminando com a L-arginina/NO, tendo como composto intermediário formado a L-citrulina. O NO produzido pode inibir a atividade da NO sintase ao interagir com o domínio heme dessa enzima. A eNOS é regulada pelas concentrações de cálcio citosólico, o qual se liga à calmodulina, que efetua o acoplamento do transporte de elétrons após exposição a certos agonistas (acetilcolina, bradicinina)[29]. Outras vias de ativação da eNOS seriam por fosforilação do aminoácido serina pela proteína quinase B, Akt quinase[31], que aumenta a sensibilidade da eNOS à cálcio-calmodulina e que tem papel relevante na angiogênese e como antiapoptótica[32]. Outro mecanismo de ativação da eNOS se dá via esfingolípides, em que a esfingosina-1 fosfato ativa a eNOS em concentrações fisiológicas, via Akt quinase[31]. Parte do processo de ativação da eNOS se dá nas cavéolas. Essas estruturas, que têm características dinâmicas, são invaginações da membrana plasmática, e integram sinais celulares. Constituem microdomínios lipídicos de membrana ricos em esfingolípides e colesterol e pobres em fosfolípides, também chamados *rafts* de membrana[29]. A proteína caveolar, caveolina-1, tem ação inibitória à eNOS, ligando-se à enzima. Esse processo é revertido pelo cálcio e pela fosforilação pela Akt quinase. Na hipercolesterolemia há aumento do número de cavéolas e conseqüentemente da expressão da eNOS, levando a um aumento do NO. Entretanto, a exposição a lipoproteínas oxidadas, ou a fatores que concorram para aumento do estresse oxidativo, reduz o número de cavéolas e leva a uma menor produção de NO.[29]

São co-fatores na ativação das NOS o grupo heme, tióis reduzidos (grupos SH), mono e

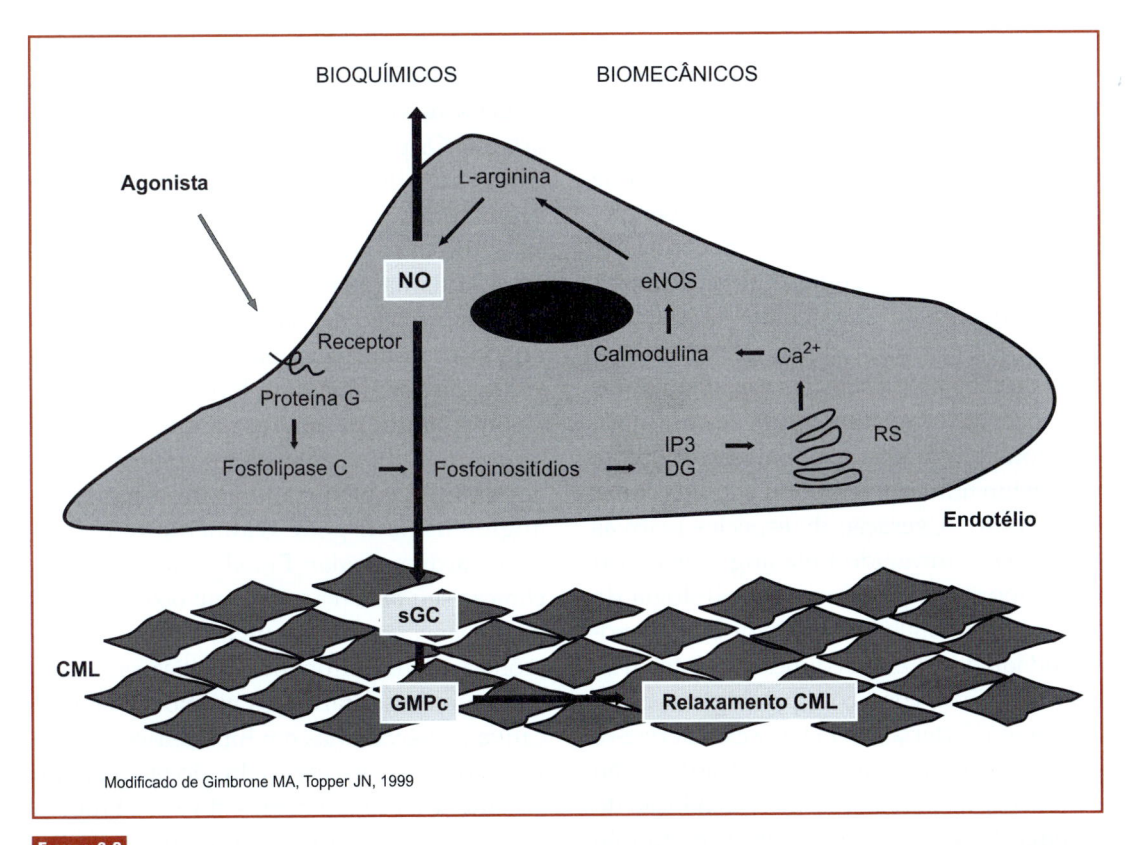

FIGURA 6.3

Mecanismos de regulação e síntese do óxido nítrico nas células endoteliais. eNOS = óxido nítrico sintase endotelial; IP3 = inositol-trifosfato; DG = diacilglicerol; RS = retículo sarcoplasmático; sGC = guanilatociclase solúvel; GMPc = monofosfato guanilato ciclase; CML = célula muscular lisa dinucleotídeos de flavinas e os derivados da tetraidrobiopterina (BH4), além do próprio substrato, L-arginina[33]. Já o desacoplamento das NOS, também chamado "dupla face do NO", explica a possibilidade de seus efeitos deletérios nos sistemas biológicos. A NOS desacoplada transfere um elétron do NADPH para o oxigênio molecular e permite a formação do principal antagonista do NO, o radical superóxido, que favorece a formação do intermediário tóxico peroxinitrito[34]. Este é um importante mecanismo envolvido na disfunção endotelial, nos estágios iniciais da hipertensão arterial, diabetes, aterosclerose e na tolerância aos nitratos.[29,33,34]

■ HIPERTENSÃO ARTERIAL E ENDOTÉLIO

Sistema Renina-Angiotensina-Aldosterona e Cinina-Calicreína

O sistema renina-angiotensina-aldosterona (RAA) e o sistema cinina-calicreína desempenham importante papel no desenvolvimento e na progressão de algumas formas de hipertensão e doença cardiovascular[35]. O endotélio tem papel crítico na modulação do tônus vascular por liberar substâncias vasodilatadoras e vasoconstritoras. Em condições normais, o endotélio induz a vasodilatação mediada pelo óxido nítrico, e se opõe à adesão celular e trombose. A geração de espécies reativas de oxigênio induzido pela angiotensina II tem importante papel na fisiopatologia da disfunção endotelial por reduzir a biodisponibilidade de NO. A disfunção endotelial se associa a várias condições patológicas, como hipertensão arterial, diabetes, e caracteriza-se por alterações no tônus vascular, inflamação e trombose na parede vascular. A inibição do sistema RAA promove benefícios na função endotelial em animais e em humanos. Os inibidores da ECA, os bloqueadores do receptor de angiotensina II e os antagonistas dos receptores de mineralocorticóides têm melhorado a função endotelial, retardado a progressão da aterosclerose e reduzido o risco associado a doenças cardiovasculares.[36]

A ativação do sistema RAA parece ainda relacionada à variabilidade da pressão arterial. Estudos com modelos animais de hipertensão arterial indicam que a variabilidade da pressão arterial é tão importante quanto os níveis elevados da pressão arterial na determinação de lesão em órgãos-alvo, incluindo lesões miocárdicas, hipertrofia aórtica, remodelamento vascular e dano renal. Embora as lesões em órgãos-alvo induzidas pela variabilidade da pressão arterial sejam semelhantes àquelas induzidas pela hipertensão, estudos comparativos em ratos espontaneamente hipertensos e naqueles com denervação sinoaórtica revelaram que a hipertrofia aórtica é um índice sensível de variabilidade da pressão arterial, e a hipertrofia do ventrículo esquerdo é um índice sensível dos níveis elevados da pressão arterial. Os possíveis mecanismos para explicar a variabilidade da pressão arterial como promotora de lesões em órgãos-alvo incluem lesão direta ao endotélio, ativação do sistema RAA, inflamação e apoptose dos cardiomiócitos. A redução da variabilidade da pressão arterial contribui para a proteção a órgãos-alvo conferida por alguns anti-hipertensivos.[37]

Entretanto, permanece a questão de se o bloqueio do sistema RAA com inibidores da ECA e bloqueadores do receptor de angiotensina II pode realmente reduzir o risco cardiovascular. Em algumas situações clínicas seu benefício é inequívoco, como na insuficiência cardíaca congestiva aguda e na crônica, ou na nefropatia diabética, em que o emprego desses fármacos promoveu significativa proteção. Mas em hipertensos de alto risco os benefícios esperados do bloqueio do sistema RAA foram menos óbvios[38]. Embora os benefícios obtidos com os tratamentos anti-hipertensivos, em termos de redução de morbidade e mortalidade cardiovasculares, sejam principalmente atribuídos à redução da pressão arterial, existe discussão sobre os efeitos de alguns agentes anti-hipertensivos além do controle pressórico no endotélio[39]. A hipertensão se associa a alterações adversas sobre o endotélio. O dano ou disfunção endotelial é considerado um índice prognóstico de futuros eventos cardiovasculares em hipertensos. Entre os agentes hipotensores, os antagonistas dos canais de cálcio e os inibidores da ECA possuem efeitos diretos no endotélio. Já os beta-bloqueadores e os bloqueadores alfa-adrenérgicos influenciam a função endotelial indiretamente, por redução da pressão. Os antioxidantes também promovem benefícios na função endotelial, mas seu uso clínico não se traduziu em benefício clínico.[39]

Já o sistema cinina-calicreína (SCC) possui papel fisiológico mais relevante nas modificações hemodinâmicas que ocorrem em longo prazo. A ECA cliva a angiotensina, mas também outros peptídeos, entre eles a bradicinina. A sua localização em vários tecidos sugere que possa ter um papel na inativação de cininas, modificando a hemodinâmica local[40-41]. Dados oriundos de estudos com modelos animais que não expressam o receptor B2 da bradicinina demonstraram alterações estruturais desde hipertrofia cardíaca, dilatação ventricular, alterações da permeabilidade vascular com tendência ao angioedema, aumento da pressão diastólica final, maior susceptibilidade ao sal, aumento da pressão arterial e resposta exacerbada à angiotensina II. Desta forma, postulou-se que a menor eficácia das cininas participa da patogênese da hipertensão arterial primária e secundária.[42-44]

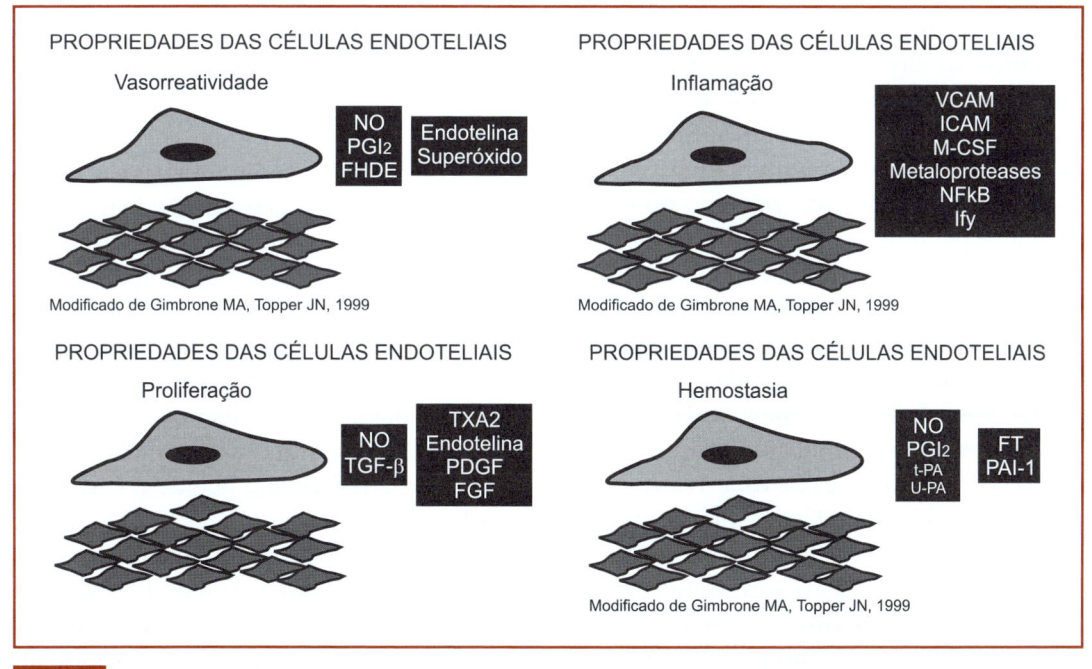

Figura 6.4

Papel do endotélio normal e patológico na vasorreatividade, na inflamação, na proliferação celular e na hemostasia. NO = óxido nítrico; PGI2 = prostaciclina; FHDE = fator hiperpolarizante derivado do endotélio; VCAM = moléculas de adesão celular vascular; ICAM = moléculas de adesão intercelular; M-CSF = fator estimulante da colonização de macrófagos; NF-kB = fator nuclear – kappaB; IFγ = interferon-gama; TGF-β = fator de crescimento transformador beta; TXA2 = tromboxano A2; PDGF = fator de crescimento derivado de plaquetas; FGF = fator de crescimento de fibroblastos; tPA = ativador do plasminogênio tecidual; U-PA = uroquinase; FT = fator tecidual; PAI-1 = inibidor do ativador do plasminogênio-1

PAPEL DO ENDOTÉLIO NO REMODELAMENTO VASCULAR NA HIPERTENSÃO ARTERIAL

Também o remodelamento vascular sofre influência do endotélio e da camada adventícia. Tradicionalmente, a arquitetura das artérias baseou-se no arranjo de células musculares lisas e matriz extracelular. Entretanto, a adventícia e o endotélio são vistos atualmente como de importante participação no crescimento vascular e no reparo. Aceita-se um novo conceito dinâmico do vaso num constante estado de automanutenção. Surgem várias questões sobre a heterogeneidade celular das artérias, o tempo e os fatores desencadeantes do remodelamento normal e patológico. O remodelamento na hipertensão parece envolver um aumento na densidade de células da camada adventícia, sugerindo que essa camada de células inicie o remodelamento e as alterações subseqüentes, como o rearranjo das células musculares lisas e da matriz extracelular. As células musculares lisas organizam-se de uma maneira previsível, matematicamente, enquanto pouco se sabe a respeito da organização do endotélio no remodelamento vascular na hipertensão. Observações recentes sugerem que deva haver uma estreita relação entre a organização helicoidal das células musculares lisas e o padrão das células endoteliais subjacentes. A função das conexões mioendoteliais é tópico de grande interesse e pode estar relacionada à estrutura da lâmina elástica interna através da qual essas conexões têm que passar.[45]

Além disso, os vasos sangüíneos estão constantemente expostos a forças mecânicas, na forma de estresse por estiramento devido à natureza pulsátil do fluxo sangüíneo e estresse de cisalhamento, ou *shear stress*. Variações nas forças mecânicas de natureza fisiológica ou fisiopatológica ocorrem *in vivo* e se acompanham de modulação fenotípica das células musculares lisas e endoteliais, produzindo modificações estruturais na parede arterial. O remodelamento vascular ocorre por modificações na tensão da parede vascular e atua numa tentativa de restabelecer as condições mecânicas basais. As células vasculares possuem uma série de receptores que permitem a detecção e resposta às forças mecânicas geradas pela pressão e pelo estresse hemodinâmico. O citoesqueleto e outros componentes estruturais têm um papel estabelecido na mecanotransdução, sendo capazes de transmitir e modular a tensão nas células por meio de sítios de adesão focal, integrinas, junções celulares e matriz extracelular. As forças mecânicas também iniciam complexas cascatas de transdução de sinais, incluindo a via do fator nuclear kappaB (NF-KB) e a da proteína quinase ativada por mitógenos (MAPK), levando a alterações funcionais nas células vasculares.[46]

Endotelina-1

A endotelina-1 (ET-1) é um vasoconstritor secretado pelas células endoteliais e que atua contrabalançando as ações do óxido nítrico. A ET-1 contribui para o tônus vascular e regula a proliferação por ativação dos receptores ETA e ETB. Fatores físicos, como o estresse hemodinâmico, ou estímulos por trombina, epinefrina, angiotensina II, fatores de crescimento, citocinas, mediadores, como o óxido nítrico, GMP cíclico, peptídeo natriurético atrial e prostaciclina reduzem a liberação endógena da ET-1. Assim, em condições fisiológicas, os efeitos da ET-1 são cuidadosamente regulados por inibição ou estimulação da liberação de ET-1 pelo endotélio. A disfunção endotelial é um dos fenômenos precoces das anormalidades vasculares. Alterações na função endotelial podem resultar de diminuição absoluta ou relativa da biodisponibilidade do NO, bem como de aumento da síntese de ET-1, de sua liberação ou atividade. O desbalanço na produção de agentes vasodilatadores e vaso-

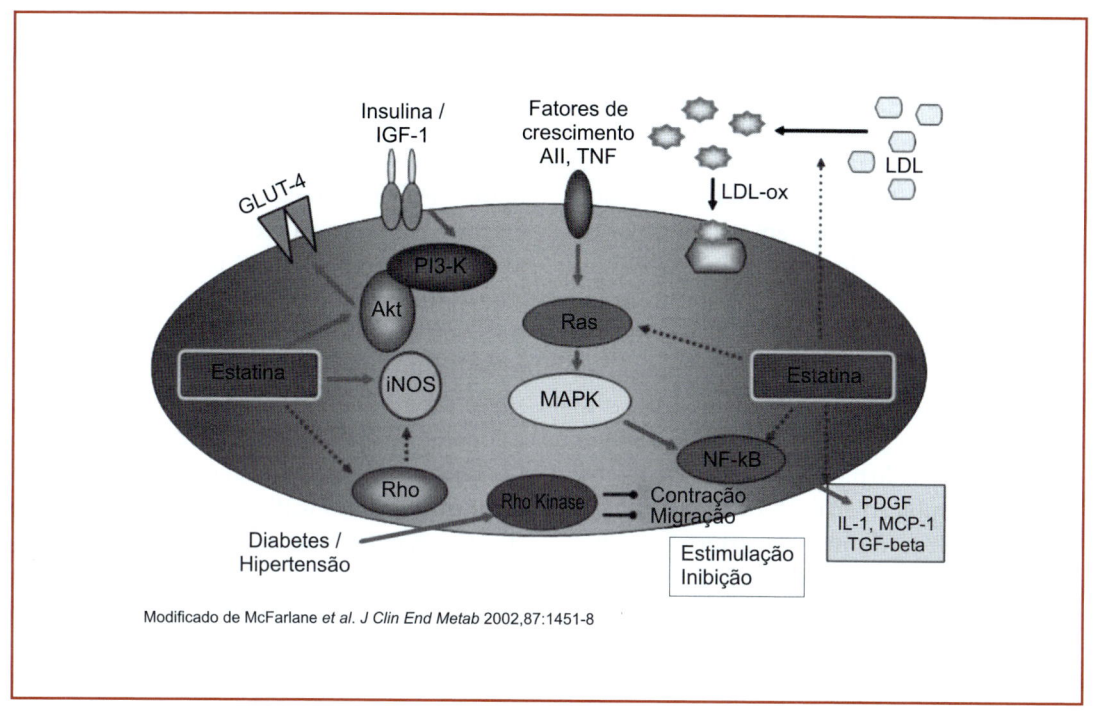

FIGURA 6.5

Vias de sinalização celulares na hipertensão arterial, no diabetes melito e nas dislipidemias. Fatores de risco como o diabetes e a hipertensão arterial, aumento da angiotensina II, de LDL-oxidada e de fatores pró-inflamatórios ativam vias de sinalização comuns e promovem disfunção endotelial, proliferação e migração celulares. O uso das estatinas restabelece a sinalização celular normal. GLUT4 = transportador de glicose sensível à insulina; IGF-1 = fator de crescimento tipo insulina-1; AII = angiotensina II; TNF = fator de necrose tumoral; LDL-ox = receptor de LDL-oxidada; PI3K = fosfatidilinositol-3 quinase; Akt = Akt quinase; iNOS = NO sintase indutível; Ras e Rho = pequenas proteínas G-símile; MAPK = proteína quinase ativada por mitógenos; NF-kB = fator nuclear – kappaB; PDGF = fator de crescimento derivado de plaquetas; IL-1 = interleucina-1; MCP-1 = proteína quimiotática de monócitos; TGF-β = fator de crescimento transformador beta

constritores pode contribuir para o início das desordens hemodinâmicas. A desregulação do sistema endotelina é importante na patogênese de vários distúrbios cardiovasculares, entre eles a hipertensão. Os receptores ETA e ETB tornam-se atrativos alvos de intervenção terapêutica em distúrbios associados a níveis elevados de ET-1. Antagonistas de receptores da ET podem ser agentes que modifiquem a doença por preservar a integridade endotelial quando o sistema endotelina está ativado. A ativação desse sistema parece estar envolvida também na hipertensão associada aos estados de resistência à insulina, por meio de sinalização via MAPK.[47]

■ MODELOS ANIMAIS DE HIPERTENSÃO

O papel do óxido nítrico tem sido implicado na gênese da hipertensão arterial sistêmica em modelos animais. A inibição crônica da síntese do óxido nítrico pela administração da N-monometil-L-arginina (L-NMMA) reduz a vasodilatação mediada pelo NO e promove elevação da pressão arterial e lesões renais semelhantes às observadas na hipertensão arterial maligna, além de retenção de sódio e água pelos rins, alteração na complacência vascular e aumento da pressão de pulso[48-52]. Em outros modelos, como o sal-sensível (*hypertension-prone*), há evidências inequívocas de menor geração de NO, menores níveis de nitritos e nitratos circulantes e menor efeito vasodilatador mediado pela acetilcolina.[53]

Por outro lado, há indícios de que a atividade da NO sintase possa estar aumentada na hipertensão. De fato, em cepas de ratos espontaneamente hipertensos (SHR) há um aumento da geração de NO, sendo essas aparentes contradições mais relacionadas ao modelo estudado. Acredita-se que o NO gerado seria neutralizado por um aumento concomitante na geração de espécies reativas de oxigênio[54,55]. No modelo de rato Dahl sensível ao sal, a inibição do óxido nítrico promove menor aumento da pressão arterial comparado aos ratos normotensos Dahl resistentes ao sal e aos Sprague-Dawley. Parece haver menor quantidade de óxido nítrico atuando no modelo sal-sensível.[56]

Hipertensão Arterial Humana

Existem evidências de que a resposta à acetilcolina em portadores de hipertensão arterial primária e secundária esteja diminuída, o mesmo ocorrendo em filhos normotensos de indivíduos hipertensos[57]. Por outro lado, outros estudos mostraram respostas semelhantes à acetilcolina em normotensos e hipertensos.[58,59]

Estudos que avaliam o uso de inibidores da NOS parecem ser mais elucidativos do que aqueles que utilizam a situação basal da via do óxido nítrico. A administração do L-NMMA se acompanha de uma resposta vasoconstritora diminuída nos hipertensos[52], e o tratamento com inibidores da enzima de conversão ou bloqueadores dos canais de cálcio restaura a resposta ao L-NMMA.[60,61]

■ DIABETE, ENDOTÉLIO E HIPERTENSÃO

A disfunção endotelial contribui para as doenças cardiovasculares, como a hipertensão arterial, a aterosclerose e a doença arterial coronária, as quais também se caracterizam por resistência à insulina. A resistência à insulina é um sinal de desordens metabólicas, incluindo o diabetes melito tipo 2 e a obesidade, também caracterizados por disfunção endotelial. As ações metabólicas da insulina para promover disponibilidade de glicose estão aumentadas pelas ações vasculares da insulina no endotélio para estimular a produção do óxido nítrico. O aumento do fluxo sangüíneo para o músculo esquelético dependente do NO participa com 25-40% do aumento da captação da glicose em resposta à estimulação pela insulina. A via de sinalização de insulina dependente da fosfatidil-inositol-3 quinase (PI3K) no endotélio relacionado à produção de óxido nítrico compartilha semelhanças com a via de captação de glicose pelo músculo esquelético. Por outras vias de sinalização, a insulina regula a liberação de endotelina-1 no endotélio. A resistência à insulina caracteriza-se por comprometimento da via de sinalização dependente da PI3K, que no endotélio causa desbalanço entre a secreção de NO e de ET-1, diminuindo o fluxo sangüíneo, o que agrava a resistência à insulina. Intervenções terapêuticas têm demonstrado que melhorando a disfunção endotelial melhora-se a resistência à insulina, e vice-versa. Estudos clínicos, epidemiológicos e de experimentação animal suportam uma relação recíproca entre a disfunção endotelial e a resistência à insulina que ajuda a ligar as doenças cardiovasculares e as metabólicas.[62]

Tanto o diabetes melito tipo 1 como o tipo 2 são situações em que há um aumento do estresse oxidativo, além de serem considerados fatores de risco independentes para doença arterial coronária, AVC e doença arterial periférica. A hiperglicemia promove glicação de proteínas e fosfolípides, aumentando o estresse oxidativo. Produtos reativos não-enzimáticos formam compostos químicos reversíveis que são produtos da glicação inicial que, subseqüentemente, se rearranjam para

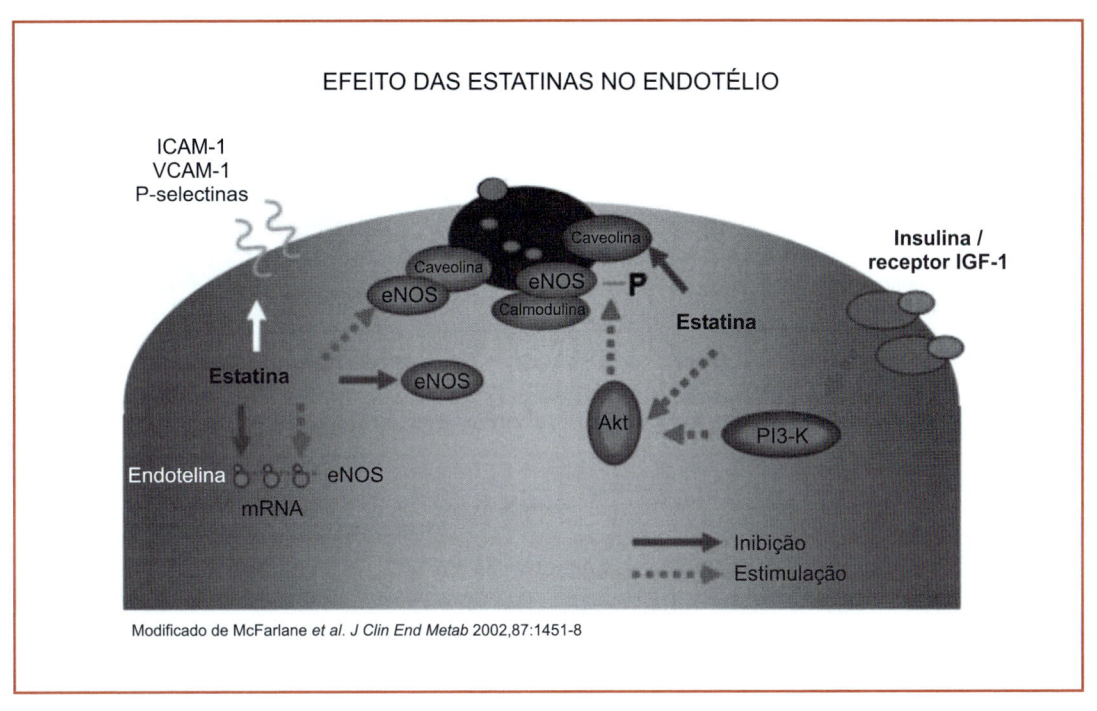

FIGURA 6.6
Mecanismos de benefício com o uso de estatinas na função endotelial. As estatinas promovem ativação da NOS endotelial, por atuar na proteína caveolar, a caveolina-1, por favorecer a fosforilação em serina pela via da Akt quinase e por diminuir a expressão da endotelina-1. Também nos estados de resistência à insulina as estatinas melhoram a função endotelial por restabelecer a via do receptor de insulina-PI3 quinase.
ICAM-1 = molécula de adesão intercelular-1; VCAM-1 = molécula de adesão celular vascular-1; IGF-1 = insulin-like growth factor-1 – fator de crescimento insulino-símile-1; eNOS = óxido nítrico sintase endotelial; mRNA = RNA mensageiro; Akt = Akt quinase; PI3Kinase = fosfatidilinositol-3 quinase

formar compostos mais estáveis, e proteínas estruturais como o colágeno vascular podem ser glicosilados. O contínuo rearranjo leva à formação dos produtos finais de glicação avançada, ou AGEs. Uma vez formados, esses produtos são irreversíveis e geram grande quantidade de espécies reativas de oxigênio, com subseqüente dano oxidativo arterial[63]. A presença e o acúmulo desses AGEs em vários tipos celulares afetam a estrutura intra- e extracelular e suas funções. Os AGEs contribuem para uma variedade de complicações micro- e macrovasculares pela formação de ligações cruzadas entre moléculas na membrana basal da matriz extracelular e por ligarem-se ao receptor dos produtos finais de glicação avançada (RAGE). A ativação do RAGE pelos AGEs causa regulação para cima do fator de transcrição nuclear kappa B e de seus genes-alvo. AGEs solúveis ativam monócitos, e os AGEs na membrana basal inibem a migração de monócitos. AGEs ligados aos RAGEs aumentam a permeabilidade endotelial para macromoléculas. Os AGEs bloqueiam a atividade do óxido nítrico no endotélio e levam à produção de espécies reativas de oxigênio[63]. Terapias dirigidas à inibição dos AGEs estão sendo investigadas, devido à crescente importância desses compostos nas lesões vasculares do diabetes. Foi descrito ainda que parte dos efeitos biológicos induzidos pelos AGEs no endotélio poderia ser mediada pelo

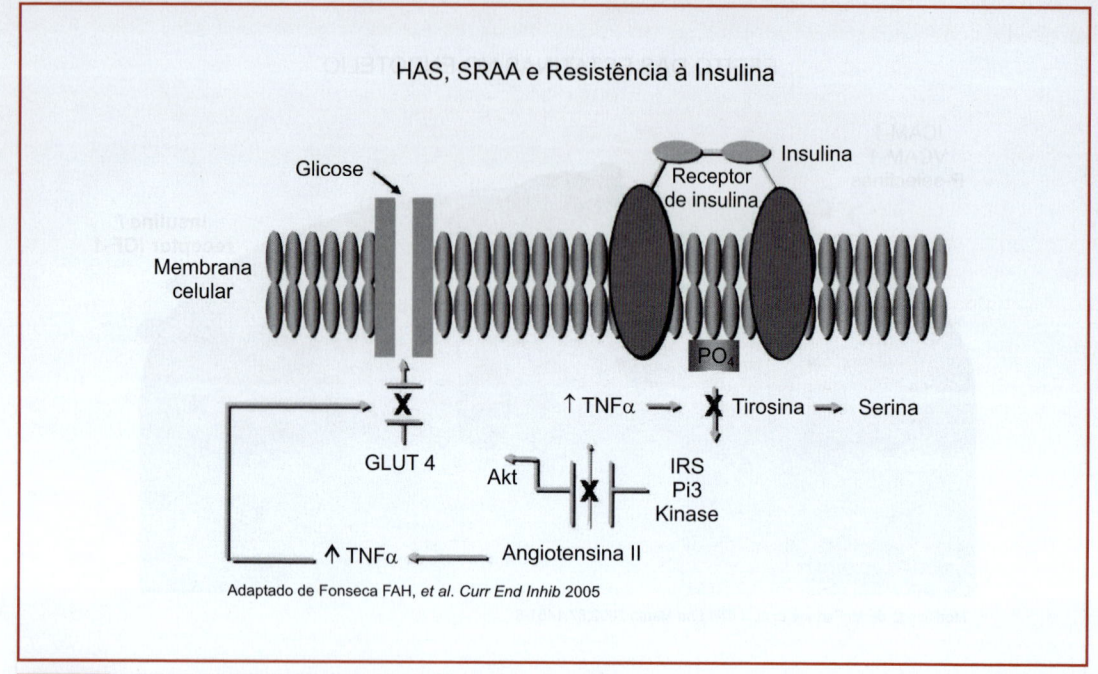

FIGURA 6.7
Mecanismos de resistência à insulina. Vias de sinalização do receptor de insulina nos estados de resistência à insulina e em presença de fatores inflamatórios e angiotensina II.
TNF-α = fator de necrose tumoral alfa; GLUT-4 = transportador de glicose sensível à insulina; Akt = Akt quinase; PO4 = fosfato; IRS = substrato do receptor de insulina; Pl3Kinase = fosfatidilinositol-3 quinase

enfraquecimento das junções intercelulares ocasionado pela diminuição da VE-caderina, um complexo protéico que participa da integridade das junções intercelulares endoteliais e que sofre ruptura nos processos de glicação avançada.[64]

O uso de agonistas PPAR-alfa e -gama, como os derivados do ácido fíbrico e as tiazolidinedionas, respectivamente, têm demonstrado benefícios adicionais por seus efeitos pleiotrópicos, aumentando a expressão da NOS endotelial.[65,66]

Em conclusão, o endotélio participa de maneira importante na manutenção da homeostase vascular. A hipertensão arterial é um estado de disfunção endotelial por desequilíbrio na biodisponibilidade do óxido nítrico em que há ativação do sistema renina-angiotensina-aldosterona e aumento do estresse oxidativo vascular. A célula endotelial ativada perde sua capacidade de manter a homeostase vascular e passa a expressar um fenótipo vasoconstritor, pró-inflamatório e pró-trombótico. Doenças complexas como o diabetes, a aterosclerose, a doença arterial coronária e a própria hipertensão arterial têm mecanismos fisiopatológicos comuns de disfunção endotelial.

■ REFERÊNCIAS BIBLIOGRÁFICAS

1. Rubanyi GM. The role of endothelium in cardiovascular homeostasis and diseases. J Cardiovasc Pharmacol 1993, 22(Suppl 4):S1-S14.
2. Furchgott RF, Zawadski JV. The obligatory role of endothelial cells in the relaxation of arterial smoot muscle by acetylcholine. Nature 1980; 299:373-6.
3. Moncada S, Palmer RM, Higgs EA. Nitric oxide: physiology, pathophysiology, and pharmacology. Pharmacol Rev 1991; 43:109-42.

4. Furchgott RF, Vanhoutte PM. Endothelium-derived relaxing and contracting factors. FASEB J 1989; 3:2007–17.
5. Vanhoutte PM. The other endothelium-derived vasoactive factors. Circulation 1993; 87 (Suppl V),V9 -V17.
6. Monbouli J-V, Illiano S, Nagao T, Scott-Burden T, Vanhoutte PM. Potentiation of endothelium-dependent relaxations to bradykinin by angiotensin I converting enzyme inhibitors in canine coronary artery involves both endothelium-derived relaxing and hyperpolarizing factors. Circ Res 1992; 71:137-44.
7. Lüscher TF, Tanner FC. Endothelial regulation of vascular tone and growth. Am J Hypertens 1993; 6:283S-293S.
8. Moncada S, Higgs A. Mechanisms of disease. The L-arginine-nitric oxide pathway. N Engl J Med 1993; 329:2002-12.
9. Moncada S. The L-arginine: nitric oxide pathway. Acta Physiol Scand 1992; 145:201-27.
10. Moncada S, Higgs A. Molecular mechanisms and therapeutic strategies related to nitric oxide. FASEB 1995; 9:1319-30.
11. Bogle R, Vallance P. Functional effects of econazole on inducible nitric oxide synthase: production of a calmodulin-dependent enzyme. Br J Pharmacol 1996; 117:1053-8.
12. Cho HJ, Xie Q-W, Calaycay J, Mumford RA, Swiderek KM, Lee TD, Nathan CF. Calmodulin is a subunit of nitric oxide synthase from macrophages. J Exp Med 1992; 176:599-604.
13. Bhagat K, Vallance P. Inducible nitric oxide synthase in the cardiovascular system. Heart 1996; 75:218-20.
14. Cook TH, Bune AJ, Taylor M, Loi RK, Cattell V. Cellular localization of inducible nitric oxide in endotoxic shock in the rat. Clin Sci 1994; 87: 179-86.
15. de Belder A, Radomski M, Hancock V, Brown A, Moncada S, Martin J. Megakaryocytes form patients with coronary atherosclerosis express the inducible nitric oxide synthase. Arterioscl Thromb Vasc Biol 1995; 15:637-41.
16. Radomski MW, Vallance P, Whitley G, Foxwell N, Moncada S. Platelet adhesion to human vascular endothelium is modulated by constitutive and cytokine induced nitric oxide. Cardiovasc Res 1993; 89:2070-8.
17. Sessa WC, Prichard K, Seyedi N, Wang J, Hintze TH. Chronic exercise in dogs increases coronary vascular nitric oxide production and endothelial cell nitric oxide synthase gene expression. Circ Res 1994; 74:349-53.
18. Schmidt HHHW, Zernikow B, Baeblich S, Böhme E. Basal and stimulated formation and release of L-arginine-derived nitrogen oxides from cultured endothelial cells. J Pharmacol Exp Ther 1990; 254:591-7.
19. Weiner CP, Lizasoain I, Baylis SA, Knowles RG, Charles IC, Moncada S. Induction of calcium-dependent nitric oxide synthase by hormones. Proc Nat Acad Sci USA 1994; 91:5212-6.
20. Rees DD, Palmer RMJ, Moncada S. Role of endothelium-derived nitric oxide in the regulation of blood pressure. Proc Nat Acad Sci 1989; 86:3375-8.
21. Vallance P, Collier J, Moncada S. Effects of endothelium derived nitric oxide on peripheral arteriolar tone in man. Lancet 1989; ii: 997-1000.
22. Radomski MW, Palmer RMJ, Moncada S. An L-arginine to nitric oxide pathway in human platelets regulates aggregation. Proc Nat Acad Sci 1990; 87:5193-7.
23. Brady AJ, Warren JB, Poole-Wilson PA et al. Nitric oxide attenuates cardiac myocyte contraction. Am J Physiol 1993; 265:A176-82.
24. Biasucci LM, Vitelli A, Liuzzo G, Altamura S, Monaco C, Rabuzzi AG, Ciliberto G et al. Elevated levels of interleukin-6 in unstable angina. Circulation 1996; 94:874-7.
25. Kacimi R, Long CS, Karliner JS. Chronic hypoxia modulates the interleukin-1 β-stimulated inducible nitric oxide synthase pathway in cardiac myocites. Circulation 1997; 96:1937-43.
26. Torre-Amione G, Kapadia S, Lee J, Bies RD, Lebovitz R, Mann DL. Expression and functional significance of tumor necrosis factor receptors in human myocardium. Circulation 1995; 92:1487-93.
27. Smith SC, Allen PM. Neutralization of endogenous tumor necrosis factor ameliorates the severity of myosin-induced myocarditis. Circ Res 1992; 70:856-63.
28. Matsumori A, Yamada T, Suzuki H, Matoba Y, Sasayama S. Increased circulating cytokines in patients with myocarditis and cardiomyopathy. Br Heart J 1994; 72:561-6.
29. Govers R, Rabelink TJ. Cellular regulation of endothelial nitric oxide synthase. Am J Physiol Renal Physiol 2001; 280:F193-F206.
30. Stuchr D, Pou S, Rosen GM. Oxygen reduction by nitric-oxide synthases. J Biol Chem 2001; 276:1433-6.
31. Shiojima I, Walsh K. Role of Akt signaling in vascular homeostasis and angiogenesis. Circ Res 2002; 90:1243-50.

32. Dimmeler S, Fleming I, Fisslthaler B et al. Activation of nitric oxide synthase in endothelial cells by Akt-dependent phosphorylation. Nature 1999; 399:601-5.
33. Harrison D. Cellular and molecular mechanisms of endothelial dysfunction. J Clin Invest 1997; 100:2153-7.
34. Cai H, Harrison DG. Endothelial dysfunction in cardiovascular diseases: the role of oxidant stress. Circ Res 2000; 87:840-4.
35. Dielis AW, Smid M, Spronk HM et al. The prothrombotic paradox of hypertension: role of the renin-angiotensin and kallikrein-kinin systems. Hypertension. 2005; 46:1236-42.
36. Savoia C, Schiffrin EL. Inhibition of the renin angiotensin system: implications for the endothelium. Curr Diab Rep 2006; 6:274-8.
37. Su DF. Treatment of hypertension based on measurement of blood pressure variability: lessons from animal studies. Curr Opin Cardiol 2006; 21:486-91.
38. Weber MA, Giles TD. Inhibiting the renin-angiotensin system to prevent cardiovascular diseases: do we need a more comprehensive strategy? Rev Cardiovasc Med 2006; 7:45-54.
39. Nadar S, Blann AD, Lip GY. Antihypertensive therapy and endothelial function. Curr Pharm Des 2004; 10:3607-14.
40. Erdos EG, Skidgel RA. The angiotensin-I converting enzyme. Lab Invest 1987; 56:345-8.
41. Alhenc-Gelas F, Baussant T, Hubert C, Soubrier F, Corvol P. The angiotensin converting enzyme in the kidney. J Hypertens 1989; 7:S9-S14.
42. Yang X-P, Lui YH, Mehta D et al. Diminished cardioprotective response to inhibition of angiotensin converting enzyme and angiotensin II type 1 receptor in B(2) kinin receptor gene knockout mice. Circ Res 2001; 88:1072-9.
43. Han ED, MacFarlene RC, Mulligan AN, Scafidi J, Davis AE 3rd. Increased vascular permeability in C1 inhibitor-deficient mice mediated by the bradykinin type 2 receptor. J Clin Invest 2002; 109:1057-63.
44. Dendorfer A, Wolfrum S, Dominiak P. Pharmacology and cardiovascular implications of the kinin-kallicrein system. Jpn J Pharmacol 1999; 79:403-26.
45. McGrath JC, Deighan C, Briones AM et al. New aspects of vascular remodelling: the involvement of all vascular cell types. Exp Physiol 2005; 90:469-75.
46. Lehoux S, Castier Y, Tedgui A. Molecular mechanisms of the vascular responses to haemodynamic forces. J Intern Med 2006; 259:381-92.
47. Marasciulo FL, Montagnani M, Potenza MA. Endothelin-1: the yin and yang on vascular function. Curr Med Chem 2006; 13:1655-65.
48. Ribeiro MO, Antunes E, de Nucci G et al. Chronic inhibition of nitric oxide synthesis. A new model of arterial hypertension. Hypertension 1992; 20:298-303.
49. Yamada SS, Sassaki AL, Fujihara CK et al. Effect of salt intake and inhibition dose on arterial hypertension and renal injury induced by chronic nitric oxide blockade. Hypertension 1996; 27:1165-72.
50. Salazar FJ, Alberola A, Pinilla JM et al. Salt-induced increase in arterial pressure during nitric oxide synthesis inhibition. Hypertension 1993; 22:49-55.
51. Shultz PJ, Tolins JP. Adaptation to increased dietary salt intake in the rat. Role of endogenous nitric oxide. J Clin Invest 1993; 91:642-50.
52. Calver A, Collier J, Moncada S et al. Effect of local intra-arterial NG-monomethyl-L-arginine in patients with hypertension: the nitric oxide dilator mechanism appears abnormal. J Hypertens 1992; 10:1025-31.
53. Rees D, Ben-Ishay D, Moncada S. Nitric oxide and the regulation of blood pressure in the hypertension-prone and hypertension-resistant Sabra rat. Hypertension 1996; 28:367-71.
54. Kelm M, Feelisch M, Krebber T, Motz W, Strauer BE. The role of nitric oxide in the regulation of coronary vascular resistance in arterial hypertension: comparison of normotensive and spontaneously hypertensive rats. J Cardiovasc Pharmacol 1992; 20:S183-S186.
55. Tolins JP, Shultz PJ. Endogenous nitric oxide synthesis determines sensitivity to the pressor effect of salt. Kidney Int 1994; 46:230-6.
56. Boegehold MA. Reduced influence of nitric oxide on arteriolar tone in hypertensive Dahl rats. Hypertension 1992; 19:290-5.
57. Taddei S, Virdis A, Mattei P, Ghiadoni L, Sudano I, Salvetti A. Defective L-arginine-nitric oxide pathway in offspring of essential hypertensive patients. Circulation 1996; 94:1298-303.
58. Cockcroft JR, Chowienczyk PJ, Benjamin N, Ritter JM. Preserved endothelium-dependent vasodilatation in patients with essential hypertension. N Engl J Med 1994; 330:1036-40.
59. Bruning TA, Chang PC, Hendriks MG, Vermeij P, Pfaffendorf M, van Zwieten PA. In vivo characterization of muscarinic receptor subtypes that mediate vasodilatation in patients with essential hypertension. Hypertension 1995; 26:70-7.

60. Calver A, Collier J, Vallance P. Forearm blood flow responses to a nitric oxide synthase inhibitor in patients with treated essential hypertension. Cardiovasc Res 1994; 28:1720-5.
61. Cadwgan TM, Benjamin N. Evidence for altered platelet nitric oxide synthesis in essential hypertension. J Hypertens 1993; 11:417-20.
62. Kim J, Montagnani M, Koh KK, Quon MJ. Reciprocal relationships between insulin resistance and endothelial dysfunction. Molecular and pathophysiological mechanisms. Circulation 2006; 113:1888-904.
63. Goldin A, Beckman JA, Schmidt AM, Creager MA. Advanced glycation end products: sparking the development of diabetic vascular injury. Circulation 2006; 114:597-605.
64. Otero K, Martinez F, Beltran A, Gonzalez D, Herrera B, Quintero G, Delgado R, Rojas A. Albumin-derived advanced glycation endproducts trigger the disruption of the vascular endothelial cadherin complex in cultured human and murine endothelial cells. Biochem J 2001; 359:567-74.
65. Goya K, Sumitani S, Otsuki M et al. The thiazolidinedione drug troglitazone up-regulates nitric oxide synthase expression in vascular endothelial cells. J Diabetes Complications 2006; 20:336-42.
66. Goya K, Sumitani S, Xu X et al. Peroxisome proliferator-activated receptor alpha agonists increase nitric oxide synthase expression in vascular endothelial cells. Arterioscler Thromb Vasc Biol 2004; 24:658-63.

Anamnese – Exame Clínico – Diagnóstico

Cleber do Lago Mazzaro

A hipertensão arterial sistêmica, ou simplesmente hipertensão arterial (HA), é uma patologia de grande prevalência mundial nos dias de hoje, e a sua presença aumenta em muito o risco cardiovascular de seus portadores. Acrescentam-se a isso todos os inconvenientes das baixas taxas de diagnóstico correto, com tratamento e controle não-apropriados, o que torna a doença responsável por altos índices de morbidade e mortalidade. Desta forma, iremos focar neste capítulo os cuidados importantes que deveremos ter na avaliação dos pacientes para a realização um diagnóstico correto, isto é, a confirmação diagnóstica da HA. Além disso, utilizar de forma racional os dados da anamnese e exame físico, avaliar a associação de outros fatores de risco e a presença de doenças concomitantes, assim como a procura de lesões em órgãos-alvo. Aspecto muito importante em toda a avaliação clínica do paciente hipertenso é sempre direcionar a pesquisa por hipertensão de causa secundária, que muitas vezes pode ter cura definitiva.[1]

ANAMNESE

A história clínica tem fundamental importância para a obtenção de dados que tentarão responder a várias perguntas que irão orientar o diagnóstico correto, a avaliação de fatores de risco e a possibilidade de hipertensão secundária, que não deve ser em momento algum menosprezado por sua menor prevalência, visto poder tratar-se de formas curáveis de HA e que têm sido detectadas com maior precisão nos dias atuais, com a melhoria dos métodos diagnósticos.

Numa avaliação inicial serão obviamente discriminados os dados referentes a idade, sexo e etnia, pois sabemos que a pressão aumenta linearmente com a idade e que nos mais jovens predomina a elevação dos níveis diastólicos e a partir da sexta década predomina a elevação da pressão sistólica[2,3]. Quanto ao sexo, a prevalência global de hipertensão insinua que esse dado não se constitui num fator de risco para a hipertensão, e quanto à raça, há maior incidência em mulheres afro-descendentes, com excesso de risco de até 130% em relação às mulheres brancas.[4]

De grande importância na história clínica encontram-se os antecedentes familiares para hipertensão, uma vez que dispomos de evidências de que realmente existem determinantes genéticos para hipertensão arterial, evidências essas apoiadas em estudos familiares que demonstraram a sua agregação familiar, tanto entre irmãos como entre pais e filhos.

Entre outras informações que devemos destacar estão o tempo de existência da hipertensão, ou quando os níveis pressóricos começaram a se elevar, e de que forma ocorreram as elevações. É importante saber se surgem em picos isolados e em que fase do dia, e se estão relacionados a estresse emocional, ou ingesta associada de grandes quantidades de sal e álcool. Nas mulheres, é interessante saber o comportamento da pressão arterial (PA) durante as gestações. Nessa fase da avaliação, deve-se tentar definir uma avaliação psicossocial do indivíduo, pois poderão estar intervindo fatores de grande importância, que poderiam estar levando a alterações dos níveis pressóricos, ou que poderiam ter grande impacto no tratamento se forem pelo menos amenizados. Dentre esses fatores destacamos:

Fatores socioeconômicos: nível socioeconômico mais baixo está relacionado a maior prevalência de HA e maior incidência de fatores de risco para elevação da pressão arterial.[5]

Consumo de sal: os estudos sobre os efeitos do sal sobre a pressão arterial são inúmeros, mostrando que há uma correlação linear e direta entre pressão arterial sistólica e diastólica e consumo de sal, e há informações de que esse efeito é amplificado pela idade e pela pressão arterial basal, ou seja, o sal aumenta mais a pressão em idosos e nos já portadores de HA. Povos ou populações específicos que consomem dieta com reduzido teor de sal têm menor prevalência de hipertensão e a pressão não se eleva com a idade.[6-9]

Álcool: o consumo elevado de bebidas alcoólicas, independentemente do tipo (cerveja, vinho ou destilados), aumenta a pressão arterial, estando a magnitude desse efeito ligada à quantidade e freqüência da ingestão. A dose recomendada máxima é de 30 g/ dia de etanol para homens e 15 g/ dia para mulheres.[10,11]

Sedentarismo: o sedentarismo aumenta a incidência de HA, e indivíduos sedentários apresentam risco aproximado 30% maior de desenvolvê-la.[12]

Estresse: nesse contexto temos inúmeros estímulos, físicos ou psicológicos, que podem causar estresse agudo ou crônico, e que devem ser avaliados durante a anamnese, uma vez que podem estar diretamente relacionados com a elevação ou a manutenção de níveis pressóricos elevados. Assim, podemos destacar como estressores: psíquicos (conflitos internos), ambientais (temperaturas extremas, trabalho, acontecimentos domésticos), eventos produtores de estresse (mudança de domicílio, morte ou doença na família, separação conjugal, desemprego), trauma (ser vítima ou presenciar crime, desastre natural, guerra) e abuso ou negligência na infância ou velhice.[13]

Pesquisa de fatores de risco associados: a maioria dos pacientes apresenta outros fatores de risco que podem contribuir de forma independente para o desenvolvimento de doenças cardiovasculares. Assim, deverão ser pesquisados antecedentes sobre diabetes melito, tabagismo, dislipidemia, doença coronária, doença arterial periférica, doenças renais e, por fim, antecedentes sobre doenças cerebrovasculares.

Pesquisa de drogas que possam alterar a PA: deverá ser pesquisado o consumo atual ou pregresso de drogas ou medicamentos que podem alterar a PA ou o seu tratamento (Tabela 7.1).

Finalmente, nos pacientes que já estiverem com diagnóstico estabelecido previamente de HA, deverão ser investigados sintomas que poderão auxiliar na procura por eventuais causas secundárias de hipertensão e/ou se já existem lesões em órgãos-alvo. (ver Tabelas 7.2 e 7.3). Estes achados de história clínica deverão ser correlacionados com os dados de exame físico.

TABELA 7.1 Drogas que podem elevar a pressão arterial

- Simpaticomiméticos: efedrina (antigripais), inibidores da monoaminoxidase
- Antiinflamatórios não-hormonais, inibidores da ciclooxigenase 1 e 2
- Hormônios: contraceptivos orais, eritropoetina humana, terapia de reposição estrogênica, hormônio do crescimento (adultos)
- Corticoesteróides
- Imunossupressores: ciclosporina, tacrolimus, glicocorticóide
- Drogas ilícitas: anfetamina, cocaína e derivados
- Álcool (dose-dependente)
- Vasoconstritores diretos: alcalóides derivados do ergot
- Anorexígenos: anfepramona, sibutramina
- Retirada de drogas: clonidina, opiáceos, cocaína
- Antidepressivos: tricíclicos, inibidores da monoaminoxidase
- Drogas que causam retenção de sódio: ACTH, carbenoxolona, indometacina, corticóides

TABELA 7.2 Condições clínicas associadas à hipertensão arterial secundária

- **Aldosteronismo primário**
  Aparência normal, sint. vagos, fadiga, fraqueza, hipopotassemia espontânea
- **Síndrome de Cushing**
  Obesidade central, fácies de lua cheia, fraqueza e fadiga muscular, hirsutismo, estrias purpúreas abdominais
- **Feocromocitoma**
  Grande variação da PA, paroxismos de cefaléia, palpitações e sudorese, perda de peso, constipação ou diarréia
- **Coartação da aorta**
  Assimetria ou ausência de pulso femoral
- **Estenose de artéria renal**
  Hipertensão resistente com sopro abdominal, sinais de doença aterosclerótica difusa
- **Insuficiência renal crônica**
  Creatinina sérica elevada, exame de urina anormal (proteinúria ou hematúria)
- **Apnéia obstrutiva do sono**
  Ronco muito alto e sonolência durante o dia

TABELA 7.3 Abordagem clínica de lesões em órgãos-alvo

- **HVE, disfunção sistólica e diastólica**
  Dispnéia, fadiga, B4,
- **Doença arterial coronária**
  História de angina ou IAM prévio
- **Doença renal**
  História de doença renal ou de diabetes por mais de 5 anos, elevação de creatinina, proteinúria
- **Doença cerebrovascular**
  História de AVC ou AIT, comprometimento da função cognitiva
- **Retina**
  Exame clínico
- **Doença arterial periférica**
  História de claudicação intermitente ou de repouso
- **Aneurisma de aorta abdominal**
  História de massa abdominal ou massa palpável ao exame físico

AVC: acidente vascular cerebral/AIT: acidente isquêmico transitório

Exame Clínico

O exame clínico apurado e bem-realizado irá nos fornecer os dados que, associados às informações obtidas na história clínica, irão fazer a confirmação diagnóstica da HA e também auxiliarão na pesquisa de lesões em órgãos-alvo e eventuais causas de hipertensão secundária.

Deverá ser iniciado com as informações antropométricas do paciente, que deverão constar de peso e altura para o cálculo do índice de massa corporal (IMC) e das medidas da circunferência da cintura (C) e do quadril (Q). A primeira é obtida no ponto médio entre a última costela e a crista ilíaca lateral e a segunda, ao nível do trocanter maior, para o cálculo da relação cintura/quadril (C/Q). Essas medidas apresentam os seguintes valores de normalidade: homens, C ≤ 102 cm e C/Q ≤ 0,95, e mulheres, C ≤ 88 cm e C/Q ≤ 0,85.

Será feita a seguir a verificação dos sinais vitais, a saber, a freqüência cardíaca e a verificação da pressão arterial, que, apesar de ser um procedimento relativamente simples, deverá envolver uma série de cuidados para que não se incorra em erros que possam falsear os valores obtidos e prejudicar o diagnóstico correto. É realizada quase que exclusivamente pelo método indireto por técnica auscultatória, com o uso de esfigmomanômetro aneróide ou de coluna de mercúrio e estetoscópio. Por ocasião da insuflação do manguito, colocado sobre a artéria braquial, ocorre a compressão completa da artéria, impedindo o fluxo sangüíneo, e quando da deflação do mesmo temos a redução da pressão no sistema até que a contração do ventrículo esquerdo impulsione o sangue pelo leito arterial em um fluxo intermitente, produzindo assim os sons de Korotkoff, auscultados pelo estetoscópio. Determina-se a pressão sistólica ao aparecimento do primeiro som (fase I de Korotkoff), que é seguido de batidas regulares com o progredir da deflação, até o desaparecimento do som (fase V de Korotkoff), quando é determinada a pressão diastólica. Quando os sons persistem até o nível zero, ou próximo disso, determinar a pressão diastólica no abafamento dos sons (fase IV de Korotkoff). (Ver Capítulo 8.)

O procedimento de medida da pressão inicia-se com a medida da circunferência do braço do paciente, uma vez que a maioria dos consultórios médicos e serviços de saúde têm à disposição apenas um tamanho de manguito, com 13 cm de largura por 30 cm de comprimento, que se ajusta a braços de até 30 cm de circunferência. Portanto, em pacientes com braços com circunferência superior ou inferior a esse valor, deverão ser feitas correções nos valores obtidos, ou o uso de manguito apropriado à circunferência do braço. Embora isso possa parecer irrelevante, a determinação correta de valores pressóricos pode modificar a classificação de um paciente em estágios diferentes de hipertensão arterial, o que pode acarretar diferentes condutas para esse paciente. A classificação dos diferentes estágios de hipertensão será abordada mais adiante, e a Tabela 7.4 mostra os valores que

TABELA 7.4 Fatores de correção da pressão arterial, de acordo com a circunferência do braço. PAS = pressão arterial sistólica/PAD = pressão arterial diastólica

Circunferência (cm)	Fator de correção	
	PAS (mmHg)	PAD (mmHg)
26	+5	+3
28	+3	+2
30	0	0
32	–2	–1
34	–4	–3
36	–6	–4
38	–8	–6
40	–10	–7
42	–12	–9
44	–14	–10
46	–16	–11
48	–18	–13

devem ser acrescidos ou diminuídos aos que forem obtidos com o manguito padrão.[14]

Um outro ponto muito importante a ser relacionado é a interação entre o médico e o paciente, quando será interessante promover o relaxamento do paciente da melhor maneira possível, tentando-se afastar ou diminuir a tensão e a ansiedade, sem conversar durante a medida. A interação anormal médico-paciente é um dos determinantes do efeito do avental branco, que será discutido apropriadamente em outro capítulo. Dentro deste tópico, gostaríamos de ressaltar que o médico é quem promove o maior incremento tanto na pressão sistólica quanto na diastólica, quando comparado, por exemplo, com a enfermeira ou com a medida realizada pelo próprio paciente, e que essa influência nem sempre é devidamente considerada na prática diária. Por outro lado, na apresentação das diretrizes americanas para HA (*The JNC 7 Report*), foi ressaltado de maneira enfática que o tratamento e controle da HA somente ocorrerão quando o paciente se sentir motivado, e essa motivação depende diretamente da confiança e do bom relacionamento e interação entre médico e paciente.[15]

■ CONDIÇÕES ESPECIAIS NA MEDIDA DA PRESSÃO ARTERIAL

Crianças: Este tópico será abordado no Capítulo 22, mas podemos adiantar que a medida da pressão arterial em crianças apresenta um número de dificuldades e variabilidades maior do que em adultos, tendo também grande importância nesse grupo a dimensão do manguito. Três manguitos medindo 4 cm × 13 cm, 10 cm × 18 cm e o adulto convencional são necessários para os braços encontrados nas idades de 0 a 14 anos. Os sons de Korotkoff não são audíveis com precisão em todas as crianças abaixo de 1 ano, e para muitas abaixo dos 5 anos. Nesses casos a manometria convencional é impraticável, e métodos mais sensíveis como Doppler ou oscilometria devem ser utilizados.

Idosos: Em virtude de fatores decorrentes da idade, a verificação da pressão arterial sofrerá uma série de influências que irão dificultar a obtenção de resultados fidedignos. A pseudo-hipertensão, o hiato auscultatório e a hipotensão postural são fatores importantes que podem influenciar tanto no diagnóstico correto como no tratamento da HA.

A pseudo-hipertensão é caracterizada por nível de pressão arterial falsamente elevado, diretamente relacionado à diminuição da complacência arterial e ao enrijecimento das artérias, observados pela grande discrepância entre a esfigmomanometria indireta e a medida direta da pressão arterial. Pode ser detectada pela manobra de Osler, que consiste na inflação do manguito no braço até o desaparecimento do pulso radial. A artéria palpável após esse procedimento sugere enrijecimento, e o paciente é considerado Osler-positivo. O problema é que essa manobra tem baixa especificidade e reprodutibilidade, sendo o significado desse fenômeno controverso. Uma das formas de se suspeitar da pseudo-hipertensão consiste na observação de pacientes idosos com níveis de pressão elevados, mas sem alterações nos exames realizados para verificar lesões em órgãos-alvo.

O hiato auscultatório consiste no desaparecimento dos sons à ausculta durante a deflação do manguito e no seu reaparecimento em níveis pressóricos mais baixos. Esse hiato pode se estender por até 40 mmHg, podendo levar a hipoestimação da pressão sistólica. Para evitar isso, a palpação do pulso radial e a correta pré-avaliação da pressão sistólica garantem que a pressão exercida pelo manguito seja suficiente para ultrapassar os níveis de pressão sistólica e a conseqüente verificação adequada da pressão arterial.

A hipotensão postural, já definida previamente, tem grande prevalência nesse grupo de pacientes, e geralmente está acompanhada de sintomas como tontura, visão turva e até síncope, na vigência da mudança da posição supina ou sentada para a posição ereta, o que justifica a verificação da pressão em ambas as posições.[16]

Gestantes: Este tópico também será abordado no Capítulo 23, pois a medida da pressão arterial em gestantes é muito importante, uma vez que o diagnóstico de hipertensão é baseado na medida casual da pressão. A hipertensão clinicamente relevante acontece em 10% das grávidas, e na maior parte delas é um fator significativo nas decisões médicas. Recomenda-se que as verificações sejam feitas na posição sentada e que se utilize o manguito apropriado ao diâmetro do braço da gestante. Embora exista certa controvérsia sobre em que nível se determinaria a pressão diastólica, considera-se o desaparecimento dos sons na fase V de Korotkoff.[17]

Arritmias: A presença de arritmias cardíacas poderá trazer importantes dificuldades na mensuração da pressão, em virtude da variabilidade que pode ocorrer na pressão sangüínea de batimento para batimento. Assim, em arritmias como a fibrilação atrial, por exemplo, o volume minuto e conseqüentemente a pressão arterial variam conforme o intervalo RR precedente. Nas bradicardias os mesmos problemas podem ser encontrados, e em todos esses pacientes atenção redobrada deve ser dada à ausculta. A velocidade de deflação do manguito deve ser menor, uma vez que se for muito rápida poderá subestimar a pressão sistólica e superestimar a diastólica.[18]

Obesos: A principal preocupação nesse grupo de pacientes é o tamanho do manguito a ser utilizado. É habitual na prática clínica a medida da pressão arterial no antebraço desses pacientes. Entretanto, estudos recentes identificaram que essa medida é significativamente superior àquela realizada no braço. Ainda parece ser mais adequado realizar a medida no braço e utilizar-se o manguito adequado ou o fator de correção.[19]

Na continuação do exame clínico, após a obtenção dos dados antropométricos e dos sinais vitais, com a adequada mensuração da pressão arterial, realizaremos a inspeção de fácies, palpação e ausculta de artérias carótidas, verificação de estase venosa e palpação de tireóide. Segue-se o exame do precórdio, com a avaliação do *ictus cordis*, que pode ser sugestivo de hipertrofia ou dilatação do ventrículo esquerdo (VE), presença de arritmias, 3ª bulha (sinal de disfunção sistólica do VE), 4ª bulha (disfunção diastólica do VE), hiperfonese da 2ª bulha em foco aórtico, além de sopros em focos aórtico e mitral.[20]

O exame dos pulmões deve avaliar a presença de estertores, roncos e sibilos, enquanto na região de abdômen a palpação cuidadosa visa observar a presença de massas, que podem corresponder a rins policísticos, tumores e aneurismas. A ausculta visa à identificação de sopros na aorta e artérias renais.

De grande importância é a palpação dos pulsos braquiais, radiais, femorais, tibiais posteriores e pediosos, que irá fornecer evidências de doença arterial obstrutiva ou coarctação da aorta. Na presença de doença arterial periférica, o índice tornozelo braquial (ITB) deverá ser determinado, e na inspeção das extremidades também será avaliada a presença de cianose e edema.[21]

Para finalizar, o exame clínico deverá constar de uma fundoscopia. Esse exame de fundo de olho é de fácil execução que permite a avaliação sucinta dos vasos, podendo-se extrapolar para possíveis lesões em órgãos-alvo, além da detecção de lesões hipertensivas agudas (como as presentes na hipertensão maligna) e alterações hipertensivas mais antigas, que mostram uma doença de evolução mais longa. Podem-se ainda visualizar eventuais lesões relacionadas a aterosclerose ou diabetes.

Diagnóstico

Sem dúvida, o diagnóstico correto de HA e a sua confirmação são a etapa mais relevante quando estamos diante de um paciente supostamente hipertenso, e para tanto deveremos seguir algumas etapas, nas quais iremos avaliar os níveis pressóricos encontrados e correlacioná-los com a presença de fatores de risco para doenças cardiovasculares, a presença de doenças associadas e a eventual existência de lesões em órgãos-alvo.[22]

O diagnóstico é feito quando encontramos valores iguais ou superiores a 140 mmHg para a pressão sistólica e 90 mmHg para a diastólica, valores esses provenientes de estudos epidemiológicos nos quais se observou que quanto maior a pressão maior o risco de mortalidade cardiovascular, e que a partir desses índices a expressão desse risco aumenta de forma acentuada. Para que tal diagnóstico seja feito, o critério inicial ainda é a aferição da pressão arterial em consultório médico, com o uso do esfigmomanômetro com coluna de mercúrio ou aneróide devidamente calibrados e sempre se respeitando todas as determinações listadas anteriormente, para sua correta execução, de maneira que se incorra na menor possibilidade de erros.[23]

As medidas da pressão não devem ser únicas a cada visita no consultório, devendo ser feitas em duplicata ou triplicata a intervalos de 1 ou 2 minutos; a média obtida deve ser considerada o valor final.

A etapa subseqüente é a mais importante e visa à confirmação diagnóstica, e poderá requerer diferentes formas de verificação da pressão para a sua realização.

Ainda em nível de consultório, são requeridas duas a três medidas consecutivas, a intervalos de 1 a 2 semanas, e as reavaliações posteriores serão determinadas pelos níveis pressóricos encontrados associados à presença de fatores de risco. Exceção a essa situação se faz quando o paciente apresenta níveis pressóricos superiores a 180 mmHg na sistólica ou 110 mmHg na diastólica, em que não há necessidade de se repetir as medidas para confirmação diagnóstica, visto que esses pacientes já podem cursar com lesões em órgãos-alvo, havendo portanto indicação para início da terapia medicamentosa.[24]

Como sabemos, a pressão arterial é um fenômeno dinâmico, de grande variabilidade durante um mesmo dia, variabilidade essa que depende de mecanismos internos fisiológicos e de estímulos externos. Conhecer o comportamento da pressão arterial com suas variações e conseguir relacioná-las a seus determinantes torna-se um desafio que, como sabemos, será difícil de ser suplantado com o uso exclusivo de medidas casuais e restritas ao espaço de clínicas e consultórios.[25]

Novos algoritmos consideram a utilização da MAPA (monitorização ambulatorial da pressão arterial) e da MRPA (monitorização residencial da pressão arterial) ferramentas importantes na investigação de pacientes com suspeita de hipertensão. Recomenda-se, sempre que possível, a medida da pressão arterial fora do ambiente de consultório médico para o esclarecimento diagnóstico, identificação da hipertensão do avental branco e hipertensão mascarada. As indicações e aplicabilidades desses métodos complementares de diagnóstico serão discutidas em particular em outros capítulos. As Tabelas 7.5, 7.6 e 7.7 mostram as definições e classificações da hipertensão arterial em adultos mais seguidas atualmente.

TABELA 7.5 Classificação de acordo com as V Diretrizes Brasileiras de Hipertensão Arterial

Classificação	Pressão sistólica (mmHg)	Pressão diastólica (mmHg)
Ótima	< 120	< 80
Normal	< 130	< 85
Limítrofe	130-139	85-98
Hipertensão estágio 1	140-159	90-99
Hipertensão estágio 2	160-179	100-109
Hipertensão estágio 3	≥ 180	≥ 110
Hipertensão sistólica isolada	≥ 140	< 90

TABELA 7.6 Classificação de acordo com a *ESH 2003 European Society Hypertension – Guidelines for the Management of Arterial Hypertension*

Classificação	Pressão sistólica (mmHg)	Pressão diastólica (mmHg)
Ótima	< 120	< 80
Normal	120-129	80-84
Normal alta	130-139	85-89
Hipertensão grau 1	140-159	90-99
Hipertensão grau 2	160-179	100-109
Hipertensão grau 3	≥ 180	≥ 110
Hipertensão sistólica isolada	≥ 140	< 90

TABELA 7.7 Classificação segundo o *JNC 7, The Seventh Report of the Joint National Committee on Prevention, Detection, Evaluation, and Treatment of High Blood Pressure*

Classificação	Pressão sistólica (mmHg)	Pressão diastólica (mmHg)
Normal	< 120	< 80
Pré-hipertensão	120-139	80-89
Hipertensão estágio 1	140-159	90-99
Hipertensão estágio 2	≥ 160	≥ 100

■ REFERÊNCIAS BIBLIOGRÁFICAS

1. V Diretrizes Brasileiras de Hipertensão Arterial. Sociedade Brasileira de Cardiologia. Sociedade Brasileira de Hipertensão. Sociedade Brasileira de Nefrologia. 2006.
2. Vasan RS, Larson Mg, Leip EP, Kannel WD. Assessment of frequency of progression to hypertension in non-hypertensive participants in the Framingham Heart Study: a cohort study. Lancet 2001; 358:1682-6.
3. Franklin SS, Pio JR, Wong ND, et al. Predictors of new-onset diastolic and systolic hypertension: the Framingham Heart Study. Circulation 2005; 111:1121-7.
4. Lessa I. Epidemiologia da insuficiência cardíaca e da hipertensão arterial sistêmica no Brasil. Rev Bras de Hipertensão 2001; 8:383-92.
5. Drummond M, Barros MBA. Social Inequalities in adult mortality in São Paulo city. Rev Bras Epidemiol 1999; 2(1/2):34-49.
6. The effects of nonpharmacologic intervention on blood pressure of persons with high normal levels. Results of the Trials of Hypertension Prevention, Phase I. JAMA 1992; 267:1213-20.
7. Mancilha-Carvalho Jde J, Souza E, Silva NA. The Yanomami Indians in the INTERSALT Study. Arq Bras Cardiol 2003; 80:289-300.
8. Law MR, Frost Cd, Wald N. By. How much does dietary salt reduction lower blood pressure?I-Analysis of observational data among populations. BMJ 1991; 302:811-15.
9. Heimann JC. Sal e hipertensão – aspectos fisiopatológicos. Rev Soc Bras Hipertensão 2004: 7(2):51-4.
10. Stranges S, Wu T, Dom JM et al. Relationship of alcohol drinking pattern to risk of hipertension: a population-based study. Hipertension 2004; 44:813-9.
11. Xin X, He J, Frontini MG et al. Effects of alcohol reduction on blood pressure: a meta-analysis of randomized controlled trials. Hypertension 2001; 38:1112-7.
12. Paffenbarger Jr RS, Jung DL, Leung RW. Physical activity and hypertension: an epidemiological view. Ann Med 1991; 23:319-27.
13. Sanjuliani AF. Avaliação clínica e complementar do paciente hipertenso. In Brandão AA, Amodeo C, Nobre F, Fuchs FD (eds). Hipertensão –Departamento de Hipertensão Arterial da Sociedade Brasileira de Cardiologia. Rio de Janeiro: Elsevier, 2006. p.149-55.
14. 2003 European Society of Hypertension – European Society of Cardiology Guidelines for the Management of Arterial Hypertension. Guidelines Committee. J Hypertens 2003; 21:1011-53.
15. The Seventh Report of the Joint National Committee on Prevention, Detection, Evaluation, and Treatment of High Blood Pressure. The JNC 7 Report. JAMA 2003; 289:2560-72.
16. O'Brien E, Asmar F, Beilin l et al. On behalf of the European Society of Hypertension Working Group on Blood Pressure Monitoring. European Society of Hypertension Recommendations for Conventional, Ambulatory and Home Blood Pressure Measurement. J Hypertens 2003; 21:821-48.
17. Gusmão JL, Pierim AMG, Mion Jr D. Medida casual ou de consultório da pressão arterial.

In Brandão AA, Amodeo C, Nobre F, Fuchs FD (eds). Hipertensão – Departamento de Hipertensão Arterial da Sociedade Brasileira de Cardiologia. Rio de Janeiro: Elsevier, 2006. p.107-14.
18. Plavnik FL, Tavares A. Avaliação inicial do paciente hipertenso. Rev Soc Cardiol Estado de São Paulo 2003; 13:56-63.
19. Multiple Risk\Factor Interventional Trial-MRFIT. Arch Intern Med 1993; 153:186-208.
20. Gueyffier F, Boissel JP, Pocock S et al. Identification of risk factors in hypertensive patients. Contribution of randomized trials through an individual database. Circulacion 1999; 100(18):88-94.
21. Jardim PCBV, Sousa ALM. Determinação da pressão arterial: história, métodos e limitações. Hipertensão — Departamento de Hipertensão Arterial da Sociedade Brasileira de Cardiologia, Vol 4, Nº 1, jan/mar 1997. p. 6-11.
22. Pierim AMG, Gomes MAM, Veiga,EV, Nogueira MS, Lima NKC, Nobre F. Medida da pressão arterial. In Mion Jr D, Nobre F, Oigman W (eds). Monitorização ambulatorial da hipertensão arterial. São Paulo: Atheneu. 2ª edição, 1998. p. 53-68.
23. Sousa GM, Passarelli Jr O. Classificação e estratificação de risco do paciente hipertenso. In Brandão AA, Amodeo C, Nobre F, Fuchs FD (eds). Hipertensão – Departamento de Hipertensão Arterial da Sociedade Brasileira de Cardiologia. Rio de Janeiro: Elsevier 2006. p. 141-46.
24. Lewington S, Clarke R, Qizibash N et al. Prospective Studies Colaboration. Age-specific relevance of usual blood pressure to vascular mortality: a meta-analysis of individual data for one million adults in 61 prospective studies. Lancet 2003; 360:1903-13.
25. Verdecchia P. Prognostic value of ambulatory blood pressure: current evidence and clinical implications. Hypertension 2000; 35:844-51.

8
Medida Correta da Pressão Arterial

William da Costa • Rui Póvoa

A hipertensão arterial (HA) é destacada como um dos mais importantes fatores de risco de doenças cardiovasculares, pois é responsável pela elevação das taxas de morbimortalidade da população e, isoladamente, é uma das principais causas de insuficiência cardíaca, renal e acidente vascular cerebral. Dessa forma, o controle e a identificação precoce da HA são necessários em qualquer população.

Atualmente a verificação indireta da pressão arterial (PA) tem grande importância na avaliação clínica do paciente, pois representa um indicador do funcionamento do sistema cardiovascular e, mais amplamente, reflete as condições de saúde da população.

A pressão arterial (PA) é um parâmetro fisiológico indispensável na investigação diagnóstica. Para se garantir uma tomada de decisão correta, torna-se fundamental a detecção precisa da PA, bem como a interpretação segura dos dados.

■ HISTÓRICO

Deve-se ao gênio criativo Étienne Jules Marey, médico, fisiologista e inventor francês, a idéia, que ele aplicou em 1876, de usar a contrapressão para medir não invasivamente a pressão arterial em humanos. Marey fez os primeiros experimentos para medida não-invasiva da pressão arterial. Ele fazia com que a mão e o pulso do seu assistente ficassem dentro de um vaso de vidro cheio d'água, selado ao redor, mas foi Riva-Rocci, em 1896, quem mediu com sucesso, de forma não-invasiva, a pressão arterial em humanos, comprimindo a artéria braquial com manguito, e usou a palpação para estimar a pressão arterial sistólica. Janeway, em 1901, percebeu pela primeira vez sons que saíam das artérias quando o manguito era desinsuflado, enquanto Korotkoff, um residente de cirurgia oriundo da Rússia, publicou sua descrição do método auscultatório de avaliação da pressão arterial em 1905.[1]

ASPECTOS CLÍNICOS

Sabe-se que atualmente a verificação indireta da PA predomina na análise clínica do paciente, pois é fundamental para a avaliação das condições gerais de saúde e doença do indivíduo. Mas, por ser considerada uma "técnica simples", freqüentemente tem apresentado um conteúdo mínimo ao longo da formação profissional e, embora a técnica pareça fácil para o aprendizado, existe uma variedade de erros e interpretações inadequadas, com repercussões no ponto de vista diagnóstico e terapêutico.

Para a obtenção de dados fidedignos da PA, é impreterível que os profissionais que a verificam tenham um domínio do conhecimento teórico. Nesse contexto, objetiva-se fornecer o embasamento teórico que fundamenta a atividade da medida da PA por parte dos diferentes profissionais da área de saúde.

MEDIDA DA PRESSÃO ARTERIAL

A medida da pressão arterial deve ser realizada em toda avaliação de saúde, por médicos de diferentes especialidades e demais profissionais da área de saúde, todos devidamente treinados. Alguns estudos têm mostrado que, na prática clínica, nem sempre a medida da pressão arterial é aferida de forma adequada. No entanto os erros podem ser evitados com o preparo adequado do paciente e o uso de técnica preconizada de medida da pressão arterial e equipamento calibrado (Tabela 8.1).[2,3]

Metodologia

A medida direta da pressão arterial é a medida invasiva da pressão realizada pela punção de uma artéria e inserção de uma agulha ou cateter, que é conectado a um transdutor calibrado que transforma o sinal mecânico (pressão arterial) em sinal elétrico, que é então registrado, podendo-se assim medir o nível pressórico batimento a batimento.

A medida indireta da pressão arterial é a medida da pressão utilizando o esfigmomanômetro e o estetoscópio. Para o método auscultatório, utilizamos a análise dos sons de Korotkoff ou método palpatório, que se utiliza da palpação simultânea de pulso arterial.[4]

O método mais utilizado para medida da pressão arterial na prática clínica é o indireto, com técnica auscultatória e esfigmomanômetro de coluna de mercúrio ou aneróide, ambos calibrados[5,6]. Os aparelhos eletrônicos podem ser empregados, desde que validados de acordo com recomendações específicas, pois evitam erros relacionados ao observador.[7,8]

Diferentes esfigmomanômetros podem ser utilizados para a aferição da pressão arterial. Estudo realizado na Universidade de Brasília obedecendo aos critérios da *American Heart Association* demonstrou que diferentes esfigmomanômetros podem ser utilizados para a aferição da pressão arterial, e o resultado sugere correlação forte e positiva entre as medidas da pressão arterial sistólica e pressão arterial diastólica feitas com os esfigmomanômetros

Tabela 8.1 Procedimento de medida da pressão arterial – V Diretrizes Brasileiras de Hipertensão Arterial

1. Explicar o procedimento ao paciente
2. Repouso pelo menos 5 minutos em ambiente calmo
3. Evitar bexiga cheia
4. Não praticar exercícios físicos 60 a 90 minutos antes
5. Não ingerir bebidas alcoólicas, café ou alimentos, e não fumar 30 minutos antes
6. Manter pernas descruzadas, pés apoiados no chão, dorso encostado na cadeira e relaxado
7. Remover roupas do braço no qual será colocado o manguito
8. Posicionar o braço na altura do coração (nível do ponto médio do esterno, no 4º espaço intercostal), apoiado, com a palma da mão voltada para cima e o cotovelo ligeiramente fletido
9. Solicitar para que não fale durante a medida

de coluna de mercúrio e eletrônico de braço e moderada entre o esfigmomanômetros de coluna de mercúrio e eletrônico de dedo, demonstrando boa reprodutibilidade dessas medições[4]. Sabe-se que vários aspectos podem interferir na análise dos dados obtidos quando se verifica a pressão arterial, como posicionamento do paciente, instrumental utilizado, tais como largura do manguito para o diâmetro da circunferência do braço, posição adequada da bolsa em relação à artéria e posição adequada do membro para a aferição da pressão.

■ TÉCNICA DA MEDIDA DA PRESSÃO ARTERIAL

Com base nas recomendações da *American Heart Association*, devemos preparar o material separando o estetoscópio, o esfigmomanômetro, material de anotação para registro, fita métrica, algodão com anti-séptico, certificando-nos de que o estetoscópio e o esfigmomanômetro estejam íntegros e calibrados. O manguito deve estar desinsuflado antes de ser ajustado ao membro do paciente.

As mãos devem estar lavadas antes de se iniciar qualquer procedimento junto ao paciente. O paciente deve estar posicionado em local calmo e confortável, com o braço apoiado ao nível do coração, permitindo 5 minutos de repouso.

TABELA 8.3 Orientações quanto às condições ideais do observador

1. O observador deve coordenar habilidades visuais, manuais e auditivas;
2. Posicionar o manômetro de modo que o menisco da coluna de mercúrio ou a agulha do manômetro aneróide não estejam inclinados em relação aos seus olhos;
3. Anotar a posição do paciente, o tamanho do manguito, o membro utilizado e os valores obtidos da medida da pressão arterial;
4. Estar atento para os sons de Korotkoff e saber diferenciá-los de ruídos externos.

O procedimento deverá ser esclarecido ao paciente a fim de diminuir a ansiedade.

O membro a ser aferido deve estar descoberto para que se meça a circunferência do braço (Fig. 8.1) para assegurar-se do tamanho do manguito.

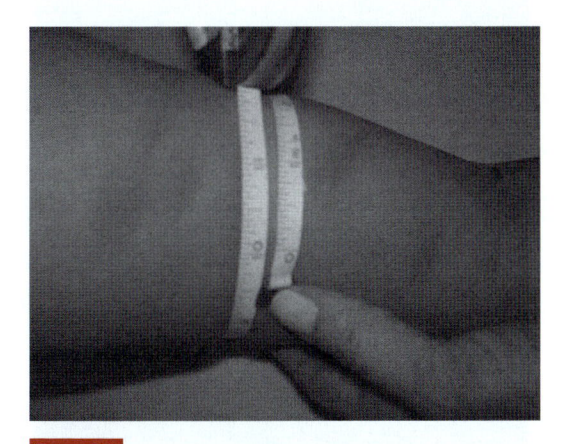

FIGURA 8.1
Medida da circunferência do braço

TABELA 8.2 Orientações quanto às condições ideais do paciente

1. Proporcione um ambiente calmo e confortável com temperatura agradável
2. Permita o repouso por um período mínimo de 5 minutos
3. Confirme não ter havido ingesta de alimentos ou uso de fumo pelo menos 30 minutos antes da medida
4. Mantenha o paciente sentado, com as costas apoiadas confortavelmente no encosto da cadeira e o braço apoiado sobre uma superfície próxima, posicionado ao nível do coração
5. A palma da mão deve ficar em supinação
6. Caso seja necessário verificar a pressão em posição ortostática, apóie seu braço de modo que continue posicionado ao nível do coração

Selecione o tamanho ideal da bolsa inflável a ser utilizada a qual deve corresponder a 40% da circunferência braquial para a largura e 80% para o comprimento (Tabela 8.4).

Tabela 8.4. Circunferência do membro e tamanho correto do manguito. Baseado nas recomendações da *American Heart Association*

Circunferência do braço no ponto médio *(cm)	Nome do manguito	Largura da bolsa (cm)	Comprimento da bolsa (cm)
5-5,7	Recém-nascido	3	5
7,5-13	Bebê	5	8
13-20	Criança	8	13
24-32	Adulto	13	24
32-42	Adulto Grande	17	32
42-50	Coxa	20	42

Meça a distância entre o acrômio e o olécrano colocando o manguito no ponto médio do braço, que pode ser obtido a partir da mensuração, com uma fita métrica apropriada, da distância do acrômio até o olécrano (Fig. 8.2).

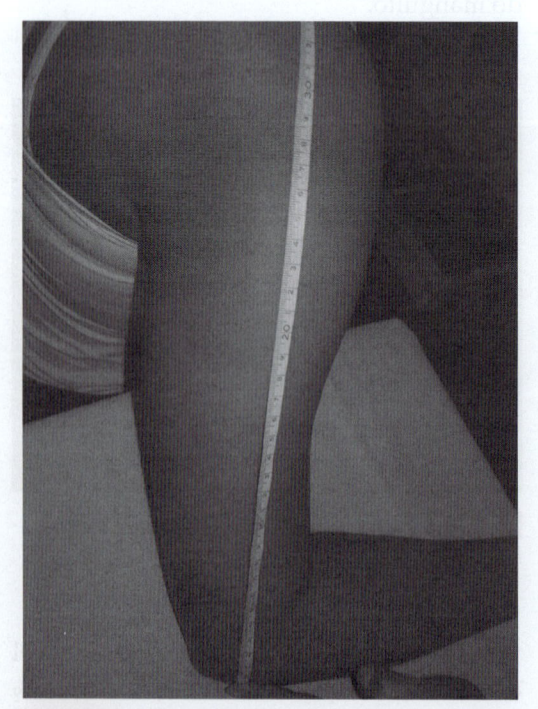

Envolva o manguito em torno do braço, mantendo-o a 2,0 cm da sua margem inferior à fossa antecubital, posicionando o centro da bolsa inflável sobre a artéria braquial, permitindo que tubos e conectores estejam livres e o manômetro em posição visível (Fig. 8.3).

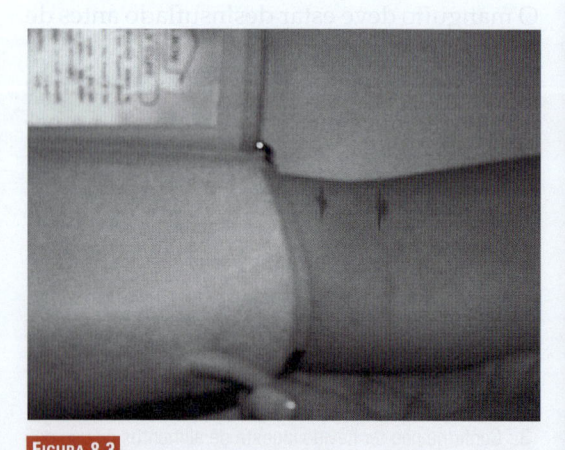

Figura 8.3
Colocação do manguito em torno do braço. Observar 2,0 cm de distância da fossa antecubital

Palpe a artéria braquial e centralize a bolsa inflável ajustando o meio da bolsa sobre a artéria. Com a mão "não-dominante", palpe a artéria radial e simultaneamente, com a mão

Figura 8.2
Medida da distância entre o acrômio e o olécrano

dominante, feche a saída de ar (válvula da pêra do esfigmomanômetro), inflando rapidamente a bolsa até 70 mmHg; gradualmente, aumente a pressão aplicada até perceber o desaparecimento do pulso, inflando 10 mmHg acima desse nível (Fig. 8.4).

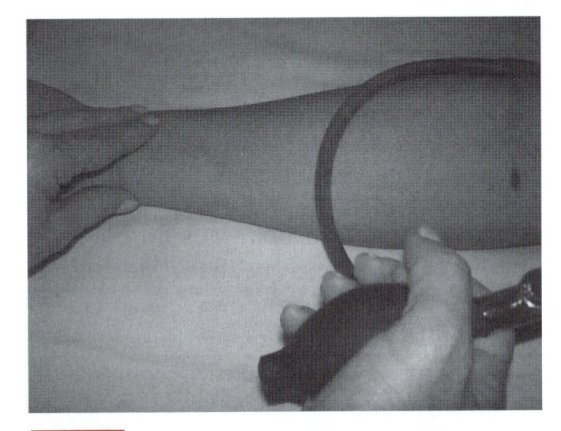

FIGURA 8.4
Insuflação do manguito e palpação da artéria radial

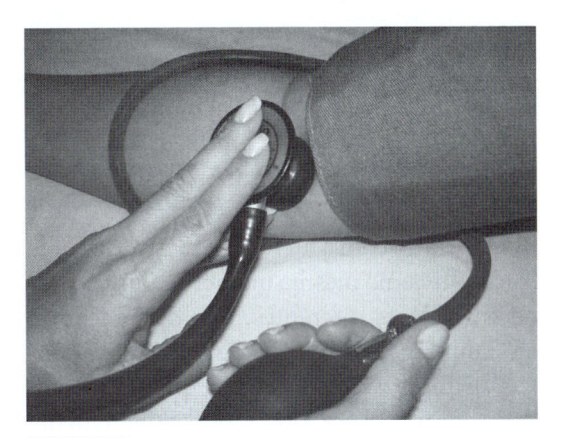

FIGURA 8.5
Ausculta dos sons de Korotkoff durante a desinsuflação do manguito. Posição ideal da campânula do estetoscópio

Desinsufle o manguito lentamente, identificando pelo método palpatório a pressão arterial sistólica. Aguarde de 15 a 30 segundos para inflar novamente o manguito. Posicione corretamente as olivas do estetoscópio no canal auricular, certificando-se da ausculta adequada na campânula.

Posicione a campânula do estetoscópio sobre a artéria braquial (Fig. 8.5), palpada abaixo do manguito na fossa antecubital, e simultaneamente, com a mão dominante, feche a saída de ar com a mão "não-dominante", palpe a artéria braquial e em seguida, novamente com a mão dominante, insufle o manguito gradualmente até o valor da pressão arterial sistólica estimada pelo método palpatório; continue insuflando rapidamente até 20 mmHg acima dessa pressão.

Desinsufle o manguito de modo que a pressão caia de 2 a 4 mmHg por segundo, identificando pelo método auscultatório a pressão sistólica em mmHg, observando no manômetro o ponto correspondente ao primeiro ruído regular audível – 1ª fase dos sons de Korotkoff – e a pressão diastólica em mmHg, observando no manômetro o ponto correspondente à cessação dos ruídos – 5ª fase dos sons de Korotkoff (Tabela 8.5).

Desinsufle totalmente o manguito com a atenção voltada ao completo desaparecimento dos sons. Repita o procedimento após 30 segundos, retire o aparelho do membro do paciente, deixando-o confortável, e informe o valor da pressão aferida. Registre a posição em que o paciente se encontrava no momento da

TABELA 8.5 Sons de Korotkoff

Fase I (K1)	Som súbito, forte, bem-definido, que aumenta em intensidade.
Fase II (K2)	Sucessão de sons soprosos, mais suaves e prolongados (qualidade de sopro intermitente).
Fase III (K3)	Desaparecimento dos sons soprosos e surgimento de sons mais nítidos e intensos (semelhantes ao da fase I), que aumentam em intensidade.
Fase IV (K4)	Os sons tornam-se abruptamente mais suaves e abafados, são menos claros.
Fase V (K5)	Desaparecimento completo dos sons.

verificação da pressão arterial, o tamanho do manguito utilizado, o membro utilizado e os valores da pressão arterial (em mmHg).

Guarde os aparelhos em local adequado e lave as mãos após terminar qualquer procedimento.

De acordo com a literatura, mesmo leituras consecutivas no mesmo membro e posição fornecem valores diferentes, mas diferenças de até 5 mmHg não são consideradas significativas[9]. É importante, no entanto, que alguns cuidados sejam observados, independentemente da posição corporal assumida pelo paciente. Primeiramente devem-se observar um período de repouso de pelo menos 5 minutos na posição e um relaxamento físico e mental, isto é, uma postura relaxada, e também verificar a posição do braço a ser utilizado, que deverá estar ao nível do 4º espaço intercostal, para evitar a influência da pressão hidrostática.[10]

Em comparações das medidas da PA no braço direito, mantendo-o em diferentes ângulos de abertura em relação ao tórax, observa-se que, quando o braço é hiperaduzido ao longo do eixo do corpo, a pressão é mais baixa que a pressão intra-arterial medida diretamente, efeito que diminui com a abdução do braço. Esses achados levaram à recomendação da manutenção de um ângulo de abertura, em relação ao corpo, de 45 a 90 graus.[11]

Como a posição sentada favorece a observação desses dois cuidados e a padronização da posição evita a ocorrência de erros, ela é a mais recomendada pela V Diretrizes Brasileiras de Hipertensão Arterial; entretanto, mesmo assim, deve-se anotar a posição do paciente durante a medida.[12]

Quando a pressão arterial é verificada em gestantes e torna-se necessária a medida na posição deitada, deve-se utilizar o decúbito lateral esquerdo, evitando a compressão dos grandes vasos abdominais, o que pode levar a desconforto e alterações dos valores.[13]

Quanto à posição do tórax durante a medida da pressão arterial, dependendo do tipo de cadeira, poltrona ou da própria postura do indivíduo, a tensão muscular pode ocasionar alterações na medida da pressão arterial, sendo então recomendado que ele fique relaxado e apoiado no encosto da cadeira ou poltrona, quando na posição sentada.

Em relação à posição das pernas, o único aspecto detectado na literatura é o seu descruzamento, sobretudo nas publicações da *American Heart Association*.[14-16]

Em relação ao melhor braço para medir a pressão, não existe consenso. A diversidade de respostas deve estar relacionada à diferenciação que os clínicos fazem na prática, sendo clássica a justificativa de que o lado esquerdo favorece anatomicamente por estar próximo ao coração, o que se reveste de caráter empírico, considerando-se que a geração dos sons decorre do fenômeno auscultatório provocado pela compressão e descompressão de um segmento específico do vaso e não do coração. Do mesmo modo, seria questionável a afirmação de que o registro deva ser feito no braço direito por representar melhor a verdadeira pressão.

O conceito de que o braço direito oferece dados mais precisos com respeito à pressão sistêmica chegou a ser aceito por renomados clínicos, possivelmente em decorrência de discussões orais, porém não foi possível detectar na literatura achados que fundamentassem tal idéia.[17]

Não existem na literatura citações destacando com evidências o braço que informe a pressão com maior precisão, mas há recomendações para que durante a primeira medida de pressão arterial sejam efetuadas verificações em ambos os braços e as medidas não tenham mais de 10 mmHg de diferença. Caso isso ocorra, deve-se escolher o braço que apresenta o valor mais elevado. Kristensen & Kornerup (1982), estudando 197 indivíduos normotensos e hipertensos, não encontraram dominância em nenhum grupo, nem diferenças significativas entre a pressão arterial média nos dois braços, mas 49% dos indivíduos estudados apresentavam variações das pressões iguais ou maiores que 10 mmHg. Concluíram então que as alterações observadas deveriam estar relacionadas às alterações estruturais das artérias, e recomendaram que o valor mais elevado da pressão arterial deve determinar se o indivíduo é ou não hipertenso.[18]

MEDIDAS ALTERNATIVAS

O antebraço pode ser utilizado como alternativa para braços obesos quando não existem manguitos suficientemente largos para uma medida precisa. Entretanto, não existem diferenças entre as medidas realizadas no braço e antebraço. Esses achados foram parcialmente confirmados por Tachovsky em 1985, que recomendou que a medida no antebraço seja evitada quando a pressão for imprescindível para a tomada de decisão importante[19]. Também acredita que, quando houver necessidade de a PA ser medida no antebraço, alguns aspectos devem ser considerados, tais como a precisão na identificação do local a ser colocado o estetoscópio, o uso de manobras para aumentar a audibilidade dos sons e a ressalva de que a pressão arterial sistólica no antebraço pode ser menor que no braço e a pressão arterial diastólica, maior.[19]

A utilização da perna é indicada nas avaliações dos distúrbios vasculares periféricos ou quando existe impossibilidade de utilização dos braços por terapia intravenosa ou cirurgia local. Hocken, em 1967, estudou 30 pacientes, registrando e comparando os valores médios da pressão arterial nas artérias braquial, poplítea e tibial posterior. Constatou que os valores encontrados na tibial posterior eram apenas 1,4 mmHg inferiores aos valores médios na artéria braquial. Para verificação dos valores da pressão arterial na coxa (artéria poplítea), foi utilizado um manguito mais largo que o padrão (17 × 57 cm), e os pacientes foram colocados em pronação. A discrepância entre os valores médios encontrados na poplítea e na braquial variou de – 12 a + 26 mmHg, com uma média de + 8,4 mmHg. O autor considerou a utilização da perna mais satisfatória do que a da coxa, em razão da melhor correlação com os valores da braquial, da possibilidade de ser usado um manguito padrão, da maior facilidade para a detecção dos sons de Korotkoff e pela posição supina, mais confortável para o paciente.[20]

De maneira geral, a utilização de locais alternativos deve ser feita quando a medida da PA é imprescindível para uma decisão clínica e as braquiais estão impossibilitadas, ou por presença de cateteres ou por lesões locais, e observando-se os aspectos levantados e no registro dos valores fique bem claro o local de onde foi obtida.

REFERÊNCIAS BIBLIOGRÁFICAS

1. Korotkoff MS. On the subject of methods of determining blood pressure. Bull Imperial Mil Med Acad 1905; 11:365.
2. Perloff D, Grim C, Flack J et al. Human blood pressure determination by sphygmomanometry. Circulation 1993; 88:2460-70.
3. Petrie JC, O'Brien ET, Littler WA, de Swiet M. Recommendations on blood pressure measurement. Br Med J 1986; 293:611-5.
4. Jesus PC, Meneses SCO, Junqueira Jr LF, Jesus CAC. Universidade de Brasília – Lab. Cardiovascular/Lab. Enfermagem.
5. O'Brien E. Will mercury manometers soon be obsolete? J Human Hypertens 1995; 9:933-4.
6. Mion Jr D, Pierin AMG. How accurate are sphygmomanometers? J Hum Hypertens 1998; 12:245-8.
7. O'Brien E, Waeber B, Parati G et al. Blood pressure measuring devices: recommendations of the European Society of Hypertension. BMJ 2001; 322:531-6.
8. O'Brien E, Petrie J, Littler W et al. The British Hypertension Society protocol for the evaluation of automated and semi-automated blood pressure measuring devices with special reference to ambulatory systems. J Hypertens 1990; 8:607-19.
9. Recommendations for routine blood pressure measurement by indirect cuff sphygmomanometry. Am J Hypertens. 1992; 5(4 Pt 1):207-9.

10. Michel E. Safar, MD, Bernard I et al. Current perspectives on arterial stiffness and pulse pressure in hypertension and cardiovascular diseases. Circulation. 2003; 107:2864-71.
11. Araujo TL de, Arcuri EAM. Influência de fatores anátomo-fisiológicos na medida indireta da pressão arterial: identificação do conhecimento dos enfermeiros. Rev Latino-Am Enfermagem, Ribeirão Preto 1998; 6(4):21-9.
12. V Diretrizes Brasileiras de Hipertensão Arterial. Sociedade Brasileira de Cardiologia – Sociedade Brasileira de Hipertensão – Sociedade Brasileira de Nefrologia. 2006.
13. Methodological issues in nursing research. Journal of Advanced Nursing 1991; 38(2):180-9.
14. Pickering TG, Hall JE, Lawrence JA et al. Recommendation for blood pressure measurement in humans and experimental animals. Part 1: Blood pressure measurement in humans. A statement for professionals from the Subcommittee of Professional and Public Education of the American Heart Association Council on High Blood Pressure Research. Circulation 2005; 45:142-61.
15. Hemmelgarn BR, Zarn KB, Campbell NR et al. The 2004 Canadian Hypertension Education Program Recommendation for the Management of Hypertension: Part 1 – Blood pressure measurement, diagnosis and assessment of risk. Can J Cardiol 2004; 20(1):31-40.
16. O'Brien E, Asmar R, Beilin L et al. European Society of Hypertension Recommendations for Conventional, Ambulatory and Home Blood Pressure Measurement. J Hypertens 2003; 21:821-48.
17. Lane D, Beevers M, Barnes N et al. Inter-arm differences in blood pressure: when are they clinically significant? J Hyperten 2002; 20(6):1089-95.
18. Kristensen BO, Kornerup HJ. Which arm to measure the blood pressure? Acta Med Scand Suppl 1982; 670:69-73.
19. Tachovsky BJ. Indirect auscultatory blood pressure measurement at two sites in the arm. Res Nurs Health. 1985; 8(2):125-9.
20. Hocken AG. Measurement of blood-pressure in the leg. Lancet. 1967; 1(7488):466-8.

Exames Laboratoriais – Importância e Análise Crítica

Luigi Brollo • Rui Póvoa

A avaliação complementar por meio de exames laboratoriais deve ser feita em todo paciente hipertenso, porém de maneira racional e com muito bom senso, devido ao custo elevado e à prevalência alta da hipertensão arterial em todo o mundo.

Essa investigação laboratorial tem como objetivos principais identificar possíveis lesões em órgãos-alvo, a presença de outros fatores de risco e a possibilidade de excluir causas etiológicas da pressão elevada, configurando assim uma hipertensão de causa secundária.

Diversos consensos ou diretrizes de vários países delineiam os exames básicos que o paciente hipertenso deve realizar rotineiramente e, com base nesses achados iniciais e juntamente com a avaliação clínica prévia, os outros exames adicionais.

As V Diretrizes Brasileiras de Hipertensão Arterial recomendam como exames iniciais de rotina no paciente hipertenso a glicemia de jejum, colesterol total, HDL-c, triglicérides plasmáticos, creatinina plasmática, potássio plasmático, análise de urina, ácido úrico plasmático e o eletrocardiograma[1]. Já o 7º JOINT apresenta praticamente as mesmas considerações das diretrizes brasileiras. De diferenças entre essas diretrizes, a brasileira indica a realização do ácido úrico plasmático, e a americana contempla o hematócrito e o cálcio na rotina inicial.[2]

A avaliação complementar sempre deve ser realizada com um objetivo específico, baseado nos exames iniciais e na história clínica do paciente.

TABELA 9.1 Objetivos da avaliação laboratorial

Avaliar lesões em órgãos-alvo
Diagnosticar doenças cardiovasculares
Estratificar o risco cardiovascular
Detectar outros fatores de risco
Afastar hipertensão arterial secundária

Tabela 9.2 Exames laboratoriais para o hipertenso

Avaliação Inicial
Glicemia de jejum
Colesterol total, HDL-c, triglicérides plasmáticos
Creatinina plasmática
Potássio plasmático
Análise de urina
Ácido úrico plasmático
Eletrocardiograma
Exames Complementares
Glicemia 2h após sobrecarga de glicose
Microalbuminúria
Ecocardiograma
Exames para a Hipertensão Secundária

GLICEMIA

Acreditamos que a avaliação da glicemia seja uma das avaliações obrigatórias mais importantes no paciente hipertenso. Isso se deve à grande prevalência do diabetes melito, com um aumento cada vez maior da incidência em todas as populações mundiais. O aumento do sedentarismo e a obesidade cada vez mais crescente em todas as camadas sociais fazem com que o diabetes melito e a hipertensão arterial dominem o cenário dos fatores de risco. Atualmente a prevalência de glicemias capilares de jejum acima de 110 mg/dl no Brasil, segundo o projeto Corações do Brasil, é de 9,5% e 8,6%, respectivamente, para o homem e a mulher.[3]

O diabetes por si só é um importante fator de risco de todas as doenças cardiocerebrovasculares e quando associado a hipertensão arterial, fato muito comum, se reveste de um efeito devastador no organismo. Leva quase sempre a doença renal e a fenômenos aterotrombóticos, e com isso o paciente passa a ter um acúmulo de risco cardiovascular exponencial. Por isso, a detecção desse distúrbio glicêmico se torna obrigatória para um tratamento adequado.

O exame para se diagnosticar o diabetes melito é a glicemia de jejum. O paciente deve realizar o exame no período matutino, em estado de jejum entre 8 e 12h. O diagnóstico de diabetes melito tipo 2 é baseado no resultado das glicemias de jejum (duas ou mais medidas consecutivas), com resultado igual ou superior a 126 mg/dl (ou 7 mM). Se o resultado ficar entre 110 e 125 mg/dl, o paciente é portador de glicemia de jejum inapropriada, ou glicemia na faixa de intolerância à glicose. Nessa situação, torna-se necessária a realização do teste oral de tolerância à glicose. No laboratório, a pessoa ingere 75 g de glicose diluída em água, e após 2h de espera é avaliada a taxa de glicose no sangue. Se o paciente apresentar valor igual ou superior a 200 mg/dl, é

Tabela 9.3 Valores de referência para as glicemias em mg/dl segundo o Consenso Brasileiro sobre Diabetes[4]

Categoria	Jejum*	2h após 75 g de glicose	Casual**
Glicemia normal	<110	<140	
Tolerância à glicose diminuída	>110 a <126	≥140 a <200	
Diabetes melito***	≥126	≥200	≥200 (com sintomas clássicos)

*O jejum é definido como a falta de ingestão calórica por no mínimo 8h.
**Glicemia plasmática casual é definida como aquela realizada a qualquer hora do dia, sem se observar o intervalo desde a última refeição.
***Os sintomas clássicos de diabetes incluem poliúria, polidipsia e perda inexplicada de peso.

considerado portador de diabetes melito. Se a glicemia estiver entre 140 e 199 mg/dl, fica o diagnóstico de intolerância à glicose. Para a realização do teste oral de tolerância à glicose o paciente deve estar em jejum de 8 a 12h, porém nos três dias que antecedem o exame deve manter uma dieta habitual sem restrição de carboidratos, interromper qualquer medicação que possa interferir no metabolismo dos carboidratos, guardar repouso e não fumar durante o exame.[4]

COLESTEROL TOTAL, HDL-c, TRIGLICÉRIDES

Os níveis elevados de colesterol LDL-c e baixos de HDL-c são também fatores de risco importantes e independentes de doenças cardiovasculares, e devem estar presentes na avaliação mínima do paciente hipertenso. Algumas diretrizes internacionais sugerem apenas o valor total do colesterol para se avaliar o perfil dos lipídios do indivíduo, levando em conta a possibilidade de que uma única variável tem aplicabilidade melhor pelos médicos gerais em todos os países e em regiões remotas. Entretanto, o conhecimento das frações do colesterol se torna importante. Sabe-se que indivíduos com colesterol total normal mas com HDL-c baixo e LDL-c elevados apresentam risco cardiovascular elevado, e na avaliação única do colesterol total não identificamos esses pacientes em particular. Para avaliação das frações do colesterol, é necessária a determinação dos níveis de triglicérides. Utiliza-se a fórmula:

$$LDL\text{-}c = \text{colesterol total} - HDL\text{-}c - \left(\frac{\text{triglicérides}}{5}\right)$$

quando os triglicérides < 400 mg/dl.[1]

Na Tabela 9.4 encontramos os valores de normalidade dos lipídios plasmáticos.[5]

Apesar de a maioria das diretrizes estrangeiras não recomendar a avaliação das frações do colesterol, as nossas V Diretrizes contemplam a dosagem do LDL-c como um exame do grupo dos exames mínimos obrigatórios. Esse aspecto de visão é muito importante devido ao fato de o LDL-c se constituir em risco adicional. Como podemos observar na Fig. 9.1, a redução do LDL-c se acompanha de redução significativa do risco de doença arterial coronária. Na relação linear entre os níveis de LDL-c e o risco relativo de doença arterial coronária, observamos que a cada mudança de 30% nos níveis de LDL-c há mudança no risco relativo de doença arterial coronária da ordem de 30%, sendo o risco igual a 1,0 para LDL-c a partir de 40 mg/dl.[6,7]

TABELA 9.4 Valores de referência de colesterol total (CT), LDL-colesterol (HDL-c), HDL-colesterol (HDL-c) e triglicérides, em mg/dl[6]

Variável	Ótimo	Limítrofe	Moderadamente alterado	Alterado	Muito elevado
CT	<200	200-239	—	≥240	—
LDL-c	< 100*	100-129	130-159	160-189	≥ 190
HDL-c	≥ 60	—	—	< 40	—
Triglicérides	< 150	150-199	—	200-499	≥500

*Valores ótimos de LDL-c (< 70 mg/dl) sugeridos para pacientes de alto risco.

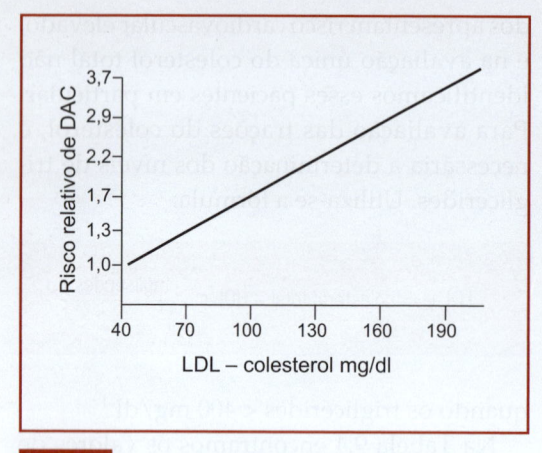

Figura 9.1
Relação log-linear entre os níveis de LDL-c e o risco relativo de doença arterial coronária (DAC)[7]

■ CREATININA PLASMÁTICA

É um exame fundamental na avaliação inicial do paciente hipertenso, pois nos dá uma avaliação muito boa da função renal. Com a avaliação da creatinina plasmática, utilizando a fórmula de Cockroft-Gault, podemos calcular a taxa de filtração glomerular estimada com excelente aproximação dos valores reais.[8]

A creatinina é um exame útil também no acompanhamento. A diminuição da função renal reflete claramente a agressão contínua aos rins de maneira progressiva. As lesões renais, semelhantemente às lesões cardíacas e cerebrais, aumentam significativa a mortalidade dos pacientes hipertensos. Muitas vezes as mesmas causas da evolução da lesão renal podem ser reversíveis se tratadas adequadamente, e devemos estar atentos a esses fatos. Alguns fatores hemodinâmicos causadores de isquemia ou hipofluxo renal, desidratação, infecções urinárias, medicamentos nefrotóxicos etc. podem causar queda reversível da função renal[9]. A intervenção imediata pode bloquear ou reverter esses processos deletérios da função renal e com isso mudar significativamente a história natural desses pacientes.

Tabela 9.5 Fórmula de Cockroft-Gault para o cálculo da taxa de filtração glomerular estimada (TFGE) em ml/min[8]

$$TFGE = K \left[\frac{(140-idade) \times peso}{creatinina\ plasmática} \right]$$

K = 0,85 para as mulheres
K = 0,72 para os homens

> 90 ml/min	Normal
60-90 ml/min	Disfunção renal leve
30-60 ml/min	Disfunção renal moderada
< 30 ml/min	Disfunção renal grave

■ POTÁSSIO PLASMÁTICO

O potássio plasmático é um exame que pode trazer alguns conhecimentos relacionados com a hipertensão arterial. Os valores elevados do potássio sérico podem significar lesão grave da função renal. Valores acima de 5,0 mEq/l nos levam a avaliar de forma intensiva a função renal, pois a insuficiência renal crônica, principalmente em seus estágios mais avançados, pode se apresentar com os níveis de potássio plasmático elevados.

Alguns pacientes podem apresentar hipercalemia devido à utilização de alguns medicamentos anti-hipertensivos, tais como os inibidores da enzima conversora da angiotensina, os bloqueadores dos receptores AT_1 da angiotensina II ou os diuréticos poupadores de potássio.

Em situações em que hipocalemia (valores abaixo de 3,5 mEq/l) ocorre espontaneamente nos levam a pensar em hiperaldosteronismo primário e dirigir nossa investigação com exames específicos para essa causa etiológica. Outro aspecto relacionado à hipocalemia é que freqüentemente os pacientes já nos chegam em uso de diuréticos com doses inadequadas, o que os tornam hipocalêmicos.

ANÁLISE DE URINA

Em todas as diretrizes há o consenso da importância da análise do sedimento urinário como item de avaliação inicial.

A presença anormal de eritrócitos, leucócitos ou proteína na urina pode denotar anormalidades renais tais como infecções, doença do parênquima renal ou vias urinárias, podendo até explicar a causa de hipertensão arterial, diagnosticando-se uma causa secundária.

ÁCIDO ÚRICO PLASMÁTICO

Não existe ainda um consenso sobre a validade clínica da dosagem do ácido úrico no manuseio do paciente hipertenso, tanto que as III Diretrizes Brasileiras o incluíam como um exame inicial, as IV Diretrizes o retiraram e agora, novamente, as V Diretrizes o acrescentaram à rotina laboratorial mínima.

Apesar de existirem trabalhos mostrando que o ácido úrico é um fator de risco cardiovascular para o paciente com hipertensão arterial, não existem evidências de que a redução do ácido úrico plasmático reduz o risco cardiovascular[10,11]. Não há certeza do benefício terapêutico na sua redução, apenas a restrição de uso de diuréticos em pacientes com histórico de gota úrica, por isso o exame deve fazer parte da rotina suplementar e não da inicial. Entretanto, o tema é ainda muito polêmico, pois o 7º JOINT o inclui na sua rotina laboratorial mínima, mas as diretrizes da Sociedade Européia de Hipertensão não optaram por sua inclusão.[2,12]

ELETROCARDIOGRAMA

Apesar da baixa sensibilidade em detectar hipertrofia cardíaca, o eletrocardiograma tem boa especificidade. É um exame de muito baixo custo, reprodutível, de fácil interpretação e muito bom para o acompanhamento do hipertenso. É exame de consenso obrigatório na primeira avaliação, não só para o diagnóstico de hipertrofia mas para a avaliação cardiológica global. No Capítulo 10 delineamos o papel do eletrocardiograma de 12 derivações na avaliação do paciente hipertenso.

OUTROS EXAMES INDICADOS NAS DIRETRIZES ESTRANGEIRAS

O hemograma completo era indicado na terceira edição das Diretrizes brasileiras: já na quarta versão se limitou ao hematócrito e à hemoglobina, e na última versão das V Diretrizes foi retirado da avaliação inicial. Entretanto, o 7º JOINT e as diretrizes da Sociedade Européia de Hipertensão incluem o hematócrito e a hemoglobina como exames de avaliação inicial[2,12]. A nosso ver, é um exame de pouca utilidade na avaliação inicial do paciente hipertenso. O exame clínico com a análise das mucosas geralmente dá subsídios reais do estado ou não de anemia. Apesar de a anemia poder ajudar no diferencial entre uma insuficiência renal aguda ou crônica, esses estados são situações de exceção que não justificam o exame de rotina inicial.

O 7º JOINT recomenda a dosagem do cálcio plasmático, cujos valores normais estão entre 8,5-10,5 mg/dl; valores elevados de cálcio plasmático remetem à presença de hiperparatireoidismo, com secreção do fator hipertensivo paratireoidiano[2]. O hiperparatireoidismo secundário é visto também na insuficiência renal crônica. Essa análise visa a uma parcela extremamente pequena de pacientes com hipertensão arterial, não parecendo justificada sua rotina na avaliação inicial do hipertenso.

EXAMES COMPLEMENTARES

Microalbuminúria

A microalbuminúria é a presença de albumina urinária na urina de 24h, com valores compreendidos entre 30 mg/24h a 300 mg/24h. É um exame de grande utilidade no paciente diabético, pois indica a fase da nefropatia diabética caracterizada pelo aumento da filtração glomerular e da excreção urinária de albumina e tem significado prognóstico, com aumento da morbimortalidade por doenças cardiovasculares[13]. Já no paciente hipertenso sem diabetes, a presença de microalbuminúria apresenta alguns indícios de mau prognóstico cardiovascular, mas sem evidências definitivas.[14,15]

Os dados do NHANES a respeito da prevalência da microalbuminúria na população geral americana mostraram uma prevalência de 6,1% nos homens e de 9,7% nas mulheres. Se a população for diabética, esses números atingem 28% dos indivíduos e 16% dos hipertensos.[16]

Esses dados ajudaram as V Diretrizes Brasileiras a colocar o exame de microalbuminúria como um exame complementar, que deve ser pedido em pacientes hipertensos diabéticos, hipertensos com síndrome metabólica e hipertensos com três ou mais fatores de risco cardiovascular.[1]

A dosagem da renina plasmática deve ser realizada somente na pesquisa de hipertensão secundária, não agregando nenhum ao dado à análise inicial do paciente hipertenso.

Teste Oral de Tolerância à Glicose

Esse exame deve ser pedido nos pacientes em que as glicemias de jejum estão entre 100 e 125 mg/dl.

Ecocardiograma

É um exame recomendado pelas V Diretrizes Brasileiras somente nos hipertensos estágios 1 e 2 sem hipertrofia ventricular esquerda no eletrocardiograma, mas com três ou mais fatores de risco, considerando o emprego do ecocardiograma para o diagnóstico de hipertrofia ventricular esquerda. Também contemplam os hipertensos com suspeita clínica de insuficiência cardíaca para avaliação da função sistólica e diastólica. Ver Capítulo 11.

■ REFERÊNCIAS BIBLIOGRÁFICAS

1. V Diretrizes Brasileiras de Hipertensão Arterial – Sociedade Brasileira de Cardiologia – Sociedade Brasileira de Hipertensão – Sociedade Brasileira de Nefrologia –2006.
2. The Seventh Report of the Joint National Committee on Prevention, Detection, Evaluation, and Treatment of High Blood Pressure. The JNC 7 Report. JAMA 2003, 289(19):2560-72.
3. Atlas Corações do Brasil. Sociedade Brasileira de Cardiologia, 2005.
4. Consenso Brasileiro sobre Diabetes 2002. Sociedade Brasileira de Diabetes.
5. III Brazilian Guidelines on Dyslipidemias and Guideline of Atherosclerosis Prevention from Atheroscrosos Department of "Sociedade Brasileira de Cardiologia". Arq Bras Cardiol 2001; 77(Suppl) 3:1-48.
6. Izar MCO, Kasinski N, Fonseca FAH. Dislipidemias: diagnóstico e tratamento. In: Fernando Nobre e Carlos V Serrano Jr. (eds). Tratado de Cardiologia – Socesp – Barueri, SP. Editora Manole, 2005. p. 354-68.
7. Grundy SM, Cleeman JI, Bairey CN et al. Is of recent clinical trials for the National Cholesterol Education Program Adult Treatment Panel III guidelines. Circulation 2004; 110:227-39.
8. Cockroft DW, Gault MH. Prediction of creatinine clearance from serum creatinine. Nephron 1976; 16(1)31-41.
9. Tavares A, Plavnik FL. Avaliação inicial do paciente hipertenso. Rer Soc Cardiol Estado de São Paulo 2003; 13(1):56-63.
10. Gueyffier F, Boissel JP, Pocock S et al. Identification of risk factors in hypertensive patients. Contribution of randomized controlled trials through an individual patient database. Circulation 1999; 100(18):88-94.
11. Fang J, Alderman MH. Serum uric acid and cardiovascular mortality. The NHANES I epidemiologic follow-up study. 1971-1992. JAMA 2000; 283:2404-10.
12. 2003 European Society of Hypertension – European Society of Cardiology Guidelines for the Management of Arterial Hypertension. Guidelines Committee. J Hypertens 2003; 21:1011-59.

13. Jarret RJ, Viberti GC, Argyropoulos A et al. Microalbuminuria predicts mortality in non-insulin-dependent diabetics. Diabet Med 1984; 1:17-9.
14. Mogensen CE, Christensen CK. Predicting diabetic nephropathy in insulin-dependent patients. N Engl J Med 1984; 311:89-93.
15. Jones SL, Viberti GC. Hipertension and microalbuminuria as predictors of diabetic nephropathy. Diabete Metab 1989; 15:327-32.
16. Jones CA, Francis ME, Eberhardt MS et al. Microalbuminuria in the US population: Third Nacional Health and Nutrition Examination Survey. Am J Kidney Dis 2002; 39:445-59.

O Papel do Eletrocardiograma na Hipertensão

Rui Póvoa • Ângelo Amato Vincenzo de Paola

A hipertrofia ventricular esquerda (HVE) é um importante fator de risco cardiovascular independente da hipertensão arterial quando diagnosticada tanto pelo eletrocardiograma (ECG) quanto pelo ecocardiograma. Apesar de o ecocardiograma ser a ferramenta mais sensível e específica, o custo e a variabilidade intra- e interobservador limitam o seu uso em larga escala.

O ECG foi o primeiro método utilizado para o diagnóstico do aumento da massa cardíaca, existindo na literatura diversos critérios para o diagnóstico, todos porém com baixa sensibilidade. Devido a essa baixa sensibilidade, os estudos em Framingham encontraram 1,5% da população com HVE e 1,7% com suspeita de HVE. Quatro anos mais tarde, aproximadamente 3/5 dos pacientes com HVE e 1/5 dos com suspeita tinham apresentado eventos cardiovasculares fatais.[1]

O ECG, a despeito da baixa sensibilidade, é o exame mais realizado devido ao baixo custo e à facilidade de realização, além de ser encontrado em qualquer lugar do país e, principalmente, por sua relação prognóstica já bem estabelecida[2,3]. Apesar da pequena sensibilidade em discriminar a HVE, o ECG reflete o risco de aumento de morbidade e mortalidade cardiovasculares, por isso é largamente utilizado no diagnóstico da HVE.

Os estudos de Framingham verificaram que os pacientes que estavam no quartil superior em relação ao aumento da voltagem do complexo QRS tinham cerca de três vezes mais chances de eventos cardiovasculares, e, se houvesse alterações da repolarização do ST-T do tipo *strain*, o risco de complicações aumentava 5,8 vezes nos homens e 2,5 vezes nas mulheres[4,5]. O padrão *strain* é definido como alterações no segmento ST em alguma das derivações D_1, D_2, aVL ou de V_{3-6}, de horizontalização com depressão igual ou superior a 0,05 mV mais onda T invertida.[6]

Essas alterações têm prognóstico idêntico ao da doença coronária, com taxas semelhantes de eventos adversos. Desta forma, devemos considerar esses pacientes como se fossem coronarianos[7]. A regressão dessas alterações eletrocardiográficas está relacionada com a regressão proporcional de eventos vasculares.[8,9]

A realização do ECG em todo paciente com hipertensão arterial na sua avaliação inicial tem como objetivo estratificar o quanto a pressão arterial afetou um dos principais órgãos-alvo em termos de aumento da massa do ventrículo esquerdo e também diagnosticar outras alterações cardiovasculares que possam ter implicação no tratamento e prognóstico. Para o diagnóstico de áreas de necrose, é um exame de excelência, apresentando boa sensibilidade e especificidade. Um aspecto muito positivo é o acompanhamento das alterações cardíacas decorrentes da hipertensão, pois os grandes aumentos de massa do VE em geral são detectados pelo ECG, o que o torna muito útil na avaliação da regressão da hipertrofia com o controle adequado da pressão arterial. É um exame em que outros detalhes eletrocardiográficos, além da análise do complexo QRS e segmento ST para o diagnóstico de hipertrofia, podem nos dar alguns subsídios para a interpretação de achados clínicos. Peng *et al.*, em 2006, encontraram relação do intervalo QTc com os níveis pressóricos[10]. O ECG também pode ser utilizado para avaliar a dispersão do intervalo QT, que é maior à medida que aumenta a massa ventricular.[11]

A análise da amplitude da onda T também tem relação com o prognóstico cardiovascular. Yamazaki *et al.* verificaram que a diminuição da amplitude da onda T na derivação D_1 apresenta correlação estatisticamente significante com o aumento da morbimortalidade cardiovascular. Quanto menor a amplitude, maior a mortalidade.[12]

O ECG com HVE, se apresentar depressão do segmento ST ou onda T negativa, reflete um adicional de mau prognóstico, além dos aspectos negativos isolados da própria hipertrofia, principalmente para a doença do coração[13]. Em análise dessas alterações do segmento ST e onda T, verificou-se que as anormalidades da onda T são melhores prognosticadores de mortalidade cardiovascular que a depressão do segmento ST.[14]

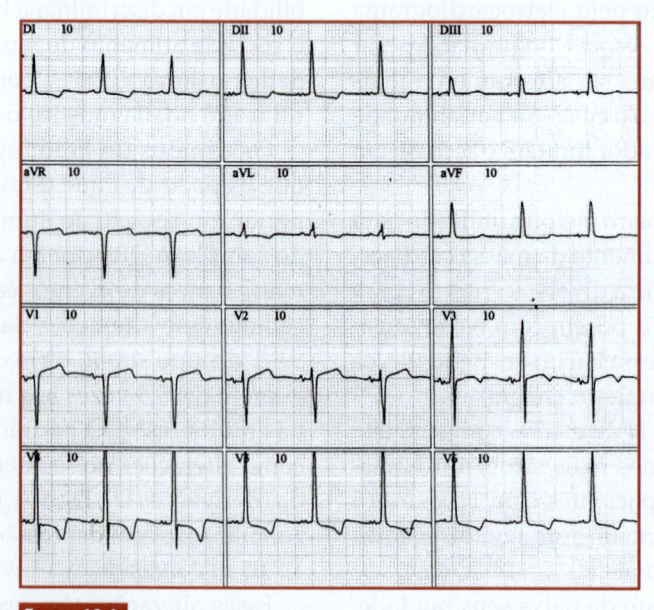

FIGURA 10.1.
Eletrocardiograma característico de hipertrofia ventricular esquerda. Observar o padrão típico do *strain*

Na prática diária da interpretação do traçado eletrocardiográfico, deve ser dada atenção aos fatores constitucionais, fisiológicos e técnicos que podem influenciar no diagnóstico das hipertrofias ventriculares e atriais[15]. Têm importância a idade, o sexo, o peso e a altura corporal, a configuração torácica, a posição anatômica do coração e a raça.

A idade produz diminuição significativa das amplitudes das ondas R e S e desvio do eixo do complexo QRS para a esquerda. O intervalo PR se alarga e o complexo QRS fica inalterado. Além dos aspectos relacionados a idade, as co-morbidades tais como enfisema, cifose, alterações na condução do estímulo pelo tórax e tecidos mediastinais alteram a configuração eletrocardiográfica[16]. Porém, a sensibilidade aumenta com a idade, ocorrendo um pequeno decréscimo da especificidade.[17]

Em relação ao sexo, até os 60 anos a mulher apresenta menor amplitude das ondas R, S e T, principalmente nas derivações precordiais, com menor duração do complexo QRS. Esses aspectos estão relacionados à configuração torácica peculiar ao sexo feminino, ao tamanho menor do coração, ao acúmulo de gordura corporal e ao tecido mamário.

Os aumentos do peso e da altura corporal associam-se a desvio do eixo do complexo QRS para a esquerda, a posição horizontal e diminuição na amplitude do complexo QRS e onda T. Levy *et al.*, em 1990, verificaram relação inversa da sensibilidade em detectar HVE com o índice de massa corporal, além de menor sensibilidade nos fumantes em relação aos não-fumantes.[17]

A raça tem uma participação fundamental na análise eletrocardiográfica. Os indivíduos de raça negra apresentam amplitudes dos complexos QRS maiores, com menor duração. A onda T tem maior projeção na direção anterior no plano horizontal, explicando a maior prevalência de ondas T achatadas ou invertidas nas derivações precordiais direitas.

Além todas estas condições que podem dificultar as interpretações, existem ainda a variabilidade dia a dia. Mesmo com a colocação dos eletrodos precordiais na mesma posição com a região precordial marcada, existe variação da amplitude do complexo QRS, da onda T, e do eixo elétrico.[18]

■ AVALIAÇÃO DA HIPERTROFIA PELO ELETROCARDIOGRAMA

Os padrões eletrocardiográficos de HVE diagnosticados pelos diversos critérios estão relacionados com aumento da espessura das paredes e tamanho do ventrículo esquerdo (VE), magnitude dos potenciais elétricos gerados pelo VE, bem como velocidade de condução intraventricular dos estímulos elétricos da despolarização e repolarização ventriculares. O tamanho do átrio esquerdo é também considerado por suportar precocemente os efeitos da sobrecarga que, paralela ou simultaneamente, alteram a anatomia do VE.[19]

O aumento da massa do ventrículo esquerdo geralmente causa um incremento da amplitude do QRS com um desvio de orientação para a esquerda e desvio posterior das forças elétricas, originando ondas S profundas nas derivações precordiais direitas. Além disso, o aumento da espessura das paredes do VE prolonga o tempo de ativação, resultando no aumento de duração do QRS e da deflexão intrinsecóide representado pelo tempo entre o início da inscrição e o ponto máximo do complexo QRS nas derivações precordiais esquerdas.[20]

As anormalidades da repolarização ventricular do tipo padrão *strain* caracterizam-se por infradesnivelamento do segmento ST com convexidade para cima, em conjunto com onda T de aspecto negativo nas derivações precordiais e periféricas esquerdas, e estão associadas ao importante estresse sistólico nas paredes cardíacas.[21,22]

Existem na literatura diversos índices ou critérios utilizados para o diagnóstico de hipertrofia, desde os mais simples, como, por exemplo, a onda R em V_6 maior que o R em V_5, até os mais complexos, como o código de

Minnesota. Apesar dessa grande diversidade de opções, todos apresentam baixa sensibilidade e alta especificidade.

Essas características peculiares na sensibilidade e especificidade apresentam variações de acordo com o sexo, a raça e a idade.

Diversos critérios eletrocardiográficos foram utilizados no diagnóstico da HVE, entretanto a adequada correlação entre os achados anatomopatológicos e as manifestações do ECG ainda permanece obscura. Entre os mais utilizados na prática são os critérios de Sokolow-Lyon, Romhilt-Estes, Cornell Voltagem e Cornell Duração e os critérios de Perugia.

Critérios de Sokolow-Lyon

Um dos mais antigos critérios e ainda muito utilizado foi o proposto por Sokolow & Lyon em 1949. Utiliza a soma a amplitude da onda S na derivação V_1 com a da onda R na derivação V_5 ou V_6 (sempre a maior das duas). Se a soma for igual ou maior que 35 mm, a HVE está presente.[23]

Esse critério de voltagem é de valor mais duvidoso em indivíduos com idades inferiores a de 30 anos, ocorrendo mais falso-positivos. Em crianças, adolescentes e adultos jovens podemos ver grandes ondas R sem existir hipertrofia ventricular esquerda. Também em pacientes idosos, a fibrose miocárdica e a presença de outras co-morbidades que concorrem para a diminuição da amplitude do complexo QRS dificultam a aplicação dos critérios de Sokolow-Lyon. A voltagem do complexo QRS diminui 6% em cada década de vida, dos 20 aos 80 anos.[15]

Critérios de Romhilt-Estes

Romhilt e Estes, em 1968, propuseram um sistema de pontuação na análise de diversas alterações eletrocardiográficas para o diagnóstico de hipertrofia (Tabela 10.1). Em traçados eletrocardiográficos que apresentem somatória de quatro pontos o diagnóstico é de provável hipertrofia; com somatória superior a 5 pontos, o diagnóstico é definitivo. Foi um trabalho muito bem realizado do ponto de vista metodológico, no qual utilizaram material de necrópsia para avaliar a massa e comparar com os eletrocardiogramas.[24]

TABELA 10.1 Sistema de pontos e escore de Romhilt-Estes para hipertrofia ventricular esquerda

1. Voltagem Onda R ou S nas derivações dos membros ≥ 20 mm Onda S em V_1, V_2 ou V_3 ≥ 30 mm Onda R em V_4, V_5 ou V_6 ≥ 30 mm	3 pontos
2. Segmento S-T e onda T com padrão de *strain* Sem uso de digital Em uso de digital	 3 pontos 1 ponto
3. Desvio do eixo do QRS para a esquerda ≥ – 30°	2 pontos
4. Duração do QRS ≥ 0,09 seg	1 ponto
5. Aumento do átrio esquerdo (Sinal de Morris) Onda P em V_1 > 1 mm de profundidade e duração > 0,04 seg	3 pontos
6. Deflexão intrinsecóide em V_5 e V_6 ≥ 0,05 seg	1 ponto
Interpretação Provável HVE = HVE ≥	 4 pontos 5 pontos

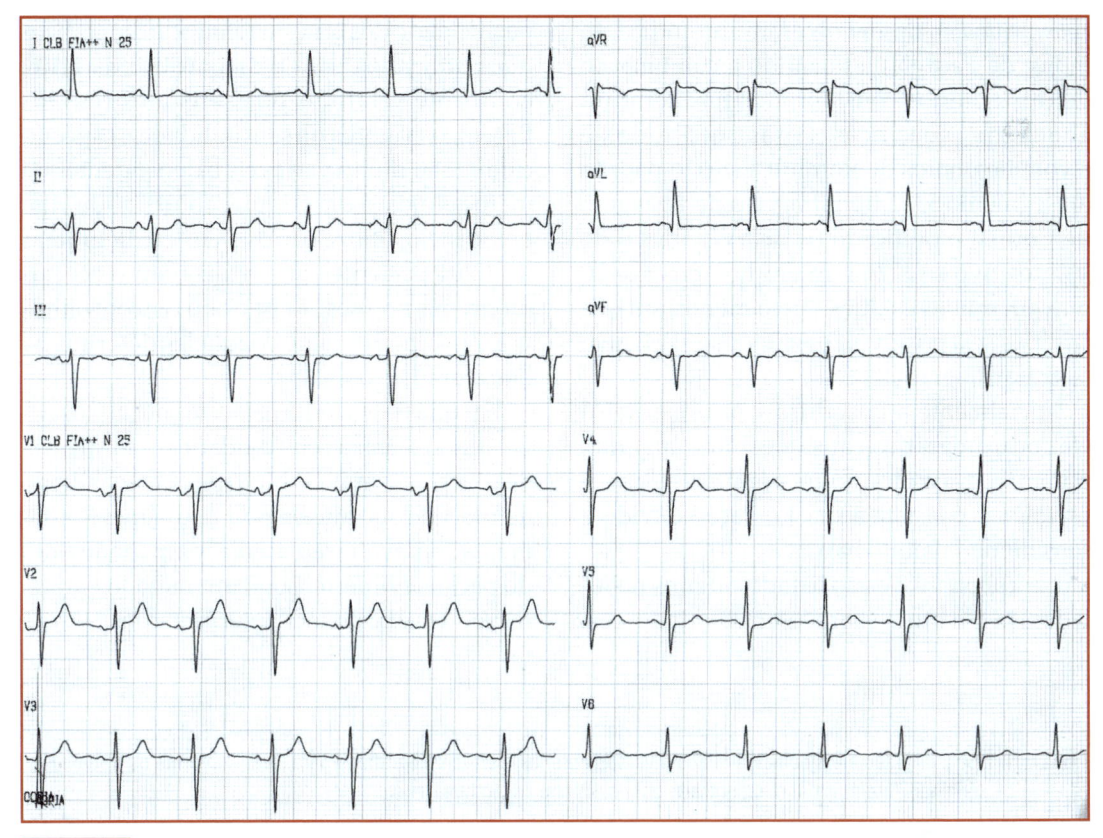

FIGURA 10. 2
Eletrocardiograma com hipertrofia ventricular esquerda segundo os critérios de Romhilt-Estes (onda P em V_1 = 3 pontos / eixo do QRS ≥ – 30° = 2 pontos)

Critérios de Cornell

Casale *et al.* (1986) propuseram um critério eletrocardiográfico de voltagem sexo-específico para o diagnóstico da HVE (critério de voltagem de Cornell). Consiste na somatória da amplitude da onda R da derivação aVL com a onda S da derivação precordial V_3. A HVE seria estabelecida quando nos homens os valores fossem superiores a 28 mm e nas mulheres quando ultrapassassem 20 mm. Utilizaram o ecocardiograma para a validação da presença de HVE. Foi assim denominado por ter sido desenvolvido na Universidade de Cornell.

Posteriormente, o grupo da Universidade de Cornell modificou o critério original, desenvolvendo um algoritmo para a interpretação realizada nos aparelhos de eletrocardiografia. Esse critério incorpora o produto da soma da voltagem da onda R de aVL com a onda S de V_3 pela duração média do QRS[25]. A HVE estaria presente quando o valor obtido fosse superior a 2,400 mm/seg.[26]

Índice de Perugia

Como o desempenho do ECG no diagnóstico da HVE nos pacientes hipertensos tem uma exatidão baixa, Schillaci *et al.*, em 1994, estudando uma população ambulatorial de hipertensos participantes do estudo PIUMA (*Progetto Ipertensione Umbria Monitoraggio*

Ambulatoriale), desenvolveram um índice, (o índice de Perugia), utilizando a combinação de três critérios considerados na literatura altamente específicos. Foram utilizados o escore de pontos de Romhilt-Estes, o padrão do segmento ST-T tipo *strain* e o de voltagem de Cornell modificado (R de aVL mais S de V_3, positivo se > 24 mm em homens e > 20 mm em mulheres). Caso pelo menos um dos critérios seja positivo, considera-se HVE pelo eletrocardiograma.

Inicialmente a introdução de um critério eletrocardiográfico causa deslumbramento, porém, com a aplicação em populações diversa, logo se constata a sua limitação devido à sensibilidade muito baixa.

Na Tabela 10.2 estão listados alguns resultados da literatura sobre a sensibilidade e especificidade dos critérios eletrocardiográficos mais utilizados para o diagnóstico da HVE, conforme relatado por seus autores[24-28]. Porém, os valores de sensibilidade e especificidade são muito variáveis e dependentes da metodologia e da população utilizada. Em nosso meio, utilizando os eletrocardiogramas de 1.204 pacientes que realizaram o ecocardiograma no mesmo período, encontramos valores bem diferentes daqueles descritos na literatura.[29]

Em que pesem esses aspectos negativos envolvendo a baixa sensibilidade e a influência de diversas variáveis biológicas, esse método de mais de 100 anos ainda tem papel fundamental na avaliação e no acompanhamento do paciente hipertenso. É um método barato, reprodutível e de fácil interpretação.

TABELA 10.2 Sensibilidade e especificidade dos diversos critérios eletrocardiográficos para HVE, conforme os trabalhos originais (literatura) e o encontrado em nossa população hipertensa

Critério	Sen% Literatura	Esp% Literatura	Sen% População brasileira	Esp% População brasileira
Sokolow-Lyon $SV_1 + RV_{5-6} \geq 35$ mm	57	86	13	96
Cornell – Voltagem (R aVL + SV_3) > 28 mm homens, > 20 mm mulheres	42	96	18	96
Cornell Duração > 2.400 mms	51	95	22	96
Romhilt-Estes ≥ 5 pontos	52	97	16	95
Critério de Perugia (Romhilt-Estes; ST-T *strain*, Cornell mod. (homens > 24 mm, mulheres > 20 mm)	34	93	38	89
RaVL > 11 mm	13	99	7	98
$RV_6 > RV_5$	57	91	10	93

Sen. = sensibilidade. Esp. = especificidade.

REFERÊNCIAS BIBLIOGRÁFICAS

1. Kannel WB, Gordoon T, Offut D et al. Left ventricular hypertrophy by electrocardiogram: prevalence, incidence and mortality in Framingham Study. Ann Intern Med 1969; 71:89-105.
2. Kannel WB, Gordon T, Castelli WP, Margolis JR. Eletrocardiographic left ventricular hypertrophy and risk of coronary heart disease: The Framingham Study. Ann Intern Med 1970; 72:813-2.
3. Levy D, Garrison RJ, Savage DD et al. Prognostic implications of echocardiographically determined left ventricular mass in the Framingham Heart Study. N Engl Med 1990; 322:1561-6.
4. Kannel WB. Prevalence and natural history of electrocardiographic left ventricular hypertrophy. Am J Med 1983; Suppl 3A: 4-11.
5. Levy D, Labib SB, Anderson KM et al. Determinants of sensitivity and specificity of eletrocardiographic criteria for left ventricular hypertrophy. Circulation 1990; 81:815-20.
6. Schillaci G, Perro M, Pasqualini L et al. Prognostic significance of isolated, non-specific left ventricular repolarization abnormalities in hypertension. J Hyperten 2004; 22:407-14.
7. Kannel WB & Abbort RD. A prognostic assessment of left ventricular hypertrophy and unrecognized myocardial infarction: The Framingham Study. Am Heart J 1986; 111: 391-7.
8. Verdecchia P, Schillaci G, Borgiooni C et al. Prognostic value of left ventricular mass and geometry in systemic hypertension with left ventricular hypertrophy. Am J Cardiol 1996; 78:197-202.
9. Sundstrom J, Lind L, Arnlov J et al. Echocardiographic and electrocardiographic diagnoses of left ventricular hypertrophy predict mortality independently of each other in a population of elderly men. Circulation 2001; 103:2346-51.
10. Peng S, Yu Y, Hao K et al. Heart rate-corrected QT interval duration is significantly associated with blood pressure in Chinese hypertensives. J Electrocardiology 2006; 39:206-10.
11. Ichkhank K, Molnar J, Somberg J. Relation of left ventricular mass and QT dispersion in patients with systemic hypertension. Am J Cardiol 1997; 79(4):508-11.
12. Yamazaki T, Myers J, Froelicher VF. Prognostic importance of isolated T-wave abnormalities. Am J Cardiol 2005; 95:300-4.
13. Larsen CT, Dahlin J, Blackburn H et al. Prevalence and prognoses of electrocardiographic left ventricular hypertrophy ST segment depression and negative T-wave. Eur Heart J 2002; 23:315-24.
14. Beckerman J, Yamazaki T, Myers J et al. T-wave abnormalities are a better predictor of cardiovascular mortality than ST depression on the resting electrocardiogram. ANE 2005; 10(2):146-51.
15. Simonsen E. Differentiation between normal and abnormal in electrocardiography. St. Louis: The C.V. Mosby Company 1961; 154-67
16. Simonsen E. The effect of age on the electrocardiogram. Am J Cardiol 1972; 29:64-9.
17. Levy D, Labib SB, Anderson KM et al. Determinants of sensitivity and specificity of electrocardiographic criteria for left ventricular hypertrophy. Circulation 1990; 81:815-20.
18. Willens JL, Poblete PF, Pipberger HJ. Day to day variation of the normal orthogonal electrocardiogram and vectocardiogram. Circulation 1972; 45:1057-64.
19. Miller DH, Eisenberg RR, Klingfield PD et al. Eletrocardiographic recognition of left atrial enlargement. J Eletrocardiol 1987; 16:15-21.
20. Roman MJ, Kligfield R, Devereux RB et al. Geometric and functional correlates of electrocardiographic repolarization and voltage abnormalities in aortic regurgitation an limb leads. Am Heart J 1987; 37:161-8.
21. Verdecchia P, Schillaci G, Guerrieri M et al. Circadian blood pressure changes on left ventricular hypertrophy in essential hypertension. Circulation 1990; 81:528-36.
22. Vries SO, Heesen WF, Beltman FW et al. Prediction of the left ventricular mass from the electrocardiogram in systemic hypertension. Am J Cardiol 1996; 77:974-8.
23. Sokolow M & Lyon TP. The ventricular complex in left ventricular hypertrophy as obtained by unipolar precordial and limb leads. Am Heart J 1949; 37:161-86.
24. Romhilt DW & Estes EH. – Poit-score system for the ECG diagnosis of left ventricular Hypertrophy. Am Heart J 1968; 75:752-8.

25. Casale PN, Devereux RB, Alonso DR et al. Improved sex-specific criteria of left ventricular hypertrophy for clinical and computer interpretation of electrocardiograms: validation with autopsy findings. Circulation 1987; 75:565-72.
26. Okin PM, Roman MJ, Devereux RB, Kligfield P. Electrocardiographic identification of increase left ventricular mass by simple voltage-duration products. J Am Coll Cardiol 1995; 23:417-23.
27. Schillaci G, Verdecchia P, Borgioni C et al. Improved electrocariographic diagnosis of left ventricular hypertrophy Am J Cardiol 1994; 74:714-19.
28. Koito H & Spodick DH: Electrocardiographic RV6:RV5 voltage ratio for diagnosis of left ventricular hypertrophy. Am J Cardiol 1989; 63:252-6.
29. Souza D, Luna Filho B, Manzoli MTNB et al. Atenuação pela obesidade dos índices eletrocardiográficos para a avaliação da hipertrofia cardíaca. Rev Soc Cardiol Estado de São Paulo 2005; 15(5):26.

O Ecocardiograma no Paciente Hipertenso

Dilma de Souza • Rui Póvoa

A hipertensão arterial é um fator que está relacionado de forma direta com o aumento da massa cardíaca, e essa hipertrofia se mostrou um importante fator de risco cardiovascular independentemente da hipertensão arterial. Com o advento da ecocardiografia, uma melhor definição das doenças cardíacas se tornou presente em diversas áreas da cardiologia.

Esse método não-invasivo, de grande utilidade para o médico aplicar sistematicamente na detecção das alterações da massa cardíaca, permite também a avaliação de funções sistólica e diastólica, das lesões orovalvares ou coronariopatias associadas. Em faixas etárias mais avançadas, a prevalência de estenose aórtica e dilatações da aorta ascendente e torácica se tornam mais expressivas, podendo o ecocardiograma detectá-las. Diferentemente da eletrocardiografia, tem uma boa sensibilidade na detecção de aumentos da massa cardíaca. Outros métodos de imagem, tal como a ressonância nuclear magnética, são superiores à ecocardiografia, porém, apesar dessa excepcional resolução, essas metodologias ainda estão restritas a situações especiais devido aos problemas operacionais e ao custo elevado. O ecocardiograma tem alta sensibilidade na identificação do envolvimento cardíaco nos pacientes hipertensos, porém a reprodutibilidade intra- e interobservador traz algumas desvantagens em relação ao método. A variação de massa intra-observador pode chegar a até 36 g/m^2 e a interobservador, até 68 g/m^2.[1] De maneira geral, o ecocardiograma superestima a massa do ventrículo esquerdo (VE). Em comparação das massas cardíacas medidas pelo ecocardiograma e pela ressonância nuclear magnética em pacientes hipertensos, a diferença média entre os dois grupos foi de 87 g a mais para a ecocardiografia.[2]

■ AVALIAÇÃO DA MASSA DO VENTRÍCULO ESQUERDO

Na análise da massa do VE, utilizam-se as medidas da espessura diastólica das paredes, septo e parede posterior e das dimensões da cavidade do VE. Com essas medidas, temos uma excelente correlação com a massa cardíaca. Devereux et al., em 1986, analisando a correlação entre a massa do VE calculada pela fórmula desenvolvida pelo seu grupo, encontraram uma boa correlação com o peso do VE nas necrópsias. A correlação foi excelente (r = 0,93), e erro padrão de 31 g^3. Uma correlação melhor só é encontrada pela ressonância nuclear magnética (r = 0,98), método susceptível em grupos de pacientes restritos.[4]

A fórmula preconizada por Devereux et al. em 1986 é[3]: massa do VE em gm = 0,8 × 1,04[(ddve + sp + pp)^3 - ddve^3] + 0,6, em que sp é espessura do septo do VE em cm, pp é a espessura da parede posterior do VE em cm e ddve é a dimensão diastólica do VE em cm. Essa fórmula só contempla os corações sem distorção da geometria. É necessário serem elipsóides de revolução com uma razão de 2:1 entre os comprimentos de seus eixos maior e menor, para que possamos extrapolar o volume pela fórmula do cubo. Desta forma, nos corações dilatados ou com distorção da geometria a estimativa pela fórmula de Devereux et al. deve ser evitada.

Após o cálculo da massa do VE, devemos normatizar esses valores pela superfície corpórea ou pela altura dos indivíduos. Segundo a recomendação da *American Society of Echocardiography e da European Association of Echocardiography*, consideram-se massas do VE anormais os valores iguais ou superiores a 89 g/m^2 para a mulher e 103 g/m^2 para o homem. Além dos índices normalizados pela superfície corpórea, devemos considerar, principalmente nos indivíduos obesos, a normalização pela estatura (estatura em metros elevada à potência 2,7-E^{2,7})[5]. Na Tabela 11.1 encontramos os limites de referência para os valores do ventrículo esquerdo recomendados

TABELA 11.1 Valores limites de referência para a massa e dimensões do ventrículo esquerdo[5]

Método linear	Mulheres				Homens			
	Valor de referência	Levemente anormal	Moderado anormal	Severo anormal	Valor de referência	Levemente anormal	Moderado anormal	Severo anormal
Massa do VE, g	67-162	163-186	187-210	≥ 211	88-224	225-258	259-292	≥ 293
Massa do VE, g/m^2/SC	43-95	96-108	109-121	≥ 122	49-115	116-131	132-148	≥ 149
Massa do VE/Altura^{2,7}	18-44	45-51	52-58	≥ 59	20-48	49-55	56-63	≥ 64
Espessura relativa das paredes	0,22-0,42	0,43-0,47	0,48-0,52	≥ 0,53	0,24-0,42	0,43-0,46	0,47-0,51	≥ 0,52
Espessura do septo, cm	0,6-0,9	1,0-1,2	1,3-1,5	≥ 1,6	0,6-1,0	1,1-1,3	1,4-1,6	≥ 1,7
Espessura parede posterior, cm	0,6-0,9	1,0-1,2	1,3-1,5	≥ 1,6	0,6-1,0	1,1-1,3	1,4-1,6	≥ 1,7
Método Bidimensional								
Massa do VE, g	66-150	151-171	172-182	≥ 193	96-200	201-227	228-254	≥ 255
Massa do VE, g/m^2/SC	44-88	89-100	101-112	≥ 113	50-102	103-116	117-130	≥ 131

Modificado de Lang RM et al., 2005

pela *American Society of Echocardiography* e pela *European Association of Echocardiography*.[5]

Os valores normais da massa do VE diferem entre o homem e a mulher, mesmo quando indexado pela superfície corpórea. O melhor método de indexação da massa para os adultos ainda está sendo debatido. A indexação pela superfície corpórea subestima a massa nos indivíduos obesos, por isso nesse grupo em particular é recomendável a indexação pela estatura. Porém, os dados ainda não são conclusivos da validade em termos de risco cardiovascular.[6]

Além dos aspectos relacionados ao sexo, temos as variações relacionadas a raça, em que diversos estudos mostraram diferenças na estrutura do ventrículo esquerdo entre brancos e não-brancos.[7]

Além da avaliação da massa cardíaca, o ecocardiograma nos dá o padrão geométrico do VE. É importante esta avaliação em vista do valor prognóstico que essas alterações estruturais apresentam. Nos pacientes em que a espessura relativa das paredes está aumentada, mesmo sem aumento da massa do VE, já existe um risco adicional de morbimortalidade cardiovascular. A espessura relativa das paredes do VE é obtida pela multiplicação por 2 da espessura diastólica da parede posterior, dividida pela dimensão diastólica do VE (2xpp/ddve).

Na Fig. 11.1 temos representados os principais padrões geométricos (normal, remodelamento concêntrico, hipertrofia excêntrica e concêntrica) e a morbimortalidade nos indivíduos sem doença coronária e com doença coronária prévia [8,9]. Como podemos observar, a hipertrofia concêntrica apresenta o maior risco cardiovascular. Para os pacientes sem doença arterial coronária prévia o risco passa de 1,5% para 4,2% de mortalidade ao ano. Se já existe coronariopatia prévia, esse risco passa de 2,7% para 7,6%. Em estudos populacionais com pacientes hipertensos, o padrão geométrico ventricular normal foi encontrado em 52-76% dos pacientes, a remodelação concêntrica entre 8-13%, a hipertrofia concêntrica entre 8-11,5% e a excêntrica em 8-27%.[10]

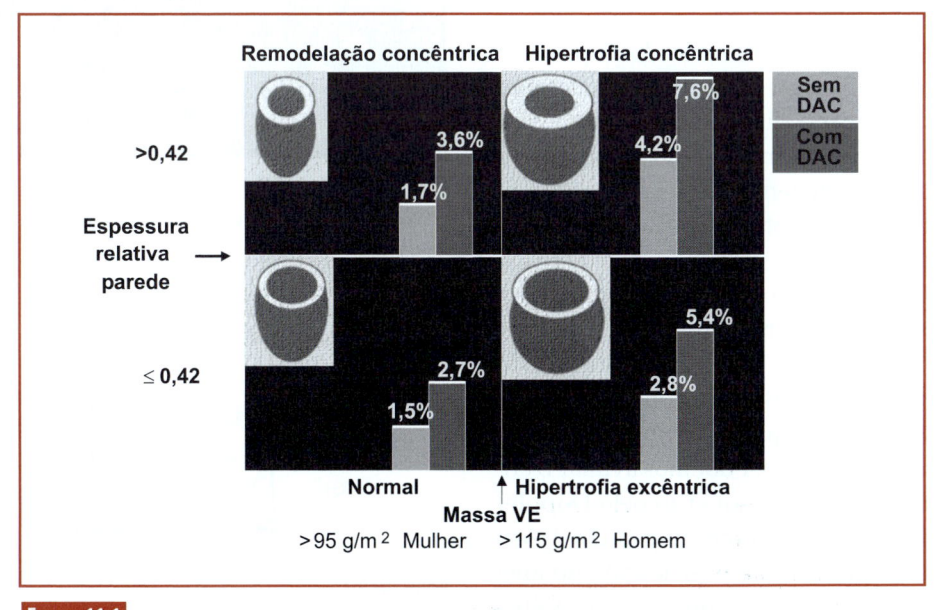

FIGURA 11.1
Prognóstico da HVE de acordo com a geometria do VE e a presença de doença arterial coronária (DAC). Mortalidade em %/ano

TABELA 11.2 Vantagens e desvantagens do ecocardiograma na avaliação do paciente hipertenso

Vantagens	Desvantagens

Avaliar a função diastólica
    Curvas do Doppler no fluxo mitral
    TRIV (tempo de relaxamento isovolumétrico)
    Velocidades de fluxo das veias pulmonares
Caracterizar a função sistólica
Estimativa do débito cardíaco e da resistência vascular sistêmica
Alterações na constituição do miocárdio
  (avaliação do colágeno-técnica ultra-sônica tecidual)
Doenças cardíacas associadas (valvar, coronária etc.)
Avaliação do padrão geométrico
	Erro de avaliação da massa em corações dilatados
	Janela ecocardiográfica ruim em alguns pacientes
	Exatidão das medidas relacionada com a experiência
	  do examinador
	Variabilidade intra e interobservador
	Método não-aplicável em larga escala
	Custo elevado

A hipertrofia ventricular esquerda pode regredir com o tratamento anti-hipertensivo, havendo melhora do padrão de enchimento e do desempenho do VE. Já há indícios na literatura de que a reversão da hipertrofia é um fator determinante de melhora da morbidade e mortalidade por eventos cardiocerebrovasculares.[11]

■ AVALIAÇÃO DA FUNÇÃO DIASTÓLICA

A função diastólica pode ser avaliada pelo uso do efeito Doppler. O ecocardiograma Doppler pode identificar a disfunção diastólica com base no padrão de enchimento diastólico do VE, na medida do tempo de relaxamento isovolumétrico e no padrão de fluxo das veias pulmonares.

A função diastólica ainda permanece um desafio médico na interpretação e no diagnóstico da disfunção. A diástole compreende uma série de eventos que interagem de modo complexo para que haja um enchimento ventricular adequado. Podemos avaliar o enchimento ventricular esquerdo pelo Doppler pulsátil, com o transdutor em posição apical e a amostra de volume posicionada no anel valvar mitral ou nas extremidades dos folhetos valvares. Esse fluxo tem uma fase inicial de enchimento rápido, em que a velocidade aumenta até um valor máximo de pico (onda E), seguido por uma desaceleração do fluxo voltando à linha de base. Em seguida ocorrem nova aceleração e desaceleração, produzidas pela contração atrial (onda A).[12]

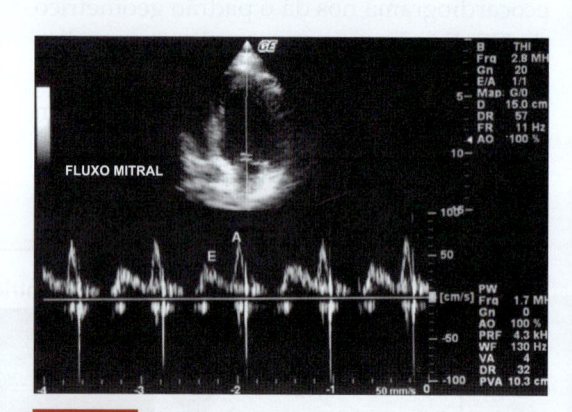

FIGURA 11.2
Local de amostra do fluxo mitral para avaliação do fluxo mitral

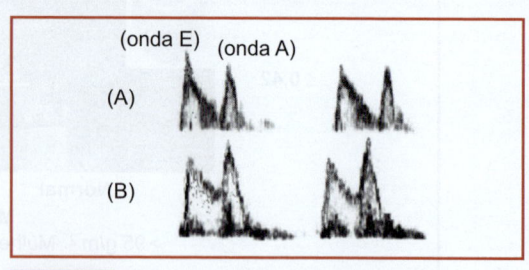

FIGURA 11.3
Fluxograma mitral normal e alterado. Observar o padrão normal em (A) e o padrão alterado em (B), onde a onda A é maior que a onda E

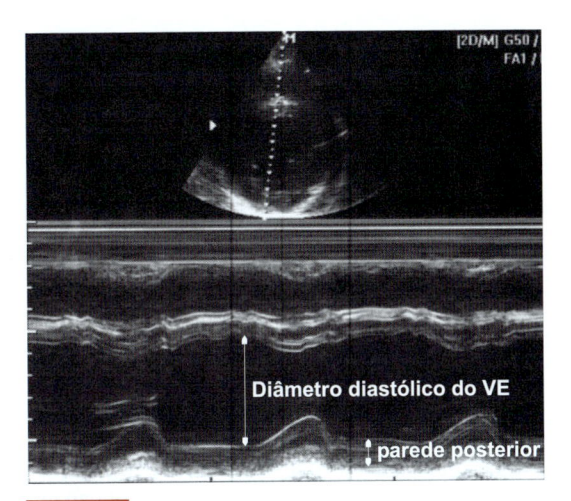

FIGURA 11.4
Medidas do diâmetro diastólico final pelo modo M, guiada pela imagem paraesternal do eixo curto

Desses registros do fluxo mitral foram calculados diversos padrões de velocidade, relação entre ondas E e A, porém de pouca correlação com as medidas diretas.[13]

A análise volumétrica do fluxo cardíaco apresenta uma série de limitações relacionadas tanto com a anatomia da valva mitral quanto com as dimensões do VE e a contratilidade. O padrão de velocidade de fluxo mitral sofre influências da idade do paciente, da pré e pós-carga, do desempenho sistólico e da freqüência cardíaca. Desta forma, o registro da velocidade do fluxo não reflete com a verdadeira exatidão a variação instantânea do volume sangüíneo. Nas alterações do relaxamento diastólico no fluxo mitral há aumento do tempo de desaceleração da onda E (segmento E-F > 240 ms) e aumento também do tempo de aceleração (segmento D-E). Como o átrio esquerdo se contrai mais intensamente, aumenta a amplitude da onda A, tornando a relação E/A menor que 1,0.[14]

A interpretação da redução da relação onda E/A deve ser muito cuidadosa devido à enorme quantidade de variáveis clínicas que interferem nessa análise.

A diástole pode ser definida como o tempo entre o fechamento das valvas semilunares e o fechamento das valvas atrioventriculares. Desta forma, entre o fechamento aórtico e a abertura mitral ocorre o tempo de relaxamento isovolumétrico (TRIV). O TRIV começa com o fechamento da valva aórtica e termina com a abertura da valva mitral, podendo ser facilmente determinado pelo Doppler pulsátil, posicionando-se a amostra de volume entre a valva mitral e a via de saída do VE. Quando ocorre alteração no relaxamento diastólico, o TRIV em geral é superior a 100 ms.

Ainda na avaliação da função diastólica, o Doppler tecidual se mostra relativamente eficaz. Em geral observamos diminuição na velocidade da onda E (menor que 8,0 cm/s), com inversão da relação E/A (menor que 1,0), e o fluxo de propagação apresenta diminuição da velocidade (45-55 cm/s). A análise do fluxo das veias pulmonares pode ser de alguma valia. Podemos encontrar a duração da onda A mitral com maior duração do que o fluxo reverso atrial. A velocidade do componente sistólico torna-se maior que a do componente diastólico.[15]

FASE DE PSEUDONORMALIZAÇÃO

Com a evolução da cardiopatia hipertensiva ocorrem piora da função diastólica e aumento da pressão do átrio esquerdo, que desencadeia a abertura mais precoce da valva mitral e com isso diminuição do TRIV, aumento da velocidade da onda E mitral, tornando a relação E/A igual ou maior que 1,0. Com o aumento da pressão do VE há diminuição do tempo de desaceleração da onda E. Essas alterações decorrentes da piora do relaxamento, que parecem uma volta ao aspecto normal, são conhecidas pelo termo pseudonormalização.

REFERÊNCIAS BIBLIOGRÁFICAS

1. Luna Filho B. Da Costa W, Manzoli MTNB et al. Acurácia da determinação da massa do

ventrículo esquerdo na pressão arterial. Arq Bras Cardiol 2005, 85(IV):35.
2. Missouris CG, Forbat SM, Singer DR et al. Echocardiography overestimates left ventricular mass: a comparative study with magnetic resonance imaging in patients with hypertension. J Hypertens 1996, 14:1005-10.
3. Devereux RB, Alonso DR, Lutas EM et al. Echocardiographic assessment of left ventricular hypertrophy: comparison to necropsy findings. Am J Cardiol 1986, 57:450-8.
4. Chien Y, Frohlich ED. Reserval of left ventricular hypertrophy and cardiac performance. Curr Opin Cardiol 1991, 6:716-723.
5. Lang RM, Biering M, Devereux RB, et al. Recommendations for chamber quantification: a report from the American Society of Echocardiography's Guidelines and Standards Committee and the chamber quantification writing group, developed in conjunction with the European Association of Echocardiography, a branch of the European Society of Cardiology. J Am Soc Echocardiogr 2005, 18:1440-63.
6. De Simone G, Daniels SR, Devereux RB et al. Left ventricular mass and body size in nomotensive children and adults: assessment of allometric relations and impact of overweight. J Am Coll Cardiol 1992, 20:1251-60.
7. Kizer Jr, Arnett DK, Bella JN et al. Differences in left ventricular structure between black and white hypertensive adults: the hypertension genetic epidemiology network study. Hypertension 2004, 43:1182-8.
8. Ganau A, Devereux RB, Roman MJ et al. Patterns of left ventricular hypertrophy and geometric remodeling in essential hypertension. J Am Coll Cardiol 1992, 19:1550-8.
9. Koren MJ, Devereux RB, Casale PN et al. Relation of left ventricular mass and geometry to morbidity and mortality in uncomplicated essential hipertension. Ann Intern Med 1991, 114:345-52.
10. Levy D, Savage DD, Garrison RJ et al. Echocardiographic criteria for left ventricular hypertrophy: The Framingham Heart Study. Am J Cardiol 1987, 59:956-60.
11. Verdecchia P, Angeli F, Borgioni C et al. Changes in cardiovascular risk by reduction of left ventricular mass in hypertension: a meta-analysis. Am J Hypertens 2003, 16: 895-9.
12. Grossmann W, McLaurin LP. Diastolic properties of the left ventricle. Ann Int Med 1976, 84:316.
13. Drinkovic N, Wisenbaugh T, Nissen SE et al. Sensitivity and specificity of transmitral flow velocity measurements in detecting impaired left ventricular compliance (abstract). Circulation 1986, 74(Suppl II):II-46.
14. de Simone G, Ganau A, Verdecchia P et al. Echocardiography in arterial hipertension: when, why and how? J Hypertens 1994, 12:1129-36.
15. Garcia MJ, Ares MA, Asher C et al. An index of left ventricular filling that combined with pulsed Doppler peak E velocity may estimate capillary wedge pressure. JACC 1997, 9:448-56.

Hipertensão Arterial Secundária

Flávio António Oliveira Borelli • Márcio Gonçalves de Sousa

Define-se como hipertensão arterial de etiologia secundária aquela condição clínica, identificável, capaz de promover aumento da pressão arterial, porém nem sempre passível de correção definitiva. Sua prevalência oscila entre 5 a 10% e depende da experiência de quem investiga e dos recursos diagnósticos disponíveis para essa investigação.

Antes porém de se iniciar investigação adicional para hipertensão arterial de causa secundária, mesmo com suspeita clínica positiva, deve-se fazer diagnóstico diferencial com as situações relacionadas a seguir, diminuindo assim a possibilidade de gastos desnecessários:

- medida inadequada da pressão arterial
- hipertensão do avental branco
- tratamento inadequado
- não-adesão à terapêutica instituída
- progressão da doença
- presença de co-morbidades
- uso concomitante de outros fármacos.

Segundo os critérios das V Diretrizes Brasileiras de Hipertensão Arterial[1], são achados sugestivos para iniciar investigação de hipertensão arterial secundária aqueles contidos na Tabela 12.1.

Feito o diagnóstico diferencial e com os critérios para hipertensão arterial secundária presentes, deve-se prosseguir a investigação, confirmando-se a causa e propondo-se a melhor forma de abordagem terapêutica.

Concordando com a frase antológica de Claude Bernard, que dizia: "Quem não sabe o que procura não sabe interpretar o que acha", utilizamos uma regra mnemônica publicada por Onusko em 2003 que rotula as causas secundárias segundo o ABCDE, que significa: (A) acurácia, apnéia do sono e aldosteronismo; (B) *bruits* (sopros) e *bad kidneys* (doença parenquimatosa renal); (C) coarctação e catecolaminas; (D) drogas e dieta e (E) eritropoietina e endócrinas.[2]

TABELA 12.1 Achados que sugerem hipertensão arterial secundária

Achados	Suspeita diagnóstica
Ronco, sonolência diurna, obesidade	Apnéia obstrutiva do sono
Hipertensão resistente ao tratamento	Hiperaldosteronismo primário
Hipertensão com hipopotassemia	
Hipertensão com nódulo adrenal	
Sódio plasmático normal alto, hipopotassemia	Aldosteronismo
Insuficiência renal, doença cardiovascular aterosclerótica, edema, uréia elevada, creatinina elevada, proteinúria/hematúria	Doença renal parenquimatosa
Sopro sistólico/diastólico abdominal, edema pulmonar súbito, alterações de função renal por medicamentos	Doença renovascular
Uso de simpaticomiméticos, perioperatório, estresse agudo, taquicardia	Catecolaminas em excesso
Pulsos em femorais reduzidos ou retardados, raios X de tórax anormal	Coartação da aorta
Ganho de peso, fadiga, fraqueza, hirsutismo, amenorréia, face em "lua cheia", "corcova" dorsal, estrias purpúricas, obesidade central, hipopotassemia	Síndrome de Cushing
Uso de medicamentos/substâncias pró-hipertensivas	Efeito adverso de medicamento/substância
Ingestão elevada de sal, abuso de álcool, obesidade	Efeitos de estilos de vida
Hipertensão paroxística, cefaléias, sudorese, palpitações, taquicardia	Feocromocitoma
Fadiga, ganho de peso, perda de cabelo, hipertensão diastólica, fraqueza muscular	Hipotireoidismo
Intolerância ao calor, perda de peso, palpitações, hipertensão sistólica, exolftalmia, tremores, taquicardia	Hipertireoidismo
Litíase urinária, osteoporose, depressão, letargia, fraqueza muscular	Hiperparatireoidismo
Níveis de PTH	
Cefaléias, fadiga, problemas visuais, aumento de mãos, pés e língua	Acromegalia

SÍNDROME DA APNÉIA OBSTRUTIVA DO SONO

Está bem documentada a relação da síndrome da apnéia do sono e hipertensão arterial[3]. Definida como obstrução das vias aéreas superiores no período de sono, essa síndrome promove dessaturação da oxiemoglobina e despertares durante o sono, não estando necessariamente relacionada à obesidade como se imagina[4]. Ativação do simpático e alterações humorais são responsáveis por modificações na integridade do endotélio vascular e suas conseqüências.[5]

A suspeita clínica recai naqueles pacientes que roncam, possuem sono de má qualidade, apresentam sonolência diurna e dificuldade na concentração.

O diagnóstico é feito pela polissonografia, que mostra índice de apnéia/hipopnéia maior que 5 por hora.

HIPERALDOSTERONISMO PRIMÁRIO

Essa condição clínica se caracteriza por aumento na produção de aldosterona pela supra-renal, à custa de hiperplasia ou adenoma da glândula, porém carcinomas ou formas genéticas, apesar de infreqüentes, também podem ser responsáveis pela instalação dessa doença. Sua prevalência chega a 22%, e são cinco as etapas de rastreamento na suspeita clínica, a saber: rastreamento, confirmação da autonomia, diferenciação entre tumor e adenoma, imagem, tratamento.[6,7]

O rastreamento deve ser feito em todo hipertenso que apresente hipocalemia espontânea ou induzida por diuréticos, naqueles resistentes a terapêutica anti-hipertensiva e quando encontrado incidentalomas. É feito pela relação aldosterona (ng/dl)/atividade de renina plasmática (ng/ml/h), a qual é considerada positiva e indicativa de se prosseguir a investigação sempre que se detectarem valores maiores que 25. Embora alguns autores sugiram que as medicações em uso não interferem no resultado final do exame, ainda hoje, sempre que possível, suspendemos todo fármaco que possa interferir na produção de aldosterona e fazemos reposição de potássio, evitando assim a possibilidade de falso-negativos. A confirmação de autonomia é feita pela infusão de soro fisiológico 0,9%, 2 litros em 4 horas, e os pacientes com níveis de aldosterona plasmática maior que 5 ng/dl têm o diagnóstico confirmado. A diferenciação entre hiperplasia e adenoma pode ser feita preferencialmente por meios laboratoriais, radiológicos ou pela cateterização das veias supra-renais, indicando a presença de lateralização ou não na produção de aldosterona. Dos métodos de investigação por imagem, a ultra-sonografia é o de pior qualidade, por ter baixo poder de resolução para tumores menores que 3 cm. Tanto a tomografia quanto a ressonância magnética (cortes finos de 3 mm) são exames de eleição, diagnosticando aproximadamente 95% dos casos. Os tumores são na sua grande maioria tratados com intervenção cirúrgica, enquanto as hiperplasias são acompanhadas clinicamente (ver Capítulo 13). A Fig. 12.1 mostra o fluxograma de investigação.

DOENÇA PARENQUIMATOSA RENAL, DIÁLISE E TRANSPLANTE RENAL

É a mais prevalente das causas de hipertensão secundária. A hipertensão arterial pode ser causa ou conseqüência da doença renal parenquimatosa, e seu diagnóstico é relativamente simples, pois a investigação da função renal faz parte da abordagem de rotina do hipertenso. A hipertensão arterial tem alta prevalência na população em diálise e transplantados, e são os eventos cardiovas-

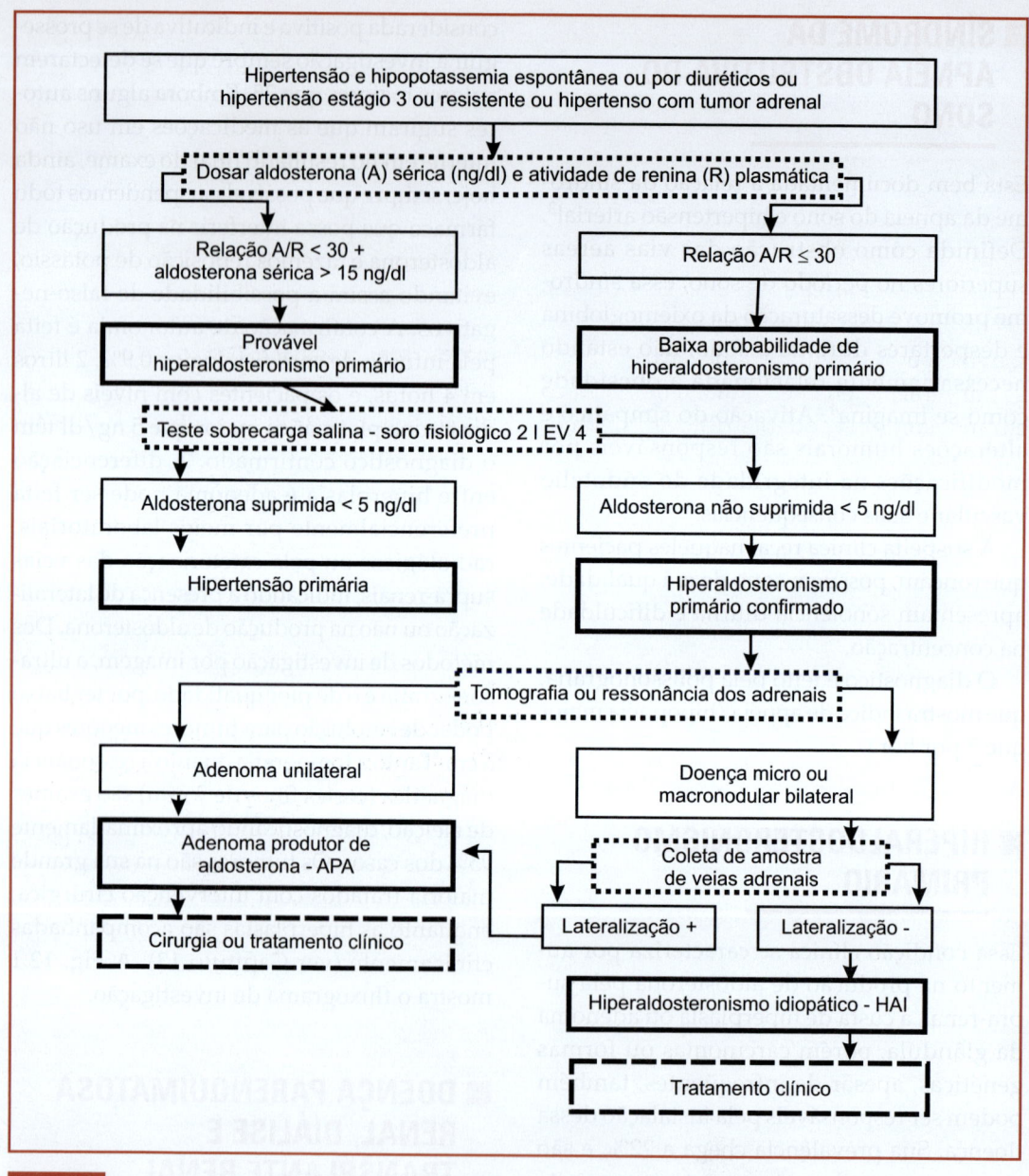

```
┌─────────────────────────────────────────────────────────────────────────┐
│   Hipertensão e hipopotassemia espontânea ou por diuréticos ou          │
│   hipertensão estágio 3 ou resistente ou hipertenso com tumor adrenal   │
└─────────────────────────────────────────────────────────────────────────┘
                                    │
         ┌──────────────────────────▼──────────────────────────┐
         ┊  Dosar aldosterona (A) sérica (ng/dl) e atividade   ┊
         ┊              de renina (R) plasmática               ┊
         └─────────────────────────────────────────────────────┘
              │                                       │
    ┌─────────▼──────────┐                 ┌──────────▼──────────┐
    │  Relação A/R < 30 + │                 │   Relação A/R ≤ 30  │
    │ aldosterona sérica  │                 │                     │
    │      > 15 ng/dl     │                 │                     │
    └─────────┬──────────┘                 └──────────┬──────────┘
              │                                       │
    ┌─────────▼──────────┐                 ┌──────────▼──────────┐
    │      Provável       │                 │  Baixa probabilidade│
    │ hiperaldosteronismo │                 │ de hiperaldosteronismo│
    │      primário       │                 │      primário       │
    └─────────┬──────────┘                 └──────────┬──────────┘
              │                                       │
         ┌────▼───────────────────────────────────────▼────┐
         ┊  Teste sobrecarga salina - soro fisiológico 2 I EV 4  ┊
         └────┬───────────────────────────────────┬────┘
              │                                   │
    ┌─────────▼──────────┐                 ┌──────▼──────────────┐
    │ Aldosterona         │                 │ Aldosterona não     │
    │ suprimida < 5 ng/dl │                 │ suprimida < 5 ng/dl │
    └─────────┬──────────┘                 └──────────┬──────────┘
              │                                       │
    ┌─────────▼──────────┐                 ┌──────────▼──────────┐
    │ Hipertensão primária│                 │ Hiperaldosteronismo │
    │                     │                 │  primário confirmado│
    └────────────────────┘                 └──────────┬──────────┘
                                                      │
                   ┌──────────────────────────────────▼────┐
                   ┊  Tomografia ou ressonância dos adrenais  ┊
                   └─────┬───────────────────────────────┬────┘
                         │                               │
              ┌──────────▼──────────┐          ┌─────────▼──────────┐
              │ Adenoma unilateral  │          │  Doença micro ou   │
              │                     │          │ macronodular bilateral│
              └──────────┬──────────┘          └─────────┬──────────┘
                         │                               │
              ┌──────────▼──────────┐          ┌─────────▼──────────┐
              │ Adenoma produtor de │◄─────────┊  Coleta de amostra ┊
              │  aldosterona - APA  │          ┊  de veias adrenais ┊
              └──────────┬──────────┘          └─────┬───────┬──────┘
                         │                           │       │
              ┌──────────▼──────────┐        ┌───────▼──┐ ┌──▼────────┐
              ┊ Cirurgia ou         ┊        │Lateralização│ │Lateralização│
              ┊ tratamento clínico  ┊        │     +     │ │     -      │
              └─────────────────────┘        └──────────┘ └──┬────────┘
                                                             │
                                                  ┌──────────▼──────────┐
                                                  │ Hiperaldosteronismo │
                                                  │  idiopático - HAI   │
                                                  └──────────┬──────────┘
                                                             │
                                                  ┌──────────▼──────────┐
                                                  ┊  Tratamento clínico ┊
                                                  └─────────────────────┘
```

FIGURA 12.1

Fluxograma para investigação de hiperaldosteronismo primário (A/R = relação aldosterona/atividade renina plasmática)

culares os responsáveis pela morbidade e mortalidade [8]. Mesmo sendo rotina a investigação de microalbuminúria nos diabéticos, ainda é controversa sua realização em todos os pacientes com hipertensão arterial na tentativa de um diagnóstico precoce de comprometimento renal. A hipertensão arterial é o principal fator de progressão da disfunção renal, e as metas pressóricas predeterminadas devem ser atingidas no paciente com doença parenquimatosa renal para trazer os benefícios na redução da morbidade e mortalidade cardiovascular[9,10]. Aceitam-se como valores ideais de pressão arterial para nefropatas hipertensos e com proteinúria maior que 1 g em urina de 24h valores de pressão arterial menores que 120 × 75 mmHg.

Os inibidores da ECA e os antagonistas dos receptores da angiotensina II demonstraram, através de uma série de estudos clínicos, ter uma proteção renal a mais, independentemente do nível pressórico, sendo por isso os fármacos preferenciais. *Clearance* de creatinina em urina de 24h abaixo de 30 ml/min é indicativo do uso de diuréticos de alça.

Em geral pacientes em tratamento dialítico e transplantados poderão utilizar qualquer classe de fármacos anti-hipertensivos, exceto os diuréticos tiazídicos, ou mesmo os de alça naqueles que não apresentem diurese. Nos transplantados, há evidências clínicas de que bloquear o sistema renina-angiotensina-aldosterona traz melhores resultados[11].

■ DOENÇA RENOVASCULAR

A doença renovascular é uma desordem clínica cujas causas mais comuns são a doença aterosclerótica e a displasia fibromuscular. Usualmente se apresenta sob uma destas três formas: estenose de artéria renal assintomática, hipertensão renovascular e nefropatia isquêmica.

Essa complexa doença faz do seu diagnóstico e manuseio decisões difíceis para o profissional que a acompanha, aumentando assim a responsabilidade na sua detecção e na busca do tratamento mais indicado, principalmente por tratar-se de doença em que a probabilidade de cura e um bloqueio na progressiva deterioração da função renal são fatos reais, permitindo, em outras ocasiões, o retorno à normalidade de uma função renal previamente deteriorada.

O diagnóstico de hipertensão arterial de origem renovascular é confirmado pelo controle definitivo da pressão arterial após correção da estenose da artéria renal[12]. Na Figura 12.2 temos os indicadores de probabilidade para hipertensão renovascular.[13]

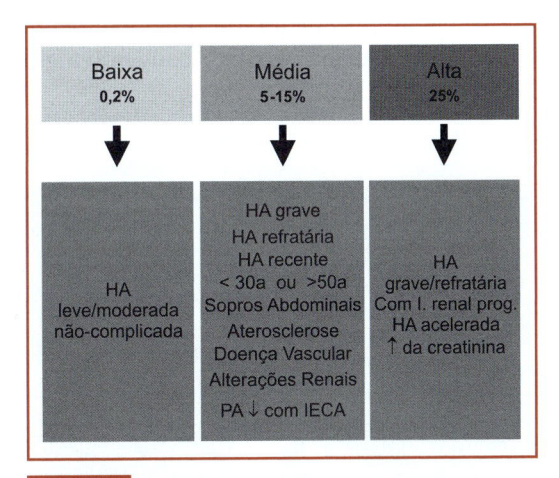

FIGURA 12.2
Indicadores clínicos de probabilidade de doença renovascular

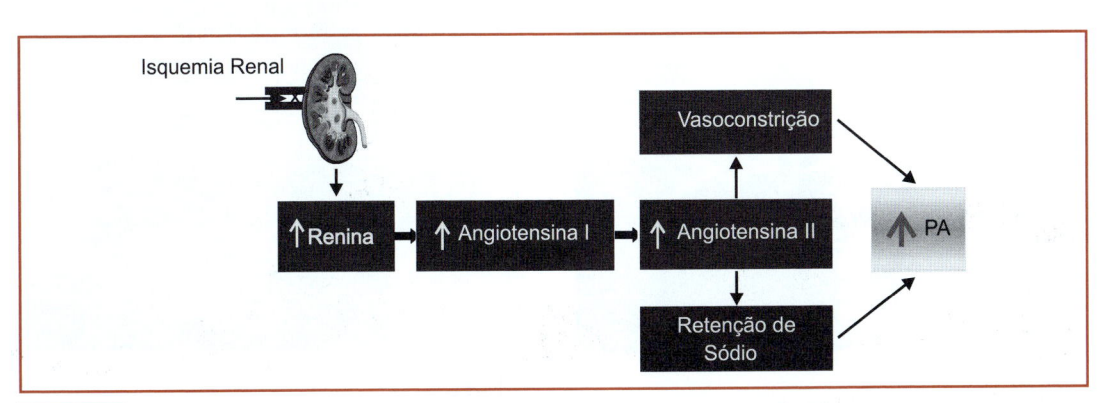

Baixa 0,2%	Média 5-15%	Alta 25%
HA leve/moderada não-complicada	HA grave HA refratária HA recente < 30a ou >50a Sopros Abdominais Aterosclerose Doença Vascular Alterações Renais PA↓ com IECA	HA grave/refratária Com I. renal prog. HA acelerada ↑ da creatinina

FIGURA 12.3
Mecanismos da hipertensão renovascular

Isquemia Renal → ↑Renina → ↑Angiotensina I → ↑Angiotensina II → Vasoconstrição → ↑PA; ↑Angiotensina II → Retenção de Sódio → ↑PA

Como objetivo no tratamento do portador de doença renovascular temos a cura ou melhora da pressão arterial, assim como da função renal. Duas são as possibilidades terapêuticas nessa população: clínico ou intervencionista (cirúrgico ou percutâneo, com ou sem implante de próteses vasculares – *stents*). Para aqueles selecionados para tratamento clínico com estenose unilateral, os inibidores da ECA, os bloqueadores dos canais de cálcio, os beta-bloqueadores e os bloqueadores dos receptores AT_1 são efetivos.

São indicações para intervenção cirúrgica ou percutânea da artéria renal a hipertensão resistente, a acelerada intolerância à medicação, perda progressiva da função renal na estenose bilateral ou na presença de estenose em rim anatomicamente ou funcionalmente único, insuficiência cardíaca congestiva e o edema agudo de pulmão de repetição.[14,15]

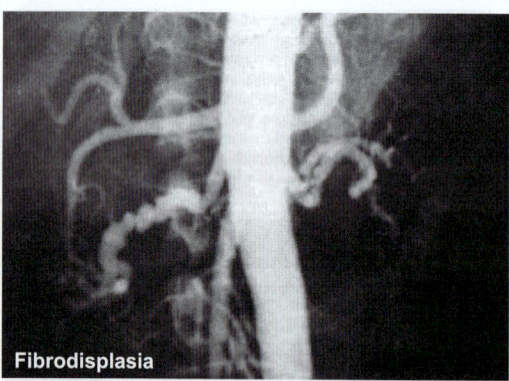

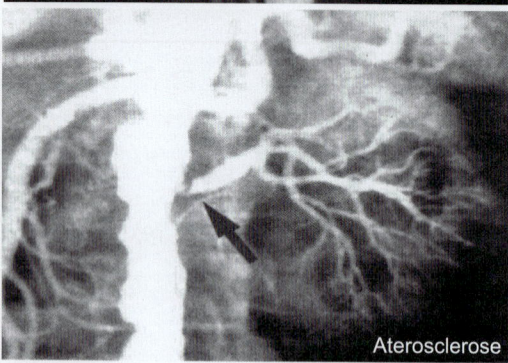

A obstrução total da artéria renal, grandes fístulas arteriovenosas, lesão de aorta englobando as artérias renais e insucesso no tratamento clínico ou endovascular fazem parte das condições que possuem indicação para intervenção cirúrgica.

■ COARTAÇÃO DA AORTA

A coartação da aorta deve ser sempre lembrada em pacientes hipertensos, especialmente crianças, que apresentem níveis pressóricos mais elevados nos membros superiores em relação aos inferiores e ausência ou diminuição de pulsos nos membros inferiores. Por isso, a aferição pressórica tanto nos membros superiores quanto nos membros inferiores, além da palpação dos pulsos para a verificação de anormalidades, é muito importante e deve ser parte integrante do exame físico do paciente hipertenso. Assim o diagnóstico poderá ser realizado, permitindo dessa forma a detecção precoce de insuficiência cardíaca na infância e a reversão da hipertensão arterial, seja o tratamento realizado por procedimento endovascular ou cirúrgico.

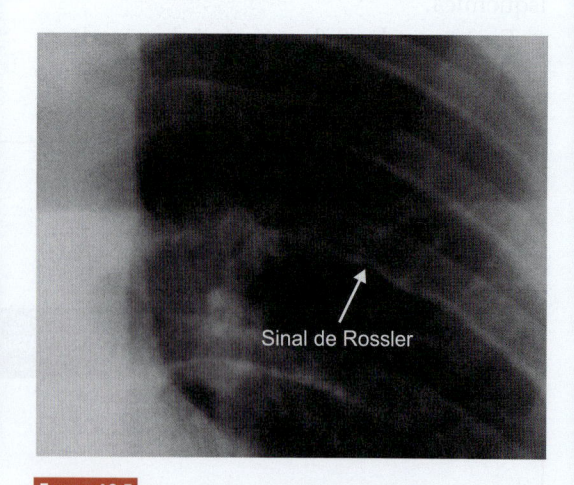

FIGURA 12.4
Aspectos da lesão em artéria renal na hipertensão renovascular devido a fibrodisplasia e aterosclerose

FIGURA 12.5
Radiografia de tórax de paciente com coartação de aorta. Observar a corrosão da borda inferior da costela

HIPOTIREOIDISMO, HIPERTIREOIDISMO E HIPERPARATIREOIDISMO

Tanto o hipotireoidismo quanto o hipertireoidismo são condições responsáveis pelo aparecimento de hipertensão arterial. Na primeira, a hipertensão arterial pode estar presente em 40% dos seus portadores; caracteriza-se por queda de cabelo, ganho de peso e fraqueza muscular, além de níveis elevados de TSH, com queda acentuada dos níveis de T_4 livre. Uma vez corrigido o hipotireoidismo e persistindo níveis elevados de pressão arterial, está indicado o uso de fármacos anti-hipertensivos.[16]

O hipertireoidismo é suspeito quando da presença de hipertensão sistólica isolada ou sistodiastólica acompanhada de sintomas tais como intolerância ao calor, perda de peso, palpitações, exoftalmia, tremores e taquicardia. Encontramos níveis baixos de TSH e níveis elevados de T_4 livre. A correção da patologia geralmente é responsável pelo controle da pressão arterial.[17]

O hiperparatireoidismo geralmente é suspeito naqueles indivíduos hipertensos com litíase renal, osteoporose, letargia e depressão. O diagnóstico geralmente é feito pela dosagem plasmática de cálcio e PTH.

HIPERTENSÃO POR FÁRMACOS E DROGAS

Deve fazer parte da investigação de todo paciente hipertenso o uso ou não de fármacos que possam interferir nos níveis de pressão arterial, bem como de drogas ilícitas, que também trarão modificações na pressão arterial em seus usuários. A Tabela 12.2 mostra as classes de fármacos que mais comumente interferem no controle da pressão arterial e possíveis ações sugeridas para utilizá-las com maior segurança (ver Capítulo 27).

TABELA 12.2 Fármacos e drogas que podem induzir hipertensão arterial

Classe farmacológica	Efeito pressor e freqüência	Ação sugerida
Imunossupressores		
Ciclosporina, tacrolimus, glicocorticóide	Intenso e freqüente	Inibidores de ECA e antagonista de canal de cálcio (nifedipino/anlodipino). Ajustar nível sérico. Reavaliar opções
Antiinflamatórios não-esteróides, inibidores da ciclooxigenase –1 e ciclooxigenase –2		
Inibidores da COX-1 e COX 2	Eventual, muito relevante com uso contínuo	Observar função renal e informar efeitos adversos
Anorexígenos/sacietógenos		
Anfepramona e outros	Intenso e freqüente	Suspensão ou redução de dose
Sibutramina	Moderado, mas pouco relevante	Avaliar a redução da pressão arterial obtida com a redução de peso
Vasoconstritores, incluindo derivados do *ergot*	Variável, mas transitório	Usar por período determinado

(Continua)

TABELA 12.2 (Continuação)

Classe farmacológica	Efeito pressor e freqüência	Ação sugerid
Hormônios		
Eritropoietina humana	Variável e freqüente	Avaliar hematócrito e dose semanal
Anticoncepcionais orais	Variável, prevalência de hipertensão até 5%	Avaliar a substituição do método com especialista
Terapia de reposição estrogênica (estrogênios conjugados e estradiol)	Variável	Avaliar risco e custo-benefício
Hormônio de crescimento (adultos)	Variável, uso cosmético	Suspensão
Antidepressivos		
Inibidores da monoaminoxidase	Intenso, infreqüente	Abordar como crise adrenérgica
Tricíclicos	Variável e freqüente	Abordar como crise adrenérgica. Vigiar interações medicamentosas
Drogas ilícitas e álcool		
Anfetamina, cocaína e derivados	Efeito agudo, intenso. Dose-dependente	Abordar como crise adrenérgica
Álcool	Variável e dose-dependente. Muito prevalente	Vide tratamento não-medicamentoso

■ FEOCROMOCITOMA

Entre as causas de hipertensão arterial secundária representada pelo excesso na produção de catecolaminas está o feocromocitoma, seu principal representante e talvez aquele que traz maior responsabilidade médica, pois é potencialmente fatal. São tumores neuroendócrinos ou paragangliomas localizados preferencialmente na adrenal ou extra-adrenais, com uma prevalência que varia de 0,1% a 0,6%. Podem também se apresentar associados a síndromes genéticas familiares. Geralmente o tumor é unilateral, mas podem ser bilaterais, múltiplos ou extra-adrenais. A hipertensão paroxística (30%) ou sustentada (60%) são as formas mais comuns de aparecimento da doença, geralmente acompanhadas de cefaléia, sudorese e palpitações. O diagnóstico está baseado na dosagem das catecolaminas ou seus metabólitos no plasma ou na urina. Em pacientes que tenham sinais e sintomas típicos, normalmente as catecolaminas plasmáticas são superiores a 2.000 pg/ml. Em pacientes com sintomas e sinais típicos e que tenham catecolaminas plasmáticas inferiores a 1.000 pg/ml cuja amostra de sangue foi colhida na vigência dos sintomas, podemos afastar a doença. Valores normais de catecolaminas plasmáticas em pacientes assintomáticos não afastam a doença. A Tabela 12.3 mostra os principais testes bioquímicos utilizados.

O diagnóstico topográfico do tumor poderá ser feito pelos seguintes exames de imagem:

TABELA 12.3 Percentuais de sensibilidade e especificidade com os respectivos intervalos de confiança dos testes bioquímicos para diagnóstico do feocromocitoma

Teste bioquímico	Sensibilidade	Especificidade
Plasma		
Metanefrinas livres	99% (96%-100%)	89% (87%-92%)
Catecolaminas	84% (78%-89%)	81% (78%-84%)
Urina		
Metanefrinas fracionadas	97% (92%-99%)	69% (64%-72%)
Catecolaminas	86% (80%-91%)	88% (85%-91%)
Metanefrinas – Total	77% (68%-85%)	93% (89%-97%)
Ácido vanilmandélico	64% (55%-71%)	95% (93%-97%)

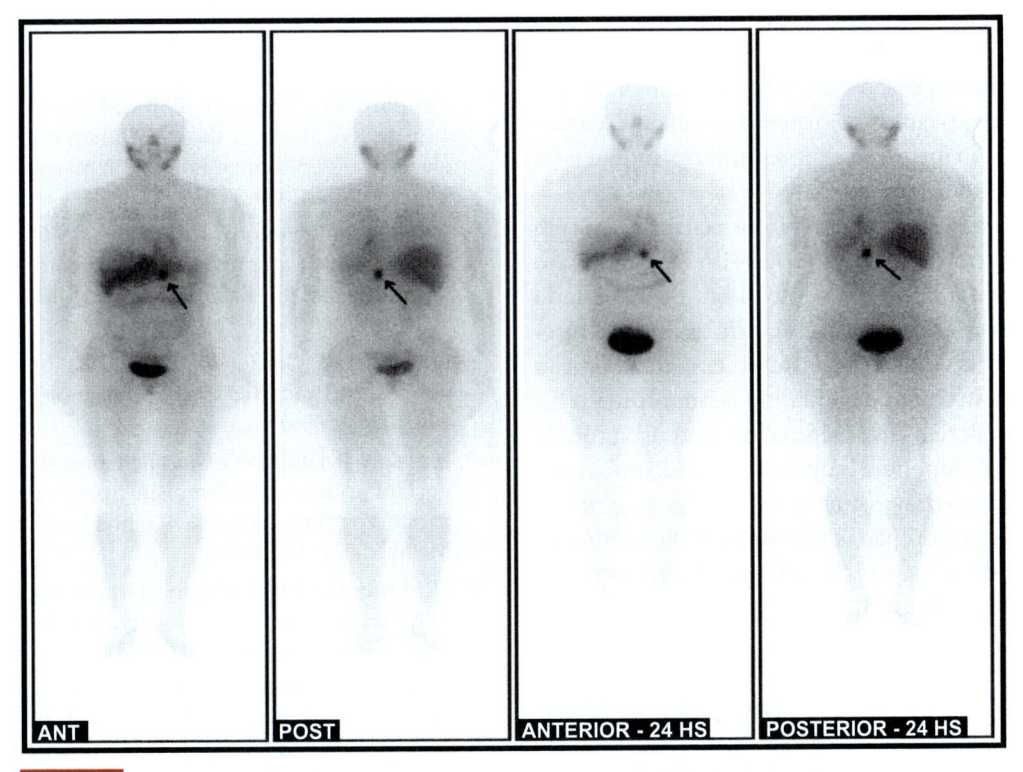

FIGURA 12.6
Cintilografia para a detecção do feocromocitoma com meta-iodo-benzilguanidina (MIBG) com I[131]

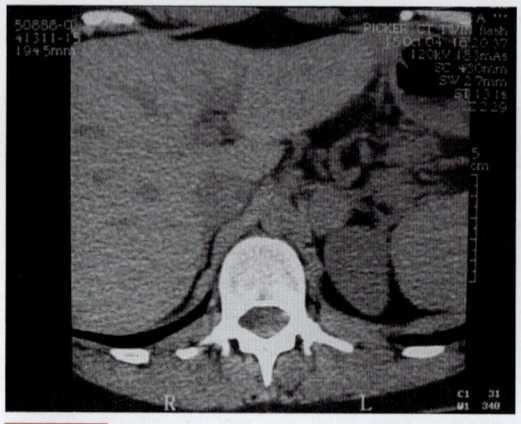

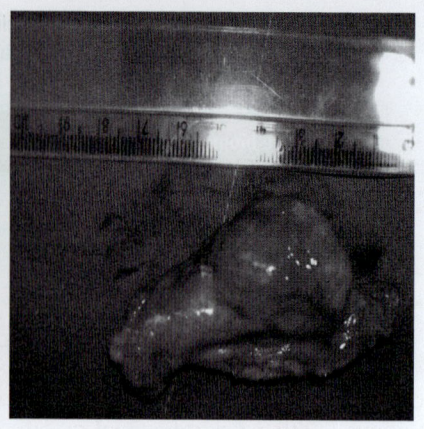

FIGURA 12.7
Tomografia computadorizada de abdômen de paciente com feocromocitoma, e a peça cirúrgica

tomografia computadorizada e ressonância nuclear magnética, que possuem sensibilidade muito próxima a 100% para tumores adrenais. O mapeamento de corpo inteiro com meta-iodo-benzilguanidina, que possui sensibilidade de 56% mas alta especificidade, é o exame que utilizamos para confirmação diagnóstica e localização de tumores extra-adrenais. Mapeamento ósseo e o PET são exames de que podemos lançar mão quando a suspeita clínica é muito forte e os exames anteriormente citados são negativos.

O tratamento preferido é a cirurgia, porém se faz necessário um perfeito alfa-bloqueio prévio ao procedimento, além de adequada reposição volêmica, evitando assim as conseqüências indesejáveis do excesso na liberação das catecolaminas quando se manipula o tumor. Para o tratamento clínico, o uso crônico de anti-hipertensivos será efetivado após alfa-bloqueio prévio, e as crises agudas, seja no ato cirúrgico ou não, serão revertidas com o uso de nitroprussiato de sódio e antiarrítmicos[18,19] (ver Capítulo 13).

■ REFERÊNCIAS BIBLIOGRÁFICAS

1. V Diretrizes Brasileiras de Hipertensão Arterial. Sociedade Brasileira de Cardiologia – Sociedade Brasileira de Nefrologia – Sociedade Brasileira de Hipertensão. 2006.
2. Onusko E. Diagnosing secondary hypertension. Am Fam Physician 2003; 67(1):67-74.
3. Doherty LS, Kiely JL, Swan V, McNicholas WT. Long-term effects of nasal continuous positive airway pressure therapy on cardiovascular outcomes in sleep apnea syndrome. Chest 2005; 127(6):2076-84.
4. Peppard PE, Young T, Palta M, Skatrud J. Prospective study of the association between sleep-disordered breathing and hypertension. N Engl J Med 2000; 342(19):1378–84.
5. Drager LF, Bortolotto LA, Lorenzi MC et al. Early signs of atherosclerosis in obstructive sleep apnea. Am J Respir Crit Care Med 2005; 172(5):613-8.
6. Stowasser M, Gordon RD. Primary aldosteronism. Best Pract Res Clin Endocrinol Metab 2003; 17(4):591-05.
7. Mulatero P, Dluhy RG, Giacchetti G et al. Diagnosis of primary aldosteronism: from screening to subtype differentiation. Trends Endocrinol Metab 2005; 16(3):114-9.
8. Horl MP, Horl WH. Hemodialysis-associated hypertension: pathophysiology and therapy. Am J Kidney Dis 2002; 39(2):227-44.
9. Vasan RS, Larson MG, Leip EP, Evans JC, O'Donnell CJ, Kannel WB, Levy D. Impact of high-normal blood pressure on the risk of cardiovascular disease. N Engl J Med 2001; 345(18):1291-7.

10. Kshirsagar AV, Carpenter M, Bang H, Wyatt SB, Colindres RE. Blood pressure usually considered normal is associated with an elevated risk of cardiovascular disease. Am J Med 2006; 119(2):133-41.
11. Hernandez D, Lacalzada J, Salido E, Linares J, Barragan A, Lorenzo V, Higueras L, Martin B, Rodriguez A, Laynez I, Gonzalez-Posada JM, Torres A. Regression of left ventricular hypertrophy by lisinopril after renal transplantation: role of ACE gene polymorphism. Kidney Int 2000; 58(2):889-97.
12. Scobe JE. The epidemiology and clinical manifestations of atherosclerotic renal disease. In: Novick AC, Scoble JE, Hamilton G (eds). Renal Vascular Disease. London, UK: WB Saunders Co, Ltd. 1996, p. 303-14.
13. Safian RD, Textor SC. Renal-artery stenosis. N Engl J Med 2001;344(6):431-42.
14. Mulherin JL Jr, Edwards WH. Alternative methods of renal revascularization. Ann Surg 1987; 205(6):740-6.
15. Tuttle KR. Ischemic nephropathy. Curr Opin Nephrol Hypertens 2001; 10(2):167-73.
16. Saito I, Ito K, Saruta T. Hypothyroidism as a cause of hypertension. Hypertension 1983; 5(1):112-5.
17. Levey GS, Klein I. Catecholamine-thyroid hormone interactions and the cardiovascular manifestations of hyperthyroidism. Am J Med 1990; 88(6):642-6.
18. Lenders JW, Eisenhofer G, Mannelli M, Pacak K. Phaeochromocytoma. Lancet 2005; 366(9486):665-75.
19. Eisenhofer G, Bornstein SR, Brouwers FM et al. Malignant pheochromocytoma: current status and initiatives for future progress. Endocr Relat Cancer 2004; 11(3):423-36.

Hipertensão Arterial de Origem Endócrina

Regina do Carmo Silva

A maioria dos casos de hipertensão arterial sistêmica (HAS) ainda é considerada primária, ou seja, sem uma causa determinada. No entanto, cerca de 9% a 10% dos pacientes apresentam causas secundárias de HAS.[1,2] Várias desordens hormonais, cujos diagnósticos requerem a realização de diversos testes laboratoriais, podem elevar os níveis pressóricos (Tabela 13.1). O tratamento específico dessas condições pode promover a cura da HAS.[1]

TABELA 13.1 Causas endócrinas de hipertensão

1. **Dependentes da adrenal**
   1a. Feocromocitoma
   1b. Hiperaldosteronismo primário
   1c. Hiperdeoxicorticosteronismo
      Hiperplasia adrenal congênita
         Deficiências da 11-beta-hidroxilase e da 17-alfa-hidroxilase
      Tumor produtor de desoxicorticosterona
      Resistência primária ao cortisol
   1d. Síndrome de Cushing

2. **Excesso aparente de mineralocorticóides/ deficiência da 11-beta-hidroxiesteróide desidrogenase tipo 2**
   2a. Genética (tipo I e tipo II)
   2b. Adquirida
      Tipo I: Ingestão de carbenoxolona ou alcaçuz
      Tipo II: Síndrome de Cushing

3. **Dependentes da tireóide**
   1a. Hipotireoidismo
   1b. Hipertireoidismo

4. **Dependente das paratireóides**
   Hiperparatireoidismo

5. **Dependentes da hipófise**
   1a. Acromegalia
   1b. Síndrome de Cushing

6. **Relacionada à insulina**
   Resistência à insulina

7. **Relacionada à renina**
   1a. Doença renovascular
   1b. Tumor secretor de renina

■ FEOCROMOCITOMA

O feocromocitoma é um tumor produtor de catecolaminas que se origina das células cromafins da medula adrenal. Em cerca de 10% dos casos, pode ser bilateral ou extra-adrenal (paraganglioma)[3-5]. Acomete 0,5% dos hipertensos, com incidência de 2 a 8 casos por milhão por ano[1,2,4,5]. O feocromocitoma pode ser esporádico ou estar associado a síndromes genéticas, tais como as síndromes de neoplasias endócrinas múltiplas 2A e 2B, neurofibromatose e a síndrome de von Hippel-Lindau tipo 2.[4]

A HAS é a manifestação mais consistente do feocromocitoma[3,4]. Nos adultos, ela é mantida em apenas 29% dos casos (relacionada à liberação predominante de noradrenalina pelo tumor), paroxística em 48% dos pacientes (secreção predominante de adrenalina), e pode estar ausente em até 13% deles, alguns dos quais podem exibir períodos de hipotensão, devido à secreção de dopamina pelo tumor. Em crianças, a HAS é geralmente mantida e acompanhada de cefaléia, sudorese e náuseas.[4,5]

As catecolaminas atuam em receptores alfa$_1$-adrenérgicos dos vasos e em receptores beta$_1$-adrenérgicos do miocárdio, o que causa aumento da resistência vascular periférica, da freqüência cardíaca e da contratilidade miocárdica e diminuição da complacência venosa. Em decorrência disso, a HAS do feocromocitoma é hipercinética, vasoconstritora e hipovolêmica[5] (Fig. 13.1).

Embora a HAS que acompanha o feocromocitoma seja geralmente atribuída ao excesso de catecolaminas circulantes liberadas pelo tumor, observa-se discrepância marcante entre os níveis pressóricos e a concentração plasmática de catecolaminas. Essa ausência de correlação deve-se ao fato de o sistema nervoso simpático nesses pacientes ser funcionante, à presença de hipovolemia, à regulação para baixo dos receptores alfa$_1$-adrenérgicos, à secreção tumoral de outras substâncias tanto vasoconstritoras (neuropeptídeo Y) como

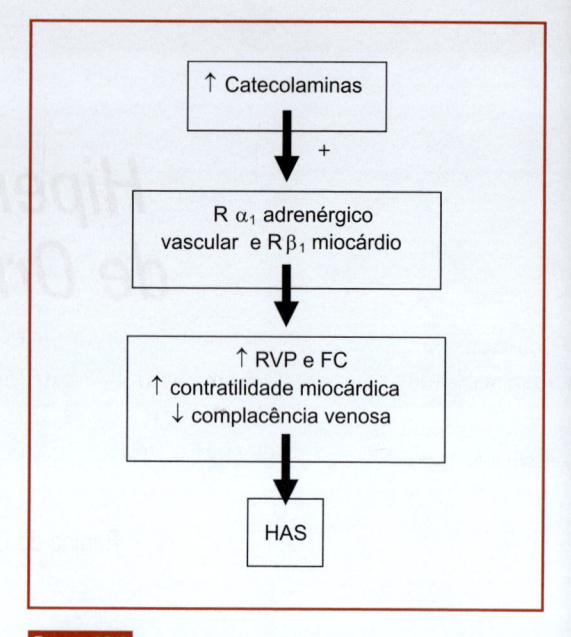

FIGURA 13.1
Fisiopatologia da HAS no feocromocitoma (RVP = resistência vascular periférica, FC = freqüência cardíaca e R = receptor)

vasodilatadoras (dopamina, histamina) e à interferência do sistema renina-angiotensina[5] (Fig. 13.2).

Algumas drogas podem precipitar crise hipertensiva na presença de feocromocitoma, tais como os antidepressivos tricíclicos, os agentes antidopaminérgicos, sulpirida, metoclopramida, naloxona e beta-bloqueadores (quando seu uso não é precedido por alfa-bloqueio, pois os receptores beta-2-adrenérgicos promovem vasodilatação).[5]

A apresentação mais dramática do feocromocitoma se caracteriza pela presença de HAS severa e crises de paroxismos (tríade de cefaléia, palpitações e sudorese), as quais podem ser desencadeadas por palpação abdominal, micção, evacuação e exercício. Complicações cardiovasculares podem acompanhar as crises hipertensivas, tais como: 1) infarto do miocárdio, freqüentemente diagnosticado nos pacientes devido ao espasmo coronariano ou à presença de miocardite, com liberação de enzimas cardíacas e padrão eletrocardiográfico

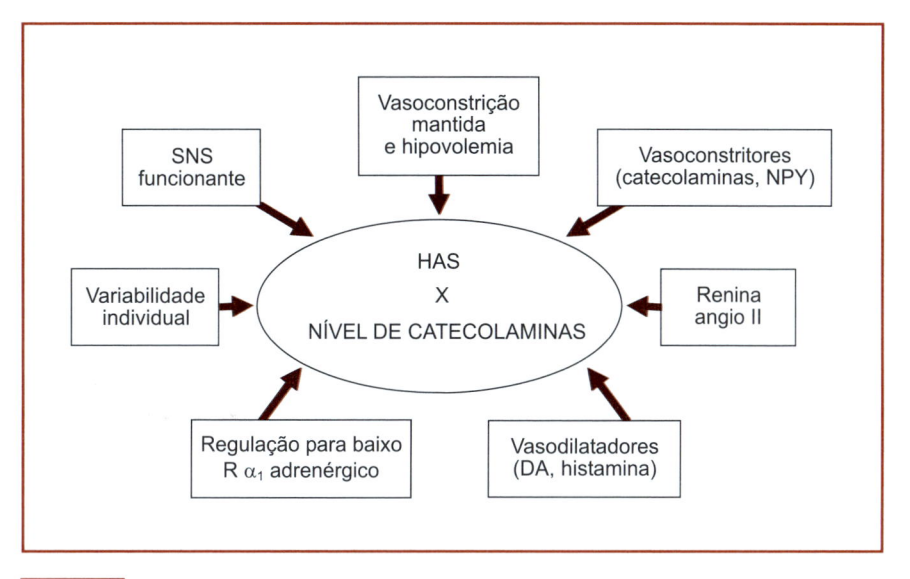

FIGURA 13.2
Ausência de correlação entre o nível de catecolaminas circulantes e o grau de HAS no feocromocitoma (DA = dopamina, NPY = neuropeptídeo Y, R= receptor, angio II = angiotensina II, SNS = sistema nervoso autônomo simpático)

que se assemelha ao infarto, 2) arritmias cardíacas e 3) edema agudo do pulmão (secundário tanto à falência do ventrículo esquerdo e à insuficiência cardíaca congestiva como devido a causas não-cardiogênicas). A cardiomiopatia dilatada com trombos murais é fonte comum de êmbolos cerebrais. Alguns pacientes podem apresentar quadro de choque após a crise hipertensiva. Necrose hemorrágica aguda do tumor pode se apresentar como abdômen agudo cirúrgico, associado a HAS marcante, seguida de hipotensão ou choque e morte súbita, devido à importante dilatação arterial e venosa causada pela diminuição súbita dos níveis de catecolaminas.[5]

Também podem fazer parte do quadro clínico distúrbios endócrinos (diabetes melito, hipercalcemia e secreção ectópica de ACTH, com síndrome de Cushing), neurológicos (alteração do nível de consciência, convulsão, sinais neurológicos focais, acidente vascular cerebral hemorrágico), perda de peso, obstipação, rubor, palidez e cianose de extremidades.[5]

Em relação ao diagnóstico, deve-se suspeitar de feocromocitoma em todo paciente com manifestações sugestivas, mesmo que remotamente, sobretudo na presença de incidentaloma adrenal, história familiar de feocromocitoma ou síndrome genética, lesões neurocutâneas, HAS lábil, maligna ou refratária, paroxismos, resposta paradoxal da pressão arterial a beta-bloqueadores, HAS ou arritmia durante indução anestésica e hipotensão prolongada e inexplicada após cirurgia[5]. Os principais diagnósticos diferenciais incluem síndrome do pânico, tireotoxicose, hipoglicemia, taquicardia paroxística, hemorragia subaracnóide, tumores carcinóides e uso de drogas ilícitas (cocaína) ou simpatomiméticas (anfetaminas).[5]

Devido às variações temporais na secreção, múltiplos testes devem ser combinados para o diagnóstico. Melhor sensibilidade e especificidade para os feocromocitomas esporádicos são obtidas com a associação da dosagem das catecolaminas e metanefrinas urinárias e, para os tumores hereditários, com a mensuração das metanefrinas livres no plama, método caro e não-disponível na rotina da maioria dos laboratórios[4,5]. Também pode ser utilizada a dosagem da cromogranina A (proteína ácida solúvel co-secretada com as catecolaminas), a qual não sofre interferência de medicamentos[5]. Do ponto de vista radiológico, o ideal para a localização do tumor é a realização da ressonância magnética do abdômen, onde se observa, caracteristicamente, hiperintensidade do sinal em T2 em relação ao fígado (Fig. 13.3). Caso haja necessidade de se localizar tumor extra-abdominal, avaliar a presença de recidivas ou pesquisar metástases, a cintigrafia com ^{131}Imetaiodo-benzilguanidina (MIBG) pode ser particularmente útil.[5]

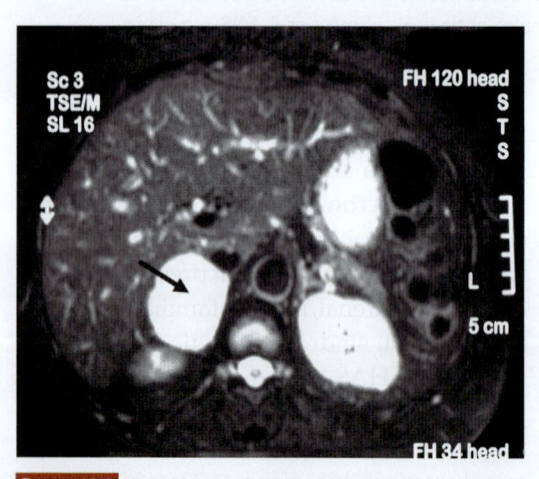

FIGURA 13.3
Feocromocitoma de adrenal direita, medindo 5 cm de diâmetro. Observa-se sinal hiperintenso em T2 em relação ao fígado (sinal da lâmpada acesa)

A confirmação diagnóstica, localização e ressecção do feocromocitoma é importante, porque: 1) a HAS associada é curável com a remoção do tumor, 2) há risco de paroxismo letal e 3) pelo menos 10% dos tumores são malignos. Além disso, a HAS pode ser refratária à terapia e pode se tornar maligna.[3,5]

Antes da cirurgia, a qual pode ser realizada por via laparoscópica (caso os tumores não excedam 8 a 10 cm de diâmetro e não haja risco potencial de ruptura ou lesão da veia cava), deve-se promover expansão de volume e fornecer dieta rica em sódio, exceto se o paciente apresentar insuficiência cardíaca congestiva ou insuficiência renal. O controle dos níveis pressóricos deve ser obtido por meio da administração de bloqueadores alfa$_1$-adrenérgicos seletivos (tais como o prazosin, o terazosin ou o doxazosin), por pelo menos 15 dias antes da cirurgia. Bloqueadores beta-adrenérgicos somente deverão ser utilizados após o alfa-bloqueio, se taquicardia ou taquiarritmia. Antagonistas do canal de cálcio, como o anlodipino, também são úteis e seguros em pacientes com episódios ocasionais de HAS paroxística, além de prevenirem o vasoespasmo coronário e a miocardite por catecolaminas.[5]

■ HIPERALDOSTERONISMO PRIMÁRIO

O hiperaldosteronismo primário (HP) é uma causa potencialmente curável de HAS, em que produção excessiva de aldosterona existe de forma independente ou semi-independente do sistema renina-angiotensina (SRA). É geralmente causado por adenoma produtor de aldosterona (APA — 20-50% dos casos) ou hiperplasia adrenal idiopática bilateral (IHA-cerca de 50-80% dos casos)[6,7]. O IHA pode ser considerado um extremo do espectro da HAS "primária" ou "essencial" com renina baixa, na qual os níveis plasmáticos ou urinários de aldosterona são usualmente normais, mas inapropriadamente elevados para o nível de renina; nesses casos, a aldosterona ainda é reduzida por manobras supressoras.[6,8]

Os principais efeitos da aldosterona, mediados pelos receptores mineralocorticóides clássicos, são o transporte de eletrólitos através do epitélio renal (túbulos distais e dutos coletores), glândulas salivares e cólon, com aumento da reabsorção de sódio e água e da excreção de potássio, através do aumento direto ou indireto da atividade dos canais epiteliais de sódio e da Na^+/K^+-ATPase[3,7]. A aldosterona também age nos vasos, por meio de efeitos não-genômicos (influxo de sódio, aumento do cálcio livre intracelular, diminuição da produção de óxido nítrico, aumento da produção de inibidor do ativador do plasminogênio 1 ou PAI-1) e genômicos (aumento da síntese de colágeno e da expressão do receptor do tipo 1 da angiotensina II)[9]. Seus mecanismos promotores de HAS envolvem, além do aumento do volume plasmático circulante, o aumento da atividade simpática e a diminuição da complacência arterial e venosa. A expansão de volume suprime o sistema renina angiotensina[3,7] (Fig. 13.4).

Classicamente, o HP era diagnosticado pela presença de HAS e hipocalemia com supressão da atividade plasmática da renina e apresentava prevalência inferior a 1%. Recentemente, a utilização da relação aldosterona/atividade plasmática da renina (RAR > 27) para rastreamento tem mostrado que a prevalência de HP entre os pacientes com HAS dita "essencial" e ainda normocalêmicos é de 5 a 10% (em alguns relatos até 15-30%), sugerindo que o HP possa ser a causa mais comum de HAS secundária[1,3,6,7,9,10]. Procedimentos para confirmar a autonomia da secreção de aldosterona (expansão do volume sangüíneo através da infusão de salina ou administração de fludrocortisona) são necessários para a exclusão de resultados falso-positivos obtidos

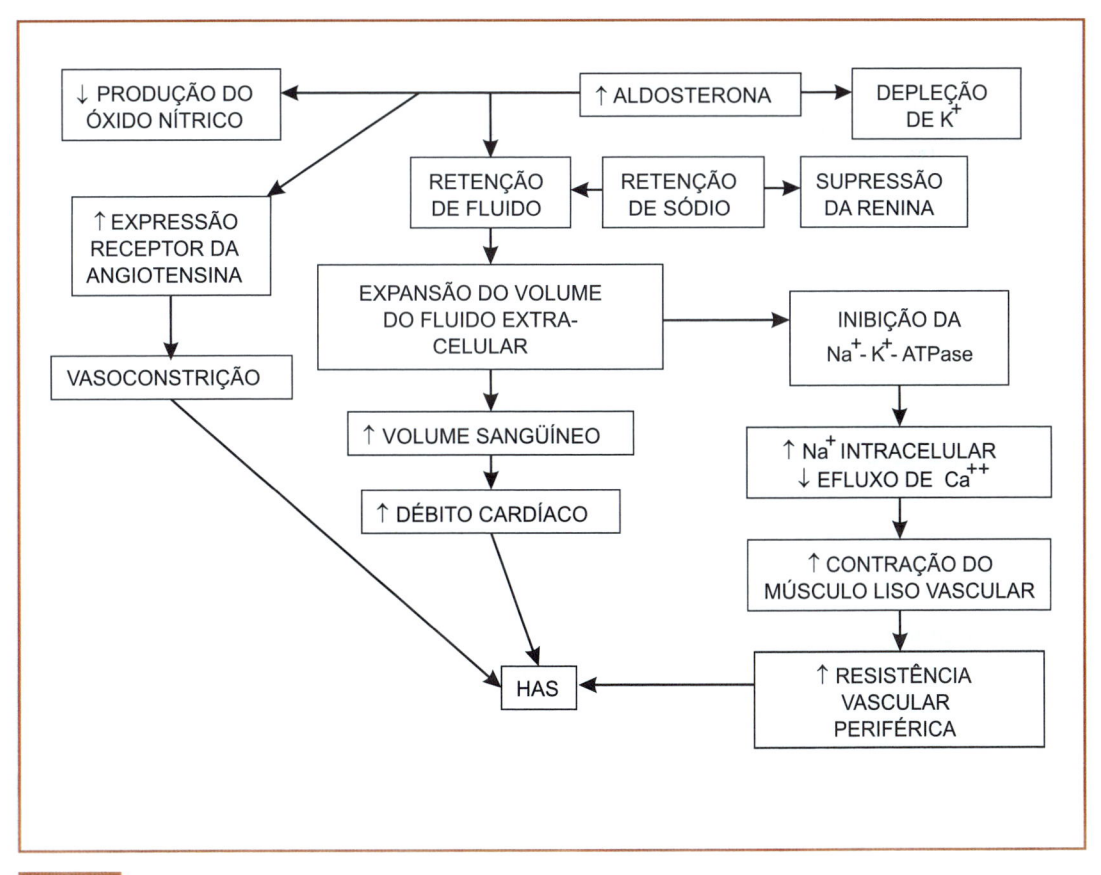

FIGURA 13.4
Mecanismos envolvidos na patogênese da HAS induzida por aldosterona

com a RAR, os quais podem ser observados em até 30-50% dos casos[11]. A diferenciação entre APA e IHA pode ser realizada por meio do teste da postura ereta, o qual se baseia na resistência (diminuição do número e afinidade dos receptores de angiotensina II, como observado no APA) ou hipersensibilidade (IHA) da camada glomerulosa à manipulação do sistema renina-angiotensina. A tomografia computadorizada é o método de imagem de escolha, proporcionando a detecção de tumores em 80 a 90% dos casos. O cateterismo seletivo das veias adrenais está indicado apenas quando a avaliação bioquímica é compatível com APA, mas o estudo de imagem é inconclusivo ou negativo.[7]

O diagnóstico do HP pode resultar em cura cirúrgica ou farmacológica da HAS. Os pacientes portadores de APA deverão ser submetidos a adrenalectomia unilateral por via laparoscópica, após um período de pelo menos 4 semanas de uso da espironolactona (100-400 mg/dia), antagonista competitivo específico do receptor da aldosterona, associado à dieta com conteúdo de sódio inferior a 80 mEq/dia, o que permite a recuperação da zona glomerulosa da glândula contralateral, além da normalização dos níveis pressóricos e de potássio. Os pacientes com IHA (assim como aqueles com HAS essencial com renina baixa) deverão ser tratados com espironolactona, inibidores da enzima conversora da angiotensina, antagonistas do receptor da angiotensina II ou bloqueadores dos canais de cálcio, uma vez que o tratamento cirúrgico nesses casos não traz bons resultados[6,8]. A eplerenona é um antagonista da aldosterona altamente seletivo com menor atividade antiandrogênica que a espironolactona e, portanto, recomendável ao homem e mesmo à mulher com HP, pois evita a ocorrência de ginecomastia e irregularidades menstruais.[6]

A necessidade de tratamento cirúrgico ou bloqueio do receptor mineralocorticóide, e não somente controle da pressão arterial, se justifica devido às evidências crescentes de que a aldosterona é deletéria para o sistema cardiovascular (efeitos pró-inflamatórios, envolvendo disfunção endotelial com diminuição da produção de óxido nítrico, inflamação perivascular, aumento da produção de colágeno com fibrose miocárdica, remodelação cardíaca anormal, hipertrofia do ventrículo esquerdo e disfunção diastólica) e rins (hiperplasia das células mesangiais, aumento da matriz extracelular com fibrose renal e nefropatia), de maneira independente da HAS[3,9,12,13]. Os níveis de pressão arterial sistólica e a duração da HAS estão independentemente associados à presença de hipertrofia do ventrículo esquerdo, diferentemente dos níveis de aldosterona[13,15]. As maiores taxas de eventos cardiovasculares no HP também se devem à maior prevalência da síndrome metabólica (41%)[16]. A intolerância à glicose e a reduzida sensibilidade à insulina devem-se ao efeito direto da aldosterona sobre a função do receptor de insulina, e não só ao efeito da hipocalemia *per se* sobre esses receptores e à secreção de insulina (o potássio extracelular estimula a liberação de insulina pelas células beta)[16]. A resistência insulínica também se associa a alteração da atividade da sintase do óxido nítrico vascular e menor produção do óxido nítrico, contribuindo para o risco cardiovascular no HP.[16]

■ HIPERALDOSTERONISMO SUPRESSÍVEL POR GLICOCORTICÓIDE

Corresponde a uma forma monogênica de HAS, de herança autossômica dominante, responsável por menos de 3% dos casos de HP. É causado pela duplicação de um gene quimérico, resultante de um pareamento desigual entre os genes da 11OH (*CYP11B1*) e da aldosterona sintase (*CYP11B2*). O gene quimérico contém o promotor do *CYP11B1*, responsivo ao ACTH, e a seqüência codificadora do *CYP11B2*, o que faz com que a aldosterona passe a ser sintetizada ectopicamente na zona fasciculada do córtex adrenal (normalmente secretora de cortisol), sob controle de níveis fisiológicos do hormônio adrenocorticotrófico (ACTH) e não da angiotensina II. O início da HAS occorre freqüentemente na infância, e a HAS é usualmente refratária aos anti-hipertensivos habituais, como os inibidores da enzima conversora da angiotensina e os beta-bloqueadores. Há maior predisposição à hemorragia cerebral. Hipocalemia pode se manifestar nos pacientes tratados com diuréticos espoliadores de potássio, mas os níveis basais de potássio são usualmente normais. O diagnóstico tem sido facilitado pela disponibilidade de um teste genético, mas também podem ser utilizados o teste de supressão dos níveis de aldosterona com dexametasona e a dosagem de esteróides híbridos na urina de 24 horas (18-hidroxicortisol e 18-oxocortisol). O tratamento consiste na administração de glicocorticóides (dexametasona ou prednisolona), antagonistas do receptor mineralocorticóide (espironolactona ou eplerenona), antagonistas do canal epitelial de sódio (amilorida e triantereno) e bloqueadores do canal de cálcio diidropiridínicos.[17]

■ PSEUDO-ALDOSTERONISMO

O pseudo-aldosteronismo caracteriza-se por hiper-reatividade mineralocorticóide, HAS, hipocalemia e níveis de renina e aldosterona suprimidos, e está relacionado a aumento da produção de desoxicorticosterona (DOC) pela zona fasciculada do córtex adrenal, como observado nas hiperplasias adrenais congênitas por deficiência da 11-beta-hidroxilase (11OH) e 17-alfa-hidroxilase (17OH), tumores produtores de DOC, resistência periférica ao cortisol e síndrome de Cushing. Outras causas menos freqüentes são o excesso aparente de mineralocorticóides e a conservação renal inapropriada de sódio, como ocorre nas síndromes de Liddle e Arnold-Healy-Gordon.[7]

■ HIPERDESOXICORTICOSTERONISMO

Hiperplasia Adrenal Congênita por Deficiência da 11OH

A hiperplasia adrenal congênita (HAC) por deficiência da 11OH é uma doença de herança autossômica recessiva que corresponde a, no máximo, 5 a 8% dos casos de HAC, com freqüência estimada de 1:100.000 nascimentos[7]. Mutações inativadoras do gene *CYP11B1* (8q21) promovem diminuição da atividade enzimática e levam à diminuição da produção de cortisol, com aumento da secreção de hormônio adrenocorticotrófico (ACTH), mineralocorticóides e andrógenos, o que ocasiona virilização da genitália externa do feto feminino (pseudo-hermafroditismo feminino), pseudopuberdade precoce combinada a crescimento somático e maturação esquelética aceleradas em crianças de ambos os sexos, fechamento prematuro das epífises e baixa estatura na idade adulta. Além disso, os pacientes podem apresentar adrenarca precoce, acne, hirsutismo, amenorréia ou oligomenorréia, puberdade precoce e diminuição da espermatogênese. A HAS com alcalose hipocalêmica deve-se ao excesso de produção de DOC e é observada em 30-60% dos casos; muitas vezes, só é detectada nas fases mais tardias da infância ou adolescência[7,18,19]. O diagnóstico da HAC por deficiência da 11OH é estabelecido por meio do teste de estímulo com ACTH exógeno. Os níveis de ACTH, 11-desoxicortisol (composto S) e DOC séricos (basais ou após estímulo) são elevados e a atividade plasmática da renina é marcantemente suprimida devido à ação mineralocorticóide da DOC. Os níveis da 17-hidroxiprogesterona podem estar discretamente elevados, o que pode ser erroneamente diagnosticado como deficiência da 21-hidroxilase. O tratamento consiste na reposição de glicocorticóides (hidrocortisona 10 mg/m² de superfície corpórea/dia). Drogas anti-hipertensivas podem ser necessárias para a completa normalização da pressão arterial. Doses pequenas de espironolactona ou amilorida podem corrigir a hipocalemia e tratar a HAS leve. Entretanto, às vezes, há necessidade de se associar bloqueadores de canais de cálcio. Inibidores de enzima conversora geralmente não melhoram a retenção de sódio e a HAS nesses pacientes. Bloqueadores beta-adrenérgicos não estão indicados, uma vez que sua ação também é dependente da redução da secreção de renina, a qual já se encontra suprimida nessa condição[18]. Pacientes do sexo feminino deverão ser submetidas à correção da genitália externa antes do segundo ano de vida e à vaginoplastia na puberdade tardia.[18]

HIPERPLASIA ADRENAL CONGÊNITA POR DEFICIÊNCIA DA 17OH

A HAC por deficiência da 17OH é uma doença de herança autossômica recessiva que corresponde a, no máximo, 2,4% dos casos de HAC. Caracteriza-se por HAS e hipocalemia (secundárias ao aumento da produção de DOC), ausência de virilização (pseudo-hermafroditismo masculino em indivíduos 46,XY) e de caracteres sexuais secundários, amenorréia e atraso puberal (em indivíduos 46,XX), resultante da ausência de hormônios sexuais (andrógenos e estrógenos), tanto de origem adrenal quanto gonadal. Há aumento dos níveis de gonadotrofinas e ACTH; este estimula a via não-hidroxilada da zona fasciculada, ocasionando aumento da produção de DOC, 18-hidroxiDOC, corticosterona e 18-hidroxi-corticosterona, e supressão do sistema renina-angiotensina e dos níveis de aldosterona. O tratamento consiste em doses de reposição de glicocorticóides, mas pode haver necessidade do uso de espironolactona ou outros agentes anti-hipertensivos para o controle da pressão arterial. Reposição de estrógenos é necessária na adolescência e idade adulta, assim como a retirada dos testículos nos pacientes genotipicamente masculinos, que serão criados no sexo feminino.[7,20]

Tumor Produtor de DOC

Adenomas ou carcinomas produtores exclusivamente de DOC são extremamente raros. A produção de DOC é elevada e a de cortisol, normal.[20]

Resistência Primária ao Cortisol

Um pequeno número de pacientes pode apresentar aumento da secreção de cortisol, mas ausência dos estigmas da síndrome de Cushing, em razão da hipossensibilidade ao cortisol de todos os tecidos do organismo, entre os quais hipotálamo e hipófise. Isso se deve a mutações pontuais no domínio de ligação do esteróide do receptor glicocorticóide, com conseqüente redução da afinidade de ligação pelo glicocorticóide. Os pacientes apresentam níveis elevados de ACTH, o que leva ao estímulo da produção adrenal de andrógenos e DOC. Podem apresentar fadiga crônica, HAS e alcalose hipocalêmica, acne, hirsutismo, oligomenorréia e infertilidade (mulheres), alterações da espermatogênese (homens) e adrenarca precoce (crianças).O tratamento requer doses altas de glicocorticóides sintéticos que possuam baixa atividade mineralocorticóide, tais como a dexametasona (1-3 mg/dia), a fim de suprimir a hipersecreção de ACTH e normalizar a secreção adrenal de mineralocorticóides e andrógenos.[7,20]

Síndrome de Cushing

A síndrome de Cushing (SC) consiste em sinais e sintomas associados à exposição prolongada a níveis inapropriadamente elevados de glicocorticóides, tanto endógenos como exógenos (Tabela 13.2; Fig. 13.5). A SC iatrogênica é comum e resulta do emprego de doses suprafisiológicas de glicocorticóides naturais ou sintéticos para o tratamento de doenças inflamatórias, auto-imunes ou alérgicas. A SC endógena é rara (<0,5% dos hipertensos) e pode ser classificada em dependente de ACTH (como observado no adenoma hipofisário ou na síndrome de secreção ectópica de ACTH) ou independente de ACTH (tumores adrenais, complexo de Carney, síndrome de McCune-Albright, expressão aberrante de receptores no córtex adrenal).[1,3,7]

HAS ocorre em até 75% dos casos de SC endógena e em cerca de 20% dos casos de SC exógena, mostrando a maior eficiência do hormônio natural em elevar a pressão arterial. A HAS na SC é multifatorial e se relaciona à redistribuição salina, ao aumento da reatividade vascular (potencialização das respostas à angiotensina II e catecolaminas, devido à indução de receptores de angiotensina II e à potencialização da sinalização a partir do receptor alfa-1-adrenérgico, respectivamente), aumento dos níveis de adrenalina e angioten-

TABELA 13.2 Quadro clínico da síndrome de Cushing

Características clínicas	Porcentagem
Obesidade centrípeta	85
HAS (SC endógena/ exógena)	75/20
Pletora facial	80
Hirsutismo	75
Infecções fúngicas	50
Estrias violáceas largas/acne	50/35
Hiperpigmentação cutânea (se ACTH-dependente)	5
Alterações neuropisiquiátricas	85
Distúrbios menstruais	75
Osteopenia/osteoporose	80
Miopatia esteróide	50
Intolerância à glicose/diabetes melito	75/20
Litíase renal	15

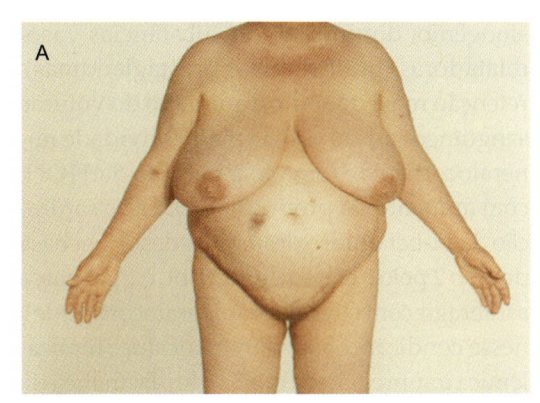

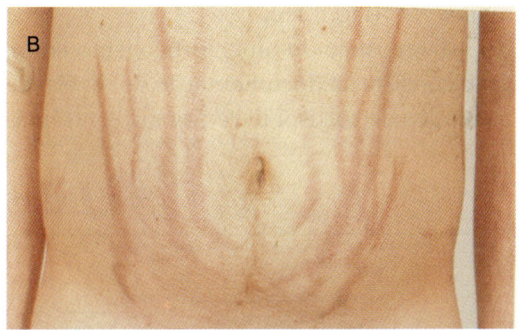

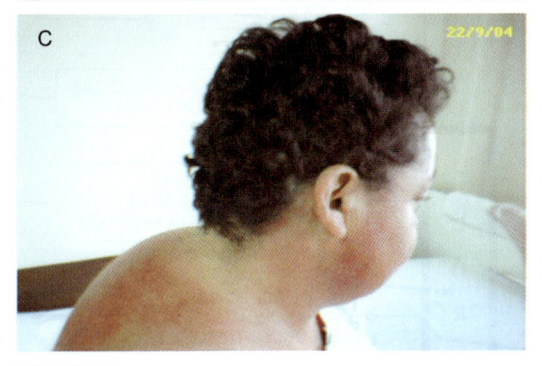

FIGURA 13.5
Síndrome de Cushing: a) obesidade centrípeta, b) estrias violáceas, c) giba dorsal

sinogênio, diminuição de substâncias vasodilatadoras (bradicinina e prostaglandinas), retenção renal de sódio e aumento do volume sangüíneo causados pela maior atividade mineralocorticóide (devido à inibição da 11OH, com aumento da produção de DOC e saturação da 11-beta-hidroxiesteróide desidrogenase do tipo 2 pelo excesso de cortisol, o qual passa a interagir com o receptor mineralocorticóide); nessa condição, observam-se alcalose hipocalêmica e supressão da atividade plasmática da renina[7,21,23] (Fig. 13.6).

O diagnóstico do hipercortisolismo endógeno consiste na documentação de níveis aumentados de cortisol livre urinário, ausência do ritmo circadiano do cortisol e ausência de supressão do cortisol após doses baixas de dexametasona. O tratamento da SC endógena deverá ser direcionado para cada etiologia, e a cirurgia (adenomectomia hipofisária via transesfenoidal nos tumores de hipófise, exérese de tumor causador da síndrome do ACTH ectópico e adrenalectomia nos tumores adrenais) é o tratamento de escolha[7]. Terapêutica medicamentosa do hipercortisolismo pode ser utilizada enquanto se realiza a investigação etiológica da SC, para atingir remissão clínica e bioquímica. Podem ser empregados inibidores da esteroidogênese (mitotano, metirapona ou cetoconazol).[7]

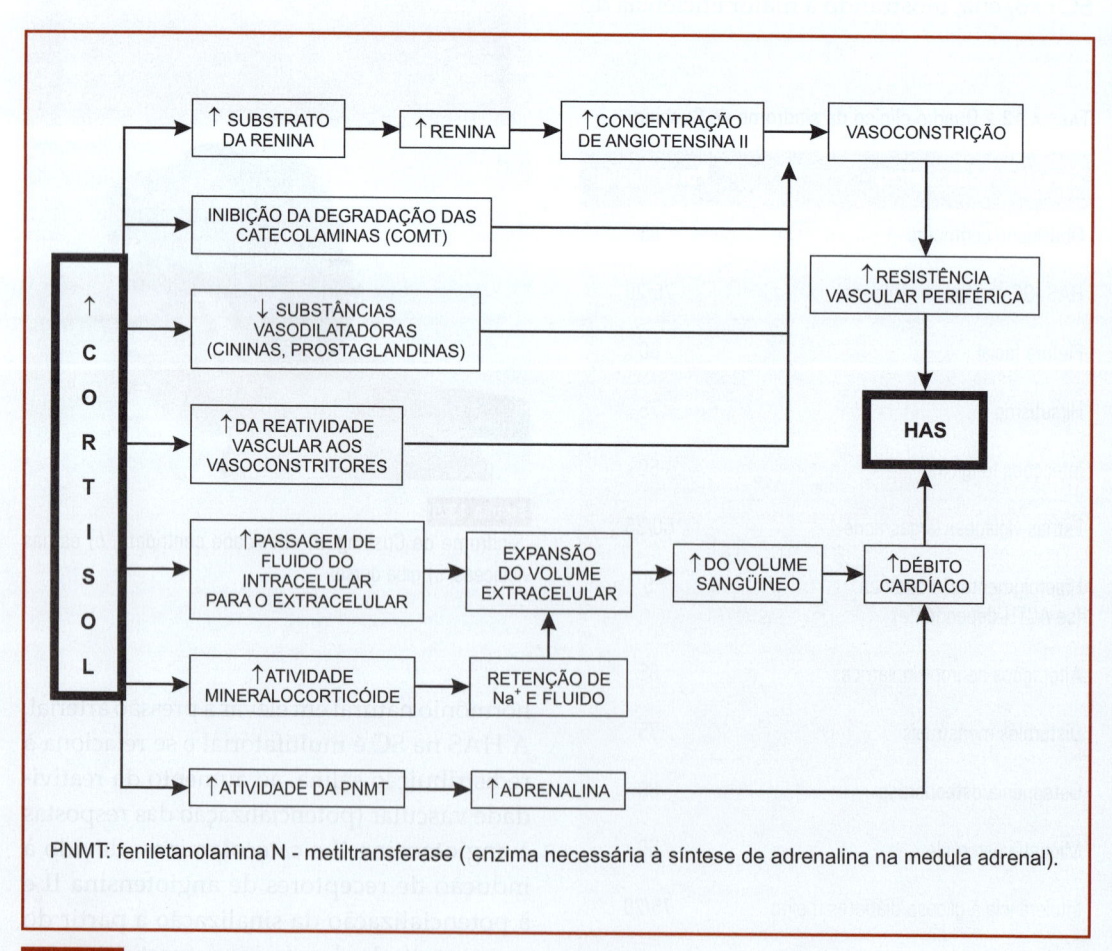

Figura 13.6

Mecanismos envolvidos na patogênese da HAS causada por glicocorticóides

No que se refere à SC exógena (iatrogenia causada pela corticoterapia), os níveis tensionais deverão ser aferidos freqüentemente pelo médico, o qual deverá recomendar ao paciente a redução do teor de sal e o aumento do de potássio na dieta. Medicamentos da classe dos inibidores da enzima conversora da angiotensina e antagonistas do canal de cálcio, isolados ou em associação com outros agentes anti-hipertensivos, têm se mostrado mais efetivos no controle da HAS de pacientes cronicamente tratados com glicocorticóides.[7,21,22]

EXCESSO APARENTE DE MINERALOCORTICÓIDES

Deficiência da 11-Beta-Hidroxiesteróide Desidrogenase do Tipo 2

A síndrome do excesso aparente de mineralocorticóide (SEAM) caracteriza-se pela deficiência total ou parcial da 11-beta-hidroxiesteróide desidrogenase do tipo 2 (11βHSD2), enzima que converte o cortisol no seu metabólito inativo cortisona e regula, no nível pré-receptor, a ação dos glicocorticóides, conferindo à aldosterona especificidade pelo receptor mineralocorticóide nos rins. A reduzida atividade enzimática expõe o rim ao excesso de cortisol, o qual age como potente mineralocorticóide, uma vez que o receptor mineralocorticóide tem a mesma afinidade tanto pelo cortisol como pela aldosterona.[20,24]

Na doença congênita, a severidade da HAS reflete o defeito genético subjacente. A variante congênita do tipo II é caracterizada por fenótipo mais brando, na adolescência tardia ou início da vida adulta. As formas adquiridas de SEAM são causadas pela inibição da 11βHSD2 por alcaçuz, carbenoxolona e flavonóides. Na síndrome do ACTH ectópico, a saturação da 11βHSD2 pelo substrato, cortisol, também pode cursar com SEAM. Além disso, polimorfismos no gene da 11βHSD2 determinam a sensibilidade ao sal e também podem desempenhar um papel no desenvolvimento da HAS essencial.[20,24]

Na SEAM há HAS, hipocalemia e supressão dos níveis de renina e de aldosterona. O diagnóstico é realizado pelo aumento da relação cortisol livre urinário/ cortisona livre urinária (indivíduos normais excretam duas a três vezes mais cortisona que cortisol na urina, mas na SEAM a excreção de cortisona urinária é praticamente indetectável).[20,24]

OUTRAS CAUSAS DE PSEUDO-ALDOSTERONISMO

A síndrome de Liddle é uma desordem de herança autossômica dominante, causada por mutações ativadoras do canal epitelial de sódio amiloride-sensível, responsável pela absorção de sódio no néfron distal, o que ocasiona expansão de volume, HAS, hipocalemia e supressão dos níveis de renina e aldosterona. A hipocalemia não pode ser corrigida pela administração de espironolactona, mas melhora após uso de triantereno ou amilorida, agentes que bloqueiam a reabsorção renal de sódio e a secreção de potássio por meio de mecanismos independentes do receptor mineralocorticóide[25,27]. A síndrome de Gordon caracteriza-se pela presença de HAS associada à hipercalemia e acidose hiperclorêmica, que pode ser normalizada com diuréticos tiazídicos[25-27]. Recentemente, foi descrita a síndrome de Geller, que corresponde a uma forma de HAS que se exacerba na gravidez e é causada por mutação constitutiva ativadora que leva à alteração conformacional do receptor mineralocorticóide. Dessa forma, substâncias normalmente inativas a esse nível, tais como a progesterona, tornam-se agonistas potentes do receptor mutado.[26,27]

HIPOTIREOIDISMO E HIPERTIREOIDISMO

Os efeitos da triiodotironina (T3), a forma celular ativa de hormônio tireoidiano, sobre a fisiologia cardiovascular são: diminuição da resistência vascular sistêmica e do volume de enchimento arterial efetivo, aumento da liberação de renina e ativação do eixo angiotensina-aldosterona, aumento da reabsorção de sódio, aumento da volemia, aumento do inotropismo, cronotropismo e débito cardíaco[3,28]. Portanto, a freqüência cardíaca, o débito cardíaco e a resistência vascular sistêmica estão intimamente ligados ao *status* da tireóide. O hormônio tireoidiano aumenta o consumo periférico de oxigênio e as necessidades de substrato, além de aumentar a contratilidade cardíaca diretamente. O T3 diminui a resistência vascular sistêmica através da dilatação das arteríolas de resistência da circulação periférica, o que se deve ao efeito direto do T3 sobre as células musculares lisas vasculares. No hipertireoidismo, a resistência vascular sistêmica diminui, a freqüência cardíaca, a fração de ejeção, o volume sangüíneo e o débito cardíaco aumentam e o tempo de relaxamento isovolumétrico diminui. Efeitos opostos são observados no hipotireoidismo[1,3,28]. A prevalência estimada de HAS no hipo e hipertireoidismo varia de 1 a 3%, sendo que no hipertireoidismo há aumento da pressão arterial sistólica e no hipotireoidismo, aumento da pressão arterial diastólica[1,3,28]. No hipotireoidismo, há aumento dos níveis plasmáticos de LDL-colesterol; e a piora da contratilidade cardíaca pode levar à exacerbação da insuficiência cardíaca. O hipertireoidismo pode precipitar arritmias atriais, incluindo a fibrilação atrial. Além disso, o hipertireoidismo pode precipitar um quadro de angina, infarto agudo do miocárdio e insuficiência cardíaca. Tratamento tanto do hipotireoidismo (reposição de levotiroxina) como do hipertireoidismo (propiltiouracil ou metimazol, bloqueadores beta-adrenérgicos, terapia com iodo radioativo ou cirurgia) reverte as alterações mencionadas e normaliza a pressão arterial.[3,28]

HIPERPARATIREOIDISMO

Os íons cálcio estão envolvidos na regulação da pressão arterial e em numerosos aspectos da biologia vascular, além de estarem depositados em placas ateroscleróticas [3,25]. Pode haver uma associação entre o nível de ingesta de cálcio e o grau de sensibilidade da pressão arterial à ingesta de sódio, devido à relação conhecida entre a reabsorção de cálcio e aquela do sódio no túbulo proximal do rim.[25]

O hiperparatireoidismo ocorre em cerca de 1% dos pacientes hipertensos e aproximadamente 30 a 40% dos pacientes com hiperparatireoidismo apresentam aumento dos níveis pressóricos. O mecanismo causador da HAS ainda não está claro, mas parece não haver correlação direta com os níveis aumentados de paratormônio (PTH) ou cálcio. A HAS pode ou não curar após a paratireoidectomia. Esta, entretanto, pode levar à regressão da hipertrofia miocárdica nos pacientes normotensos. A HAS associada ao hiperparatireoidismo também pode resultar da alteração da função renal induzida pela hipercalcemia ou da associação do hiperparatireoidismo com feocromocitoma, como ocorre na síndromes de neoplasia endócrina múltipla do tipo 2.[25]

ACROMEGALIA

A acromegalia tem uma prevalência estimada de 38 a 69 casos por milhão de habitantes e é causada por um adenoma hipofisário secretor de hormônio de crescimento (GH). A doença cardiovascular é a principal causa de óbito nos pacientes acromegálicos[3,29,30]. HAS acomete 15 a 50% dos acromegálicos, e sua gravidade está relacionada à duração da hipersecreção de GH[3,29,30]. De acordo com López-Valasco *et al.*, HAS está presente em 43% dos pacientes com doença ativa e em 28% daqueles considerados curados[29]. Quando a acromegalia está em atividade, pode ocorrer resistência ao tratamento anti-hipertensivo convencional; portanto, a HAS deve ser tratada de forma mais agressiva.

Vários mecanismos dependentes de GH podem estar envolvidos na patogênese da HAS na acromegalia, tais como: 1) efeito direto antinatriurético do GH/*Insulin Growth Factor-1* (fator de crescimento insulino-símile) (IGF-1), com ativação dos canais de sódio do túbulo distal; 2) aumento da resistência vascular periférica (a qual parece estar relacionada ao aumento da responsividade vascular à angiotensina II), 3) resistência insulínica periférica e hiperinsulinemia, que podem estimular a retenção de sódio e água (expansão de volume, com aumento do débito cardíaco), aumentar a atividade do sistema nervoso simpático, ativar o sistema renina-angiotensina-aldosterona e acarretar disfunção endotelial (aumento da resistência vascular periférica) e 4) GH/IGF-1 podem agir como fatores de crescimento vascular[30]. A expansão crônica de volume pode levar à supressão dos níveis de renina plasmáticos[3,25,29]. A HAS relaciona-se às alterações morfológicas observadas no ecocardiograma dos pacientes acromegálicos, tais como hipertrofia do ventrículo esquerdo e hipertrofia septal assimétrica. Disfunção diastólica subclínica do ventrículo esquerdo deve-se à hipertrofia do miocárdio, à fibrose intersticial e à presença de infiltrado linfocitário no miocárdio. Insuficiência cardíaca também pode estar presente[30]. A existência de hipertrofia ventricular esquerda também é observada em 50% dos acromegálicos normotensos, sugerindo a existência de uma miocardiopatia específica da acromegalia, a qual seria agravada pela HAS coexistente[29,30]. O tratamento da acromegalia consiste na remoção do adenoma por cirurgia transesfenoidal e na utilização de análogos da somatostatina (octreotide); radioterapia também pode ser empregada, assim como o antagonista do receptor do GH (pegvisomant).[30]

■ RESISTÊNCIA INSULÍNICA

A resistência insulínica é um componente central da síndrome metabólica (SM) que se caracteriza por aumento da adiposidade visceral associada à presença de diabetes melito do tipo 2, HAS e dislipidemia[31]. Receptores de insulina exercem extensos efeitos sobre o sistema cardiovascular, incluindo a regulação da resistência vascular. Na musculatura lisa vascular, a insulina promove alteração do transporte iônico, com aumento do nível de íons cálcio no citoplasma e aumento da reatividade vascular às substâncias vasoconstritoras. Além disso, a hiperinsulinemia ocasiona ativação do sistema nervoso simpático, retenção de sódio e hipertrofia do músculo liso vascular. Medicamentos que pioram a resistência insulínica (diuréticos ou beta-bloqueadores) podem não ser totalmente eficazes para o tratamento da HAS nesta condição.[3,25]

■ HIPERTENSÃO RELACIONADA AO AUMENTO DA RENINA

A HAS renovascular é definida como HAS associada a isquemia renal uni-(1% dos hipertensos) ou bilateral (2-4% dos hipertensos). Em 65 a 75% dos casos, a HAS renovascular é causada por doença aterosclerótica e em 25 a 30%, por displasia fibromuscular, o que ocasiona diminuição da pressão de perfusão do rim afetado, com estímulo para a liberação de renina e aumento dos níveis de angiotensina II e de aldosterona (hiperaldosteronismo secundário). Na doença unilateral, a produção de renina pelo rim contralateral está suprimida, e na doença bilateral a grande expansão de volume também pode levar à supressão dos níveis de renina. A doença renovascular aterosclerótica é particularmente prevalente entre idosos tabagistas.

A presença de sopro abdominal, hipocalemia, início recente de HAS em idosos (ou aumento da severidade da HAS), doença vascular generalizada, piora da função renal, HAS severa e resistente em jovens, aumento dos níveis de creatinina sérica durante tratamento com inibidores da enzima conversora da angiotensina ou antagonistas do receptor da angiotensina II é altamente sugestiva de HAS renovascular.[3,25]

O diagnóstico da HAS renovascular baseia-se na identificação de obstrução arterial significativa e evidência de secreção excessiva de renina por um ou ambos os rins. Testes radiológicos não-invasivos incluem renograma com captopril, Doppler das artérias renais e angiorressonância das artérias renais. Disparidade do tamanho renal é achado freqüente. A dosagem de renina na veia renal pode mostrar lateralização da produção, com indicação para arteriografia. Angioplastia com colocação de *stent* é usualmente indicada em pacientes com doença unilateral e em pacientes selecionados com doença bilateral. Angioplastia com balão está indicada na displasia fibromuscular. Entretanto, nos casos de HAS renovascular causados por doença aterosclerótica, a pressão arterial geralmente se mantém elevada mesmo após essa intervenção, contrastando com o que é observado nos casos de displasia fibromuscular. Inibidores de enzima conversora da angiotensina ou antagonistas do receptor da angiotensina II só poderão ser utilizados concomitantemente a diurético.[1,3,25]

Raramente tumores das células justaglomerulares dos rins ou tumores ectópicos secretam renina. Pacientes com esses tumores tipicamente exibem HAS, hipocalemia e aumento dos níveis de renina. Há secreção unilateral de renina sem evidência de estenose da artéria renal. A remoção cirúrgica do tumor leva à cura da HAS e da hiper-reninemia.[3,25]

REFERÊNCIAS BIBLIOGRÁFICAS

1. Moser M, Setaro JF. Resistant or difficult-to-control hypertension. N Engl J Med 2006; 355: 385-92.
2. Omura M, Saito J, Yamaguchi K et al. Prospective study on the prevalence of secondary hypertension among hypertensive patients visiting a general outpatient clinic in Japan. Hypertens Res 2004; 27:193-02.
3. Bacter JD, Young WF, Webb P. Cardiovascular endocrinology: introduction. Endocr Rev 2003; 24:253-60.
4. Bravo EL. Pheocromocytoma: current perspectives in the pathogenesis, diagnosis and management. Arq Bras Endocrinol Metab 2004; 48:746-50.
5. Bravo EL, Tagle R. Pheochromocytomas: state-of-the-art and future prospects. Endocr Rev 2003; 24:539-553.
6. Passos VQ, Martins LAL, Pereira MAA, Kater CE. Hiperaldosteronismo primário revisitado. Arq Bras Endocrinol Metab 2001; 45:285-01.
7. Silva RC, Huayllas MKP, Caetano MSS, Barbosa FAC, Almeida ALA. Córtex adrenal. In: Lopes AC (ed). Tratado de Clínica Médica. 1ª ed. São Paulo: Editora Roca Ltda. , p. 3414-3445, 2006.
8. Kater CE, Biglieri EG. The syndromes of low-renin hypertension: "separating the whear from the chaff". Arq Bras Endocrinol Metab 2004; 48: 674-81.
9. McFarlane SI, Sowers JR. Aldosterone function in diabetes mellitus: effects on cardiovascular and renal disease. J Clin Endocrinol Metab 2003; 88:516-23.
10. Gordon RD. Primary aldosteronism — actual epidemics or false alarm? Arq Bras Endocrinol Metab 2004; 48:666-73.
11. Mulatero P, Milan A, Fallo F, Regolisti G, Pizzolo F, Fardella C, Mosso L, Marafetti L, Veglio F, Maccario M. Comparison of confirmatory tests for the diagnosis of primary aldosteronism. J Clin Endocrinol Metab 2006; 91:2618-23.
12. White PC. Aldosterone: direct effects on and production by the heart. J Clin Endocrinol Metab 2003; 88:2376-83.
13. Melby JC. Editorial: Aldosterone — an independent risk factor in cardiovascular disease. J Clin Endocrinol Metab 2002; 87:447.
14. Stowasse M, Sharman J, Leano R, Gordon RD, Ward G, Cowley D, Marwick TH. Evidence for abnormal left ventricular structure and function in normotensive individuals with familial hyperaldosteronism type I. Journal of

Clinical Endocrinology and Metabolism 2005; 90:5070-6.
15. Funder JW. Editorial: Aldosterone, normotension and diastolic dysfunction. Journal of Clinical Endocrinology and Metabolism 2005; 90:5500-1.
16. Fallo F, Veglio F, Bertello C, Sonino N, Della Mea P, Ermani M, Rabbia F, Federspil G, Mulatero P. Prevalence and characteristics of the metabolic syndrome in primary aldosteronism. J Clin Endocrinol Metab 2006; 91:454-9.
17. McMalbon GT, Dluhy RG. Glucocorticoid-remediable aldosteronism. Arq Bras Endocrinol Metab 2004; 48:682-6.
18. Mello MP, Penachioni JY, Amaral FC, Castro M. Deficiência da 11β-hidroxilase. Arq Bras Endocrinol Metab 2004; 48:713-23.
19. Krone N, Grischuk Y, Müller M, Volk RE, Grötzinger J, Holterhus PM, Sipperll WG, Riepe FG. Analyzing the functional and structural consequences of two point mutations (P94L and A368D) in the *CYP11B1* gene causing congenital adrenal hyperplasia resulting from 11-hydroxylase deficiency. J Clin Endocrinol Metab 2006; 91:2682-8.
20. Kater CE, Santos MC. Síndromes por excesso de mineralocorticóides. In: Coronho V, Petroianu A, Santana EM, Pimenta LC (eds). Tratado de Endocrinologia e Cirurgia Endócrina. 1ª ed. Rio de Janeiro. Editora Guanabara Koogan. 2001. p. 761-72.
21. Kater CE. Corticosteróides. In: Coronho V, Petroianu A, Santana EM, Pimenta LC (eds). Tratado de Endocrinologia e Cirurgia Endócrina. 1ª ed. Rio de Janeiro. Editora Guanabara Koogan. p. 831-842, 2001.
22. Silva RC. Uso clínico de glicocorticóides. In: Lopes AC (ed). Diagnóstico e Tratamento. 1ª ed. São Paulo. Editora Manole Ltda. volume 2. 2006, p. 779-786.
23. Rhen T, Cidlowski JA. Antiinflamatory action of glucocorticoids — new mechanism for old drugs. N Engl J Med 2005; 353(11):1711-23.
24. Palermo M, Quinkler M, Stewart PM. Apparent mineralocorticoid excess syndrome: an overview. Arq Bras Endocrinol Metab 2004; 48: 687-96.
25. Dluhy RG, Lawrence JE, Williams GH. Endocrine Hypertension. In: Larsen PR, Kronenberg HM, Melmed S, Polonsky KS (eds). Williams Textbook of Endocrinology 10th edition. Philadelphia, Pennsylvania: Saunders. 2003, p. 552-585.
26. Fortunato M, Caruso S, Del Vecchhio L, Porcaccio M, Tedoldi S, Vigano S, Cussi D. Genetics and arterial hypertension: monogenic forms. Giornale Italiano di Nefrologia 2006; 23: 301-12.
27. Bahr V, Oelkers W, Diederich S. Monogenic hypertension. Medizinische Klinik 2003; 98: 208-17.
28. Klein I, Ojamaa K. Thyroid hormone and the cardiovascular system. N Engl J Med 2001; 15:501-9.
29. López-Velasco R, Escobar-Morreale HF, Veja B, Villa E, Sancho JM, Moya-Mur JL, García-Robles R. Cardiac involvement in acromegaly: specific myocardiopathy or consequence of systemic hypertension? J Clin Endocrinol Metab 1997; 82:1047-53.
30. Donangelo I, Une K, Gadelha M. Diagnóstico e tratamento da acromegalia no Brasil. Arq Bras Endocrinol Metab 2003; 47:331-46.
31. International Diabetes Federation 2005. IDF world-wide definition of the metabolic syndrome. www.idf.org/home/index.cfm?unode=1120071E-AACE-41D2-9FA0-BAB6E25BA072

A Importância da MAPA e da MRPA

14

Marco Antonio Mota-Gomes • Roberto Dischinger Miranda • Audes Magalhães Feitosa

MONITORIZAÇÃO AMBULATORIAL DA PRESSÃO ARTERIAL

Definição

A monitorização ambulatorial da pressão arterial (MAPA) é o método que permite o registro indireto e intermitente da pressão arterial durante 24 horas enquanto o paciente realiza suas atividades habituais durante a vigília e o sono.[1]

Indicações da MAPA

As indicações da MAPA têm sido progressivamente ampliadas devido às possibilidades diagnósticas e ao melhor entendimento do comportamento da pressão arterial nas 24 horas. O conhecimento das variações da pressão arterial na vigília e no sono leva a uma melhor avaliação prognóstica do risco cardiovascular (infarto do miocárdio e acidente vascular cerebral) e ao diagnóstico de hipertensão do avental branco e hipertensão mascarada, quando comparada às medidas casuais da pressão arterial[2-6] (Tabela 14.1).

TABELA 14.1 Indicações principais para o uso da MAPA (adaptado da IV MAPA)[1]

- Suspeita de hipertensão do avental branco.
- Avaliação da eficácia terapêutica anti-hipertensiva:
  a) Quando a pressão arterial casual permanecer elevada apesar da otimização do tratamento anti-hipertensivo para diagnóstico de hipertensão arterial resistente ou efeito do avental branco
  b) Quando a pressão arterial casual estiver controlada e houver indícios da persistência ou progressão de lesão de órgãos-alvo para diagnóstico de hipertensão mascarada
- Avaliação de normotensos com lesão de órgãos-alvo
- Avaliação de sintomas, principalmente hipotensão

Vantagens da MAPA

Pela possibilidade de um grande número de medidas da pressão arterial durante a vigília e o sono no curso das atividades habituais, a MAPA tem inúmeras vantagens em relação à medida casual, principalmente na estratificação do risco cardiovascular, como exemplificado na Tabela 14.2.

TABELA 14.3 Principais limitações ao uso da MAPA[1]

- Braços que não permitam ajuste adequado do manguito;
- Valores muito elevados de pressão arterial sistólica;
- Situações clínicas associadas a distúrbios de movimento (parkinsonismo etc.);
- Pulsos muito irregulares (fibrilação e *flutter* atriais);
- Hiato auscultatório quando empregado método auscultatório.

TABELA 14.2 Principais vantagens para o uso da MAPA[1]

- Obtenção de múltiplas medidas nas 24 horas;
- Avaliação da pressão arterial durante as atividades cotidianas;
- Avaliação da pressão arterial durante o sono;
- Avaliação do padrão circadiano da pressão arterial;
- Avaliação das médias, cargas e variabilidade da pressão arterial;
- Identificação da reação de "alarme";
- Avaliação do efeito anti-hipertensivo nas 24 horas; e
- Possibilidade de estratificação de risco cardiovascular.

Seguimento Clínico

No acompanhamento do paciente, indicamos a realização da MAPA nas seguintes situações:

a) repetição anual do exame em pacientes com hipertensão do avental branco, devido à possibilidade de o paciente tornar-se hipertenso no decorrer dos anos;[7]

b) avaliação do controle da pressão arterial nos hipertensos sob tratamento que apresentem efeito do avental branco;

c) nos hipertensos com múltiplos fatores de risco (diabéticos, renais crônicos, cardiopatas), com suspeita de hipertensão mascarada.

Limitações da MAPA

É importante salientar que as limitações da MAPA são inerentes principalmente à técnica da medida da pressão arterial e aos equipamentos utilizados, e não propriamente ao procedimento, por exemplo: braços que não permitem o ajuste do manguito, parkinsonismo e hiato auscultatório. Essas são dificuldades tanto para a medida casual como para a MAPA; no entanto, como hoje são usados geralmente gravadores oscilométricos, não há mais a limitação devido ao hiato auscultatório. As limitações citadas nas IV Diretrizes Brasileiras de MAPA aparecem na Tabela 14.3.

Reprodutibilidade do Método

A MAPA é um exame que apresenta boa reprodutibilidade. Os valores da pressão arterial sistólica, diastólica e média, bem como a freqüência cardíaca obtida em 24 horas, vigília e sono, apresentam resultados semelhantes em exames consecutivos, realizados em curto intervalo de tempo. A interpretação da variação da pressão arterial entre os períodos de vigília e sono tem seguido uma tendência de classificação em percentuais que apresenta melhor correlação com o risco cardiovascular que a sua expressão em descenso presente ou ausente.

Assim sendo, a variação da pressão arterial entre a vigília e o sono deve ser considerada em seu valor percentual e absoluto em mm Hg.[8]

Valores de Normalidade da MAPA

Médias de Pressão Arterial

As médias de pressão arterial obtidas pela MAPA apresentaram melhor correlação com diagnóstico, lesão em órgãos-alvo e prognóstico cardiovascular, tendo sido o único parâmetro relacionado à mortalidade[9]. A análise das médias dos períodos da pressão arterial na vigília, no sono e nas 24 horas, também é essencial.

A Tabela 14.4 indica os valores considerados anormais para a MAPA. Esses valores representam a normatização a ser seguida na interpretação dos dados fornecidos pela MAPA. No entanto, cada paciente deve ser considerado de acordo com sua história clínica. Por exemplo, os mesmos níveis de pressão arterial normais para um paciente sem fatores de risco podem ter relevância clínica para outro que possui um ou mais fatores de risco, lesão em órgão-alvo ou doença cardiovascular. Geralmente as médias sistólicas e diastólicas durante a vigília são menores do que as obtidas pelas medidas no consultório.[10,12]

TABELA 14.4 Valores limites de anormalidade para a pressão arterial para os períodos de 24 horas, vigília e sono

	Média de pressão arterial anormal (mmHg)[1]	
	Sistólica	Diastólica
24 horas	>130	>80
Vigília	>135	>85
Sono	>120	>70

Cargas Pressóricas

A carga pressórica é a porcentagem de medidas acima dos valores de normalidade[13]. A principal desvantagem do uso da carga pressórica na interpretação da MAPA é que o mesmo valor de carga pressórica pode significar diferentes médias de pressão arterial e desta forma diferente risco cardiovascular.

Existe relação direta entre valores de cargas pressóricas, especialmente acima de 50%, e lesões em órgãos-alvo, mas há uma tendência de não se considerarem na interpretação os valores das cargas pressóricas.[14]

Pressão de Pulso

A pressão de pulso obtida pela MAPA é calculada pela diferença entre as médias sistólica e diastólica de 24 h. Alguns estudos mostram que a pressão de pulso avaliada pela MAPA pode ter implicações prognósticas[15], como acontece com a pressão de pulso baseada nas medidas casuais. Não há até o momento critérios para a interpretação desse parâmetro pela MAPA.

Diferenças de Pressão Vigília-sono

Geralmente observa-se queda da pressão sistólica e diastólica durante o sono quando comparado ao período de vigília. Pior prognóstico cardiovascular está relacionado a pacientes hipertensos com descenso de pressão vigília-sono inferior a 10% ou superior a 20%, especialmente para a ocorrência de acidente vascular cerebral[16]. Em indivíduos normotensos, a ausência de descenso da pressão arterial durante o sono também tem significado clínico confirmado[17]. A Tabela 14.5 apresenta a classificação do descenso vigília-sono da pressão sistólica e diastólica.[1,9]

A inversão do comportamento fisiológico da pressão vigília-sono ou a ausência de descenso podem estar relacionadas a: [18]

TABELA 14.5 Classificação da variação da pressão arterial vigília-sono

	Descenso da pressão arterial durante o sono (%) para pressão sistólica e diastólica
Presente	≥ 10
Ausente	≤ 0
Atenuado	> 0 e < 10

- distúrbio do sono provocado pelo exame;
- controle inadequado da pressão em pacientes tratados;
- presença de lesões em órgãos-alvo;
- hipertensão secundária;
- apnéia do sono;
- disautonomia;
- uso de algumas drogas, como a ciclosporina.

MAPA em Situações e Populações Especiais

Na criança e no adolescente, a MAPA é indicada na suspeita de hipertensão do avental branco[19], hipertensão mascarada, avaliação e acompanhamento de hipertensão primária e secundária ou doenças com risco associado de hipertensão arterial, como: diabetes melito[20], pielonefrite crônica[21] e insuficiência renal[22]. Nesses casos, a MAPA apresenta maior correlação com o desenvolvimento de lesões de órgãos-alvo que a medida da pressão arterial no consultório. Nos casos em que o valor correspondente ao percentil 95 exceder os limites de normalidade estabelecidos para a população adulta, os valores aplicáveis aos adultos deverão ser os considerados para elaboração do laudo.

Nos idosos, a MAPA pode trazer subsídios clínicos valiosos na suspeita de hipertensão do avental branco, de hipotensão arterial ortostática, pós-prandial, medicamentosa ou situacional, bem como na avaliação de pacientes com disautonomia e síncope. Os mesmos valores de normalidade da MAPA são adotados para os adultos e para os idosos. Alterações comuns nos idosos relacionam-se ao aumento do risco cardiovascular como: descenso noturno aumentado ou ausente, pressão de pulso aumentada e elevação abrupta de pressão arterial matutina.[10,23,24]

A MAPA na gravidez tem sido utilizada para a identificação da hipertensão do avental branco, cuja prevalência é semelhante nas grávidas e não-grávidas[25]. Entretanto, sua identificação é fundamental na gravidez para evitar o tratamento desnecessário e potencial risco ao feto[26,27]. O diagnóstico de pré-eclâmpsia pela MAPA não pode ser realizado.[28]

Em diabéticos, a MAPA ajuda no diagnóstico diferencial de sintomas sugestivos de hipoglicemia e hipotensão arterial, como também nos sintomas de hipotensão secundária a neuropatia autonômica (síncopes, lipotimias, tonturas, sudorese...). O desenvolvimento de microalbuminúria parece estar relacionado com alterações no descenso noturno, o que aumenta o risco cardiovascular[10,29-31]. Nessa população o valor de normalidade para a MAPA ainda não foi estabelecido.

As indicações da MAPA nos obesos são as mesmas da população geral. O excesso de tecido adiposo pode prejudicar a medida pelo método auscultatório, dando-se preferência então ao método oscilométrico[10]. Sempre utilizar manguito adequado para a circunferência do braço.[1]

O valor alvo de controle da pressão arterial casual no hipertenso com nefropatia é menor que nos hipertensos em geral. Entretanto, esse valor para a MAPA ainda não foi estabelecido. A MAPA de 44 horas (instalada após uma sessão de diálise e retirada imediatamente antes da sessão seguinte) permite uma avaliação mais completa do ciclo interdialítico. Nos pacientes com insuficiência cardíaca, a MAPA também é indicada na otimização do tratamento. Indivíduos com disfunção sistólica apresentam associação com alterações no descenso vigília/sono[32,33]. Com o uso da MAPA nos pacientes transplantados e a melhora do controle da pressão arterial, tenta-se minimizar as complicações cardíacas e renais relacionadas à ciclosporina.[34]

A realização de exercício físico deve ser evitada durante a realização da MAPA, visto que a medida da pressão arterial no exercício não é validada por essa técnica[35]. Da mesma forma, a execução de exercícios físicos aeróbicos deve ser evitada no dia que antecede o exame nos indivíduos que não o praticam regularmente, pois eles reduzem a pressão arterial no período pós-exercício[36-38]. Os efeitos dos exercícios resistidos sobre a MAPA são pouco conhecidos.[39]

Papel da MAPA na Avaliação Prognóstica Em Pacientes Hipertensos

Como já citado anteriormente, os valores de pressão arterial obtidos pela MAPA correlacionam-se mais fortemente com lesões de órgãos-alvo (hipertrofia de ventrículo esquerdo, lesões isquêmicas encefálicas e microalbuminúria), morbidade e mortalidade do que as medidas casuais da pressão arterial.[2,6,9,40]

O estudo Syst-Eur, que avaliou idosos, demonstrou que a pressão arterial sistólica do sono foi a variável que apresentou a melhor correlação com eventos cardiovasculares maiores (acidente vascular encefálico, infarto agudo do miocárdio e óbito).[4,9]

A ascensão matinal da pressão arterial, calculada pela diferença entre a pressão sistólica matinal e a menor pressão sistólica durante o sono, tem mostrado implicações negativas sobre os desfechos cardiovasculares. Em pacientes idosos, verificou-se que a ascensão matinal acima de 55 mmHg estava vinculada a maior prevalência de acidente vascular cerebral isquêmico.[41]

A pressão de pulso, obtida pela MAPA, e calculada pela diferença entre as médias sistólica e diastólica de 24 h, também tem se mostrado prognóstica de eventos. Valores superiores a 53 mmHg estão relacionados a aumento de quase cinco vezes na ocorrência de eventos cardiovasculares.[42]

Assim, para estratificação adicional do risco cardiovascular de hipertensos diagnosticados por medidas casuais em consultório e não-tratados, tem sido sugerido o uso da pressão de vigília, pressão de pulso e presença de descenso durante o sono (Fig. 14.1)[5]. Apesar disso, essas variáveis não têm sido indicadas para orientar a terapêutica.

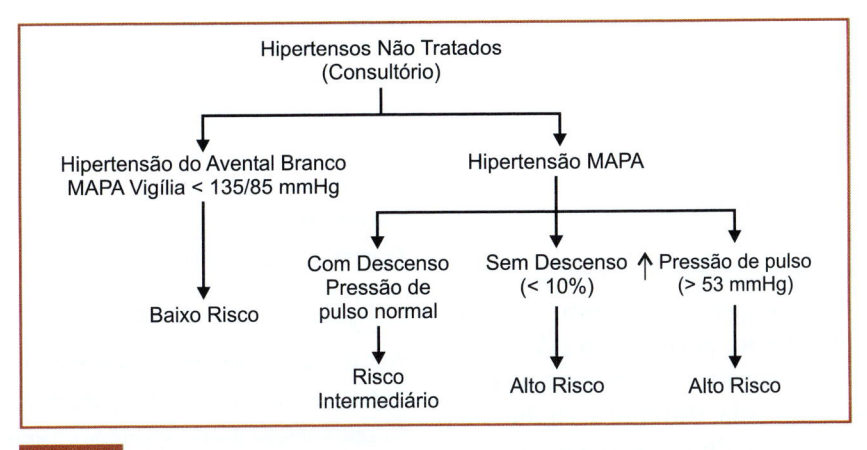

FIGURA 14.1
Estratificação de risco cardiovascular baseada na MAPA

Interpretação dos Resultados

Os seguintes critérios devem ser considerados na MAPA para que o exame seja considerado válido e para uma interpretação adequada:

a) duração mínima do exame – 21 horas;
b) número mínimo de medidas válidas – 16 medidas na vigília e 8 medidas durante o período de sono[1];
c) a juízo clínico, a perda de medidas em horários não-relevantes, um número de medidas abaixo do preconizado pode ser aceitável.

O relatório da MAPA deve conter obrigatoriamente os itens apontados na Tabela 14.6[43]. Não se deve estabelecer o diagnóstico de hipertensão utilizando-se a MAPA, pois esse é um diagnóstico clínico.

TABELA 14.6 Itens que necessariamente deverão ser avaliados em um relatório de MAPA[1]

Qualidade do exame
Médias de pressão
Diferenças de pressão vigília-sono
Correlações entre pressões e atividades, sintomas e medicamentos
Picos tensionais e episódios de hipotensão
Conclusões

■ MONITORIZAÇÃO RESIDENCIAL DA PRESSÃO ARTERIAL

Definição

A monitorização residencial da pressão arterial (MRPA) é o registro da pressão arterial por método indireto, pela manhã e à noite, durante 5 dias, realizado pelo paciente ou por outra pessoa treinada, durante a vigília, no domicílio ou no trabalho. Não deve ser confundida com automedida da pressão arterial, que é o registro não-sistematizado da pressão arterial realizado de acordo com a orientação do médico.[1]

Indicações da MRPA

As principais indicações da MRPA estão listadas na Tabela 14.7.

TABELA 14.7 Indicações da MRPA[44-54]

Identificação e seguimento do hipertenso do avental branco;
Identificação do efeito do avental branco;
Identificação de hipertensão mascarada;
Avaliação da terapêutica anti-hipertensiva.

Vantagens da MRPA

Assim como a MAPA, são inúmeras as vantagens da MRPA se comparada com a medida no consultório, principalmente pelo maior número de medidas, o que a torna mais fidedigna, além da maior aceitação devido à comodidade do método. A Tabela 14.8 lista essas vantagens.

TABELA 14.8 Vantagens potenciais da MRPA em relação à medida casual[55-62]

Maior número de medidas;
Boa aceitabilidade, inclusive por idosos e muito idosos;
Maior adesão ao tratamento;
Boa reprodutibilidade;
Quantificação do efeito do avental branco;
Avalia a pressão sem influência da presença do observador e do ambiente do consultório;
Atenua os erros e preferências do observador;
Melhor correlação com lesão de órgãos-alvo;
Possibilita armazenamento, impressão e transmissão a distância das leituras obtidas.

Limitações da MRPA

A principal limitação da MRPA é a dificuldade de medidas durante o sono, além disso, a aplicação do método requer maior tempo para instrução do paciente e/ou familiares. Outras limitações dizem respeito a pacientes arrítmicos, obesos e crianças. Pelo fato de o paciente conhecer suas medidas da pressão arterial, existe a possibilidade de o paciente auto-ajustar a medicação, induzido pelo valor da leitura. Infelizmente ainda há um número reduzido de estudos de normalidade e prognóstico, o que limita sua interpretação.[1,63]

Protocolo Para Realização do Exame e Orientações ao Paciente

Recomenda-se o seguinte protocolo para a realização da MRPA:

a) Realizar o exame durante cinco dias úteis da semana;

b) O primeiro dia é reservado para instruções, treinamento, seleção do braço com maiores valores de pressão arterial no qual serão realizadas as medidas e entrega do aparelho;[1,64]

c) Nos quatro dias seguintes a pressão arterial deve ser medida, pelo menos, três vezes pela manhã e três vezes à noite, no período compreendido entre 6 h-10 h e 18h-22 h.[1,65]

TABELA 14.9 Instruções gerais a serem fornecidas ao paciente para MRPA

Informar sobre a variação da pressão arterial: "A pressão varia a cada batimento do coração;"
Salientar que, na maioria das pessoas, a pressão arterial fora do consultório é mais baixa;
Informar que pressões com diferencial pequeno (140/130 mmHg) geralmente são artefatos;
Orientar para a realização de medidas nos dias e horários recomendados pelo serviço, sem alterar a rotina de vida;
Recomendar não medir a pressão arterial de outras pessoas com aparelhos destinados para uma só pessoa.

Critérios de Normalidade

Para todos os pacientes com idade maior ou igual a 18 anos é recomendado que sejam consideradas anormais as médias de pressão arterial acima de 135 mmHg para a sistólica e/ou 85 mmHg para a diastólica[1,66,67]. Valores mais baixos de MRPA devem ser considerados em pacientes de alto risco (diabetes melito, insuficiência renal e insuficiência cardíaca), assim como para pressão arterial casual e MAPA. Nas crianças ainda não estão estabelecidos os critérios de normalidade.[1,68]

Valor Clínico da MRPA

Diagnóstico do Efeito e da Hipertensão do Avental Branco

Apesar de o método de escolha para o diagnóstico da hipertensão do avental branco ser a MAPA, a MRPA também pode ser usada para tal fim e principalmente no seguimento desses pacientes.[1,69]

Avaliação da Eficácia Terapêutica Anti-hipertensiva

A MRPA é apropriada para avaliação da eficácia da terapêutica anti-hipertensiva. Vários estudos têm demonstrado a utilidade da MRPA na avaliação de pacientes com hipertensão refratária.[1,70-72]

Prognóstico do Hipertenso

Estudos prospectivos mostraram o valor da MRPA na avaliação do prognóstico em relação à medida casual[1]. O estudo de Ohasama demonstrou que a MRPA apresenta correlação com mortalidade cardiovascular total, morbidade por acidente vascular encefálico e mortalidade não-cardiovascular. O seguimento por

10 anos desse estudo mostrou que o aumento de 10 mmHg na pressão arterial obtida pela MRPA aumentou o risco de acidente vascular cerebral em 35%.[66,73]

Interpretação dos Dados Obtidos e Produção de Relatórios

O relatório de MRPA deve conter os seguintes aspectos:

a) Descrição do protocolo utilizado;

b) Qualidade do procedimento;

O registro deverá ser aceito para interpretação quando atingir, pelo menos, 12 medidas válidas, desde que existam medidas válidas em todos os dias do exame[1]. Deverão ser excluídas as medidas aberrantes, desde que não exista justificativa clínica.

c) Médias de pressão

Sobretudo em pacientes sob tratamento, deve-se analisar a média dos valores de pressão dos períodos da manhã e da noite. As medidas do primeiro dia são desprezadas no cálculo da média, mas são utilizadas na análise da reação de alarme.[1,58,67]

Situações Especiais

Existem poucos estudos que apóiam o uso da MRPA em crianças e adolescentes, limitando sua utilização clínica.[1]

Da mesma forma que na população infantil, há poucos relatos na literatura do uso da MRPA em gestantes; no entanto, o método pode se mostrar útil na avaliação da hipertensão do avental branco.[74]

Em alguns idosos que possuem limitações físicas e cognitivas o uso da MRPA pode ser mais difícil. Nesses casos torna-se necessária a ajuda de terceiros. O aumento da rigidez arterial, freqüente nessa faixa etária, pode diminuir a precisão dos dados obtidos com a utilização de aparelhos oscilométricos. Estudos revelam a utilidade da MRPA na avaliação do controle terapêutico de pacientes idosos.[71,75]

■ REFERÊNCIAS BILIOGRÁFICAS

1. IV Diretriz para o uso da monitorização ambulatorial da pressão arterial. II Diretriz para o uso da monitorização residencial da pressão arterial. IV MAPA / II MRPA. Arq Bras Cardiol 2005; 85, Supl. II, 1-18.
2. Perloff D, Sokolov M, Cowan R. The prognostic value of ambulatory blood pressure. JAMA 1983; 248:2792-8.
3. Ohkubo T, Imai Y, Tsuji I et al. Reference values for 24 hour for ambulatory blood pressure monitoring based on prognostic criterion: The Ohasama Study. Hypertens 1998; 32:255-9.
4. Staessen J, Thijs L, Fagard R et al. For the Systolic Hypertension in Europe Trial Investigators. Predicting cardiovascular risk using conventional vs ambulatory blood pressure in older patients with systolic hypertension. JAMA 1999; 282:539-46.
5. Verdecchia P. Prognostic value of ambulatory blood pressure. Current evidence and clinical implications. Hypertens 2000; 35:844-51.
6. Clement DL, Buyzere ML, Bacquer DA et al. For the Office vs Ambulatory Pressure Study Investigators. Prognostic value of ambulatory blood-pressure recordings in patients with treated hypertension. N Engl J Med 2003; 348: 2407-15.
7. Palatini P, Dorigatti F, Roman E et al. White-coat hypertension: a selection bias? Harvest Study Investigators. Hypertension and Ambulatory Recording Venetia Study. J Hypertens 1999; 17:148-9.
8. Mochizuki Y, Okutani M, Donfeng Y et al. Limited reproducibility of circadian variation in blood pressure dippers and non-dippers. Am J Hypertens 1998; 11:403-409.
9. Ohkubo T, Hozawa A, Nagai K et al. Prediction of stroke by ambulatory blood pressure monitoring versus screening blood pressure measurements in a general population: The Ohasama Study. J Hypertens 2000; 7:847-54.
10. O'Brien E, Asmar R, Beilin L et al. On behalf of the European Society of Hypertension Working Group on Blood Pressure Monitoring. European

Society of Hypertension Recommendations for Conventional, Ambulatory and Home Blood Pressure Measurement Guidelines Committee. J Hypertens 2003; 21:821-48.
11. Mancia G, Sega R, Bravi C et al. Ambulatory blood pressure normality: results from the PAMELA Study. J Hypertens 1995; 13:1377-90.
12. Kikuya M, Ohkubo T, Asayama K et al. Ambulatory blood pressure and 10-year risk of cardiovascular and noncardiovascular mortality: The Ohasama Study. Hypertens 2005; 45: 240-5.
13. Zacariah P K, Sheps S G, Ilstrip DM et al. Blood pressure, a better determinant of hypertension. Mayo Clin Proc 1988; 63:1085-91.
14. Staessen J, Fagard R, Thijs L et al. A consensus view on the technique of ambulatory blood pressure monitoring. Hypertens 1995; 26 (Part 1):912-18.
15. Verdecchia P. Prognostic value of ambulatory blood pressure. Current evidence and clinical implications. Hypertens 2000; 35:844-51.
16. Kario K, Matsuo T, Kobayashi H, Imiya M, Matsuo M, Shimada K. Nocturnal fall of blood pressure and silent cerebrovascular damage in elderly hypertensive patients. Advanced silent damage in extreme dippers. Hypertens 1996; 27: 130-5.
17. Hoshide S, Kario K, Hoshide Y et al. Prognostic value of ambulatory blood pressure: current evidence and clinical implications. Hypertens 2003; 35:844-51.
18. Portalluppi F, Provini F, Cortelli P et al. Undiagnosed sleep-disordered breathing among male non dippers with essential hypertension. J Hypertens 1997; 15:1227-33.
19. Sorof JM, Portman RJ. White coat hypertension in children with elevated casual blood pressure. J Pediatr 2000; 137:493-7.
20. Lopes CA, Lerario AC, Mion D Jr, Koch V, Wajchenberg BL, Rosenbloom AL. Ambulatory blood pressure monitoring (ABPM) in normotensive adolescents with type 1 diabetes. Pediatr Diabetes 2002; 3:31-6.
21. Patzer L, Seeman T, Luck C, Wuhl E, Janda J, Misselwitz J. Day- and night-time blood pressure elevation in children with higher grades of renal scarring. J Pediatr 2003; 142:117-22.
22. Mitsnefes MM, Kimball TR, Witt SA, Glascock BJ, Khoury PR, Daniels SR. Left ventricular mass and systolic performance in pediatric patients with chronic renal failure. Circulation 2003; 107:864-8.
23. Verdecchia P, Schillaci G, Borgioni C, Ciucci A, Pede S, Porcellati C. Ambulatory pulse pressure: a potent predictor of cardiovascular risk in hypertension. Hypertens 1998; 32:983-8.
24. Kario K, Shimada K, Schwarts JE, Matsuo T, Hoshide S, Pickering TG. Silent and clinically over stroke in older Japanese subjects with white-coat and sustained hypertension. J Am Cardiol 2001; 38:238-45.
25. Bellomo G, Narducci PL, Rondoni F et al. Prognostic value of 24-hour blood pressure in pregnancy. JAMA 1999; 282:1447-52.
26. Bar J, Maymon R, Padoa et al. White coat hypertension and pregnancy outcomes. J Hum Hypertens 1999; 13:541-5.
27. Brown MA, Robinson A, Jones M. The white coat effect in hypertensive pregnancy: much ado about nothing? Br J Obstet Gynaecol 1999; 106:474-80.
28. Feldman DM. Blood pressure monitoring during pregnancy. Blood Press Monitor 2001; 6: 1-7.
29. Sturrock ND, George E, Pound N, Stevenson J, Peck GM, Sowter H. Non-dipping diurnal blood pressure and renal impairment are associated with increased mortality in diabetes mellitus. Diabet Med 2000; 17:360-4.
30. Lurbe E, Redon J, Kesani A et al. Increase in nocturnal blood pressure and progression to microalbuminuria in type 1 diabetes. N Engl J Med 2002; 347:797-805.
31. Strachan MW, Gough K, McKnight JA, Padfield PL. Ambulatory blood pressure monitoring: is it necessary for the routine assessment of hypertension in people with diabetes? Diabet Med 2002; 19:787-9.
32. Van de Borne P, Abramowicz M, Degre S, Degautte JP. Effects of chronic congestive heart failure on 24-hour blood pressure and heart rate patterns: a hemodynamic approach. Am Heart J 1992; 123:998-1004.
33. Canesin MF, Giorgi D, Oliveira MT Jr et al. Ambulatory blood pressure of patients with heart failure. A new prognostic marker. Arq Bras Cardiol 2002; 78:83-9.
34. Giorgi DMA, Bortollotto LA, Seferian P et al. Twenty-four hour of blood pressure and heart rate in heart transplanted patients. J Hypertens 1991; 9:340-1.
35. Forjaz CLM, Tinucci T. A medida da pressão arterial no exercício. Rev Bras Hipertens 2000; 7:79-87.
36. Forjaz CLM, Tinucci T, Ortega KC, Santaella DF, Mion Jr. D, Negrão CE. Factors affecting

post-exercise hypotension in normotensive and hypertensive humans. Blood Press Monit 2000; 5:255-62.
37. Pescatello LS, Kulikowich JM. The effects of dynamic exercise on ambulatory blood pressure. Med Sci Sports Exerc 2001; 33:1855-61.
38. Pescatello LS, Franklin BA, Fagard R, Farquhar WB, Kelley GA, Ray CA. American College of Sports Medicine position stand. Exercise and hypertension. Med Sci Sports Exerc 2004; 36: 533-53.
39. Forjaz CLM, Rezk CC, Melo CM et al. Exercício resistido para o paciente hipertenso: indicação ou contra-indicação. Rev Bras Hipertens 2003; 10:119-24.
40. Pickering TG, Hall JE, Appel LJ et al. Recommendations for blood pressure measurement in humans and experimental animals. Part 1: Blood pressure measurement in humans a statement for professionals from the Subcommittee of Professional and Public Education of the American Heart Association Council on High Blood Pressure Research. Hypertens 2005; 45: 142-61.
41. Kario K, Pickering TG, Umed Y et al. Morning surge in blood pressure as predictor of silent and clinical cerebrovascular disease in elderly hypertensives. Circulation 2003; 107:1401-6.
42. Verdecchia P, Schillaci G, Borgioni C, Ciucci A, Pede S, Porcellati C. Ambulatory pulse pressure: a potent predictor of cardiovascular risk in hypertension. Hypertens 1998; 32:983-8.
43. Nobre F. Análise dos dados obtidos e emissão de laudos. In: Mion Jr, Nobre F. Monitorização ambulatorial da pressão arterial de 24 horas. 2ª ed. São Paulo, Atheneu, 1998.
44. Pickering TG. Principles and techniques of blood pressure measurement. Cardiol Clin 2002; 20:207-23.
45. Myers MG. Blood pressure measurement and the guidelines: a proposed new algorithm for the diagnosis of hypertension. Blood Press Monit, 2004; 9:283-6.
46. Bobrie G, Chatellier G, Genes N et al. Cardiovascular prognosis of "masked" detected by blood pressure self-measurement in elderly hypertensive patients. JAMA 2004; 291:1342-9.
47. Mallion JM, Genès N, Vaur L et al. Detection of masked hypertension by home blood pressure measurements: is the number of measurements an important issue? Blood Press Monit 2004; 9: 301-5.
48. Mion Jr D, Ortega KC, Gomes MAM, Kohlmann Jr O, Oigman W, Nobre F. Amlodipine 2.5 mg once daily in older hypertensives: a Brazilian multi-centre study. Blood Press Monit 2004; 9: 83-9.
49. Staessen JA, Hond ED, Celis H et al. For the THOP investigators. Antihypertensive treatment based on blood pressure measurement at home or in the physician's office. A randomized controlled trial. JAMA 2004; 291:955-64.
50. Imai Y, Ohkubo T, Hozawa A et al. Usefulness of home blood pressure measurements in assessing the effect of treatment in a single-blind placebo-controlled trial. J Hypertens 2001; 19: 179-85.
51. Ménard J, Chatellier G, Day M, Vaur L. Self-measurement of blood pressure at home to evaluate drug effects by the trough:peak ratio. J Hypertens 1994; 12(Suppl 8):S21–S25.
52. Verberk WJ, Kroon AA, Kessels AGH et al. Home versus office blood pressure measurements: reduction of unnecessary treatment study: rationale and study. Design of the HOMERUS Trial. Blood Pressure 2003; 12:326-33.
53. Broege PA, James GD, Pickering TG. Management of hypertension in the elderly using home blood pressure. Blood Press Monit 2001; 6:139-44.
54. Mallion JM, Genes N, Vaur L et al. Blood pressure levels, risk factors and antihypertensive treatments: lessons from the SHEAF Study. J Hum Hypertens 2001; 15:841-48.
55. Padfield PL, Lindsay BA, MC Laren JÁ et al. Changing relation between home and clinic blood pressure measurements: do home measurements predict clinic hypertension? Lancet 1997; 2:322-4.
56. Bortolotto LA, Henry O, Hanon O et al. Validation of two devices for selfmeasurement of blood pressure by elderly patients according to the revised British Hypertension Society Protocol: the Omron HEM-722C and HEM-735C. Blood Press Monit 1999; 4:21-5.
57. Friedman RH, Kazis LE, Jette A et al. A telecommunications system for monitoring and counseling patients with hypertension. Impact on medication adherence and blood pressure control. Am J Hypertens 1996; 9:285-92.
58. Cappuccio FP, Kerry SM, Forbes L, Donald A. Blood pressure control by home monitoring: meta-analysis of randomized trials. BMJ 2004; 329:493-9.

59. Imai Y, Poncelet P, Debuyzere M et al. Prognostic significance of self-measurements of blood pressure. Blood Press Monit 2000; 5:137-43.
60. Sega R, Trocino G, Lanzarotti A et al. Alterations in cardiac structure in patients with isolated office, ambulatory or home hypertension. Data from the PAMELA study. Circulation 2001; 104:1385-92.
61. Parati G, Ulian L, Sampieri L, Palatini P, Villani A, Vanasia A. On behalf of the Study on Ambulatory Monitoring of Blood Pressure and Lisinopril Evaluation (SAMPLE) Study Group. Attenuation of the 'white-coat effect' by antihypertensive treatment and regression of target organ damage. Hypertension 2000; 35: 614-20.
62. Pickering TG. American Society of Hypertension Expert Panel: conclusions and recommendations on the clinical use of home (self) and ambulatory blood pressure monitoring. Am J Hypertens 1996; 9:1-11.
63. Mengden T, Chamontin B, Chau NP et al. User procedure for self- measurements of blood pressure. Blood Press Monit 2000; 5:111-29.
64. Imai Y, Otsuka K, Kawano Y et al. On behalf of the Japanese Society of Hypertension, Japanese Society of Hypertension (JSH) Guidelines for Self-Monitoring of Blood Pressure at Home. Hypertens Res 2003; 26:771-82.
65. Kjeldsen SE, Hedner T, Janerson K et al. The Hypertension Optimal Treatment Study (The HOT Study). Home blood pressure in treated subjects. Hypertension 1998; 31:1014-20.
66. Ohkubo T, Imai Y, Tsuji I et al. Home blood pressure measurement has a stronger predictive power for mortality than does screening blood pressure measurement: a population-based observation in Ohsama, Japan. J Hypertens 1998; 16:971-5.
67. Thijs L, Staessen J, Celis H et al. Reference values for self-recorded blood pressure. A meta-analysis of summary data. Arch Intern Med 1998; 158:481-8.
68. Stergiou GS, Alamara CV, Vazeou A, Stefanidis CJ. Office and out-of-office blood pressure measurement in children and adolescents. Blood Press Monit 2004; 9:293-296.
69. Stergiou GS, Skeva II, Zourbaki AS, Mountokalakis TD. Self-monitoring of blood pressure at home: how many measurements are needed? J Hypertens 1998; 16: 725-31.
70. Mion Jr D, Ortega KC, Gomes MAM, Kohlmann Jr O, Oigman W, Nobre F. Amlodipine 2.5 mg once daily in older hypertensives: a Brazilian multi-centre study. Blood Press Monit 2004; 9: 83-9
71. Bobrie G, Chatellier G, Genes N et al. Cardiovascular prognosis of "masked" detected by blood pressure self-measurement in elderly hypertensive patients. JAMA 2004; 291:1342-9.
72. Tsuji I, Imai Y, Nagai K et al. Proposal of reference values for home blood pressure measurement. Prognostic criteria based on a prospective observation of the general population in Ohasama, Japan. Am J Hypertens 1997; 10: 409-18.
73. Ohkubo T, Asayama K, Kikuya M et al. How many times should blood pressure be measured at home for better prediction of stroke risk? Ten-year follow-up results from the Ohasama study. J Hypertens 2004; 22:1099-104.
74. Feldman DM. Blood pressure monitoring during pregnancy. Blood Press Monit 2001; 6: 1-7.
75. Broege PA, James GD, Pickering TG. Management of hypertension in the elderly using home blood pressure. Blood Press Monit 2001; 6: 139-44.

Hipertensão Arterial Refratária

Rui Póvoa • Silmara Raquel Cruz

Apesar das campanhas educacionais e do empenho do governo dos diversos países preocupados com a hipertensão arterial (HA), o controle dos níveis pressóricos ainda continua precário. Nos países onde a ação do sistema de saúde é mais eficiente, os números de controle da pressão arterial não passam de 34%, como é o caso dos Estados Unidos da América[1]. No Brasil, segundo o estudo epidemiológico Corações do Brasil, os índices são bastante preocupantes, em torno de 6,5%[2]. Esses resultados mundiais tão desapontadores têm relação com a natureza complexa e multifatorial da HA. Afastadas as condutas inadequadas e a falta de adesão ao tratamento, que são as principais causas de um controle inadequado dos níveis pressóricos, temos uma parcela bem menor de casos de hipertensão refratária.

A definição acadêmica de HA refratária ou resistente é variável. Alguns autores definem como a permanência dos níveis pressóricos acima de 140/90 mmHg em indivíduos com idade inferior a 60 anos, ou acima de 160/90 mmHg nos idosos, na vigência de medidas visando à mudança de estilo de vida e ao uso de pelo menos três medicamentos anti-hipertensivos, de classes diferentes, em doses plenas, um deles obrigatoriamente um diurético[3] (Tabela 15.1). Segundo a definição do 7º Joint, a HA resistente é a falência no tratamento em atingir o objetivo no controle pressórico em pacientes que são aderentes às doses máximas no regime de três medicamentos, incluindo um diurético, após se excluírem causas identificáveis de HA.[1]

A prevalência da HA resistente é muito variável na literatura, dependendo dos critérios utilizados para definir o que é resistente e das características da população estudada. Nos diversos relatos de literatura, os números variam de 1 a 47%.[4]

A resistência à terapia anti-hipertensiva é usualmente multifatorial, porém o erro no diagnóstico dos níveis pressóricos caracterizando a pseudo-hipertensão e o não-cumprimento da prescrição médica são fatores

TABELA 15.1 Regime medicamentoso que deve ser utilizado antes do diagnóstico de HA resistente

1. **DIURÉTICOS**
   Hidroclorotiazida 25 mg/dia ou clortalidona 25 mg/dia
   ou equivalente
   Furosemida 120 mg/dia se creatinina > 2,5 mg/dl

   MAIS

2. **INIBIDOR SIMPÁTICO**
   Beta-bloqueador: propanolol 320 mg/dia, ou atenolol 100 mg/dia
   ou equivalente
   Clonidina 0,6 mg/dia, ou prazosina 20 mg/dia, ou alfa-metildopa 2 g/dia
   ou outro agente
   Inibidores da enzima conversora da angiotensina: (captopril 200 mg/dia, ou enalapril 40 mg/dia, ou delapril 30 mg/dia etc.)
   ou outro agente
   Bloqueadores do receptor AT_1 da angiotensina II: losartana 100 mg/dia, olmesartana 40 mg/dia, valsartana 160 mg/dia etc.
   ou outro agente
   Bloqueadores dos canais de cálcio: verapamil 480 mg/dia, nifedipino 120 mg/dia, diltiazem 360 mg/dia etc.

   MAIS

3. **VASODILATADORES DIRETOS**
   Hidralazina 100 mg/dia ou minoxidil 20 mg/dia

que têm papel importante no cenário da HA resistente.

A pseudo-hipertensão é a discordância entre os valores pressóricos obtidos na avaliação com manguito braquial (níveis elevados) e os registrados de forma invasiva, por medidas diretas intra-arterial (níveis normais).

PSEUDO-RESISTÊNCIA

Antes de o paciente ser tipificado como tendo uma HA resistente, diversos aspectos relacionados aos níveis pressóricos devem ser considerados. Um aspecto importante é a pseudo-resistência que pode ocorrer devido ao uso inadequado do manguito, com dimensões diferentes das preconizadas e técnicas de medições erradas. Nos pacientes obesos ou nos idosos com aterosclerose arterial difusa e/ou hiperplasia da camada média das artérias, é necessário pressão maior que a verdadeira pressão intra-arterial para comprimir o vaso, dando assim medidas não-compatíveis com a realidade intravascular[5]. O efeito do avental branco também pode participar em uma parcela significativa da pseudo-resistência, situação em que a monitorização ambulatorial da pressão arterial (MAPA) tem um papel importante no diagnóstico. A prevalência do efeito do avental branco em hipertensos refratários é variável, devendo-se em parte à falta de padronização dos valores de normalidade da pressão arterial na MAPA. Nos estudos, os valores variam de 28 a 74%.[6,7]

Com a utilização da MAPA e atualmente da monitorização residencial da pressão arterial (MRPA), a identificação das diferenças entre essas medidas, no consultório e na monitorização, facilitou o diagnóstico do efeito do avental branco. Desta forma a HA passou a ser considerada refratária quando a MAPA ou a MRPA está acima dos valores acima da normalidade (MAPA<130/80 mmHg na média de 24h – MRPA ≤135/85 mmHg).[8]

A pseudo-resistência deve ser suspeita em diversas situações, que estão delineadas na Tabela 15.2.

TABELA 15.2 Aspectos relacionados com a pseudo-resistência

1. Pressão arterial muito elevada na ausência de lesões em órgãos-alvo
2. A terapêutica anti-hipertensiva provoca sintomas suspeitos de hipotensão (tonturas, cansaço etc.)
3. Evidências radiológicas de calcificação da artéria braquial
4. Pressão em membros superiores maior que em membros inferiores
5. Hipertensão sistólica isolada severa

TABELA 15.3 Aspectos relacionados com a HA refratária

Aspectos relacionados ao paciente	Aspectos relacionados ao médico	Hipertensão arterial secundária
1. Falta de adesão 2. Uso de drogas que interagem com os medicamentos anti-hipertensivos 3. Obesidade 4. Dieta 5. Uso de álcool e/ou drogas ilícitas 6. Síndrome da apnéia do sono	1. Prescrição inapropriada dos anti-hipertensivos 2. Educação inadequada 3. Diagnóstico clínico inapropriado	1. Estenose de artéria renal 2. Doença do parênquima renal 3. Hiperaldosteronismo primário 4. Feocromocitoma 5. Endocrinopatias

A manobra de Osler, apesar da sua real validade e de ser atualmente muito discutível, pode dar uma pista no diagnóstico de pseudo-hipertensão. Consiste em insuflar o manguito braquial acima da pressão arterial sistólica e palpar simultaneamente a artéria radial, que permanece como um cordão endurecido e não-compressível, caracterizando assim a manobra de Osler positiva.[9] A reprodutibilidade intra e interobservador desse método é um fator limitante do método, apresentando valores muito precários. Os equipamentos que utilizam métodos oscilométricos têm mais aproximação com os valores obtidos de forma invasiva, auxiliando na diferenciação entre a pseudo-hipertensão e a HA resistente.

Afastada a pseudo-resistência devemos procurar fatores relacionados ao paciente e ao médico e uma nova avaliação quando da presença de uma causa secundária para a pressão arterial elevada (Tabela 15.3).

■ FATORES RELACIONADOS AO PACIENTE

Diversos aspectos relacionados com o paciente podem ter relação com a falta de normalização da pressão arterial. A falta de adesão ao tratamento é um aspecto muito presente nesses pacientes rotulados como resistentes. Conhecimentos deficientes sobre a doença e o fato de ser assintomática contribuem para a não-adesão. O custo, os efeitos adversos e as prescrições complexas com diversos medicamentos também são fatores adjuvantes.

Nesse ponto tem importância uma boa relação médica com o paciente, com uma ampla discussão e educação em relação ao problema hipertensão arterial. Explicar que a doença é totalmente assintomática, que possui tratamento eficaz, com mínimos efeitos colaterais, e que as seqüelas futuras para os vasos, rins, cérebro e coração podem ser evitadas com o controle adequado.

A educação continuada da classe médica e dos pacientes é fundamental, além do estabelecimento de programas governamentais de diagnóstico, acompanhamento e fornecimento de medicamentos. A simplificação da prescrição médica, com menos fármacos, incluindo-se as combinações dos anti-hipertensivos no mesmo comprimido, ajuda na adesão ao tratamento, e os idosos são mais aderentes que os jovens.

■ INTERAÇÃO DE MEDICAMENTOS

Existe uma série extensa de medicamentos que podem elevar a pressão arterial, ou interagir com esses fármacos anti-hipertensivos. Por isso, uma boa história clínica é fundamental para que se dê atenção especial ao possível uso dessas medicações que podem promover a refratariedade (ver Capítulo 27). Muitas vezes, alguns tipos de medicamentos são absolutamente necessários, e não podem ser retirados, mas um uso mais criterioso com possíveis reduções das doses deve ser cogitado. Muitos medicamentos são utilizados sem receituário médico, e alguns nem são considerados medicamentos pelos pacientes, caso típico dos descongestionantes nasais e dos anorexígenos.

De todos os medicamentos, os mais utilizados são os antiinflamatórios não-esteróides, que são consumidos indiscriminadamente e vendidos em farmácias sem nenhuma exigência ou cuidado. Os inibidores da ciclooxigenase-2 (COX-2) também apresentam o mesmo problema: inibem as prostaglandinas vasodilatadoras renais e aumentam a resposta vasoconstritora às substâncias vasopressoras endógenas, provocando retenção de sódio e água com expansão do volume extracelular[10]. Esses efeitos da COX-2 são mais evidentes em idosos e em pacientes que utilizam os inibidores do sistema renina-angiotensina-aldosterona.[11]

Em pacientes do sexo feminino jovens, a utilização de anticoncepcionais orais pode determinar o aparecimento da HA, sendo duas-três vezes mais freqüente nesse grupo de usuárias. A associação de obesidade, idade mais avançada e tabagismo é fator associado a um pior controle pressórico nas usuárias desse método contraceptivo.[12]

Não esquecer de inquirir sobre a utilização de drogas simpaticomiméticas, tais como os descongestionantes nasais e anorexígenos, antidepressivos tricíclicos, eritropoetina, ciclosporina, tacrolimus e drogas ilícitas como a cocaína.[13]

OBESIDADE E FATORES DIETÉTICOS

A obesidade e a hiperinsulinemia estão associadas a aumento da pressão arterial e menor resposta pressórica à terapia. A perda de 10 kg no peso corpóreo apresenta uma queda de 5-20 mmHg na pressão arterial sistólica. É a medida não-farmacológica mais eficaz.[1]

Os indivíduos obesos têm ativação do sistema nervoso simpático com resistência insulínica, desenvolvendo hiperinsulinemia, maior ativação do sistema renina-angiotensina-aldosterona[14]. Com isso, há maior produção de insulina, vasoconstrição e aumento do débito cardíaco, além da ação proliferativa da musculatura lisa da parede arterial. Nos rins, o aumento da insulina promove maior reabsorção tubular de sódio e água, elevação da atividade simpática e maior secreção de aldosterona por aumento da resposta a angiotensina II[15]. Os fatores hemodinâmicos também concorrem para esse aumento dos níveis pressóricos. Além do aumento do débito cardíaco, há aumento da volemia e da resistência vascular periférica. A hipertrofia do ventrículo esquerdo mais prevalente no obeso é outro fator relacionado com a pressão elevada e resistente. A disfunção endotelial é outro fator muito discutido na obesidade. O estresse oxidativo induzindo a vasoconstrição por mecanismos de bloqueio da óxido nítrico sintetase ou a inativação do óxido nítrico também participam na manutenção dos níveis pressóricos elevados.[16]

Os fatores mecânicos da obesidade também podem ter participação devido à obesidade central provocar aumentos da pressão intra-abdominal e intra-renal, causando prejuízo na natriurese.[17]

A ingesta de sal é um importante determinante da pressão arterial. Os idosos, diabéticos e os indivíduos de raça negra são particularmente mais sal-sensíveis. A diminuição da ingesta diária do sódio deve ser incentivada para valores inferiores a 6 g de cloreto de sódio ao dia. Com menos sódio no organismo, a resposta à estimulação adrenérgica é menor. O balanço positivo de sódio por desequilíbrio entre ingesta e excreta pode ser responsável por dificuldade no controle pressórico. Muitas vezes os pacientes não relatam ou escondem a quantidade de sal utilizado na sua alimentação, por isso a avaliação do sódio urinário de 24h é útil no diagnóstico desses casos suspeitos.

O papel da dieta rica em cálcio, potássio ou magnésio não está bem estabelecido nesses casos de refratariedade, porém os pacientes de raça negra devem ser encorajados a consumir alimentos ricos em potássio devido ao seu efeito benéfico nos indivíduos com renina baixa.[18]

A utilização do álcool em doses superiores a 30 g para o homem e 15 g para a mulher está relacionada com o aumento dos níveis pressóricos. Em particular nos pacientes hipertensos, a utilização de doses além das permitidas pode estar relacionada com a resistência ao tratamento.[19]

O tabagismo está associado a aumentos transitórios e persistentes da pressão arterial e interfere com algumas medicações anti-hipertensivas, principalmente os beta-bloqueadores.[20]

A síndrome da apnéia do sono (SAS) tem sido considerada causa da hipertensão arterial secundária e de refratariedade ao tratamento anti-hipertensivo. Afeta 2% das mulheres e 4% dos homens[21]. As apnéias repetidas acompanhadas de despertares geram episódios repetidos e prolongados de dessaturação da oxiemoglobina e retenção de CO_2. Os diversos eventos metabólicos compreendendo hipoxemia, hipercapnia, acidose e aumento da pressão negativa intratorácica desencadeiam fenômenos que irão determinar as alterações cardiovasculares[22]. Além da disfunção endotelial desencadeada secundariamente, são fatores importantes na manutenção dos níveis pressóricos elevados. O diagnóstico da SAS é feito pelo exame de polissonografia, levando-se em conta o índice de apnéia-hipopnéia, ou seja, o número de eventos por hora. A SAS pode ser estratificada em leve, de 5-15 eventos/hora, moderada, de 16-30 eventos/hora, e severa, mais de 30 eventos/hora (15C). Entre os diversos tratamentos para a SAS, a CPAP (*continuous positive airway pressure*) é a mais utilizada com resultados muito satisfatórios.[23]

FATORES RELACIONADOS AO MÉDICO

Uma relação médica inadequada com o paciente pode levar a um não-esclarecimento do problema por parte do médico. O paciente deve ter amplo conhecimento da natureza crônica da sua doença e da necessidade de uma terapia contínua. O paciente deve estar consciente da importância da mudança do estilo de vida. Os pacientes mais complacentes são aqueles que estão mais informados sobre as possíveis complicações futuras relacionadas ao coração, cérebro e rins. Devem ser informados sobre os efeitos colaterais dos medicamentos e o uso concomitante de drogas que interfiram no controle da pressão arterial. A consulta médica deve ser apropriada, com o tempo necessário para uma boa anamnese.[24]

A prescrição inadequada dos anti-hipertensivos é a causa mais facilmente corrigível. Em geral há prescrição incorreta de fármacos ou o uso de doses subótimas. Em um estudo em centro terciário de tratamento, o uso incorreto de anti-hipertensivos foi responsável por 43% dos casos de refratariedade [24,25]. Em outro estudo no Hospital dos Veteranos, a principal causa de controle inadequado foi a falta de ajuste de medicação pelos médicos, que paradoxalmente não aumentavam as doses.[17]

Os pacientes com hipertensão estágio 3 em geral necessitam de medicamentos mais potentes, associações sinérgicas, devendo haver sempre um diurético nessas combinações, para eliminar a possibilidade de expansão de volume. Nos casos de disfunção renal com filtração glomerular abaixo de 30 ml/min/1,73 m^2 (creatinina > 2,5 mg/dl), os diuréticos tiazídicos devem ser substituídos pelos diuréticos de alça.[8]

Outro aspecto a ser considerado é o aparecimento de resistência aos medicamentos relacionada direta ou indiretamente com o fármaco ou seu mecanismo de ação[26] (Tabela 15.4).

TABELA 15.4 Mecanismos compensadores e outras causas de resposta precária aos anti-hipertensivos

Medicamentos	Causas de resistência
Diuréticos	Ingesta excessiva de sal Ativação do sistema renina angiotensina-aldosterona Perda de ação dos diuréticos de alça com a piora da filtração glomerular
Bloqueadores adrenérgicos	Retenção de sal e água Ação dos alfa-receptores ativando e aumentando a resistência periférica Hipertensão de rebote com a supressão súbita
Inibidores da enzima conversora da angiotensina	Retenção de sal e água Hiper-reninemia levando a aumentos de angiotensina I
Vasodilatadores diretos	Retenção de sal e água Estimulação reflexa simpática Hiper-reninemia

HIPERTENSÃO SECUNDÁRIA

Quando a refratariedade se caracteriza e há evidente adesão ao tratamento, devem ser investigadas as etiologias secundárias de hipertensão (Capítulo 12). Aproximadamente 11% dos pacientes com HA supostamente refratária têm uma causa secundária identificada. As causas mais comuns são a estenose de artéria renal e doenças do parênquima renal. Pacientes que previamente eram controlados e recentemente se tornaram resistentes e aqueles acima de 50 anos com evidências de doença vascular devem ser examinados com o objetivo diagnóstico de doença renovascular.[26]

Quando considera a HA resistente ao tratamento, o médico deve ressaltar que a má adesão é muito subestimada e subdiagnosticada, e que a verdadeira HA resistente é rara[19]; deve ainda repassar diversas questões, tais como:

1. a pressão arterial está mesmo elevada?
2. existem lesões em órgãos-alvo?
3. o tratamento está adequado?
4. existe um diurético na prescrição?
5. houve modificação no estilo de vida?
6. a ingesta de sódio está adequada?
7. as causas secundárias foram afastadas? As respostas a essas questões podem eliminar a maioria das causas relacionadas com a HA resistente ou refratária.[27]

Uma prática médica adequada com uma boa relação médico-paciente resolve freqüentemente essa situação relativamente comum na clínica diária.

REFERÊNCIAS BIBLIOGRÁFICAS

1. The Seventh Report of the Joint National Committee on Prevention, Detection, Evaluation, and Treatment of High Blood Pressure. The JNC 7 Report. JAMA 2003; 289(19):2560-72.
2. Atlas Corações do Brasil. Sociedade Brasileira de Cardiologia, 2005.
3. Swales JD, Bing RF, Heagerty A et al. Treatment of refractory hypertension. Lancet 1982; 1(8277):894-6.
4. Cushman WC, Black HR, Probstfield Jl et al for the ALLHAT Group. Blood pressure control in the antihypertensive and lipid lowering treatment to prevent heart attack (ALLHAT). Am J Hypertens 1998; 11:17A.
5. Sgambatti MS, Pierin AMG, Mion Jr. D. A medida da pressão arterial no idoso. Rev Bras Hipertens 2000; 1:65-70.
6. Muxfeldt ES, Bloch KV, Nogueira AR, Salles GF. Twenty-four hour ambulatory blood pressure monitoring pattern of resistant hypertension. Blood Press Monit 2003; 8:181-5.
7. Mezzeti A, Pierdomenico SD, Constantini F et al. White-Coat resistant hipertension. Am J Hypertens 1997; 10:1302-7.

8. V Diretrizes Brasileiras de Hipertensão Arterial – Sociedade Brasileira de Cardiologia – Sociedade Brasileira de Hipertensão – Sociedade Brasileira de Nefrologia, 2006.
9. Messerli FH, Ventura HO, Amodeo C. Osler´s maneuver and pseudohypertension. N England J Med 1985; 312:1548-51.
10. Rodrigues CI, Cadoval RAM, Almeida FA. Hipertensão arterial refratária: uma visão geral. Rev Bras Hipertens 2004; 11(4):218-222.
11. Armstrong EP, Malone DC. The impact of nonsteroidal anti-inflammatory drugs on blood pressure, with an emphasis on newer agents. Clin Ther 2003, 25(1):1-18.
12. Lubianca JN, Faccin CS, Fuchs FD. Oral contraceptives: a risk factor for uncontrolled blood pressure among hypertensive women. Contraception 2003; 67 (1):19-24.
13. Brecklin CS, Gopaniuk-Folga A, Kravetz T et al. Prevalence of hypertension in chronic cocaine users. Am J Hypertens 1998; 11:1279-83.
14. Rhamouni K, Haynes WG. Leptin and the central neural mechanisms of obesity hypertension. Drugs Today 2002; 38:807-17.
15. Coatmellec-Taglioni G, Ribière C. Factors that influence the risk of hypertension in obese individuals. Curr Opin Nephrol Hypertens 2003; 12:305-8.
16. Cardillo C, Campia U, Lantorno M, Panza JA. Enhanced vascular activity of endogenous endothelin-1 in obese hypertensive patients. Hypertension 2004; 43:36-40.
17. Hall JE. The kidney, hypertension and obesity. Hypertension 2003; 41:625-23.
18. Tarazi RC, Dustan HP, Frohlich ED et al. Plasma volume and chronic hypertension: relationship to arterial pressure levels in different hypertensive diseases. Arch Intern Med 1970; 125(5): 835-42.
19. Thadhani R, Camargo Jr. CA, Stampfer MJ et al. Prospective study of moderate alcohol consumption and risk of hypertension in young women. Arch Intern Med 2002; 162(5):569-74.
20. Toledo JCY, Melo SEF, Toretta LIM, Moreno Jr. H. Hipertensão refratária: diagnóstico e tratamento. Rev Soc Cardiol Estado de São Paulo 2003; 1:164-75.
21. Young T, Palta M, Dempsey J et al. The occurrence of sleep-disordered breathing among middle-aged adults. N Engl J Med 1993; 328(17):1230-5.
22. Tilkian AG, Guilleminault C, Schroeder JS et al. Hemodynamics in sleep-induced apnea. Studies during wakefulness and sleep. Ann Intern Med 1976; 8596):714-9.
23. The Report of an American Academy of Sleep Medicine Task Force. Sleep-related breathing disorders in adults: recommendations for syndrome definition and measurement techniques in clinical research. Sleep 1999; 22(5):667-89.
24. Yakovlevitch M, Black HR. Resistant hypertension in a tertiary care clinic. Arch Intern Med 1991; 151(9):1786-92.
25. Berlowitz DR, Ash AS, Hickey EC et al. Inadequate management of blood pressure in a hypertensive population. N Engl J Med 1998; 339:1917-63.
26. Gandhi S, Santiesteban H. Resistant hypertension. Postgrad Med 1996; 100:97-102.
27. Vidt DG. Contributing factors in resistant hypertension. Postgrad Med 2000; 107(5):57-70.

Síndrome Metabólica

Eduardo Pimenta • Oswaldo Passarelli Júnior

A síndrome metabólica (SM) é um conjunto de alterações metabólicas caracterizada por dislipidemia, hipertensão arterial sistêmica, resistência aumentada à insulina, obesidade central e exacerbação dos mecanismos trombóticos e inflamatórios, que quando presentes conferem aumento do risco cardiovascular. A presença de SM pode elevar o risco de mortalidade total em até duas vezes e o risco de mortalidade cardiovascular em até três vezes[1]. O conceito de SM foi descrito por Reaven em 1988, porém os primeiros relatos da associação de desordens metabólicas iniciaram-se no início do século XX por Kylin[2]. Diversos autores incorporaram outras denominações, como síndrome da resistência insulínica, síndrome plurimetabólica, síndrome X e quarteto mortal, entre outras, mas o termo síndrome metabólica é o mais aceito atualmente.[2-5]

A prevalência de SM é elevada e varia de 13,7 a 39%; alguns estudos indicam maior prevalência entre as mulheres[6-9]. A variabilidade na prevalência de SM ocorre de acordo com a população estudada e com as variáveis diagnósticas empregadas.

■ FISIOPATOGENIA

A descrição inicial feita por Reaven sugere a resistência insulínica como fator responsável pela obesidade, hipertensão arterial e distúrbio da glicose [10]. Contudo, outros autores descrevem que a obesidade visceral seria o ponto de partida para as alterações metabólicas [11]. Essa última hipótese excluiria a possibilidade de um indivíduo magro ser portador de SM, porém na prática clínica é possível encontrar um paciente com circunferência abdominal normal e com os demais achados de SM.

Complexos mecanismos, ainda não totalmente esclarecidos, parecem se inter-relacionar na gênese e progressão da SM, e o aumento da resistência à insulina parece ser o fator principal. Contudo, a obesidade central é um achado comum em pacientes com SM e torna-se difícil, no momento, separá-la da resistência insulínica.

A insulina possui reconhecido efeito vasodilatador no músculo esquelético mediante liberação do óxido nítrico[12], provocando diminuição da resistência vascular sistêmica. Desta forma, a ação deficiente da insulina em seus receptores poderia contribuir com os mecanismos fisiopatológicos da hipertensão arterial. Outra contribuição da insulina para o desenvolvimento e a manutenção da hipertensão seria através da estimulação do sistema nervoso simpático em pacientes com resposta diminuída dos mecanismos vasodilatadores compensatórios[13]. A insulina pode promover, ainda, retenção de sódio e estimulação do sistema renina-angiotensina-aldosterona com as conseqüentes ações deletérias na estrutura da parede vascular.[14]

A obesidade também contribui com a elevação da pressão arterial através da produção aumentada de leptina, que estimula o sistema nervoso simpático. A relação entre a melhora da sensibilidade à insulina e diminuição da pressão arterial provocadas pela redução de peso seria a comprovação clínica da complexa relação entre insulina, hipertensão e obesidade.

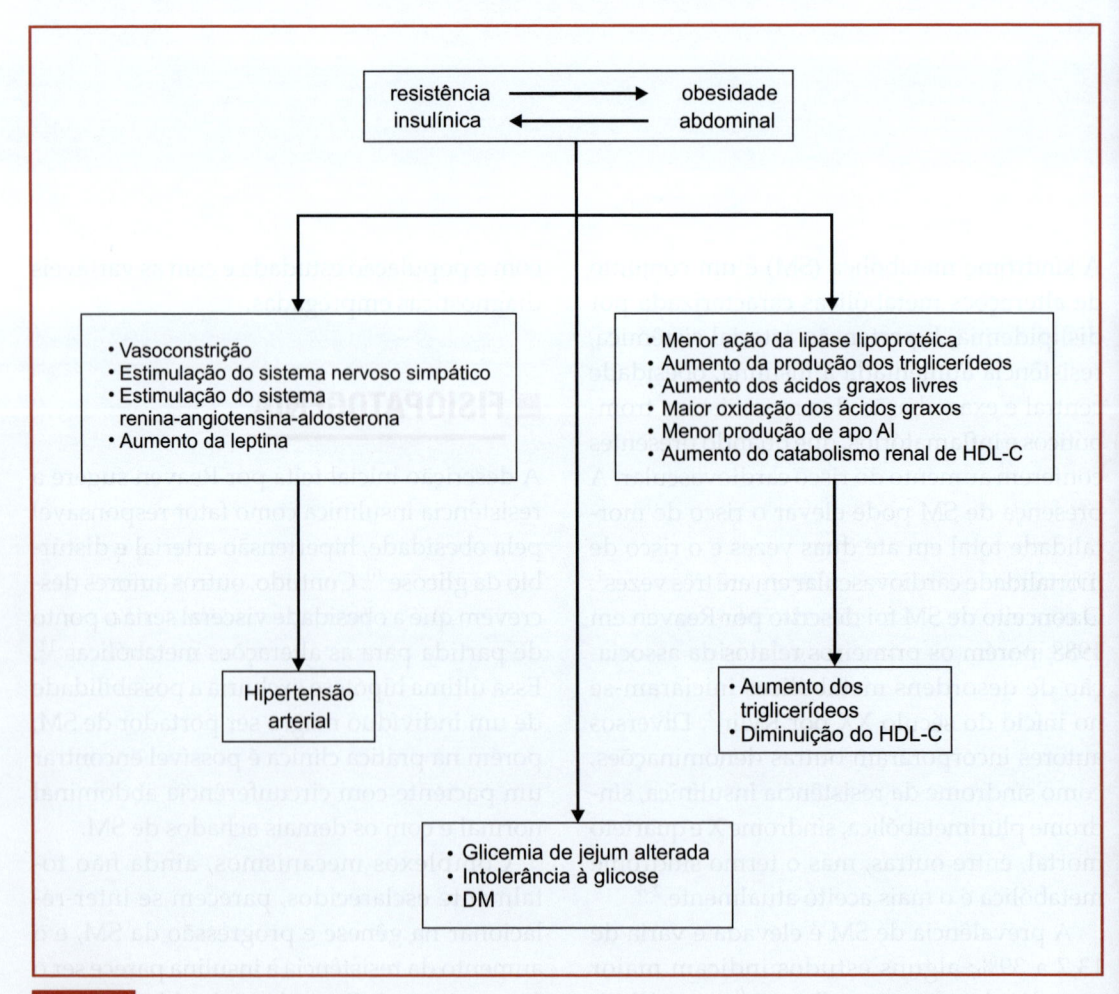

FIGURA 16.1
Mecanismos fisiopatogênicos presentes na síndrome metabólica

- resistência insulínica ↔ obesidade abdominal

- Vasoconstrição
- Estimulação do sistema nervoso simpático
- Estimulação do sistema renina-angiotensina-aldosterona
- Aumento da leptina

- Menor ação da lipase lipoprotéica
- Aumento da produção dos triglicerídeos
- Aumento dos ácidos graxos livres
- Maior oxidação dos ácidos graxos
- Menor produção de apo AI
- Aumento do catabolismo renal de HDL-C

- Hipertensão arterial

- Aumento dos triglicerídeos
- Diminuição do HDL-C

- Glicemia de jejum alterada
- Intolerância à glicose
- DM

A ação da lipase lipoprotéica após as refeições parece estar comprometida em estados de resistência insulínica aumentada e contribui para a hipertrigliceridemia. Os ácidos graxos livres retornariam para a circulação ao invés de serem retirados pelos adipócitos. Os possíveis mecanismos que podem contribuir com o aumento dos triglicérides em pacientes com resistência insulínica seriam aumento na produção de triglicérides provenientes do VLDL-colesterol, aumento dos ácidos graxos livres, menor ação da lipase lipoprotéica e aumento da oxidação dos ácidos graxos nos músculos e no fígado[15]. Portanto, é um estado caracterizado pelo menor catabolismo e maior síntese de triglicérides. Em relação ao HDL, ocorre o efeito inverso, com uma menor síntese devido à menor produção de apo A1, principal substrato do HDL-colesterol, e ao seu catabolismo aumentado pelos rins.[16]

O LDL colesterol, apesar de não ser critério diagnóstico em nenhuma classificação, como será discutido adiante, apresenta características próprias. Freqüentemente essa fração do colesterol não se encontra elevada nos pacientes com SM, porém há aumento das partículas pequenas e densas do LDL-colesterol, que possuem maior efeito aterogênico[17].

DIAGNÓSTICO

Diferentes classificações foram criadas a partir das primeiras descrições da SM, e não se dispõe, até o momento, de um critério unificado. A primeira proposta foi realizada em 1998 pela Organização Mundial de Saúde (OMS) e enfatizou a presença da resistência insulínica e dos distúrbios do metabolismo da glicose como critério essencial[18]. Contudo, a metodologia sugerida para avaliação da resistência insulínica, chamada "clampe euglicêmico hiperinsulinêmico", é invasiva e de difícil realização na prática clínica. A microalbuminúria foi incluída como critério diagnóstico somente na classificação da OMS e, atualmente, representa um marcador de risco adicional, pois é a expressão clínica de disfunção endotelial expressa no território renal.

Em 2001 surgiu a classificação americana do *National Cholesterol Education Program* (NCEP) *Adult Treatment Panel III* (ATP III), que introduziu variáveis mais simples e de fácil execução na prática clínica[19]. Essa definição não impôs a presença obrigatória de uma das variáveis para diagnóstico da SM, podendo estar presentes quaisquer três das cinco variáveis apresentadas. O NCEP-ATP III, assim como a OMS, permitiu a inclusão de pacientes com diabetes melito (DM) no diagnóstico de SM. Em 2005 essas variáveis diagnósticas foram atualizadas e a glicemia foi modificada para ≥100 mg/dl, de acordo com a nova classificação da *American Diabetes Association*.[20]

A *American Association of Clinical Endocrinology* (AACE) lançou em 2003 as suas variáveis diagnósticas para "síndrome de resistência insulínica", modificando as variáveis do NCEP-ATP III com base principalmente na resistência insulínica como fator fundamental na presença das demais desordens metabólicas[21]. O número necessário das demais variáveis não foi especificado e foi colocado "de acordo com o julgamento clínico". Semelhantemente à OMS, a AACE estipulou a resistência insulínica como variável obrigatória, porém excluiu os pacientes portadores de DM do diagnóstico de "síndrome de resistência insulínica".

Em 2005, a *International Diabetes Federation* (IDF) lançou as suas variáveis diagnósticas, destacando a importância da obesidade central no desenvolvimento da síndrome, publicadas no ano seguinte[22]. A circunferência abdominal alterada foi fator obrigatório nessa classificação, e pela primeira vez adotaram-se diferentes valores para diferentes etnias. A falta de estudos abordando a circunferência abdominal na população sul-americana fez com que a IDF sugerisse a adoção das medidas sul-asiáticas, que são desproporcionais para a nossa população. Acredita-se que os

TABELA 16.1 Principais classificações da síndrome metabólica

Achado clínico/laboratorial	OMS (1988)	ATP III (2001)	AACE (2003)	IDF (2005)	I DBSM (2005)	AHA/NHLBI (2005)
Resistência insulínica	Tolerância à glicose diminuída, glicemia de jejum alterada, DM tipo II ou sensibilidade à insulina diminuída* mais dois dos seguintes critérios abaixo	Critério ausente, sendo necessários três dos seguintes critérios abaixo	Tolerância à glicose diminuída, glicemia de jejum alterada, mais quaisquer dos seguintes critérios abaixo, baseados no julgamento clínico	Critério ausente	Critério ausente	Critério ausente
Peso	Homem: relação cintura/quadril >0,90 mulher: relação cintura/quadril >0,85 e/ou IMC >30 kg/m²	CA ≥ 102 cm no homem ou ≥ 88 cm na mulher£	IMC ≥ 25 kg/m²	Aumento da CA de acordo com a etnia mais dois dos seguintes critérios abaixo	CA ≥ 102 cm no homem ou ≥ 88 cm na mulher	CA ≥ 102 cm no homem ou ≥ 88 cm na mulheres£
Lipídios	TG ≥ 150 mg/dl e/ou HDL-C <35 mg/dl no homem ou <39 mg/dl na mulher	TG ≥ 150 mg/dl	TG ≥ 150 mg/dl e HDL-C <40 mg/dl no homem ou <50 mg/dl na mulher	TG ≥ 150 mg/dl ou tratamento para hipertrigliceridemia	TG ≥ 150 mg/dl ou tratamento para hipertrigliceridemia	TG ≥ 150 mg/dl ou tratamento para hipertrigliceridemia**
		HDL-C <40 mg/dl no homem ou <50 mg/dl na mulher		HDL-C <40 mg/dl no homem ou <50 mg/dl na mulher ou tratamento para HDL-C	HDL-C <40 mg/dl no homem ou <50 mg/dl na mulher ou tratamento para HDL-C baixo	HDL-C <40 mg/dl no homem ou <50mg/dl na mulher ou tratamento para HDL-C baixo**
Pressão arterial	≥ 140/90 mmHg	≥ 130/85 mmHg	≥ 130/85 mmHg	≥ 130/85 mmHg ou tratamento anti-hipertensivo	≥ 130/85 mmHg ou tratamento anti-hipertensivo	≥ 130/85 mmHg ou tratamento anti-hipertensivo
Glicose	Tolerância à glicose diminuída, glicemia de jejum alterada, DM tipo II	>110 mg/dl (incluindo DM)†	Tolerância à glicose diminuída ou glicemia de jejum alterada (exceto DM)	≥ 100 mg/dl (incluindo DM)	≥ 110 mg/dl ou tratamento para glicemia elevada	≥ 100 mg/dl ou tratamento para glicemia elevada
Outros	Microalbuminúria		Outros achados de resistência insulínica‡			

*Sensibilidade à insulina avaliada por meio de clampe euglicêmico:
†Modificado em 2004 para ≥100 mg/dl de acordo com a American Diabetes Association
‡História familiar de DM tipo II, síndrome do ovário policístico, estilo de vida sedentário, idade avançada e grupos étnicos suscetíveis a DM tipo II.
£Considerar valores inferiores para pessoas com predisposição genética à resistência insulínica e em asiáticos.
**Fibratos e ácido nicotínico.
Adaptado de Grundy.

valores a serem adotados para os sul-americanos devam ser semelhantes aos dos norte-americanos ou europeus, devido à maior semelhança dos hábitos alimentares, do estilo de vida e do biotipo quando comparados aos sul-asiáticos.

TABELA 16.2 Valores da circunferência abdominal de acordo com a etnia/região (IDF)

Regiões/Etnias	Sexo	Circunferência abdominal
Europeus	Homem	≥94 cm
	Mulher	≥80 cm
Sul-asiáticos	Homem	≥90 cm
	Mulher	≥80cm
Chineses	Homem	≥90 cm
	Mulher	≥80 cm
Japoneses	Homem	≥85 cm
	Mulher	≥90 cm
América do Sul e Central		Utilizar medidas dos sul-asiáticos por falta de dados específicos
África subsaariana		Utilizar medidas dos europeus por falta de dados específicos
Leste e Meio-leste do Mediterrâneo (países árabes)		Utilizar medidas dos europeus por falta de dados específicos

A Sociedade Brasileira de Cardiologia, juntamente com outras sociedades, publicou em 2005 a I Diretriz Brasileira de Diagnóstico e Tratamento da Síndrome Metabólica (I DBSM), que acompanhou as variáveis estabelecidas pelo ATP III devido à sua simplicidade e praticidade clínica[23]. A I DBSM também estabelece que o uso de medicação anti-hipertensivas, de hipolipemiantes ou o diagnóstico prévio de DM preencham as variáveis relacionadas.

A medida da circunferência abdominal é comumente aferida com fita métrica, na altura da crista ilíaca ou no ponto médio entre a crista ilíaca e a borda inferior do gradeado costal, sempre na linha horizontal paralela ao chão e ao final da expiração.

■ EXAMES COMPLEMENTARES

A utilização de tabelas de escore de risco é de grande importância para estratificar o risco do paciente e auxiliar na tomada de decisões. O paciente com SM geralmente é considerado de alto risco para eventos cardiovasculares, porém, dependendo da classificação de risco utilizada, ele pode apresentar-se como risco moderado. Nesses casos, a dosagem da proteína C reativa ultra-sensível pode ser de grande utilidade clínica ao identificar pacientes com risco adicional. Um paciente com SM e elevados níveis de proteína C reativa (>3 mg/l) apresenta o dobro de chance de eventos que um paciente com SM e proteína C reativa normal (<1 mg/l)[24]. A proteína C reativa também apresenta correlação direta com o número de desordens metabólicas, ou seja, quanto maior o número de variáveis diagnósticas para SM, maior o nível da referida proteína. Alguns autores propõem a inclusão da proteína C reativa como variável diagnóstica e o seu acompanhamento durante o tratamento do paciente, devido ao seu forte valor preditivo e ao fato de alguns medicamentos diminuírem os seus níveis. Contudo, até o momento, não há nível de evidência suficiente para que se indique o valor de proteína C reativa como alvo terapêutico.[25]

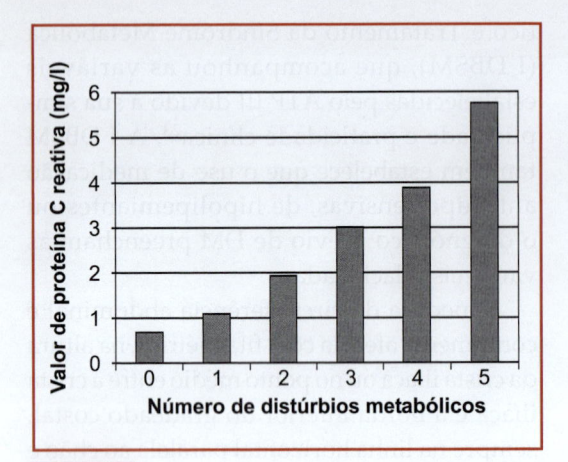

FIGURA 16.2
Valores de proteína C reativa de acordo com o número de variáveis diagnósticas de SM utilizando a classificação do NCEP-ATP III (adaptado de Ridker).

TRATAMENTO

O tratamento não-medicamentoso e medicamentoso atinge todos os componentes da SM (Tabela 16.3), visando à redução do risco cardiovascular e à menor progressão para o desenvolvimento de DM naqueles pacientes que ainda apresentam glicemia de jejum alterada ou intolerância à glicose. Contudo, ainda não existe um tratamento específico da SM até o momento. O tratamento medicamentoso é baseado na correção individual de cada um dos componentes encontrados da síndrome.

O controle do peso e o aumento da atividade física são as únicas medidas que melhoram todos os distúrbios metabólicos encontrados, e devem ser indicados a todos os pacientes. A adoção de dietas apropriadas, associada ao aumento da atividade física é fundamental, e os pacientes devem ser orientados sobre a importância dessas medidas. A dieta e o exercício promovem redução expressiva de peso, principalmente da obesidade central, com conseqüente diminuição da resistência insulínica. Essa associação permite, ainda, redução da pressão arterial e melhora do metabolismo lipídico. O plano alimentar deve ser individualizado considerando-se todos os distúrbios metabólicos presentes e, de preferência, orientado por nutricionistas ou nutrólogos. A atividade física não deve ser iniciada sem a prévia avaliação médica, e deve ser acompanhada preferencialmente por um fisioterapeuta ou educador físico. Na impossibilidade de se atingirem as metas propostas com o tratamento não-medicamentoso ou em pacientes de risco alto e moderado, deve ser considerado o tratamento medicamentoso.

O tratamento anti-hipertensivo deve reduzir a pressão arterial para níveis menores que 130/85 mmHg, exceto nos pacientes com diabetes melito e/ou proteinúria, em que níveis inferiores devem ser alcançados (Tabela 16.3). Qualquer medicação anti-hipertensiva pode ser utilizada, porém certas classes de medicamentos possuem efeitos metabólicos desfavoráveis, como os beta-bloqueadores e os diuréticos, quando utilizados em doses mais elevadas. Contudo, o uso de diuréticos em pequenas doses em pacientes com SM, principalmente em associação, é de grande utilidade devido à ação da insulina ao estimular a retenção de sódio e conseqüentemente de água. Da mesma forma, o uso de beta-bloqueadores em pacientes com SM e doença arterial coronária possui indicação precisa.

A associação de fármacos é freqüentemente necessária para se atingir a pressão desejada, e deve ser amplamente utilizada. A combinação de medicamentos permite maior potência anti-hipertensiva com menores doses e, conseqüentemente, menos efeitos adversos.

O tratamento anti-hipertensivo bloqueando o sistema-renina-angiotensina-aldosterona, seja com inibidores da enzima conversora da angiotensina (IECA) ou com bloqueadores dos receptores AT_1 da angiotensina II (BRA), é comprovadamente eficaz na redução de eventos cardiovasculares em pacientes hipertensos com elevado risco para doença aterosclerótica[26,28,29]. Concomitantemente, esses medicamentos reduzem o aparecimento de novos casos de DM e retardam a progressão da nefropatia diabética.[27,30-32]

O controle glicêmico no paciente com SM deve ser rigoroso com a finalidade de reduzir os eventos cardiovasculares, retardar a progressão das lesões em órgãos-alvo e diminuir o aparecimento de novos casos de diabetes. A meta a ser atingida deve ser glicemia de jejum <100 mg/dl e nos pacientes com DM instalada a hemoglobina glicada deve ser inferior ao valor de referência do método.

Medicamentos como acarbose, metformina e glitazonas apresentam melhor perfil metabólico nos pacientes com SM ou em fases iniciais do DM, visto que o problema não é a quantidade de insulina e sim a sua ação periférica diminuída. A metformina e as glitazonas atuam facilitando a ação periférica da insulina e diminuindo a produção hepática de glicose, enquanto a acarbose diminui a absorção da glicose pelo intestino. Pacientes com longo tempo de diabetes ou com elevados níveis glicêmicos podem precisar de medicamentos que estimulem a secreção de insulina, como as sulfoniluréias, isoladamente ou em associação com outros antidiabéticos orais ou insulina. Estudos envolvendo a metformina e a troglitazona demonstram redução de até 55% no aparecimento de novos casos de DM, e a metformina parece impedir o ganho de peso.[33]

As metas lipídicas a serem atingidas encontram-se na Tabela 16.3, e apesar de o LDL-c não fazer parte do diagnóstico da SM, o seu controle constitui em importante medida para a redução do risco cardiovascular. Os medicamentos mais utilizados na SM são as estatinas, os fibratos e o ácido nicotínico. A classe com maior nível de evidência na diminuição de eventos cardiovasculares são as estatinas, e devem ser consideradas medicamentos de primeira escolha[19,34]. As estatinas atuam na inibição da HMGCoA-redutase, com efeito predominante na redução do colesterol total e do LDL-colesterol (18-55%) e efeito menos potente na redução dos triglicérides (7-30%) e no aumento do HDL (5-10%).

Os fibratos atuam como agonistas do PPAR-alfa, aumentando a expressão da lipase lipoprotéica e de algumas lipoproteínas. Seu efeito na redução dos triglicérides (20-50%) e na elevação do HDL-colesterol (10-20%) é mais marcante, podendo atuar também na redução do LDL-colesterol. Estão principalmente indicados nos pacientes com hipertrigliceridemia isolada. Estudos envolvendo a

TABELA 16.3 Metas para o tratamento da síndrome metabólica

Glicemia plasmática (mg/dl)	
Em jejum	<100
Pós-prandial	<140
Hemoglobina glicada para pacientes com DM	< limite superior do método
Colesterol (mg/dl)	
Total	<200
HDL	>45
LDL	<100
Triglicérides (mg/dl)	<150
Pressão arterial (mmHg)	<130/85*
Peso	Perda sustentada de 5-10%

*Em presença de diabetes, a pressão deve ser <130/80 mmHg, e na presença de proteinúria >1,0 g/24h a pressão arterial deverá ser <120/70 mmHg (adaptado da I DBSM).

genfibrozila mostraram redução de até 22% dos eventos cardiovasculares em pacientes de alto risco.[35]

O ácido nicotínico, também chamado de niacina, é uma vitamina com grande poder na elevação dos níveis de HDL (15-35%). O efeito desses medicamentos na elevação do HDL é inversamente proporcional aos níveis de triglicérides, ou seja, quanto maior o valor de triglicérides, maior a elevação do HDL. O ezetimibe, inibidor da associação intestinal do colesterol, é preferencialmente utilizado como potencializador das estatinas ou em pacientes intolerantes ao uso das mesmas. Alguns pacientes podem necessitar de um tratamento com associação de estatinas e fibratos, porém deve-se ficar atento ao aparecimento de efeitos colaterais, como lesão muscular e hepática.

Pacientes avaliados como de risco moderado ou alto (≥10%) para doença coronária pelo escore de Framingham devem fazer uso contínuo de ácido acetilsalicílico em baixas doses (81-325 mg) devido ao estado pró-trombótico existente.[20]

PERSPECTIVAS FUTURAS

As descobertas de novos mecanismos fisiopatológicos da SM possibilitarão a síntese de medicamentos que atuem de forma específica na síndrome. Recentemente, foi descrito o sistema endocanabinóide, a partir de estudos pesquisando o efeito da *Cannabis sativa* no centro da saciedade. Esse sistema foi descrito como o centro fisiológico regulatório da fome e do metabolismo da glicose e dos lipídios através da ação de receptores centrais e periféricos. A substância rimonabant, sintetizada para bloquear seletivamente os receptores do sistema endocabinóide, tem se mostrado efetiva no tratamento da SM. Estudo randomizado demonstrou que esse medicamento aumentou, de forma significativa, a perda de peso e melhorou índices metabólicos como circunferência abdominal, HDL-colesterol, glicemia e resistência insulínica, diminuindo a prevalência de SM.[36]

REFERÊNCIAS BIBLIOGRÁFICAS

1. Hu G, Qiao Q, Tuomilehto J et al., for the DECODE Study Group. Prevalence of the metabolic syndrome and its relation to all-cause and cardiovascular mortality in nondiabetic European men and women. Arch Intern Med 2004; 164:1066-76.
2. Reaven GM. Role of insulin resistance in human disease. Diabetes 1988; 37:1595-607.
3. DeFronzo RA, Ferrannini E. Insulin resistance. A multifaceted syndrome responsible for NIDDM, obesity, hypertension, dyslipidemia, and atherosclerotic cardiovascular disease. Diabetes Care 1991; 14:173-94.
4. Stern MP. The insulin resistance syndrome: the controversy is dead, long live the controversy! Diabetologia 1994; 37:956-8.
5. Kaplan NM. The deadly quartet. Upper-body obesity, glucose intolerance, hypertriglyceridemia, and hypertension. Arch Intern Med 1989; 149:1514-20.
6. Ozsahin AK, Gokcel A, Sezgin N et al. Prevalence of the metabolic syndrome in a Turkish adult population. Diabetes Nutr Metab 2004; 17:230-4.
7. Gu D, Reynolds K, Wu X et al., for the InterASIA Collaborative Group. Prevalence of the metabolic syndrome and overweight among adults in China. Lancet 2005; 365:1398-405.
8. Ford ES, Giles WH, Dietz WH. Prevalence of the metabolic syndrome among US adults: findings from the Third National Health and Nutrition Examination Survey. JAMA 2002; 287:356-9.
9. Ford ES. Prevalence of the metabolic syndrome defined by the International Diabetes Federation among adults in the U.S. Diabetes Care 2005; 28:2745-9.
10. Reaven GM. Role of insuline resistance in human disease (syndrome X): an expanded definition. Annu Rev Med 1993; 44:121-31.
11. Pouliot MC, Despres JP, Lemieux S et al. Waist circumference and abdominal sagittal diameter: best simple anthropometric indexes of abdominal visceral adipose tissue accumulation and related cardiovascular risk in men and women. Am J Cardiol 1994; 73:460-8.
12. Steinberg HO, Brechtel G, Johnson A et al. Insulin-mediated skeletal muscle vasodilation is nitric oxide dependent. A novel action of

insulin to increase nitric oxide release. J Clin Invest 1994; 94:1172-9.
13. Young JB, Landsberg L. Stimulation of the sympathetic nervous system during sucrose feeding. Nature 1977; 269:615-7.
14. DeFronzo RA, Goldberg M, Agus ZS. The effects of glucose and insulin on renal electrolyte transport. J Clin Invest 1976; 58:83-90.
15. Bloomgarden ZT. Second World Congress on the Insulin Resistance Syndrome: hypertension, cardiovascular disease, and treatment approaches. Diabetes Care 2005; 28:2073-80.
16. Ji J, Watts GF, Johnson AG et al. High-density lipoprotein (HDL) transport in the metabolic syndrome: application of a new model for HDL particle kinetics. J Clin Endocrinol Metab 2006; 91-973-9.
17. Kathiresan S, Otvos JD, Sullivan LM et al. Increased small low-density lipoprotein particle number: a prominent feature of the metabolic syndrome in the Framingham Heart Study. Circulation 2006; 113:20-9.
18. Alberti KG, Zimmet PZ. Definition, diagnosis and classification of diabetes mellitus and its complications. Part 1: diagnosis and classification of diabetes mellitus provisional report of a WHO consultation. Diabet Med 1998; 15:539-53.
19. National Cholesterol Education Program (NCEP) Expert Panel on Detection, Evaluation, and Treatment of High Blood Cholesterol in Adults (Adult Treatment Panel III). Third Report of the National Cholesterol Education Program (NCEP) Expert Panel on Detection, Evaluation, and Treatment of High Blood Cholesterol in Adults (Adult Treatment Panel III) final report. Circulation 2002; 106:3143-421.
20. Grundy SM, Hansen B, Smith SC Jr et al., for Conference Participants. Clinical management of metabolic syndrome: report of the American Heart Association/National Heart, Lung, and Blood Institute/American Diabetes Association conference on scientific issues related to management. Circulation 2004; 109:551-6.
21. Einhorn D, Reaven GM, Cobin RH et al. American College of Endocrinology position statement on the insulin resistance syndrome. Endocr Pract 2003; 9:237-252.
22. Alberti KG, Zimmet P, Shaw J. Metabolic syndrome – a new worldwide definition. A Consensus Statement from the International Diabetes Federation. Diabet Med 2006; 23:469-480.
23. Sociedade Brasileira de Hipertensão, Sociedade Brasileira de Cardiologia, Sociedade Brasileira de Endocrinologia e Metabologia, Sociedade Brasileira de Diabetes, Sociedade Brasileira de Estudos da Obesidade. I Diretriz Brasileira de Diagnóstico e Tratamento da Síndrome Metabólica. Arq Bras Cardiol 2005; 84(Suppl. 1):1-28.
24. Malik S, Wong ND, Franklin S et al. Cardiovascular disease in U.S. patients with metabolic syndrome, diabetes, and elevated C-reactive protein. Diabetes Care 2005; 28:690-3.
25. Ridker PM, Buring JE, Cook NR, Rifai N. C-reactive protein, the metabolic syndrome, and risk of incident cardiovascular events: an 8-year follow-up of 14719 initially healthy American women. Circulation 2003; 107:391-7.
26. Neal B, MacMahon S, Chapman N, for the Blood Pressure Lowering Treatment Trialists' Collaboration. Effects of ACE inhibitors, calcium antagonists, and other blood-pressure-lowering drugs: results of prospectively designed overviews of randomised trials. Blood Pressure Lowering Treatment Trialists' Collaboration. Lancet 2000; 356:1955-64.
27. Hansson L, Lindholm LH, Niskanen L et al. Effect of angiotensin-converting-enzyme inhibition compared with conventional therapy on cardiovascular morbidity and mortality in hypertension: the Captopril Prevention Project (CAPPP) randomised trial. Lancet 1999; 353:611-6.
28. Dahlof B, Devereux RB, Kjeldsen SE et al., for the LIFE Study Group. Cardiovascular morbidity and mortality in the Losartan Intervention For Endpoint reduction in hypertension study (LIFE): a randomised trial against atenolol. Lancet 2002; 359:995-1003.
29. Yusuf S, Gerstein H, Hoogwerf B et al., for the HOPE Study Investigators. Ramipril and the development of diabetes. JAMA 2001; 286:1882-5.
30. Julius S, Kjeldsen SE, Weber M et al., for the VALUE trial group. Outcomes in hypertensive patients at high cardiovascular risk treated with regimens based on valsartan or amlodipine: the VALUE randomised trial. Lancet 2004; 363:2022-31.
31. Giatras I, Lau J, Levey AS. Effect of angiotensin-converting enzyme inhibitors on the progression of nondiabetic renal disease: a meta-analysis of randomized trials. Angiotensin-Converting-Enzyme Inhibition and Progressive Renal Disease Study Group. Ann Intern Med 1997; 127:337-45.
32. Brenner BM, Cooper ME, de Zeeuw D et al., for the RENAAL Study Investigators. Effects of lo-

sartan on renal and cardiovascular outcomes in patients with type 2 diabetes and nephropathy. N Engl J Med 2001; 345:861-9.
33. Knowler WC, Hamman RF, Edelstein SL et al., for the Diabetes Prevention Program Research Group. Prevention of type 2 diabetes with troglitazone in the Diabetes Prevention Program. Diabetes 2005; 54:1150-6.
34. Sociedade Brasileira de Cardiologia. III Diretrizes Brasileiras sobre Dislipidemias e Diretriz de Prevenção da Aterosclerose do Departamento de Aterosclerose da SBC. Arq Bras Cardiol 2001; 77(supl. III):1-48.
35. Rubins HB, Robins SJ, Collins D et al. Gemfibrozil for the secondary prevention of coronary heart disease in men with low levels of high-density lipoprotein cholesterol. Veterans Affairs High-Density Lipoprotein Cholesterol Intervention Trial Study Group. N Engl J Med 1999; 341:410-8.
36. Van Gaal LF, Rissanen AM, Scheen AJ et al., for the RIO-Europe Study Group. Effects of the cannabinoid-1 receptor blocker rimonabant on weight reduction and cardiovascular risk factors in overweight patients: 1-year experience from the RIO-Europe study. Lancet 2005; 365:1389-97.

Lesões em Órgãos-alvo: Alterações Cardíacas

Rui Póvoa • Margaret Assad Cavalcante

O coração é um dos órgãos-alvo da hipertensão arterial (HA) onde a expressividade dessa doença, tão agressiva em longo prazo, se revela de forma e de significado prognóstico peculiar, muitas vezes independentemente do controle da pressão arterial.

O tratamento da HA tem diminuído significativamente a prevalência da disfunção ventricular, porém as baixas taxas de controle pressórico nos países em desenvolvimento como o Brasil ainda permanecem baixas, deixando o coração susceptível a remodelação cardíaca. Esse não é um apanágio exclusivo da HA, podendo acompanhar diversas doenças cardíacas. Entretanto, a HA é ainda uma das causas mais significativas para a disfunção cardíaca.

O remodelamento ventricular é um conjunto de alterações genéticas, moleculares, neuro-humorais, celulares e intersticiais manifestas clinicamente como modificações do tamanho, massa, geometria e função do coração, em resposta a determinada injúria ou sobrecarga crônica. Esses eventos ativam mediadores, tais como o estresse parietal, neuro-hormônios, citocinas, estresse oxidativo, que se potencializam, agindo inter-relacionados. Com essas sinalizações ocorrem modificações moleculares e celulares. Há hipertrofia do miócito, necrose e apoptose, proliferação e fibrose intersticial e degeneração do colágeno, com deslizamento de fibras entre si. O resultado final é a hipertrofia miocitária e o aumento da massa ventricular. Com o tempo, permanecendo o estímulo agressivo, e quando a mudança de forma do coração para compensar o estresse for insuficiente ou a sobrecarga ultrapassar a capacidade do coração em se hipertrofiar, cria-se um círculo vicioso, provocando dilatação do coração, alteração na geometria, na contratilidade e relaxamento. Desta forma, essas alterações são progressivas e deletérias[1]. Pode ser um processo reversível, desde que a causa seja removível em tempo hábil. Em algumas situações, pode ser fisiológica e adaptativa, como no caso dos atletas e no desenvolvimento normal do coração nas crianças.

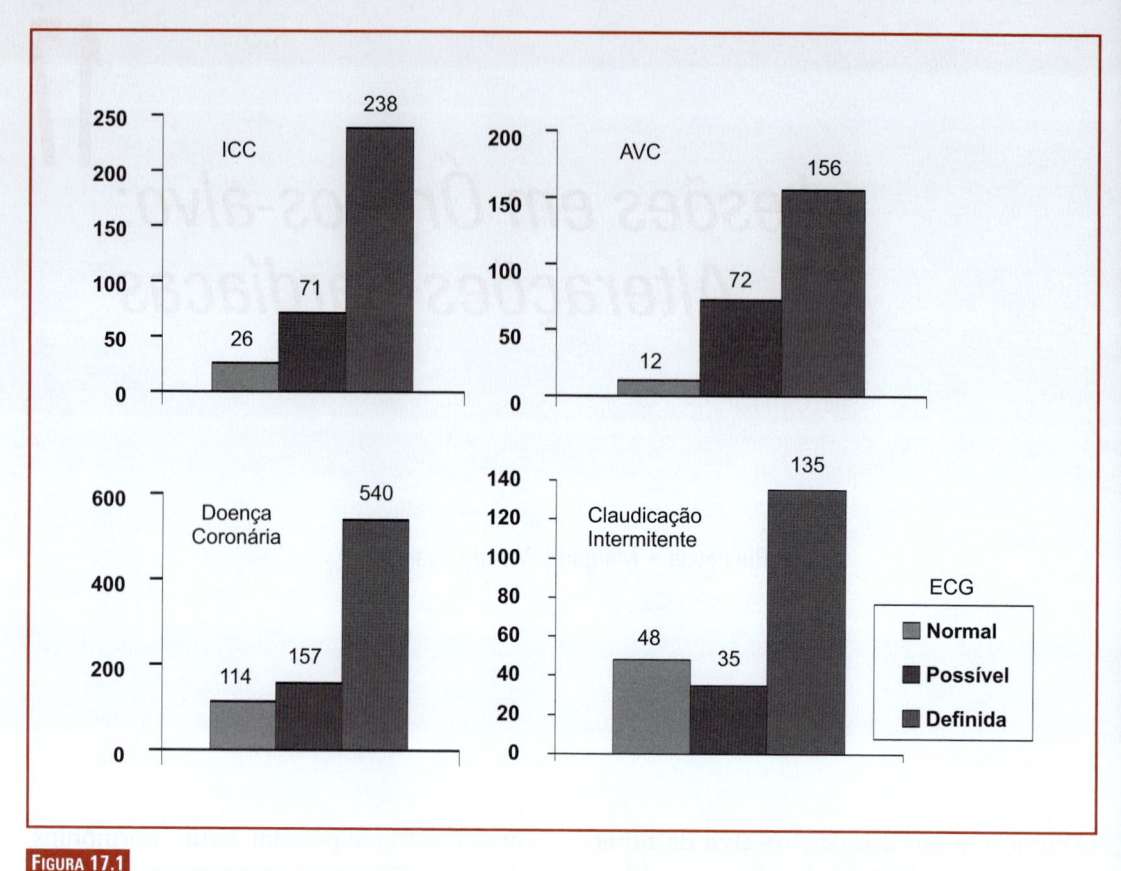

FIGURA 17.1
Risco de doença cardiovascular (morbimortalidade/10.000 ano) de acordo com a presença de hipertrofia no ECG[12]

■ ALTERAÇÕES CELULARES

À medida que a hipertrofia ventricular esquerda (HVE) evolui, ocorrem diversos tipos de desorganização celular. Inicialmente observa-se aumento do número de mitocôndrias e de miofibrilas no miócito. As mitocôndrias e o núcleo tornam-se mais volumosos com novas organelas e miofilamentos, com mudanças no contorno celular. As linhas Z deixam de ser lineares, com desalinhamento dos sarcômeros, deposição de tecido fibroso e dilatação dos túbulos T.[2]

A sobrecarga hemodinâmica se traduz por modificação na expressão gênica miocárdica, com indução de genes fetais que podem modificar a composição e a regulação dos elementos contráteis, modificação do metabolismo energético, alterando dessa forma as vias hormonais.[3]

Além desses mecanismos que prejudicam a função cardíaca, concorre a isquemia relativa, que é mais acentuada na região subendocárdica. Ocorre por diminuição relativa de capilares coronários, aumento da distância para a difusão do oxigênio entre os vasos e os miócitos e alterações estruturais e funcionais das arteríolas coronárias. Essa hipóxia causa depleção dos fosfatos energéticos, principalmente a creatina-fosfato, com prejuízo energético significativo.

A arquitetura do miocárdio é bastante complexa: nele os miócitos estão envolvidos por uma rede fibrilar de colágeno e dispostos em feixes musculares para um melhor desempenho na contração. Porém a produção exagerada ou anormal de colágeno pelos fibroblastos decorrentes de estímulos patológicos pode enrijecer e perturbar a dinâmica cardíaca.[4]

Muito embora o estresse hemodinâmico seja o ator principal no desenvolvimento da HVE, outros fatores participam com intensidades variáveis. A herança genética tem papel bem-definido nesse cenário. Alguns estudos sugerem que a magnitude da HVE pode ser determinada em parte geneticamente. Em um estudo com gêmeos, evidenciou-se que os gêmeos monozigóticos exibiam menores variações da massa ventricular esquerda que os gêmeos dizigóticos[5]. Em outro estudo envolvendo a parte genética, verificou-se que a massa ventricular esquerda se correlaciona melhor em irmãos negros que em brancos, sugerindo que o controle genético da massa ventricular esquerda pode diferenciar, dependendo do grupo étnico.[6]

A participação desses genes pode ser direta, envolvidos na fisiopatologia da HA, ou envolvidos além do nível pressórico, agindo diretamente no aumento dos miócitos por mecanismos independentes da HA. Existem também os genes que participam do desenvolvimento da HVE sem envolvimento com os níveis pressóricos. Nesse contexto, o sistema renina-angiotensina-aldosterona é a importante via de estimulação do crescimento celular e da fibrose.[7]

■ FORMAS DE HIPERTROFIA

A forma clássica de HVE que ocorre na HA de longa duração é a concêntrica, na qual se encontra o espessamento do septo e da parede posterior do ventrículo esquerdo, que é a adaptação típica a um aumento da pós-carga.

A HVE excêntrica ocorre nas fases mais avançadas da doença hipertensiva e além do espessamento promove a dilatação das paredes ventriculares, o que constitui em geral prenúncio da instalação da insuficiência cardíaca congestiva.

Em relação à distribuição das anormalidades da massa hipertrofiada na HA não há um consenso, porém em um estudo conjunto do grupo da Universidade de Cornell e de Sassari[8] a forma concêntrica foi encontrada em 8% dos pacientes hipertensos, a excêntrica, em 27%, e em 13% dos pacientes encontrouse a remodelação concêntrica, definida pelos grupos como uma subforma, na situação de massa ventricular normal, apesar da parede e/ou septo espessados. Nesse grupo geral de hipertensos, 52% dos pacientes apresentavam coração normal.

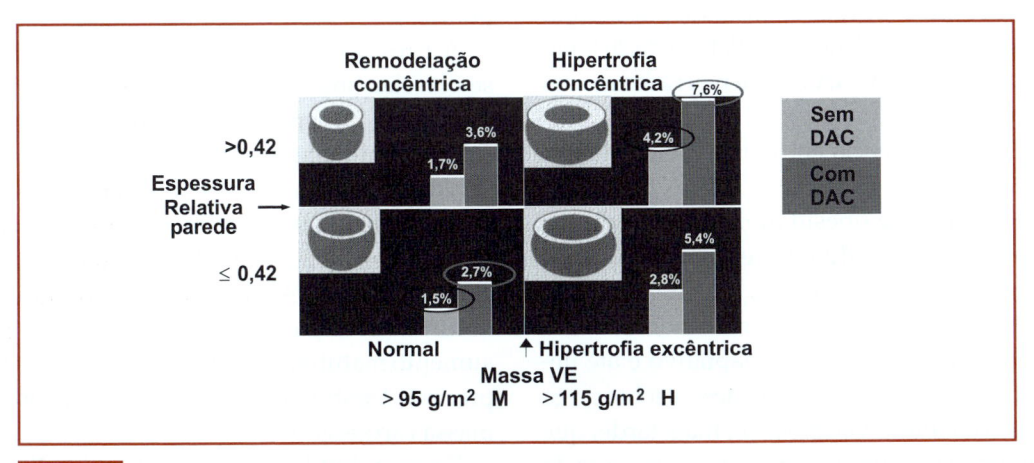

FIGURA 17.2
Prognóstico da HVE de acordo com a geometria do VE e a presença de doença arterial coronária (mortalidade %/ano)[21]

O peso do ventrículo esquerdo considerado normal era de até 109 g/m² para a mulher e 134 g/m² para o homem[9]. Nos estudos de Framingham, os valores são parecidos, apresentando como normalidade 100 g/m² e 131 g/m², respectivamente, para a mulher e o homem[10]. Porém a *American Society of Echocardiography* e a *European Association of Echocardiography* consideram, atualmente, os valores de normalidade inferiores a 89 g/m² e 103 g/m², respectivamente, para a mulher e o homem.[11]

Os primeiros estudos da prevalência da HVE relacionados com a HA foram baseados no eletrocardiograma (ECG), e dados iniciais dos estudos de Framingham mostraram que aproximadamente 3% da população em geral[4] e 5% da população de hipertensos apresentaram HVE diagnosticada pelo ECG.[13]

Com o advento da ecocardiografia, método mais sensível e específico que a eletrocardiografia, e estudando a mesma população de Framingham, a prevalência da HVE foi de 16% para os homens e 19% para as mulheres, aumentando após os 70 anos para 33% e 49%, respectivamente, para os homens e as mulheres[14]. A razão dessa diferença em relação ao sexo pode ser explicada por uma eliminação seletiva dos homens com hipertrofia mais letal no sexo masculino e com progressão rápida da doença arterial coronária.[15]

Em outros estudos analisando populações com HA, a prevalência da HVE foi de 20% para pacientes com HA leve, e nos casos graves atingiu 50%.[16,17]

Essa prevalência entre os pacientes hipertensos é influenciada, além do sexo, pela idade e pelo grau de obesidade. Nos indivíduos obesos, é de 1,5 a duas vezes mais prevalente em relação aos não-obesos.[18]

Embora a HVE tenha sido considerada simplesmente um processo adaptativo e até necessário do coração para vencer a sobrecarga hemodinâmica, verificou-se, mais tarde, que ela representa um processo independente da HA, sendo assim um fator de risco independente muito importante para todas as doenças cardíacas cerebrais e vasculares.

Os estudos de Framingham identificaram a HVE como o mais importante fator de risco conhecido para insuficiência cardíaca, acidente vascular cerebral, doença coronária e claudicação intermitente, sendo um forte preditor de todas as causas de morte cardíaca em adultos acima de 40 anos.

Está estabelecida a relação entre a HVE e o aumento da íntima e da média das carótidas, disfunção endotelial, resistência a insulina, níveis de HDL-colesterol, glicemia, viscosidade sangüínea e microalbuminúria. Desta forma, é considerado um marcador de aterosclerose, principalmente a associação muito forte entre a HVE e o acidente vascular cerebral, independentemente dos valores da pressão arterial tanto de consultório quanto pela monitorização ambulatorial da pressão arterial (MAPA).[19]

DETERMINANTES CLÍNICOS DA HVE

O estresse hemodinâmico é sem dúvida o determinante crítico da hipertrofia. Apesar de a pressão arterial (PA) elevada ser o principal fator desencadeante, a relação encontrada entre a HVE e a medida isolada da PA é muito pobre.

A pressão pela MAPA foi a que melhor se correlacionou com a massa do ventrículo esquerdo (VE) em relação à pressão de consultório; entretanto, essa relação é muito fraca. Os coeficientes de correlação foram de 0,49 e 0,32, respectivamente, para a PA na MAPA e no consultório[20]. Entre os diversos parâmetros estudados na MAPA, a ausência de queda noturna fisiológica da PA (*non-dippers*)[21] e o aumento matutino foram os indicadores mais precisos. Dentre eles, destaca-se o aumento da massa cardíaca.[22,23]

Entre indivíduos com PA de consultório normal e a MAPA com pressão elevada (normotensão do avental branco), a relação desse fenômeno com a massa do VE foi significativa.[24]

Diversos estudos mostram que a carga hemodinâmica não é o único fator determinante da hipertrofia. Outros fatores podem independentemente influenciar o desenvolvimento de HVE.

Embora alguns estudos relacionem a idade ao desenvolvimento da hipertrofia, relatando-a como um processo intrínseco do envelhecimento, uma análise mais apurada dos estudos de Framingham da relação entre a idade e a massa cardíaca não mostrou associação entre esses dois eventos[25,26]. Existem alguns fatores que podem colaborar para o aumento da massa durante o envelhecimento do indivíduo, como o aumento dos níveis pressóricos, dentro da faixa de normalidade, o aumento progressivo da resistência arterial periférica, a substituição gradual dos miócitos por tecido conectivo e os processos degenerativos como a amiloidose.[27]

Em relação ao sexo, para qualquer nível pressórico a mulher tem massa cardíaca menor que o homem, fato talvez relacionado ao aspecto hormonal. Os indivíduos de raça negra, além de maior prevalência de HA, apresentam para o mesmo nível pressórico maior intensidade das lesões em órgãos-alvo que os indivíduos de raça branca e maior prevalência de acidente vascular cerebral, insuficiência renal, infarto do miocárdio, insuficiência cardíaca e morte súbita [28]. De maneira similar, a HVE é mais prevalente na raça negra, ocorrendo duas vezes mais que na raça branca para o mesmo nível pressórico.[29]

■ CONSEQÜÊNCIAS DA HVE

Arritmias

O paciente com HVE tem mais extra-sístoles ventriculares e arritmias ventriculares complexas, sendo essas arritmias responsáveis pela morte súbita no paciente com hipertrofia[3]. Para cada 1 mm de aumento de espessura do septo interventricular ou parede posterior há um aumento de duas a três vezes na ocorrência de ectopias ventriculares complexas.[31,32]

Diversos mecanismos arritmogênicos podem estar implicados na gênese das arritmias. Os mecanismos de reentrada estão relacionados a fatores anatômicos, tais como miócitos alargados, discos intercalares múltiplos e pequenas áreas de fibrose. Os fatores mecânicos são representados pelo estiramento das células miocitárias, que leva a um aumento da automaticidade. A participação de fatores funcionais como o próprio aumento da massa ventricular, a reserva coronária diminuída e a isquemia subendocárdica contribui para o aparecimento dessas arritmias.[33]

Além das arritmias ventriculares, a fibrilação atrial também é mais freqüente nos pacientes com HVE. Isso explica em parte a relação independente da HVE com o acidente vascular cerebral. No estudo de Framingham, após o ajuste de outras variáveis de risco, a razão de chance para acidente vascular cerebral e ataque isquêmico transitório foi de 1,2 a 1,8 para cada quartil de aumento da massa do VE[34]. Verdecchia *et al.*, em seguimento durante 16 anos de 2.482 pacientes com ritmo sinusal no início do estudo, encontraram que para um desvio padrão de aumento de massa havia aumento de 1,2 vez o risco de fibrilação atrial (intervalo de confiança 1,07-1,34, 95%).[35]

Além do aspecto arritmogênico, Roman *et al.*, em 1995, verificaram uma associação entre a aterosclerose de carótidas e aumento da massa do VE. Evidenciaram uma correlação crescente da prevalência de placas ateromatosas extracranianas e o aumento da massa do VE.[36]

Insuficiência Coronária

A incidência de infarto do miocárdio nos pacientes com HA e HVE aumenta de seis a oito vezes[37]. Os pacientes hipertensos com ou sem hipertrofia apresentam em comum a isquemia miocárdica. O aumento da massa miocárdica e a tensão elevada são os maiores determinantes do consumo de oxigênio. A aterosclerose coronária é mais comum nesse grupo de pacientes, visto que a HA está implicada diretamente na gênese do ateroma. De forma aditiva, esses pacientes têm uma redução da reserva coronária, mais acentuada quanto maior for a massa cardíaca. O problema torna-se crítico em momentos de hipotensão acompanhados de taquicardia, em que a reserva coronária é mínima e o consumo relativamente aumentado.[38-39]

Na HVE há um crescimento desproporcional da massa cardíaca em relação aos capilares, proporcionando um desbalanço entre a proliferação vascular e o crescimento muscular, predispondo a isquemia relativa.[40]

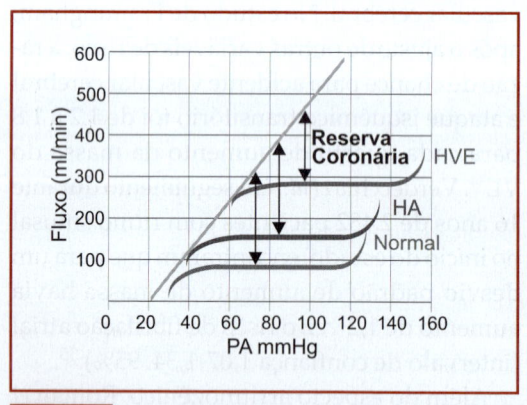

FIGURA 17.3
Alterações da reserva coronária em pacientes hipertensos (HA) e com hipertrofia ventricular esquerda (HVE)

INSUFICIÊNCIA CARDÍACA

A HA é a principal causa da ICC, levando a deterioração da função ventricular tanto sistólica quanto diastólica.

A partir de um determinado momento, o coração hipertrofiado torna-se incapaz de manter a contratilidade cardíaca. Diversos autores encontraram uma relação quase linear entre o grau de hipertrofia e a diminuição da contratilidade[41]. Alguns fatores tais como o estado da circulação arterial coronária e a perfusão miocárdica, isoformas de ATPase da miosina, a capacidade de manipulação do cálcio intracelular e de fosfatos de alta energia, o estado dos receptores beta-adrenégicos miocárdicos e o conteúdo do colágeno no espaço intersticial participam na redução do componente sistólico ventricular.[42]

As transformações que ocorrem no interstício e no espaço perivascular têm importância fundamental no desempenho do coração. Quando aumentada excessivamente, acarreta desarranjos estruturais comprometendo a contratilidade, já que é a rede miofibrilar de colágeno que é responsável pela sustentação e alinhamento dos miócitos e da rede vascular e pela transmissão da força de contração ao ventrículo[43]. Um dos achados mais precoces encontrados na cardiopatia hipertensiva é a diminuição do enchimento diastólico. Nas fases iniciais, o enchimento está diminuído devido ao comprometimento do relaxamento, e a progressão do processo hipertrófico leva a diminuição progressiva da complacência. O ventrículo torna-se cada vez mais rígido, necessitando de pressões de enchimento cada vez maiores.

A complacência diastólica é o resultado da interação complexa de diversos fatores, como a própria rigidez passiva do miocárdio, a geometria da câmara, a interação entre os ventrículos e a força de contenção do pericárdio.[44]

Em vista de o desempenho sistólico e o enchimento diastólico estarem prejudicados na HA e na HVE, a hipertensão não-tratada e de longa duração pode levar na grande maioria das vezes a insuficiência cardíaca congestiva. Conforme o processo cardíaco evolui para estágios avançados, o coração com HVE não consegue mais suportar a pós-carga, e as câmaras se dilatam, havendo queda do débito

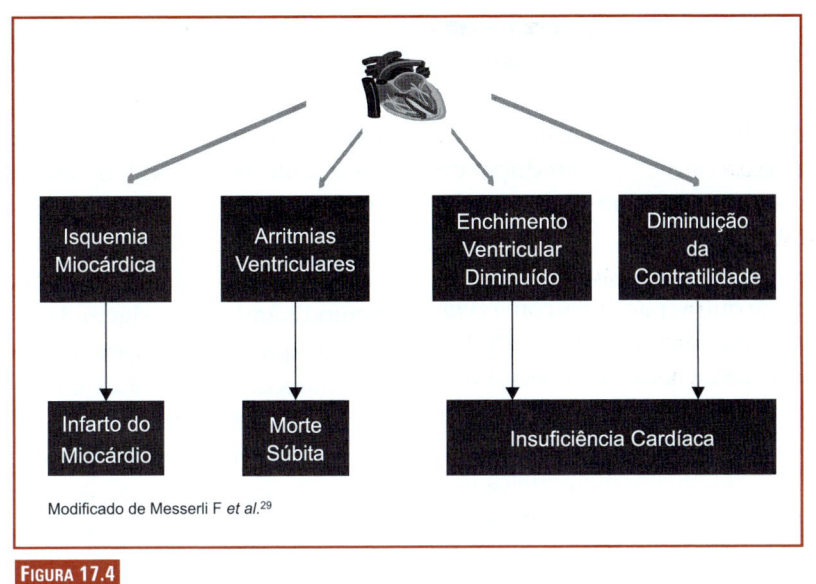

FIGURA 17.4
Conseqüências clínicas da hipertrofia ventricular esquerda

cardíaco. Todo o cenário neuro-hormonal, na tentativa de compensação, se ativa, aumentando assim a atividade do sistema nervoso simpático e do sistema renina-angiotensina-aldosterona. Esses mecanismos de compensação são parciais e provisórios, já que, ao persistirem, provocam mais vasoconstrição e isquemia miocárdica, prejudicando ainda mais o coração na sua função de bomba.

■ TRATAMENTO

Vários ensaios clínicos prospectivos mostraram que todas as drogas anti-hipertensivas são eficazes em reduzir os níveis pressóricos de forma semelhante. Além de reduzirem a pressão arterial, diminuíram a incidência de insuficiência renal, insuficiência cardíaca e acidente vascular cerebral. Porém a redução da doença coronária (infarto do miocárdio, angina do peito e morte súbita) ficou muito aquém do que se esperava com a redução dos níveis pressóricos, inclusive no estudo de Oslo a mortalidade por doença coronária até aumentou[45,46]. No estudo de Framingham, durante um período de observação de 30 anos, houve um aumento da morte súbita cardíaca nos pacientes hipertensos tratados quando comparados aos não-tratados[47]. Outros estudos, como o SHEP, STOP-Hypertension, o ensaio MRC e o ensaio EWPHE, mostraram reduções na incidência de doença coronária entre 13 e 27% com o uso de diuréticos ou beta-bloqueadores[47-51]. Porém esses quatro últimos estudos têm em comum uma população idosa, não podendo os resultados ser extrapolados para a população geral hipertensa. Com os estudos de Framingham mostrando a redução da expectativa de vida por diversos eventos cardiovasculares, torna-se obrigatória a prevenção dessa hipertrofia, tanto pelo tratamento adequado da HA quanto pelo combate aos fatores adjuvantes que participam no desenvolvimento da hipertrofia, tais como a obesidade, a ingesta excessiva de sal, entre outros.

A reversão da HVE melhora as alterações que ocorreram na sístole e na diástole, na fibrose intersticial, na reserva coronária e nas arritmias ventriculares. Porém ainda resta a dúvida de se haverá melhora na morbimortalidade com a reversão além da desencadeada pela redução dos níveis pressóricos. No estudo de Framingham, indivíduos que tinham aumento da voltagem do complexo QRS apresentavam risco cardiovascular duplo em relação aos que apresentavam regressão dos critérios de HVE.[52]

Muiesan et al., em um seguimento de 10 anos, verificaram que os pacientes com reversão da HVE tiveram um risco relativo de 1,38 para morbidade cardiovascular em relação aos que no início do trabalho não apresentavam HVE. Naqueles que mantiveram a HVE, o risco foi de 3,52, relativamente àqueles cuja massa do ventrículo era normal[53]. Em um estudo muito bem elaborado, Verdecchia et al., verificaram que os pacientes que regrediram a HVE pelo ecocardiograma apresentaram uma taxa de eventos de 1,58%, enquanto naqueles que não tiveram regressão da HVE a taxa foi de 6,27%. De aspecto interessante, essas diferenças mantinham-se significativas após a análise multivariada quando excluíam a influência das alterações na pressão arterial pela MAPA.[54]

Uma metanálise de quatro estudos, com análise de 1.064 hipertensos submetidos à realização de ecocardiograma no início e no final do estudo, verificou que em comparação com os que apresentavam reversão o risco cardiovascular foi 59% menor. Entretanto, o risco cardiovascular dos hipertensos que nunca tiveram HVE foi 36% menor do que aqueles que apresentavam reversão da HVE, não permitindo assim uma evidência conclusiva de se a redução da HVE diminui o risco para valores semelhantes aos indivíduos que nunca tiveram HVE.[55]

Okin et al., utilizando os critérios eletrocardiográficos de Cornell e Sokolow-Lyon em seguimento de 9.193 pacientes hipertensos com HVE, encontraram que a diminuição de um desvio padrão nos valores considerados para diagnóstico da HVE, tanto no índice Cornell quanto no de Sokolow-Lyon, apresentou redução significativa da morbimortalidade cardiovascular.[56]

No estudo LIFE, com a utilização do ecocardiograma, encontrou-se redução significativa da mortalidade e morbidade cardiovasculares, com diminuição de 25,3 g/m^2 de massa do ventrículo esquerdo (correspondente a um desvio padrão).[57]

Devido ao envolvimento de fatores humorais e neurais, juntamente com a sobrecarga hemodinâmica, na origem da HVE, entende-se por que nem sempre a retirada isolada de sobrecarga pressórica é suficiente para a reversão da hipertrofia.

Alguns estudos mostraram reversão da hipertrofia com a utilização de drogas inibidoras do sistema renina-angiotensina-aldosterona (SRAA), inibidores adrenérgicos centrais, alguns inibidores de canais de cálcio e alguns beta-bloqueadores[58]. Porém não é de consenso a reversão da hipertrofia com o uso de diuréticos, determinados bloqueadores de canais de cálcio e alguns beta-bloqueadores.

A relação da reversão da hipertrofia e o tratamento da hipertensão arterial é extremamente complexa e envolve diversos mecanismos e variáveis, visto que em algumas situações em que reduzimos apreciavelmente a pressão arterial com o vasodilatador minoxidil e hidralazina foi verificado aumento adicional da massa cardíaca[58]. Essas drogas de ação direta promovem hiperatividade simpática e, dessa forma, aumento da atividade do SRAA.

Já os bloqueadores dos canais de cálcio, além de diminuírem o influxo de cálcio nas células musculares lisas das arteríolas e dos miócitos, minimizam a atividade adrenérgica e atenuam a atividade do SRAA. Em vista dessas características bioquímicas, paralelamente à sua ação vasodilatadora, possuem condições para desencadear a reversão da hipertrofia.[59]

O tratamento com inibidores da ECA promove a regressão da hipertrofia com modificações dos componentes tanto miocitário quanto não-miocitário, promovendo redução do componente colágeno.[60]

Diversas outras drogas estão arroladas como redutoras da massa cardíaca hipertrofiada. Os antagonistas centrais e periféricos das catecolaminas como a alfa-metildopa, a reserpina e os beta-bloqueadores se mostraram eficazes em reduzir a massa cardíaca. No caso particular da alfa-metildopa, verificou-se em estudos experimentais redução da massa miocárdica sem redução da PA.[61]

Não existe porém na atualidade ainda um consenso sobre qual das drogas anti-hipertensivas reduz em maior intensidade a massa cardíaca no coração hipertrofiado.

Em uma metanálise de 109 estudos realizados até 1990, Dahlöf *et al.*, investigando os quatro medicamentos anti-hipertensivos mais utilizados na clínica diária (diuréticos, bloqueadores beta-adrenérgicos, antagonistas dos canais de cálcio e IECAS) verificaram graus distintos de regressão e que um IECA, o enalapril, apresentava mais efeito na reversão.[62]

Porém em 1993 um outro estudo (TOMHS), dessa vez prospectivo, que durou 4 anos, randomizado, duplo-cego e controlado com placebo, comparou seis intervenções terapêuticas no tratamento da hipertensão arterial. Não encontrou diferenças significativas quanto a redução das cifras tensionais e aos níveis de lipídios plasmáticos. Contudo, o grupo que recebeu clortalidona, um diurético, foi o que apresentou maior redução da massa ventricular esquerda, mesmo quando comparado ao enalapril, sendo a diferença significativa[63]. Essa comparação porém é passível de críticas, visto que as doses de enalapril utilizadas no estudo TOMHS foram iguais ou inferiores a 5 mg.

A última metanálise de 80 estudos realizada por Klingheil *et al.* em 2003 verificou que os bloqueadores dos receptores da angiotensina II eram os medicamentos mais eficazes em reduzir a massa do VE, ficando os diuréticos e os beta-bloqueadores atrás dos IECAs e dos antagonistas dos canais de cálcio.[64]

Desta forma, não existe ainda um consenso sobre qual das drogas anti-hipertensivas reduz em maior intensidade a massa do coração hipertrofiado. Porém, já existem evidências de que a reversão da hipertrofia leva o paciente a um risco menor, sendo sensatas a prevenção e, no objetivo do tratamento da hipertensão arterial, a atenção a esse outro fator de risco coadjuvante e independente que age adversamente no paciente com hipertensão arterial.

■ REFERÊNCIAS BIBLIOGRÁFICAS

1. Pontes MRN, Leães PE. Remodelamento ventricular: dos mecanismos moleculares e celulares ao tratamento. Rev Soc Cardiol do Rio Grande do Sul 2004; 3:1-7
2. Matsubara BB, Matsubara LS. Mecanismos de hipertrofia e fibrose na hipertensão arterial sistêmica. Rev Soc Cardiol Estado de São Paulo 2003; 13(1):92-100
3. Yamazaki T, Komuro I, Yazaki Y. Signaling pathways for cardiac hypertrophy. Cell Signal 1998; 10:693-8.
4. Ueyama T, Kawashima S, Sakoda Y et al. Requirement of activation of the extracellular signal-regulated kinase cascade in myocardial cell hypertrophy. J Mol Cell Cardiol 2000; 32:947-60.
5. Harshfield GA, Grim CE, Hwang C et al. Genetic and environmental influences on echocardiographically determined left ventricular mass in black twins. Am J Hypertens 1990; 3:538-43.
6. Arnett DK, Boerwinkle E, Davis BR et al. Pharmacogenetic approaches to hypertension therapy: design and rationale for the Genetics of Hypertension Associated Treatment (GenHAT) study. Pharmacogenomics J 2002; 2:309-17.
7. Turner ST, Boerwinkle E. Genetics of hypertension, target-organ complications, and response to therapy. Circulation 2000; 102:IV40-IV45.
8. Ganau A, Devereux RB, Roman MJ et al. Patterns of left ventricular hypertrophy and geometric remodeling in essential hypertension . J Am Coll Cardiol 1992; 19:1550-8.
9. Devereux RB, Lutas EM, Casale PN et al: Standardization of M-mode echocardiographic left ventricular anatomic measurements. J Am Coll Cardiol 1984; 4:1222-30.
10. Savage DD, Garrison RJ, Kannel WB *et al*. The spectrum of left ventricular hypertrophy in a general population sample: The Framingham study. Circulation 1987; 75(suppl I):I-26-I-33.

11. ASE Committee Recommendations. Recommendations for chamber quantification. J Am Soc Echocardiogr 2005; 18:1440-63.
12. Kannel WB, Gordon T, Offutt D. Left ventricular hypertrophy by electrocardiogram: prevalence, incidence and mortality in the Framingham study. Ann Intern Med 1969; 71:89-105.
13. Hypertension Detection and Follow-up Program Cooperative Group. Five year findings of the hypertension detection and follow-up program. Reduction of mortality of persons with high blood pressure including mild hypertension. JAMA 1979; 242:2562-71.
14. Levy D, Anderson KM, Savage DD et al. Echocardiographically detected left ventricular hypertrophy. Prevalence and risk factors. The Framingham Heart Study. Ann Intern Med 1988; 108:7-16.
15. Devereux RB, Roman MJ. Hypertensive cardiac hypertrophy: Pathophysiologic and clinical characteristics. In: Hypertension: Pathophysiology, Diagnosis and Management. Second Edition. p. 409-32
16. Hammond IW, Devereux RB, Alderman MH et al. The prevalence and correlates of echocardiographic left ventricular hypertrophy among employed patients with uncomplicated hypertension. J Am Coll Cardiol 1986; 7:639-50.
17. Savage DD, Drayer JIM, Henry WL et al. Echocardiographic assessment of cardiac anatomy and function in hypertensive subjects. Circulation 1979; 59:623-30.
18. Hammond IW, Devereux RB, Alderman MH et al. Relation of blood pressure and body build to left ventricular mass in normotensive and hypertensive employed adults. J Am Coll Cardiol 1988; 12:996-1004
19. Nogueira JB. Regressão da hipertrofia ventricular na hipertensão arterial. Diminuirá o risco cardiovascular? Rev Port Cardiol 2005; 24(7-8):1007-3.
20. Milliar-Craig MW, Bishop CN, Raftery EB. Circadian variation of blood-pressure. Lancet 1978; 1:795-7.
21. Levy D, Garrison RJ, Savage DD et al. Prognostic implications of echocardiographically determined left ventricular mass in the Framingham Heart Study. N Engl J Med 1990; 322:1561-6.
22. Cuspid C, Macca G, Sampieri L et al. Target organ damage and non-dipping pattern defined by two sessions of ambulatory blood pressure monitoring in recently diagnosed essential hypertensive patients. J Hypertens 2001; 19:1539-45.
23. Gosse P, Lasserre R, Minifie C et al. Blood pressure surge on rising. J Hypertens 2004; 22:1113-8.
24. Liu JE, Roman MJ, Pini R et al. Cardiac and arterial target organ damage in adults with elevated ambulatory and normal office blood pressure. Ann Intern Med 1999; 131:564-72.
25. Gosse P, Desrumeau GC, Roudant R et al. Left ventricular mass in normotensive subjects: Importance of blood pressure response to activity. Am J Hypertens 1989; 2:78-84.
26. Lindroos M, Kupari M, Heikkilä J et al. Echocardiographic evidence of left ventricular hypertrophy in a general aged population. Am J. Cardiol 1994; 74:385-91.
27. Liebson PR, Grandits G, Prineas R et al. Echocardiographic correlates of left ventricular structure among 844 mildly hypertensive men and women in the treatment of mild hypertension study (TOHMS). Circulation 1993; 87:476-82.
28. Messerli FH, Garavaglia GE, Schmieder RE et al. Disparate cardiovascular findings in men and women with essential hypertension. Ann Intern Med 1987; 107:158-61.
29. Messerli FH, Kitelhut R. Left ventricular hypertrophy: How important a risk factor? Cardiovascular Risk Factors 1990; 1:8-13.
30. Ferreira C, Luna B, Póvoa R et al. Expressão das regiões organizadoras nucleolares (NORs) na hipertrofia ventricular esquerda. Rev Port Cardiol 1996; 3:104-7.
31. Messerli, FH. Left ventricular hypertrophy, arterial hypertension and sudden death. J Hypertens 1990; 8(suppl 7):181-6.
32. Ghali JK, Kadakia S, Cooper RS et al. Impact of left ventricular hypertrophy on ventricular arrhythmias in the absence of coronary arthery disease. J Am Coll Cardiol 1991; 17(6):1277-82.
33. MacLenahan JM, Henderson E, Morris KL et al. Ventricular arrhythmias in patients with hypertensive left ventricular hypertrophy. N Engl J Med 1987; 317(13):787-92.
34. Bikkina M, Levy D, Evans JC et al. Left ventricular mass and risk of stroke in an elderly cohort. The Framingham Heart Study. JAMA 1994; 272:33-6.
35. Verdecchia P, Angeli F, Gattobigio R et al. Regression of left ventricular hypertrophy and prevention of stroke in hypertensive subjects. Am J Hypertens 2006; 19:493-9.
36. Roman MJ, Pickering TG, Schwartz JE et al . Association of carotid atherosclerosis and left ventricular hypertrophy. J Am Coll Cardiol 1995; 25:83-90.

37. Toyoshima H, Park YD, Ishikawa Y. Effects of ventricular hypertrophy on conduction velocity of activation front in the ventricular myocardium. Am J Cardiol 1982; 49(8):1938-45.
38. Strauer BE. Myocardial oxygen consumption in chronic heart disease: Role of wall stress, hypertrophy and coronary reserve. Am J Cardiol 1979; 44:730-740.
39. Friehs I, del Nido PJ. Increased susceptibility of hypertrophied hearts to ischemic injury. Ann Thorac Surg 2003; 75:5678-84.
40. Mueller TM, Marcus ML, Kerber RF et al. Effect of renal hypertension and left ventricular hypertrophy on the coronary circulation in dogs. Cir Res 1978; 42:542-9.
41. Grossman E, Shemesh J, Shamiss A et al. Left ventricular mass in diabetes-hypertension. Arch Int Med 1992; 152:1001-4.
42. Frimm CC: Função sistólica do ventrículo esquerdo na hipertensão arterial. Rev Soc Cardiol Estado de São Paulo 1994; 4(4):333-8.
43. Campbell SE, Weber KT, Motz W et al. Myocardial fibrosis in hypertensive patients with cardiac hypertrophy: assessment using endomyocardial biopsy. J Am Coll Cardiol 1993; 21:332-9.
44. Matsubara BB: Alterações da função diastólica na hipertrofia ventricular esquerda. Rev. Soc. Cardiol Estado de São Paulo 1994; 4(4):339-46.
45. Multiple Risk Factor Intervention Trial Research Group: Baseline rest electrocardiographic abnormalities, antihypertensive treatment, and mortality in the Multiple Risk Factor Intervention Trial. Am J Cardiol 1985; 55:1-15.
46. Leren P, Helgeland A: Oslo hypertension study. Drugs 1986; 31(suppl. 1):41-5.
47. Kannel WB, Cuppler LA, D'Agostino RB et al. Hypertension, antihypertensive treatment, and sudden coronary death: The Framingham Study. Hypertension 1988; 11(suppl. II):45-50.
48. SHEP Cooperative Research Group. Prevention of stroke by antihypertensive drug treatment in older persons with isolated systolic hypertension. JAMA 1991; 265:3255-64.
49. Dahlöf B, Lindholm LH, Hansson L et al. Morbidity and mortality in the Swedish Trial in Old Patients with Hypertension (STOP-Hypertension). Lancet 1991; 338:1281-5.
50. MRC Working Party: Medical Research Council trial of treatment of hypertension in older adults: Principal results. Br Med J 1992; 304:405-12.
51. EWPHE. Mortality and morbidity results from the European working party on high blood pressure in the elderly trial. Lancet 1985; 1:1349-54.
52. Levy D, Salomon M, D'Agostino et al. Prognostic implications of baseline electrocardiographic features and their serial changes in subjects with left ventricular hypertrophy. Circulation 1994; 90:1786-93.
53. Muiesan ML, Salvetti M, Rizzoni D et al. Association of change in left ventricular mass with prognosis during long-term antihypertensive treatment. J Hypertens 1995; 13:1091-5.
54. Verdecchia P, Schillaci G, Borgioni C et al. Prognostic significance of serial changes in left ventricular mass in essential hypertension. Circulation 1998; 97:48-54.
55. Verdecchia P, Angeli F, Borgioni C et al. Changes in cardiovascular risk by reduction of left ventricular mass in hypertension: a meta-analysis. Am J Hypertens 2003; 16: 895-9.
56. Okin PM, Devereux RB, Jerns C et al. Regression of electrocardiographic left ventricular hypertrophy during antihypertensive treatment and the prediction of major cardiovascular events. JAMA 2004; 292:2343-9.
57. Devereux RB, Wachtell K, Gerolts E et al. Prognostic significance of left ventricular mass change during treatment of hypertension. JAMA 2004; 292:2350-6.
58. Chien Y, Frohlich ED. Reserval of left ventricular hypertrophy and cardiac performance. Curr Opin Cardiol 1991; 6:716-23.
59. Cezareti MLR, Tucci, PJF. Reversão da hipertrofia cardíaca. Rev Soc Cardiol Estado de São Paulo 1994; 4(4):393-400.
60. Weber KT, Janicki JS, Pick R et al. Myocardial fibrosis and pathologic hypertrophy in the rat with renovascular hypertension. Am J Cardiol 1990; 65:1G-7G.
61. Sen S, Tarazi RC. Regression of cardiac hypertrophy and influence of adrenergic system. Am J Physiol 1983; 13:H97-H101.
62. Dahlöf B, Pennert K, Hansson L. Reversal of left ventricular hypertrophy in hypertensive patients. A metaanalysis of 109 treatment studies. Am J Hypertens 1992; 5:95-110.
63. Neaton JD, Grimm RH, Prineas RJ. Treatment of mild hypertension study. Final results. JAMA 1993; 270:713-24.
64. Klingbeil AV, Schneider M, Mortus P et al. A meta-analysis of the effects of treatment on left ventricular mass in essential hypertension. Am J Med 200; 115:41-6.

Lesões em Órgãos-alvo: Alterações Renais

Eduardo Cantoni Rosa • Agostinho Tavares

O risco de lesão renal em pacientes com hipertensão essencial não-complicada é baixo quando comparado a outras complicações cardiovasculares. Entretanto, dada a elevada prevalência de hipertensão na população geral, esta continua sendo a segunda causa de insuficiência renal crônica.

Além disso, a concomitância da hipertensão com outros fatores de risco para a doença renal, como a obesidade e o envelhecimento populacional, fortalece a sua epidemiologia. De acordo com dados americanos, a hipertensão essencial é fator causal em cerca de 25 a 30% dos casos de insuficiência renal crônica em estágio terminal.[1]

A relação contínua entre pressão arterial e doença renal crônica pode ser inferida de estudos longitudinais, como o MRFIT, Clue, ARIC, MDRD (Fig. 18.1), que apontaram risco elevado já a partir do estádio pré-hipertensivo, particularmente para com o componente sistólico da pressão arterial[2-4]. Ainda, observou-se, por esses dados, um impacto maior na

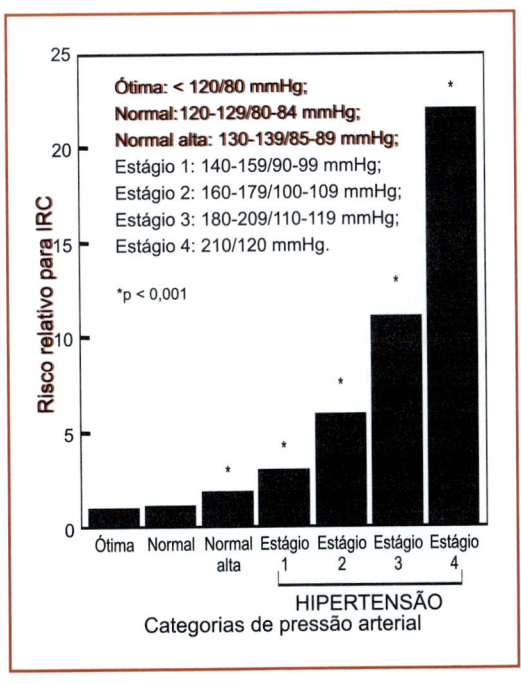

FIGURA 18.1
Risco relativo de insuficiência renal crônica (IRC) após 15 anos, de acordo com níveis basais de pressão arterial em 332.554 homens randomizados no Multiple Risk Factor Intervention Trial[2]

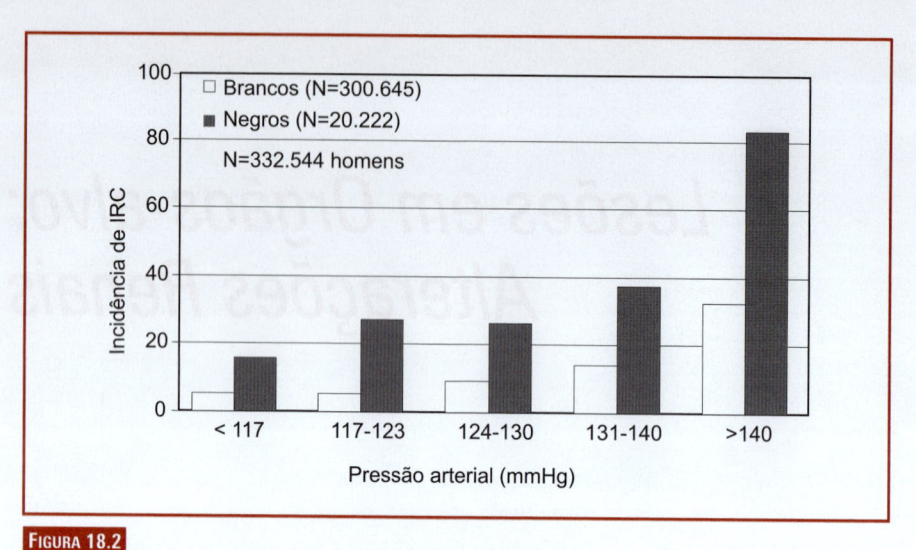

FIGURA 18.2

Incidência de insuficiência renal crônica após 16 anos em homens brancos e negros (randomizados no Multiple Risk Factor Intervention Trial)[3]

população negra, sabidamente mais propensa à fisiopatologia renal adversa[5] (Fig. 18.2).

A associação entre patamares pressóricos mais estreitos e doença cardiovascular também tem sido demonstrada, porém, ao contrário dos desfechos renais, o emprego de terapias mais eficazes para a hipertensão nas últimas décadas, com alvos pressóricos por certo não tão estreitos, foi capaz de prover redução nos desfechos cardiovasculares e cerebrovasculares.[6]

Tais dados apontam, então, para a necessidade de se cumprirem metas terapêuticas mais estreitas, visando-se também à proteção renal e, conseqüentemente, maior proteção cardiovascular, haja vista também a importância da insuficiência renal crônica como fator de risco independente para doenças cardiovasculares.[7-9]

Apesar dos dados estatísticos, é importante salientar que o diagnóstico de hipertensão como fator causal de lesão renal é apenas presumido, visto que a concomitância de doença renal preexistente, muitas vezes, não pode ser descartada, mesmo à biópsia renal, dada as características não-patognomônicas da lesão.[10]

De qualquer modo, a ocorrência de hipertensão secundária à doença renal prévia é sabidamente perpetuadora de lesão renal. De acordo com os dados do NHANES, 50 a 75% dos portadores de doença renal crônica são hipertensos.[11]

Assim, a importância da hipertensão em termos de risco renal pode ser analisada sob um espectro maior, em que rim e hipertensão são coadjuvantes numa relação de causa e efeito.

FISIOPATOLOGIA

Auto-regulação e Lesão Renal

A transmissão de qualquer carga pressórica à microvasculatura renal, em situações em que o leito vascular é preservado, desencadeia um mecanismo de vasoconstrição renal no sentido de preservar o fluxo sangüíneo renal e a pressão hidrostática glomerular. Esse mecanismo, apontado como de auto-regulação, é o mecanismo primário de proteção renal à sobrecarga de pressão, e ocorre numa faixa ampla de níveis pressóricos, preservando assim o fluxo sangüíneo renal[12] (Fig. 18.3).

nessa situação favorecerá a isquemia dos néfrons acometidos, com conseqüente perda do tufo glomerular, obsolescência de glomérulos, perda na função renal e desvio na curva de natriurese (Fig. 18.4). Tais processos são perpetuados pela ativação inflamatória e neuro-hormonal subjacente, particularmente o sistema renina-angiotensina-aldosterona.

A topografia desse acometimento deverá ser inicialmente maior no nível do córtex renal, e, em contrapartida, haverá uma população de néfrons em região medular, não-acometidos, que sofrerão mediante a sobrecarga pressórica e neuro-hormonal, com conseqüentes hiperfiltração compensatória, hipertrofia, perda de auto-regulação e aumento das pressões no nível da vasculatura glomerular (pressão = tensão × raio). Nesse ponto, qualquer aumento pressórico será transmitido ao capilar glomerular, cuja integridade é rompida, culminando em perda protéica (microalbuminúria e proteinúria) e processos subseqüentes de esclerose glomerular e tubulointersticial. O padrão de esclerose glomerular focal e segmentar será típico.[7,12,14,15]

Como denotado, na fisiopatologia da doença renal hipertensiva, de acordo com as pro-

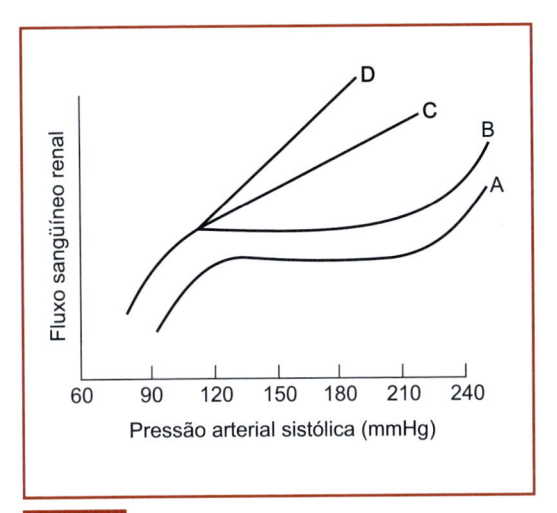

FIGURA 18.3

A: auto-regulação do fluxo sangüíneo renal na hipertensão não-complicada; B: uninefrectomia; C: ablação renal; D: ablação renal mais antagonistas dos canais de cálcio diidropirinídico[12]

Essa situação inicial, comum em pacientes jovens com hipertensão limítrofe e atividade simpática exacerbada, determinará alterações mínimas na musculatura lisa da vasculatura pré-glomerular que perpetuarão o aumento da resistência vascular renal, culminando com isquemia tubular e glomerular e resultantes aumento de reabsorção e diminuição da excreção de sal, com conseqüente exacerbação do componente pressórico. Nessa fase, no entanto, o aumento pressórico é capaz de aliviar a isquemia glomerular, resultando em natriurese adequada, o que caracteriza uma resistência inicial à ingesta de sal.[13,14]

Mediante a hipertensão estabelecida, haverá uma fase de proteção renal adaptativa, na qual os limites pressóricos para a auto-regulação renal serão desviados para patamares superiores, e com isso a proteção renal se dará por tempo prolongado, mesmo na vigência de complicadores como perda de massa renal, diabetes melito etc.

No entanto, após anos, com a progressão das lesões arteroscleróticas típicas do processo de nefroesclerose hipertensiva, haverá tendência a perda na auto-regulação, o que

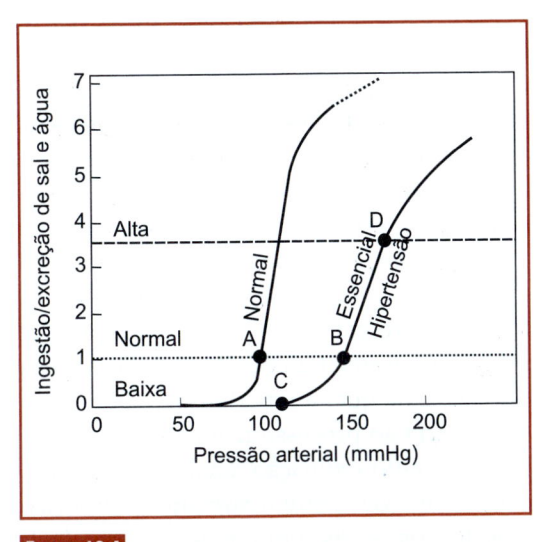

FIGURA 18.4

Natriurese pressórica na hipertensão arterial

posições de Searley, haverá duas populações distintas de néfrons e, a depender da fase e da evolução, culminância maior ou menor dos achados isquêmicos em relação aos achados de glomeruloesclerose.[16]

SITUAÇÕES DE RISCO

O curso da doença nefroesclerótica pode por vezes ser adiantado, a depender da concomitância de outros fatores. Assim, indivíduos da raça negra e pacientes com baixo peso ao nascer, sabidamente portadores de um menor número de néfrons, e que já têm a reserva renal comprometida, com tendência basal a maior sensibilidade ao sal, hiperfiltração e perda na auto-regulação, sofrerão injúria renal precocemente diante da hipertensão.[17-19]

Outra situação freqüente, a obesidade, particularmente a do tipo visceral, através da sua ativação neuro-hormonal (hiperinsulinemia; simpático; SRAA), inflamatória e trombogênica, é facilitadora dos processos de retenção hidrossalina, hiperfitração e esclerose glomerular, sabidamente amplificados pelo aumento pressórico.[20]

O acometimento maior da função renal em pacientes idosos também pode ser explicado pelos processos ateroscleróticos microvasculares ou macrovasculares (doença renovascular) decorrentes da idade, que, somados às alterações decorrentes de anos de hipertensão, acentuam a isquemia glomerular.[21]

Conforme ressaltado inicialmente, a presença de hipertensão numa situação em que a reserva renal já é comprometida exacerba a perda de função renal. Nessa situação, comumente presente onde existem doença renal primária, nefropatia diabética, nefrectomias prévias, e na qual a hipertensão é por vezes secundária ao processo fisiopatológico subjacente, a auto-regulação renal é prejudicada, e as correlações entre o aumento pressórico e desfechos renais serão mais exacerbadas[12] (Fig. 18.5).

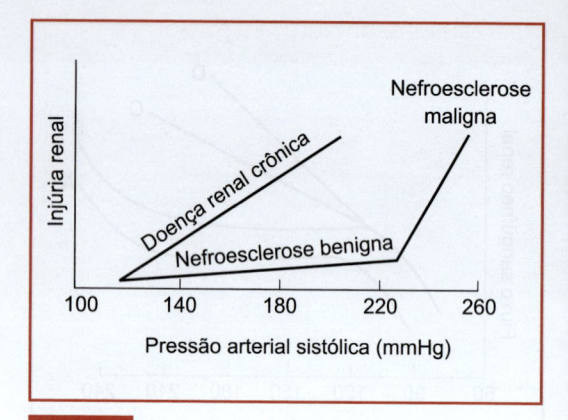

FIGURA 18.5
Pressão arterial sistólica vs. injúria renal na doença renal crônica e na hipertensão

A presença da nefropatia diabética, em associação com a hipertensão e obesidade, deve ser destacada, em vista da sua prevalência e dos mecanismos patogênicos que favorecem um acometimento da vasculatura renal mais acentuado e difuso, com tendência à vasodilatação arteriolar, aumento do tufo capilar e dos glomérulos e conseqüentes aumento da pressão glomerular e perda protéica. Todos esses processos serão amplificados pela presença de hipertensão, já em patamares baixos.[22]

DOENÇA MICROVASCULAR

O acometimento progressivo da microvasculatura renal, ao nível das artérias interlobulares, arqueadas e arteríolas pré-glomerulares, é bem demonstrado na hipertensão, ocorrendo de forma segmentar e focal, com espessamento intimal e medial inicial que aos poucos progride para fibrose e hialinose de capilares e conseqüentes alterações mesangiais, tubulointersticiais e glomerulares, que caracterizam a nefroesclerose benigna. Na presença de hipertensão mais severa (maligna), rara nos dias de hoje, o acometimento pode dar-se de forma mais acentuada, com a presença de necrose fibrinóide nas arteríolas e o aspecto típico da lesão em casca de cebola.[23,24]

Todas essas alterações, a princípio, devem-se às repercussões da sobrecarga pressórica sobre o leito vascular renal, determinando lesão a partir de estímulos mecânicos, inflamatórios e neuro-hormonais.

Entretanto, permanece especulativo, e atraente, que a lesão inicial da vasculatura renal não seja determinada inicialmente pela elevação dos níveis pressóricos, mas sim por estímulos vasoconstritores e proliferadores da musculatura lisa dos vasos, como a angiotensina II, o sistema simpático, ácido úrico e outros.[14]

Por esse conceito, haveria lesão renal microvascular preexistente ao desenvolvimento de hipertensão, determinando isquemia subjacente de néfrons e tendência ao aparecimento de hipertensão a partir de retenção hidrossalina e ativação de processos neuro-humorais. A ocorrência de hipertensão, a seguir, exacerbaria as lesões preexistentes[14] (Fig. 18.6).

Tal conceito coloca a microvasculatura renal como ponto de origem ao processo hipertensivo e talvez se aplique a grupos já descritos, como é o caso dos obesos, negros, hiperuricêmicos, nos quais habitualmente haverá menor reserva renal, maior sensibilidade ao sal e perda maior de função renal.

Portanto, a identificação precoce desses indivíduos pode vir a ser útil em termos de estratégias preventivas de lesão renal e da hipertensão.

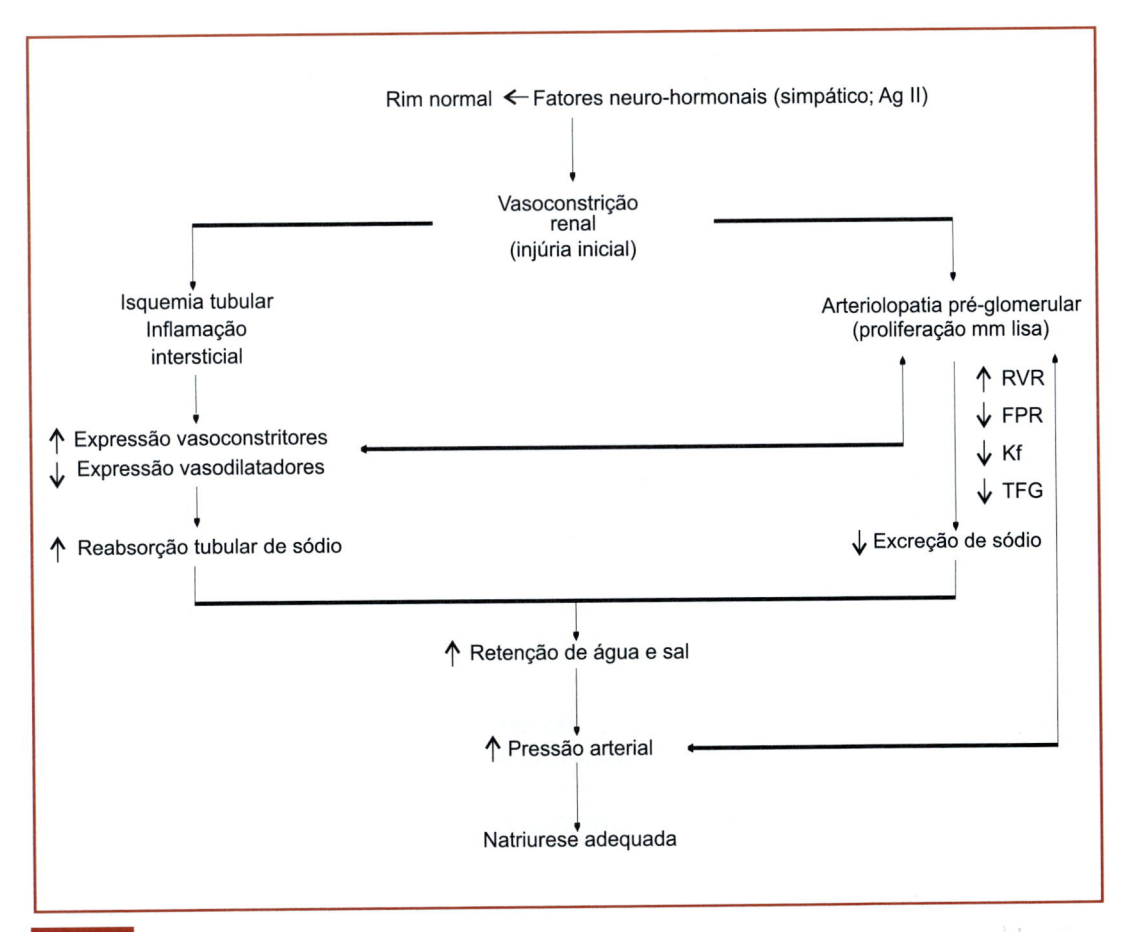

FIGURA 18.6
Injúria renal inicial da microvasculatura renal

SISTEMA RENINA-ANGIOTENSINA

A participação do sistema renina-angiotensina na patogênese da lesão renal hipertensiva decorre de sua ativação a partir da sobrecarga pressórica imposta ao glomérulo, mediante a perda de auto-regulação e a diminuição de fluxo glomerular presente nos néfrons isquêmicos[22,25] (Fig. 18.7).

As repercussões negativas desse sistema ocorrem em nível local (intra-renal) e particularmente por meio das ações da angiotensina II em seus receptores AT_1, distribuídos pelo tecido renal, facilitando vasoconstrição, geração de radicais livres (estresse oxidativo), fenômenos inflamatórios e proliferativos, processos esses contrabalançados habitualmente pelo óxido nítrico, que é inibido por essa cascata inflamatória e hormonal.[7,15,26]

Assim, haverá predomínio dos processos de trofismo e vasoconstrição, esses últimos exacerbados nos néfrons já isquêmicos, e, ainda, hipertensão glomerular determinada a partir da constrição maior dos vasos eferentes nos néfrons hiperfiltrantes, com conseqüente injúria glomerular e tubulointersticial.

Os processos proliferativos serão mediados particularmente pela ativação de fatores de crescimento (TGF-β) e receptores de glicose (GLUT1), ambos estimulados pela angiotensina II, promovendo a ativação de fibroblastos e a deposição de matriz mesangial ao nível glo-

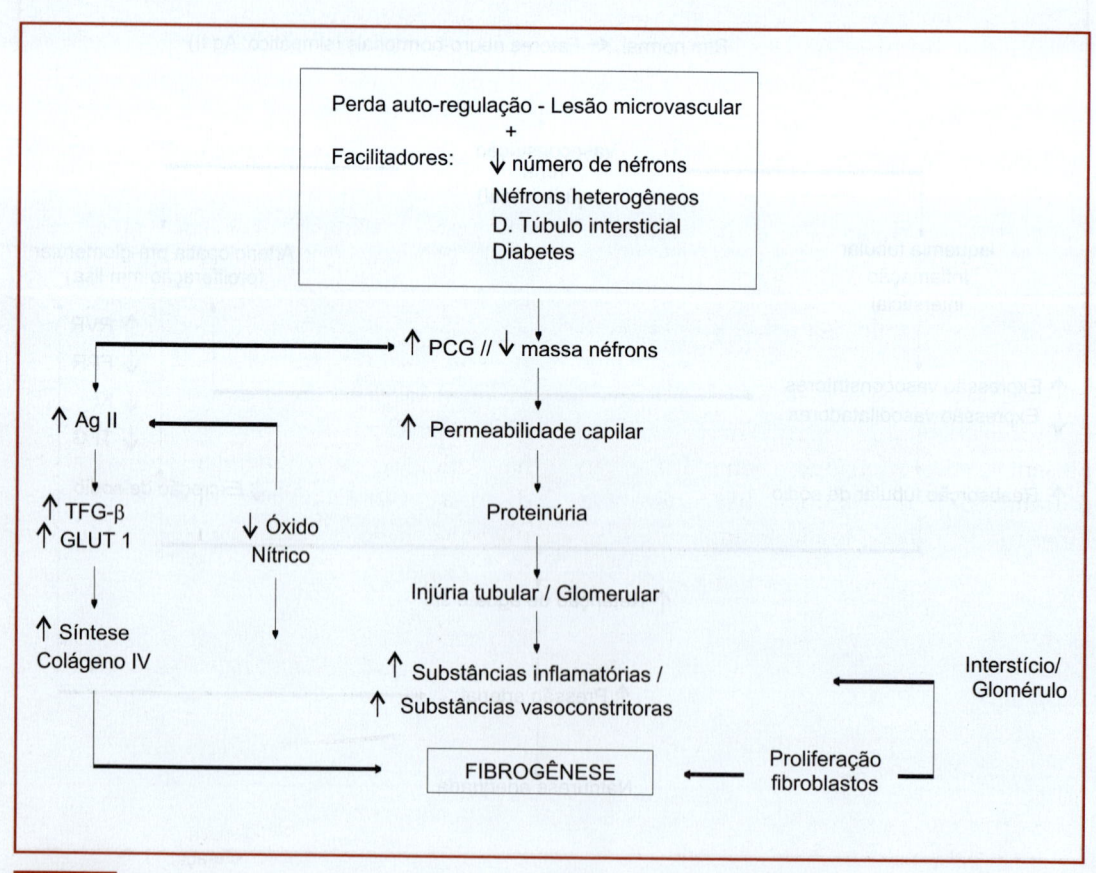

FIGURA 18.7
Progressão da injúria renal

merular e intersticial, resultando em fibrose e esclerose do tecido renal.[27,28]

Vale ressaltar, no entanto, que a participação do SRAA como mediador da lesão renal será mínima na ausência de hipertensão, o que fortalece mais propriamente o controle pressórico *per se* do que o bloqueio do sistema.

■ PROGRESSÃO DE LESÃO RENAL

A progressão do acometimento renal na hipertensão se dará logicamente em função do controle ou não da pressão arterial e, ainda, da obtenção de níveis pressóricos alvo mais estreitos, o que será discutido a seguir.

Além disso, a presença de proteinúria, usualmente inferior a 1,5-2,0 g/dia na nefropatia hipertensiva, é preditora de maior acometimento renal e reflete mecanismos subjacentes de hipertensão glomerular e glomeruloesclerose, em que a auto-regulação renal se encontra totalmente comprometida e pequenos aumentos pressóricos já são lesivos ao glomérulo[12,29]. Nessa situação, portanto, as medidas terapêuticas de controle pressórico com alvos mais estreitos, o uso de bloqueadores do SRAA e a restrição de sal e de proteínas na dieta são mais eficazes em retardar o dano renal.

Além disso, há que se salientar que o controle de outros fatores de risco habitualmente presentes no hipertenso com nefropatia, como o diabetes, o tabagismo, a dislipidemia, a hiperuricemia, a obesidade, assim como a correção da anemia e da calcifilaxia, presentes em estágios mais avançados de doença renal, terá implicação na progressão da lesão renal.[15]

■ CLÍNICA E DIAGNÓSTICO

O diagnóstico de nefropatia decorrente da hipertensão é fortalecido pela presença de lesão renal ou redução na taxa de filtração glomerular em pacientes com as seguintes características: hipertensão de longa data; níveis pressóricos mais acentuados; início de hipertensão entre 25 a 45 anos; hipertensão prévia ao aparecimento de proteinúria; raça negra; histórico familiar para nefropatia hipertensiva; ausência de causa detectável para nefropatia; presença na biópsia de isquemia e fibrose compatíveis com o acometimento arteriolar e de pequenos vasos; presença de hipertrofia ventricular esquerda ou lesões retinianas.[23]

A presença de doença renal crônica na hipertensão é estabelecida por indícios de dano renal, como microalbuminúria, presente em cerca de 15 a 25% dos pacientes, ou pela determinação da taxa de filtração glomerular inferior a 60 ml/min (estágio 3 de insuficiência renal).[30]

Na ausência de microalbuminúria, há que se conhecer a evolução do paciente a longo prazo para se determinar perda progressiva de função renal, caso os valores de filtração glomerular se encontrem acima de 60 ml/min.

A albuminúria habitualmente é detectada pela relação albumina/creatinina na amostra isolada de urina (≥ 30 e ≤ 300 mg/g), confirmada posteriormente com a dosagem em 12 ou 24 horas.

A utilização da creatinina como medida isolada para função renal é de pouca valia na prática, já que, por variar de acordo com a idade e com o estado nutricional, muitas vezes não reflete o real acometimento renal. Além disso, a ascensão da creatinina, até sua duplicação, que corresponde à redução de 50% na taxa de filtração glomerular (creatinina × TFG = constante), eventualmente não é visível na prática clínica.[31]

Em virtude disso, a avaliação da função renal no paciente hipertenso é mais bem estimada pelo emprego de fórmulas, entre elas a fórmula clássica de Cockroft-Gault: TFG (ml/min)= (140- idade)×peso (kg)/ creatinina sérica (mg/dl) × 72 (× 0,85 para mulheres); e a fórmula do MDRD, cujo cálculo, obtido por meio de equação mais complexa, fornece uma estimativa da taxa de filtração glomerular já corrigida por superfície corpórea e leva em conta o fator racial e aspectos nutricionais (albumina sérica). Tal fórmula correlaciona-se melhor com as medidas de *clearance* de creatinina em pacientes com doença renal crônica e tem sido mais utilizada.[32]

A presença de proteinúria, na ausência de outra doença renal subjacente, reflete um acometimento renal maior, porém habitualmente os níveis são inferiores a 1,5-2,0 g/dia. A mensuração, obtida pela relação proteína/creatinina na amostra isolada de urina, é de valia no acompanhamento terapêutico, já que as metas a serem estabelecidas para proteção renal incluem a redução da proteinúria.

Ainda, dentro do contexto da doença renal hipertensiva, é importante que sejam mensurados: potássio, perfil lipídico, perfil glicêmico, ácido úrico, cálcio, fósforo, fosfatase alcalina, paratormônio e níveis hematimétricos, fatores cuja correção é importante e, conforme já salientado, estarão implicados na progressão da doença renal.

Merece destaque, também, o emprego de métodos ambulatoriais para medidas de pressão arterial no paciente com doença renal, como a MAPA e a MRPA, já que tais medidas são melhores preditores do acometimento renal quando comparadas às de consultório.[33]

O diagnóstico diferencial que se impõe na evolução do quadro de nefroesclerose, particularmente presente no paciente idoso e também subjacente ao paciente diabético, é o da doença renovascular, que habitualmente apresenta um curso acelerado de perda de função renal, acompanhado de hipertensão refratária, podendo se acessar sobre a nefropatia hipertensiva. O emprego de métodos diagnósticos funcionais e anatômicos para esse fim, aliado à avaliação de viabilidade renal e possibilidade de procedimentos terapêuticos invasivos (angioplastia), pode, por vezes, protelar em um período de tempo considerável o decurso da doença renal.

A avaliação complementar diagnóstica ainda engloba a realização de ultra-sonografia, que pode evidenciar alterações incipientes sugestivas de nefropatia, como redução do tamanho do córtex, presença de cistos paracorticais e posteriormente sinais de nefropatia mais avançada com a habitual redução das dimensões renais.

O emprego de biópsia para o diagnóstico habitualmente é reservado diante da suspeita forte de doença renal primária subjacente cujo tratamento específico possa vir a mudar o curso.

■ IMPLICAÇÕES TERAPÊUTICAS

As estratégias atuais de proteção renal no paciente com doença renal não-diabética estão embasadas nos conhecimentos fisiopatológicos da doença e nos resultados de vários estudos clínicos observacionais e de tratamento que avaliaram os desfechos renais nessa população.

A relação entre pressão arterial e risco futuro de desfecho renal, como já visto, é contínua, e estabelecida a partir de níveis pressóricos tão baixos quanto inferiores a 130/85 mmHg, sendo particularmente preditivo o componente sistólico da pressão arterial.[2]

Além disso, demonstra-se que o risco é progressivamente maior, em cada faixa pressórica, para os pacientes que apresentam proteinúria numa faixa superior a 1,0 g/dia, conforme pode ser observado em estudo de metanálise recente[34] (Fig. 18.8).

Para se corroborar a ligação causal, os estudos de tratamento anti-hipertensivo demonstraram uma proteção maior em relação à progressão da perda de taxa de filtração glomerular para os pacientes que tiveram seus alvos pressóricos controlados em níveis mais estreitos, mostrando-se vantagem particular naqueles indivíduos com proteinúria mais acentuada, conforme visto no estudo MDRD[35](Fig. 18.9).

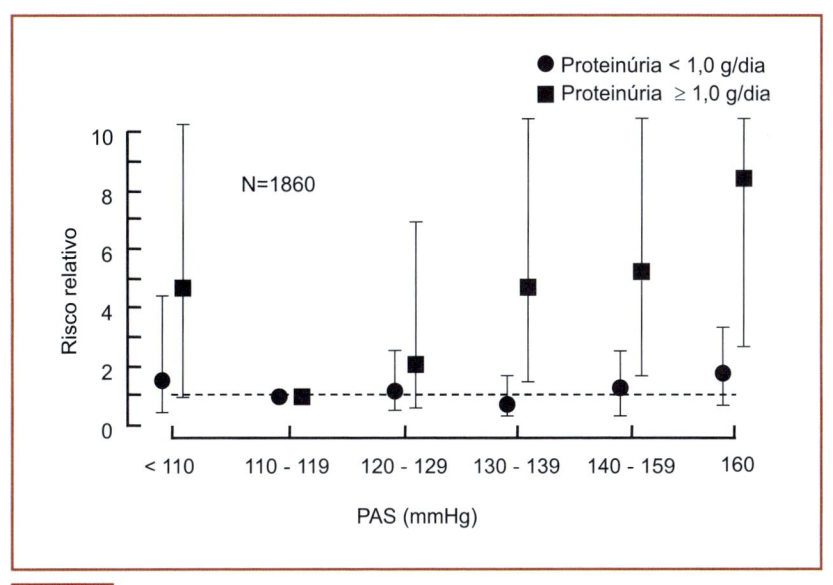

FIGURA 18.8
Risco relativo de progressão de doença renal não-diabética de acordo com a pressão arterial sistólica (PAS) e proteinúria. Metanálise[34]

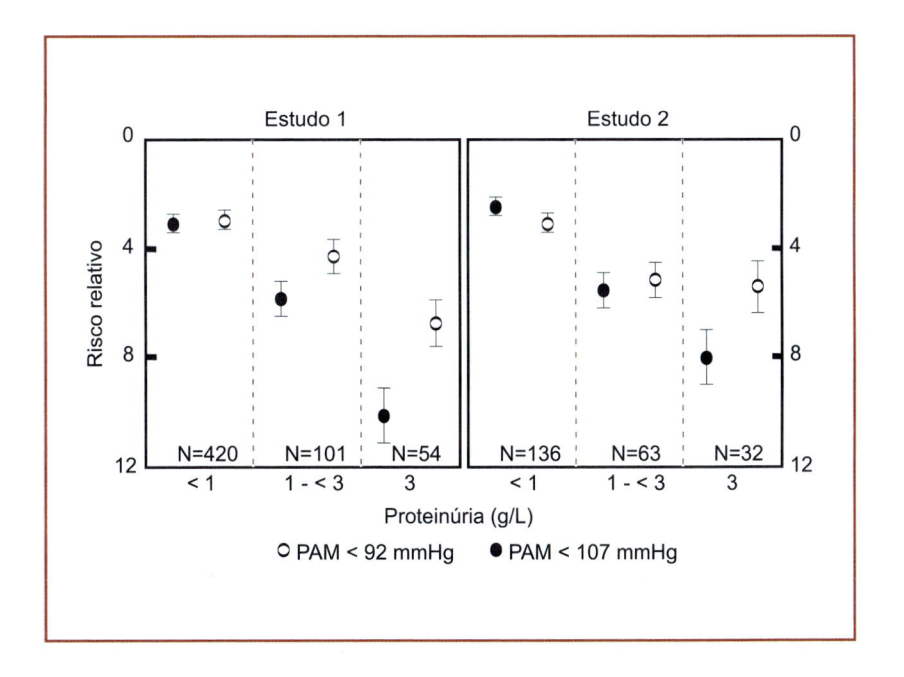

FIGURA 18.9
Efeito da obtenção de níveis pressóricos alvo mais estreitos (PAM < 92 mmHg) sobre o declínio na taxa de filtrado glomerular em função do grau de função renal: disfunção moderada (Estudo 1 TFG 25-55 ml/min.) e acentuada (Estudo 2 – TFG 13-24 ml/min.); e do grau de proteinúria basal[35]

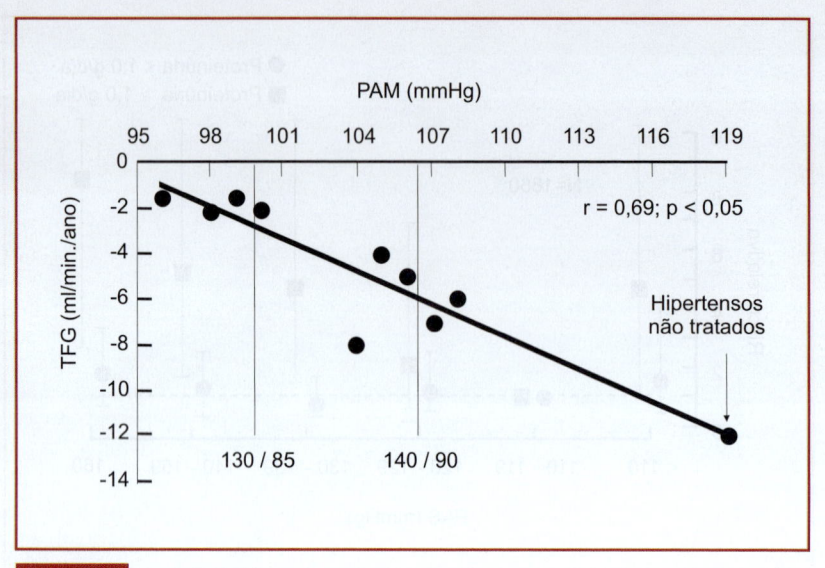

FIGURA 18.10
Metanálise: controle pressórico mais rigoroso diminui o declínio da taxa de filtração glomerular (TFG) na doença renal diabética e não-diabética[36]

Quando analisados vários estudos em conjunto, incluindo-se pacientes diabéticos e não-diabéticos, evidencia-se claramente a vantagem em se obterem níveis de pressão arterial mais estreitos, quando se avalia o desfecho de perda na taxa de filtração glomerular[36] (Fig. 18.10).

Além disso, fica claro que quanto maior o controle pressórico, maior a redução da proteinúria (MDRD), parâmetro que, por sua vez, se correlaciona inversamente ao grau de declínio na taxa de filtração glomerular.[37]

O benefício em se bloquear o SRAA nos pacientes com doença renal não-diabética também foi demonstrado em alguns estudos, entre eles o estudo AASK, que mostrou superioridade do ramipril em relação aos ACC e beta-bloqueadores sobre os desfechos renais em uma população de negros americanos[38]. Tais resultados já haviam sido apontados no estudo REIN, porém favoráveis em particular a pacientes com níveis de proteinúria superiores a 3,0 g/dia.[38]

Em metanálise subseqüente (estudo AIPRD), os benefícios dos IECA em relação à redução de risco para os desfechos renais (RR 0,70 0,55-0,88) foram demonstrados em pacientes com proteinúria acima de 1,0 g/dia.[34]

Além disso, estudo chinês recente mostrou benefícios claros do uso do benazepril em relação a desfechos renais em indivíduos com doença renal mais severa (TFG <30 ml/min).[39]

Em todos esses estudos, demonstra-se que, quanto maior a dose terapêutica, maiores os benefícios renais, salientando-se a dissociação das doses anti-hipertensivas e de proteção renal.

No que concerne ao uso dos bloqueadores dos receptores da angiotensina (BRAII), alguns estudos apontam eficácia protetora similar à dos IECA em relação ao acometimento renal em pacientes não-diabéticos. O uso dessas drogas em associação com os IECA também foi testado, mostrando-se uma superioridade na associação de doses menores de ambos os grupos em comparação a doses maiores de cada grupo individualmente.[40]

Desse modo, e de acordo com diretrizes recentes, entre elas a da *National Kidney Foundation* (Tabela 18.1), as propostas atuais para o

TABELA 18.1 Hipertensão e anti-hipertensivos na doença renal crônica

Tipo	Meta PA (mmHg)	Droga-escolha	Associação
Diabética	< 130 / 80	IECA ou BRA II	Diuréticos preferidos BB ou ACC
Não-diabética com proteinúria > 200 mg/g	< 130 / 80	IECA ou BRA II	Diuréticos preferidos BB OU ACC
Não-diabética com proteinúria < 200 mg/g	< 130 / 80	Nenhuma	Diuréticos preferidos IECA; BRA II; BB ou ACC

IECA: Inibidores da enzima de conversão da angiotensina; BRA II: Bloqueadores dos receptores da angiotensina II; BB: Beta-bloqueadores; ACC: Antagonistas dos canais de cálcio. National Kidney Foundation: K/DOQI Clinical Practice Guidelines.[8]

tratamento da doença renal não-diabética, incluindo a nefroesclerose hipertensiva, devem ter como meta a obtenção de níveis pressóricos mais estreitos, com a utilização inicial de drogas bloqueadoras do SRAA para pacientes proteinúricos ou com microalbuminúria em faixa superior a 200 mg/g. Na maioria dos casos, a associação de uma segunda ou terceira droga se fará necessária, e nesse caso o uso de um diurético tiazídico ou de alça (se TFG< 30 ml/min) ou droga bloqueadora dos canais de cálcio será adequado para manter o sinergismo com as primeiras.[8,29]

Como alvo terapêutico, ainda espera-se que os níveis basais de proteinúria decaiam em torno de 60% ou que ao menos os níveis terapêuticos se situem numa faixa inferior a 500-1.000 mg/dia.[9]

O uso em pacientes com disfunção renal mais severa (creatinina superior a 3,0 mg/dl) deve ser acompanhado de uma monitorização da função renal mais rigorosa, esperando-se aumentos não-progressivos de até 30% nos valores basais de creatinina.

PERSPECTIVAS

O conhecimento maior dos mecanismos fisiopatogênicos neuro-hormonais e inflamatórios de lesão renal, aliados a dados de intervenção experimental, visando-se ao favorecimento da ação dos mediadores de vasodilatação e antiproliferativos (óxido nítrico), juntamente com o reconhecimento precoce de populações de maior risco renal e a implantação em larga escala de programas visando ao cumprimento das metas terapêuticas, proverá brevemente estratégias diferenciadas e mais promissoras em relação aos riscos renal e cardiovascular.

REFERÊNCIAS BIBLIOGRÁFICAS

1. United States Renal Data System 2003 Annual Data Report: Atlas of end-stage renal disease in the United States. Am J Kid Dis 2003; 42 (Suppl. 5): S1- S224.
2. Klag MJ, Whelton PK, Randall BL et al. Blood pressure and end stage renal disease in men. N Engl J Med 1996; 334:13-8.
3. Perneger TV, Nieto J, Whelton PK et al. A prospective study of blood pressure and serum creatinine. Results from the "Clue" study and the ARIC study. JAMA 1993; 269:488-93.
4. Levy AS, Beck GJ; Bosch JP et al. Effects of diet and antihypertensive therapy on creatinine clearance and serum creatinine concentration in the Modification of Diet in Renal Disease Study. J Am Soc Nephrol 1996; 7: 556-66.
5. Klag MJ, Whelton PK, Randall BL et al. End-stage renal disease in African-American and white men. 16-year MRFIT findings. JAMA 1997; 277(16):1293-8.

6. Hansson L, Zanchetti A, Carruthers SG et al. Effects of intensive blood-pressure lowering and low-dose aspirin in patients with hypertension: principal results of the Hypertension Optimal Treatment (HOT) randomized trial. Lancet 1998; 351:1755-62.
7. Rosario RF, Wesson DE. Primary hypertension and nephropaty. Curr Opin Nephrol Hypertens 2006; 15:130-4.
8. National Kidney Foundation. K/DOQI clinical practice guidelines on hypertension and antihypertensive agents in chronic kidney disease. Am J Kidney Dis 2004; 43 (Suppl. 1): S65- S223.
9. Bakris GL, Textor SC. Hypertension. The American Society of Nephrology: Nephrology Self-Assessment Program. J Am Soc Nephrol Suppl 2005; 4:75-109.
10. Helmchen U, Wengel U. Benign and malign nephrosclerosis and renovascular disease. In: Tisher CC, Brenner BM, eds. Renal Pathology with Clinical and Functional Correlations. 2nd ed. Philadelphia, JB Lippincott, 1993, p. 1201-1236.
11. Third National Health and Nutrition Examination Survey. Prevalence of chronic kidney disease and decreased kidney function in the U.S. population. Am J Kidney Dis 2003; 41 (Suppl. 2): S29-S40.
12. Bidani AK, Griffin KA. Pathophysiology of hypertensive renal damage. Implications for therapy. Hypertension 2004; 44:595-01.
13. Julius S. The evidence for a pathophysiologic significance of the sympathetic overactivity in hypertension. Clin Exp Hypertens 1996; 18:305-21.
14. Johnson RJ, Herrera-Acosta J, Schreiner GF, Rodriguez-Iturbe B. Mechanisms of disease: subtle acquired renal injury as a mechanism of salt-sensitive hipertensin. N Engl J Med 2002; 346(12):913-23.
15. Johnson RJ, Segal MS, Srinivas T et al. Essential hypertension, progressive renal disease and uric acid: a pathogenic link? J Am Soc Nephrol 2005; 16:1909-19.
16. Sealey JE, Blumenfeld JD, Bell GM et al. On the renal basis for essential hypertension: nephron heterogeneity with discordant rennin secretion and sodium excretion causing a hypertensive vasoconstriction – volume relationship. J Hypertens 1988; 6: 763-77.
17. Zandi- Nejad K, Luyckx VA, Brenner BM. Adult hipertension and kidney disease. The role of fetal programming. Hypertension 2006; 47(part 2):502-8.
18. Barker DJ, Osmond C, Golding J et al. Gout in utero, blood pressure in childhood and adult life, and mortality from cardiovascular disease. BMJ 1989; 298:564-7.
19. Dustan H. Growth factors and racial differences in severity of hypertension and renal diseases. Lancet 1992; 339:1339-40.
20. Hall JE. The kidney, hypertension and obesity. Hypertension 2003; 41:625-33.
21. Hill GS, Heudes D, Bariéty. Morphometric study of arterioles and glomeruli in the aging kidney suggests focal loss of autoregulation. Kidney Int 2003; 63:1027-1036.
22. Raij L. The pathophysiologic basis for blocking the rennin-angiotensin system in hypertensive patients with renal disease. Am J Hypertens 2005; 18: 95S- 99S.
23. Anderson S. Pathogenesis of hypertensive renal damage. In Izzo JL, Black HR (eds.) Hypertension Primer. The Essentials of High Blood Pressure. 2nd ed. Baltimore: Lippincott Williams & Wilkins, 1999, p.190.
24. Rose BD, Kaplan NM. Clinical features and treatment of benign hypertensive nephrosclerosis. http://www.uptodateonline.com
25. Navar LG, Harrison- Bernard LM et al. Regulation of intrarenal angiotensin II in hypertension. Hypertension 2002; 39: 316-22.
26. Adam A, Raij L. Nitric oxide angiotensin axis II in renal and cardiovascular injury. J Nephrol 2000; 13:616-24.
27. Gnudi L, Viberti G, Raij L et al. GLUT-1 overexpression: link between hemodynamic and metabolic factors in glomerular injury? Hypertension 2003; 42:19-24.
28. Blobe GC, Schiemann WP, Lodish HF. Role of transforming growth factor β in human disease. N Engl J Med 2000; 342:1350-8.
29. Bakris GL. Protecting renal function in the hypertensive patient: clinical guidelines. Am J Hypertens 2005; 18:S112-S119.
30. National Kidney Foundation: K/DOQI clinical practice guidelines for chronic kidney disease: evaluation, classification and stratification. Am J Kidney Dis 2002; 39:S1-S266.
31. V Diretrizes Brasileiras de Hipertensão Arterial. Sociedade Brasileira de Hipertensão – Sociedade Brasileira de Cardiologia – Sociedade Brasileira de Nefrologia. 2006.
32. Levey AS, Bosch JP, Lewis JB. A more accurate method to estimate glomerular filtration rate from serum creatinine: a new prediction equa-

tion. Modification of Diet in Renal Disease Study Group. Ann Intern Med 1999; 130 (6):461-70.
33. IV Diretriz para Uso da Monitorização Ambulatorial da Pressão Arterial. II Diretriz para Uso da Monitorização Residencial da Pressão Arterial. Arq Bras Cardiol 2005; 85 (Supl. 2):1-18.
34. Jafar TH, Stark PC, Schmid CH et al., for the AIRPD Study Group: Progression of chronic kidney disease: the role of blood pressure control, proteinuria and angiotensin-converting enzyme inhibition: a patient meta-analysis. Ann Intern Med 2003; 139:244-52.
35. Peterson JC, Adler S, Burkart JM. For the Modification of Diet in Renal Disease Study Group. Ann Intern Med 1995, 123:754-62.
36. Bakris GL, Williams M, Dworkin L et al. Preserving renal function in adults with hypertension and diabetes: a consensus approach. National Kidney Foundation Hypertension and Diabetes Executive Committees Working Group. Am J Kidney Dis 2000; 36 (3):646-61.
37. Randomised placebo-controlled trial of effect of ramipril on decline in glomerular filtration rate and risk of terminal renal failure in proteinuric, non-diabetic nephropathy. The GISEN Group (Grupo Italiano di Studi Epidemiologici in Nefrologia). Lancet 1997; 349 (9069):1857-63.
38. African American Study of Kidney Disease and Hypertension (AASK) Study Group. Effect of ramipril vs amlodipine on renal outcomes in hypertensive nephrosclerosis: a randomised controlled trial. JAMA 2001; 285:2719-28.
39. Hou FF, Zhang X, Zhang GH et al. Efficacy and safety of benazepril for advanced chronic renal insufficiency. N Engl J Med 2006; 354(2):131-40.
40. Nakao N, Yoshimura A, Morita H et al. Combination treatment of angiotensin II receptor blocker and angiotensin-converting-enzyme inhibitor in non- diabetic renal disease (COOPERATE): a randomised controlled trial. Lancet 2003; 361 (9352):117-24.

# 19

Lesões em Órgãos-alvo: Alterações Neurológicas

Celso Amodeo • Mauro Atra

Hipertensão é o mais importante fator de risco independente para o acidente vascular cerebral (AVC) isquêmico[1]. Ao redor de 80% de todos os tipos de AVC são devidos a hipertensão arterial[2]. O cérebro talvez seja o órgão que mais sofra com a hipertensão arterial crônica ou súbita. Tanto a hipertensão arterial sistólica quanto a diastólica são ruins ao cérebro. Os riscos são diretamente proporcionais aos níveis de pressão arterial mesmo quando os valores estão dentro dos limites de normalidade. Estima-se que o risco de AVC isquêmico aumenta em quatro vezes quando a pressão arterial sistólica está acima de 160 mmHg e a diastólica, acima de 95 mmHg[3]. Um resumo de sete estudos demonstra que o risco de AVC em um paciente com hipertensão arterial é de 0,5 para uma pressão arterial de 136/84 e de cerca de 0,35 para uma pressão de 123/76 mmHg[4]. Do nível mais baixo para os valores mais altos de pressão arterial nesses estudos, o risco aumenta cerca de dez vezes. Embora claramente importante mesmo no idoso, o impacto da hipertensão arterial na incidência de AVC diminui com a idade. A probabilidade é de 4% aos 50 anos e de 1% aos 90 anos.[5]

Em relação à raça, sabe-se que em negros há maior índice de hipertensão arterial e conseqüentemente maior incidência de AVC. A média de pressão arterial sistólica em negros americanos com idades entre 35 e 54 anos é de 138 mmHg, sendo de 128 mmHg para brancos da mesma idade. As porcentagens de pressão arterial sistólica acima de 160 mmHg foram respectivamente de 19 e 48% nos grupos mais jovens e mais velhos de negros contra 7 e 28% para as mesmas faixas etárias em brancos.[6]

A hipertensão arterial compromete o cérebro precocemente e de modo progressivo. Tanto a hipertensão arterial crônica quanto a crise hipertensiva são importantes determinantes do comprometimento cerebral. Estima-se que a hipertensão arterial crônica seja mais danosa ao cérebro do que a própria crise hipertensiva[7]. A hemodinâmica cerebral e o controle do fluxo sangüíneo cerebral estão freqüentemente alterados. O aumento crônico e mantido da pressão arterial provoca um desvio para a direita do intervalo pressórico em que ocorre a auto-regulação do fluxo sangüíneo cerebral (Fig. 19.1).

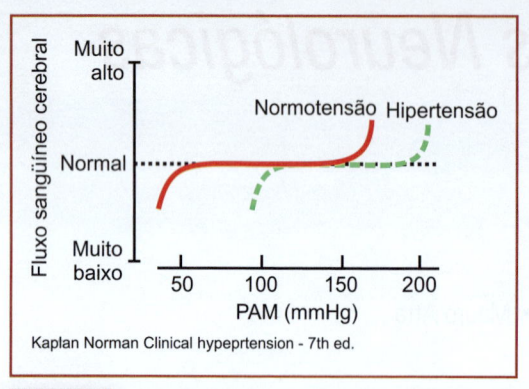

FIGURA 19.1
Esquema ilustrativo da faixa pressórica de auto-regulação do fluxo sangüíneo cerebral em normotensos e hipertensos

HISTOPATOLOGIA CEREBRAL NA HIPERTENSÃO ARTERIAL

A hipertensão arterial agride tanto as grandes quanto as pequenas artérias em todas as suas camadas. Nos grandes vasos, a principal alteração é a aterosclerose, que leva ao infarto cerebral. Nos pequenos vasos, a principal complicação é a hialinose, que pode levar aos infartos lacunares e demências. Tanto nos grandes quanto nos pequenos vasos pode haver ruptura da parede do vaso decorrente de necrose fibrinóide com ou sem a presença de microaneurismas. A perda da auto-regulação do fluxo sangüíneo cerebral pode também ser uma causa decorrente de crise hipertensiva e provocar encefalopatia hipertensiva, cuja sintomatologia pode ir desde obnubilação e cefaléia até convulsão, coma e morte.

Microaneurismas de Charcot-Bouchard são lesões cerebrais características que podem ser observadas na hipertensão arterial. Com o progredir da doença, lesões de rarefação da substância branca tornam-se presentes. A trombose e a hemorragia são episódios geralmente agudos. A tomografia cerebral pode, também, demonstrar microinfartos cerebrais que cursam assintomáticos ou são suspeitados por quadros variáveis de demência.

Pesquisas realizadas em modelos animais como ratos espontaneamente hipertensos permitiram o entendimento das lesões cerebrais provocadas pela hipertensão arterial[8]. Nesses ratos, observaram-se alterações cerebrais como atrofia cerebral e perda de células nervosas nas áreas corticais. Muitas das alterações observadas nos ratos espontaneamente hipertensos são também vistas em humanos. É descrito que o cérebro se beneficia muito na prevenção dessas alterações com a redução da pressão arterial, principalmente a prevenção dos quadros de demência vasculares.

As V Diretrizes Brasileiras de Hipertensão Arterial publicam uma tabela de identificação das lesões de órgãos-alvo em hipertensão arterial[9]. Em relação às complicações neurológicas, essa tabela faz menção a alterações cognitivas, demência vascular, acidente vascular cerebral e isquemia cerebral transitória.

ALTERAÇÕES COGNITIVAS E DEMENCIAIS

Uma das complicações neurológicas mais comuns na hipertensão arterial que muitas vezes é de difícil identificação, principalmente no seu início, são as alterações cognitivas e demenciais. As demências vasculares são complicações progressivas e irreversíveis; têm alta prevalência em hipertensão arterial crônica, principalmente entre a população de idosos. Essas demências vasculares são causadas por múltiplos infartos (microinfartos) (Fig. 19.2). Também podem ser resultado da doença de Binswanger (leucoencefalopatia hipertensiva aterosclerótica subcortical), caracterizada por uma degeneração da substância branca subcortical, de origem aterosclerótica.

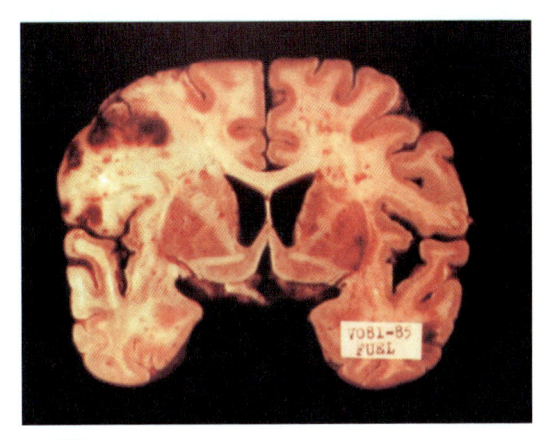

FIGURA 19.2
Infartos lacunares em cérebro de paciente hipertenso crônico

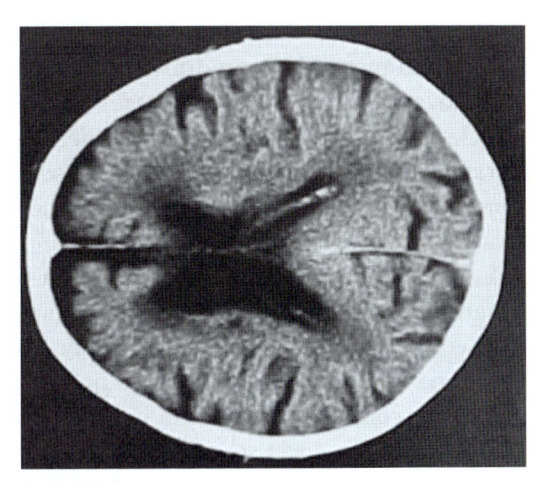

FIGURA 19.4
Tomografia de paciente com síndrome de Binswanger

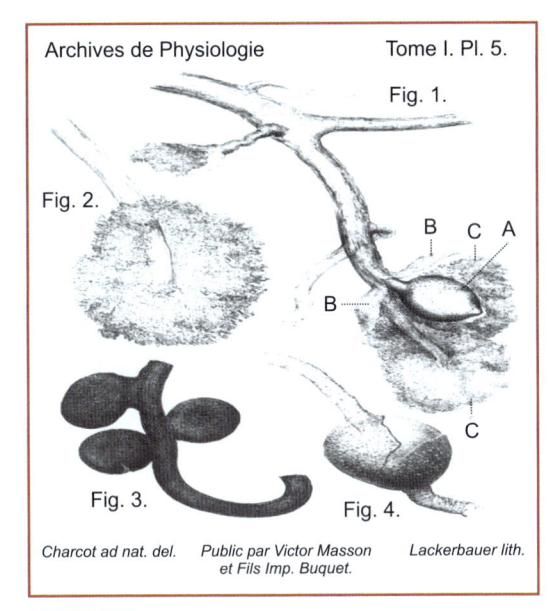

FIGURA 19.3
Desenho original dos microaneurismas de Charcot-Bouchard

A redução do fluxo sangüíneo cerebral na hipertensão arterial pode levar a alterações nas funções corticais superiores, como memória, atenção, concentração, capacidade de cálculos etc. Essas funções estão dentro das chamadas funções cognitivas. Geralmente, esses achados são menos valorizados nas queixas dos pacientes hipertensos. Incidem de forma discreta e lenta com redução da capacidade intelectual, que pode passar despercebida pelo clínico menos atento a essas possibilidades. Mazzuchi *et al.* mostraram que hipertensos crônicos com pressão arterial maior que 160/90 mmHg, sem doença neurológica aparente, apresentavam alterações cognitivas mais freqüentemente que seus controles normotensos [10]. Tais alterações foram menos significativas nos pacientes tratados com dieta e menos ainda nos tratados farmacologicamente, havendo melhora do quadro com a normalização da pressão arterial.

Van Swieten *et al.*, estudando 42 pacientes idosos (idade média de 66,2 anos) com hipertensão arterial tratados por aproximadamente 17 anos, observaram que aqueles que apresentavam lesões cerebrais descritas como convergentes na substância branca (identificadas por ressonância nuclear magnética) se relacionavam com piora das funções cognitivas[11]. Tais lesões se relacionavam também com a idade, mas não com o tempo de hipertensão e nem com outros fatores de risco cardiovasculares. Os achados sugerem que hipertensão arterial de longa duração pode causar não somente acidente vascular cerebral, mas também dano crônico ao cérebro na forma de desmielinização da substância branca que levam a declínio das funções cognitivas.

O aumento mundial da população de idosos, especialmente de indivíduos acima de 80 anos, levou a um aumento dos casos de demência. A prevalência de demência moderada a grave está estimada em 10% entre as pessoas com idade de 80 a 84 anos e em 20-30% nos idosos acima de 85 anos.

Embora haja muitas condições para o desenvolvimento de demência, as causas mais comuns são a doença de Alzheimer e a demência vascular (com evidências de forte associação com hipertensão arterial). Ambas as causas de demência somam aproximadamente 80% da etiologia provável. Os outros 20% ficam por conta de formas secundárias, tais como doença de Parkinson, hidrocefalia com pressão normal e depressão.

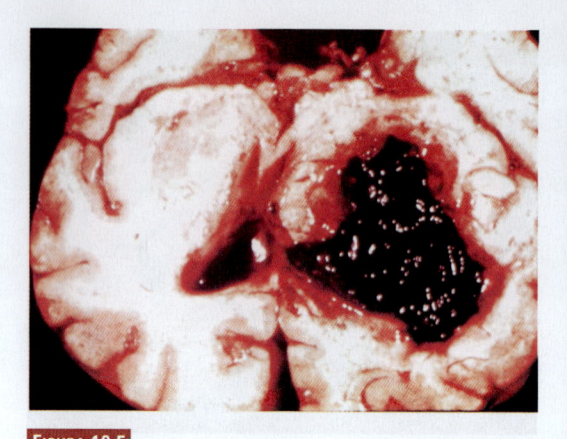

FIGURA 19.5
Hemorragia cerebral intraparenquimatosa em paciente hipertenso

ACIDENTE VASCULAR CEREBRAL

O acidente vascular cerebral pode ser isquêmico ou hemorrágico. O primeiro pode ser devido a uma obstrução arterial e o último, à ruptura de um vaso. Tomografia computadorizada ou ressonância nuclear magnética demonstram que tal diferenciação entre AVC isquêmico e hemorrágico não pode ser feita apenas pela história e exame físico. Quando o exame por imagem não está disponível, o estudo do liquor pode auxiliar no diagnóstico diferencial somente quando o sangramento aconteceu para dentro do espaço subaracnóideo; os resultados são freqüentemente normais quando o sangramento é pequeno ou ocorre somente na região intraparenquimatosa cerebral (Fig. 19.5).

Muitos mas nem todos os AVCs têm início súbito e evolução rápida. O diagnóstico diferencial dos quadros de alterações súbitas neurossensoriais inclui paralisia pós-epiléptica, estados pós-convulsivos, hemorragia intratumoral (por si só uma forma de AVC) e enxaqueca. Estudos por imagem auxiliam na diferenciação diagnóstica entre essas possíveis causas e os sintomas devidos ao ataque isquêmico transitório (AIT). Uma classificação do AVC precisa de acordo com o subtipo patogênico (embolismo, trombose, diminuição de perfusão ou infartos lacunares, vazamento ou ruptura vascular) dependerá de um raciocínio clínico adequado. A identificação do mecanismo do AVC isquêmico dependerá da presença de fatores de risco para o AVC (condições pré-existentes ou circunstâncias epidemiológicas relacionadas ao AVC) e da etiologia (doenças diretamente relacionadas com os mecanismos do AVC). Entretanto, mais de um fator de risco ou etiologia pode estar presente e se relacionar com a recorrência do evento.

FASE AGUDA DO ACIDENTE VASCULAR CEREBRAL ISQUÊMICO

As V Diretrizes Brasileiras de Hipertensão Arterial abordam a fase aguda do acidente vascular cerebral com o seguinte texto:

"A elevação da pressão arterial observada na fase aguda do acidente vascular cerebral isquêmico é freqüente e transitória, mesmo em paciente previamente normotenso, podendo ser observado um declínio dos níveis de pressão arterial, sem intervenção medicamentosa, durante os primeiros dias após o evento. Na fase aguda do acidente vascular cerebral isquêmico, pode haver um importante comprometimento da auto-regulação do fluxo sangüíneo cerebral, tornando o fluxo dependente da pressão de perfusão cerebral e extremamente sensível a alterações da pressão arterial, principalmente na área de penumbra. Redução excessiva da pressão arterial diastólica (> 25%), espontânea ou por meio de intervenção medicamentosa, também pode estar associada com um prognóstico neurológico desfavorável, isso devido ao fato de que não haverá uma perfusão adequada da área de penumbra e, portanto, poderá haver extensão da área cerebral infartada[12]. Valores de pressão arterial sistólica excessivamente baixos ou elevados estão associados a um pior prognóstico, representando uma curva em U, na qual os níveis sistólicos entre 150 e 180 mmHg parecem estar associados a melhor prognóstico."

Há algumas evidências de que a auto-regulação vascular cerebral demora de duas a três semanas para retornar ao controle normal.[13]

Devemos lembrar que nas primeiras três horas do AVC isquêmico, se pudermos indicar o fibrinolítico (rTPa), a pressão arterial deverá ser corrigida para valores baixos.[14]

O acidente vascular cerebral hemorrágico hipertensivo compromete mais as artérias chamadas lenticuloestriadas, talamoperfurantes. São artérias que terminam em "fundo cego" e, portanto, recebem o pulso da hipertensão crônica. Essas artérias sofrem as alterações descritas e provável formação dos microaneurismas e então o sangramento. São na maioria hematomas talâmicos ou cerebelares. A tomografia computadorizada do crânio sem contraste confirmará o diagnóstico.[15,16]

REFERÊNCIAS BIBLIOGRÁFICAS

1. Wolf PA, D´Agostinho RB, Belanger AJ, Kannel WB. Probability of stroke – a risk profile from The Framingham Study. Stroke 1991; 22:312-8
2. Lewington S, Clarke R, Oizilbash N, Peto R, Collins R, for the Prospective Studies Collaboration. Age-specific relevance of usual blood pressure to vascular mortality: a meta-analysis of individual data for one million adults in 61 prospective studies. Lancet 2002; 360:1903-13.
3. Lotufo PA. Stroke in Brazil: a neglected disease. São Paulo Med J 2005; 123(1):3-4.
4. McMahon S, Rodgers A. The epidemiological association between blood pressure and stroke: implications for primary and secondary prevention. Hypertens Res 1994; 17(suppl. 1): S23-S32.
5. Whisnant JP. Effectiveness versus efficacy of treatment of hypertension for stroke prevention. Neurology 1996; 46:301-7.
6. Howard G, Anderson R, Sorlie P et al. Ethnic differences in stroke mortality between non-Hispanic whites, Hispanic whites, and blacks. Stroke 1994; 25:2120-5.
7. Hachinki VC. Stroke and hypertension and its prevention. Am J Hypertens 1991; 4:118S-120S.
8. Amenta F, Di Tullio MA, Tomassoni D. Arterial hypertension and brain damage – evidence from animal models (review). Clin Exp Hypertens 2003; 25(6):359-80.
9. V Diretrizes Brasileiras de Hipertensão Arterial – Sociedade Brasileira de Cardiologia – Sociedade Brasileira de Nefrologia – Sociedade Brasileira de Hipertensão 2006.
10. Mazzuchi A, Mutti A, Poletti A et al. Neuropsychological deficits in arterial hypertension. Acta Neurol Scand 1986; 73:619-2.
11. van Swieten JC, Gesykes GG, Derix MM et al. Hypertension in the elderly is associated with white matter lesions and cognitive decline. Ann Neurology 1991; 30(6):825-30.
12. Johansson BB. Hypertension In: Primer on Cerebrovascular diseases. Welch, KMA, Caplan, LR, Donald, JR, Weir, B (eds). Academic Press, 1997; p. 142-145.
13. Harrison MJG. Neurologic complications of hypertension. In: Aminoff MJ. Neurology and General Medicine, 2nd edition, Churchill Livingstone Inc 1995; p. 119-135.
14. Donnan GA, Davis SM, Thrift A. The role of blood pressure lowering before and after stroke. Curr Opin Neurol 2003; 16:p. 81-86.
15. Voelker JL, Kaufman HH. Clinical aspects of intracerebral hemorrhage. In: Primer on Cerebrovascular Diseases.Welch, KMA, Caplan LR, Reis DJ, Weir B (eds). 1st ed. Academic Press, 1997; p. 432-436.
16. Adams RD, Victor M. Cerebrovascular diseases. In: Adams RD, Victor M. Principles of Neurology. 8th edition. McGraw-Hill Companies 2005; p. 711-716.

20

Lesões em Órgãos-alvo: Alterações Oculares

Consuelo Bueno Diniz Adán

A hipertensão é um problema mundial que age silenciosamente por anos até que as alterações aos órgãos-alvo sejam aparentes. Daí a importância de se refinarem as estratégias para estratificar o risco na detecção precoce das lesões.

A retina proporciona uma verdadeira janela para o estudo da circulação humana (Fig. 20.1). As arteríolas retinianas podem ser visualizadas facilmente e de forma não-invasiva. Além disso, elas apresentam características anatômicas e fisiológicas das microcirculações cerebral e coronariana.[1]

A retina interna recebe seu suprimento sangüíneo de ramos da artéria central da retina, ramo direto da artéria oftálmica, que deriva da carótida interna. A artéria e a veia central da retina, dividem-se, cada uma delas, em quatro ramos principais, os vasos nasais, temporais, superiores e inferiores. Após a primeira bifurcação, os vasos tornam-se arteríolas (isto é, perdem sua camada muscular contínua e a lâmina elástica interna) e vênulas, que se dividem em extensa rede capilar.[2]

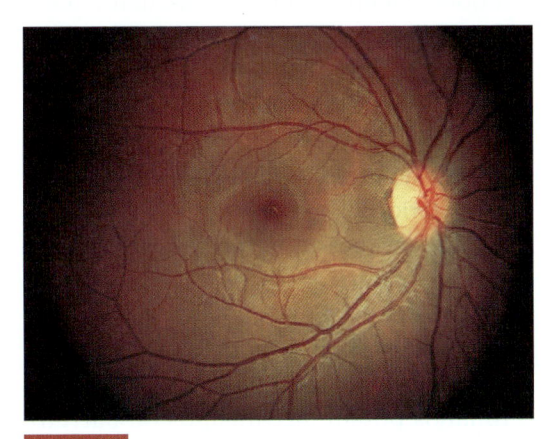

FIGURA 20.1
Retinografia com aspecto do pólo posterior normal (paciente jovem)

As arteríolas podem ser diferenciadas das vênulas pela cor mais clara e por serem, geralmente, mais estreitas do que as vênulas correspondentes, embora não haja relação constante entre o calibre arteriolar e venular[2]. Os capilares possuem uma só camada contínua endotelial circundada por pericitos, tendo como diâmetro aproximadamente 5 a 6 micrômetros, e se localizam nas camadas mais profundas da retina.³

As vasculaturas da retina, coróide e nervo óptico são supridas por diferentes sistemas de vasos sangüíneos, com propriedades anatômicas e fisiológicas diferentes. Assim, a resposta à hipertensão arterial será mostrada por diferentes manifestações.⁴

Há concordância em que os vasos retinianos não apresentam suprimento nervoso adrenérgico motor; entretanto, fora do olho, a artéria central da retina e a artéria oftálmica são inervadas pelo simpático.⁴

A circulação retiniana, do tipo terminal, possui mecanismos de auto-regulação do fluxo sangüíneo cujo objetivo é a manutenção de um fluxo constante durante as alterações de pressão de perfusão. A auto-regulação do fluxo sangüíneo pode ser feita de duas formas: por mecanismo metabólico, em que as arteríolas alteram seu tônus vascular e resistência de forma que a concentração de certos metabólitos críticos para o tecido se mantém constante; por mecanismo miogênico, em que células *marca-passo* da parede detectam a diferença de pressão transmural e ajustam o tônus arteriolar.

Os mecanismos de auto-regulação tornam-se ineficazes quando a pressão sangüínea ultrapassa certos limites.

Além dessa característica, o espaço entre as células endoteliais dos vasos sangüíneos retinianos possui mecanismos de barreira (*tight-junctions*) que bloqueiam o fluxo de macromoléculas do lúmen para o espaço intersticial. Porém, com a elevação da pressão arterial acima dos limites da auto-regulação, ocorre a perda de células ou separação interendotelial, que resulta na falência da barreira hematorretiniana e no aumento da permeabilidade vascular.⁴

As células do epitélio pigmentado da retina também possuem esse mecanismo, que evita o extravasamento do fluido da coróide para a retina⁵. Apesar de os vasos da coróide possuírem algum grau de auto-regulação, o tônus vascular é controlado pelo sistema nervoso simpático. Sob efeito da hipertensão sistêmica, as arteríolas da coróide terão vasoconstrição. O aumento contínuo resultará em dano à camada muscular e ao endotélio. Essa barreira é rompida ao se desenvolver a coroidopatia hipertensiva.⁴,⁵

■ HISTÓRICO

As arteríolas retinianas, que apresentam características anatômicas e fisiológicas das circulações cerebral e coronariana, podem ser visualizadas facilmente e de forma não-invasiva por meio da oftalmoscopia, introduzida por Helmholtz em 1851. Entretanto, as primeiras observações descritas sobre o comprometimento ocular por hipertensão arterial sistêmica em pacientes renais foram feitas por Bright em 1836⁶. Em 1859, Leibreich deu a primeira descrição das alterações fundoscópicas na hipertensão arterial maligna (doença de Bright), designando-a "retinite albuminúrica".

O potencial de que os sinais que denotam as alterações da microcirculação retiniana servissem como marcadores de doença cardiovascular foi reconhecido em 1898 por Marcus Gunn, que, conforme citado por Walsh, descreveu uma série de alterações retinianas (estreitamento e irregularidade das arteríolas retinianas, aumento do reflexo e perda da transparência vascular, hemorragias retinianas, manchas algodonosas, edema macular e borramento do disco óptico) em pacientes com evidências de insuficiência vascular cerebral e/ou doença renal.⁴,⁷

Volhard & Fahr, em 1914, relacionaram a retinopatia à hipertensão arterial, denominando-a retinopatia angioespástica, termo utilizado posteriormente por Keith, Wagener e Barker, em 1939, quando surgiu a primeira classificação da retinopatia hipertensiva⁵ (Tabela 20.1). Esses autores mostraram que a

TABELA 20.1 Classificação da retinopatia hipertensiva de KWB [8]

Grupo I	Estreitamento arteriolar e alteração do reflexo arteriolar leves
Grupo II	Estreitamento arteriolar e alteração do reflexo arteriolar mais acentuados e cruzamento arteriolovenular
Grupo III	Alterações do Grupo II, hemorragia retiniana e exsudatos
Grupo IV	Alterações do Grupo III e papiledema

gravidade das alterações da microvasculatura retiniana era preditiva da mortalidade em pacientes com hipertensão. Verificaram que a sobrevida em três anos para os pacientes do Grupo 1 era de 70%; para o Grupo 2, de 62%; para o Grupo 3, de 22%; e para o Grupo 4, de 6% [8]. Após essa classificação, várias outras foram propostas, baseadas em diferentes critérios. Leishman apresentou seu método de classificação em 1957[9]. Ele mostrou que a esclerose arteriolar pode se desenvolver como parte natural do processo de envelhecimento, e podia variar de um indivíduo a outro. Alguns autores propuseram classificar as alterações oftalmológicas da hipertensão arterial sistêmica em três categorias: retinopatia hipertensiva, coroidopatia hipertensiva e neuropatia óptica hipertensiva.[10]

Com base em associações dos estudos populacionais (Tabela 20.2), alguns autores propuseram uma classificação simplificada da retinopatia hipertensiva: ausente (não-detectável) ao exame, graus leve, moderado e maligno, conforme a gravidade da retinopatia[11] (Tabela 20. 3).

Segundo Won *et al.*, desde a década de 60 tem havido menor interesse clínico nas alterações microvasculares da retina por algumas razões: a associação entre essas anomalias e a doença cardiovascular foi demonstrada em alguns estudos e não em outros; estudos mais antigos foram conduzidos em populações hipertensas não-tratadas, assim as alterações mais graves descritas em alguns estudos, como por exemplo edema de papila, não

TABELA 20.2 Prevalência e incidência das características microvasculares retinianas (baseado em alguns estudos populacionais). Modificado de Wong *et al.*[12]

Estudo e Local	População	Prevalência e Incidência de Alterações Retinianas					
		Estreitamento Arteriolar Generalizado	Estreitamento Arteriolar Focal	Cruzamento AV	Hemorragias Aneurismas Exsudatos	Referências
ARIC Study/EUA	9.300 não-diabéticos	(*)	6,4% na papila 7,3% outros locais	5,9%	3,3%	37
Blue Mountains/Austrália	3.275 não-diabéticos	(–)	(–)	(–)	9,9%	20
Rotterdam Eye/Holanda	6.191 pessoas	(–)	(–)	(–)	4,9%	21
Beaver Dam/Wisconsin (EUA)	4.420 não-diabéticos	(–)	13,5%/9,9%(**)	2,2%/6,5%(**)	7,8%/6%(**)	18, 19

(*) No ARIC, estreitamento arteriolar generalizado foi quantificado como variável contínua. (**) Evolução em cinco anos.

TABELA 20.3 Classificação da retinopatia hipertensiva baseada nos estudos populacionais[11]

Grau de retinopatia	Sinais retinianos	Associações sistêmicas*
Ausência	Sem sinais detectáveis	Nenhum
Leve	Estreitamento arteriolar generalizado Estreitamento arteriolar focal Cruzamento arteriolovenular Opacidade da parede arteriolar ou combinação desses sinais	Associação modesta com risco de AVC clínico, subclínico, doença coronariana e morte
Moderada	Hemorragias (profundas, superficiais) microaneurismas, manchas algodonosas Exsudatos duros ou combinação desses fatores	Associação forte com risco de AVC clínico, subclínico, dano cognitivo e morte por causas cardiovasculares
Maligna	Sinais de retinopatia moderada e mais Edema do disco óptico (**)	Forte associação com morte

(*) Associação modesta é definida como *razão de chance* > 1 e < 2; associação forte é definida como *razão de chance* > 2
(**)Neuropatia óptica isquêmica, caracterizada por edema unilateral de papila, perda visual e alteração setorial no campo visual, deve ser descartada.

são freqüentes nas populações com pressão arterial mais bem controlada.[12] Deve-se considerar ainda que a falta de padronização de classificação e, finalmente, a detecção das alterações retinianas por meio da oftalmoscopia direta têm sido considerada subjetivas e com pouca reprodutibilidade. Na última década, renovou-se o interesse na retinopatia hipertensiva, uma vez que novas tecnologias foram introduzidas para quantificar, de forma objetiva, características dos microvasos retinianos.[11,13]

■ CONCEITO

Retinopatia hipertensiva é a condição caracterizada por um espectro de sinais vasculares retinianos em pessoas com pressão arterial elevada. Esses sinais podem ser agrupados em mudanças arteriolares difusas, como estreitamento arteriolar generalizado, opacificação da parede arteriolar e/ou mudanças localizadas, como estreitamento arteriolar focal, cruzamento arteriolovenular patológico e ainda hemorragias retinianas (superficiais e profundas), microaneurismas, manchas algodonosas, exsudatos duros, edema macular e edema papilar.[13]

Além da retinopatia, a coroidopatia hipertensiva e o edema hipertensivo do disco óptico devem ser considerados manifestações de hipertensão sistêmica.[4]

■ FISIOPATOGENIA

Sugere-se que a retinopatia hipertensiva ocorra em quatro fases que se sobrepõem e que não são necessariamente seqüenciais[4]. A fase inicial, vasoconstritiva, resulta em vasoespasmo e aumento do tônus vascular por auto-regulação, induzido por elevação da pressão sangüínea. Clinicamente, essa fase é identificada pelo estreitamento arteriolar generalizado. Apesar de habitualmente se considerar a relação arteriolovenular normal de 2:3, essa relação pode variar[2,5]. Além disso, parece haver relação direta entre o estreitamento arteriolar e a pressão diastólica.[5]

A segunda fase, esclerótica, coincide com a persistência prolongada dos níveis elevados da pressão arterial e com o desenvolvimento de alterações arterioloscleróticas crônicas, como o espessamento da íntima, a hiperplasia da média e a degeneração hialina das arteríolas retinianas. Esse estágio corresponde ao estreitamento generalizado mais acentuado e à presença de estreitamento arteriolar focal (espasmo), cruzamentos arteriolovenulares alterados por compressão das vênulas, que dividem com as arteríolas uma adventícia comum, e ainda às alterações do reflexo arteriolar (acentuação do reflexo central em "fio de cobre" ou em "fio de prata" (Fig. 20.2).

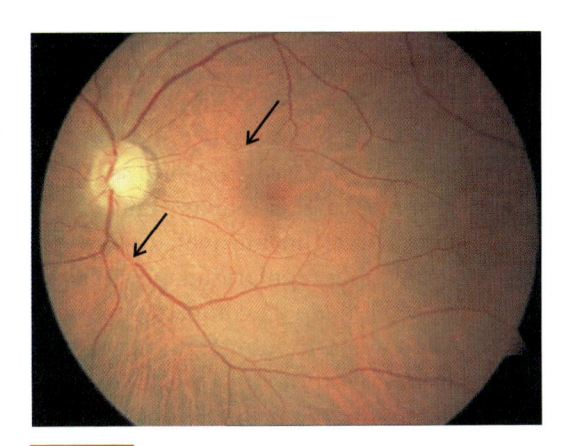

Com o rápido aumento da pressão arterial e constrição arteriolar, as arteríolas pré-capilares são ocluídas, e com o tempo seu músculo liso sofre necrose[4]. Com a perda das células musculares, o vaso perde sua capacidade de permanecer constrito. Segue-se a vasodilatação, com vazamento de plasma e lipídios da parede vascular (exsudatos duros): estágio exsudativo, com quebra da barreira hematorretiniana[4]. Com o vazamento progressivo, o vaso torna-se ocluído. Com a oclusão capilar e a isquemia, surgem as manchas algodonosas, edema retiniano e hemorragias[4]. Além disso, podem advir complicações como oclusões dos vasos retinianos principais (Figs. 20.3, 20.4 e 20.5).

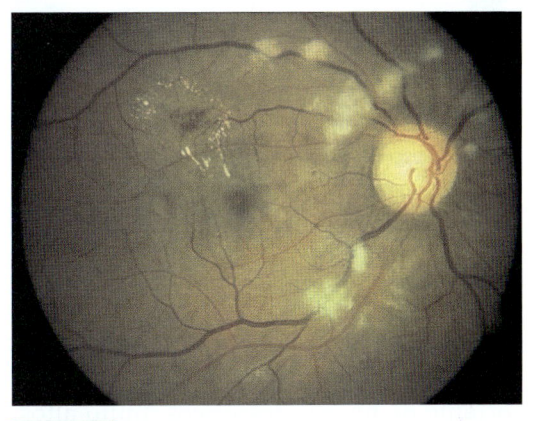

FIGURA 20.2
Retinografia mostrando cruzamento arteriolovenular patológico (seta à esquerda) e alteração do calibre e reflexo arteriolar (seta à direita)

FIGURA 20.3
Retinografia de paciente hipertenso e glaucomatoso, mostrando retinopatia: hemorragias superficiais e profundas, exsudatos duros, manchas algodonosas, edema macular

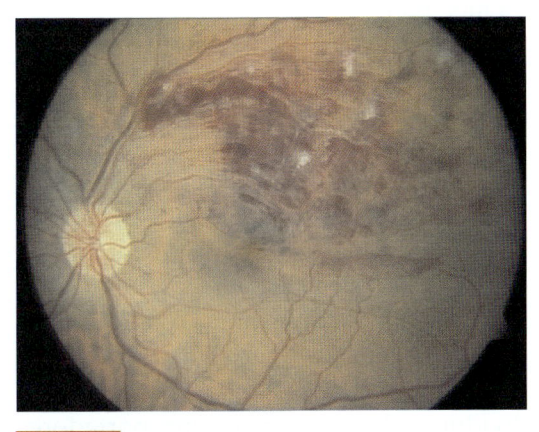

FIGURA 20.4
Retinografia de paciente hipertenso com oclusão venosa do ramo temporal, com hemorragias superficiais (em "chama de vela") e manchas algodonosas no território correspondente, mácula comprometida por contigüidade, embainhamento vascular da arcada temporal superior

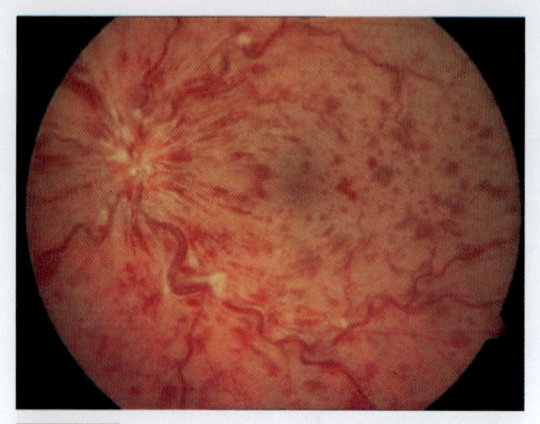

FIGURA 20.5
Retinografia de paciente hipertenso com oclusão da veia central da retina. Observar as hemorragias superficiais e profundas, manchas algodonosas, dilatação e tortuosidade vascular, hiperemia e edema do disco óptico

O edema hipertensivo da papila pode ocorrer nessa fase, indicando gravidade decorrente de níveis pressóricos muito altos. Esse estágio é freqüentemente referido como retinopatia hipertensiva maligna ou acelerada[13]. A fisiopatogenia pode ser explicada pela encefalopatia com pressão intracraniana elevada, estase venosa ou ainda por alteração do fluxo axonal secundária a fatores isquêmicos ou mecânicos.[4]

Desde que os eventos não precisam ser seqüenciais, a presença de hemorragias retinianas e microaneurismas, denotando a fase exsudativa, pode ser observada em olhos sem os achados da fase esclerótica (cruzamentos arteriolovenulares patológicos). Vale lembrar ainda que os sinais exsudativos não são específicos, uma vez que podem ser vistos na retinopatia diabética e em outras condições.[11]

A coroidopatia hipertensiva é vista em casos de hipertensão aguda e ocorre em indivíduos relativamente jovens, portadores de vasos não-escleróticos. Pode ocorrer em pacientes com toxemia gravídica, hipertensão essencial, doença renal, feocromocitoma e doenças do tecido conectivo[4]. Os vasos da coróide são mais afetados diretamente pelos efeitos da hipertensão do que os vasos retinianos, porque têm trajeto mais curto, menor número de ramificações e menor auto-regulação. Clinicamente, podem ser vistos descolamentos focais serosos da retina e áreas de hipoperfusão da coriocapilar ao exame contrastado (angiofluoresceinografia).[4]

AVALIAÇÃO DA RETINA

A retina pode ser avaliada pela oftalmoscopia e pela biomicroscopia de fundo. A oftalmoscopia pode ser direta ou indireta. A direta requer oftalmoscópio direto, é de fácil aprendizado, pode ser feita por não-oftalmologista e não requer necessariamente a midríase do paciente. Entretanto, o campo de visão é menor. Já na oftalmoscopia indireta, é desejável a midríase medicamentosa e necessário o oftalmoscópio indireto, cujo manuseio requer treinamento, daí ser realizada por oftalmologistas. Todavia, o campo de visão é maior, tem-se visão panorâmica, podendo ser vista, inclusive, a periferia da retina[14]. Em relação à vasculatura, inicialmente avaliam-se as arteríolas (tamanho, regularidade, cor, curso, reflexo e visibilidade da coluna sangüínea). Os cruzamentos arteriolovenulares devem ser analisados, verificando-se se há sinais de resistência ao fluxo vascular (dilatação, tortuosidade e coloração mais escura da porção distal da vênula após o cruzamento). Outros sinais que traduzem resistência ao fluxo são dilatação dos capilares, hemorragias retinianas, edema e manchas algodonosas.[4]

A papila óptica deve ser analisada (forma, limites, coloração, escavação e emergência vascular), assim como a coróide.

ASPECTOS CLÍNICOS

A hipertensão arterial sistêmica malcontrolada causa dano à microcirculação retiniana, de forma que o reconhecimento da retinopatia hipertensiva pode ser importante na estratificação do risco cardiovascular de pacientes hipertensos. Entretanto, não há classificação da retinopatia hipertensiva totalmente aceita para esse fim.[1]

Vários estudos epidemiológicos, englobando mais de 20.000 pacientes e utilizando padrões fotográficos retinianos, foram desenvolvidos com o objetivo de se entender melhor a epidemiologia, os fatores de risco e as associações sistêmicas da retinopatia hipertensiva na população geral.[13]

Estudos mais recentes mostram que as mudanças da microcirculação retiniana podem ser documentadas de forma objetiva por meio de fotografias da retina (retinografias). Em geral, a reprodutibilidade a partir de fotografias é excelente para a definição de alterações tais como os microaneurismas e as hemorragias. Entretanto, o mesmo não ocorre para as lesões arteriolares, como estreitamento arteriolar ou cruzamento arteriolovenular patológico.[15]

Esses estudos mostram que alguns sinais de retinopatia são detectáveis em 2 a 14% da população não-diabética acima de 40 anos de idade. Embora mais freqüentes em hipertensos, essas alterações podem ocorrer também em pessoas sem hipertensão arterial[11,13,16]. Já os estudos mais antigos mostravam que a prevalência dessas lesões era menor que 1%, provavelmente pela diferença na metodologia (utilizou-se, nas pesquisas mais antigas, a oftalmoscopia clínica, método menos sensível).

■ RAÇA

A prevalência da retinopatia parece ser mais elevada entre americanos negros do que entre brancos, provavelmente pelos níveis pressóricos mais altos e pela maior gravidade da hipertensão entre os negros[17]. No estudo *Atherosclerosis Risk in Communities* (ARIC), encontraram-se maior prevalência de cruzamentos arteriolovenular e hemorragias, microaneurismas e edema em negros do que em brancos.

Entretanto, encontrou-se menor prevalência de estreitamento arteriolar focal.[17]

■ SEXO

Não há consenso, nos diversos estudos, sobre a prevalência de sinais específicos de retinopatia hipertensiva conforme a idade e o sexo[12]. Por exemplo, no estudo Beaver Dam e no ARIC Study, encontrou-se maior prevalência de retinopatia em homens do que em mulheres[18,19]. Todavia, em outros dois grandes estudos (*Blue Mountains Eye Study* e *Rotterdam Study*), não se observaram diferenças quanto ao sexo.[20,21]

■ IDADE

Segundo dois estudos populacionais, Beaver Dam e ARIC, alterações vasculares como estreitamento arteriolar focal e cruzamentos arteriolovenular patológicos parecem ser mudanças idade-dependentes[18,19]. Já em alterações como hemorragias, exsudatos e microaneurismas, essa relação não aparece claramente.[17]

Num outro estudo, envolvendo 3.654 pessoas acima de 49 anos, verificou-se que os diâmetros arteriolares e venulares sofrem redução com a idade, e esses parâmetros foram inversamente proporcionais aos níveis pressóricos, sugerindo que o estreitamento arteriolar pode ser resultado do dano crônico à microcirculação causado pelos níveis pressóricos elevados.[22]

■ ASSOCIAÇÃO ENTRE DIÂMETRO ARTERIOLAR E HIPERTENSÃO

Para responder à pergunta de se o estreitamento de pequenas arteríolas levaria à hipertensão ou se seria o resultado dela, um grande estudo prospectivo mediu o diâmetro das arteríolas retinianas em pessoas normotensas, baseado em fotografia digital. Após três anos, verificou-se que um número maior de pessoas que apresentaram arteríolas estreitadas (estreitamento generalizado e focal) desenvolvia hipertensão mais freqüentemente do que pessoas sem estreitamento arteriolar prévio. Assim, a redução do diâmetro arteriolar poderia refletir, de antemão, o aumento da pressão sangüínea em pessoas que ainda não apresentassem critérios para hipertensão.[23]

Outro estudo populacional constatou que os níveis elevados da pressão arterial eram associados aos menores diâmetros arteriolares, mas revelou também que os diâmetros venulares não permaneciam constantes, mostrando que a relação arteriolo-venular poderia ser alterada pelo diâmetro venular, diferentemente do conceito vigente. Observou-se que maiores diâmetros venulares estavam relacionados a aterosclerose, inflamação e níveis de colesterol.[16]

A relação entre alterações vasculares e níveis pressóricos pregressos também foi avaliada pelo estudo ARIC: o estreitamento arteriolar generalizado relacionou-se aos níveis pressóricos crônicos, medidos por três a seis anos previamente à documentação retiniana, sugerindo efeito acumulativo do dano hipertensivo. Já o cruzamento arteriolovenular patológico relacionou-se a níveis pressóricos elevados tanto prévios quanto atuais.[24]

Dados do estudo australiano *Blue Mountains Eye Study* confirmam os achados de outros estudos populacionais (*Beaver Dam Eye Study, ARIC Study*) no que diz respeito aos sinais vasculares retinianos estarem fortemente relacionados aos níveis pressóricos. Assim, hipertensão arterial controlada relacionou-se a estreitamento arteriolar generalizado; hipertensão arterial não-controlada ou não-tratada apresentou prevalência duas vezes maior de estreitamento arteriolar focal; hipertensão arterial não-controlada apresentou retinopatia com hemorragias e cruzamentos arteriolovenulares patológicos. Ficou claro, então, que o controle adequado da hipertensão faz-se necessário para minimizar os danos vasculares da hipertensão.[17]

ASSOCIAÇÃO COM DOENÇAS CARDIOVASCULARES

Os estudos populacionais recentes mostraram associação entre retinopatia hipertensiva com algumas doenças cardiovasculares, insuficiência cardíaca congestiva e mortalidade cardiovascular.[25,26]

Já na década de 1990, o *National Health Examination Survey* mostrou que pessoas com estreitamento arteriolar detectável à oftalmoscopia apresentavam duas a seis vezes mais doenças coronárias, do que aquelas sem essas alterações retinianas, depois de controlados alguns fatores de risco[27]. Já o ARIC mostrou que o estreitamento generalizado das arteríolas estava associado a subseqüente doença coronária em mulheres, mas não em homens. Apesar do método indireto da avaliação da microcirculação coronária, os autores discutem que esse achado poderia explicar o risco mais elevado da doença coronária entre mulheres do que entre homens. Nesses, o processo teria o comprometimento da macrovasculatura, e naquelas o comprometimento seria da microvasculatura.[28]

Embora apresente limitações, num outro estudo encontrou-se que em pacientes masculinos, hipertensos e com dislipidemia a retinopatia hipertensiva esteve associada a um risco duas vezes maior de desenvolvimento de doença cardíaca coronária, em média de 7,8 anos de acompanhamento, independentemente de níveis pressóricos e outros fatores de risco. O estudo reforça, por isso, a recomendação da realização de oftalmoscopia na estratificação do risco cardiovascular[29]. Outros autores afirmam que a presença de retinopatia hipertensiva dobraria o risco de hipertrofia ventricular esquerda.[30]

Outro aspecto importante é a associação do diabetes melito; dessa forma, o risco cardiovascular aumenta de forma exponencial e a retinopatia torna-se mais grave e progride rapidamente.[1]

Concluindo, de forma geral, quando se analisam as limitações dos diferentes estudos, pode-se observar que a evidência da associação da retinopatia hipertensiva com doença cardíaca não é tão consistente como o é para outros processos.[30]

ASSOCIAÇÃO COM ACIDENTE VASCULAR CEREBRAL

A evidência mais forte da utilidade da avaliação da retinopatia hipertensiva para estratificação de risco está baseada na sua associação a acidente vascular cerebral (AVC) [11]. Vários estudos epidemiológicos mostram que as anomalias da microvasculatura retiniana estão relacionadas, de forma independente, ao AVC. O *Atherosclerosis Risk in Communities Study* – ARCS mostrou que a maioria das alterações retinianas (microaneurismas, manchas algodonosas, hemorragias profundas e cruzamentos AV patológicos) estava relacionada ao AVC, após ajuste para idade, sexo, raça, diabetes, pressão arterial média e outros fatores de risco para o evento. O risco relativo de AVC aumentou com a redução da relação arteriolovenular. Os autores sugerem que as retinografias poderiam ser úteis para estratificar o risco cerebrovascular em algumas populações.[31]

O risco relativo para AVC, em cinco anos, para pacientes que tinham a associação de retinopatia e lesões cerebrais, detectadas por ressonância magnética e retinopatia, foi de 18 vezes, quando comparado ao de pacientes que não apresentavam nenhum desses achados[27]. Em 3.654 pacientes não-diabéticos (*Blue Mountains Eye Study*), sinais de retinopatia como microaneurismas e hemorragias estiveram relacionados a AVC ou morte relacionada a essa causa, independentemente de outros fatores de risco. Já alterações como estreitamento arteriolar generalizado, estreitamento focal ou ainda cruzamentos AV patológicos não estiveram associadas a AVC, após ajuste de outras variáveis.[32]

Os sinais retinianos mais fortemente relacionados aos acidentes vasculares cerebrais (hemorragias, microaneurismas e manchas algodonosas) foram aqueles correlacionados à quebra da barreira hematorretiniana, sugerindo que a ruptura dessa barreira seja um possível achado fisiopatológico no desenvolvimento da doença cerebral[4,11]. Numa metanálise concluiu-se que apenas para acidente vascular cerebral a associação com retinopatia é significativa e consistente.[30]

ASSOCIAÇÃO COM DÉFICIT COGNITIVO

A patogênese da redução da capacidade cognitiva em pessoas idosas ainda é pouco conhecida, apesar de ser uma importante causa de morbidade entre os idosos[33]. A doença cerebral microvascular tem sido referida como adjuvante no desenvolvimento dessa perda, embora poucos estudos clínicos apóiem essa associação, principalmente na população geral[34,35]. Apesar das limitações, num estudo examinou-se a relação entre alterações da microvasculatura retiniana com a função cognitiva em pessoas de 51 a 70 anos de idade sem AVC. As lesões retinianas geralmente associadas a quebra da barreira hematorretiniana, microaneurismas e hemorragias foram as associadas com a menor função cognitiva[4,12]. Em contraste, outras características como estreitamento arteriolar e cruzamento AV patológico, que refletem mudanças microvasculares mais leves, relacionaram-se de forma menos intensa com o dano cognitivo.[4,12,35]

■ COMENTÁRIOS E PERSPECTIVAS

Em pacientes com hipertensão do avental branco, a presença de retinopatia hipertensiva poderia sugerir a necessidade do tratamento anti-hipertensivo[1]. Nessa situação, uma avaliação com o oftalmologista pode ser útil para identificar alterações retinianas. Ao se detectarem alterações da microvasculatura retiniana, o examinador deve compará-las aos achados de pacientes normais, da mesma faixa etária[4]. Alteração do reflexo arteriolar e irregularidade arteriolar mínima num paciente de 70 anos têm chance muito menor de estarem associadas a hipertensão do que o mesmo quadro observado num jovem de 20 anos[4]. Para pacientes hipertensos estágio 2 com danos manifestos aos órgãos-alvo, o exame com o oftalmologista também pode indicar a necessidade de intervenção mais agressiva.[36]

Para alguns pacientes, a avaliação oftalmológica é importante a fim de descartar retinopatia diabética e complicações decorrentes de quadros hipertensivos, como oclusões venosas e arteriais e neuropatia óptica isquêmica, além do tratamento para as eventuais complicações oculares que esses quadros vasculares podem produzir. Na Fig. 20.6 encontra-se o resumo da proposta de alguns autores para a indicação da consulta oftalmológica em pacientes hipertensos.[11]

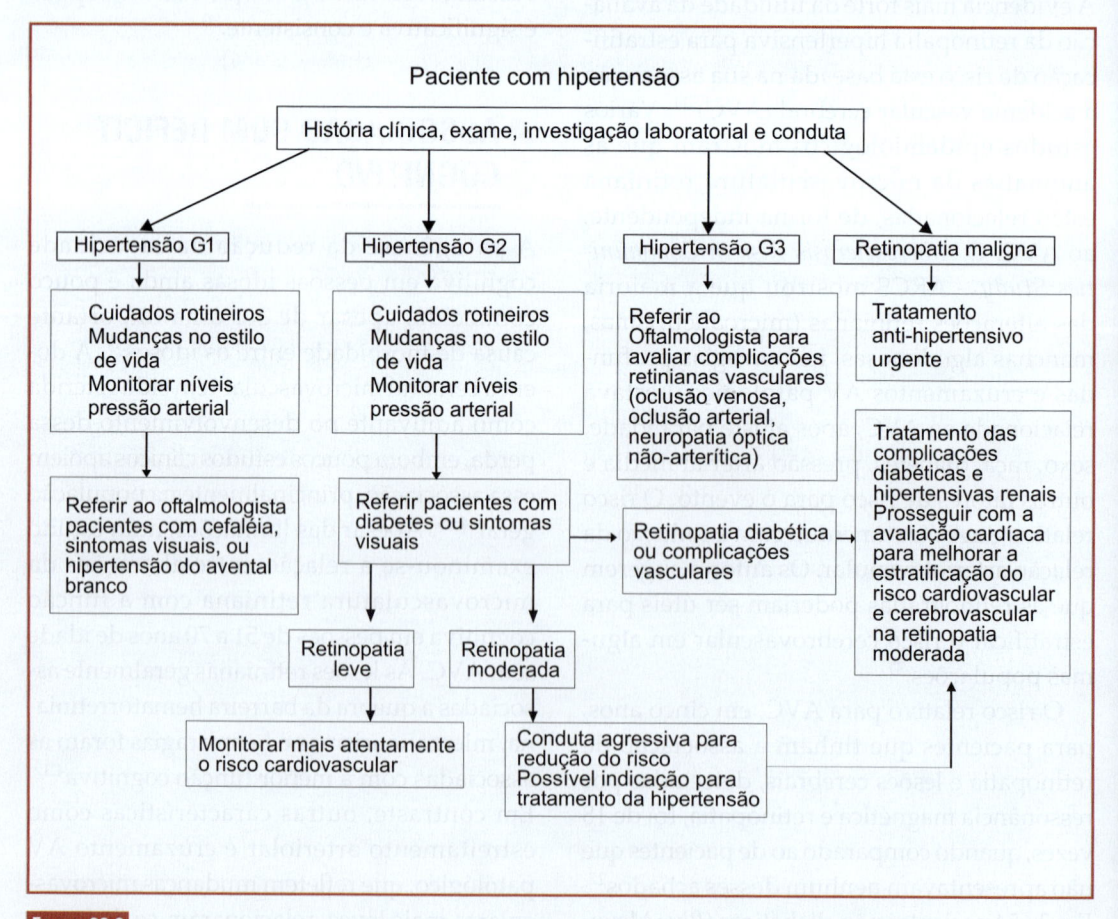

FIGURA 20.6
Proposta para indicação de consulta oftalmológica em pacientes hipertensos. adaptado de Grosso et al. e Wong et al.[1,11]

No entanto, segundo um estudo de metanálise, a fundoscopia apresenta limitações e não oferece vantagens adicionais na conduta rotineira de pacientes hipertensos, exceto em casos de emergência hipertensiva, em que se poderia visibiliizar o edema de papila[30]. Já a retinografia digital oferece condições para descrições mais objetivas das alterações retinianas.

O oftalmologista, portanto, tem um papel importante na detecção de pacientes hipertensos, assim como no monitoramento do controle da doença, por meio de avaliações seriadas. A retinografia é útil nessa avaliação, pois permite comparação objetiva periódica.[37]

Entretanto, faz-se necessário o desenvolvimento de um sistema de classificação fotográfica e padronização dos sinais retinianos semelhante ao que se fez para a retinopatia diabética, para que ele assuma o papel de estratificador de risco da doença cardiovascular e assim se possam prevenir eventos dessa etiologia na população geral.[1]

■ REFERÊNCIAS BIBLIOGRÁFICAS

1. Grosso A, Veglio F, Grignolo FM, Wong TY. Hypertensive retinopathy revisited: some answers, more questions. Br Jf Ophthal 2005; 89:1646-54.
2. Duane T. Clinical Ophthalmology. Philadelphia: Harper & Row Publishers, volume 3, 1981.
3. Moses RA. Adlers Physiology of the Eye. Fisiologia del ojo –Aplicación clínica. Buenos Aires: Editorial Médica Panamericana S.A., 1970.
4. Tso MOM, Jampol LM. Pathophysiology of hypertensive retinopathy. Ophthalmology 1982; 89:1132-45.
5. Abujamra S, Ávila M, Barsante C, Farah ME, Gonçalves JOR, Lavinsky J, Moreira Jr. CA, Nehemy MB, Suzuki H. Retina e vítreo – clínica e cirurgia. São Paulo: Roca, 2000.
6. Silva APB, Silva AVB, Herkenhoff FL. Retinopatia hipertensiva: revisão. Arq Bras Oftalmol 2002; 65:487-93.
7. Walsh JB. Hypertensive retinopathy: description, classification, and prognosis. Ophthalmology 1982; 89:1127-31.
8. Keith NM, Wagener HP, Barker NW. Some different types of essential hypertension: their course and prognosis. Am J Med Sci 1939; 197:332-43.
9. Leishman R. The eye in general vascular disease: hypertension and arteriosclerosis. Br J Ophthalmol 1957; 42:641-701.
10. Hayreh SS. Classification of hypertensive fundus changes and their order of appearance. Ophthalmologica 1989; 198:247-60.
11. Wong TY, Mitchell P. Hypertensive retinopathy. N Engl J Med 2004; 351:2310-7.
12. Wong TY, Klein R, Klein BEK et al. Retinal microvascular abnormalities and their relationship with hypertension, cardiovascular disease and mortality. Surv Ophthalmol 2001; 46:59-80.
13. Wong TY. Fred Hollows Lecture: Hypertensive retinopathy – a journey from fundoscopy to digital imaging. Clin Experiment Ophthalmol 2006; 34:397-400.
14. Instituto da Visão Unifesp (apresenta textos e imagens sobre casos de oftalmologia associados a doenças sistêmicas para médicos em geral [online]. [citado 2006 Aug 30]. Disponível em: URL: http://www.virtual.unifesp.br/unifesp/oftalmoclinicamedica/caso.htm
15. Couper DJ, Klein R, Hubbard L. Reliability o retinal photography in the assessment of retinal microvascular characteristics. The Atherosclerosis Risk in Communities Study. Am J Ophthalmol 2002; 133:78-88.
16. Ikram MK, Jong FJ, Vingerling JR et al. Are retinal arteriolar or venular diameters associated with markers for cardiovascular disorders? The Rotterdam Study. Invest Ophthalmol Vis Sci 2004; 45:2129-34.
17. Wong TY, Klein R, Duncan BB et al. Racial differences in the prevalence of hypertensive retinopathy. Hypertension 2003; 41;1086-1091.
18. Klein R, Kllein BE, Moss SE, Wang Q. Hypertension and retinopathy, arteriolar narrowing, and arteriovenous nicking in a population. Arch Ophthalmol 1994; 112:92-8.
19. Klein R, Klein BE, Moss SE. The relation of systemic hypertension to changes in the retinal vasculature: the Beaver Dam Eye Study. Trans Am Ophthalmol Soc 1997; 95:329-48.
20. Yu T, Mitchell P, Berry G et al. Retinopathy in older persons without diabetes and its relationship to hypertension. Arch Ophthalmol 1998; 116:83-9.

21. Stolk RP, Vingerlng JR, Jong PT. Retinopathy, glucose, and insulin in an elderly population: The Rotterdam Study. Diabetes 1995; 44:11-5.
22. Leung H, Wang JJ, Rochtchina E et al. Relationship between age, blood pressure, and retinal vessel diameters in an older population. Invest Ophthalmol Vis Sci 2003; 44:2900-4.
23. Wong TY, Klein R, Sharrett R et al. Retinal arteriolar diameter and risk for hypertension. Ann Intern Med 2004; 140:248-55.
24. Sharrett AR, Hubbard LD, Cooper LS et al. Retinal arteriolar diameters and elevated blood pressure. Am J Epidemiol 1999; 150:253-70.
25. Wong TY, Klein R, Javier Nieto F et al. Retinal microvascular abnormalities and 10-year cardiovascular mortality. Ophthalmology 2003; 110:933-40.
26. Wong TY, Rosamond W, Chang PP et al. Retinopathy and risk of congestive heart failure. JAMA 2005; 293:63-9.
27. Wong TY, Klein R, Sharrett AR et al. Retinal arteriolar narrowing and risk of coronary heart disease in men and women. JAMA 2002; 287:1152-9.
28. Gillium RF. Retinal arteriolar findings and coronary heart disease. Am Heart J 1991; 122:262-3.
29. Duncan BB, Wong TY, Tyroler HA et al. Hypertensive retinopathy and incident coronary heart disease in high risk men. Br J Ophthalmol 2002; 86:1002-6.
30. van den Born BJH, Hulsman CAA, Hoekstra JBL et al. Value of routine funduscopy in patients with hypertension: systematic review. Br Med J 2005; 331:73-6.
31. Wong TY, Klein R, Couper DJ et al. Retinal microvascular abnormalities and incident stroke: The Atherosclerosis Risk in Communities Study. Lancet 2001; 358:1134-40.
32. Mitchell P, Wang JJ, Wong TY et al. Retinal microvascular signs and risk of stroke and stroke mortality. Neurology 2005; 65:1005-9.
33. Graham JE, Rockwood K, Beattie BL et al. Prevalence and severity of cognitive impairment with and without dementia in an elderly population. Lancet 1997; 349:1793-6.
34. Zhu L, Fratiglioni L, Guo Z et al. Association of stroke with dementia, cognitive impairment and functional disability in the very old: a population-based study. Stroke 1998; 29:2094-9.
35. Wonf TY, Klein R, Sharrett AR et al. Retinal microvascular abnormalities and cognitive impairment in middle-aged persons. The Atherosclerosis Risk in Communities Study. Stroke 2002; 33:1487-92.
36. Guidelines Committee. European Society of Hypertension. European Society of Cardiology Guidelines for the Management of Arterial Hypertension. J Hypertens 2003; 21:1011-53.
37. Klein R, Sharrett AR, Klein BE et al. Are retinal arteriolar abnormalities related to atherosclerosis? The Atherosclerosis Risk in Communities Study. Arterioscler Thromb Vasc Biol 2000; 20:1644-50.

21
Lesões em Órgãos-alvo: Alterações Vasculares

Luiz Aparecido Bortolotto

A história natural de hipertensão não-tratada é freqüentemente a morte ou a incapacidade por doença cardiovascular. As principais complicações vasculares da hipertensão arterial, em geral, podem ser divididas em "hipertensivas" ou "ateroscleróticas".[1]

As complicações hipertensivas são mais diretamente causadas por aumento da pressão arterial *per se* e podem ser prevenidas pela sua redução; as ateroscleróticas têm múltiplos fatores de risco, mas a hipertensão arterial acelera o processo aterosclerótico e é o mais significativo dos fatores de risco em termos quantitativos.

Os mecanismos da doença vascular na hipertensão arterial provavelmente envolvem três processos inter-relacionados: fluxo pulsátil, disfunção da célula endotelial e hipertrofia da célula muscular lisa[2]. As elevações da pressão sistólica são provavelmente mais responsáveis por essas alterações do que os níveis diastólicos nos indivíduos mais idosos, explicando por que o risco cardiovascular é mais relacionado com a pressão sistólica e a pressão de pulso nesses indivíduos. Em pacientes mais jovens, a pressão diastólica e a pressão sistólica são importantes determinantes dessas complicações vasculares. Esses três processos inter-relacionados são responsáveis pela esclerose arterial e arteriolar que é a conseqüência vascular principal da hiperten-

TABELA 21.1 Complicações vasculares da hipertensão

Hipertensiva	Aterosclerótica
Retinopatia hipertensiva	Doença cardíaca coronária
AVC hemorrágico	Morte súbita
Insuficiência cardíaca congestiva	Outras arritmias
Nefroesclerose	AVC aterotrombótica
Dissecção e aneurisma de aorta	Doença arterial periférica e carotídea

Adaptado de Smith WM. Treatment of mild hypertension. Results of a ten-year intervention trial. Circ Res 25 (Suppl. I): 98, 1977. Copyright 1977 by the American Heart Association.

são arterial crônica não-tratada[2]. Além dos danos oculares, cardíacos, cerebrais e renais conseqüentes dessas alterações vasculares, as grandes artérias, como a aorta e as artérias periféricas, podem ser diretamente afetadas, com conseqüente formação de aneurisma, dissecção e estenose.

As lesões vasculares mais comuns encontradas em hipertensão arterial são: a) hiperplasia ou proliferação da parede do vaso, vista mais comumente quando a pressão diastólica está acima de 120 mmHg; b) arterioloesclerose hialina, com espessamento e hialinização da camada intimal; c) aneurismas miliares em pequenas arteríolas penetrantes cerebrais, causadores das hemorragias cerebrais quando se rompem; d) aterosclerose ou arteriosclerose nodular com produção de placas e tromboses, responsáveis pelos eventos cardíacos, renais e cerebrais; e) lesões da camada média da aorta, levando à formação de aneurismas ou dissecção.[2]

Neste capítulo abordaremos inicialmente as alterações estruturais e funcionais das pequenas (vasos de resistência) e grandes artérias causadas pela hipertensão arterial. Posteriormente destacaremos as doenças relacionadas ao sistema arterial mais freqüentemente encontradas na hipertensão arterial, quais sejam, a retinopatia hipertensiva, a doença arterial periférica (DAP), o aneurisma e a dissecção de aorta.

EFEITOS DA HIPERTENSÃO NOS VASOS DE RESISTÊNCIA

A hipertensão arterial é associada a alterações estruturais de vasos de resistência. A alteração mais característica é a hipertrofia dos vasos, que é de crucial importância na patogênese e muito provavelmente na etiologia da hipertensão arterial, mas principalmente pela manutenção do *status* hipertensivo[1,3]. A hipertensão sustentada é associada a aumento na relação espessura parede/diâmetro lúmen (EP/DL) e recentemente foi relacionada a alterações prognósticas[4]. Claramente, uma relação EP/DL aumentada pode ser uma conseqüência de espessamento da parede, estreitamento do lúmen e uma combinação de ambos. As alterações observadas são dependentes de um grande número de fatores, incluindo a gravidade da hipertensão, a causa e a rapidez com que a pressão aumenta, os leitos vasculares estudados e a ordem de ramificação da artéria dentro do leito de resistência. Três processos distintos, isoladamente ou em combinação, são responsáveis pelo aumento da relação EP/DL em hipertensão: crescimento, remodelamento eutrófico (em que os componentes vasculares são reorientados ao redor de um diâmetro de lúmen menor) e distensibilidade arterial reduzida[5]. Essas alterações dos vasos de resistência também são responsáveis por complicações das formas mais graves da hipertensão arterial como a hipertensão maligna, principalmente da insuficiência renal presente nessa situação.

Inicialmente, uma artéria responde a um aumento de tensão por hipertrofia (espessamento) da média. Nos vasos de resistência são observadas figuras mitóticas, e a hipertrofia medial ocorre principalmente devido a um aumento do número de células da musculatura lisa do vaso[6]. Em conseqüência disso, funcionalmente, ocorrem estreitamento do lúmen e aumento da resposta do vaso a agentes vasoconstritores[7]. Em populações ocidentais, as mais importantes conseqüências clínicas da hipertensão arterial crônica são originadas de um agravamento do ateroma, pois a hipertensão acelera a arteriosclerose[3]. As alterações da arteriosclerose substituem a hipertrofia, de tal forma que as células musculares lisas migram através de fenestrações na lâmina interna elástica para dentro da íntima, onde ocorre aumento de matriz protéica e de proteoglicanos[7]. Há um predomínio de colágeno, e uma lâmina elástica concêntrica adicional aparece na íntima, caracterizando a duplicação da lâmina elástica interna, tornando a íntima mais espessa. Como conseqüência, em artérias menores, como as renais interlobulares, podem ocorrer arteriosclerose avançada, estreitamento luminal importante e atrofia da média [8]. As alterações da arteriosclerose são provavelmente mediadas em parte por fatores de crescimento e citocinas liberadas pelo endotélio e pelas células musculares lisas. Uma das principais repercussões funcionais da arteriosclerose de pequenas artérias é o aumento da distância de difusão de agentes vasoativos derivados do endotélio, como óxido nítrico e endotelina, para o músculo liso da camada média vascular[3]. Além disso, a arteriosclerose desloca a curva de auto-regulação do fluxo sangüíneo dos diferentes órgãos para a direita, o que gera duas importantes implicações clínicas: a) os hipertensos e idosos são mais susceptíveis a queda da pressão de perfusão; b) essas alterações podem proteger os idosos e alguns pacientes com hipertensão crônica de desenvolver hipertensão maligna.[9]

Na arteriolosclerose, um material hialino se acumula homogeneamente na parede do vaso, consistindo basicamente em glicoproteínas e pequena quantidade de lipídios. A lesão inicial é uma pequena placa excêntrica, com sua base na lâmina interna elástica; com a persistência do estímulo hipertensivo por vários anos, as lesões se tornam maiores e se espalham para fora da camada média, substituindo sua inteira espessura em toda a circunferência[10]. O acúmulo hialino excessivo é associado a atrofia da célula muscular lisa. A arteriolosclerose afeta mais alguns leitos vasculares do que outros: é rara no coração, pele e músculo esquelético, mas é comum na retina e vísceras abdominais, sobretudo baço e rins. Nos rins, a arteriolosclerose predomina nas arteríolas aferentes glomerulares. Essas alterações são indistinguíveis do envelhecimento, e dessa forma podemos dizer que a hipertensão envelhece o vaso mais precocemente.

Nas formas mais graves da hipertensão arterial, em especial na hipertensão maligna, observamos o grau mais avançado das alterações dos vasos de resistência em decorrência da elevação da pressão arterial. Essas alterações, que são a necrose fibrinóide e a proliferação intimal, atingem principalmente as arteríolas e artérias pequenas[11]. A alteração fibrinóide corresponde a um acúmulo de proteínas plasmáticas na parede dos vasos, onde a estrutura normal do vaso é substituída por material homogêneo que tem as características histoquímicas da fibrina, mas é constituído, além da fibrina, por fibrinogênio e outras proteínas do plasma. O termo necrose fibrinóide é utilizado quando há necrose celular, que na maioria das vezes é acompanhada de perda da integridade da parede do vaso com penetração de hemácias e acúmulo de plaquetas, levando a trombose e infarto dos tecidos afetados[8]. Pode haver também uma reação inflamatória associada dentro e ao redor dos vasos afetados. Todas essas alterações presentes na hipertensão maligna afetam principalmente as arteríolas renais, caracterizando a nefroesclerose maligna (Fig. 21.1). A proliferação miointimal, também denominada endarterite obliterante (lesão em casca de cebola), se origina pela proliferação e migração de células musculares lisas da média para dentro da íntima, com esta tornando-se mais colagenosa e menos celular[11]. Essa alteração é mais difusa, atingindo vários segmentos do vaso afetado. Com o tratamento, a necrose fibrinóide pode desaparecer, mas a endarterite permanece. Os mecanismos que participam no desenvolvimento de necrose fibrinóide e na proliferação intimal da hipertensão maligna incluem falha dos vasos de resistência em suportar um aumento importante e mantido da pressão arterial, alteração de função endotelial com aumento da produção de vasoconstritores (endotelina, tromboxano) e diminuição da produção de vasodilatadores (óxido nítrico, prostaciclinas), aumento de angiotensina II e de catecolaminas e coagulação intravascular disseminada[12]. Todos esses estímulos promovem migração e proliferação das células musculares lisas e

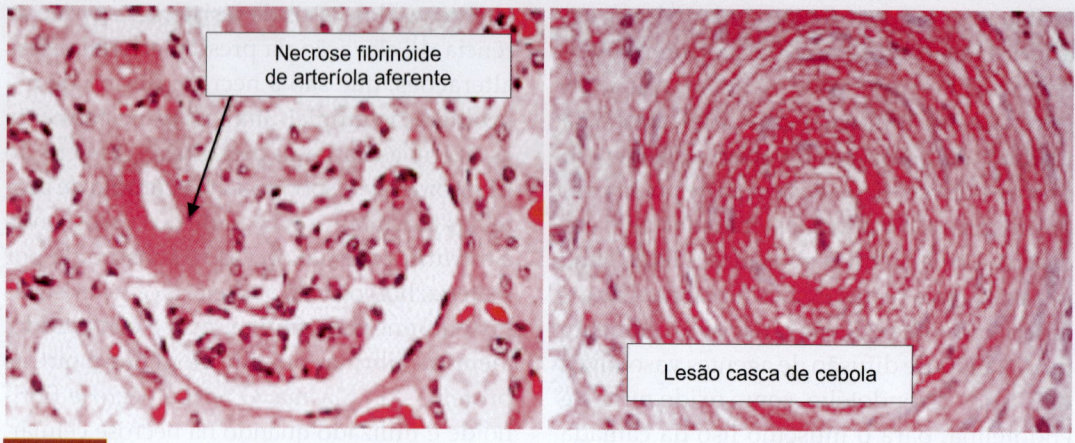

FIGURA 21.1
Anatomopatológico de arteríolas renais revelando as alterações típicas da hipertensão acelerada maligna: necrose fibrinóide e endarterite obliterante (lesões em casca de cebola)

modulam a síntese de matriz protéica celular. A conseqüência funcional dessas alterações é na maioria dos casos desastrosa quando a pressão não é controlada agressivamente. Os principais achados clínicos são isquemia renal e natriurese pressórica, levando a uma insuficiência renal com diminuição do volume intravascular. Além disso, pode ocorrer isquemia em outros territórios como retina, pâncreas e mesmo coração.

ALTERAÇÕES ESTRUTURAIS E FUNCIONAIS DAS GRANDES ARTÉRIAS

Em indivíduos com hipertensão arterial, a principal modificação da parede do vaso é a hipertrofia da camada média[13], tanto em vasos de resistência, como visto anteriormente, quanto em grandes artérias de condutância e amortecimento. O estudo das alterações funcionais e estruturais de grandes artérias e suas repercussões clínicas, sobretudo no prognóstico de pacientes hipertensos, ganhou impulso nos últimos anos devido à utilização de métodos não-invasivos que permitiram avaliar essas propriedades com boa precisão e em diferentes populações[14]. No que tange à avaliação das propriedades funcionais, especificamente da rigidez arterial, três metodologias principais podem ser utilizadas: a) tempo de trânsito do pulso; b) análise do pulso da pressão arterial e do contorno da sua onda; e c) estimativa direta da rigidez usando medidas de diâmetro e pressão de distensão[15]. Dentre esses métodos destacam-se os que avaliam a velocidade da onda de pulso (Complior e Sphygmocor), os que avaliam o contorno da onda de pulso (segunda derivada da pletismografia digital, tonometria de aplanação, complacência oscilatória e capacitativa) e os que avaliam diretamente a rigidez usando cálculos baseados nas medidas de diâmetro (modelo de índice beta por ultra-som, ultra-som de alta definição com radiofreqüência – Wall Track System e NIUS, ecocardiografia transesofágica)[15]. Dentre esses métodos, alguns podem ser usados em grandes populações e outros são mais restritos à pesquisa clínica[15]. O método mais utilizado em estudos populacionais é o que mede a velocidade de onda de pulso, que é considerada a raiz quadrada do inverso da distensibilidade, através de uma revisão de Bramwell e Hill da clássica equação de Moens

MEDIDA DA VELOCIDADE DE ONDA DE PULSO

VOP carotidofemoral

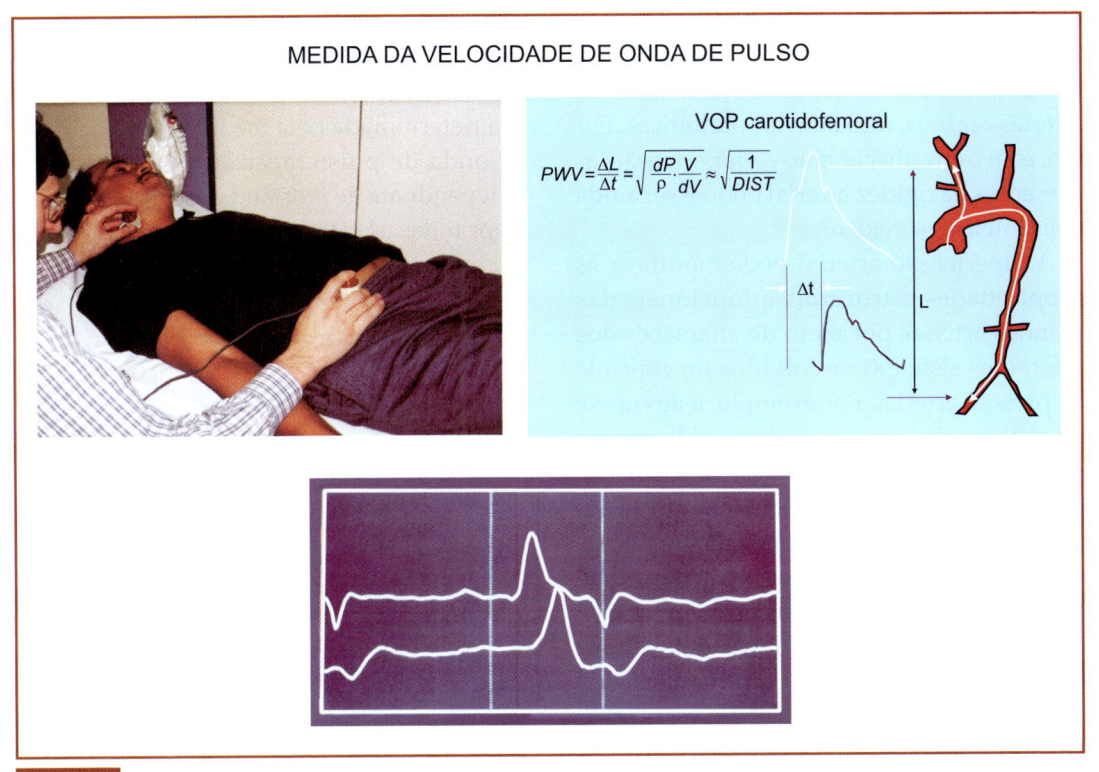

$$PWV = \frac{\Delta L}{\Delta t} = \sqrt{\frac{dP}{\rho} \cdot \frac{V}{dV}} \approx \sqrt{\frac{1}{DIST}}$$

FIGURA 21.2

Figuras ilustrativas do método Complior® para medidas de velocidade de onda de pulso (VOP) carotidofemoral. No painel superior à E observamos o posicionamento dos sensores eletromecânicos na carótida e na femoral. No painel à D, vemos a expressão gráfica das curvas de onda de pulso e a fórmula para o cálculo da VOP e sua correlação com a distensibilidade. No painel inferior observamos as curvas obtidas pelo método.

e Korteweg[13,16-19] (Fig. 21.2). Na maioria dos estudos a velocidade de onda de pulso carotidofemoral é medida pelo posicionamento de sensores mecânicos ou tonômetros que captam simultaneamente as ondas de pulso na carótida e na femoral[15]. Apesar de não fazer parte da rotina de avaliação do paciente hipertenso, as diretrizes da Sociedade Européia de Hipertensão e da Sociedade Internacional de Hipertensão já sugerem a possível realização dessa avaliação para estratificação de risco cardiovascular do paciente hipertenso.[20]

A partir de estudos que utilizaram essas metodologias em pacientes hipertensos, pode-se compreender melhor as alterações das grandes artérias associadas à hipertensão arterial e suas correlações com os diferentes fatores de risco cardiovascular. Assim, em hipertensos jovens, as alterações das propriedades mecânicas resultam principalmente do efeito hemodinâmico *per se* (elevação da pressão), pois a redução da distensibilidade e da complacência arterial de carótida desaparece em condições isobáricas[21]. Entretanto, em alguns outros territórios, tais como a artéria femoral ou mesmo a aorta torácica, alterações intrínsecas da rigidez (i.e., rigidez aumentada em condições isobáricas) podem ser observadas.[22]

Entre os hipertensos mais idosos, a hipertrofia medial está associada ao desenvolvimento considerável de matriz extracelular da média e mesmo da adventícia. Esse padrão histomorfométrico está associado à complacência e distensibilidade arteriais reduzidas, independentemente do nível da pressão[23]. Novamente, essas alterações são observadas nas artérias centrais, mas não nas periféricas. Por fim, com o envelhecimento e a hipertensão, as alterações da rigidez arterial podem ser ainda mais intensas e evidentes.[24]

A hipertensão arterial pode modificar as propriedades estruturais e funcionais das grandes artérias por meio de alterações dos diferentes sistemas envolvidos no controle da pressão arterial. Por exemplo, a atividade do sistema renina-angiotensina-aldosterona pode ter um importante papel na regulação da rigidez arterial em hipertensos, pois a angiotensina II estimula a hipertrofia de células musculares lisas vasculares e o acúmulo de colágeno, enquanto a aldosterona promove aumento da matriz extracelular pelos fibroblastos, ambas alterações com repercussões sobre a função dos grandes.[25]

Estas modificações da função e estrutura das grandes artérias em hipertensos parecem ser também geneticamente mediadas. Nesse sentido, demonstrou-se que em hipertensos, mas não em normotensos, as variantes genéticas do receptor AT_1 da angiotensina II (AT1-1166A/C) e da aldosterona sintase (CYP11B2-344T/C) são determinantes significativos da rigidez arterial[26,27]. Em outros estudos avaliando os determinantes genéticos da rigidez arterial em hipertensos, demonstramos que o polimorfismo do gene da elastina determinou alterações da rigidez na artéria carótida, enquanto o polimorfismo da proteína G determinou alterações estruturais da artéria radial (muscular) e não da artéria carótida (elástica)[28,29]. O aumento da rigidez arterial em hipertensos também pode sofrer influência da presença de outras co-morbidades, como aterosclerose, diabetes, insuficiência renal crônica, entre outras[30]. Recentemente, o aumento da rigidez arterial detectado por modificações na VOP ou na morfologia das ondas de pulso foi associado a maior risco cardiovascular em hipertensos, principalmente com coronariopatia[30]. Em um desses estudos, envolvendo uma coorte constituída de 1.980 pacientes hipertensos (Fig. 21.3), a distensibilidade aórtica determinada pela medida da velocidade de onda de pulso mostrou-se um preditor independente de mortalidade cardiovascular e por todas as causas.[18]

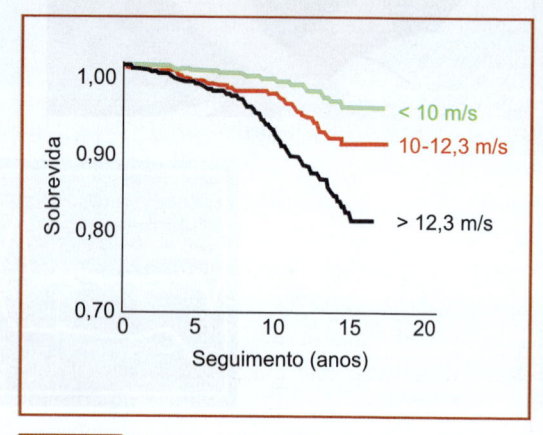

FIGURA 21.3
Gráfico mostrando a curva de sobrevida de 1.980 pacientes hipertensos seguidos em média por 9 anos de acordo com os valores da velocidade de onda de pulso (VOP) carotidofemoral. (Curva de Kaplan Meyer – $p < 0,0001$ – VOP > 12,5 m/s vs. VOP < 10 m/s)

ALTERAÇÕES VASCULARES E AS REPERCUSSÕES CLÍNICAS

Retinopatia Hipertensiva

Apesar de essa condição ter sido descrita com detalhes no Capítulo 20, comentaremos as principais alterações vasculares da retina, visto que são lesões que podem ser facilmente detectadas sem necessidade de exames complementares sofisticados. Keith e Wagener descreveram em 1939 as alterações vasculares observadas pela fundoscopia óptica que refletem a retinopatia hipertensiva[31]. Os autores classificaram essas alterações pela gravidade do acometimento vascular. O estágio inicial

(Grau I) é caracterizado por um aumento do tônus arteriolar retiniano associado a vasoespasmo e estreitamento focal das pequenas artérias. Essas alterações são seguidas por um aumento da espessura intimal, hiperplasia da camada média e estreitamento arteriolar mais generalizado. Nesse estágio (Grau II), alterações na função venular e arteriolar, assim como alterações no reflexo de luz arteriolar, são detectáveis. Com a progressão e a gravidade da hipertensão arterial, observa-se ruptura da barreira sangue-retina, com necrose de célula muscular lisa e células endoteliais e isquemia de retina. Nesse estágio (Grau III), são visualizados exsudatos duros e algodonosos, microaneurismas e hemorragias. Evolutivamente, ocorrem papiledema e edema do disco óptico (Grau IV). Essas alterações mais graves (Graus III e IV) são claramente indicativas de uma forma acelerada ou maligna de hipertensão, na qual existem graves lesões associadas de outros órgãos-alvo, como o rim e o coração, e também lesões dos vasos de resistência, como a necrose fibrinóide[2]. Mais recentemente, utilizando-se uma análise da retina por um aparelho topográfico de alta precisão, os autores demonstraram que a hipertensão, em suas fases clínicas mais precoces, já apresenta uma rarefação arteriolar e um estreitamento (quase generalizado) dos vasos arteriolares.[32]

Doença Arterial Periférica

A doença arterial periférica (DAP) é definida como uma lesão arterial que obstrui o suprimento de sangue adequado para as extremidades superiores e inferiores do organismo.[33]

A principal etiologia é a doença aterosclerótica, seguida em nosso meio, sobretudo em mulheres jovens, pela arterite de Takayasu. A arterite de Takayasu é uma doença inflamatória auto-imune de etiologia desconhecida que acomete principalmente grandes vasos do tronco aórtico (subclávia e carótidas), a própria aorta, artérias renais (levando a hipertensão renovascular) e as artérias ilíacas (Fig. 21.4). Para a etiologia aterosclerótica, os principais fatores de risco determinantes são, em ordem de importância, tabagismo, diabetes, hipertensão arterial e hipercolesterolemia. Quando esses fatores estão associados, a chance de desenvolver DAP aumenta consideravelmente, como pode ser observado na Fig. 21.5[34]. O papel da hipertensão arterial na DAP está bem estabelecido por estudos epidemiológicos. Em pacientes hipertensos avaliados em alguns desses estudos, cerca de 2 a 5% têm claudicação intermitente, prevalência essa que é maior com o aumento da idade. De outra parte, 35 a 55% dos pacientes com DAP têm hipertensão associada[34]. O estudo de Framingham mostrou uma forte e significativa correlação entre os níveis de pressão arterial sistólica e diastólica e a incidência de claudicação intermitente em 25 anos de evolução, de tal forma que a hipertensão aumentou o risco de claudicação 2,5 vezes no homem e quatro vezes na mulher[35,36]. A associação de DAP e hipertensão arterial também tem um papel

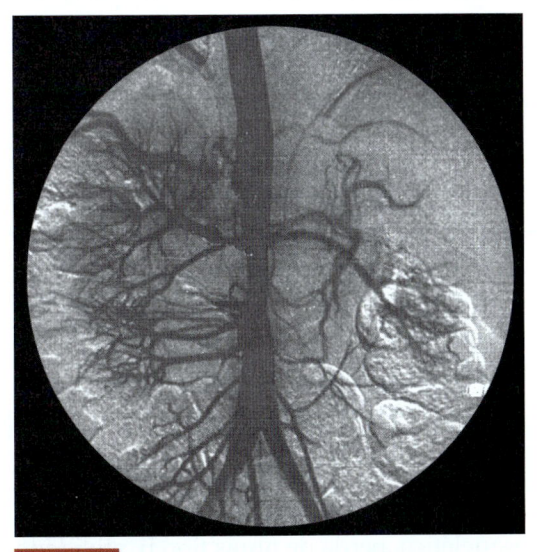

FIGURA 21.4
Arteriografia de paciente portadora de arterite de Takayasu mostrando estreitamento de aorta, estenose de artéria renal direita, oclusão total de artéria polar superior e estenose importante de artéria polar inferior do rim esquerdo

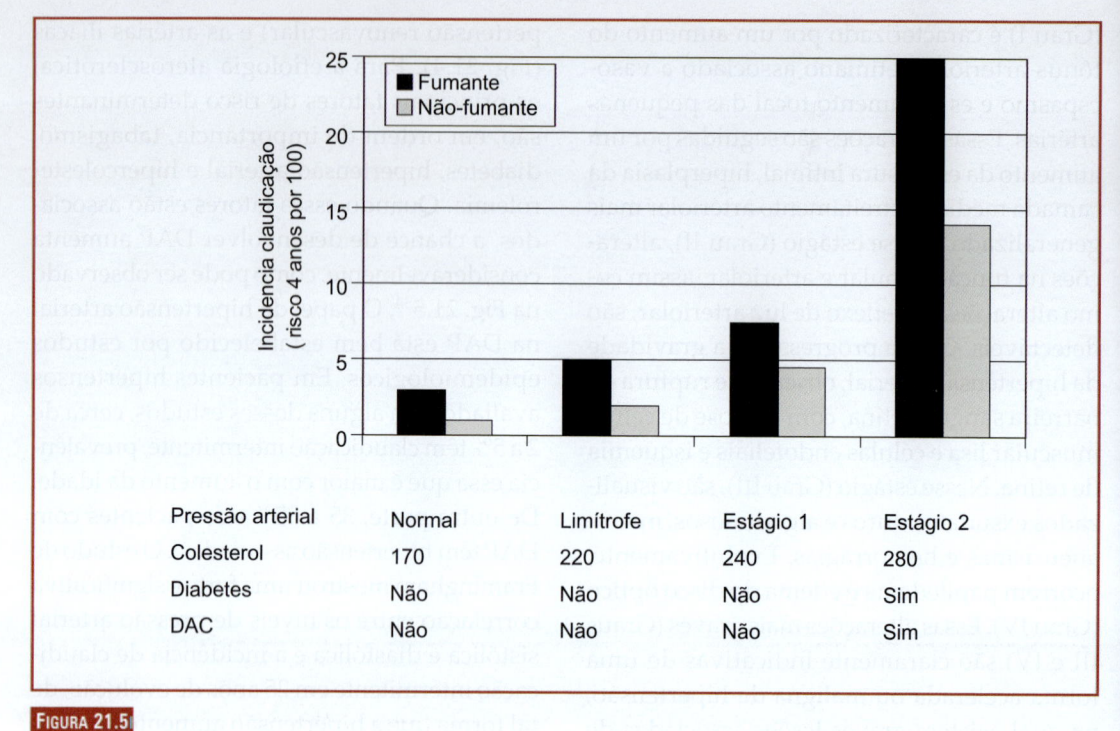

Pressão arterial	Normal	Limítrofe	Estágio 1	Estágio 2
Colesterol	170	220	240	280
Diabetes	Não	Não	Não	Sim
DAC	Não	Não	Não	Sim

FIGURA 21.5
Incidência de claudicação intermitente no Framingham Heart Study em fumantes e não-fumantes de acordo com outros fatores de risco

prognóstico importante, visto que pacientes que apresentam as duas condições têm um risco muito maior de infarto do miocárdio e AVC do que indivíduos hipertensos sem DAP. Isso pode ser explicado em parte pelo fato de que ambas as situações clínicas são associadas a anormalidades da hemostasia e do metabolismo lipídico, levando a um aumento do estado aterotrombótico.

O desenvolvimento e a gravidade da DAP dependem de fatores que controlam o suprimento de sangue (prejuízo da vasodilatação, aumento da vasoconstrição, anormalidade da homeostase sangüínea) para os membros e de alterações da estrutura e função musculoesqueléticas (denervação axonal do músculo esquelético, perda de fibras tipo II, atividade enzimática mitocondrial comprometida)[37]. A hipertensão arterial poderia interferir nesses fatores ao comprometer a vasodilatação periférica (diminuição de óxido nítrico e diminui-ção da resposta a vasodilatadores e aumento da resposta a vasoconstritores) e ao alterar o fluxo por aumento da viscosidade ou alterações da agregabilidade plaquetária.

Clinicamente, o sintoma mais característico da presença de DAP é a claudicação intermitente, caracterizada por desconforto, cãibras, fadiga ou aperto nas extremidades inferiores, mais freqüentemente na panturrilha, como resultado de obstrução da artéria femoral superficial[38]. Em geral o desconforto é desencadeado por exercícios (geralmente caminhadas) e é rapidamente aliviado 2 a 5 minutos após cessado o esforço. Quando a doença vascular se torna avançada, o paciente pode apresentar dor em repouso, que alivia com o membro elevado, indicando a presença de isquemia crítica dos membros inferiores. Um dos primeiros indícios ao exame físico da presença de DAP é a observação de diferenças nas medidas de pressão arterial aferidas nos membros superiores e inferiores, que são mais evidentes no paciente hipertenso[39]. Pelo menos em uma consulta o paciente hipertenso deve ter sua pressão arterial aferida nos quatro membros. Se houver uma discrepância muito grande (acima de 20 mmHg) entre as aferições no braço, pode haver uma estenose de subclávia, em geral devido a aterosclerose e, em nosso meio, por arterite de Takayasu[38,40]. Nessa doença inflamatória, um dos principais sinais é a ausência de pulsos radiais por oclusão da artéria subclávia. Para complementação diagnóstica, podemos realizar a medida do índice tornozelo/braquial (ITB), que é o método mais barato para rastreamento da presença de DAP. O ITB é a razão entre a pressão arterial sistólica medida no tornozelo e a pressão arterial sistólica da artéria braquial, e pode ser facilmente determinado à beira do leito[41,42]. Um manguito colocado ao redor do tornozelo é inflado até a pressão arterial supra-sistólica e subseqüentemente desinsuflado, enquanto o início do fluxo é detectado por um transdutor de Doppler ultra-sonográfico posicionado sobre a artéria pediosa dorsal e tibial posterior, indicando assim a pressão arterial sistólica do tornozelo. A pressão arterial sistólica braquial pode ser avaliada da maneira usual, quer seja pelo uso do estetoscópio para ouvir o primeiro som de Korotkoff ou por um transdutor Doppler para ouvir o início do fluxo durante a desinsuflação do manguito. Um ITB é considerado normal quando acima de 0,9, e valores abaixo desse limite têm uma sensibilidade de 95% para a detecção de estenose de artéria periférica verificada pela angiografia[43]. A gravidade da DAP pode ser estimada de acordo com os valores do ITB, conforme demonstrado na Tabela 21.2[44]. Uma limitação para o cálculo do ITB é a medida de registros da pressão arterial na perna de pacientes com vasos calcificados, como observado em alguns pacientes com diabetes melito ou insuficiência renal crônica.[45]

Os exames complementares devem ser solicitados para identificar o grau e a localização da estenose a fim de se estabelecerem o tipo de tratamento e o correto encaminhamento para o especialista. Dentre esses exames, o ultra-som com Doppler ou com imagem dúplex são os mais indicados para uma avaliação complementar inicial.[46]

A imagem ultra-sonográfica dúplex é um meio não-invasivo e direto de avaliar as características anatômicas das artérias periféricas e o significado funcional das estenoses arteriais periféricas[47]. Um aumento igual ou maior a duas vezes o pico de velocidade sistólica no local da placa aterosclerótica indica uma estenose de 50% ou mais de diâmetro, enquanto um aumento de três vezes é sugestivo de uma estenose igual ou superior a 75%[47]. Se a artéria está ocluída, nenhum sinal Doppler é obtido. A sensibilidade e a especificidade do ultra-som dúplex para identificar locais de estenose arterial periférica, sobretudo das artérias carótidas e femorais, são de aproximadamente 95 e 85%.[42]

Após a detecção de estenose pela imagem ultra-sonográfica, indicam-se exames de imagem para a melhor localização e extensão das lesões visando à abordagem terapêutica adequada e ao posterior encaminhamento ao especialista. A angiografia por ressonância magnética é um método não-invasivo para visualizar a aorta e as artérias periféricas[38,48]. A resolução da anatomia vascular por esse método, quando realçada pelo uso do meio de contraste gadolínio, se aproxima da obtida com a angiografia de contraste convencional

TABELA 21.2 Interpretação do índice tornozelo-braquial (ITB)

$$ITB = \frac{\text{Pressão arterial sistólica do tornozelo}}{\text{Maior pressão arterial sistólica braquial}}$$

ITB	Interpretação
Acima de 0,90	Normal
0,71 a 0,90	Obstrução leve
0,41 a 0,70	Obstrução moderada
0 a 0,40	Obstrução grave

por subtração digital[48]. Sua utilidade pode ser maior na avaliação de pacientes sintomáticos como auxiliar antes da arteriografia, para se poder planejar uma possível intervenção endovascular ou em pacientes de risco para complicações renais, alérgicas ou outras complicações que podem ocorrer com a angiografia convencional.

A angiografia convencional com agente radioiodado ou outro contraste é indicada para avaliação da anatomia arterial antes do procedimento de revascularização.[38]

O tratamento clínico da DAP inclui primeiramente modificação dos fatores de risco existentes: a) tratamento do diabetes, mantendo hemoglobina glicada <7,0, b) parar o tabagismo por meio de aconselhamento e/ou farmacoterapia, c) controle adequado da hipertensão arterial de acordo com as V Diretrizes Brasileiras de Hipertensão (PA<140/90 mmHg), d) redução de LDL – colesterol < 100 mg/dl e) terapia antiplaquetária com aspirina ou clopidogrel. O tratamento da hipertensão arterial pode ser realizado por qualquer classe anti-hipertensiva, e alguns estudos mostraram benefícios com os inibidores de enzima conversora na redução de eventos em pacientes com DAP. Cautela deve ser tomada no uso de beta-bloqueadores adrenérgicos.

Aneurisma de Aorta Torácica e Abdominal

Um aneurisma é uma dilatação focal permanente de uma artéria acima de 1,5 vez seu diâmetro normal. O aneurisma de aorta abdominal, principalmente o infra-renal, é o mais freqüentemente observado em pacientes com hipertensão arterial. Por convenção, um diâmetro de aorta infra-renal superior a 3 cm e um diâmetro de aorta torácica acima de 4,5 cm são considerados aneurismas.[49]

O evento primário no desenvolvimento de um aneurisma de aorta envolve degradação proteolítica das proteínas de matriz extracelular, elastina e colágeno[50]. Várias enzimas proteolíticas, incluindo metaloproteinases, são críticas durante a degradação e o remodelamento da parede aórtica. Também participam do processo aumento de estresse oxidativo e um componente inflamatório, desencadeados principalmente pelo tabagismo. A hipertensão arterial contribui com aumento do estresse biomecânico da parede arterial, favorecendo a formação e a ruptura do aneurisma.

A Tabela 21.3 mostra os fatores relacionados às principais fases de um aneurisma, quer seja formação, expansão e ruptura.[49]

TABELA 21.3 Fatores de risco relacionados ao aneurisma de aorta abdominal

Evento do aneurisma	Fator de risco
Desenvolvimento	História familiar (homem), hipercolesterolemia, hipertensão, sexo masculino, tabagismo
Expansão	Idade avançada (> 70 anos), transplante cardíaco ou renal, AVC prévio, cardiopatia grave, tabagismo
Ruptura	Transplante cardíaco ou renal; sexo feminino, pressão arterial elevada, diâmetro do aneurisma maior, tempo de tabagismo

A maioria dos pacientes portadores de aneurisma de aorta ou grandes artérias periféricas é assintomática, mas em alguns casos dados da história clínica podem sugerir a presença dessa complicação. O principal sintoma é dor torácica ou abdominal incaracterística, que pode piorar com a posição de bruços ou com movimentos bruscos do corpo. No exame físico do tórax, grandes aneurismas de aorta ascendente podem ser visualizados ou palpados como uma pulsação na porção superior do tórax próxima à fossa supra-esternal[49]. No exame físico do abdômen, atenção deve ser dada à palpação da aorta abdominal. Com a palpação simultânea das bordas lateral e medial da aorta, o examinador pode avaliar indiretamente o tamanho do vaso, e com um movimento suave de rotação pode-se diferenciar um aneurisma de uma aorta tortuosa. Em aneurismas maiores, uma massa abdominal pulsátil pode ser observada. Um ultra-som de abdômen, uma tomografia computadorizada ou uma angiografia por ressonância magnética podem confirmar a presença de um aneurisma de aorta abdominal e dar uma medida precisa do seu tamanho e localização. Para os aneurismas torácicos, um RX de tórax já pode mostrar um alargamento de mediastino sugerindo a presença do aneurisma, que deve ser confirmada com uma tomografia computadorizada (Fig. 21.6)[49]. Na suspeita de envolvimento da artéria renal ou de isquemia mesentérica, deve-se realizar uma aortografia antes do procedimento cirúrgico do aneurisma.

Como terapia anti-hipertensiva, o beta-bloqueador é a terapêutica de escolha, devendo-se atingir uma freqüência cardíaca alvo de 60 batimentos por minuto, a não ser quando contra-indicado. Correção cirúrgica do aneurisma de aorta abdominal deve ser considerada quando o aneurisma atinge um diâmetro máximo de 5,5 cm em homens, ou também quando o aneurisma se expande mais que 0,6 a 0,8 cm por ano, ou ainda quando se torna muito sintomático. Para os aneurismas de aorta torácica, a correção cirúrgica é indicada para diâmetros acima de 6,5 cm.

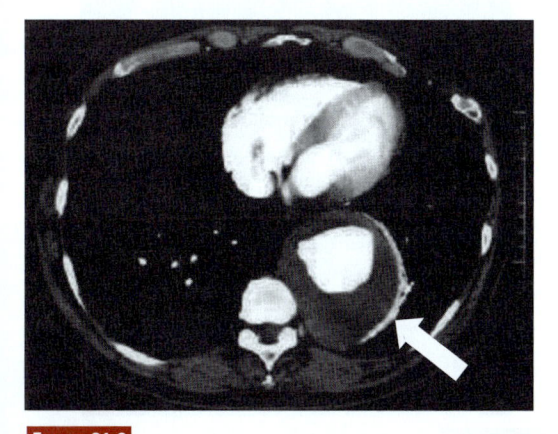

Dissecção de Aorta

É uma síndrome clínica grave causada pelo súbito desenvolvimento de uma fenda na íntima aórtica, permitindo a abertura de uma via para uma coluna de sangue dirigida pela força da pressão arterial para entrar na parede aórtica, destruindo a média e descolando a íntima da adventícia por distâncias variáveis ao longo do trajeto da aorta[50]. A dissecção tipo A inclui qualquer dissecção envolvendo a aorta ascendente, e a tipo B é distal à artéria subclávia.[51]

Cerca de 80% dos pacientes com dissecção de aorta apresentam hipertensão arterial, por isso é uma patologia que deve ser sempre investigada quando existe uma suspeita clínica em um paciente hipertenso[50]. No Registro Internacional de Dissecção Aguda de Aorta, a hipertensão arterial foi a mais freqüente das condições presentes nos pacientes com dissecção aguda de aorta, tanto tipo A quanto tipo B (Fig. 21.7). O mecanismo de dissecção provavelmente envolve a combinação de alta sobrecarga de onda pulsátil e aterosclerose acelerada, pois quanto mais elevada a pressão arterial, maior o risco de uma dissecção[50], principalmente nas dissecções do tipo B, isto é, nas porções mais distais da aorta. É incerto se o evento primário na dissecção de aorta é ruptura da íntima com dissecção secundária para dentro da camada média ou hemorragia dentro de uma média afetada seguida por rompimento da íntima subjacente e propagação subseqüente da dissecção através da fenda da íntima. Em ambas as situações, a necrose cística medial está presente.

FIGURA 21.6
Tomografia computadorizada de aorta torácica mostrando grande aneurisma com calcificação e trombo (seta)

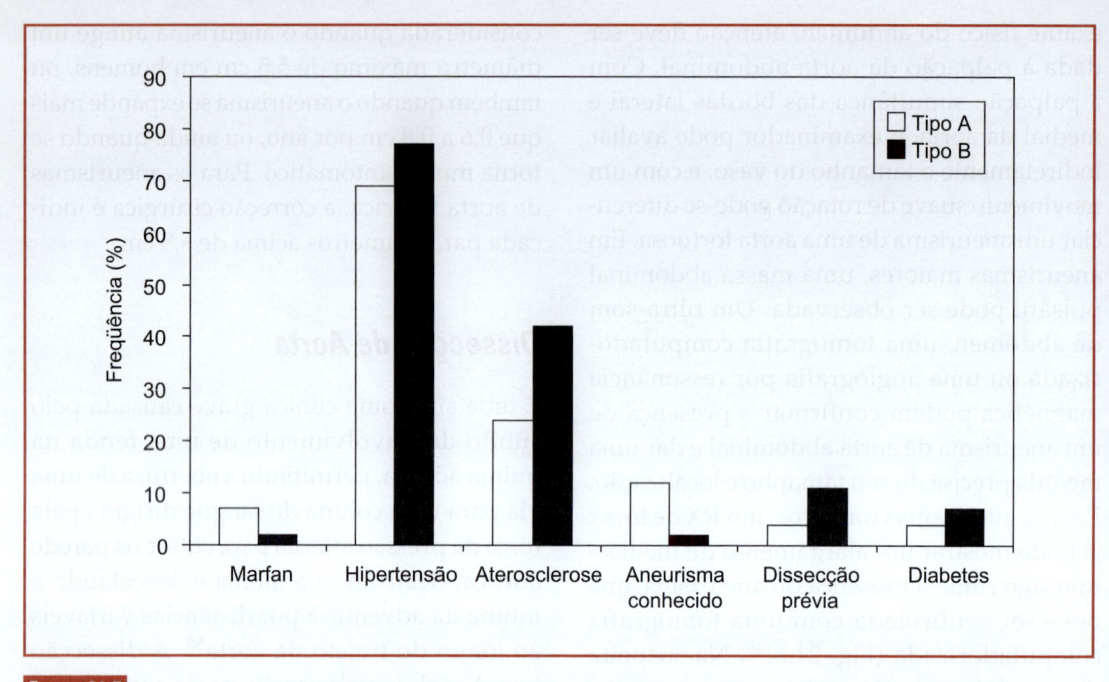

Figura 21.7
Fatores de risco em pacientes com dissecção aguda de aorta (registro internacional de dissecção de aorta – n = 464)

Classicamente, a dissecção de aorta produz um quadro clínico dramático, caracterizado por dor em região torácica anterior ou nas costas, com irradiação abdominal de início súbito e de forte intensidade, de caráter lancinante ou dilacerante, sem melhora com mudanças de posição e sem relação com esforço. Eventualmente a dor pode ser apenas na região dorsal ou abdominal, com intensidade mais leve, e o diagnóstico pode ser interpretado como uma doença de coluna torácica ou lombar. Menos comumente, síncope pode ser uma manifestação da dissecção proximal de aorta. No exame físico podemos observar ausência de pulsos, se houver obstrução de ramos arteriais maiores como carótida, braquial ou femoral. Quando a valva aórtica é acometida, na dissecção de aorta ascendente, pode ocorrer insuficiência aórtica, e a ausculta cardíaca pode revelar sopro regurgitativo aspirativo, geralmente em foco aórtico acessório.

Os mais utilizados para o diagnóstico de dissecção de aorta são o ecocardiograma bidimensional transesofágico (dissecção de aorta ascendente), a tomografia computadorizada de tórax ou de abdômen com contraste, a angiografia por ressonância nuclear magnética (Fig. 21.8) e a aortografia invasiva.

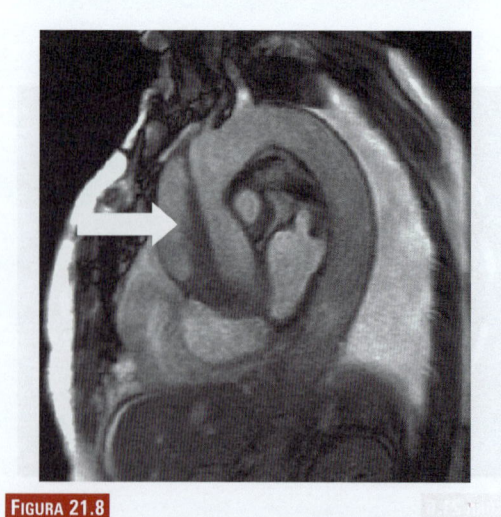

Figura 21.8
Angiografia por ressonância nuclear magnética de aorta torácica mostrando dissecção de aorta ascendente (seta)

A dissecção aguda de aorta com grave elevação da pressão arterial caracteriza uma emergência hipertensiva e deve ser tratada como tal, principalmente com nitroprussiato de sódio associado a beta-bloqueadores endovenosos (propanolol ou metoprolol), até que se confirme o diagnóstico por exames complementares[50]. Os casos mais complicados têm indicação cirúrgica imediata, mas alguns casos podem ser controlados com a redução agressiva da pressão arterial.

■ REFERÊNCIAS BIBLIOGRÁFICAS

1. Smith WM, Treatment of mild hypertension: results of a ten-year intervention trial. Circ Res, 1977; 40(5 Suppl. 1): p. 198-105.
2. Kaplan N. Primary hypertension: Natural history special populations, and evaluation. In: Kaplan N, (ed). Clinical Hypertension. 2002, Lippincott, Williams & Wilkins: Baltimore. p. 109-43.
3. Lindop, GBM. The effects of hypertension on the structure of human resistance vessels, In: Swales J D (ed). The Textbook of Hypertension. 1994, Blackwell Scientific: Oxford. p. 663-739.
4. Izzard A S et al. Small artery structure and hypertension: adaptive changes and target organ damage. J Hypertens 2005; 23(2): p. 247-50.
5. Heagerty AM et al. Small artery structure in hypertension. Dual processes of remodeling and growth. Hypertension 1993; 21(4): p. 391-7.
6. Mulvany MJ, Baandrup U and Gundersen HJ. Evidence for hyperplasia in mesenteric resistance vessels of spontaneously hypertensive rats using a three-dimensional disector. Circ Res 1985; 57(5): p. 794-800.
7. Folkow B. Physiological aspects of primary hypertension. Physiol Rev 1982; 62(2): p. 347-504.
8. Goldbatt PJGAF, Khan NH, Hampton JA. Benign and malignant nephrosclerosis and renovascular hypertension. In: Renal Pathology with Clinical and Functional Correlations. CCB Tisher B.M (ed.). 1989, JB Lippincott: Philadelphia. p. 1131-62.
9. Strandgaard S et al. Autoregulation of brain circulation in severe arterial hypertension. Br Med J 1973; 1(5852): p. 507-10.
10. Jones D B. Arterial and glomerular lesions associated with severe hypertension. Light and electron microscopic studies. Lab Invest 1974; 31(4): p. 303-13.
11. Kincaid-Smith P et al. Glomerular & vascular changes in malignant hypertension. Clin Exp Hypertens A 1984; 6(1-2): p. 471-91.
12. Kincaid-Smith P. Malignant hypertension: mechanisms and management. Pharmacol Ther 1980; 9(2): p. 245-69.
13. Benetos A et al. Influence of age, risk factors, and cardiovascular and renal disease on arterial stiffness: clinical applications. Am J Hypertens 2002; 15(12): p. 1101-8.
14. Bortolotto LA and Safar M E. Blood pressure profile along the arterial tree and genetics of hypertension. Arq Bras Cardiol 2006; 86(3): p. 166-9.
15. Pannier BM et al. Methods and devices for measuring arterial compliance in humans. Am J Hypertens 2002; 15(8): p. 743-53.
16. Blacher J et al. Aortic pulse wave velocity as a marker of cardiovascular risk in hypertensive patients. Hypertension 1999; 33(5): p. 1111-7.
17. Bortolotto LA et al. Assessment of vascular aging and atherosclerosis in hypertensive subjects: second derivative of photoplethysmogram versus pulse wave velocity. Am J Hypertens 2000; 13(2): p. 165-71.
18. Laurent S et al. Aortic stiffness is an independent predictor of all-cause and cardiovascular mortality in hypertensive patients. Hypertension 2001; 37(5): p. 1236-41.
19. London GM et al. Cardiac and arterial interactions in end-stage renal disease. Kidney Int 1996; 50(2): p. 600-8.
20. 2003 European Society of Hypertension – European Society of Cardiology Guidelines for the Management of Arterial Hypertension. J Hypertens 2003; 21(6): p. 1011-53.
21. Safar MEL GM. The arterial system in human hypertension. In: Textbook of Hypertension. Swales JD (ed) 1994, Blackwell Scientific: London. p. 85-102.
22. Safar M. Arteries in Clinical Hypertension. 1996, Philadelphia: Lippincott-Raven. p. 50-51.
23. Blacher J et al. Influence of age and end-stage renal disease on the stiffness of carotid wall material in hypertension. J Hypertens 1999; 17(2): p. 237-44.
24. Hanon O et al. Antihypertensive treatment can normalize the geometry and the arterial function in the aged patient. Arch Mal Coeur Vaiss 1999; 92(8): p. 1063-6.

25. Michel JBJ. Systéme rénine-angiotensine, aldostérone, coeur et vaisseaux. In: HL et al. (ed.) Hormones, coeur et vaisseaux 1997, Editions Inserm: Paris. p. 171-226.
26. Benetos A et al. Influence of angiotensin-converting enzyme and angiotensin II type 1 receptor gene polymorphisms on aortic stiffness in normotensive and hypertensive patients. Circulation 1996; 94(4): p. 698-703.
27. Pojoga L et al. Genetic determination of plasma aldosterone levels in essential hypertension. Am J Hypertens 1998; 11(7): p. 856-60.
28. Hanon O et al. Aging, carotid artery distensibility, and the Ser422Gly elastin gene polymorphism in humans. Hypertension 2001; 38(5): p. 1185-9.
29. Hanon O et al. Association between the G protein beta3 subunit 825t allele and radial artery hypertrophy. J Vasc Res 2002; 39(6): p. 497-503.
30. Safar, ME, Levy BI and Struijker-Boudier H. Current perspectives on arterial stiffness and pulse pressure in hypertension and cardiovascular diseases. Circulation 2003; 107(22): p. 2864-9.
31. Keith NW HP Barker NW. Some different types of essential hypertension: their course and prognosis. Am J Med Sci 1939; 197: p. 332-43.
32. Muiesan ML and Grassi G. Assessment of retinal vascular changes in hypertension: new perspectives. J Hypertens 2006; 24(5): p. 813-4.
33. Gey DC, .Lesho EP and Manngold J. Management of peripheral arterial disease. Am Fam Physician 2004; 69(3): p. 525-32.
34. Selvin E and Erlinger TP. Prevalence of and risk factors for peripheral arterial disease in the United States: results from the National Health and Nutrition Examination Survey, 1999-2000. Circulation 2004; 110(6): p. 738-43.
35. Kannel WB and McGee DL. Update on some epidemiologic features of intermittent claudication: The Framingham Study. J Am Geriatr Soc 1985; 33(1): p. 13-8.
36. Murabito JM et al. Prevalence and clinical correlates of peripheral arterial disease in the Framingham Offspring Study. Am Heart J 2002; 143(6): p. 961-5.
37. Dieter RS et al. The significance of lower extremity peripheral arterial disease. Clin Cardiol 2002; 25(1): p. 3-10.
38. Creager MAL. Peripheral arterial diseases. In: Zipes DL, Bonow P, Braunwald R, E, (eds). Heart Disease. 2005, Elsevier Saunders: Philadelphia. p. 1437-62.
39. Gale SS, et al. Lower extremity arterial evaluation: are segmental arterial blood pressures worthwhile? J Vasc Surg 1998; 27(5): p. 831-8; discussion 838-9.
40. Creager MA. Takayasu arteritis. Rev Cardiovasc Med 2001; 2(4): p. 211-4.
41. Criqui MH et al. The correlation between symptoms and non-invasive test results in patients referred for peripheral arterial disease testing. Vasc Med 1996. 1(1): p. 65-71.
42. Dormandy JA and Rutherford RB. Management of peripheral arterial disease (PAD). TASC Working Group. TransAtlantic Inter-Society Consensus (TASC). J Vasc Surg 2000; 31(1 Pt 2): p. S1-S296.
43. McDermott MM et al. The ankle brachial index is associated with leg function and physical activity: the Walking and Leg Circulation Study. Ann Intern Med 2002; 136(12): p. 873-83.
44. Criqui MDJO, Langer RD, Fronek A, Bensussen G. Peripheral arterial disease and hypertension. In: Izzo, JB. H, (ed.). Hypertension Primer 2003, Lippincott Williams & Wilkins. p. 215-217.
45. Olin J. Evaluation of the peripheral circulation. In: Hypertension Primer. Izzo JB H, (ed). 2003, Lippincott & Williams. p. 323-326.
46. Creager MA. Clinical assessment of the patient with claudication: the role of the vascular laboratory. Vasc Med 1997. 2(3): p. 231-7.
47. Pemberton M. and London NJ. Colour flow duplex imaging of occlusive arterial disease of the lower limb. Br J Surg 1997; 84(7): p. 912-9.
48. Visser K and Hunink MG. Peripheral arterial disease: gadolinium-enhanced MR angiography versus color-guided duplex US–a meta-analysis. Radiology 2000. 216(1): p. 67-77.
49. Upchurch GR Jr and Schaub TA. Abdominal aortic aneurysm. Am Fam Physician 2006; 73(7): p. 1198-204.
50. Isselbacher E. Diseases of the aorta. In: Zipes DL P; Bonow R, Braunwald E (eds). *Heart Disease* 2005, Elsevier Saunders: Philadelphia. p. 1403-1436.
51. Prisant LM and Nalamolu VR. Aortic dissection. J Clin Hypertens (Greenwich), 2005; 7(6): p. 367-71.

Hipertensão em Situações Especiais: na Infância e na Adolescência

Andréa Araújo Brandão • Maria Eliane Campos Magalhães • Elizabete Vianna de Freitas • Érika Maria Gonçalves Campana • Roberto Pozzan • Ayrton Pires Brandão

O interesse pela avaliação da pressão arterial (PA) em crianças e adolescentes surgiu na década de 1960, e a partir de 1970 apareceram as primeiras recomendações sobre a medida rotineira da PA nessa faixa etária[1]. Surgiram então grandes estudos epidemiológicos com o objetivo de conhecer o comportamento normal da PA nesse grupo de indivíduos, seus fatores determinantes e a sua relação com a futura hipertensão arterial ou doença cardiovascular no adulto, obviamente com vistas a medidas de prevenção primária.

Desde então, consideráveis avanços têm permitido detectar, investigar e tratar a hipertensão arterial nessa faixa etária. Nos Estados Unidos, dados de estudos epidemiológicos e os obtidos pelo National Health and Nutrition Examination Survey (NHANES) envolvendo mais de 60.000 jovens permitiram o desenvolvimento de curvas de distribuição dos valores de pressão arterial, inicialmente levando-se em consideração apenas o sexo e a faixa etária. Posteriormente, os valores de pressão arterial correspondentes aos diferentes percentis foram estabelecidos também pelo percentil de altura, o que possibilitou a adequada classificação da PA nessa faixa etária e, portanto, a identificação de maneira mais precisa de crianças e adolescentes com valores anormais de pressão arterial.[2,3]

No início, apenas alterações muito graves da PA eram identificadas em crianças ou adolescentes, e as causas secundárias, principalmente as renais, eram as mais prevalentes. Entretanto, com a utilização dessas curvas de PA, verificou-se que alterações discretas da PA já podiam ser observadas nessa faixa etária e eram bastante comuns, particularmente em adolescentes, e sem nenhuma causa secundária identificada.[1-4]

Vários fatores estão relacionados ao comportamento alterado da pressão arterial na infância e adolescência, destacando-se a história familiar positiva para HA e a presença de sobrepeso ou obesidade.[1-5]

CLASSIFICAÇÃO DA PRESSÃO ARTERIAL

A Tabela 22.1 mostra a classificação da pressão arterial na infância e na adolescência. Observa-se que a hipertensão arterial será confirmada quando os valores de pressão arterial sistólica e/ou diastólica forem maiores ou iguais ao percentil 95 para o sexo, a idade e o percentil de altura, acrescido de 5 mmHg, em três ocasiões distintas. Vale ressaltar também que a faixa denominada pré-hipertensão deve ser valorizada e identificada com a finalidade de adoção de medidas preventivas rigorosas[3]. Valores de pressão arterial ≥ percentil 90 e < percentil 95 caracterizam a pré-hipertensão; valores que estejam compreendidos nessa faixa e que excedam os limites de 120/80 mmHg também devem ser considerados pré-hipertensão[3], obedecendo à mesma recomendação proposta pelo JNC 7[4] para adultos.

TABELA 22.1 Classificação da pressão arterial em crianças e adolescentes

Nomenclatura	Critério
Normal	PAS e PAD em percentis* < 90
Pré-hipertensão	PAS e/ou PAD em percentis* ≥ 90 e < 95 ou sempre que PA ≥ 120/80 mmHg (adolescentes)
HAS estágio 1	PAS e/ou PAD em percentis* entre 95 e 99 acrescido de 5 mmHg
HAS estágio 2	PAS e/ou PAD em percentis* > 99 acrescido de 5 mmHg

*Para idade, sexo e percentil de altura, em três ocasiões diferentes.

MEDIDA DA PA EM CRIANÇAS E ADOLESCENTES

A obtenção correta da medida da pressão arterial[3,4,6-10] é fundamental para o diagnóstico e o acompanhamento de qualquer indivíduo com alteração da PA, pois toda a abordagem proposta estará baseada nesses valores obtidos. Para crianças e adolescentes, essa necessidade é ainda maior, pois pequenas diferenças em mmHg poderão fazer a diferença entre hipertensão e normotensão ou na conduta terapêutica.

Em recém-nascidos, lactentes e pré-escolares, a medida da pressão arterial não é obtida tão facilmente quanto na criança de maior idade. O método auscultatório, recomendado para crianças acima de 3 anos, é de difícil realização nas crianças menores e em ambiente de terapia intensiva. Nessas situações, é preferencial a utilização de equipamentos automáticos que utilizam o método oscilométrico. Entretanto, recomenda-se que uma medida alterada observada por esse método seja confirmada pelo método auscultatório[6]. A medida da PA em recém-natos também pode ser obtida pela utilização da ultra-sonografia com Doppler.

Situações em que crianças com menos de 3 anos devem ter sua PA aferida.[3]

- História de prematuridade, muito baixo peso ao nascer ou presença de complicações neonatais que requeiram cuidados intensivos;
- Doença cardíaca congênita (corrigida cirurgicamente ou não);
- Infecção recorrente do trato urinário, hematúria ou proteinúria;
- Doença renal estabelecida ou malformações urológicas;
- História familiar de doença renal congênita;
- Transplante de órgãos;
- Doença maligna ou transplante de medula óssea;
- Utilização de drogas que elevam a pressão arterial;
- Doenças sistêmicas associadas a hipertensão (neurofibromatose, esclerose tuberosa etc.);
- Sinais de elevação da pressão intracraniana.

Em crianças acima de 3 anos de idade, recomenda-se a aferição da pressão arterial durante as visitas médicas pelo menos uma vez ao ano. A metodologia empregada para a medida da PA em crianças é muito importante e deve ser cuidadosamente observada e executada.

Assim, a criança ou o jovem deve ser previamente familiarizado com o ambiente e o procedimento, devendo ficar em repouso, sentado, por pelo menos 5 minutos antes da obtenção da primeira medida da PA, com os pés apoiados no chão e o dorso encostado à cadeira. A medida deve ser feita pelo menos duas vezes em cada consulta, preferencialmente no braço direito[3]. Os esfigmomanômetros utilizados devem ser de coluna de mercúrio, embora manômetros aneróides calibrados possam também ser utilizados. A insuflação do manguito deverá ser feita 20 a 30 mmHg acima da PA sistólica estimada, e a desinsuflação feita lentamente: 2 mmHg a cada segundo ou a cada batimento cardíaco. O estetoscópio deve ser posicionado sobre o pulso da artéria braquial, proximal e medial à fossa cubital, abaixo da margem inferior do manguito. O uso da campânula permite a ausculta de sons de Korotkoff menos nítidos.[3]

O tamanho do manguito empregado é crucial para uma boa medida da PA nessa faixa etária. Sua largura deve ser 40% da circunferência do braço, na metade da distância entre o acrômio e o olecrano, e o seu comprimento deve envolver 80 a 100% da circunferência do braço. Quando houver dúvida quanto ao melhor manguito a ser utilizado, o de maior tamanho deve ser escolhido, pois a utilização de um manguito pequeno para o braço pode produzir leituras falsamente elevadas da PA. A Tabela 22.2 mostra os diferentes tamanhos de manguito disponíveis.[3, 6-10]

A PAS deverá ser anotada quando do aparecimento dos ruídos de Korotkoff (fase I), e a PAD corresponderá ao desaparecimento dos ruídos (fase V). Em crianças, freqüentemente, ouvem-se ruídos até 0 mmHg, e, nesses casos, devem ser anotadas as fases IV e V de Korotkoff para a PA diastólica.[3,9]

Ainda para uma adequada medida da PA, ressalta-se que drogas ou alimentos que possam aumentar a pressão arterial devem ser evitados.[1,3]

Mais recentemente, a utilização da monitorização ambulatorial da pressão arterial (MAPA) tem se demonstrado muito útil, pois permite uma avaliação detalhada do comportamento da PA durante 24h, envolvendo o período do sono. Apresenta boa tolerabilidade e reprodutibilidade nessa faixa etária.[11-12]

■ UTILIZAÇÃO DAS TABELAS

Para identificar os valores de PA correspondentes aos percentis 50, 90, 95 e 99 de um

TABELA 22.2 Manguitos disponíveis para medida da pressão arterial

Manguitos	Largura (cm)	Comprimento (cm)	Circunferência máxima do braço (cm)
Recém-nascidos	4	8	10
Lactentes	6	12	15
Crianças	9	18	22
Adulto pequeno	10	24	26
Adulto	13	30	34
Adulto grande	16	38	44
Coxa	20	42	52

determinado indivíduo, é necessário seguir alguns passos.[3,13]

1. Identificar o percentil de altura da criança ou adolescente (Figs. 22.1 e 22.2)[13]
2. Utilizar a tabela para o sexo da criança ou adolescente (Tabelas 22.3 e 22.4)[3]
3. Localizar a linha correspondente à idade no lado esquerdo da tabela
4. Localizar a coluna correspondente ao percentil de altura
5. Seguir a linha de idade horizontalmente até fazer a interseção com a linha correspondente ao percentil de altura (coluna vertical). Assim, serão encontrados os valores de PA referentes aos percentis 50, 90, 95 e 99 para a PAS na coluna da esquerda e para a PAD, na coluna da direita.

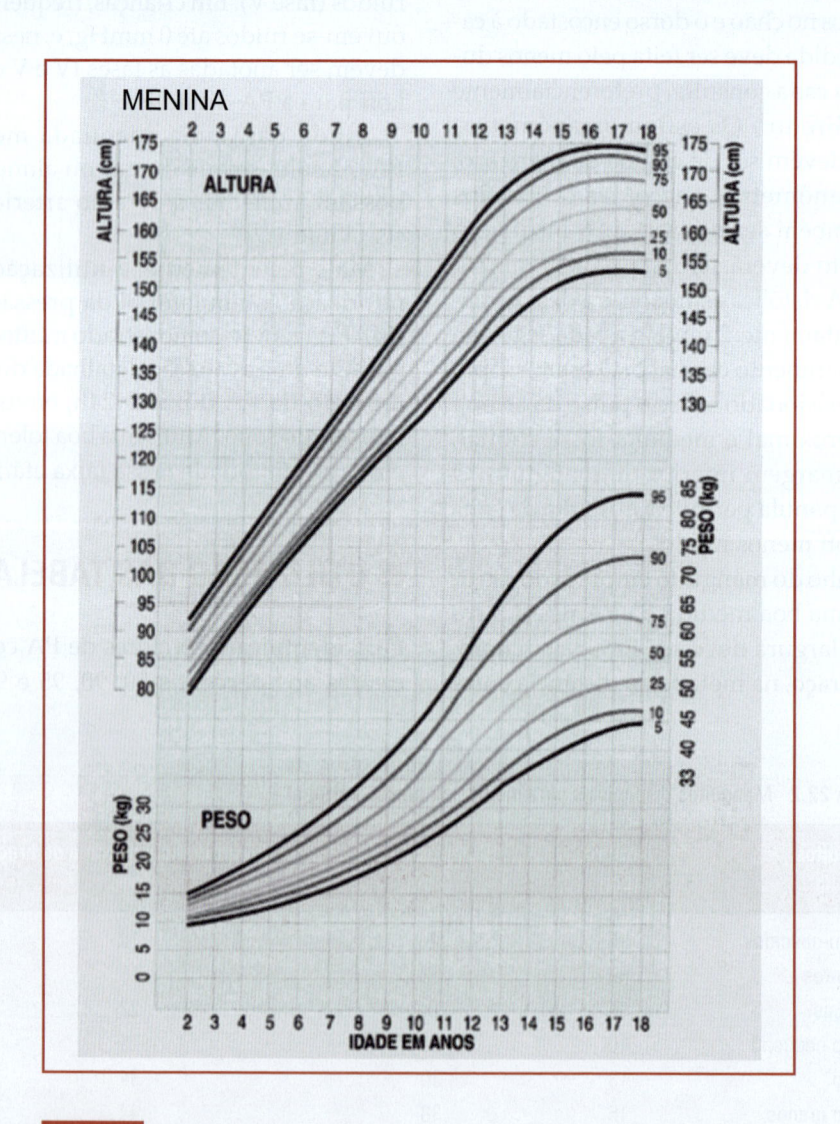

FIGURA 22.1
Gráfico de desenvolvimento de meninas para cálculo de percentil de altura

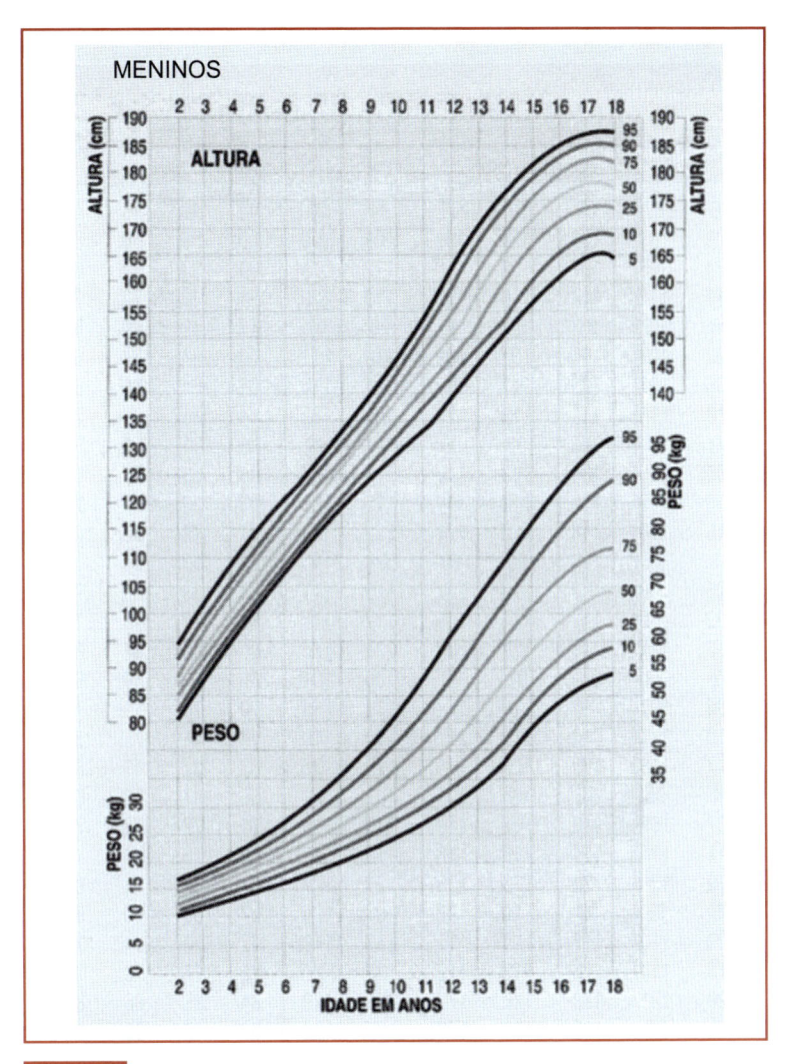

FIGURA 22.2
Gráfico de desenvolvimento de meninos para cálculo de percentil de altura

TABELA 22.3 Valores de PA para o sexo masculino, segundo o percentil de idade e altura

Idade, anos	Percentil PA	PAS, mmHg							PAD, mmHg						
		Percentil de altura							Percentil de altura						
		5	10	25	50	75	90	95	5	10	25	50	75	90	95
1	50	80	81	83	85	87	88	89	34	35	36	37	38	39	39
	90	94	95	97	99	100	102	103	49	50	51	52	53	53	54
	95	98	99	101	103	104	106	106	54	54	55	56	57	58	58
	99	105	106	108	110	112	113	114	61	62	63	64	65	66	66
2	50	84	85	87	88	90	92	92	39	40	41	42	43	44	44
	90	97	99	100	102	104	105	106	54	55	56	57	58	58	59
	95	101	102	104	106	108	109	110	59	59	60	61	62	63	63
	99	109	110	111	113	115	117	117	66	67	68	69	70	71	71

(continua)

TABELA 22.3 Continuação

Idade, anos	Percentil PA	PAS, mmHg Percentil de altura							PAD, mmHg Percentil de altura						
3	50	86	87	89	91	93	94	95	44	44	45	46	47	48	48
	90	100	101	103	105	107	108	109	59	59	60	61	62	63	63
	95	104	105	107	109	110	112	113	63	63	64	65	66	67	67
	99	111	112	114	116	118	119	120	71	71	72	73	74	75	75
4	50	88	89	91	93	95	96	97	47	48	49	50	51	51	52
	90	102	103	105	107	109	110	111	62	63	64	65	66	66	67
	95	106	107	109	111	112	114	115	66	67	68	69	70	71	71
	99	113	114	116	118	120	121	122	74	75	76	77	78	78	79
5	50	90	91	93	95	96	98	98	50	51	52	53	54	55	55
	90	104	105	106	108	110	111	112	65	66	67	68	69	69	70
	95	108	109	110	112	114	115	116	69	70	71	72	73	74	74
	99	115	116	118	120	121	123	123	77	78	79	80	81	81	82
6	50	91	92	94	96	98	99	100	53	53	54	55	56	57	57
	90	105	106	108	110	111	113	113	68	68	69	70	71	72	72
	95	109	110	112	114	115	117	117	72	72	73	74	75	76	76
	99	116	117	119	121	123	124	125	80	80	81	82	83	84	84
7	50	92	94	95	97	99	100	101	55	55	56	57	58	59	59
	90	106	107	109	111	113	114	115	70	70	71	72	73	74	74
	95	110	111	113	115	117	118	119	74	74	75	76	77	78	78
	99	117	118	120	122	124	125	126	82	82	83	84	85	86	86
8	50	94	95	97	99	100	102	102	56	57	58	59	60	60	61
	90	107	109	110	112	114	115	116	71	72	72	73	74	75	76
	95	111	112	114	116	118	119	120	75	76	77	78	79	79	80
	99	119	120	122	123	125	127	127	83	84	85	86	87	87	88
9	50	95	96	98	110	102	103	104	57	58	59	60	61	61	62
	90	109	110	112	114	115	117	118	72	73	74	75	76	76	77
	95	113	114	116	118	119	121	121	76	77	78	79	80	81	81
	99	120	121	123	125	127	128	129	84	85	86	87	88	88	89
10	50	97	98	100	102	103	105	106	58	59	60	61	61	62	63
	90	111	112	114	115	117	119	119	73	73	74	75	76	77	78
	95	115	116	117	119	121	122	123	77	78	79	80	81	81	82
	99	122	123	125	127	128	130	130	85	86	86	88	88	89	90
11	50	99	100	102	104	105	107	107	59	59	60	61	62	63	63
	90	113	114	115	117	119	120	121	74	74	75	76	77	78	78
	95	117	118	119	121	123	124	125	78	78	79	80	81	82	82
	99	124	125	127	129	130	132	132	86	86	87	88	89	90	90
12	50	101	102	104	106	108	109	110	59	60	61	62	63	63	64
	90	115	116	118	120	121	123	123	74	75	75	76	77	78	79
	95	119	120	122	123	125	127	127	78	79	80	81	82	82	83
	99	126	127	129	131	133	134	135	86	87	88	89	90	90	91
13	50	104	105	106	108	110	111	112	60	60	61	62	63	64	64
	90	117	118	120	122	124	125	126	75	75	76	77	78	79	79
	95	121	122	124	126	128	129	130	79	79	80	81	82	83	83
	99	128	130	131	133	135	136	137	87	87	88	89	90	91	91
14	50	106	107	109	11	113	114	115	60	61	62	63	64	65	65
	90	120	121	123	125	126	128	128	75	76	77	78	79	79	80
	95	124	125	127	128	130	132	132	80	80	81	82	83	84	84
	99	131	132	134	136	138	139	140	87	88	89	90	91	92	92

(continua)

TABELA 22.3 Continuação

Idade, anos	Percentil PA	PAS, mmHg Percentil de altura							PAD, mmHg Percentil de altura						
15	50	109	110	112	13	115	117	117	61	62	63	64	65	66	66
	90	122	124	125	127	129	130	131	76	77	78	79	80	80	81
	95	126	127	129	131	133	134	135	81	81	82	83	84	85	85
	99	134	135	136	138	140	142	142	88	89	90	91	92	93	93
16	50	111	112	114	116	118	119	120	63	63	64	65	66	67	67
	90	125	126	128	130	131	133	134	78	78	79	80	81	82	82
	95	129	130	132	134	135	137	137	82	83	83	84	85	86	87
	99	136	137	139	141	143	144	145	90	90	91	92	93	94	94
17	50	114	115	116	118	120	121	122	65	66	66	67	68	69	70
	90	127	128	130	132	134	135	136	80	80	81	82	83	84	84
	95	131	132	134	136	138	139	140	84	85	86	87	87	88	89
	99	139	140	141	143	145	146	147	92	93	93	94	95	96	97

TABELA 22.4 Percentis de pressão arterial para o sexo feminino, segundo idade e estatura

Idade, anos	Percentil PA	PAS, mmHg Percentil de estatura							PAD, mmHg Percentil de estatura						
		5	10	25	50	75	90	95	5	10	25	50	75	90	95
1	50	83	84	85	86	89	89	90	38	39	39	40	41	41	42
	90	97	97	98	100	101	102	103	52	53	53	54	55	55	56
	95	100	101	102	104	105	106	107	56	57	57	58	59	59	60
	99	108	108	109	111	112	113	114	64	64	65	65	66	67	67
2	50	85	85	87	88	89	91	91	43	44	44	45	46	46	47
	90	98	99	100	101	103	104	105	57	58	58	59	60	61	61
	95	102	103	104	105	107	108	109	61	62	62	63	64	65	65
	99	109	110	111	112	114	115	116	69	69	70	70	71	72	72
3	50	86	87	88	89	91	92	93	47	48	48	49	50	50	51
	90	100	100	102	103	104	106	106	61	62	62	63	64	64	65
	95	104	104	105	107	108	109	110	65	66	66	67	68	68	69
	99	111	111	113	114	115	116	117	73	73	74	74	75	76	76
4	50	88	88	90	91	92	94	94	50	50	51	52	52	53	54
	90	101	102	103	104	106	107	108	64	64	65	66	67	67	68
	95	105	106	107	108	110	111	112	68	68	69	70	71	71	72
	99	112	113	114	115	117	118	119	76	76	76	77	78	79	79
5	50	89	90	91	93	94	95	96	52	53	53	54	55	55	56
	90	103	103	105	106	107	109	109	66	67	67	68	69	69	70
	95	107	107	108	110	111	112	113	70	71	71	72	73	73	74
	99	114	114	116	117	118	120	120	78	78	79	79	80	81	81
6	50	91	92	93	94	96	97	98	54	54	55	56	56	57	58
	90	104	105	106	108	109	110	111	68	68	69	70	70	71	72
	95	108	109	110	111	113	114	115	72	72	73	74	74	75	76
	99	115	116	117	119	120	121	122	80	80	80	81	82	83	83

(continua)

TABELA 22. 4 Continuação

Idade, anos	Percentil PA	PAS, mmHg Percentil de estatura							PAD, mmHg Percentil de estatura						
7	50	93	93	95	96	97	99	99	55	56	56	57	58	58	59
	90	106	107	108	109	111	112	113	69	70	70	71	72	72	73
	95	110	111	112	113	115	116	116	73	74	74	75	76	76	77
	99	117	118	119	120	122	123	124	81	81	82	82	83	84	84
8	50	95	95	96	98	99	100	101	57	57	57	58	59	60	60
	90	108	109	110	111	113	114	114	71	71	71	72	73	74	74
	95	112	112	114	115	116	118	118	75	75	75	76	77	78	78
	99	119	120	121	122	123	125	125	82	82	83	83	84	85	86
9	50	96	97	98	100	101	102	103	58	58	58	59	60	61	61
	90	110	110	112	113	114	116	116	72	72	72	73	74	75	75
	95	114	114	115	117	118	119	120	76	76	76	77	78	79	79
	99	121	121	123	124	125	127	127	83	83	84	84	85	86	87
10	50	98	99	100	102	103	104	105	59	59	59	60	61	62	62
	90	112	112	114	115	116	118	118	73	73	73	74	75	76	76
	95	116	116	117	119	120	121	122	77	77	77	78	79	80	80
	99	123	123	125	126	127	129	129	84	84	85	86	86	87	88
11	50	100	101	102	103	105	106	107	60	60	60	61	62	63	63
	90	114	114	116	117	118	119	120	74	74	74	75	76	77	77
	95	118	118	119	121	122	123	124	78	78	78	79	80	81	81
	99	125	125	126	128	129	130	131	85	85	86	87	87	88	89
12	50	102	103	104	105	107	108	109	61	61	61	62	63	64	64
	90	116	116	117	119	120	121	122	75	75	75	76	77	78	78
	95	119	120	121	123	124	125	126	79	79	79	80	81	82	82
	99	127	127	128	130	131	132	133	86	86	87	88	88	89	90
13	50	104	105	106	107	109	110	110	62	62	62	63	64	65	65
	90	117	118	119	121	122	123	124	76	76	76	77	78	79	79
	95	121	122	123	124	126	127	128	80	80	80	81	82	83	83
	99	128	129	130	132	133	134	135	87	87	88	89	89	90	91
14	50	106	106	107	109	110	111	112	63	63	63	64	65	66	66
	90	119	120	121	122	124	125	125	77	77	77	78	79	80	80
	95	123	123	125	126	127	129	129	81	81	81	82	83	84	84
	99	130	131	132	133	135	136	136	88	88	89	90	90	91	92
15	50	107	108	109	110	111	113	113	64	64	64	65	66	67	67
	90	120	121	122	123	125	126	127	78	78	78	79	80	81	81
	95	124	125	126	127	129	130	131	82	82	82	83	84	85	85
	99	131	132	133	134	136	137	138	89	89	90	91	91	92	93
16	50	108	108	110	111	112	114	114	64	64	65	66	66	67	68
	90	121	122	123	124	126	127	128	78	78	79	80	81	81	82
	95	125	126	127	128	130	131	132	82	82	83	84	85	85	86
	99	132	133	134	135	137	138	139	90	90	90	91	92	93	93
17	50	108	109	110	111	113	114	115	64	65	65	66	67	67	68
	90	122	122	123	125	126	127	128	78	79	79	80	81	81	82
	95	125	126	127	129	130	131	132	82	83	83	84	85	85	86
	99	133	133	134	136	137	138	139	90	90	91	91	92	93	93

É importante ressaltar que está sendo recomendada a utilização de curvas de pressão arterial da população americana e de curvas de variáveis antropométricas brasileiras, o que chama atenção para a necessidade de que sejam construídas curvas de normalidade da pressão arterial para a população brasileira jovem.[14]

Sempre que uma criança ou adolescente apresentar pressão arterial normal, essa medida deve ser repetida em visitas médicas rotineiras ou no máximo em 1 ano. Se a pressão arterial apresentar comportamento na faixa de pré-hipertensão, nova medida deve ser feita no prazo máximo de 6 meses. Caso a pressão aferida seja caracterizada como anormal, esse comportamento deve ser confirmado em mais duas ocasiões em curto período de tempo e então esse jovem deve ser encaminhado para tratamento.[3]

TABELA 22.5 Fatores relacionados aos níveis de pressão arterial em crianças e adolescentes

Fatores genéticos
- Pressão arterial de pais e irmãos
- Sensibilidade ao sal
- Obesidade
- Deleção no gene da ECA

Fatores ambientais
- Nível socioeconômico
- Peso ao nascer
- Atividade física

Fatores genéticos e ambientais
- Altura
- Peso
- Índice de massa corporal
- Freqüência cardíaca
- Crescimento somático e maturação sexual
- Ingestão de sódio e outros macronutrientes
- Reatividade do sistema nervoso simpático
- Estresse

DETERMINANTES DA PRESSÃO ARTERIAL EM CRIANÇAS

Além do sexo e da idade, múltiplos fatores têm sido correlacionados à pressão arterial em crianças e adolescentes. Esses fatores podem ter determinismo genético ou ambiental, e a maioria sofre interferência de ambos.[1,3,9,15]

A maioria dos estudos em populações jovens enfatiza a participação do desenvolvimento físico no determinismo dos níveis pressóricos. O peso e o índice de massa corporal (IMC) são as variáveis que apresentam a mais forte correlação com a PA nessa faixa etária, notadamente com a sistólica.[1,3,16-18]

Assim, a presença de sobrepeso/obesidade aparece como um dos mais importantes fatores relacionados à hipertensão arterial em crianças e adolescentes, especialmente nos Estados Unidos, onde a sua prevalência aumentou de duas a quatro vezes, particularmente entre os afro-americanos e latino-americanos[19]. Esse mesmo fenômeno também tem sido observado em países de economia em transição[20-22]. No Brasil, entre 1974-1975 e 2002-2003, houve uma queda apreciável na prevalência de subnutridos, enquanto o excesso de peso e a obesidade aumentaram contínua e intensamente em ambos os sexos, sobretudo em crianças e adolescentes (Fig. 22.3).[21,22]

Nessa direção, também são importantes a consideração do ganho de peso ao longo do tempo e a grande tendência ao sedentarismo, que podem manter, agravar ou precipitar o aparecimento de alterações nas variáveis que compõem os fatores de risco cardiovascular.[19,23]

Sobrepeso e HA são componentes da síndrome de resistência à insulina, situação considerada predisponente ao desenvolvimento do diabetes melito do tipo 2 (DM2). A agregação de outras condições de risco como a dislipidemia, particularmente quando há elevação dos triglicérides e redução do HDL-colesterol e a distribuição da gordura corporal do tipo andróide, confere a esses indivíduos o diagnóstico de síndrome metabólica e

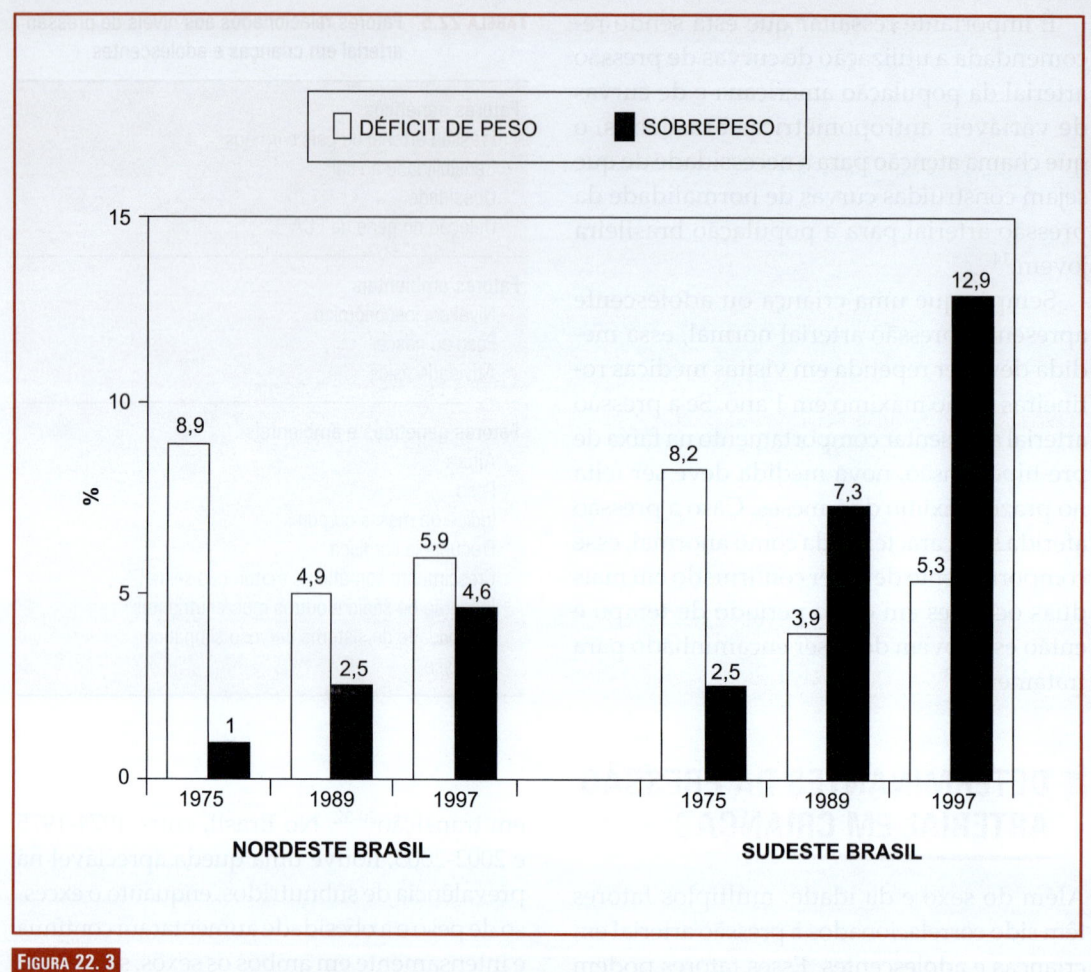

FIGURA 22. 3
Prevalência de déficit de peso e sobrepeso em crianças e adolescentes brasileiros nos anos de 1975, 1989 e 1997

eleva substancialmente o risco do desenvolvimento de complicações cardiovasculares futuras.[3,15,19,24]

Especial atenção deve ser dada à forte correlação entre a PA de pais e filhos, notadamente entre mães e filhos[25]; esse dado se magnifica em presença de obesidade. Assim, pais com HA determinam maior risco para que os seus filhos desenvolvam também a HA, o que justifica uma abordagem preventiva mais cuidadosa nessas famílias.[25]

O conhecimento dos determinantes da PA na população jovem é de grande importância, pois devem ser avaliados em conjunto para se estabelecer a melhor estratégia de abordagem do indivíduo.

ETIOLOGIA DA HIPERTENSÃO ARTERIAL

Quanto menor a idade da criança e mais elevados os valores de PA, especialmente quando acima do percentil 99 para sexo, idade e altura, maior a chance de uma causa secundária para a hipertensão arterial. Entretanto, a extensão da investigação para causas secundárias de hipertensão deve ser individualizada[3].

Entre as causas secundárias de hipertensão arterial, as causas renais (parenquimatosa e renovascular) são as mais prevalentes[3,9]. A partir de 10 anos de idade e principalmente na adolescência, predomina a causa primária de elevação da pressão arterial. A Tabela 22.6 mostra as principais causas de hipertensão arterial por faixa etária, e a Tabela 22.7 apresenta as causas identificáveis de hipertensão arterial em crianças e adolescentes.[9]

TABELA 22.6 Causas mais freqüentes de hipertensão arterial por faixa etária na infância e na adolescência

Faixa etária	Causas
Recém-nascidos	Trombose de artéria renal, estenose de artéria renal, malformações congênitas renais, coarctação da aorta, displasia broncopulmonar
Lactentes – 6 anos	Doenças do parênquima renal, coarctação da aorta, estenose de artéria renal
6 a 10 anos	Estenose de artéria renal, doenças do parênquima renal, hipertensão primária
Adolescentes	Hipertensão primária, doenças do parênquima renal

■ AVALIAÇÃO CLÍNICA

A anamnese e o exame físico representam os pilares na avaliação do indivíduo jovem com alteração da PA. Por meio de uma boa avaliação clínica pode-se confirmar a elevação da PA, identificar alterações que indiquem uma causa secundária de hipertensão arterial, detectar alterações sobre os órgãos-alvo da HA e avaliar a presença de outros de fatores de risco cardiovascular. A presença de história familiar positiva para hipertensão arterial, diabetes melito, dislipidemias ou qualquer forma de doença cardiovascular merece destaque, pois impõe maior risco a esse jovem. Sintomas

TABELA 22.7 Causas identificáveis de hipertensão arterial em crianças e adolescentes

Renal
  Envolvimento bilateral
    Glomerulonefrite aguda e crônica
    Síndrome hemolítico-urêmica
    Insuficiência renal aguda
    Doença renal em estágio final
  Envolvimento uni ou bilateral
    Malformações (rins policísticos, hipoplasia, junção ureteropélvica)
    Pielonefrite com ou sem hidronefrose
    Desordens da artéria renal
      Estenose de artéria renal
      Doença de Takayasu
      Neurofibromatose
      Trombose, embolia
    Tumores de Wilms, justaglomerular
  Trauma

Cardiovascular
  Coarctação da aorta
  Hipoplasia de aorta abdominal

Endócrina
  Adrenal
    Síndrome de Cushing
    Hiperplasia adrenal congênita
  Aldosteronismo
    Primário
    Excesso de mineralocorticóide aparente
  Feocromocitoma

Sistema nervoso central
  Infecções, lesões expansivas
  Disautonomia

Queimaduras

Lesões e procedimentos ortopédicos, tração

Ingestão ou abuso de drogas
  Simpaticomiméticos (incluindo anfetaminas)
  Glicocorticóides
  Ciclosporina
  Hipertensão de rebote por retirada abrupta de anti-hipertensivos
  Intoxicação por metal pesado (chumbo, mercúrio)

relacionados à alteração da PA ocorrem infreqüentemente nessa faixa etária[1,3,9] (Tabelas 22.8 e 22.9). Tem sido destacada a associação entre distúrbios do sono e hipertensão arterial. Estima-se que cerca de 15% das crianças ronquem[26], especialmente as obesas. Assim, é importante que dados relativos ao padrão de sono sejam coletados.

Além da pressão arterial, freqüentemente o exame físico não mostra outras alterações. Especial atenção deve ser dada à avaliação antropométrica. Estima-se que 30% das crianças e adolescentes com sobrepeso/obesidade tenham hipertensão arterial[27]. A circunferência abdominal também tem sido alvo de interesse; entretanto, em crianças e adolescentes mais estudos são necessários para se estabelecerem os valores de referência[14] e a sua correlação com o risco cardiovascular.[18,19]

A pesquisa de outros fatores de risco cardiovascular é muito importante na avaliação da criança ou adolescente com elevação da pressão arterial[15,23,24,28-30]. Em crianças e adolescentes, as alterações iniciais de cada um desses fatores podem ocorrer em associações variadas, e que, ainda de pequena expressão, determinam um perfil cardiovascular desfavorável para esses jovens.

Assim, a avaliação laboratorial mínima sem suspeita clínica de causa secundária para a HA deve incluir: 1) exame de sangue – hemograma, glicose, uréia, creatinina, potássio, colesterol e frações, triglicérides e ácido úrico; 2) exame de urina – EAS e 3) eletrocardiograma[3,8,9]. A complementação com urinocultura e ultra-sonografia abdominal pode ser incluída no intuito de afastar doença renal assintomática e com função renal normal.[3]

Dentre as diversas possibilidades de acometimento dos órgãos-alvo da HA em jovens, destacam-se as alterações da massa ventricular esquerda (MVE). O melhor método para avaliação da massa e da geometria ventricular esquerda, e para a avaliação das funções sistólica e diastólica ventricular, é o ecocardiograma uni e bidimensional com Do-

TABELA 22.8 Avaliação da criança ou adolescente com hipertensão arterial

Procedimento	Objetivo	População-alvo
História (sono, FR, dieta e hábitos, história familiar) e exame físico	História e exame físico conduzem a avaliação Obtenção do IMC	Todos com percentil de PA ≥ 95
Uréia, creatinina, eletrólitos, EAS, urinocultura	Afastar doença renal	Todos com percentil de PA ≥ 95
Hemograma	Afastar anemia (IRC)	Todos com percentil de PA ≥ 95
US renal	Afastar lesão renal, anomalia congênita e alterações no tamanho dos rins	Todos com percentil de PA ≥ 95

TABELA 22.9 Avaliação de situações clínicas relevantes relacionadas à hipertensão arterial em crianças e adolescentes

Procedimento	Objetivo	População-alvo
Lipídios Glicose de jejum	Identificar dislipidemias e alterações metabólicas	Todos com percentil de PA ≥ 95 Percentil de PA 90-94 + sobrepeso História familiar para HA ou DCV Doença renal crônica
Inventário de drogas	Identificar substâncias que elevam PA	Possível contribuição de drogas ou substâncias
Polissonografia	Identificar desordens do sono	História de ronco

ppler[3]. Além das variáveis antropométricas, a PA, notadamente a sistólica, a idade e o sexo masculino apresentam associação importante com a MVE em indivíduos jovens, hipertensos ou não[31-33]. Além da MVE, o fundo de olho deve ser feito rotineiramente na criança ou adolescente nos quais se confirme a PA com percentil ≥ 95 ou quando entre os percentis 90-94 associada a outros fatores de risco (Tabela 22.10). Outras avaliações, tais como a determinação do espessamento médio-intimal carotídeo, da microalbuminúria e a avaliação da função endotelial, não devem ser feitas rotineiramente, embora alterações nessas variáveis já tenham sido demonstradas em jovens com elevação da pressão arterial.[3]

A monitorização ambulatorial da pressão arterial nas 24h parece ser um método útil para avaliação da PA nessa faixa etária. Consiste na monitorização durante 24 horas por meio de um aparelho portátil de aferição da pressão arterial. A suspeita de hipertensão do avental branco, a avaliação de sintomas sugestivos de hipotensão, de resistência ao tratamento anti-hipertensivo ou de risco de lesão em órgão-alvo são algumas das suas principais indicações. Outras situações clínicas em que a MAPA pode colaborar são: hipertensão episódica, a doença renal crônica, diabetes melito e disfunção autonômica[11,12] (Tabela 22.11).

De acordo com as IV Diretrizes Brasileiras para MAPA/MRPA[12] para crianças e ado-

TABELA 22.10 Avaliação de lesões em órgãos-alvo para crianças e adolescentes com hipertensão arterial

Procedimento	Objetivo	População-alvo
Ecocardiograma	Identificar HVE ou outro tipo de acometimento cardíaco	Todos com percentil de PA ≥ 95 Percentil de PA 90-94 + FR
Fundo de olho	Identificar alterações vasculares na retina	Todos com percentil de PA ≥ 95 Percentil de PA 90-94 + FR

TABELA 22.11 Avaliação adicional quando indicada para crianças e adolescentes com hipertensão arterial

Procedimento	Objetivo	População-alvo
MAPA	Identificar HA avental branco PA vigília e cargas pressóricas	HA avental branco Curva de PA quando necessário
Renina plasmática	Identificar renina baixa – HA mineralocorticóide relacionada	Criança pequena com HA estágio 1 HA estágio 2 História familiar de HA grave
Avaliação renovascular Cintigrafia isotópica Angiorressonância magnética Doppler das artérias renais Tomografia computadorizada Arteriografia renal	Identificar doença renovascular	Criança pequena com HA estágio 1 HA estágio 2
Esteróides urinários e plasmáticos	Identificar HA mediada por esteróides	Criança pequena com HA estágio 1 HA estágio 2
Catecolaminas urinárias e plasmáticas	Identificar HA mediada por catecolaminas	Criança pequena com HA estágio 1 HA estágio 2

lescentes, recomenda-se a adoção do valor correspondente ao percentil 95 para o sexo, a idade e o percentil de altura como o limite de normalidade para o período da vigília e de valores 10% menores como pontos de corte para o período do sono. Nos casos em que o valor correspondente ao percentil 95 exceder os limites de normalidade estabelecidos para a população adulta, os valores aplicáveis aos adultos deverão ser considerados para a elaboração do laudo. À semelhança do que ocorre nos adultos, há uma tendência a se considerar o percentil 90 como limite de normalidade, principalmente na presença de co-morbidades.

As causas secundárias de hipertensão arterial deverão ser investigadas sempre que a avaliação clínica inicial indicar ou quando os níveis de pressão arterial forem muito elevados (> percentil 99), principalmente em crianças muito pequenas, abaixo de 3 anos de idade[3]. A Tabela 22.11 descreve as principais causas de hipertensão secundária, sua investigação inicial e a população-alvo dessa investigação.

OS ESTUDOS LONGITUDINAIS EM CRIANÇAS E ADOLESCENTES E AS IMPLICAÇÕES DO DIAGNÓSTICO DE HIPERTENSÃO ARTERIAL PARA A FASE ADULTA

A pressão arterial tem uma potente relação direta, independente, positiva e contínua com o risco cardiovascular[4,34,35]. Evidências têm se acumulado indicando que jovens hipertensos têm maior risco potencial à saúde, representado por maior agregação de fatores de risco cardiovascular, maior prevalência de alterações nos chamados órgãos-alvo da hipertensão arterial e maior associação com o desenvolvimento de eventos cardiovasculares na fase adulta.

Diversos estudos dedicam-se à avaliação e à prevenção dos fatores de risco cardiovascular na infância e na adolescência[15,23-25,28-30,33,36-39]. Destaca-se o Estudo de Bogalusa[15,28,30,36-38], Louisiana, Estados Unidos, iniciado em 1973, com contribuições até os dias atuais. Esse estudo explora os precursores das DCV que se iniciam na infância e avalia fatores genéticos e ambientais que possam contribuir para a doença estabelecida na fase adulta.

No Brasil, o Estudo do Rio de Janeiro, iniciado em 1983, foi desenhado para determinar a curva de pressão arterial em 7.015 jovens na faixa etária de 6 a 15 anos de idade, estratificados por sexo e nível socioeconômico, e evoluiu para a busca de agregação de outros fatores de risco cardiovascular não só nessa população como também nos seus familiares. Os principais resultados desse estudo mostraram uma relação direta entre a pressão arterial e o peso corporal[16,17], agregação da pressão arterial e da massa corporal entre os membros de uma mesma família[25,40], índices antropométricos e pressão arterial relacionados à massa ventricular esquerda em adolescentes[33], agregação de pressão arterial e fatores de risco metabólicos em adolescentes e seus familiares[25] e hiperglicemia, hiperinsulinemia, sobrepeso e pressão arterial elevada em adultos jovens[41], além da presença de síndrome metabólica nessa faixa etária.[23,24]

Estudos recentes sugerem que a hipertensão arterial, a síndrome metabólica e outras doenças cardiovasculares têm a sua origem em fases muito precoces da vida, possivelmente desde a fase intra-uterina[19,42]. Entretanto, a evolução desse processo até a fase adulta não é bem conhecida.

Em avaliação longitudinal, o Estudo do Rio de Janeiro acompanhou por 10 anos uma amostra de 385 jovens e relatou que os grupos com maior PA e IMC inicial apresentaram maiores PA, IMC, colesterol total, colesterol com lipoproteínas de baixa densidade (LDL-c), triglicérides e insulina, e menor HDL-c, após

10 anos, além de maior agregação de fatores de risco. Os indivíduos que permaneceram hipertensos ao longo do período observado também apresentaram maior MVE.[43]

Além da pressão arterial, o Estudo de Bogalusa e outros[31,38,44] demonstraram a importância da adiposidade na infância para o desenvolvimento de hipertrofia ventricular esquerda na fase adulta, em seguimento de jovens por cerca de 20 anos. Essa informação destaca a relevância de se abordarem os fatores de risco cardiovascular como um conjunto nos indivíduos jovens.

Estudos têm investigado a relação entre a PA obtida na idade jovem e os eventos cardiovasculares observados 25 a 30 anos depois[45,46]. Esses estudos ressaltaram a relação entre a maior PA em idade jovem e a ocorrência de eventos cardiovasculares, em população essencialmente normotensa.

Portanto, o diagnóstico de hipertensão arterial em crianças e adolescentes é hoje uma realidade, de grande impacto médico-social e com repercussões significativas sobre a saúde cardiovascular na fase adulta.

■ RECOMENDAÇÕES PARA ABORDAGEM DA HIPERTENSÃO ARTERIAL EM CRIANÇAS E ADOLESCENTES

A abordagem medicamentosa da hipertensão arterial nessa faixa etária ainda desperta controvérsia, e a questão mais relevante diz respeito à utilização de terapia farmacológica por tempo prolongado e os seus possíveis efeitos sobre o desenvolvimento físico e a qualidade de vida desses indivíduos[3]. Mais do que em qualquer outra faixa etária, justifica-se plenamente nesses casos a adoção de medidas saudáveis nos hábitos de vida como forma de combater os fatores associados que podem influenciar na elevação da pressão arterial.

Modificações terapêuticas no estilo de vida

Evidências de estudos clínicos controlados consistentemente demonstraram em adultos a associação entre a restrição da ingesta de sódio[47,48], o consumo de frutas, vegetais e baixo teor de gordura (DASH Study)[48,49], a redução do peso corporal[50], a implementação de atividade física regular[51] e a abolição do uso de bebidas alcoólicas[52] e a redução da pressão arterial. Na criança e no adolescente, essas evidências são limitadas, porém seus benefícios sobre a saúde em geral recomendam sua implementação.

Assim, recomenda-se adotar para todas as crianças com PAS e/ou PAD maior ou igual ao percentil 95, em três ou mais ocasiões (hipertensão arterial estabelecida), ou com PAS e/ou PAD maior ou igual ao percentil 90 e menor que o percentil 95 (pré-hipertensão), um padrão dietético saudável (rico em frutas, vegetais, grãos integrais, carne branca e restrito em gordura saturada [<10% calorias/dia], colesterol [<300 mg/dia], açúcar e sal [<6 g/dia]).[3]

Ênfase deve ser dada à redução do peso corporal, pois estudos clínicos conduzidos em crianças demonstraram que o *tracking* da PA se associa fortemente com o peso ao longo da vida[53]. De forma inversa, a perda de peso tem sido demonstrada ser uma medida bastante efetiva na redução da PA, além de também diminuir a sensibilidade ao sal e a resistência à insulina e reduzir outros fatores de risco associados com a elevação da pressão arterial, como a dislipidemia. Uma perda de peso da ordem de 10% é capaz de reduzir a PA em 8 a 12 mmHg. Pelas razões apontadas, a presença de sobrepeso/obesidade é levada em consideração na decisão clínica do tratamento da HA e foi uma variável incluída no algoritmo de avaliação e tratamento da HA em crianças.

A implementação de atividade física regular deve também ser enfatizada e é um importante componente do tratamento da obesidade em crianças. Recomenda-se que toda criança se exercite 1h/dia, que as atividades sejam divertidas e que o tempo de lazer não seja sedentário (menor que 2h/dia).[3,5]

O hábito de fumar deve ser expressamente combatido, envolvendo inclusive os adultos fumantes próximos à criança ou ao adolescente[3,5]. O Estudo PDAY demonstrou que o uso do tabaco esteve associado com a presença de lesões ateroscleróticas precoces, particularmente na aorta abdominal.[54]

É importante ressaltar que nessa faixa etária estamos diante da oportunidade única de criar hábitos saudáveis de vida para que, no futuro, não seja necessário modificá-los, o que sabidamente envolve grandes dificuldades.

TRATAMENTO FARMACOLÓGICO DA HIPERTENSÃO ARTERIAL

Deve-se considerar o uso de medicamentos quando as medidas não-farmacológicas não forem capazes de promover o controle da PA, quando houver evidências de acometimento de órgãos-alvo, como por exemplo hipertrofia ventricular esquerda ou alterações vasculares na retina, quando a hipertensão se apresenta acompanhada de sintomas, em presença de diabetes melito (DM) do tipo 1 ou do tipo 2, ou quando é identificada uma causa secundária para a elevação da pressão arterial.[3]

Estudos clínicos recentes expandiram o número de medicamentos utilizados para o tratamento da HA nessa faixa de idade. No entanto, diferentemente dos adultos, em crianças não há estudos de comparação entre as diversas classes de fármacos anti-hipertensivos, bem como do seu impacto sobre os desfechos clínicos, apenas estudos de eficácia. Desta forma, a escolha da medicação é feita conforme a preferência do especialista, e o objetivo do tratamento é reduzir os valores de pressão arterial para níveis abaixo do percentil 95 para sexo, idade e altura nos casos de hipertensão não-complicada ou para abaixo do percentil 90 em presença de lesões em órgãos-alvo, DM2 ou doença renal.[3]

A tendência atual é de se iniciar o tratamento com uma única droga, e os medicamentos de escolha incluem os inibidores da enzima de conversão da angiotensina (IECA), os bloqueadores dos receptores da angiotensina (BRA), os antagonistas dos canais de cálcio, os beta-bloqueadores e os diuréticos. Classes específicas de drogas anti-hipertensivas são usadas preferencialmente na presença de condições clínicas particulares. Exemplos dessas situações incluem o uso de IECA ou BRA em crianças com DM e/ou microalbuminúria ou com doença renal proteinúrica e o uso de beta-bloqueadores ou dos antagonistas dos canais de cálcio em portadores de HA e enxaqueca[3]. Pode-se também utilizar associação de drogas, com mecanismos de ação complementares, porém a experiência nessa faixa etária com produtos em combinação com dose fixa é pequena e não deve ser estimulada.

Os medicamentos anti-hipertensivos já testados em crianças e adolescentes estão na Tabela 22.12.

O algoritmo de avaliação e tratamento[3], de acordo com a pressão arterial e o índice de massa corporal, está exposto na Fig. 22.4.

A IMPORTÂNCIA DA PREVENÇÃO PRIMÁRIA NA INFÂNCIA E NA ADOLESCÊNCIA

A adoção de medidas de prevenção primária em jovens tem sido reconhecida como de enorme importância no cenário da abordagem das doenças cardiovasculares. A demonstração da presença da aterosclerose na infância, na adolescência e na fase adulta jovem, aliada ao maior conhecimento sobre os fatores de risco nessas idades, aponta para propostas de programas racionais e efetivos que tenham como objetivo intervir sobre esses fatores o mais precocemente possível.[5]

TABELA 22.12 Drogas anti-hipertensivas para manuseio da hipertensão arterial em crianças de 1 a 17 anos

Classe	Droga	Dose	Intervalo	Recomendação/ Nível de evidência	Comentários
Inibidores da ECA	Benazepril	Inicial: 0,2 mg/kg/d a 10 mg/d Máxima: 0,6 mg/kg/d a 40 mg/d	1 x d	2/B	1. Todos os IECA são contra-indicados na gravidez ou em mulheres com potencial para engravidar;
	Captopril	Inicial: 0,3-0,5 mg/kg/dose Máxima: 6 mg/kg/d	3 x d	2/B	2. Monitorar potássio e creatinina
	Enalapril	Inicial: 0,08 mg/kg/d a 5 mg/d Máxima: 0,6 mg/kg/d a 40 mg/d	1 a 2 x d	2/B	3. Tosse e angioedema são mais comuns com o captopril
	Fosinopril	Crianças com mais de 50 kg Inicial: 5-10 mg/d Máxima: 40 mg/d	1 x d	2/B	4. Benazepril, enalapril, lisinopril e captopril podem ser preparados em suspensão
	Lisinopril	Inicial: 0,07 mg/kg/d a 5 mg/d Máxima: 0,6 mg/kg/d a 40 mg/d	1 x d	2/B	5. FDA aprovou para uso acima de 6 anos e *clearance* de creatinina ≥30 ml/min
	Quinapril	Inicial: 5-10 mg/d Máxima: 80 mg/d	1 x d	2/B	
Bloqueador AT$_1$	Irbersartan	6 a 12 a: 75-150 mg/d ≥13 a: 150-300 mg/d	1 x d	3/B	As mesmas recomendações dos IECA
	Losartan	Inicial: 0,7 mg/kg/d a 50 mg/d Máxima: 1,4 mg/kg/d a 100 mg/d	1 x d	2/B	
Alfa e beta-bloqueadores	Labetalol	Inicial: 1-3 mg/kg/d Máxima: 10-12 mg/d a 1200 mg/d	2 x d	3/B	1. Contra-indicação na IC, asma e DM insulino-dependente 2. A FC é dose limitante 3. Pode piorar o desempenho atlético

(continua)

TABELA 22.12 Drogas Anti-hipertensivas para Manuseio da Hipertensão Arterial em Crianças de 1 a 17 anos

Classe	Droga	Dose	Intervalo	Recomendação/Nível de evidência	Comentários
Beta-bloqueadores	Atenolol	Inicial: 0,5-1 mg/kg/d Máxima: 2 mg/kg/d a 100 mg/d	1 a 2 x d	3/B	1. Não-cardiosseletivos (propanolol) são contra indicados na asma e IC
	Bisoprolol + HCTZ	Inicial: 2,5/6,25 mg/d Máxima: 10/6,25 mg/d	1 x d	2/B	2. A FC é dose-limitante 3. Pode piorar o desempenho atlético
	Metoprolol	Inicial: 1-2 mg/kg/d Máxima: 6 mg/kg/d a 200 mg/d	2 x d	3/B	4. Não deve ser usado no diabetes insulino-dependente
	Propanolol	Inicial: 1-2 mg/kg/d Máxima: 4 mg/kg/d a 640 mg/d	2 a 3 x d	2/B	5. Uma formulação de liberação prolongada de propmolol
Antagonistas dos canais de cálcio	Anlodipino	Crianças 6-17 a: 2,5-5 mg/d	1 x d	2/B	1. Amlo e Israd podem ser formulados como suspensão
	Felodipino	Inicial: 2-5 mg/d Máxima: 10 mg/d	1 x d	2/B	1. O comp. deve ser ingerido inteiro
	Nifedipina GITS	Inicial: 0,25-0,5 mg/kg/d Máxima: 3 mg/kg/d a 120 mg/d	1 a 2 x d	3/B	
Agonista central	Clonidina	Crianças ≥ 12 a Inicial: 0,2 mg/d Máxima: 2-4 mg/d	2 x d	3/B	1.Tosse, sedação e hipertensão de rebote 2. Preparação transdérmica
Diuréticos	HCTZ	Inicial: 1 mg/kg/d Máxima: 3 mg/kg/d a 50 mg/d	1 x d	3/B	1. Monitorizar eletrólitos
	Clortalidona	Inicial: 0,3 mg/kg/d Máxima: 2 mg/kg/d a 50 mg/d	1 x d	3/B	2. Útil em associação com outras drogas

Classe	Droga	Dose	Intervalo	Recomendação/Nível de evidência	Comentários
	Furosemida	Inicial: 0,5-2,0 mg/kg/dose Máxima: 6 mg/kg/d	1 a 2 x d	3/B	3. Útil na hipertensão resistente e na insuficiência renal
	Espironolactona	Inicial: 1 mg/kg/d Máxima: 3,3 mg/kg/d a 100 mg/d	1 a 2 x d	3/B	4. Cautela com os poupadores de K + IECA
	Amilorida	Inicial: 0,4-0,625 mg/kg/d Máxima: 20 mg/d	1 x d	3/B	
Antagonista alfa-periférico	Doxazosin	Inicial: 1 mg/d Máxima: 4 mg/d	1 x d	3/B	1. Hipotensão postural e síncope na 1ª dose
	Prazosin	Inicial: 0,05-0,1 mg/kg/d Máxima: 0,5 mg/kg/d	3 x d	3/B	
Vasodilatadores	Hidralazina	Inicial: 0,75 mg/kg/d Máxima: 7,5 mg/kg/d a 200 mg/d	7/B	3/B	1. Taquicardia e retenção de líquido 2. Síndrome lúpus-símile
	Minoxidil	Crianças <12 a Inicial: 0,2 mg/kg/d Máxima: 50 mg/d Crianças ≥12 a Inicial: 5 mg/d Máxima: 100 mg/d		3/C	3. Reservado para HA resistente 4. Uso prolongado pode causar hipertricose

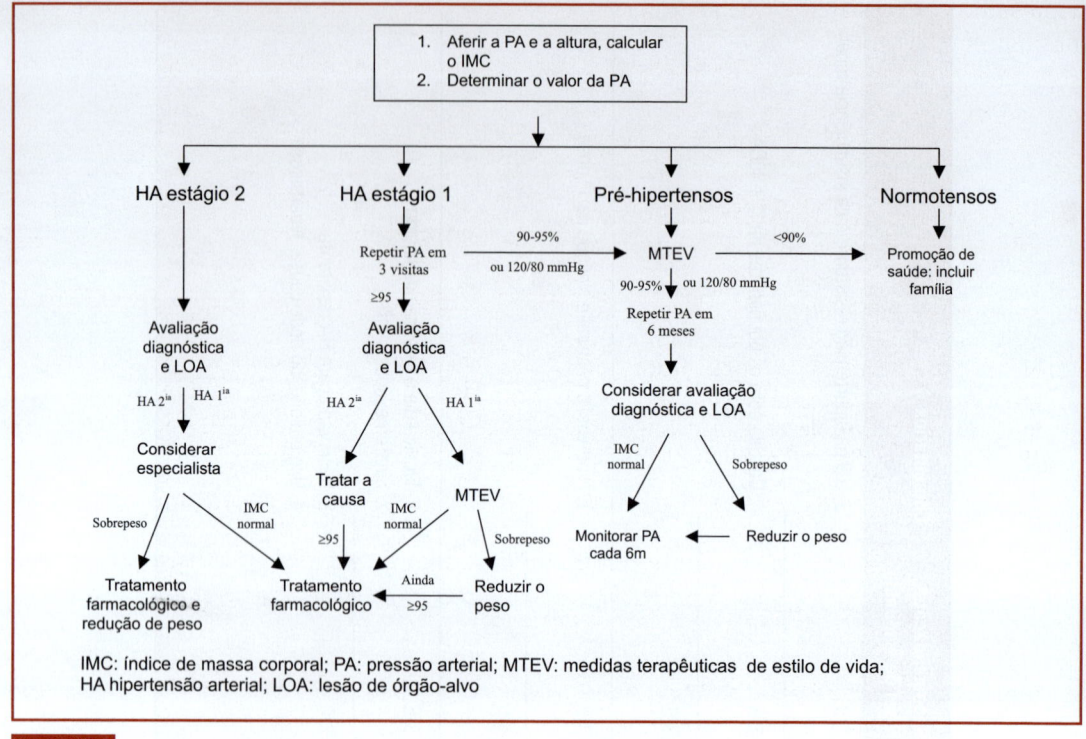

FIGURA 22.4
Algoritmo para avaliação e tratamento da hipertensão arterial em crianças e adolescentes

As medidas preconizadas para essa faixa etária se concentram na adoção de hábitos saudáveis, evitando o excesso de calorias, sal, gordura saturada e colesterol, manutenção de atividade física regular e abstenção do fumo, direcionados não só para os jovens, mas também para seus familiares, tarefa que deve ser realizada por todos os médicos, independentemente da especialidade.[55,56]

A prevenção específica da obesidade por meio da dieta e da atividade física deve ser a prioridade máxima, visto que o seu êxito terá uma repercussão direta e positiva sobre a pressão arterial e as variáveis metabólicas[3,5]. A obesidade instalada sabidamente se associa a diversos problemas de saúde e a maior mortalidade[57], e mais estudos são necessários para avaliar os efeitos a longo prazo da perda de peso sobre os fatores de risco cardiovascular.[58]

De uma forma geral os jovens estão praticando menos exercício. A atração pela televisão, pelos videogames e pelos computadores tende a mantê-los dentro de casa. A insegurança das grandes cidades inibe as atividades ao ar livre. Nas escolas, as novas exigências curriculares diminuem a carga horária que era destinada à atividade física. E, por fim, as famílias estão se tornando cada vez mais sedentárias, apontando esse conjunto para ações direcionadas para modificações no grupo familiar como um todo. Programas governamentais que incluam áreas específicas para a prática de exercício físico, maior oferta de professores de educação física e melhor segurança pública são absolutamente necessários[5,55,56]. Também é consensual que essas medidas só serão alcançadas se houver um esforço da família e das escolas e das comunidades, em um esforço conjunto da sociedade e do seu governo.

Somente a atuação nessa etapa da vida será capaz de efetivamente garantir um estilo de vida sadio para o sistema cardiovascular na fase adulta e, assim, influir favoravelmente sobre as altas taxas de morbimortalidade cardiovascular.

■ REFERÊNCIAS BIBLIOGRÁFICAS

1. Bartosh SM, Aronson AJ. Childhood hypertension: an update on etiology, diagnosis and treatment. Pediatr Clin North Am 1999; 46: 235-52.
2. National High Blood Pressure Education Program Working Group on High Blood Pressure in Children and Adolescents. Update on the 1987 Task Force Report on High Blood Pressure in Children and Adolescents: A Working Group Report from the National High Blood Pressure Education Program. Pediatrics 1996; 98: 649-58.
3. National High Blood Pressure Education Program Working Group on High Blood Pressure in Children and Adolescents. The Fourth Report on the Diagnosis, Evaluation, and Treatment of High Blood Pressure in Children and Adolescents. Pediatrics 2004; 114: 555-576.
4. Chobanian AV, Bakris GL, Black HR et al. The Seventh Report of the Joint National Committee on Prevention, Detection, Evaluation, and Treatment of High Blood Pressure. The JNC 7 Report. JAMA 2003; 289(19):2560-72.
5. Kavey RA, Daniels SR, Lauer RM et al. American Heart Association Guidelines for Primary Prevention of Atherosclerotic Cardiovascular Disease Beginning in Childhood. Circulation 2003; 107:1562-66.
6. Park MK, Menard SW, Yuan C. Comparison of auscultatory and oscillometric blood pressures. Arch Pediatr Adolesc Med 2001; 155: 50-53.
7. Ostchega Y, Prineas RJ, Paulose-Ram R et al. National Health and Nutrition Examination Survey 1999-2000: effect of observer training and protocol standardization on reducing blood pressure measurement error. J Clin Epidemiol 2003; 56:768-774.
8. Screening for high blood pressure: recommendations and rationale. Am Fam Physician 2003; 68(10):2019-22.
9. Lieberman E. Hypertension in childhood and adolescence. In: Kaplan NM (ed.) Clinical Hypertension. 8th ed. Baltimore: Williams & Wilkins. 2002. p. 512-526.
10. American Heart Association. Home monitoring of high blood pressure. Disponível em: www.americanheart.org/presenter.jhtml?identifier=576.
11. Lurbe E, Sorof JM, Daniels SR. Clinical and research aspects of ambulatory blood pressure monitoring in children. J Pediatr 2004; 144:7-16.
12. IV Diretrizes Brasileiras para MAPA/MRPA. Arq Bras Cardiol 2005; 85 (Supl II): 1-18.
13. IV Diretrizes Brasileiras de Hipertensão Arterial. Arq Bras Cardiol 2004; 82 (supl. IV):1-22.
14. McDowel MA, Fryar CD, Hirsch R, Ogden CL. Anthropometric Reference Data for Children and Adults: US Population 1999-2002. National Health and Nutrition Examination Surveys. CDC 2005. Disponível em http://www.cdc.gov/nchs/data/ad/ad361.pdf
15. Berenson GS, Srinivisan SR, Bao W et al., for the Bogalusa Heart Study. Association between multiple cardiovascular risk factors and atherosclerosis in children and young adults. N Engl J Med 1998; 338: 1650-6.
16. Brandão AP. A importância do desenvolvimento físico no comportamento da curva de pressão arterial em crianças de 6 a 9 anos de idade. Arq Bras Cardiol 1987; 48: 203-9.
17. Brandão AP, Brandão AA, Araujo EMM. The significance of physical development on blood pressure curve of children between 6 and 9 years of age and its relationship with familial aggregation. J Hypertens 1989; 7 (Suppl. 1): S37-9.
18. Morrison JA, Sprecher DL, Barton BA et al. Overweight, fat patterning and cardiovascular risk factors in black and white girls: The National Heart, Lung, and Blood Institute Growth and Health Study. J Pediatr 1999; 135: 458-64.
19. Weiss R, Dziura J, Burgert TS et al. Obesity and the metabolic syndrome in children and adolescents. N Engl J Med. 2004; 350:2362:374.
20. Instituto Brasileiro de Geografia e Estatística – Análise da disponibilidade domiciliar de alimentos e do estado nutricional no Brasil. [acesso em março de 2005]. Disponível em <http://www.ibge.gov.br>
21. Monteiro CA, Mondini L, Souza ALM, Popkin BM. The nutrition transition in Brazil. Eur J Clin Nutr. 1995; 49:105-13.
22. Caballero B. Global health: A nutrition paradox – underweight and obesity in developing countries. N Engl J Med. 2005; 352:1514-516.
23. Brandão AA, Pozzan R, Freitas EV et al. Blood pressure and overweight in adolescence and their association with insulin resistance and metabolic syndrome. J Hypertens 2004; 22 (Suppl. 1): 111S.

24. Brandão AP, Brandão AA, Berenson G, Fuster V. Metabolic syndrome in children and adolescents. Arq Bras Cardiol 2005; 85(2):79-81.
25. Magalhães MEC, Pozzan R, Brandão AA et al. Early blood pressure level as a mark of familial aggregation of metabolic cardiovascular risk factors – the Rio de Janeiro Study. J Hypertens 1998; 16: 1885-9.
26. Marcus CL, Greene MG, Carrol JL. Blood pressure in children with obstructive sleep apnea Am J Respir Crit Care Med 1998; 157: 1098-1103.
27. Sorof J, Daniels S. Obesity hypertension: a problem of epidemic proportions. Hypertension 2002; 40:441-447.
28. Srinivasan SR, Myers L, Berenson GS. Predictability of childhood adiposity and insulin for developing insulin resistance syndrome (Syndrome X) in young adulthood: The Bogalusa Heart Study. Diabetes. 2002; 51:204-209.
29. Steinberger J, Daniels SR. Obesity, insulin resistance, diabetes and cardiovascular risk in children. Circulation 2003; 107:1448-453.
30. Chen W, Srinivasan, Elkasabany A, Berenson GS. The association of cardiovascular risk factor clustering related to insulin resistance syndrome (Syndrome X) between young parents and their offspring: The Bogalusa Heart Study. Atherosclerosis. 1999; 145:197-205.
31. Hanevold C, Waller J, Daniels S et al. The effects of obesity, gender, and ethnic group on left ventricular hypertrophy and geometry in hypertensive children: a collaborative study of the International Pediatric Hypertension Association. Pediatrics 2004; 113: 328-333.
32. Daniels SR, Loggie JMH, Khoury P, Kimball TR. Left ventricular geometry and severe left ventricular hypertrophy in children and adolescents with essential hypertension. Circulation 1998; 97: 1907-11.
33. Brandão AA, Pozzan R, Albanesi Fº FM, Brandão AP. Role of anthropometric indexes and blood pressure as determinants of left ventricular mass and geometry in adolescents: The Rio de Janeiro Study. Hypertension 1995; 26: 1190-4.
34. Vasan RS, Larson MG, Leip EP, Evans JC, O'Donnell CJ, Kannel WB, Levy D. Impact of high-normal blood pressure on the risk of cardiovascular disease. N Engl J Med 2001; 345: 1291-7.
35. Lewington S, Clarke R, Qizilbash N, Peto R, Collins R. Age specific relevance of usual blood pressure to vascular mortality. Lancet 2002; 360:1903-913.
36. Berenson GS, Srinivisan SR, Hunter SM et al. Risk factors in early life as predictors of adult heart disease: The Bogalusa Heart Study. Am J Med Sci 1989; 298: 141-51.
37. Berenson GS, Wattigney W, Tracy R et al. Atherosclerosis of the aorta and coronary arteries and cardiovascular risk factors in persons aged 6 to 30 years and studied at necropsy (The Bogalusa Heart Study). Am J Cardiol 1992; 70:851-58.
38. Xiangrong L, Shengxu L, Ulosoy E, Chen W, Srinivasan SR, Berenson GS. Childhood adiposity as a predictor of cardiac mass in adulthood. The Bogalusa Heart Study. Circulation. 2004; 110: 3488-492.
39. MacMahan CA, Gilding SS, Fayad ZA et al. Risk score predict atherosclerotic lesions in young people. The Pathological Determinants of Atherosclerosis in Youth Research Group. Arch Intern Med. 2005; 165:883-90.
40. Brandão AP, Brandão AA, Araujo EMM, Oliveira RC. Familial aggregation of arterial blood pressure and possible genetic influence. Hypertension 1992; 9 (Suppl. II):II-214-17.
41. Pozzan R, Brandão AA, Silva SL, Brandão AP. Hyperglycemia, hyperinsulinemia, overweight, and high blood pressure in young adults: The Rio de Janeiro Study. Hypertension 1997; 30 (3pt2):650-53.
42. Gluckman PD, Hanson MA. Living with the past: evolution, development, and patterns of disease. Science 2004; 305:1733-1736.
43. Brandão AA, Pozzan R, Magalhães MEC, Brandão AP. Aggregation of metabolic abnormalities, overweight and high blood pressure, in young subjects followed-up for a 10-year-period. The Rio de Janeiro Study. J Am Coll Cardiol 2000; 35 (Suppl. A): 264A.
44. de Simone G, Daniels SR, Devereux RB et al. Left ventricular mass and body size in normotensive children and adults: assessment of allometric relations and impact of overweight. J Am Coll Cardiol 1992; 20: 1251-1260.
45. McCarron P, Smith GD, Okasha M, McEwen J. Blood pressure in young adulthood and mortality from cardiovascular disease. Lancet 2000; 355: 1430-1.
46. Miura K, Daviglus ML, Dyer AR, Liu K, Garside DB, Stamler J, Greenland P. Relationship of blood pressure to 25-year mortality due to coronary heart disease, and all causes in young adult men. Arch Intern Med 2001; 161: 1501-8.
47. Panel of Dietary Intakes for Electrolytes and Water, Standing Committee on the Scientific

Evaluation of Dietary Reference Intakes, Food and Nutrition Board, Institute of Medicine. Dietary Reference Intakes for Water, Potassium, Sodium, Chloride, and Sulfate. Washington, DC: National Academies Press 2004. Disponível em: www.nap.edu/books/0309091691/html.
48. Sacks FM, Svetkey LP, Vollmer WM. Effects on blood pressure of reduced dietary sodium and the Dietary Approaches to Stop Hypertension (DASH) diet. DASH-Sodium Collaborative Research Group. N Engl J Med 2001; 344-53.
49. Vollmer WM, Sacks FM, Ard J. Effects of diet and sodium intake on blood pressure: subgroup analysis of the DASH-sodium trial. Ann Intern Med 2001; 135:1019-1028.
50. He J, Whelton PK, Appel LJ et al. Long-term effects of weight loss and dietary sodium reduction on incidence of hypertension. Hypertension 2000; 35; 544-549.
51. Whelton PK, Chin A, Xin X, He J. Effects of aerobic exercise on blood pressure: a meta-analysis of randomized controlled trials. Ann Intern Med 2002; 136:463-503.
52. Xin X, He J, Frontini MG et al. Effects of alcohol reduction on blood pressure: a meta-analysis of randomized controlled trials. Hypertension 2001; 38:1112-1117.
53. Bao W, Threefoot SA, Srinivisan SR, Berenson GS. Essential hypertension predicted by tracking of elevated blood pressure from childhood to adulthood: The Bogalusa Heart Study. Am J Hypertens 1995; 8:657-65.
54. PDAY Research Group. 1990. Relationship of atherosclerosis in young men to serum lipoprotein cholesterol concentrations and smoking: a preliminary report from the Pathobiological Determinants of Atherosclerosis in Youth (PDAY) Research Group. JAMA 264: 3018-24.
55. Downey AM, Frank GC, Webber LS et al. Implementation of "Heart Smart": A cardiovascular school health promotion program. J Sch Health 1987; 57:98-104.
56. Hayman LL, Wiliams CL, Daniels SR, Steinberg J, Paridon S, Dennison BA. Cardiovascular health promotion in the schools. Circulation 2004; 110:2266-275.
57. Calle EE, Thun MJ, Petrelli JM et al. Body mass index and mortality in a prospective cohort of US adults. N Engl J Med 1999; 341:1097-105.
58. Aucott L, Poobalan A, Smith WCS et al. Effects of weight loss in overweight/obese individuals and long-term hypertension outcomes. A systematic review. Hypertension 2005; 45: 1035-41.

23
Hipertensão em Situações Especiais: na Gravidez

Daniel Born

Os estados hipertensivos na gravidez são a principal causa de morte materna e de morbidade e mortalidade perinatais. Estima-se que cerca de 5 a 10% das gestações são complicadas pela hipertensão. A incidência de eclampsia é estimada em 1% das gestações[1,2]. As pacientes com hipertensão que precede a gravidez têm incidência mais alta de pré-eclampsia e também maior probabilidade de parto prematuro e de recém-nascidos pequenos para a idade gestacional.[1-3]

Entre os fatores predisponentes estão a nuliparidade, hipertensão crônica, antecedentes de pré-eclampsia grave, diabetes melito com comprometimento vascular, gravidez múltipla, história familar de pré-eclampsia, doença renal, hidropsia fetal, gestação molar e novo parceiro na gestação atual[1-3]. Em cerca de 12% das pacientes primigestas e normotensas a hipertensão surge após a 20ª semana (hipertensão gestacional), e em aproximadamente metade dos casos essa hipertensão vai evoluir para pré-eclampsia.[4]

Os quadros hipertensivos na gestação podem ser divididos em três categorias: hipertensão crônica, hipertensão gestacional, pré-eclampsia e eclampsia.[5,6]

TABELA 23.1 Classificação modificada do American College of Obstetricians and Gynecologists

Hipertensão induzida pela gestação
Hipertensão que surge como conseqüência da gravidez e desaparece no puerpério
Hipertensão sem proteinúria ou edema patológico
Pre-eclampsia com proteinúria ou edema
Leve
Moderada
Eclampsia com proteinúria ou edema patológico
Hipertensão agravada pela gestação
Hipertensão agravada por:
Pré-eclampsia
Eclampsia
Hipertensão coincidente
Hipertensão crônica que antecede a gravidez ou persiste após o puerpério

Fonte: Cunnigham *et al*.

Para facilitar a orientação e o tratamento da hipertensão na gravidez, podem-se dividir as pacientes em dois grupos: hipertensão crônica e hipertensão gestacional. A hipertensão arterial crônica é definida por pressão arterial sistêmica maior ou igual a 140 mmHg e pressão diastólica arterial maior ou igual a 90 mmHg quando diagnosticada antes da 20ª semana da gravidez.[1,7]

■ DEFINIÇÃO E DIAGNÓSTICO

O termo toxemia gravídica (pré-eclampsia) é utilizado para várias situações nas quais estão presentes hipertensão, proteinúria e/ou edema durante a gravidez e/ou puerpério. De acordo com as recomendações da Sociedade Internacional para o Estudo da Hipertensão na Gravidez, o diagnóstico de hipertensão na gravidez é realizado quando, em qualquer época da gestação, a pressão arterial sistólica é maior ou igual a 140 mmHg e/ou a pressão arterial diastólica maior ou igual a 90 mmHg. No passado considerava-se que o aumento de 15 mmHg na pressão diastólica e de 30 mmHg na pressão sistólica era indicativo de pré-eclampsia mesmo na ausência de hipertensão arterial (PA > 140 × 90 mmHg). Esses valores foram rejeitados em função de sua baixa sensibilidade e baixo valor preditivo, além de não estarem associados a mau resultado gestacional. Essas pacientes devem ser avaliadas com maior freqüência, especialmente se ocorrerem elevação da pressão arterial e surgimento de proteinúria e hiperuricemia. A aferição da pressão arterial deve ser feita com a gestante sentada, aplicando-se o manguito de 13 cm no membro superior direito e mantendo-se elevado na altura do coração. A posição em decúbito lateral esquerdo será utilizada para o repouso da paciente, mas no momento da aferição ela deverá estar posicionada em decúbito dorsal horizontal. A pressão arterial diastólica é dada pelo V ruído de Korotkoff, que corresponde ao desaparecimento da bulha.

Para a realização ideal do diagnóstico da doença hipertensiva específica da gravidez (pré-eclampsia), é necessária a observação prospectiva do comportamento da pressão arterial desde o primeiro trimestre gestacional, aspecto que nem sempre é possível na prática diária.[1,3]

Pré-eclampsia é o desenvolvimento de hipertensão com proteinúria e/ou edema depois da 20ª semana de gestação. A eclampsia é diagnosticada quando ocorrem convulsões não causadas por doença neurológica prévia ou coincidente em gestante com critérios diagnósticos para pré-eclampsia.[1,3]

A pré-eclampsia é processo patológico quase que exclusivo de nulíparas. Em gestantes com idade superior a 35 anos, reflete geralmente hipertensão prévia agravada pela moléstia hipertensiva específica da gestação[1,3]. Habitualmente o edema da pré-eclampsia é patológico e não depende da gravidade, acometendo face e mãos. A proteinúria é um importante sinal diagnóstico da moléstia e é definida como aquela superior a 300 mg em urina de 24 horas ou 1 g/l, em pelo menos duas amostras isoladas coletadas com intervalo de 6 horas ou mais[1,3]. Todavia, a proteinúria pode ser sinal tardio da doença e só surgir nos quadros mais avançados [1,3,8]. A elevação dos níveis de ácido úrico materno está provavelmente relacionada a diminuição da excreção renal. A ampla variabilidade de seus níveis plasmáticos faz com que seu valor preditivo positivo seja muito baixo. Níveis séricos maiores que 6,0 mg/dl observados em duas ou mais ocasiões podem contribuir no diagnóstico[1,3,8]. Entretanto, não existem evidências que permitam utilizar a avaliação sérica dos níveis de ácido úrico para predição de doença ou para prognóstico.

■ CLASSIFICAÇÃO

A Sociedade Internacional para o Estudo da Hipertensão na Gravidez adotou as recomendações da *Australian Society Consensus Statement* (ASSHP) e do *National High Blood Pressure Education Program* (NHBPEP). A definição da hipertensão na gravidez implica pressão arterial sistólica maior ou igual a 140 mmHg e/ou pressão arterial diastólica maior ou igual a 90 mmHg.

Classificação do NHBPEP

Pré-eclampsia: hipertensão arterial (HA) após a 20ª semana mais proteinúria, com desaparecimento até 12 semanas. Ausente a proteinúria, suspeitar de pré-eclampsia quando houver presença de cefaléia, turvação visual, dor abdominal ou exames laboratoriais alterados como plaquetopenia e elevação de enzimas hepáticas.

Hipertensão crônica: HA diagnosticada antes da 20ª semana e que aparece tardiamente na gestação, porém não desaparece pós-parto (sem limitação de tempo).

Pré-eclampsia superposta a hipertensão arterial crônica: detecção de proteinúria após a 20ª semana.

Hipertensão gestacional: HA isolada detectada após a 20ª semana, podendo ser definida como "transitória" quando ocorre normalização após o parto.

O caráter clínico adotado pela classificação da ASSHP reconhece o aspecto multissistêmico da pré-eclampsia e oferece maior sensibilidade. Preocupados, porém, com a metodologia científica, recomendam como definição diagnóstica a presença obrigatória da proteinúria, admitindo que tal opção implica redução na sensibilidade diagnóstica.

Classificação da ASSHP

Pré-eclampsia: HA após a 20ª semana de gestação e normalização da pressão dentro de 3 meses após o parto e aparecimento de um ou mais dos seguintes sinais ou sintomas:

- Proteinúria
- Insuficiência renal
- Doença hepática
- Problemas neurológicos
- Distúrbios hematológicos
- Restrição de crescimento

Definição diagnóstica: Hipertensão arterial identificada após a 20ª semana com proteinúria documentada.

Hipertensão gestacional: Hipertensão arterial isolada, após a 20ª semana.

TABELA 23.2 Classificação da Sociedade Internacional para Estudo da Hipertensão na Gravidez

Hipertensão na gravidez: Pressão arterial diastólica > 110 mmHg em qualquer ocasião Pressão arterial diastólica > 90 mmHg em duas ou mais ocasiões > 4 h
Proteinúria na gravidez: Excreção de > 300 mg de proteina total/24 h, *two clean catch midstream specimens* de urina coletados > 4 h com albumina 1 g/l, ou 2+ na tira reagente

Classificação clínica:
A 1. Hipertensão gestacional (sem proteinúria)
    2. Proteinúria gestacional (sem hipertensão)
    3. Hipertensão + proteinúria gestacional (pré-eclampsia)
B 1. Hipertensão crônica (sem proteinúria)
    2. Doença renal crônica (com ou sem hipertensão)
    3. Hipertensão crônica com pré-eclampsia associada
C Hipertensão ou proteinúia não-classificada
D Eclampsia

Fonte: Svensson *et al.*

Hipertensão crônica é definida como aquela que precede a gravidez, ou quando é diagnosticada antes da 20ª semana gestacional ou diagnosticada retrospectivamente quando a pressão arterial se normaliza 12 semanas após o parto[4]. Tem incidência de 1 a 5% das gestações e é associada a aumento de complicações como placenta prévia, retardo do crescimento intra-uterino, parto prematuro, insuficiência renal e crise hipertensiva. A maioria das complicações ocorre em gestantes com idade superior a 30 anos e com hipertensão de longa duração ou nas que desenvolvem pré-eclampsia associada[4]. As pacientes consideradas de alto risco são aquelas portadoras de lesões em órgãos-alvo, história obstétrica desfavorável, insuficiência renal, diabetes ou doença colágeno-vascular[8]. Para as pacientes de alto risco, é recomendada a terapêutica farmacológica.[4]

As pacientes consideradas de baixo risco são as que têm hipertensão leve com exame físico, eletrocardiograma e ecocardiograma normais e sem proteinúria. Nesse grupo, a terapêutica anti-hipertensiva não demonstrou prevenir o surgimento de pré-eclampsia ou afetou o prognóstico perinatal.[6]

Hipertensão gestacional é definida como aquela induzida pela gravidez, iniciada após a 20ª semana, e que se normaliza após a sexta semana depois do parto, e posteriormente classificada como transitória (sem proteinúria) e pré-eclampsia (com proteinuria)[4,9]. A hipertensão transitória geralmente surge no terceiro trimestre e se normaliza em torno da décima semana. A proteinúria pode surgir tardiamente na evolução da pré-eclampsia; assim, a distinção das duas formas e o diagnóstico de hipertensão transitória freqüentemente são feitos de forma retrospectiva. O prognóstico das pacientes com hipertensão transitória é favorável, e o tratamento medicamentoso é reservado para as gestantes com pressão arterial maior que 160 × 110 mmHg.[4,9]

■ FISIOPATOLOGIA

O vasoespasmo é o mecanismo básico na fisiopatologia da doença hipertensiva específica da gravidez[1,3]. É universal e segmentar, o que contribui para lesão endotelial. A grávida normal desenvolve refratariedade aos efeitos pressóricos da angiotensina II, o que

TABELA 23.3 Diagnóstico diferencial entre pré-eclampsia e hipertensão crônica

Característica	Pré-eclampsia	Hipertensão crônica
Idade	Jovens (< 20 anos)	Mais velhas (> 30 anos)
Paridade	Primigestas	Multigestas
Início	Após 20 semanas	Antes 20 semanas
Aumento de peso e edema	Súbito	Gradual
Pressão arterial sistólica	< 160 mmHg	> 160 mmHg
Fundo de olho	Espasmo, edema	Cruzamento AV patológicos exsudatos
Proteinúria	Presente	Ausente
Ácido úrico	Aumentado	Normal
Pressão arterial após o parto	Normal	Elevada

não ocorre na mulher que vai desenvolver DHEG[10,11]. A refratariedade à angiotensina II é provavelmente mediada pela produção endotelial de prostaglandinas vasodilatadoras (prostaciclinas ou prostaglandina E_2)[10-13]. Nas pacientes com DHEG ocorrem diminuição na produção placentária de prostaciclinas e aumento na síntese de tromboxano A_2, que é vasoconstritor e indutor de agregação plaquetária.[10-12,14]

Nas gestantes normais, as artérias espiraladas são invadidas pelo trofoblasto, o que transforma o leito vascular uteroplacentário de alta resistência em um sistema de baixa resistência e alto fluxo[8,15]. Nas pacientes que desenvolvem a DHEG, essa invasão é incompleta ou mesmo ausente, e, ao mesmo tempo que não ocorre a dilatação das artérias espiraladas, não se desenvolve também o predomínio da produção de prostaciclinas[13]. Outras adaptações anormais também ocorrem em vários outros sistemas, por exemplo, no sistema renina-angiotensina.

A isquemia placentária parece ser importante fator na patogênese da pré-eclampsia. É consistente a observação de situações de risco materno para a DHEG, e incluem condições que predispõem a insuficiência vascular, como hipertensão arterial crônica, diabetes, lúpus eritematoso disseminado e trombofilias, sejam elas adquiridas ou de origem genética[8]. Condições obstétricas que aumentam a massa placentária com relativa diminuição no fluxo placentário (como por exemplo mola hidatiforme) também aumentam o risco da DHEG, e finalmente alguns modelos animais de pré-eclampsia envolvem a criação de insuficiência placentária por alteração do fluxo uterino.[1,3]

Ainda não está claro se a isquemia placentária é causa ou conseqüência da diferenciação anormal do citotrofoblasto e da invasão inadequada das artérias espiraladas [8]. A placenta isquêmica pode elaborar fatores solúveis na circulação materna como as sFit-1 e citoquinas pró-inflamatórias, que podem causar disfunção endotelial materna e produzir o quadro clinico característico da pré-eclampsia.

A disfunção endotelial pode explicar todas as alterações do quadro clínico dessas pacientes[12]. Os distúrbios do tônus vascular causam hipertensão e aumento da permeabilidade capilar e explicam a proteinúria e o edema, além da liberação de fatores pró-coagulantes que levam à coagulopatia observada nas formas mais graves da doença. Essas alterações também levam à isquemia de cérebro, fígado, rins e placenta. As evidências para a disfunção endotelial nas mulheres com pré-eclampsia incluem: aumento da concentração de fibronectina, antígeno do fator VIII, trombomodulina, aumento da reatividade vascular à angiotensina II, diminuição da produção de vasodilatadores endoteliais como óxido nítrico e prostaciclina, além do aumento da produção de vasoconstritores como endotelinas e tromboxanos.[8]

O esclarecimento da causa da disfunção placentária, incluindo a identificação dos genes responsáveis pela produção de fatores antiendoteliais, poderá deixar mais clara e evidente a etiologia da pré-eclampsia, assim como a identificação dos fatores que levam a disfunção endotelial poderá trazer modificações futuras na terapêutica.

A lesão endotelial causa vasoconstrição e elevação da resistência vascular periférica que determinam a hipertensão arterial, assim como as alterações na permeabilidade capilar contribuem para a formação do edema e a ativação do sistema de coagulação, podendo levar a coagulopatia[10-13]. Essas alterações determinam redução da perfusão e oxigenação tissulares e geram respostas diferentes em cada órgão.[1,3]

O comprometimento do sistema nervoso central é a principal causa de morte materna, o que torna prioritária a proteção cerebral no tratamento dessa entidade.[1,3]

As alterações estruturais renais observadas são denominadas glomeruloendoteliose, que inicialmente causa a proteinúria e nos casos graves pode determinar insuficiência renal aguda.[14,15]

O fígado apresenta necrose periportal que pode evoluir para necrose hemorrágica. A distensão da cápsula hepática causada por edema ou focos de hemorragia explica a dor em hipocôndrio direito ou epigástrica e pode evoluir para ruptura hepática e óbito materno[16]. As alterações na coagulação têm relação com a gravidade da doença; dessa forma, contagens plaquetárias inferiores a 100.000 estão relacionadas a maior risco materno e fetal.[1,3,16]

Além dessas alterações, podem-se observar alterações no fluxo uteroplacentário que podem comprometer o bem-estar fetal.[1,3]

ALTERAÇÕES HEMODINÂMICAS

Dependem da intensidade do vasoespasmo, da duração da hipertensão e do volume intravascular, que na pré-eclampsia é baixo, em função da lesão endotelial, com aumento da permeabilidade capilar e diminuição da pressão coloidosmótica[8]. A pré-eclampsia representa um estado de aumento agudo na pós-carga causado por vasoespasmo primário associados a alterações compensadoras no sentido da manutenção do fluxo sangüíneo adequado para órgãos vitais. Estudos hemodinâmicos em gestantes com pré-eclampsia grave não-tratadas demonstraram pressão de capilar pulmonar baixa, débito cardíaco reduzido para o estado gravídico e função ventricular hiperdinâmica[16,17]. O edema pulmonar, quando presente, pode ser causado por aumento agudo na pós-carga ou por lesão alveolocapilar associada a diminuição da pressão coloidosmática.[8,18]

ALTERAÇÕES HEMATOLÓGICAS

A disfunção endotelial é de capital importância nas alterações hematológicas, pois as células endoteliais lesadas perdem a capacidade de produzir agentes vasodilatadores. Entretanto, os agentes vasoconstritores produzidos, tais como endotelina, tromboxano A_2 e fatores pró-coagulantes como fator X ativado e o fator de crescimento derivado das plaquetas, continuam a ser potentes vasoconstritores[8,12]. A lesão endotelial está evidente pelos níveis aumentados de fibronectina e do fator VIII antígeno.[8,12]

ALTERAÇÕES HEPÁTICAS

A isquemia das células hepáticas é traduzida pela elevação das transaminases. Pode ocorrer necrose hemorrágica periportal, que, nos casos mais graves, pode distender a cápsula de Glisson e causar dor epigástrica ou no hipocôndrio direito[1,8]. Nos casos extremos pode ocorrer ruptura hepática[8]. O comprometimento hepático é sempre sinal de gravidade e com freqüência se acompanha do envolvimento de outros órgãos, especialmente o rim e o cérebro, e acompanhado de plaquetopenia.[19,20]

ALTERAÇÕES RENAIS

A lesão histológica renal é a endoteliose capilar glomerular com tumefação das células endoteliais do glomérulo com depósitos de fibrina e lipídios nas células endoteliais[14]. Na gravidez normal existe aumento da filtração glomerular de 30 a 50%; na pré-eclampsia, existe redução de 30% ou mais. Entretanto, pode se manter acima dos valores pré-gravídicos[8]. Em função do aumento da filtração glomerular na gestação normal, os níveis de uréia estão diminuídos (até 20 mg/dl), bem como os de creatinina (até 0,8 mg/dl). Assim, níveis acima desses valores podem significar redução da função renal. A mesma observação pode ser feita em relação ao ácido úrico, cujos valores elevados são compatíveis com pré-eclampsia e podem ser úteis no diagnóstico diferencial entre a pré-eclampsia e a hipertensão crônica[21]. A proteinúria é sinal importante de pré-eclampsia, porém é sinal tardio, e 10% dos quadros de eclampsia acontecem antes do surgimento da proteinúria.[22]

Na Tabela 23.4 encontram-se as principais alterações da pré-eclampsia.

TABELA 23.5 Critérios diagnósticos de pré-eclampsia

Pressão arterial sistólica > 140 mmHg
ou
Pressão arterial diastólica > 90 mmHg
e
Proteinúria de 0,3 g ou maior em urina de 24 h

*A pressão arterial diastólica é determinada no desaparecimento do V ruído de Korotkoff com a paciente sentada. Amostra isolada de proteinúria de 30 mg/dl ou 1 + em fita é sugestiva porém não-diagnóstica

TABELA 23.4 Principais alterações da pré-eclampsia

A	**Alterações hemodinâmicas** 1. Antes do tratamento o débito cardíaco está normal ou aumentado 2. Pós-carga e resistência vascular sistêmica elevadas. 3. PVC, pressão capilar pulmonar normal ou baixa 4. Hemoconcentração 5. Medicações que diminuem a resistência vascular sistêmica aumentam o débito cardíaco
B	**Alterações hematológicas** 1. Plaquetopenia 2. Diminuição de antitrombina III 3. Aumento de fibronectina 4. Anemia microangiopática 5. Alteração no tempo de trombina
C	**Alterações hepáticas** 1. Aumento de TGO e TGP 2. Necrose hemorrágica periportal 3. Hematoma subcapsular
D	**Alterações renais** 1. Diminuição da taxa de filtração glomerular e da perfusão renal 2. Discreto aumento de uréia e creatinina 3. Diminuição do *clearance* de ácido úrico 4. Proteinúria

TABELA 23.6 Critério diagnóstico da pré-eclampsia grave

SINTOMAS DE DISFUNÇÃO DO SNC Alterações visuais, escotomas, alteração do nível de consciência, cefaléia de grande intensidade Acidente vascular cerebral
SINTOMAS DE DISTENSÃO DA CÁPSULA HEPÁTICA Dor epigástrica ou no hipocôndrio direito Náusea e vômito
LESÃO HEPATOCELULAR Elevação de bilirrubinas, aumento de TGO e TGP, no mínimo o dobro do valor normal
ELEVAÇÃO IMPORTANTE DA PRESSÃO ARTERIAL Pressão sistólica ≥ 160 mmHg ou diastólica ≥ que 110 mmHg Em duas ocasiões com intervalo maior de 6 h
PLAQUETOPENIA Menos de 100.000 mm³
PROTEINÚRIA Proteinúria maior ou igual a 5 g/litro em urina de 24 h ou 3 + em amostra isolada Oligúria (diurese menor que 500 ml/24 h) Edema pulmonar Sinais de comprometimento fetal, retardo de crescimento intra-uterino

■ ASPECTOS CLÍNICOS

As manifestações clinicas da pré-eclampsia podem surgir em qualquer momento entre o início do segundo trimestre e os primeiros dias de puerpério, embora as manifestações patogênicas da doença se inicie mais precocemente durante a gestação.

Ganho de peso: um aumento súbito e excessivo de peso pode preceder o desenvolvimento da pré-eclampsia. Em algumas mulheres é o primeiro sinal. O ganho de peso é considerado excessivo quando for maior que 907,2 g por semana ou 2.721,6 g por mês. O aumento súbito do peso geralmente é atribuído à retenção hídrica.

Proteinúria: é definida como a excreção de 300 mg/dl ou mais de proteína na urina de 24 h ou 1,0 g/l ou mais em duas amostras de urina colhidas com 6 horas de intervalo. O grau da proteinúria varia de caso a caso e também na mesma paciente durante o decorrer do dia; essa variação indica uma causa funcional que é o vasoespasmo. No início do quadro, pode estar ausente.

Cefaléia: é mais comum nas formas mais graves da doença, geralmente resistente a analgésicos comuns e de localização occipital. Nas pacientes que evoluem para eclampsia as convulsões são precedidas de cefaléia.

Dor epigástrica: é um sintoma das formas graves da doença e pode também preceder as convulsões. É provavelmente explicada por edema ou hemorragia hepática.

Convulsões: são geralmente tônico-clônicas e ocorrem em gestantes com hipertensão induzida ou agravada pela gravidez.

Na pré-eclampsia grave, as pacientes apresentam PA superior a 160/110 mmHg ou hipertensão de qualquer nível associada a um ou mais dos seguintes sinais e sintomas: proteinúria superior a 300 mg/24 h ou 1 g/l, oligúria e creatinina superiores a 0,8 mg/dl, distúrbios visuais e cerebrais, dor epigástrica, hemoconcentração, anemia hemolítica, plaquetopenia e elevação de enzimas hepáticas.

Síndrome HELLP (*hemolisis elevated liver enzimes low platelet* count): considerada uma variante grave da pré-eclampsia surge em 10% das gestantes portadoras de pré-eclampsia e eclampsia; a maioria dos casos acontece no período pré-parto e 31% se dá após o parto. Não se conhece o fator causador dessa síndrome. É definida quando a paciente apresenta anemia hemolítica microangiopática, elevação de enzimas hepáticas e plaquetopenia, e tem mau prognóstico.

Os sintomas são variáveis: mal-estar, fadiga e sintomas inespecíficos são comuns nas gestantes antes do diagnóstico, dois terços apresentam dor epigástrica ou no hipocôndrio direito, além de ganho de peso excessivo e edema. Proteinúria ocorre em 85% das pacientes, mas pode estar ausente em 6% das pacientes. Nos caso mais graves são observadas hematúria, gengivorragias e hemorragias digestivas.[23,24]

Os exames laboratoriais apresentam hemólise, anemia microangiopática e achado de esquizócitos no esfregaço de sangue periférico. A elevação de enzimas hepáticas (TGO > 70 U/l e DHl > 600 U/l) associada ao aumento das bilirrubinas é causada por lesão hepática necrose periportal. A plaquetopenia (< 100.000/mm^3) é achado característico e é devida ao consumo de plaquetas no endotélio lesado pelo vasoespamo arteriolar.[23,24]

O diagnóstico diferencial da síndrome HELLP deve ser feito com púrpura trombocitopênica trombótica, síndrome hemolítico-urêmica, esteatose hepática aguda da gravidez e hepatite viral.[8]

TRATAMENTO

Objetivos

- Término da gestação com o mínimo de trauma materno-fetal.
- Nascimento de criança que sobreviva com desenvolvimento normal.
- Restauração completa da saúde materna.

TABELA 23.7 Quadro clínico da pré-eclampsia grave

Pressão diastólica igual ou maior que 110 mmHg
Cefaléia associada a hipertensão arterial
Distúrbios visuais associados a hipertensão arterial
Dor epigástrica ou no hipocôndrio direito
Proteinúria maior ou igual a 1 g/litro em urina de 24 h
Oligúria (diurese menor que 600 ml/24 h)
Creatinina plasmática maior que 1 mg/dl
Edema pulmonar
Plaquetopenia
Elevação de bilirrubinas
Enzimas hepáticas (TGO, TGP)
Sinais de comprometimento fetal

A conduta depende da gravidade da doença materna, da idade gestacional e das condições obstétricas que indicam a via de parto.

O tratamento da DHEG pode ser dividido em tratamento clínico e obstétrico. Deve ser lembrado que quanto mais precoce é o surgimento da patologia, piores são o quadro clínico e o prognóstico materno e fetal. O controle definitivo da patologia só é alcançado com o término da gestação, e em algumas circunstâncias é fundamental a interrupção da gravidez. Portanto, a interrupção da gestação está indicada em pacientes que desenvolvem pré-eclampsia severa antes da 24ª semana de gravidez. Naquelas que desenvolvem hipertensão entre a 24ª e a 28ª semana o tratamento deve ser conservador, pois postergar a interrupção é recomendado. Entretanto, quando ocorre agravamento clínico materno importante, ou grave retardo de crescimento intra-uterino, a antecipação do parto é a forma de tratamento. Nas pacientes nas quais a hipertensão é detectada entre a 29ª e a 36ª semana é possível na maioria dos casos postergar a interrupção da gestação para a 37ª semana.[1]

Teoricamente, a medicação anti-hipertensiva tem valor nos casos em que a pré-eclampsia pode ser agravada de modo a colocar em risco a gestação e ainda não existe maturidade fetal que garanta boas condições de sobrevida do recém-nascido. O uso dos anti-hipertensivos é controverso na gestação. Muitas drogas têm sido utilizadas na gravidez, especialmente em pacientes hipertensas crônicas. As drogas mais usadas são metildopa (500 mg a 2 g/dia), hidralazina (50 a 400 mg/dia) e beta-bloqueadores (pindolol, 5 a 30 mg/dia).

Tratamento da Pré-eclampsia Leve

Tão logo estabelecido o diagnóstico, é fundamental o acompanhamento rigoroso da paciente. Na impossibilidade de internação, o retorno deve ser realizado a cada dois dias.

A paciente deve ser esclarecida a respeito dos sintomas de agravamento da doença e orientada a procurar a maternidade quando do aparecimento desses sintomas ou mesmo nas situações duvidosas.

TABELA 23.8 Tratamento clínico da pré-eclampsia

Repouso em decúbito lateral esquerdo
Afastamento de toda atividade profissional
Controle diário da pressão arterial
Controle rigoroso do ganho ponderal (não exceder 1 kg/semana)
Não prescrever diuréticos
Não prescrever hipotensores, exceto se houver hipertensão crônica
Dosagem de proteinúria
Avaliação dos sintomas associados a situações de gravidade
Avaliação semanal da vitalidade e crescimento fetais

O tratamento ambulatorial só é reservado às pacientes com pressão sistólica < 135 mmHg e diastólica < 85 mmHg, sem proteinúria e com crescimento fetal intra-uterino normal. A internação é indicada quando a pressão sistólica é > 140 mmHg e a diastólica, > 90 mmHg. O repouso no leito é fundamental e suficiente para controlar a hipertensão em grande número de pacientes.[1]

Teoricamente, a medicação anti-hipertensiva teria valor nos casos em que a DHEG pode ser agravada de modo a colocar em risco a gestação e ainda não existe maturidade fetal que garanta boas condições de sobrevida do recém-nascido[33]. O uso dos anti-hipertensivos é controverso na gestação. Muitas drogas têm sido usadas na gravidez, especialmente nas pacientes hipertensas crônicas; as drogas mais usadas são metildopa (500 mg a 2 g por dia), hidralazina (50 a 400 mg/dia) e beta-bloqueadores (pindolol, 5 a 30 mg/dia).

A metildopa é o medicamento mais utilizado no tratamento da hipertensão na gravidez.

Tem absorção por via oral pobre, e a biodisponibilidade é de 30%. As doses iniciais são de 750 mg ao dia, podendo atingir até 4 g ao dia, na opinião de Witlin & Sibai[25]. Não altera o fluxo renal nem as condições hemodinâmicas. Entre os efeitos colaterais maternos devem ser citados: sonolência, boca seca, congestão nasal e hipotensão postural[26]. Existem relatos de diminuição do perímetro cefálico. Foi demonstrado que crianças expostas a esse fármaco apresentavam desenvolvimento normal aos 7 anos. É o fármaco mais avaliado na gestação, e, em função dos seus resultados perinatais, é o agente de primeira escolha na gravidez.[8]

Os beta-bloqueadores foram associados, nos estudos iniciais, a retardo de crescimento intra-uterino, apnéia neonatal, hipoglicemia neonatal, bradicardia fetal e sofrimento fetal.[27] O pindolol, beta-bloqueador não-seletivo e com atividade simpaticomimética intrínseca, tem sido utilizado na dose de 5 a 20 mg ao dia.[28]

O tratamento obstétrico é realizado quando ocorre piora do quadro clínico ou a gestação alcança o termo.

Tratamento da Pré-eclampsia Grave e Eclampsia

Prevenção e Controle das Convulsões

Sulfato de Magnésio

Dose de ataque: 20 ml a 20% (4 g) EV a uma velocidade de 1 g/min. Imediatamente após, 10 g intramuscular divididos em duas injeções de 5 g (10 ml a 50%).

Manter a administração de 5 g intramuscular de 4 em 4 horas enquanto apresentar: reflexo patelar presente; fluxo urinário de 25 ml/h; freqüência respiratória maior que 14 por minuto; ou manutenção do esquema até 24 horas de puerpério.

Alternativamente, pode-se utilizar o esquema intravenoso exclusivo, com dose de ataque igual à anterior e manutenção de 2 g/h.

Outras drogas, como o diazepam e a fenitoína, são também utilizadas. Entretanto, estudo internacional multicêntrico concluiu que pacientes tratadas com sulfato de magnésio apresentaram risco 67% menor de recorrência de convulsões quando comparadas com aquelas tratadas com fenitoína e 52% menor quando comparadas ao grupo tratado com diazepam[29,30]. Por isso, a droga de primeira escolha para prevenção e tratamento das convulsões na pré-eclampsia grave e eclampsia é o sulfato de magnésio.[29,30]

O sulfato de magnésio deve ser considerado para a prevenção de convulsões em todas as pacientes com pré-eclampsia, inclusive naquelas com doença considerada não-grave. Para prevenir um caso de eclampsia, 63 pacientes com pré-eclampsia grave ou 109 com pré-eclampsia leve ou moderada devem ser tratadas. A Organização Mundial de Saúde, a Federação Internacional de Ginecologia e Obstetrícia e a Sociedade Internacional para Estudo da Hipertensão na Gravidez recomendam o sulfato de magnésio para prevenção e tratamento da eclampsia, enquanto o *American College of Obstetrics and Gynecologists* recomenda esse agente somente nos casos de pré-eclampsia grave e relata a falta de consenso nos casos leves.

É importante ressaltar que a hipertensão sem proteinúria na gravidez tem baixa incidência de convulsões (eclampsia < 1%). Portanto, para esse grupo de gestantes, a profilaxia com sulfato de magnésio seria dispensável, assim como deve ser ressaltado que esse agente terapêutico somente previne as convulsões e não a evolução da doença e suas outras complicações maternas e perinatais.

Controle da Pressão Arterial

Hidralazina

O controle pressórico nos quadros graves é obtido com o uso de hidralazina intravenosa

(IV) na dose de 5 mg, em intervalos de 15 a 20 minutos, com o objetivo de se atingir uma pressão diastólica de 90 a 100 mmHg. A droga também pode ser administrada de forma contínua, utilizando-se 40 mg em 250 ml de soro glicosado isotônico a uma velocidade de 0,5 a 10 mg/h.[1]

Diazóxido

Pode ser a droga de opção nos quadros em que a hidralazina não consegue controlar a hipertensão e quando não há disponibilidade daquela. As doses devem ser de 30 mg a cada 5 minutos. Sua utilização foi praticamente abandonada.[8]

Nitroprussiato de Sódio

Na dose de 0,5 a 10 mg/kg/min IV, tem sido utilizado em alguns centros nos quadros mais graves, especialmente na vigência de edema agudo de pulmão. Entretanto, deve ser lembrada a toxicidade fetal de seus metabólitos.[31]

Labetalol

Pode ser usado na dose de 20 mg IV, e a seguir 20 a 80 mg a cada 30 minutos, até a dose total de 300 mg, ou em infusão contínua de 1 a 2 mg por minuto, até obter-se o controle pressórico e após se manter uma dose de 0,5 mg/min.[32]

Nifedipino

Tem um rápido efeito anti-hipertensivo; todavia, algumas pacientes podem desenvolver hipotensão incontrolável, que pode ser lesiva para o concepto. A dose recomendada é de 5 a 10 mg sublingual, e pode ser repetida em 30 minutos.[1,25]

Outros Antagonistas dos Canais de Cálcio

O verapamil é administrado na dose de 15 mg, diluídos em 500 ml de soro glicosado a 5% IV aplicados durante 1 hora, com dose de manutenção de 80 a 240 mg/dia.[33]

O nimodipino pode ser usado na dose de 30 mg VO a cada 4h; entretanto, seu uso ainda depende de estudos que comprovem sua eficácia e segurança.[34]

Inibidores de Enzima de Conversão da Angiotensina

Esses agentes devem ser evitados, já que existem relatos de abortos e mortes fetais em modelos animais, provavelmente por redução do fluxo uteroplacentário. Em seres humanos, esses agentes têm sido associados a várias complicações fetais e neonatais: retardo de crescimento, oligoidrâmnio, anúria e hipotensão neonatal, malformações congênitas e óbito.[35,36]

Hidratação

Mantém-se uma infusão de 60 a 125 ml/h de solução de Ringer e infundem-se volumes maiores somente na presença de desidratação ou perda sangüínea, pois, apesar da contração de volume que essas pacientes apresentam, a reposição agressiva de volume pode determinar edema agudo de pulmão. Nas situações em que se impõe expansão de volume, especialmente na presença de comprometimento da função renal ou de edema pulmonar de etiologia não-definida, está indicada a monitorização hemodinâmica com cateter de Swan-Ganz. A ecocardiografia bidimensional tem condições de fornecer rapidamente dados hemodinâmicos que podem influenciar a terapêutica, especialmente no que se refere à reposição hídrica dessas pacientes. Um estudo recente com esse grupo de pacientes revelou boa correlação entre os achados ecocardiográficos e a monitorização hemodinâmica em relação a volume sistólico, débito cardíaco, índice cardíaco, pressão de artéria pulmonar e pressão de átrio direito.[37]

Diuréticos e agentes hiperosmóticos

Em virtude da contração de volume e da possibilidade de diminuir a perfusão placentária, os diuréticos não têm sido indicados em portadoras de DHEG.[1]

O uso de agentes hiperosmóticos não demonstrou benefícios, e, por isso, sua indicação é limitada.

TABELA 23.9 Tratamento da eclampsia

Proteção oral com cânula adequada para evitar queda da língua e facilitar aspiração de secreções e vômitos
Oxigênio suplementar
Drogas anticonvulsivantes: sulfato de magnésio, benzodiazepínico ou tiopental
Acesso venoso periférico
Hidratação adequada
Sodagem vesical para controle de diurese e avaliação de proteinúria de 24 horas
Decúbito lateral esquerdo, para evitar aspiração
Vigilância constante da paciente por parte da equipe médica e de enfermagem
Leito adequado para evitar quedas e traumatismos

TABELA 23.10 Esquema de administração de sulfato de magnésio

Esquema	Dose de ataque	Dose de manutenção
Pritchard	4 g EV + 10 g IM (5 g em cada nádega)	5 g IM 4/4 h por 24 h
EV exclusivo	4 g EV (em 15 min)	2 g EV por hora por 23 h

Observar 1 – reflexo patelar; 2 – freqüência respiratória; 3 – diurese > 100 ml 4 h precedentes

Monitorização Hemodinâmica

A monitorização hemodinâmica pode ter utilidade no tratamento das pacientes complicadas como as que evoluem com insuficiência cardíaca grave, insuficiência renal grave, hipertensão refratária ou edema pulmonar. Entretanto, a maioria das pacientes pode ser conduzida adequadamente sem a exposição aos riscos da cateterização venosa central e arterial.

Tipo de Anestesia

Não existe unanimidade quanto ao tipo de anestesia a ser aplicada, entretanto, na síndrome HELLP, a anestesia geral é obrigatória, pelo risco de hemorragias intra-raquidianas causadas pela punção.

Prevenção

Não existem formas efetivas de prevenção primaria da pré-eclampsia, e, de acordo com evidências científicas atuais, não se justifica o uso de ácido acetilsalicílico com o objetivo de prevenção da doença.[38]

Nas populações com dieta pobre em cálcio, doses diárias de 2 g de cálcio proporcionam menor reatividade vascular e poderiam atuar no vasoespasmo, tendo portanto potencial efeito na evolução da doença.[38,39]

■ REFERÊNCIAS BIBLIOGRÁFICAS

1. Sass N. Doença hipertensiva específica da gravidez. In: Camano L, Sass N, Mattar R. Guia de medicina ambulatorial e hospitalar Unifesp – Escola Paulista de Medicina. Obstetrícia. 1ª ed. São Paulo. Editora Manole 2003; p.137-143.
2. Born D, Andrei AM, Souza JAM. Terapia Intensiva – cardiologia. 1ª ed. São Paulo. Editora *Atheneu*, p.169-178.
3. Sass N, Moron AF, El Kadre D et al. Contribuição ao estudo da gestação em portadores de

hipertensão arterial sistêmica crônica. Rev Paul Med 1990; 108:261-9.
4. Elkayam U. Gestação e doença cardiovascular. In: Braunwald. Tratado de doenças cardiovasculares. Rio de Janeiro. 7ª ed. Elsevier 2006; p.1965-83.
5. Roberts JM, Pearson G, CutlerJ et al. Sumary of NHLBI Working Group on Research on Hypertension During Pregnancy. Hypertension 2003; 41:437-42.
6. Report of The National High Blood Pressure Education Program Working Group in Pregnancy. Am J Obstet Gynecol 2000; 183:S1-S23.
7. Sibai BM. Hypertension in pregnancy. Obstet Ginecol Clin North Am 1992; 4:615-32.
8. Abi-Saab Neto J. Hipertensão arterial na gravidez. In: Andrade J, Ávila WS. Doença cardiovascular, gravidez e planejamento familiar. 1ª ed. São Paulo, Editora Atheneu 2003; p. 461-477.
9. Higgins JR, de Swiet M. Blood pressure measurement and classification in pregnancy. Lancet 2001; 357:131-9.
10. Friedman SA, Taylor RN, Robert JN. Pathophysiology of preeclampsia. Clin Perinatol 1991; 18: 661-82.
11. Gant NF, Daley GL, Chand S et al. A study of angiotensin II pressor response throught primigravid pregnancy. J Clin Invest 52:2682-9.
12. Roberts JM, Taylor RN, Musci TJ, Rodgers GM, Hubel CA, McLaughlin MK. Pre-eclampsia: An endothelial cell disorder. Am J Obstet Gynecol 1989; 161: 1200-4.
13. Friedman SA. Preeclampsia: A review of the role of prostaglandins. Obstet Gynecol 1988; 71:122-37.
14. Spargo B, McCartney CP, Winemiller R. Glomerular capillary endoteliosis in toxemia of pregnancy. Arch Pathol 1959; 68:593-602.
15. Bronsens I, Robertson WB, Dixon HG. The physiological response of the vessels of the placental bed to normal pregnancy. J Pathol Bacteriol 1967; 93:569-79.
16. Cotton DB, Lee W, Hutha JC, Dorman KF. Hemodynamic profile of severe pregnancy induced hypertension. Am J Obstet Gynecol 1988; 158:523-31.
17. Groenendijk R, Trimbus JBMJ, Wallenberg HSC. Hemodynamic measurements in preeclampsia: Preliminary observations. Am J Obstet Gynecol 1984; 150:232-6.
18. Sibai BM, Mabie BC, Harvey CJ, Gonzales AR. Pulmonary edema in severe preeclampsia-eclampsia. Analysis of thirty-seven cases. Am J Obstet Gynecol 1987; 56:1174-9.
19. Rolfes DB, Ishak KG. Liver in toxemia of pregnancy. Am J Gastroentrol 1986; 81:1138-42.
20. Sibai BM, Taslimi MM, El-Nazer A, Amon E, Mabie BC, Ryam GM. Maternal-perinatal outcome of hemolysis, elevated liver enzymes, and low platelets in severe preeclampsia-eclampsia. Am J Obstet Gynecol 1986; 155:501-9.
21. Paller MS. Hypertensin in pregnancy. J Am Soc Nephr 1988; 9:314-22.
22. Chesley LC. Diagnosis of preeclampsia. Obstet Gynecol 1985; 160:423-9.
23. Weinstein L. Syndrome of hemolysis, elevated liver enzymes, and low platelet count. A severe consequence of hypertension in pregnancy. Am J Obstet Gynecol 1982; 142:159-67.
24. Sibai BM. The HELLP syndrome (hemolysis, elevated liver enzymes and low platelets): Much about nothing? Am J Obstet Gynecol 1990; 1562:311-6.
25. Witlin AG, Sibai BM. Outline summary of studies outpatient management antihypertensive medications maternal management fetal assessment conclusions. Clin Obstet Gynecol 1998; 4:533-44.
26. Redman CRW, Beilin LJ, Bonnar J, Oustend MK. Fetal outcome in a trial of anthypertensive treatment in pregnancy. Lancet 1976; 2:753-756.
27. Liebman BA, Stirrat GM, Cohen SL et al. The possible adverse effect of propranolol on the fetus in pregnancy complicated by severe hypertension. Br J Obstet Gynaecol 1978; 85:678-81.
28. Kahale S, Zugaib M, Carrara W et al. Estudo comparativo de gestantes hipertensas crônicas tratadas e não tratadas com beta-bloqueador-pindolol. Ginecol Obstet Bras 1985; 8:85-89.
29. Witlin AG. Prevention and treatment of eclamptic convulsions. Clin Obstet Gynecol 1999; 42: 507-19.
30. Collaborative Eclampsia Trial: Which anticonvulsivant for women with eclampsia? Evidence from the Collaborative Eclampsia Trial. Lancet 1995; 345:1455-63.
31. Shoemaker CT, Meyers M. Sodium nitroprusside for control of severe hypertensive disease of pregnancy: a case report and discussion of potencial toxicity. Am J Obstet. Gynecol 1984; 149:171-3.
32. Lardoux H, Gerard J, Elaquez G et al. Wich beta-blocker in pregnancy induced hypertension. Lancet 1983; 2:1194-8.
33. Vasconcelos MJA. Uso de verapamil em gestantes hipertensas crônicas. Repercussão no

fluxo das artérias uterinas e umbilical. Rev Bras Ginecol Obstet 2000; 22:183-8.
34. Belfort MA, Saade GR, Moise KJ Jr et al. Nimodipine in the management of pre-eclampsia: maternal and fetal effects. Am J Obstet Gynecol 1994; 171(2):417-24.
35. Rose FW, Bosco LA, Graham CF et al. Neonatal anuria with maternal angiotensin converting enzyme inhibition. Obstet Gynecol 1989; 74:371-6.
36. Broughton-Pipkim F, Turber SR, Symonds EM. Possible risk with captopril in the pregnancy. Lancet 1980; 1:1256-9.
37. Belfort MA, Rokey R, Saade GR et al. Rapid echocardiographic assessment of left and right heart hemodynamics in critically ill obstetrics patients. Am J Obstet Gynecol 1994; 171(4): 884-92.
38. Carroli G, Duley L, Belizan JM, Villar J. Calcium supplementation during pregnancy asystematic review of the randomized controlled trials. Br J Obstet Gynecol 1994; 101:753-8.
39. Levine RJ, Hauth JC, Curet LB et al. Trial of calcium to prevent preeclampsia. N Engl J Med 1997; 337:69-75.

Hipertensão em Situações Especiais: no Diabetes Melito

Hermes Toros Xavier

Na última década, o reconhecimento de que os diabéticos têm maior predisposição para desenvolver doenças cardiovasculares (infarto do miocárdio, acidente vascular cerebral e doença arterial periférica) foi fundamental.

A constatação de que dois em três diabéticos morrem por essas causas, principalmente de infarto, levou a uma importante decisão: os principais fatores de risco modificáveis – hipertensão arterial, dislipidemias, tabagismo, sedentarismo e a presença de sobrepeso e/ou obesidade –, tão freqüentes nos pacientes diabéticos, devem ser controlados rigorosamente, podendo gerar expressiva redução na elevada morbidade e mortalidade desses pacientes.[1]

Embora este capítulo, especificamente, aborde com maior ênfase o tratamento da hipertensão arterial em pacientes diabéticos, os outros fatores de risco que prevalecem nessa população não devem ser esquecidos. A redução do risco cardiovascular depende da somatória do controle de todos esses fatores.

Estudos em todo o mundo têm demonstrado que não somos tão efetivos quanto deveríamos no controle da pressão arterial (PA) em pacientes diabéticos. Alguns estudos, porém, apontam para estratégias capazes de melhorar o alcance das metas de tratamento, atualmente mais rígidas, com níveis de PA mais baixos que os adotados anos atrás.

■ DEFINIÇÃO E EXTENSÃO DO PROBLEMA

Hipertensão arterial é responsável por aproximadamente 50% das doenças cardiovasculares, e nenhum subgrupo sofre mais esse impacto do que a população diabética. Estimativas apontam que 20% a 60% dos pacientes com diabetes têm hipertensão arterial, e os mais idosos e os mais obesos lideram em prevalência.

A Organização Mundial de Saúde, no seu *World Health Report 2002: Reducing Risks*,

Promoting Healthy Life (WHO), estabeleceu que, se medidas de controle não forem otimizadas, 25% em anos de vida saudável serão perdidos, globalmente, em 2020, por doença cardiovascular, especialmente naqueles com diabetes melito.[2]

O risco cardiovascular se amplifica pela presença do diabetes melito do tipo 2 (DM2), e seu diagnóstico *per se* confere um risco duas a quatro vezes maior. Diabéticos sem história prévia de infarto do miocárdio têm um risco de mortalidade equivalente aos pacientes não-diabéticos que sofreram um infarto prévio, atribuindo ao DM2 a condição de alto risco cardiovascular.[3]

Quando comparados com hipertensos isolados, hipertensos diabéticos têm duas vezes mais chance de apresentar eventos cardiovasculares e cinco a seis vezes mais de evoluir para estágios avançados de doença renal e de apresentar as complicações microvasculares da retinopatia e da neuropatia. Assim, nas V Diretrizes Brasileiras de Hipertensão Arterial, recomenda-se que para esses pacientes a PA seja reduzida, no mínimo, a valores inferiores a 130/80 mmHg e, se apresentarem proteinúria > 1 g/24h, inferiores a 125/75 mmHg.[4]

■ PREVENÇÃO DO DIABETES MELITO EM PACIENTES HIPERTENSOS

Nesse contexto, impõe-se que medidas para prevenir o desenvolvimento do DM2 sejam implementadas, quando possível, por meio de correções apropriadas no estilo de vida em portadores de fatores de risco e, em especial, na hipertensão arterial, em que uma seleção cuidadosa dos fármacos anti-hipertensivos indicados a hipertensos com perfil metabólico ou com síndrome metabólica é importante. Estudos observacionais demonstraram que o risco de desenvolver DM2 em pacientes com hiperglicemias induzidas por fármacos é na verdade igual ao dos pacientes portadores de hiperglicemia primária, prévia ao início do seguimento nesses estudos.[5]

Em revisão sistemática, Padwal *et al.* relataram que a incidência de DM2 não se alterou e/ou aumentou durante o tratamento anti-hipertensivo com fármacos mais antigos e/ou convencionais como os diuréticos tiazídicos e os beta-bloqueadores (βbloq), enquanto nos regimes de tratamento com os fármacos mais novos, como os inibidores da enzima conversora de angiotensina (IECA), os bloqueadores dos canais de cálcio (BCC) e os bloqueadores dos receptores AT_1 da angiotensina II (BRA), não se alterou e/ou diminuiu[6]. Os efeitos das diferentes estratégias de tratamento anti-hipertensivo na incidência de novos casos de DM2 foi demonstrado nos principais estudos randomizados em hipertensão (Tabela 24.1).

Sabemos que os fármacos anti-hipertensivos têm efeitos diferentes sobre o metabolismo da glicose, embora, até o momento, não se reconheça claramente se essas diferenças são fármaco-específicas ou se estão relacionadas a efeitos de classe terapêutica, ou, mesmo,

TABELA 24.1 Efeito dos fármacos anti-hipertensivos no risco de novos casos de diabetes melito do tipo 2

Estudo	Tratamento	Duração (anos)	Risco relativo	p
CHARM[8]	BRA *versus* placebo	3,1	0,78	0,02
HOPE[9]	IECA *versus* placebo	4,5	0,66	< 0,001
PEACE[10]	IECA *versus* placebo	4,8	0,83	0,01
SCOPE[11]	BRA *versus* placebo	3,7	0,81	0,09

TABELA 24.1 Continuação

Estudo	Tratamento	Duração (anos)	Risco relativo	p
ALLHAT[12]	IECA versus diurético	4	0,70	< 0,001
ALPINE[13]	BRA versus diurético	1	0,13	0,030
CAPPP[14]	IECA versus ßbloq + diurético	6,1	0,86	0,039
LIFE[15,16]	BRA versus ßbloq	4,8	0,75	< 0,001
STOP-2[17]	IECA versus ßbloq + diurético	4	0,96	0,77
ALLHAT[12]	BCC versus diurético	4	0,84	0,04
INSIGHT[18]	BCC versus diurético	3	0,77	0,02
INVEST[19]	BCC versus ßbloq	2,7	0,85	0,004
NORDIL[20]	BCC versus ßbloq + diurético	4,5	0,87	0,14
STOP-2[17]	BCC versus ßbloq + diurético	4	0,97	0,83
ASCOT[21]	BCC versus ßbloq + diurético	5,5	0,70	0,001
STOP-2[17]	IECA versus BCC	4	0,98	0,91
VALUE[22]	BRA versus BCC	4,2	0,77	< 0,0001

Adaptado de European Society of Hypertension.[7]

se são temporárias ou permanentes. Assim, a terapêutica com determinado agente anti-hipertensivo poderia acelerar o aparecimento de hiperglicemia em pacientes com diabetes latente, ou até mascarar estados pré-diabéticos através de efeitos hipoglicemiantes.[7]

TRATAMENTO DA HIPERTENSÃO NO DIABETES MELITO

Segundo as Diretrizes Brasileiras, todos os agentes anti-hipertensivos podem ser utilizados em pacientes diabéticos, e na maioria das vezes a terapia combinada, com dois ou três fármacos, é necessária para que se atinjam as metas de tratamento[4]. O uso precoce das associações de medicamentos pode ser útil para reduzir de forma mais eficiente os níveis de PA, inclusive com maior rapidez, o que irá refletir positivamente na adesão dos pacientes ao tratamento.

Atualmente, quando da escolha do anti-hipertensivo, deve-se levar em conta as características de cada fármaco. Assim, descreveremos a seguir as classes terapêuticas de maior interesse clínico e os seus potenciais efeitos no tratamento da hipertensão arterial nos diabéticos.

As Principais Classes Terapêuticas e suas Características

Inibidores da Enzima Conversora de Angiotensina (IECA)

Os IECA (Tabela 24.2) promovem melhora na sensibilidade à insulina e no controle glicêmico de pacientes diabéticos e em diversos estudos reduziram a incidência de novos casos de diabetes em hipertensos tratados[9,10,12,14,17]. Os mecanismos pelos quais os IECA melhoram a sensibilidade à insulina se devem à maior atividade dos transportadores celulares de glicose, os GLUT-4, induzindo um aporte mais efetivo de glicose aos músculos esqueléticos, e também à ativação da hexoquinase, uma das principais enzimas da via metabólica da glicose[23,24]. Outros possíveis mecanismos são: melhora do fluxo sangüíneo para tecido muscular esquelético e adiposo via ativação

TABELA 24.2 IECAs disponíveis no mercado brasileiro[4]

Fármaco	Posologia (mg) Dose mínima	Dose máxima	Número de tomadas/dia
Benazepril	5	20	1
Captopril	25	150	2-3
Cilazapril	2,5	5	1
Delapril	15	30	1-2
Enalapril	5	40	1-2
Fosinopril	10	20	1
Lisinopril	5	20	1
Perindopril	4	8	1
Quinapril	10	20	1
Ramipril	2,5	10	1
Trandolapril	2	4	1

de receptores de superfície da bradicinina; e redução da hipopotassemia, um efeito direto da insulina nos níveis de potássio, preservando a resposta secretória das células beta à glicose, que está deprimida durante hipopotassemia.[25]

Bloqueadores dos Receptores da Angiotensina II (BRA)

A classe dos BRA (Tabela 24.3) tem demonstrado efeitos positivos sobre ações da insulina e potenciais benefícios protetores aos pacien-

TABELA 24.3 BRAs disponíveis no mercado brasileiro[4]

Fármaco	Posologia (mg) Dose mínima	Dose máxima	Número de tomadas/dia
Candesartana	80	16	1
Irbersartana	150	300	1
Losartana	25	100	1
Olmesartana	20	40	1
Telmisartana	40	80	1-2
Valsartana	80	160	1

tes com alto risco de desenvolver diabetes, embora os mecanismos ainda não estejam totalmente esclarecidos[11,15,16,22]. Algumas das hipóteses seguem a mesma justificativa aplicada aos IECA, e, alternativamente, que o efeito desses fármacos se deva a ações diretas no pâncreas, estimulando a secreção de insulina pelas células beta.

Bloqueadores dos Canais de Cálcio (BCC)

As ações de vasodilatação e incremento do fluxo sangüíneo periférico podem explicar a melhora na sensibilidade à insulina observada com os BCC (Tabela 24.4). Reforçando essa hipótese, estudos demonstraram significativa redução de novos casos de diabetes em hipertensos tratados com BCC em monoterapia ou mesmo em terapia combinada com IECA.[12,17-19,21,22]

Diuréticos

Entre os diuréticos (Tabela 24.5), os tiazídicos e seus similares são os preferenciais como anti-hipertensivos, porém parecem ter efeitos dose-dependentes desfavoráveis sobre o perfil glicêmico, e doses elevadas desses fármacos apresentam, comprovadamente, efeitos metabólicos adversos[12]. Pequenas doses, entretanto, podem ser metabolicamente neutras. São múltiplos os mecanismos pelos quais os tiazídicos podem piorar o controle glicêmico, por exemplo: estimulando a secreção de renina e angiotensina II, provocando hipopo-

TABELA 24.4 BCCs disponíveis no mercado brasileiro[4]

Fármaco	Posologia (mg)		Número de tomadas/dia
	Dose mínima	Dose máxima	
Verapamil Retard*	120	480	1-2
Diltiazen AP, SR ou CD*	Diversas posologias e apresentações		
Anlodipino	2,5	10	1
Felodipino	5	20	1-2
Isradipina	2,5	20	2
Lacidipino	2	8	1
Nifedipino Oros*	30	60	1
Nifedipino Retard*	20	40	2
Nisoldipino	5	40	1-2
Nitrendipino	10	40	2-3
Lercarnidipino	10	30	1
Manidipino	10	20	1

*Formulações farmacêuticas de liberação prolongada ou controlada.

TABELA 24.5 Diuréticos disponíveis no mercado brasileiro[4]

Fármacos	Posologia (mg) Dose mínima	Posologia (mg) Dose máxima	Número de tomadas/dia
Tiazídicos			
Clortalidona	12,5	25	1
Hidroclorotiazida	12,5	25	1
Indapamida	2,5	–	1
Indapamida SR*	1,5	–	1
Alça			
Bumetamida	0,5	**	1-2
Furosemida	20	**	1-2
Piretamida	6	12	1
Poupadores de K+			
Amilorida**	2,5	10	1
Espirinolactona	25	100	1-2
Triantereno**	50	100	1

* Formulações farmacêuticas de liberação prolongada ou controlada.
** Fármacos comercializados em combinação com outros anti-hipertensivos.

tassemia e conseqüente redução na produção de insulina pelo pâncreas. Esse efeito é mais bem compreendido pelas observações de que a suplementação de potássio em pacientes em uso de tiazídicos atenua a intolerância a glicose nesses indivíduos e, mesmo, que a combinação com IECA confere um menor risco de novos casos de diabetes nesses pacientes[26]. Os diuréticos de alça são reservados para situações de hipertensão associada a insuficiência renal e na insuficiência cardíaca com retenção de volume. Os diuréticos poupadores de potássio apresentam pequena eficácia diurética, mas, quando associados aos tiazídicos, podem minimizar a hipopotassemia potencialmente induzida por eles.

Beta-bloqueadores

Os mecanismos pelos quais os bloqueadores beta-adrenérgicos podem induzir a potenciais distúrbios metabólicos incluem ganho de peso, alterações no *clearance* de insulina, redução da primeira fase (rápida) da secreção de insulina e, provavelmente, redução do fluxo sangüíneo resultante do aumento da resistência vascular periférica induzida por esses fármacos.[27]

Em relação à eficácia, as classes descritas, quando utilizadas em monoterapia, não são tão eficientes no rígido controle pressórico e em atingir as metas atualmente estabelecidas para hipertensos diabéticos. A terapia combi-

TABELA 24.6 Beta-bloqueadores disponíveis no mercado brasileiro[4]

Fármaco	Posologia (mg)		Número de tomadas/dia
	Dose mínima	Dose máxima	
Atenolol	25	100	1
Bisoprolol	2,5	10	1
Metoprolol/Metoprolol (ZOK)*	25	200	1
Nadolol	1	20	1-2
Propanolol/Propanolol (LA)*	40/25	240/100	2-3/1-2
Pindolol	2,5	10	1-2
Carvedilol**	12,5	50	1-2

* Formulações farmacêuticas de liberação prolongada ou controlada.
** Fármaco com ação sobre os receptores adrenérgicos beta e alfa.

nada com dois, três ou mais fármacos se faz necessária na maioria dos casos. Na Tabela 24.7 destacamos as combinações de fármacos propostas como de primeira linha no tratamento da hipertensão arterial. É importante salientar os potenciais efeitos metabólicos favoráveis que as combinações sinérgicas podem oferecer aos pacientes com síndrome metabólica e aos diabéticos, especialmente.

TABELA 24.7 Principais combinações de anti-hipertensivos

Inibidor da ECA + Bloqueador dos canais de cálcio
Inibidor da ECA + Diurético
Bloqueador do AT1 + Bloqueador dos canais de cálcio
Bloqueador do AT1 + Diurético
Beta-bloqueador + Bloqueador dos canais de cálcio
Beta-bloqueador + Diurético

Adaptado de European Society of Hypertension.[28]

ESTUDOS CLÍNICOS RANDOMIZADOS COM HIPERTENSOS DIABÉTICOS

No UKPDS (*United Kingdom Prospective Diabetes Control Study*), 1.148 pacientes hipertensos foram divididos em dois grupos: os regularmente tratados e com PA > 150/85 mmHg e os sem tratamento regular e com PA > 160/90 mmHg, e randomizados para dois regimes de tratamento, com atenolol ou captopril, visando ao controle pressórico mais rígido, PA < 150/85 mmHg, ou menos rígido, PA<180/105 mmHg. Os resultados mostraram que os diabéticos que atingiram um controle mais intenso, PA<142/82 mmHg, apresentaram reduções de 24% em todos os desfechos relacionados ao DM, 32% em mortes relacionadas ao DM, 44% em acidente vascular cerebral, 37% em doença microvascular, 34% em progressão de retinopatia e 56% em insuficiência cardíaca. A diferença na PA entre os dois grupos foi de 10/5 mmHg. Não houve diferenças significativas no controle pressórico entre os dois fármacos utilizados, embora os pacientes tratados com atenolol experimentassem ganho de peso e necessidade de um número maior de hipoglicemiantes orais.[29]

Uma análise posterior dos resultados mostrou que para cada 10 mmHg diminuídos na PA sistólica média havia uma redução de 12% no risco de complicações do DM, de 15% no de mortes relacionadas ao DM, de 11% em infarto do miocárdio de 13% em desfechos microvasculares (Fig. 24.1).O risco mais baixo foi atribuído àqueles que alcançaram níveis de PA sistólica < 120 mmHg.[30]

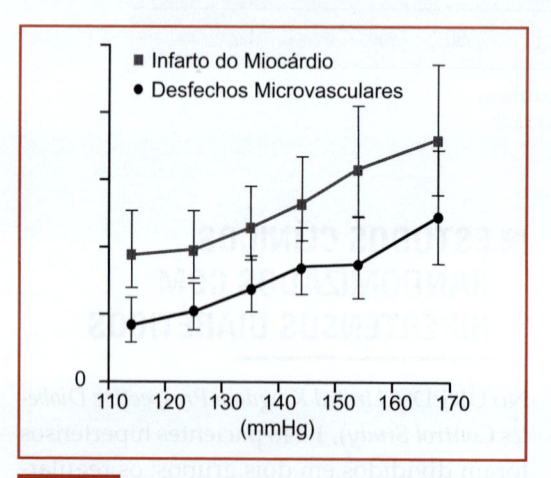

O estudo HOT (*Hypertension Optimal Treatment*) investigou a intensidade do tratamento anti-hipertensivo com um BCC, o felodipino, como estratégia inicial em 18.790 pacientes hipertensos, com idade média de 61,5 anos e PA média de 170/105, dos quais 1.501 eram diabéticos. Nesse subgrupo, a incidência de eventos cardiovasculares foi reduzida de 24,4 para 18,6, e 11,9 eventos para cada 100 pacientes/ano para os tercis de pacientes diabéticos que atingiram PA diastólica de 84, 82 e 81 mmHg (Fig. 24.2), respectivamente, estabelecendo para esses valores de PA diastólica um número de 20 pacientes a serem tratados (NNT) por cinco anos para prevenir um evento cardiovascular. Devemos ressaltar que no HOT, para controlar a PA diastólica abaixo de 80 mmHg, foi necessária terapia combinada com dois ou mais fármacos em 74% dos pacientes.[31]

No estudo SHEP (*Systolic Hypertension in Elderly Program*), o tratamento anti-hipertensivo baseado em baixa dose de diurético, clortalidona 12,5 a 25 mg, seguidos de atenolol 25 a 50 mg ou reserpina 0,05 a 0,10 mg, se necessário, demonstrou ser efetivo na redução de complicações cardiovasculares em diabéticos portadores de hipertensão sistólica isolada[32]. Da mesma forma, no estudo Syst-Eur (*Systolic Hypertension in Europe*), um BCC, o nitrendipino, foi comparado ao placebo em idosos com

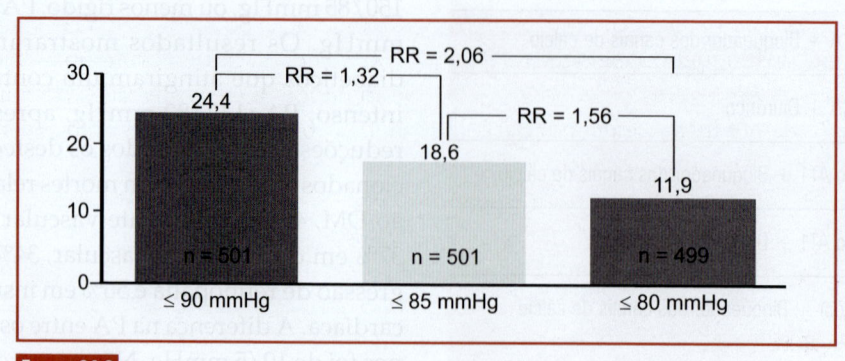

FIGURA 24.1
Associação do controle da PA sistólica média e incidência de eventos microvasculares e infarto do miocárdio, ajustada para 1.000 pacientes/ano (%)

FIGURA 24.2
Incidência de eventos cardiovasculares nos hipertensos diabéticos de acordo com o controle da PA diastólica

hipertensão sistólica isolada. No subgrupo com DM2, o tratamento, durante cinco anos de seguimento, preveniu 178 eventos cardiovasculares em cada 1.000 pacientes tratados, um NNT de 6 pacientes.[33]

O CAPPP (*Captopril Prevention Project*) comparou os efeitos de um IECA com diurético/beta-bloqueador em hipertensos, dos quais 572 eram diabéticos no início do estudo. A incidência de eventos cardiovasculares e de novos casos de diabete foi menor no grupo tratado com captopril em comparação ao tratado com diurético/beta-bloqueador.[14]

No STOP-2 (*Swedish Trial in Old Patients with Hypertension – 2*), a mortalidade cardiovascular em pacientes acima de 70 anos, 719 diabéticos, não foi diferente para os regimes de tratamento com diurético/beta-bloqueador, IECA ou BCC.[17]

Pacientes diabéticos sem hipertensão arterial com história de evento cardiovascular prévio ou pelo menos um outro fator de risco cardiovascular foram incluídos no estudo HOPE (*Heart Outcomes Prevention Evaluation*) e no subestudo MICRO-HOPE (*Microalbuminuria, Cardiovascular and Renal Outcomes*), tendo sido randomizados para receber ramipril ou placebo. O grupo tratado apresentou redução de 22% no risco de infarto do miocárdio, de 33% no de AVC, 37% no de morte cardiovascular e de 24% no de mortalidade total[34]. A despeito de não ser um estudo de hipertensão arterial, o HOPE acrescentou aspectos importantes em favor da redução de risco cardiovascular em DM2 por meio do bloqueio do sistema renina-angiotensina.

No LIFE (*Losartan Intervention for Endpoint Reduction*), um subgrupo de 1.195 pacientes diabéticos, hipertensos e portadores de hipertrofia ventricular esquerda (HVE) foi randomizado para tratamento com losartan ou atenolol. O tratamento com o BRA foi mais efetivo em reduzir a morbidade e a mortalidade cardiovascular, apresentando um risco relativo de 0,63 e 0,61 para esses desfechos, respectivamente.[15,16]

No ALLHAT (*Lowering Antihypertensive and Lipid-Lowering Treatment to Prevent Heart Attack Trial*), o subgrupo diabético, 12.063 pacientes, foi randomizado para tratamento com clortalidona, anlodipino ou lisinopril, não se observando diferença no desfecho primário do estudo, mortalidade cardiovascular[12]. Resultado similar foi observado na subanálise do estudo INSIGHT (*Intervention as a Goal in Hypertension Treatment*), que comparou nifedipino de liberação prolongada com beta-bloqueador/diurético tiazídico, em 1.302 diabéticos.[18]

Os estudos têm demonstrado, afinal, que, embora a superposição da hipertensão arterial com o diabetes melito implique uma multiplicação no risco, o controle efetivo dos níveis pressóricos pode reduzir as complicações macro e microvasculares e diminuir a mortalidade desses pacientes.

■ CONCLUSÃO

Em resumo, pacientes hipertensos diabéticos devem ser agressivamente tratados se apresentarem PA ≥ 140/90 mmHg, objetivando como meta pressórica PA< 130/80 mmHg, no mínimo. Esses pacientes normalmente necessitam de terapia combinada com dois ou mais fármacos para atingirem as metas de tratamento, especialmente a PA sistólica. Mesmo não havendo consenso para uma droga de escolha para os hipertensos com DM2, os IECA demonstraram proteção cardiovascular e metabólica e alguns BRA demonstravam nefroproteção, devendo ambos ser considerados.

Embora a maioria dos estudos, porém, apóie a premissa de que o controle pressórico *per se* é mais importante que as propriedades individuais específicas de cada fármaco, pelo menos na maioria dos casos, acreditamos que a opção terapêutica pelo bloqueio do sistema renina-angiotensina seja a escolha apropriada como um dos fármacos eleitos a serem empregados na terapia combinada para pacientes hipertensos diabéticos ou com tolerância diminuída a glicose.

■ REFERÊNCIAS BIBLIOGRÁFICAS

1. Arauz-Pacheco et al. American Diabetes Association technical review. Diabetes Care 2002; 25:134-7.
2. World Health Report 2002: Reducing Risks, Promoting Healthy Life (WHO).
3. Stamler J, Vaccaro O, Neaton JD, Wentworth D. Diabetes, other risk factors, and 12-yr cardiovascular mortality for men in the Multiple Risk Factor Intervention Trial. Diabetes Care 1993; 16:434-44.
4. V Diretrizes Brasileiras de Hipertensão Arterial da Sociedade Brasileira de Cardiologia, Sociedade Brasileira de Hipertensão e Sociedade Brasileira de Nefrologia. 2006.
5. Verdecchia P, Reboldi G, Angeli F et al. Adverse prognostic significance of new diabetes in treated hypertensive subjects. Hypertension 2004; 43:963-9.
6. Padwal R, Laupacis A. Antihypertensive therapy and incidence of type 2 diabetes: a systematic review. Diabetes Care 2004; 27:247-55.
7. Nilsson PM, Cifkova R, Kjeldsen SE, Mancia G. Update on hypertension management. European Society of Hypertension Scientific Newsletter. 2006; 7:n° 27.
8. Pfeffer MA, Swedberg K, Granger CB et al. Effects of candesartan on mortality and morbidity in patients with chronic heart failure: the CHARM-Overall programme. Lancet 2003; 362:759-66.
9. Yusuf S, Sleight P, Pogue J et al. Effects of an angiotensin-converting-enzyme inhibitor, ramipril, on cardiovascular events in high-risk patients. The HOPE Study Investigators. N Engl J Med 2000; 342:145-53.
10. Braunwald E, Domanski MJ, Fowler SE et al. ACE inhibition in stable coranary artery disease: PEACE study. N Engl J Med 2004; 351:2058-68.
11. Lithell H, Hansson L, Skoog I et al. The SCOPE: principal results of a randomized double-blind intervention trial. J Hypertens 2003; 21:875-86.
12. Major outcomes in high-risk hypertensive patients randomised to ACE inhibitor or calcium channel blocker vs diuretic: ALLHAT. JAMA 2002; 288:2981-97.
13. Lindholm LH, Persson M, Alaupovic P et al. Metabolic outcome during 1 year in newly detected hypertensives: results of ALPINE study. J Hypertens 2003; 21:1563-74.
14. Hansson L, Lindholm LH, Niskanen L et al. Effect of ACE inhibitor compared with conventional therapy on cardiovascular morbidity and mortality in hypertension: CAPPP randomised trial. Lancet 1999; 353:611-6.
15. Dahlof B, Devereux RB, Kjeldsen SE et al. Cardiovascular morbidity and mortality in the LIFE reduction in hypertension study: a randomised trial against atenolol. Lancet 2002; 359:995-1003.
16. Lindhom LH, Ibsen H, Borsch-Johnsen K et al. Risk of new-onset diabetes in the LIFE reduction in hypertension study. J Hypertens 2002; 20:1879-86.
17. Hansson L, Lindholm LH, Ekbom T et al. Randomised trial of old and new antihypertensive drugs in elderly patients: cardiovascular mortality and morbidity the STOP-2 study. Lancet 1999; 354:1751-6.
18. Brown MJ, Palmer CR, Castaigne A et al. Morbity and mortality in patients randomised to double-blind treatment with long-acting calcium-channel blocker or diuretic in the INSIGHT study. Lancet 2000; 356:366-72.
19. Pepine CJ, Handberg EM, Cooper-DeHoff RM et al. A calcium antagonist vs non-calcium antagonist hypertension treatment strategy for patients with coronary artery disease. INVEST: a randomized controlled trial. JAMA 2003; 290:2805-16.
20. Hansson L, Hedner T, Lund-Johansen P et al. Randomised trial of effects of calcium antagonists compared with diuretics and beta-blockers on cardiovascular morbidity and mortality in hypertension: the NORDIL study. Lancet 2000; 356:359-65.
21. Dahlof B, Sever P, Poulter NR et al. Prevention of cardiovascular events with an antihypertensive regimen of amlodipine adding perindopril as required versus atenolol adding bendroflumethiazide as required, in the ASCOT-BPLA: a multicentre randomised controlled trial. Lancet 2005; 366:895-906.
22. Julikus S, Kjeldsen SE, Weber M et al. Outcomes in hypertensive patients at high cardiovascular risk treated with regimens based in valsartan or amlodipine: the VALUE randomised trial. Lancet 2004; 363:2022-31.

23. Henriksen EJ, Jacob S. Modulation of metabolic control by ACE inhibition. J Cell Physiol 2003; 196:171-9.
24. Jacob S, Henriksen EJ, Fogt DL et al. Effects of trandolapril and verapamil on glucose transport in insulin-resistant rat skeletal muscle. Metabolism 1996; 45:535-41.
25. Ferrannini E, Seghieri G, Muscelli E. Insulin and renin-angiotensin-aldosterone system: influence of ACE inhibition. J Cardiovasc Pharmacol 1994; 24(Suppl. 3):S61-S69.
26. Shamiss A, Carroll J, Peleg E et al. The effect of enalapril with or without hydrochlorothiazide on insulin sensitivity and other metabolic abnormalities of hypertensive patients with NIDDM. Am J Hypertens 1995; 8:276-81.
27. Jacob S, Rett K, Henriksen EJ. Antihypertensive therapy and insulin sensitivity: do we have redefine the role of beta-blocking agents? Am J Hypertens 1998;11:1258-65.
28. Nilsson PM, Cifkova R, Kjeldsen SE. Update on hypertension management. European Society of Hypertension Scientific Newsletter. 2005; n°1.
29. UKPDS Group. Efficacy of atenolol and captopril in reducing risk of macrovascular and microvascular complications in type 2 diabetes. Brit Med J 1998; 317: 713-20.
30. UKPDS Group. Prospective observational study of systolic pressure. Brit Med J 2000; 321:412-19.
31. Hansson L, Zanchetti A, Carruthers SG et al. Effects of intensive blood-pressure lowering and low-dose aspirin in patients with hypertension: principal results of the Hypertension Optimal Treatment (HOT) randomised trial. Lancet 1998; 351:1755-62.
32. Curb JD, Pressel SL, Cutler JA et al. Effect of diuretic-based antihypertensive treatment on cardiovascular disease in older diabetic patients with isolated systolic hypertension. JAMA 1996; 276:1886-92.
33. Tuomilehto J, Rastenyte D, Birkenhäger WH et al. Effects of calcium-channel blockade in older patients with diabetes and systolic hypertension. N Engl J Med 1999; 340:677-84.
34. Heart Outcomes Prevention Evaluation (HOPE) Study Investigators. Effects of ramipril on cardiovascular and microvascular outcomes in people with diabetes mellitus: results of the HOPE study and MICRO-HOPE substudy. Lancet 2000; 355:253-9.

28. Nilsson PM, Gudbjörg K, Eriksson silkebonen Hypertension management. European Society of Hypertension Scientific Newsletter 2003; n°1.

25

Hipertensão em Situações Especiais: no Idoso

Roberto Dischinger Miranda • Audes Magalhães Feitosa • Marco Antonio Mota-Gomes

A Organização Mundial de Saúde considera idoso, nos países em desenvolvimento, os indivíduos com 60 anos ou mais. Nesses países, vem ocorrendo um aumento exponencial do número de idosos. No Brasil temos hoje pouco mais de 16 milhões de idosos, correspondendo a 9% da população, sendo que ainda há franca tendência de crescimento para os próximos anos.[1,2]

Os idosos têm maior incidência e prevalência de várias doenças, particularmente as doenças cardiovasculares. No Brasil, as doenças cardiovasculares são responsáveis por mais de 250.000 mortes por ano, e a hipertensão arterial sistêmica (HAS) participa de quase metade delas.

As alterações próprias do envelhecimento tornam o indivíduo mais propenso ao desenvolvimento de HAS, sendo essa a principal doença crônica nessa população. Estudo epidemiológico com idosos residentes na cidade de São Paulo encontrou prevalência de HAS de 62%, e mais de 60% deles eram portadores de hipertensão sistólica isolada (HSI)[3]. Apenas 16% desses idosos hipertensos estavam com a pressão controlada.

A HAS é o mais importante fator de risco cardiovascular modificável, e está associada a condições bastante freqüentes em idosos, como doença arterial coronária (DAC), doença cerebrovascular (DCeV) e síndromes demenciais, insuficiência cardíaca (IC), doença renal terminal, doença vascular periférica, hipertrofia ventricular esquerda (HVE) e disfunção diastólica. O aumento de risco associado à hipertensão ocorre em todas as faixas etárias, inclusive nos octogenários, conforme exemplificado na Fig. 25.1.[4]

Foi demonstrado que o tratamento anti-hipertensivo reduz o risco dessas complicações catastróficas. Apesar disso, em cerca de 10% dos idosos o diagnóstico da HAS somente é feito após um evento clínico decorrente da pressão elevada por vários anos, tais como acidente vascular cerebral (AVC) e infarto agudo do miocárdio (IAM).

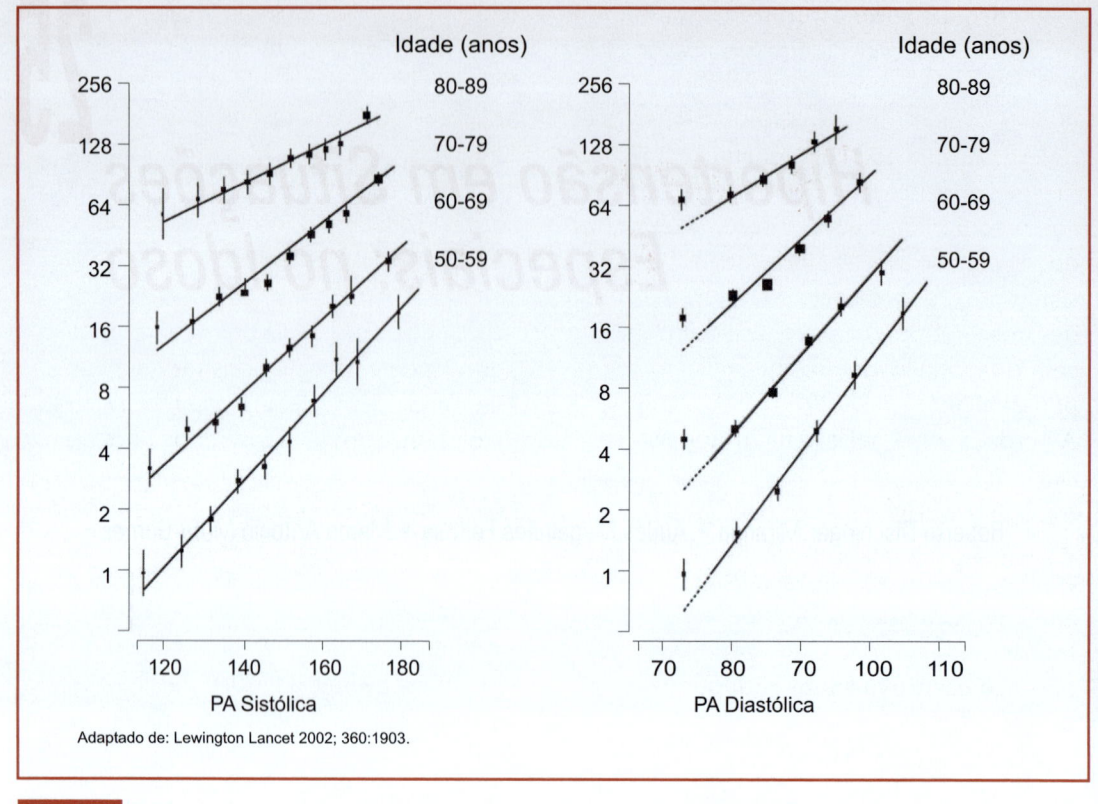

FIGURA 25.1
Mortalidade por acidente vascular cerebral em cada década de vida *versus* a pressão arterial usual no início da década

Adaptado de: Lewington Lancet 2002; 360:1903.

Neste capítulo discutiremos a hipertensão em idosos, e os aspectos não-peculiares desse grupo etário estão descritos em outras partes desta obra.

FISIOPATOLOGIA DO ENVELHECIMENTO ARTERIAL

As alterações das propriedades vasculares da aorta que ocorrem com o envelhecimento têm importante papel na gênese e progressão da HAS[5]. O fluxo de sangue na aorta vindo do ventrículo esquerdo é pulsátil e intermitente, porém a liberação de sangue para a circulação periférica é contínua. A aorta necessita de complacência para se expandir durante a sístole ventricular, armazenando energia para se recolher durante a diástole e impulsionando o sangue para a periferia[6]. A relação entre a variação de volume e variação de pressão é que define a complacência.

A distensão aórtica na sístole provoca uma onda que se propaga pela aorta e seus ramos, que é chamada de onda de pulso. O pulso gerado nos vasos periféricos é resultado dessa onda de pulso, e não um reflexo direto do fluxo sangüíneo. Ao chegar na periferia, a onda bate e volta, formando a chamada onda reflexa, que retorna à circulação central, interferindo na fisiologia aórtica.

Com o envelhecimento, ocorrem enrijecimento dos grandes vasos e conseqüente redução da complacência[7]. Dessa forma, para um mesmo volume ejetado pelo ventrículo esquerdo, ocorre uma variação maior da pressão arterial sistólica.

O enrijecimento arterial leva também a um aumento da velocidade da onda de pulso (VOP), que pode mais que dobrar ao longo da vida[8]. Enquanto nos indivíduos jovens a onda reflexa atinge a aorta ascendente no início da diástole, nos idosos a onda reflexa retorna à aorta ascendente durante a sístole, contribuindo para uma elevação ainda maior da pressão sistólica[9]. A importância da reflexão da onda de pulso sobre a pressão sistólica aumenta com o envelhecimento, chegando a ser responsável por mais de 20% da PAS central[10,11]. A perda da onda reflexa na protodiástole faz com que a pressão diastólica permaneça igual ou diminua.

A pressão de pulso, que é a diferença entre a pressão arterial sistólica e diastólica, aumenta. O aumento da pressão de pulso já foi identificado como um importante fator de risco cardiovascular independente em idosos.[12,13]

Até mesmo em indivíduos altamente selecionados, sem doença cardiovascular, a pressão sistólica tende a subir durante toda a vida, ao passo que a pressão diastólica aumenta até os 55-60 anos e então seus níveis declinam lentamente. Assim, o aumento da prevalência de HAS no idoso ocorre principalmente devido ao aumento da freqüência de HSI.

■ PREVALÊNCIA DA HIPERTENSÃO ARTERIAL

A prevalência aumenta progressivamente com a idade, conforme demonstrado na Fig. 25.2. Um estudo derivado do *Framingham Heart Study* demonstrou que indivíduos normotensos com idades entre 55 e 65 anos têm 90% de risco de se tornarem hipertensos (Fig. 25.3).

■ DIAGNÓSTICO

A maneira correta de medir a PA, a definição e classificação da hipertensão arterial no idoso são as mesmas que as utilizadas para adultos, conforme descrito no Capítulo 8.

Porém, ao se medir a pressão arterial de um indivíduo idoso, deve-se atentar para

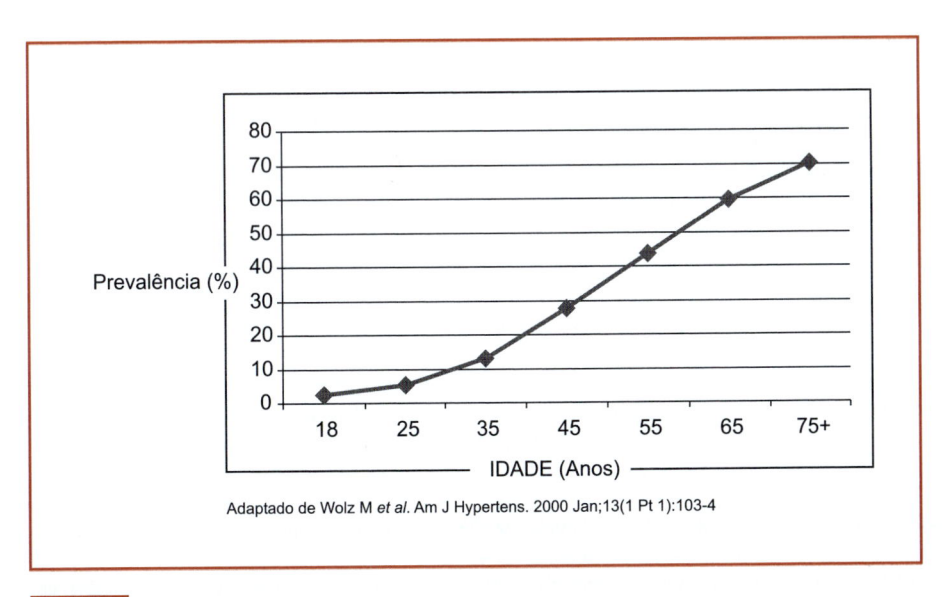

FIGURA 25.2
Prevalência da hipertensão arterial conforme a idade

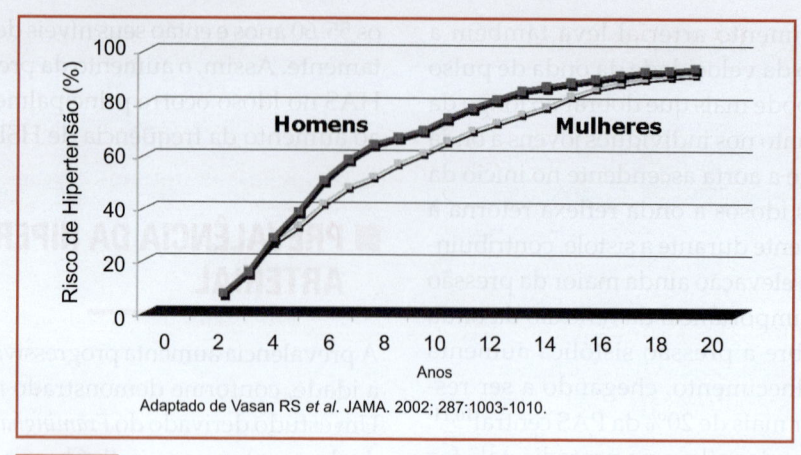

FIGURA 25.3
Risco a longo prazo de desenvolvimento de hipertensão em indivíduos normotensos de 55-65 anos

Adaptado de Vasan RS et al. JAMA. 2002; 287:1003-1010.

algumas peculiaridades que possuem maior freqüência entre os idosos, conforme descrito na Tabela 25.1.[14]

Dentre os métodos complementares para a avaliação da pressão arterial destacam-se a MAPA (monitorização ambulatorial da pressão arterial) e a MRPA (monitorização residencial da pressão arterial), que permitem o diagnóstico de hipertensão do avental branco, a avaliação da eficácia terapêutica e a avaliação da hipertensão arterial resistente e da suspeita de episódios sintomáticos de hipotensão arterial. Para maiores detalhes sobre esses métodos recomendamos consultar o Capítulo 14. Vale ressaltar que os idosos apresentam, com a utilização desses métodos, aceitação e adesão semelhantes às dos adultos.

TABELA 25.1 Peculiaridades na medida da PA e diagnóstico da HAS no idoso

Peculiaridade	Característica	Como evitar erro
Pseudo-hipertensão	Medida falsamente elevada devido a rigidez arterial	Manobra de Osler Medida intra-arterial da PA
Hipertensão do avental branco	Medida elevada basicamente em serviços de saúde	Medidas repetidas no consultório Medida domiciliar MAPA, MRPA
Hiato auscultatório	Período silencioso entre a primeira e terceira fases de Korotkoff	Inflar manguito 20-30 mmHg acima da PAS, palpando pulso radial para garantir que está ouvindo o primeiro som de Korotkoff
Hipotensão ortostática	Redução $\geq$ 20 mmHg na PAS	Medir sempre a PA em duas posições

MAPA = monitorização ambulatorial da PA; MRPA = monitorização residencial da PA; manobra de Osler = é positiva se a artéria radial permanece palpável mesmo após não estar mais pulsátil, porque o manguito está insuflado com pressão superior a PAS.
Adaptado de Miranda RD et al.[14]

PESQUISA DE LESÕES EM ÓRGÃOS-ALVO

Os idosos, sejam pelo tempo mais longo de HAS ou pela somação de fatores de risco, possuem maior prevalência dessas lesões, como: alterações no fundo do olho, insuficiência renal, DCeV, HVE, aterosclerose periférica. A pesquisa das lesões em órgãos-alvo é fundamental para os hipertensos idosos e está descrita em outros capítulos desta obra. Essa pesquisa, assim como as co-morbidades presentes, ajudará a definir a conduta terapêutica.

TRATAMENTO

Foram amplamente demonstrados, por meio de grandes ensaios clínicos controlados, os benefícios do tratamento da HAS no idoso, seja em casos de hipertensão sistodiastólica ou hipertensão sistólica isolada (Tabela 25.2). Além da redução de eventos cardiovasculares maiores, evidências sugerem que o tratamento da hipertensão no idoso reduz também a incidência de déficit cognitivo e demência.[15]

Também entre os idosos, o tratamento deve ter como meta a redução da pressão arterial (PA) para níveis inferiores a 140 × 90 mmHg. Porém, em pacientes com níveis muito elevados de PA, valores de PA sistólica de até 160 mmHg podem ser tolerados inicialmente.[16]

Não está bem estabelecido o nível mínimo tolerável da pressão diastólica, mas estudos sugerem que redução abaixo de 65 mmHg identifica o grupo de pior prognóstico[17], devendo, sempre que possível, ser evitado.

Todavia, restam ainda dúvidas em alguns pacientes especiais pouco representados nos ensaios clínicos, como aqueles com mais de 80 anos. Alguns estudos demonstraram benefícios com o tratamento dessa população[24], porém devemos aguardar o resultado de grandes ensaios como o *Hypertension in the Very Elderly Trial*[25]. Nesses casos ainda prevalece o bom senso. Uma vez que são necessários praticamente dois anos para surgirem os benefícios do tratamento anti-hipertensivo, deve-se instituí-lo apenas nos indivíduos com prognóstico de viver mais que esse período. Em idosos com lesões estabelecidas (por exemplo, AVC), ou seja, que estão em prevenção secundária, achamos que a terapêutica deve ser instituída independentemente da idade do paciente, desde que haja sobrevida esperada de 2 anos ou mais. Nos casos que o tratamento anti-hipertensivo implicar melhora de sintomas, como na hipertensão associada a ICC, deve ser iniciado independentemente de qualquer outro fator.

ADESÃO À TERAPÊUTICA

A adesão ao tratamento anti-hipertensivo constitui um problema freqüente também nessa faixa etária, e é um dos maiores desafios para o controle adequado, em larga escala, da hipertensão. A HAS é uma doença crônica, com longo curso assintomático, sem conseqüência imediata da suspensão do tratamento, que exige mudanças no estilo de vida e uso diário de medicamentos. Somam-se a isso a alta freqüência de co-morbidades, a conseqüente polifarmácia e o maior risco de interações medicamentosas e efeitos adversos na população geriátrica.

Dessa forma, os pacientes devem ser educados em relação à doença durante as consultas médicas e, quando possível, em grupos com assistência multiprofissional. No início do tratamento e nos ajustes de dose, podem-se conseguir melhor controle e adesão com a realização de retornos ambulatoriais freqüentes a cada 3 a 4 semanas.[26]

Por outro lado, os médicos demonstram maior condescendência com níveis ainda elevados de pressão, especialmente nos muito idosos.[27]

TABELA 25.2 Principais estudos clínicos de tratamento de HAS no idoso

Estudo	Pacientes	Intervenção	Resultados
MRC-Elderly[18]	4.396 pacientes, 65-74 anos, com PAS 160-209 e PAD <115 mmHg Seguimento 5,8 anos	Placebo ou hidroclorotiazida/amilorida ou atenolol, com alvo de PAS 150-160 mmHg	Redução no risco de AVC (25%) nos grupos de tratamento ativo. Redução no risco de AVC (31%), de eventos cardiovasculares globais (35%) e coronários (44%) no grupo tratado com diuréticos
STOP-Hypertension[19]	1.627 pacientes, 70-84 anos, com PA ≥ 180 × 90 ou PAD > 105 mmHg Seguimento 2,1 anos	Placebo ou hidroclorotiazida/amilorida ou atenolol ou metoprolol ou pindolol, com alvo de PA <160 × 95 mmHg	Redução no risco de AVC (47%), de eventos cardiovasculares globais (40%) e de mortalidade global (43%) nos grupos de tratamento ativo
STOP-Hypertension 2[20]	6.614 pacientes, 70-84 anos, com PA ≥ 180 × 105 mmHg Seguimento 2,2 anos	Tratamento convencional (diuréticos e beta-bloqueadores) ou IECA (enalapril ou lisinopril) ou antagonistas de cálcio (felodipino ou isradipino), com alvo de PA <160 × 95 mmHg	Não houve diferença na morbimortalidade cardiovascular entre os três grupos. Redução no risco de ICC (22%) e IAM (23%) no grupo tratado com IECA vs bloqueador de cálcio
SHEP[21]	4.736 pacientes, ≥ 60 anos, com PAS 160-219 e PAD < 90 mmHg Seguimento 4,5 anos	Placebo ou clortalidona, associando-se atenolol ou reserpina s/n, com alvo de PAS <160 mmHg ou diminuição de 20 mmHg se PAS inicial 160-179 mmHg	Redução no risco de AVC (36%), de eventos cardiovasculares globais (32%), de IAM (33%) e de ICC (49%), e redução da massa de VE (13% vs. 6%)
Syst-Eur[22]	4.695 pacientes, ≥ 60 anos, com PAS 160-219 e PAD < 95 mmHg Seguimento 2 anos	Placebo ou nitrendipino, associando-se enalapril e/ou hidroclorotiazida s/n, com alvo de PAS < 150 mmHg, com redução de pelo menos 20 mmHg	Redução no risco de AVC (42%) e de eventos cardiovasculares globais (31%)
Syst-China[23]	2.394 pacientes, ≥ 60 anos, com PAS 160-219 e PAD < 95 mmHg Seguimento 2 anos	Placebo ou nitrendipino, associando-se captopril e/ou hidroclorotiazida s/n, para manter PAS <150 mmHg, com redução de pelo menos 20 mmHg	Redução no risco de AVC (38%), de eventos cardiovasculares globais (37%) e de mortalidade total (39%) e cardiovascular (39%)

MRC-Elderly: Medical Research Council Trial in the Elderly; STOP- Hypertension: Swedish Trial in Old Patients with Hypertension; STOP- Hypertension 2: Swedish Trial in Old Patients with Hypertension 2. SHEP: Systolic Hypertension in the Elderly Program; Syst-Eur: Systolic Hypertension in Europe Trial; Syst-China: Systolic Hypertension in China Trial.
Adaptado de Miranda RD et al.[14]

A escolha do anti-hipertensivo deve ser cuidadosa, atentando-se para o número de tomadas diárias, interações medicamentosas e especialmente para os outros problemas de saúde do idoso, como cardiopatias, incontinência urinária e hipotensão ortostática (Tabela 25.3).

■ TRATAMENTO NÃO-FARMACOLÓGICO

As mudanças no estilo de vida devem ser estimuladas entre os idosos. Apesar do conceito difundido de que é muito difícil mudar hábitos de vida muito antigos, quando a abordagem é feita com bom senso, criando alternativas saudáveis, com esclarecimentos dos objetivos, é possível obter bons resultados. No estudo TONE (*Trial of Non-pharmacologic Interventions in the Elderly*)[28], idosos randomizados para restrição na ingesta de sódio e/ou redução de peso em obesos tiveram maior probabilidade de suspensão da monoterapia em uso.

Moderação na ingesta de sódio (2,4 g/dia) e álcool (30 ml de etanol/dia para homens e a metade para mulheres), consumo de alimentos ricos em potássio, magnésio, cálcio e fibras e pobre em gorduras saturadas, atividade física aeróbica regular, assim como perda de peso em obesos, são objetivos possíveis de serem alcançados nos idosos e podem não só reduzir o uso de anti-hipertensivos como também melhorar o perfil dos outros fatores de risco cardiovascular e a qualidade de vida dos pacientes.

■ TRATAMENTO MEDICAMENTOSO

Os idosos possuem em média três a cinco doenças crônicas[3]. Essas co-morbidades devem nortear a escolha do anti-hipertensivo, dando-se preferência a fármacos que possam trazer benefícios também às outras doenças existentes (Tabela 25.3).

A alta prevalência de outros fatores de risco e co-morbidades nessa população, além da própria idade avançada, faz com que, mais freqüentemente que os jovens, os idosos necessitem de terapia medicamentosa associada a mudança no estilo de vida em casos de pressão limítrofe e HAS estágio 1.

TABELA 25.3 Perfil de efeito dos anti-hipertensivos em outras doenças comuns no idoso

Classe de droga	Preferir em:	Evitar em:
Diuréticos tiazídicos	ICC, osteoporose	Incontinência urinária, prostatismo, gota
Beta-bloqueadores	ICC, insuficiência coronária, taquiarritmias, enxaqueca, tremor essencial, hipertireoidismo	Bradiarritmias, broncoespasmo, insuficiência arterial periférica grave
Antagonistas dos canais de cálcio	Insuficiência arterial periférica, insuficiência coronária sintomática	ICC (exceto anlodipino e felodipino)
IECA	ICC, IAM ou AVC prévios, DM com nefropatia	IRC severa, estenose de artéria renal bilateral
Antagonistas da AgII	ICC, DM com nefropatia	IRC severa, estenose de artéria renal bilateral
Alfa-bloqueadores	Prostatismo	Pouco utilizados. Cuidado adicional em hipotensão ortostática

As interações medicamentosas devem ser ponderadas, diante da alta prevalência de polifarmácia nessa faixa etária e do maior risco de eventos adversos.

Os diuréticos tiazídicos em baixas doses são fármacos de primeira escolha como monoterapia nos idosos sem co-morbidades[21]. Possuem baixo custo e benefícios cardiovasculares comprovados[29]. A indapamida, um derivado das sulfonamidas, apresenta a vantagem de não interferir nos perfis glicêmico e lipídico. Nos pacientes com insuficiência renal e *clearance* menor que 30 ml/min, deve-se optar pelos diuréticos de alça.

Os antagonistas de cálcio diidropiridínicos são fármacos seguros, já tiveram seus benefícios documentados[22,23,30,31], porém alguns efeitos colaterais podem piorar sintomas relativamente freqüentes em idosos, como obstipação intestinal, edema de membros inferiores e aumento do volume urinário.

Os inibidores da enzima conversora da angiotensina (IECA) diminuem eventos cardiovasculares, principalmente em pacientes de alto risco[32-35]. Mantêm sua eficácia nos idosos, apesar da diminuição fisiológica da reninemia com o envelhecimento. Idosos portadores de insuficiência cardíaca também toleram as doses altas recomendadas dos IECA. Atenção deve ser dada ao risco de hiperpotassemia, especialmente se associado a um diurético poupador de potássio ou em pacientes com IRC. Tosse e alteração do paladar são eventos adversos que podem limitar seu uso em idosos.

Os beta-bloqueadores devem ser usados em todos os idosos portadores de insuficiência coronária (principalmente após infarto) ou insuficiência cardíaca, exceto nos casos com real contra-indicação (como no broncoespasmo, insuficiência arterial periférica grave ou ICC descompensada). Não são indicados como monoterapia inicial em idosos sem co-morbidades, visto que falharam em mostrar benefícios cardioprotetores nesta população.

Porém, em associação aos diuréticos, os resultados estão bem demonstrados[36]. Os beta-bloqueadores menos lipossolúveis, como metoprolol e bisoprolol, devem ser preferidos, pelo menor risco de efeito colateral no sistema nervoso central (depressão, sonolência, confusão, distúrbio do sono).

Os antagonistas da angiotensina II são os que apresentam menor risco de efeitos colaterais. Estudos clínicos, que incluíram grande número de idosos, demonstraram a segurança e benefícios dessa classe[37-39,40-42]. As indicações e precauções são semelhantes às dos inibidores da ECA.

Outros fármacos têm seu uso restrito em idosos pelo alto risco de efeitos colaterais. Os simpaticolíticos de ação central podem causar sonolência, déficit de memória, depressão e alucinações, enquanto os de ação periférica apresentam alto risco de hipotensão ortostática. Além disso, em uma análise interina de um grande estudo, o alfa-bloqueador doxazosin apresentou um maior risco de insuficiência cardíaca que a hidroclorotiazida[43]. Portanto, devem ser usados em casos em que há contra-indicação aos outros fármacos ou em hipertensos severos, nos quais a associação das outras classes não foi suficiente. Os medicamentos dessa classe devem ser utilizados com cuidado, iniciando-se com doses baixas e ajuste lento até a menor dose eficaz ou maior dose tolerada.

Terapia Combinada

A maioria dos idosos necessita de combinação de fármacos para o controle da pressão, especialmente da PAS. A terapia combinada com doses baixas de dois ou mais medicamentos reduz a PA de forma mais eficaz, com menos eventos adversos que a monoterapia em doses altas. A terapia combinada fixa permite uma melhor adesão terapêutica com menor custo.

SITUAÇÕES ESPECIAIS EM IDOSOS

Ainda existem dúvidas em relação ao tratamento farmacológico de pacientes especiais pouco representados nos ensaios clínicos, como aqueles com mais de 80 anos, portadores de múltiplas co-morbidades e os idosos frágeis.

Evidências sugerem que o tratamento de indivíduos muito idosos (> 80 anos) reduz eventos cardiovasculares, principalmente AVC, sem impacto sobre a mortalidade[44-46]. Resultados de ensaios clínicos em curso, como o *Hypertension in the Very Elderly Trial* (HYVET), poderão contribuir para uma recomendação em larga escala. Nesses casos ainda prevalece a individualização do tratamento.

É necessário ponderar as necessidades, expectativas e prioridades de cada caso. Em idosos com lesões estabelecidas (prevenção secundária) ou com HAS estágios 2 e 3, a terapêutica deve ser instituída, independentemente da idade do paciente. O tratamento anti-hipertensivo também deve ser sempre iniciado, independentemente de qualquer outro fator, quando implicar melhora de sintomas, como por exemplo na hipertensão associada a ICC.

HIPOTENSÃO ORTOSTÁTICA E PÓS-PRANDIAL

Devido à menor resposta dos barorreceptores à hipotensão em idosos, esses estão mais propensos à hipotensão ortostática (HO) e pós-prandial. Em torno de 20% dos idosos apresentam HO, e aproximadamente 30% dos idosos institucionalizados têm hipotensão após as refeições.[47]

A própria HAS não-controlada, assim como a maioria dos anti-hipertensivos, pode provocar ou piorar a HO. Medidas não-farmacológicas devem ser orientadas para HO (hidratação adequada, levantar-se lentamente, elevação da cabeceira, uso de meias elásticas) e hipotensão pós-prandial (evitar refeições copiosas, grande consumo de carboidratos e álcool e exercícios após as refeições). Muitas vezes, apenas o controle adequado da pressão arterial reverte a HO[48]. Deve-se ainda ter cuidado com o uso de certos medicamentos, como diuréticos (pelo risco de depleção de volume), simpaticolíticos, nitratos e antidepressivos tricíclicos.

Em conclusão, a HAS em idosos está associada a um importante aumento nos eventos cardiovasculares com conseqüente diminuição da sobrevida e piora na qualidade de vida. Inúmeros estudos demonstraram os benefícios do tratamento da HAS na população dessa faixa etária, com redução significativa dos eventos cardiovasculares e melhora na qualidade de vida. Tanto o tratamento medicamentoso como o não-farmacológico devem ser empregados, sempre considerando o indivíduo, com suas co-morbidades e expectativas. As modificações de estilo de vida podem ter ótima adesão, desde que bem orientadas, especialmente por equipe multidisciplinar. O uso da terapia farmacológica combinada fixa é uma necessidade para os idosos, melhorando a adesão e a eficácia anti-hipertensiva e diminuindo efeitos colaterais. Existem vários casos não-contemplados nos grandes ensaios, por exemplo, os idosos frágeis ou os muito idosos, em que o tratamento deve ser feito com bom senso e de forma individualizada.

REFERÊNCIAS BIBLIOGRÁFICAS

1. http://tabnet.datasus.gov.br/cgi/imagem/idb2004.jpg (Acessado 11/10/2006).
2. Beltrão KI, Camarano AA, Kanso S. Dinâmica populacional brasileira na virada do século XX. Rio de Janeiro: Ipea, 2004. (Texto para discussão nº 1.034.)
3. Ramos LR, Toniolo Neto J, Cendoroglo MS et al. Two-year follow-up study of elderly residents in S. Paulo, Brazil: methodology and preliminary results. Rev Saúde Pública 1998; 32(5):397-407

4. Lewington S, Clarke R, Qizilbash N, Peto R, Collins R. Age-specific relevance of usual blood pressure to vascular mortality: a meta-analysis of individual data for one million adults in 61 prospective studies. Lancet 2002; 360(9349):1903-13.
5. Wei JY. Age and the cardiovascular system. N Engl J Med 1992; 327:1735-40.
6. Eagle KE and Roman WS. Diseases of the aorta. In: Braunwald E. Heart Disease: a textbook of cardiovascular medicine. W.B. Saunders, Philadelphia, PA, 1992; p. 1528-57.
7. Izzo JL, Levy D, Black HR. Importance of systolic blood pressure in older Americans. Hypertension 2000; 35:1021-1024.
8. Avolio AP, Chen S, Wang R et al. Effects of aging on changing arterial compliance and left ventricular load in a Northern Chinese urban community. Circulation 1983; 68:50.
9. Vaitkevicius PV, Fleg JL, Engel JH et al. Effects of age and aerobic capacity on arterial stiffness in healthy adults. Circulation 1993; 88:1456-67.
10. Kohara K, Igase M, Takata Y et al. Contribution of reflection of pressure wave on central systolic blood pressure in older hypertensive patients. J Am Geriatr Soc 1999; 47:499-507.
11. Miyashita H, Ikeda U, Irokawa M et al. Importance of aortic wave reflection in age-associated central blood pressure changes in nonhypertensive humans. J Am Geriatr Soc 1995; 43:1069-70.
12. Chae CU, Pfeffer MA, Glynn RJ et al. Increased pulse pressure and risk of heart failure in the elderly. JAMA 1999; 281:634-9.
13. Psaty BM, Furberg CD, Kuller LH et al. Association between blood pressure level and the risk of myocardial infarction, stroke, and total mortality: the cardiovascular health study. Arch Intern Med 2001; 161(9):1183-92.
14. Miranda RD, Perrotti TC, Bellinazzi VR et al. Hipertensão arterial no idoso: Peculiaridades na fisiopatologia, diagnóstico e tratamento. Rev Bras Hipertens 2002; 9(3):293-300.
15. Forette F, Seux ML, Staessen J et al. The prevention of dementia with antihypertensive treatment: new evidence from the Systolic Hypertension in Europe (Syst-Eur) study. Arch Intern Med 2002; 162(18):2046-52.
16. V Diretrizes Brasileiras de Hipertensão Arterial. Sociedade Brasileira de Cardiologia – Sociedade Brasileira de Nefrologia – Sociedade Brasileira de Hipertensão. 2006.
17. Somes GW, Pahor M, Shorr RI, Cushman WC, Applegate WB. The role of diastolic blood pressure when treating isolated systolic hypertension. Arch Int Med 1999; 159:2004-9.
18. MRC Working Party. Medical Research Council trial of treatment of hypertension in older adults: principal results. BMJ 1992; 304:405-12.
19. Dahlöf B, Lindholm LH, Hansson L, Scherstén B, Ekbom T, Wester PO. Morbidity and mortality in the Swedish Trial in Older Patients with Hypertension (STOP-Hypertension) Lancet 1991; 338:1281-1285.
20. Hansson L, Lindholm LH, Ekbom T et al. Randomised trial of old and new antihypertensive drugs in elderly patients: cardiovascular mortality and morbidity in the Swedish Trial in Older Patients with Hypertension-2 study. Lancet 1999; 354(9192):1751-1756.
21. SHEP Cooperative Research Group. Prevention of stroke by antihypertensive drug treatment in older persons with isolated systolic hypertension: final results of the Systolic Hypertension in the Elderly Program (SHEP). JAMA 1991; 265:3255-3264.
22. Staessen JA, Fagard, R. Thijs L et al., for the Systolic Hypertension in Europe (Syst-Eur) Trial Investigators. Randomised double-blind comparison of placebo and active treatment for older patiente with isolated systolic hypertension. Lancet 1997; 350:757-764.
23. Liu L, Wang JG, Gong L, Liu G, Staessen JA, for the Systolic Hypertension in China (Syst-China) collaborative Group. Comparison of active treatment and placebo in older Chinese patients with isolated systolic hypertension. J Hypertens 1998; 16:1823-1829.
24. Gueyffier F, Bulpitt C, Boissel JP et al. Antihypertensive drugs in very old people: a subgroup meta-analysis of randomised controlled trials. INDANA Group. Lancet 1999; 353(9155):793-6.
25. Bulpitt CJ, Fletcher AE, Amery A et al. The Hypertension in the Very Elderly Trial (HYVET). Rationale, methodology and comparison with previous trials. Drugs Aging 1994; 5:171-183.
26. Miranda RD, Moreira KECS, Gagliardi AMZ et al. Is it possible to improve treatment of severe hypertension? An experience of group assistance. Gerontology 2001; 47(suppl 1):397-9.
27. Hajjar I, Miller K, HirthV. Age-related bias in the management of hypertension: a national survey of physicians' opinions on hypertension in elderly adults. Journal of Gerontology: Medical Sciences. 2002; 57A(8):M487–M491.
28. Whelton PK, Appel LJ, Espeland MA et al., for the TONE Collaborative Research Group. Sodium reduction and weight loss in the treatment of hypertension in older persons: a randomized controlled Trial of Nonpharmacologic Interventions in the Elderly (TONE). JAMA 1998; 279:839-846.

29. Major cardiovascular events in hypertensive patients randomized to doxazosine vs chlortalidone: the antihypertensive and lipid-lowering treatment to prevent heart attack trial (ALLHAT). ALLHAT Collaborative Research Group. JAMA 2000; 283:1967-75.
30. Hansson L, Hedner T, Lund-Johansen P et al. Randomised trial of effects of calcium antagonists compared with diuretics and beta-blockers on cardiovascular morbidity and mortality in hypertension: the Nordic Diltiazem (NORDIL) study. Lancet 2000; 356(9227):359-65.
31. Brown MJ Palmer CR, Castaigne A et al. Morbidity and mortality in patients randomised to double-blind treatment with a long-acting calcium-channel blocker or diuretic in the International Nifedipine GITS study: Intervention as a Goal in Hypertension Treatment (INSIGHT). Lancet 2000; 356(9227):366-72.
32. Neal B, MacMahon S; Chapman N. Effects of ACE inhibitors, calcium antagonists, and other blood-pressure-lowering drugs: results of prospectively designed overviews of randomised trials. Blood Pressure Lowering Treatment Trialists' Collaboration. Lancet 2000; 356(9246):1955-64.
33. Hansson L, Lindholm LH, Niskanen L et al. Effect of angiotensin converting enzyme inhibition compared with conventional therapy on cardiovascular morbidity and mortality on hypertension: The Captopril Prevention Project (CAPPP) randomized trial. Lancet 1999; 353:611-6.
34. Dagenais GR, Pogue J, Fox K et al. Angiotensin-converting-enzyme inhibitors in stable vascular disease without left ventricular systolic dysfunction or heart failure: a combined analysis of three trials. Lancet 2006; 368:581-8.
35. PROGRESS Collaborative Group. Randomised trial of a perindopril-based blood-pressure-lowering regimen among 6105 individuals with previous stroke or transient ischaemic attack. Lancet 2001; 358:1033-41
36. Cushman WC, Black HR. Hypertension in the elderly. Cardiol Clin 1999; 17(1):79-92.
37. Pitt B, Poole-Wilson PA, Segal R et al. Effects of losartan compared with captopril on mortality in patients with symptomatic heart failure: randomized trial – the Losartan Heart Failure Survival Study – ELITE II. Lancet 2000; 355:1582-7.
38. Lewis EJ, Hunsicker LG, Clarke WR. Renoprotective effect of the angiotensin receptor antagonist irbesartan in patients with nephropathy due to type 2 diabetes. N Eng J Med 2001; 345:851-60.
39. Pfeffer MA, Swedberg K, Granger CB et al., for the CHARM Investigators and Committees. Effects of candesartan on mortality and morbidity in patients with chronic heart failure and reduced left-ventricular systolic function taking angiotensin-converting-enzyme inhibitors: the CHARM-Overall programme. Lancet 2003, 362:772-6.
40. Pfeffer MA, McMurray JJV, Velazquez EJ et al. Valsartan, captopril, or both in myocardial infarction complicated by heart failure, left ventricular dysfunction, or both. N Engl J Med 2003; 349:1893-906. [Erratum, N Engl J Med 2004; 350:203.]
41. Brenner BM, Cooper ME, Zeeuw D et al, for the RENAAL Study Investigators. Effects of losartan on renal and cardiovascular outcomes in patients with type 2 diabetes and nephropathy. N Engl J Med 2001; 345(12):861-9.
42. Dahlöf B, Devereux RB, Kjeldsen SE et al., for the LIFE Study Group. Cardiovascular morbidity and mortality in the Losartan Intervention For Endpoint reduction in hypertension study (LIFE): a randomised trial against atenolol. Lancet 2002, 359: 995-1003.
43. ALLHAT Collaborative Research Group. Major cardiovascular events in hypertensive patients randomized to doxazosin vs chlorthalidone: the antihypertensive and lipid-lowering treatment to prevent heart attack trial (ALLHAT). JAMA 2000; 283(15):1967-75.
44. Gueyffier F, Bulpitt C, Boissel JP et al. Antihypertensive drugs in very old people: a subgroup meta-analysis of randomised controlled trials. INDANA Group. Lancet 1999; 353(9155):793-6.
45. Bulpitt CJ, Beckett NS, Cooke J, Dumitrascu DL, Gil-Extremera B, Nachev C et al. Results of the pilot study for the hypertension in the very elderly trial (HYVET–PILOT). J Hypertens 2003; 21:2409-17.
46. Wang JG, Staessen JA, Franklin SS, Fagard R, Gueyffier F. Systolic and diastolic blood pressure lowering as determinants of cardiovascular outcome. Hypertension 2005; 45:907-13.
47. Rutan GH, Hermanson B, Bild DE, Kittner SJ; La Baw F, Tell GS. CHS Collaborative Research Group. Orthostatic hypotension in older adults. The Cardiovascular Health Study. Hypertension 1992; 19(6 Pt 1):508-19.
48. Miranda RD, Perrotti TC, Moraes GVO, Guarnieri AP, Povinelli BMS, Cendoroglo MS, Toniolo J, Ramos LR. Evolução da hipotensão ortostática em idosos hipertensos, após o controle pressórico. Arq Bras Cardiol 2001; 77(2):325-9.

26 Hipertensão do Avental Branco

José Marcos Thalenberg • Braulio Luna Filho

A determinação da pressão arterial (PA) é um dos mais importantes procedimentos de toda a prática clínica e um dos mais sujeitos a imprecisão. A medida indireta (não-invasiva) da PA, realizada por profissional da saúde treinado, utilizando esfigmomanômetro de mercúrio, e a técnica auscultatória de Korotkoff são o padrão-ouro para precisá-la e, portanto, estabelecer o diagnóstico da hipertensão arterial. A imprecisão diagnóstica pode ser originada por: 1) erros técnicos evitáveis; 2) variabilidade inerente da PA; 3) tendência de elevação da PA em ambiente médico, denominado "fenômeno do avental branco".

Esse fenômeno é conhecido desde os primórdios da moderna esfigmomanometria. Scipione Riva-Rocci[1] já alertava sobre essa possibilidade: "O estado mental do paciente tem um efeito transitório, mas considerável na pressão sangüínea. Falar com o paciente, convidá-lo a ler ou olhar de repente para ele, assim como um barulho repentino, faz a pressão subir." E acrescentava: "Quando o paciente estiver acomodado da melhor maneira possível (sentado ou no leito), em repouso e absolutamente calmo, pois mesmo as mais leves emoções podem causar apreciáveis modificações no nível da pressão arterial, é o melhor momento para a medida."

Há mais de 60 anos, Ayman e Goldshine[2] notaram a diferença que poderia ocorrer entre a medida da PA realizada pelo médico no consultório e aquela registrada fora desse ambiente, em casa e por um não-médico, em um mesmo grupo de pacientes. Nos 34 pacientes analisados em seu estudo, a elevação da PA diante do médico não foi apenas transitória, mas persistiu elevada em relação às medidas domiciliares durante as 104 semanas de duração do acompanhamento.

Já na década de 1980, Mancia et al.[3] avaliaram a variação da PA em pacientes hospitalizados por meio de medida contínua intra-arterial. Quando o médico se aproximava e colocava o manguito no braço do paciente a PA se elevava imediatamente. A PA subia, em média, 27/14 mmHg durante a visita, com o máximo efeito nos primeiros 4 minutos e retorno aos níveis basais somente após 10 minutos. Repetidas visitas do mesmo médico não causaram atenuação desse efeito. Em trabalho com técnica similar[4], também relataram que esse efeito era mais intenso na presença do médico do que na da enfermeira.

Com a utilização crescente da monitorização ambulatorial da pressão arterial (MAPA) a partir da década de 80, esse fenômeno passou a ser mais bem caracterizado. De um ponto de vista categórico, passou-se a denominar essa elevação transitória da PA em ambiente médico "efeito do avental branco" se ela não acarretasse mudança de diagnóstico (normotensão ou hipertensão) e "hipertensão do avental branco" (HAB) se o diagnóstico fosse alterado.[5]

Mais recentemente, foi identificada uma situação oposta, ou seja, indivíduos com PA normal no consultório e elevada fora desse. A "hipertensão mascarada" ou "normotensão do avental branco" é mais um desafio dentro de um dos mais freqüentes porém complexos diagnósticos de toda a clínica médica, o da hipertensão arterial.[6]

Em relação à HAB, a dificuldade em ser diagnosticada induz freqüentemente a tratamento medicamentoso desnecessário, representando assim ônus econômico e social para o paciente e para os sistemas de saúde[7]. Além disso, a medicação pode ocasionar efeitos colaterais e hipotensão, tanto mais grave se ocorrer em idosos (risco maior de quedas). Outro aspecto importante para muitos pacientes é o impacto de ser rotulado como "hipertenso", com toda a carga de ansiedade que isso pode trazer.

Todos esses aspectos, aliados à alta prevalência da HAB, fazem com que o seu diagnóstico se imponha no adequado manejo da hipertensão arterial.

HIPERTENSÃO DO AVENTAL BRANCO

Definição

A hipertensão do avental branco (HAB) é definida pela existência de medidas de PA persistentemente elevadas em ambiente médico e medidas normais em outros cenários.[8]

É importante ressaltar que a elevação da PA não se restringe à presença física do médico, como sugere a expressão "avental branco". Em estudo utilizando medidas com aparelho oscilométrico automático, Stergiou et al. avaliaram 30 pacientes hipertensos medicados[9]. Foram comparadas as medidas obtidas no consultório por um médico e pelo próprio paciente. O mesmo foi feito com as medidas residenciais, tomadas pelo paciente e por um parente. Houve diferença significativa entre as medidas clínicas (maiores) e as residenciais (menores), mas não entre as de consultório (médico/paciente) ou entre as domiciliares (paciente/parente). No Brasil, em estudo conduzido na Liga de Hipertensão Arterial do Hospital das Clínicas de São Paulo, Pierin et al. analisaram as medidas de consultório tomadas isoladamente por médico, enfermeira e pelo próprio paciente, com MAPA na seqüência. Não houve diferença importante na prevalência da HAB entre essas medidas, com 24, 20 e 21%, respectivamente.[10]

Esses estudos sugerem que o ambiente em que a medida da PA é realizada é mais importante do que o sujeito que a efetua. Por conta disso, a denominação mais apropriada para a HAB é "hipertensão isolada de consultório". Não obstante, a primeira forma terminou por consagrar-se pelo uso.

Prevalência

Os critérios pressóricos para a definição da HAB variaram muito nas duas décadas em que a MAPA vem sendo utilizada. A PA é uma variável contínua de risco cardiovascular crescente, o que confere a qualquer limite de normalidade um caráter arbitrário. As variações na definição da HAB deram-se tanto nas medidas de consultório como nas da MAPA. A Tabela 26.1 dá uma idéia da variação existente em alguns estudos que utilizaram critérios para HAB com medidas clínicas maiores ou iguais a 140 (sistólica) e/ou 90 (diastólica) mmHg.

Com o avanço dos estudos, ocorreu na prática uma convergência rumo a um critério comum (veja Capítulo 7). O fato é que essa variação nos critérios diagnósticos e também nos critérios de inclusão das populações estudadas refletiu-se nos vários achados quanto à prevalência da HAB. Alguns exemplos: Verdecchia et al.[11] encontraram uma prevalência de HAB de 18,9% entre 1.333 hipertensos clínicos do estudo PIUMA, utilizando pontos de corte de 131/86 mmHg (mulheres) e 136/87 mmHg(homens) na média de vigília da MAPA. Na outra ponta, Spence et al.[12] encontraram 60% de HAB em 100 hipertensos com PA diastólica clínica entre 90 e 100 mmHg. Vários outros estudos encontraram valores intermediários. A partir desses achados, podemos esperar uma prevalência de HAB entre 20 e 40% entre a população de hipertensos clínicos. No Brasil, Segre et al.[13] avaliaram retrospectivamente 183 hipertensos não-medicados, acompanhados na Liga de Hipertensão Arterial do Hospital das Clínicas de São Paulo, e identificaram 20% desses como HAB. Em recente estudo prospectivo realizado no Setor de Cardiopatia Hipertensiva da Unifesp, Thalenberg et al.[14] avaliaram 92 pacientes com hipertensão clínica, comprovada em duas visitas após suspensão dos medicamentos. Desses, 30% revelaram-se "hipertensos do avental branco" após a MAPA. Esses números dão uma idéia do impacto nada desprezível da HAB no diagnóstico da hipertensão arterial.

Origem da Hipertensão do Avental Branco

Essa intrigante questão permanece sem resposta. Alguns estudos revelaram não haver incremento nos níveis de ansiedade dos "hi-

TABELA 26.1 Alguns critérios utilizados na definição da hipertensão do avental branco (modificado de Pierin e Mion Jr)

Autores	Ano	PA clínica	MAPA
Pickering et al.	1988	≥140/90	< 134/90
White et al.	1988	≥140/90	< 130/90
Siegel et al.	1990	≥140/90	< 135/90
Verdecchia et al.	1992	≥140/90	< 136/87 (homens)
			< 131/86 (mulheres)
Hoegholm et al.	1992	Diastólica ≥90	Diastólica <90
Cardillo et al.	1993	Diastólica ≥90	<134/90
Marchesi et al.	1994	≥140/90	<135/91
Cavallini et al.	1995	≥140/90	<142/90 (≥65 anos)
			<134/90 (<65 anos)
Bidlingmeyer et al.	1996	≥140/90	<140/90
Pose-Reino et al.	1996	Diastólica ≥90	<140/90
Hoegholm et al.	1998	≥140/90	<135/90
Khattar et al.	1998	Sistólica >140	<140/90

pertensos do avental branco" em relação a hipertensos estabelecidos quando utilizados variados testes psicométricos[15,16]. Não foram observados traços de personalidade distintos ou reatividade maior a testes de estresse físico ou mental mesmo em relação a normotensos.[17,18]

Quanto à reatividade cardiovascular, Floras et al. utilizaram MAPA direta (intra-arterial) para classificar 59 hipertensos[19]. Não houve diferença na variabilidade da PA entre os grupos com maior e menor médias ambulatoriais, mesmo quando submetidos a estresse mental (teste aritmético). Nesse estudo, os indivíduos com HAB apresentaram melhor sensibilidade barorreflexa do que os hipertensos. Isso sugere que a resposta hipertensiva característica da HAB nas medidas clínicas não é devida a uma falha nos mecanismos que regulam a mudança rápida da PA.

Quanto à atividade simpática, o estudo de Floras et al.[19] não detectou aumento na freqüência cardíaca ou nos níveis de noradrenalina plasmática dos indivíduos com HAB[19]. Saito et al. encontraram níveis normais de adrenalina e noradrenalina na urina de 24 horas de pacientes com HAB e níveis elevados em hipertensos[20]. Ruddy et al. não encontraram diferenças na freqüência cardíaca e nem na atividade plasmática de renina ao comparar hipertensos e aqueles com HAB.[21]

Esses achados sugerem que a HAB é um fenômeno altamente específico ao ambiente clínico, mais do que eventuais distúrbios fisiológicos ou características constitucionais possam sugerir.

Nesse âmbito, Pickering levanta a hipótese da HAB como resposta condicionada[22]. Um indivíduo que apresenta inicialmente a PA elevada é avisado pelo médico de que esse é um fato preocupante e que merece acompanhamento. Dependendo do ambiente, da situação que o fez procurar ajuda e da interação com o médico, essa medida de PA pode ser associada com perigo e servir de estímulo para o desenvolvimento de uma resposta condicionada que será incorporada e reproduzida em situações semelhantes. Em uma segunda visita, o estímulo associado a perigo produzirá resposta autonômica que elevará a PA. Dessa forma, a habituação ao ambiente que seria de se esperar com a repetição das visitas termina por não ocorrer. O paciente pode sentir também que a medida da PA é uma espécie de teste que o médico lhe aplica. Se "reprovado" (PA elevada), a avaliação clínica pode assumir proporções de extrema ansiedade para o paciente, reforçando uma resposta cardiovascular estereotipada dentro dos padrões clássicos do condicionamento. Essa hipótese do referido autor remete ao pensar de seu pai, Sir George Pickering, grande estudioso da hipertensão arterial. Preocupado com a "vasta quantidade de psiconeuroses iatrogênicas", tinha como primeira regra de qualquer tratamento: "Nunca assuste seu paciente" (*never frighten your patient*).[23]

Quando Suspeitar da HAB no Consultório

A hipertensão arterial e a HAB são clinicamente indistinguíveis. Assim, o primeiro e fundamental passo para o diagnóstico é o médico suspeitar que determinado paciente com hipertensão clínica possa ser um portador da HAB. O Grupo de Trabalho em Monitoramento de Pressão Arterial da Sociedade Européia de Hipertensão[24] pontua: "Na verdade, deve-se admitir que é difícil escapar da conclusão de que todos os pacientes em que o diagnóstico de hipertensão é baseado em medidas de consultório deveriam proceder à MAPA para excluir a HAB." Não obstante, mencionam algumas situações que aumentam a probabilidade de ocorrer essa condição em hipertensos não-medicados:

- PA no consultório entre 140 e 159 mmHg (sistólica) e entre 90 e 99 mmHg (diastólica);
- em mulheres;

- em não-fumantes;
- hipertensão de diagnóstico recente;
- número limitado de medidas no consultório;
- massa ventricular esquerda pequena ao ecocardiograma.

Deve ser levado também em consideração relato de paciente que refere ter sua PA elevada no consultório em relação a medidas tomadas fora de ambiente médico. Nos lugares em que o acesso à MAPA/MRPA é restrito, esses fatores de suspeita para HAB ganham importância pela possibilidade de otimização dos pedidos desse exame.

Desses fatores, os dois primeiros são bem estabelecidos e não geram controvérsia. Entre os hipertensos, a prevalência da HAB é tanto maior quanto menor for a gravidade da hipertensão clínica[25-27]. Não obstante, é encontrada mesmo na hipertensão aparentemente grave (PA ≥ 180/110 mmHg), como em 3% dos indivíduos assim classificados após três visitas no já citado estudo PIUMA[11]. Nesse mesmo estudo, 33,3% dos hipertensos leves e 18,9% dos moderados foram identificados como HAB após a MAPA. No estudo Unifesp[14], 41,7% dos hipertensos leves (60 indivíduos), 9,4% dos moderados (27) e nenhum dos graves (5) foram assim identificados após MAPA com médias de vigília menores do que 135/85 mmHg.

A maior prevalência da HAB entre as mulheres também é notória[25-27]. Pickering sugere que esse fato seja determinado por "fatores psicossociais sutis"[22]. Estereótipos sexuais tradicionais poderiam induzir uma maior resposta ansiosa das mulheres perante a autoridade médica quando comparadas aos homens, especialmente diante de médicos do sexo masculino. Seja qual for a causa dessa maior prevalência, isso adquire importância em nosso país pela maior presença feminina na utilização dos serviços de saúde[28]. Em nosso estudo, realizado com pacientes admitidos seqüencialmente, as mulheres perfizeram 70% da amostra. Dessas, 35% apresentaram HAB; entre os homens, somente 15% foram assim classificados[14].

Celis e Fagard[29] revisaram na literatura outros possíveis determinantes para a HAB, como idade[6,13,25], tabagismo[26,27], história familiar de hipertensão[13,26] número de medidas no consultório[25], nível educacional[26], lipídios séricos[13,26] e massa de ventrículo esquerdo[13,25]. Concluíram que esses quesitos foram avaliados de forma menos consistente e apresentaram muitas vezes resultados contraditórios.

Diagnóstico da HAB

O diagnóstico da HAB é feito concomitantemente ao diagnóstico da hipertensão arterial, já que ambos são clinicamente superponíveis e mutuamente excludentes. Logo, saber identificar a HAB implica saber diagnosticar a própria hipertensão.

O critério diagnóstico para a HAB mais utilizado atualmente (em indivíduos não-medicados para hipertensão) compõe-se de:

- três ou mais medidas em visitas consecutivas maiores ou iguais a 140 mmHg (PA sistólica) ou 90 mmHg (PA diastólica) e
- média de vigília da MAPA ou média da MRPA menores do que 135 mmHg (PA sistólica) e 85 mmHg (PA diastólica).

As três visitas são necessárias por conta da queda da PA que habitualmente ocorre nesse intervalo, fenômeno fisiológico conhecido como "efeito de habituação"[30]. Essa atenuação da reação de alerta inclui-se no fenômeno estatístico conhecido como "regressão à média". Em estudo envolvendo 32 hipertensos leves e moderados, não-medicados, Watson et al.[31] constataram queda sistemática da PA até a terceira visita e oscilação aleatória significativa da PA da terceira à sexta visita[31]. Fogari et al. demonstraram em 221 hipertensos não-medicados que a PA clínica teve queda nas cinco consultas consecutivas realizadas, sendo mais acentuada até a terceira[32]. Nesse estudo, 25,8% dos pacientes foram classificados como HAB pela MAPA após a primeira consulta. Esse número reduziu-se a 10,4% após a última consulta, com MAPA novamente realizada. Ao final, 17,7% dos pacientes inicialmente hipertensos mostraram-se normotensos nas medidas clínicas, com 13,6% confirmados pela MAPA e 4,1% com médias ambulatoriais elevadas (normotensão do avental branco). No estudo realizado no Setor de Cardiopatia Hipertensiva da Unifesp com 101 hipertensos clínicos que tiveram a medicação suspensa, 9% foram classificados como normotensos na terceira visita e MAPA subseqüente[14]. No estudo de Segre[13], esse percentual de normotensos sobe a 22% dos 183 hipertensos não-medicados, após média de três medidas clínicas obtidas com aparelho oscilométrico e confirmação pela MAPA.[13]

Esse aspecto é apropriadamente considerado no novo algoritmo diagnóstico (Fig. 25.1) das V Diretrizes Brasileiras para Hipertensão Arterial, que preconiza o diagnóstico clínico em até três consultas. Quando a suspeita diagnóstica recair sobre indivíduos com PA clínica compatível com hipertensão leve ou moderada, sem risco cardiovascular alto e na ausência de lesão de órgãos-alvo ou diabetes, as três consultas serão necessárias. Sendo assim, terá valor diagnóstico a medida obtida na terceira consulta. O referido algoritmo integra as medidas clínicas com as externas (MAPA / MRPA) e leva em conta os fatores de risco maiores. Por conta de sua abrangência e praticidade, a utilização desse instrumento é altamente recomendada no diagnóstico da hipertensão e HAB.

As medidas externas podem ser obtidas por meio da MAPA ou monitorização residencial da pressão arterial (MRPA). Não obstante a MAPA ser considerada o padrão ouro no diagnóstico da HAB, a MRPA é uma alternativa mais acessível para esse diagnóstico. Embora a precisão desse instrumento em relação à MAPA não seja a ideal, deve-se ter em conta a boa relação custo-benefício que a utilização da MRPA apresenta[33-35]. A crescente aceitação desse instrumento é acompanhada pela também crescente validação de monitores eletrônicos para uso residencial. A correta utilização desses métodos encontra-se descrita nas IV Diretrizes Brasileiras para MAPA e MRPA[36].

Na clínica, é freqüente receber pacientes já diagnosticados e medicados. Não raro, o diagnóstico de hipertensão foi feito em condições inapropriadas e não foi questionado no seguimento. Algumas situações que podem

TABELA 26.2 Estratificação de risco individual do paciente hipertenso das V Diretrizes Brasileiras de Hipertensão Arterial

Fatores de risco	Pressão arterial				
	Normal	Limítrofe	Hipertensão estágio 1	Hipertensão estágio 2	Hipertensão estágio 3
Sem fator de risco	Sem risco adicional	Sem risco adicional	Risco baixo	Risco médio	Risco alto
Um a dois fatores de risco	Risco baixo	Risco baixo	Risco médio	Risco médio	Risco muito alto
Três ou mais fatores de risco ou lesão de órgãos-alvo ou diabetes melito	Risco médio	Risco alto	Risco alto	Risco alto	Risco muito alto
Doença cardiovascular	Risco alto	Risco muito alto	Risco muito alto	Risco muito alto	Risco muito alto

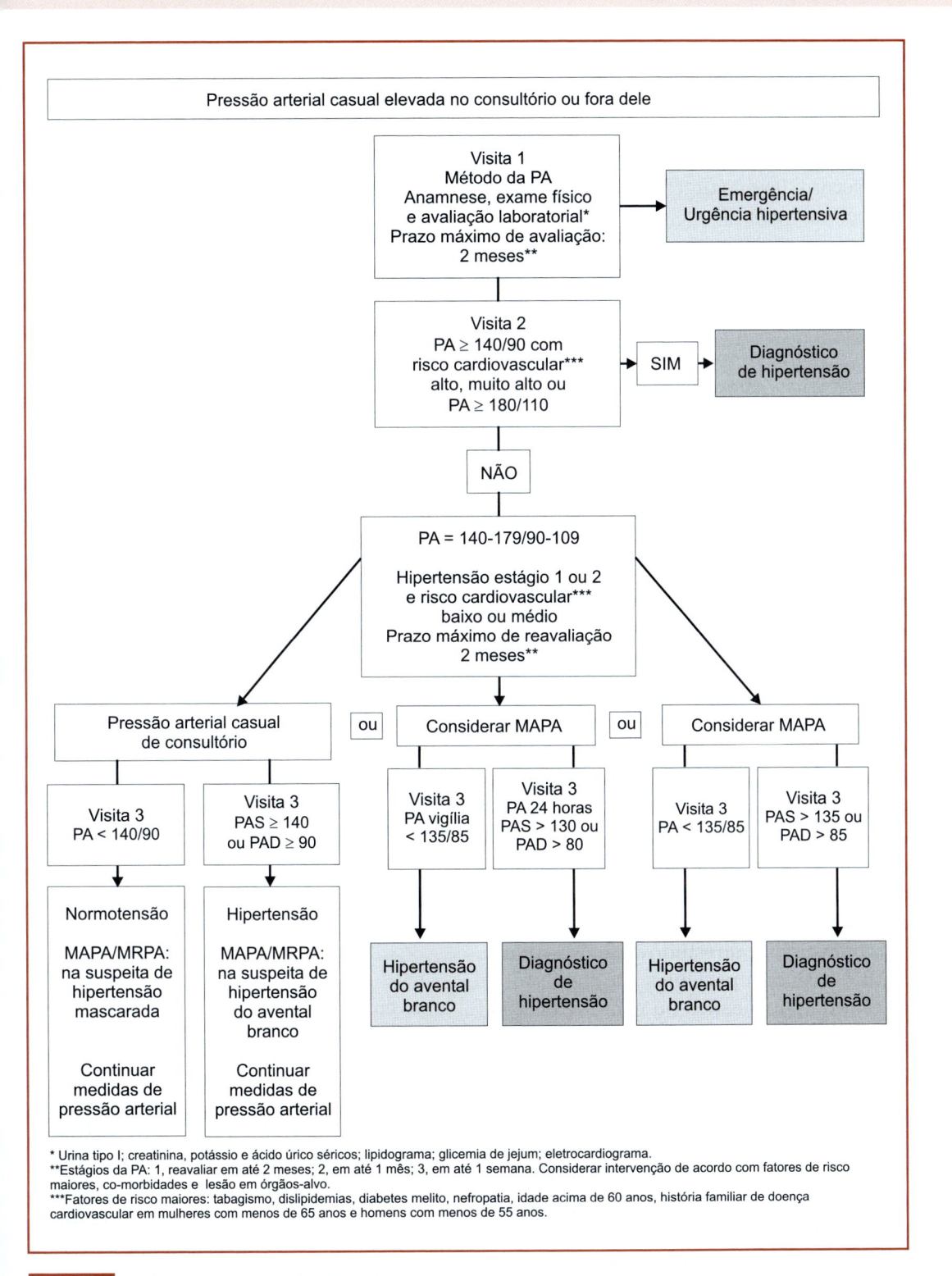

Hipertensão do Avental Branco 313

```
Pressão arterial casual elevada no consultório ou fora dele
                        │
                        ▼
         ┌──────────────────────────┐
         │ Visita 1                 │
         │ Método da PA             │         ┌──────────────────┐
         │ Anamnese, exame físico   │────────▶│ Emergência/      │
         │ e avaliação laboratorial*│         │ Urgência hipertensiva │
         │ Prazo máximo de avaliação:│        └──────────────────┘
         │ 2 meses**                │
         └──────────────────────────┘
                        │
                        ▼
         ┌──────────────────────────┐
         │ Visita 2                 │
         │ PA ≥ 140/90 com          │         ┌──────────────────┐
         │ risco cardiovascular***  │──SIM───▶│ Diagnóstico      │
         │ alto, muito alto ou      │         │ de hipertensão   │
         │ PA ≥ 180/110             │         └──────────────────┘
         └──────────────────────────┘
                        │
                       NÃO
                        ▼
         ┌──────────────────────────┐
         │ PA = 140-179/90-109      │
         │ Hipertensão estágio 1 ou 2│
         │ e risco cardiovascular***│
         │ baixo ou médio           │
         │ Prazo máximo de reavaliação│
         │ 2 meses**                │
         └──────────────────────────┘
```

Pressão arterial casual de consultório — ou — Considerar MAPA — ou — Considerar MAPA

Visita 3 PA < 140/90	Visita 3 PAS ≥ 140 ou PAD ≥ 90	Visita 3 PA vigília < 135/85	Visita 3 PA 24 horas PAS > 130 ou PAD > 80	Visita 3 PA < 135/85	Visita 3 PAS > 135 ou PAD > 85
Normotensão MAPA/MRPA: na suspeita de hipertensão mascarada Continuar medidas de pressão arterial	Hipertensão MAPA/MRPA: na suspeita de hipertensão do avental branco Continuar medidas de pressão arterial	Hipertensão do avental branco	Diagnóstico de hipertensão	Hipertensão do avental branco	Diagnóstico de hipertensão

* Urina tipo I; creatinina, potássio e ácido úrico séricos; lipidograma; glicemia de jejum; eletrocardiograma.
**Estágios da PA: 1, reavaliar em até 2 meses; 2, em até 1 mês; 3, em até 1 semana. Considerar intervenção de acordo com fatores de risco maiores, co-morbidades e lesão em órgãos-alvo.
***Fatores de risco maiores: tabagismo, dislipidemias, diabetes melito, nefropatia, idade acima de 60 anos, história familiar de doença cardiovascular em mulheres com menos de 65 anos e homens com menos de 55 anos.

FIGURA 26.1
Algoritmo diagnóstico das V Diretrizes Brasileiras de Hipertensão Arterial (avaliação laboratorial, recomendações para seguimento e fatores de risco resumidos nas legendas)

elevar agudamente a PA e, portanto, pouco propícias ao diagnóstico:

- estresse psicofísico (dor, tensão nervosa);
- atendimento realizado em serviços de pronto-socorro (exceto urgências e emergências hipertensivas);
- diagnóstico feito em somente uma única visita (possível reação de alerta intensa ao ambiente médico).

Na anamnese inicial desses pacientes, deve ser feita a caracterização do diagnóstico pregresso. Devemos perguntar também por sintomas de hipotensão (tontura, fraqueza) que cederam à suspensão, redução ou troca da medicação anti-hipertensiva. No exame físico e avaliação complementar, a ausência de lesões em órgãos-alvo e co-morbidades importantes deve ser considerada na decisão de refazer o diagnóstico.

No caso de suspeita de HAB em pacientes medicados, haverá a necessidade de suspensão das drogas anti-hipertensivas para o diagnóstico, pois a medicação pode agir como fator de confusão. Por exemplo, se as médias ambulatoriais forem baixas, não saberíamos se esse é um hipertenso bem-controlado com efeito do avental branco significativo (medidas clínicas elevadas mesmo em uso de medicação) ou um "hipertenso do avental branco" em que a medicação pouco altera a PA clínica. Por conta disso, todo estudo diagnóstico para HAB é feito com pacientes não-medicados (recém-diagnosticados ou com medicação suspensa). Na literatura, os períodos livres de droga variam entre 2 e 4 semanas.[11,37]

A suspensão da medicação é um procedimento seguro, desde que tomados alguns cuidados. Cabe lembrar que a suspeita de HAB geralmente recai sobre hipertensos leves e moderados e sem complicações clínicas ou co-morbidades importantes.

Cuidados quanto à medicação:

- Recomenda-se a retirada gradativa de inibidores adrenérgicos de ação central (p.

ex., metildopa e clonidina), pois, se feita de forma abrupta, pode causar elevação brusca da PA (hipertensão rebote). Esse efeito é mais intenso com a clonidina.

- Os beta-bloqueadores são utilizados rotineiramente na profilaxia da enxaqueca mas não no tratamento das crises. A suspensão desses pode encurtar o intervalo entre as crises em pacientes portadores desse tipo de cefaléia, sem que haja relação direta com aumento de PA (veja a seção "Cuidados quanto ao paciente", a seguir)[38]. Foi relatada também hipertensão de rebote à suspensão brusca no uso de altas dosagens para pacientes com PA muito elevada, casos que raramente serão objeto de suspeita de HAB.
- A retirada imediata de drogas das demais classes usualmente utilizadas (diuréticos, BCC diidropiridínicos, IECA e BRA) não costuma ocasionar problemas dentro do período preconizado.

Cuidados quanto ao paciente:

- Explicar a segurança do procedimento.
- Oferecer suporte telefônico em caso de dúvidas no período.
- Ressaltar o caráter absolutamente assintomático da hipertensão primária.

Esse cuidado é particularmente importante em pacientes que apresentam cefaléia de qualquer tipo. Vários estudos sugerem não haver relação causal entre hipertensão e cefaléia[39-41]. No entanto, esse mito faz com que muitos pacientes procurem verificar a PA somente na vigência de crises de dor. Se a PA estiver elevada, geralmente responsabilizarão essa elevação como causa do sintoma. Reversamente, poderão pensar que a PA está controlada se estiverem assintomáticos e, por conta disso, achar que podem prescindir dos medicamentos de uso contínuo.

Algumas sugestões de caráter educativo podem ajudar a desfazer esses mal-entendidos, a partir da própria história do paciente:
1. Ressaltar ocasiões em que foram registradas medidas elevadas de PA sem que houvesse cefaléia concomitante. Essa situação é bastante freqüente no consultório.
2. Ressaltar a ocorrência de crises de cefaléia em que a PA não se encontrava elevada, ou estava pouco elevada.
3. Ressaltar a ocorrência de crises de cefaléia na vigência de uso de medicamentos anti-hipertensivos. Esse é um indício de que o uso desses não impede o episódio álgico. Recomendar analgésicos e/ou antimigranosos em caso de cefaléia no período de suspensão.
4. Explicar a possibilidade de que a elevação aguda da PA ocorra como conseqüência de situações de estresse psicofísico (dor, tensão nervosa), e não como causa dos sintomas.[42]

Significado Clínico e Conduta

Alguns estudos sugerem ser a HAB uma condição inocente, com risco cardiovascular semelhante à normotensão[43-45]. Outros estudos apontam para um risco intermediário entre a normotensão e a hipertensão estabelecida[11,46,47]. Postula-se também ser a HAB um estado pré-hipertensivo, pois, em alguns estudos, a progressão para a hipertensão estabelecida é maior entre os portadores dessa condição do que entre os normotensos[48,49]. De qualquer modo, seu significado clínico permanece controverso e ainda é objeto de investigação.

Verdecchia *et al.* analisaram os dados de quatro estudos prospectivos dos Estados Unidos, Itália e Japão, com o objetivo de verificar no longo prazo o risco de acidente vascular encefálico (AVE) em pacientes com hipertensão clínica (4.406 indivíduos) e normotensos (1.549)[50]. Dentre os primeiros, 9%

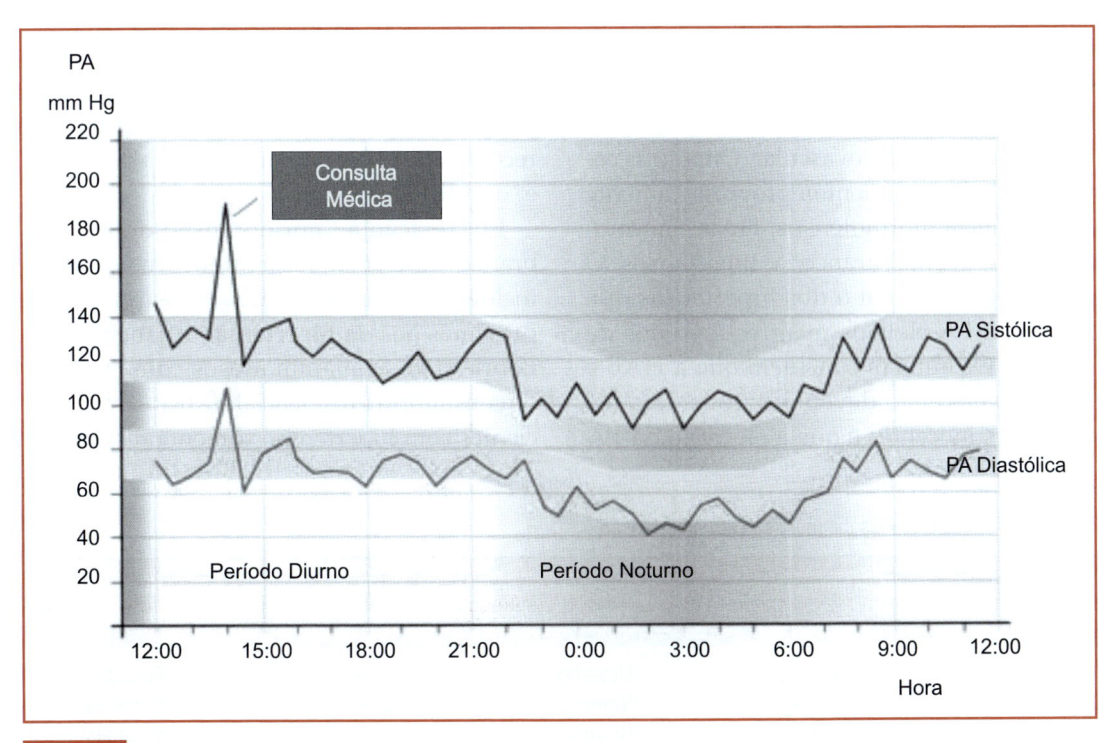

FIGURA 26.2.
MAPA de paciente com hipertensão do avental branco. Observar a elevação da pressão somente durante consulta médica

foram classificados como HAB após a MAPA. O seguimento médio foi de 5,4 anos. Nesse período, não houve associação entre a HAB e um maior risco de AVE. Porém, após o sexto ano de seguimento, a incidência de AVE no grupo HAB mostrou tendência de crescimento, com a curva de risco para AVE cruzando com a curva dos hipertensos ambulatoriais em torno do nono ano de seguimento. Os autores concluem que a HAB pode não ser uma condição benigna para AVE no longo prazo.

Mancia et al. avaliaram os dados de 2.051 pacientes do estudo PAMELA que tiveram a PA medida no consultório, em casa e por MAPA[51]. Após seguimento de pouco mais de 12 anos, foram levantados os atestados de óbito por eventos cardiovasculares e por outros motivos, o que permitiu avaliar o valor prognóstico das três formas de medida de PA. Foi observado um risco progressivo nos eventos fatais (tanto cardiovasculares quanto gerais) nos indivíduos que tinham PA normal nas três medidas, com aumento sucessivo para aqueles com PA elevada em um, dois ou três tipos de medidas, independentemente do tipo. Essa tendência continuou significativa mesmo após ajuste para idade, gênero e outros fatores de risco cardiovascular. Quanto às categorias, o risco aumentou progressivamente na seqüência: normotensos, HAB, "normotensão do avental branco" e hipertensos. O pior prognóstico foi o dos hipertensos que tiveram a PA elevada nos três métodos de medida. Os autores concluem que a HAB e o seu reverso não devem ser considerados condições inocentes e que a elevação da PA em qualquer ambiente (no consultório, na residência e ambulatorial) constitui-se em risco de eventos fatais no longo prazo, com aumento em quaisquer associações entre essas formas de medida.

A Tabela 26.3 resume as possibilidades diagnósticas com a utilização das medidas de consultório, ambulatoriais e residenciais, em ordem crescente de risco cardiovascular. Não obstante a MRPA não ser uma substituta da MAPA (veja seção "Diagnóstico da HAB", anteriormente), foi feita a equivalência entre estes métodos para fim didático.

■ RISCO CARDIOVASCULAR

No que refere à conduta, os portadores da HAB não necessitam de tratamento medicamentoso, desde que não haja risco cardiovascular elevado ($\geq$ 20% em 10 anos) ou lesão de órgão-alvo associada[52]. Não obstante, são pacientes que necessitam de modificações no estilo de vida e de um acompanhamento médico mais próximo, pela maior possibilidade de incremento no risco cardiovascular e de progressão para hipertensão sustentada. É recomendável a repetição periódica da MAPA e/ou MRPA.

Em relação à "normotensão do avental branco", Liu et al. observaram em adultos a incidência de lesões de órgãos-alvo em níveis próximos aos da hipertensão estabelecida[53]. Bobrie et al. avaliaram idosos com medidas de consultório e residenciais (MRPA)[54]. Os pacientes com hipertensão somente residencial

TABELA 26.3 Possibilidades diagnósticas em hipertensão

	Normotensão	Hipertensão do avental branco	Normotensão do avental branco	Hipertensão sustentada
Medidas clínicas	Normais	Elevadas	Normais	Elevadas
MAPA	Normais	Normais	Elevadas	Elevadas
MRPA	Normais	Normais	Elevadas	Elevadas
Risco cardiovascular →				

apresentaram um prognóstico para eventos cardiovasculares intermediário entre hipertensos somente no consultório e aqueles com hipertensão clínica e residencial. Na prática diária, a "normotensão do avental branco" é uma situação de difícil diagnóstico, pois a PA de consultório encontra-se normal. No caso de pacientes com PA normal alta persistente e/ou indício de lesão de órgão-alvo nos exames físico e subsidiário, é recomendável solicitar MAPA. Mais estudos são necessários para a determinação do significado clínico, da melhor estratégia diagnóstica e do manejo mais adequado para esses casos.

A HAB deixou de ser considerada apenas um estorvo no diagnóstico da hipertensão arterial. Sua alta prevalência e o provável caráter pré-hipertensivo e não-inocente conferem a seu diagnóstico importância na prevenção da hipertensão sustentada e de iatrogenias causadas por tratamento indevido. Seu diagnóstico requer monitorizações externas ao ambiente médico, porém inicia-se obrigatoriamente dentro do consultório, a partir da suspeita do profissional de saúde.

Nesse sentido, podemos eleger um corolário que serve para o diagnóstico da HAB e, portanto, da própria hipertensão arterial: Toda vez que estamos diante de um paciente em que suspeitamos do diagnóstico de hipertensão, devemos sempre nos perguntar se esse indivíduo *é* hipertenso ou *está* hipertenso.

■ REFERÊNCIAS BIBLIOGRÁFICAS

1. Riva-Rocci, S. La técnica della sfigmomanometria. Gazzetta Medica di Torino 1897; 48: 181-91.
2. Ayman D, Goldshine AD. Blood pressure determinations by patients with essential hypertension: the difference between clinic and home readings before treatment. Am J Med Sci 1940; 200:465474.
3. Mancia G, Bertineri G, Grassi G et al. Effects of blood pressure measurement by the doctor on patients blood pressure and heart rate. Lancet 1983; 4:695-8.
4. Mancia G, Parati G, Pomidossi G et al. Alerting reaction and rise in blood pressure during measurement by physician and nurse. Hypertension 1987; 9: 209-15.
5. Pierin AMG, Mion Jr D. Hipertensão, normotensão e o efeito do avental branco. In: Hipertensão arterial: uma proposta para o cuidar. Barueri: Manole, 2004. p. 49-70.
6. Pickering TG, Davidson K, Gerin W, Schwartz JE. Masked hypertension. Hypertension 2002; 40:795-6.
7. Pierdomenico SD, Mezzetti A, Lapenna D et al. 'White-coat' hypertension in patients with newly diagnosed hypertension: evaluation of prevalence by ambulatory monitoring and impact on cost of health care. Eur Heart J 1995; 16(5):692-7.
8. Pickering TG, James GD, Boddie C et al. How common is white-coat hypertension? JAMA 1988; 259:225-8.
9. Stergiou GS, Karotsis AK, Symeonidis A, Vassilopoulou VA. Home or self blood pressure measurement? What is the correct term? J Hypertens 2003; 21(12): 2259-64.
10. Pierin AMG, Souza VF, Mano GMP et al. O efeito e a hipertensão do avental branco e a medida de pressão de consultório realizada pelo paciente, enfermeira e médico. (No prelo.)
11. Verdecchia P, Schillaci G, Borgioni C et al. White-coat hypertension and white-coat effect: Similarities and differences. Am J Hypertens 1995; 8(8):790-8.
12. Spence JD, Bass M, Robinson HC. Prospective study of ambulatory monitoring and echocardiography in borderline hypertension. Clin Invest Med 1991; 14:241-50.
13. Segre CA, Ueno RK, Karim RJ et al. Efeito, hipertensão e normotensão do avental branco na Liga de Hipertensão do Hospital das Clínicas, FMUSP. Arq Bras Card 2003; 80:117-21.
14. Thalenberg JM, Luna Filho B, Sá GAC et al. Slow breath test in the diagnosis of white-coat hypertension: a cross-sectional accuracy study. (No prelo.)
15. Gerardi RJ, Blanchard EB, Andrasik F. Psychological dimensions of 'office hypertension'. Behav Res Ther 1985; 23:609-12.
16. Schneider RH, Egan BM, Johnson EH, Drobny H, Julius S. Anger and anxiety in borderline hypertension. Psychosom Med 1986; 48:242-8.
17. Siegel WC, Blumenthal JA, Divine GW.Physiological, psychological, and behavioral factors and white coat hypertension. Hypertension 1990; 16:140-6.

18. Cardillo C, De Felice F, Campia U, Folli G. Psychophysiological reactivity and cardiac end-organ changes in white coat hypertension. Hypertension 1993; 21(6 Pt 1):836-44.
19. Floras JS, Jones JV, Hassan MO, Osikowska B, Sever PS, Sleight P. Cuff and ambulatory blood pressure in subjects with essential hypertension. Lancet 1981; II:107-9.
20. Saito I, Takeshita E, Hayashi S et al. Comparison of clinic and home blood pressure levels and the role of the sympathetic nervous system in clinic-home differences. Am J Hypertens. 1990; 3(3):219-224.
21. Ruddy MC, Bialy GB, Malka ES et al. The relationship of plasma renin activity to clinic and ambulatory blood pressure in elderly people with isolated systolic hypertension. J Hypertens 1988 6(Suppl. 4):S412-415.
22. Pickering TG. Clinic measurement of blood pressure and white coat hypertension. In: Ambulatory monitoring and blood pressure variability. London: Science Press; 1991. p. 7.1-7.14
23. Pickering G. Hypertension: Definitions, natural histories, and consequences. In: Laragh JH, Brenner BM (eds). Hypertension: pathophysiology, diagnosis, and management. New York: Raven Press, 1990. p 1.5-1.16.
24. Verdecchia P, O'Brien E, Pickering T et al. When can the practicing physician suspect white coat hypertension? Statement from the Working Group on Blood Pressure Monitoring of the European Society of Hypertension. Am J Hypertens 2003; 16(1):87-91.
25. Staessen JA, O'Brien ET, Atkins N, Amery KA. On behalf of the ad hoc working group of the European Society of Hypertension. Short report: ambulatory blood pressure in normotensive compared with hypertensive subjects. J Hypertens 1993; 11:1289-97.
26. Martinez MA, Garcia-Puig J, Martin JC et al. Frequency and determinants of white coat hypertension in mild to moderate hypertension. A primary care based study. Am J Hypertens 1999; 12:251-9.
27. Verdecchia P, Palatini P, Schillaci G et al. Independent predictors of isolated clinic (white coat) hypertension. Hypertens 2001;19:1015-20.
28. Travassos C, Viacava F, Pinheiro R, Brito A. Utilization of health care services in Brazil: gender, family characteristics, and social status. Rev Panam Salud Pública 2002; 11:365-73.
29. Celis H, Fagard RH. White-coat hypertension: a clinical review. Eur J Intern Med. 2004; 15: 348-57.
30. Sokolow YN. Perception and the Conditional Reflex. New York: Pergamon, 1963.
31. Watson RDS, Lumb R, Young MA et al. Variation in cuff blood pressure in untreated outpatients with mild hypertension – implications for initiating antihypertensive treatment. J Hypertens1987; 5:207-11.
32. Fogari R, Corradi L, Zoppi A, Lusardi P, Poletti L. Repeated office blood pressure controls reduce the prevalence of white-coat hypertension and detect a group of white-co-at normotensive patients. Blood Press Monit 1996; 1(1):51-4.
33. Den Hond E, Celis H, Fagard R et al., THOP investigators. Self-measured versus ambulatory blood pressure in the diagnosis of hypertension. Hypertens 2003; 21: 717-22.
34. Stergiou GS, Alamara CV, Skeva II, Mountokalakis TD. Diagnostic value of strategy for the detection of white coat hypertension based on ambulatory and home blood pressure monitoring. J Hum Hypertens. 2004; 18(2):85-9.
35. Bayó J, Cos FX, Roca C, Dalfo A, Martin-Baranera MM, Albert B. Home blood pressure self-monitoring: diagnostic performance in white-coat hypertension. Blood Press Monit 2006; 11(2):47-52.
36. Alessi A, Brandão AA, Pierin A, et al. IV Guidelines for Ambulatory Blood Pressure Monitoring. II Guidelines for Home Blood Pressure Monitoring. IV ABPM/II HBPM. Arq Bras Cardiol. 2005; 85 Suppl. 2:1-18.
37. Owens P, Atkins N, O'Brien. Diagnosis of white-coat hypertension by ambulatory blood pressure monitoring. Hypertension 1999; 34:267-72.
38. Buchanan TM, Ramadan NM. Prophylactic pharmacotherapy for migraine headaches. Semin Neurol. 2006; 26:188-98.
39. Muiesan ML, Padovani A, Salvetti M et al. Headache: Prevalence and relationship with office or ambulatory blood pressure in a general population sample (the Vobarno Study). Blood Press 2006; 15:14-9.
40. Fuchs FD, Gus M, Moreira LB et al. Headache is not more frequent among patients with moderate to severe hypertension. J Hum Hypertens 2003; 17:787-90.
41. Gus M, Fuchs FD, Pimentel M, Rosa D et al. Behavior of ambulatory blood pressure surrounding episodes of headache in mildly

hypertensive patients. Arch Intern Med. 2001; 161:252-5.
42. Bensenor IM. Hypertension and headache: a coincidence without any real association. Sao Paulo Med J 2003; 121(5):183-4.
43. White WB, Schulman P, McCabe EJ, Dey HM. Average daily blood pressure, not office blood pressure, determines cardiac function in patients with hypertension. JAMA 1989; 261: 873-82.
44. Cavallini MC, Roman MJ, Pickering TG. Is white coat hypertension associated with arterial disease or left ventricular hypertrophy? Hypertension 1995; 26:413-9.
45. Celis H, Staessen JA, Thijs L et al. Ambulatory Blood Pressure and Treatment of Hypertension Trial Investigators. Cardiovascular risk in white-coat and sustained hypertensive patients. Blood Press 2002; 11(6):352-6.
46. Muscholl MW, Hense HW, Bröckel U et al. Changes in left ventricular structure and function in patients with white coat hypertension: cross sectional survey. BMJ 1998; 317: 565-70.
47. Gustavsen PH, Hoegholm A, Bang LE, Kristensen KS. White coat hypertension is a cardiovascular risk factor: a 10-year follow-up study. J Hum Hypertens 2003 Dec; 17:811-7.
48. Verdecchia P, Schillaci G, Borgioni C et al. Identification of subjects with white-coat hypertension and persistently normal ambulatory blood pressure. Blood Press Monit 1996; 1(3):217-222.
49. Bidlingmeyer I, Burnier M, Bidlingmeyer M, Waeber B, Brunner HR. Isolated office hypertension: a prehypertensive state? J Hypertens 1996; 14(3):327-332.
50. Verdecchia P, Reboldi GP, Angeli F et al. Short- and long-term incidence of stroke in white-coat hypertension. Hypertension 2005; 45:203-208.
51. Mancia G, Facchetti R, Bombelli M, Grassi G, Sega R. Long-term risk of mortality associated with selective and combined elevation in office, home, and ambulatory blood pressure. Hypertension 2006; 47:846-53
52. Verdecchia P, Angelo F, Gattobigio R. Clinical usefulness of ambulatory blood pressure monitoring. J Am Soc Nephrol 2004; 15 (Suppl. 1): S30-S33.
53. Liu JE, Roman MJ, Pini R et al. Cardiac and arterial target organ damage in adults with elevated ambulatory and normal office blood pressure. Ann Intern Med 1999; 131:564-72.
54. Bobrie G, Chatellier G, Genes N et al. Cardiovascular prognosis of "masked hypertension" detected by blood pressure self-measurement in elderly treated hypertensive patients. JAMA 2004; 291:1342-9.

Medicamentos que Elevam a Pressão Arterial

Luciano Renato Cavichio • Rui Póvoa

A hipertensão arterial (HA) secundária ainda atinge uma parcela considerável da população hipertensa e em muitas situações é passível de correção definitiva. Segundo estatísticas, a HA secundária representa 5-10% da população hipertensa. O uso de determinadas drogas com a capacidade de elevar a pressão arterial (PA) participa desse grupo de HA secundária. Muitas dessas drogas são utilizadas rotineiramente e com freqüência passam despercebidas pelo médico ou não são considerados medicamentos pelos pacientes. Um representante muito comum dessas drogas exógenas é o grupo dos descongestionantes nasais. Por isso, o médico deve ficar atento, e proceder a uma anamnese minuciosa, inquirindo o uso desses fármacos ao paciente.[1]

Uma variedade de medicamentos, alguns alimentos, venenos etc. podem elevar a PA por diversos mecanismos.

Na Tabela 27.1 encontramos as principais drogas que potencialmente podem elevar a PA.

■ CONTRACEPTIVOS ORAIS

O uso de contraceptivos orais contendo estrógeno é provavelmente a causa mais comum de elevação da pressão arterial em mulheres jovens. Em geral a PA acima de 140/90 mmHg se desenvolve dentro dos primeiros cinco anos de uso em cerca de 5% das usuárias, e é 2,6 vezes mais freqüente do que na população não-usuária. Na maioria, a elevação da pressão arterial é de grau discreto, porém podem ocorrer formas mais graves. As pacientes com idades superiores a 35 anos, obesas ou usuárias de álcool são as mais propensas a desenvolver HA secundária ao uso de contraceptivo. Na descontinuação do uso, a pressão arterial pode regredir dentro de três a seis meses. O mecanismo envolvido é a expansão do volume plasmático pela retenção do sódio. O estrógeno aumenta o angiotensinogênio, exacerbando o sistema renina-angiotensina-aldosterona. Além disso,

TABELA 27.1 Principais drogas e mecanismos envolvidos na elevação da pressão arterial[2]

Drogas	Mecanismos de Ação
	Expansão do volume plasmático
Contraceptivos orais (estrógenos)	Estimulação do SRAA
Antiinflamatórios não-hormonais	Inibição das prostaglandinas
Antiácidos, alimentos processados	Aumento da ingesta de sódio
Esteróides anabólicos, cortisona, carbenoxolona e alcaçuz	Efeito mineralocorticóide
	Estimulação do sistema nervoso simpático
Cocaína, ecstasy, fenilefrina, pseudo-efedrina, fenilpropanolamina, metilfenidato, fenciclidina, femproporex, anfepramona e mazindol	Agentes simpaticomiméticos
Sibutramina	Agente simpaticomimético e serotoninérgico
Alimentos contendo muita tiramina	Interação com a MAO
Ketamina	Anestésico
Naloxona	Antagonista de narcóticos
Ergonovina	Alcalóides do ergot
Bromocriptina	Agonistas do receptor da dopamina
Metoclopamida	Antidopaminérgico
	Interferência com medicamentos anti-hipertensivos
Antiinflamatórios não-hormonais	Inibição da síntese de prostaglandinas
Antidepressivos tricíclicos	Inibição da recaptação neuronal
	Resposta paradoxal de drogas anti-hipertensivas
Clonidina	Rebote seguido de aumento de catecolaminas.
Beta-bloqueadores	Acentuação da vasoconstrição simpaticomimética
Pindolol	Atividade simpaticomimética intrínseca
Propanolol + clonidina ou metildopa	Combinação de beta-bloqueador e alfa-agonista
	Mecanismos não-esclarecidos
Ciclosporina	
Lítio	
Digital	
Dissulfiram	
Eritropoetina	
Pentagastrina	
Hormônio tireotropina-estimulante	
Envenenamento por metais pesados	
Tálium	
Dinitrato etileno glicol	
Nicotina	
Cafeína	
Álcool	

o aumento da resistência periférica à insulina provoca hiperinsulinemia, que também participa como adjuvante do aumento da PA. Já a reposição hormonal na pós-menopausa parece não afetar significativamente os níveis pressóricos.[3]

■ DROGAS ANTIOBESIDADE

A sibutramina, droga muito utilizada atualmente no tratamento da obesidade, devido ao efeito simpaticomimético, tende a elevar discretamente a freqüência cardíaca e a pressão arterial (3 a 4 mmHg). Tal efeito porém, com a perda de peso decorrente do uso da droga, pode levar a queda na pressão arterial. Caso a elevação seja significativa e mantida, a droga deverá ser suspensa.

Outras drogas anorexígenas, como anfepramona, femproporex e mazindol, embora mais baratas que a sibutramina, devem ter seu uso muito restrito, principalmente em pacientes cardiopatas, uma vez que estimulam as vias catecolaminérgicas.[4]

■ ANTIINFLAMATÓRIOS NÃO-HORMONAIS

Esse grupo de drogas pode agir elevando a pressão arterial ou interferindo no mecanismo de agentes anti-hipertensivos. A indometacina e o piroxicam são os antiinflamatórios não-hormonais (AINH) com maior efeito sobre a pressão arterial. Em relação à interferência com os anti-hipertensivos, os bloqueadores de canal de cálcio são as drogas que sofrem a menor influência nesse grupo. Dessa forma, são os anti-hipertensivos de escolha em pacientes hipertensos em uso de AINH, deixando diuréticos, beta-bloqueadores e inibidores de ECA como segunda opção.[5]

■ ERITROPOETINA

Níveis elevados da eritropoetina, tanto endógena (na doença pulmonar obstrutiva crônica) quanto exógena (administrada para os casos crônicos de anemia, como os que acompanham a insuficiência renal crônica), podem aumentar a PA. O mecanismo principal é via aumento do número de hemácias, com aumento da viscosidade sangüínea, e também pelos efeitos pressóricos diretos da droga.[6]

Outras formas de indução química de elevação pressórica são os medicamentos que contêm grandes quantidades de sódio.

■ DESCONGESTIONANTES NASAIS

O uso disseminado de descongestionantes nasais contendo agentes simpaticomiméticos ou dos inibidores do apetite (fenilpropanolamina) responde, também, por uma boa parcela de elevação leve a moderada da PA. Dificilmente a elevação pressórica é tão intensa a ponto de causar complicações em órgãos-alvo.[7]

■ ANTIDEPRESSIVOS TRICÍCLICOS

Os antidepressivos tricíclicos podem induzir hipertensão na posição supina e hipotensão postural, e também interferência no efeito anti-hipertensivo de certos medicamentos.[8]

■ DROGAS ILÍCITAS

A cocaína e as anfetaminas, além de elevarem a pressão arterial de forma transitória, com freqüência se associam a acidentes vasculares encefálicos[9] e lesões cardíacas extremamente sérias, tais como infarto, rupturas vasculares e dissecção da aorta[10]. Muitas mortes cardíacas decorrentes do uso de cocaína estão relacionadas inclusive a lesão miocárdica similar ao excesso de catecolaminas.

CICLOSPORINA

Droga muito utilizada para imunossupressão após transplantes e variadas doenças auto-imunes, apresenta-se como uma das principais complicações pela a HA. Cerca de 50% ou mais dos transplantados renais e praticamente todos os transplantados cardíacos apresentam HA secundária à ciclosporina[11]. Os mecanismos dessa alteração são diversos: vasoconstrição renal intensa, ativação do sistema nervoso simpático, inibição do óxido nítrico, aumento do influxo de cálcio, retenção de volume com supressão do sistema renina-angiotensina-aldosterona e outros.[12-15]

CARBENOXOLONA E ALCAÇUZ

Uma grande ingestão de alcaçuz e o tratamento com carbenoxolona podem induzir hipertensão hipocalêmica, por meio de efeito mineralocorticóide desencadeado por ácidos glicirretínicos contidos nessas substâncias, resultando em aumento no sódio e reabsorção de água nos túbulos distais comparáveis ao efeito da aldosterona. Após a interrupção da droga ou do uso da ingestão de alcaçuz, a pressão sangüínea geralmente se normaliza dentro de um curto período de tempo.[16]

DROGAS DIVERSAS

Diversas substâncias de uso freqüente podem causar alterações agudas ou crônicas na PA. Entre elas, a nicotina contida em cigarros causa elevação da PA de forma transitória; porém a nicotina contida nos preparados transcutâneos não apresenta tal efeito. A cafeína desenvolve elevação aguda e fugaz da PA, sem relação com a HA crônica. O uso crônico do álcool e doses acima de 40 g estão também relacionados com o aumento da PA, que é reversível com a descontinuidade.[17]

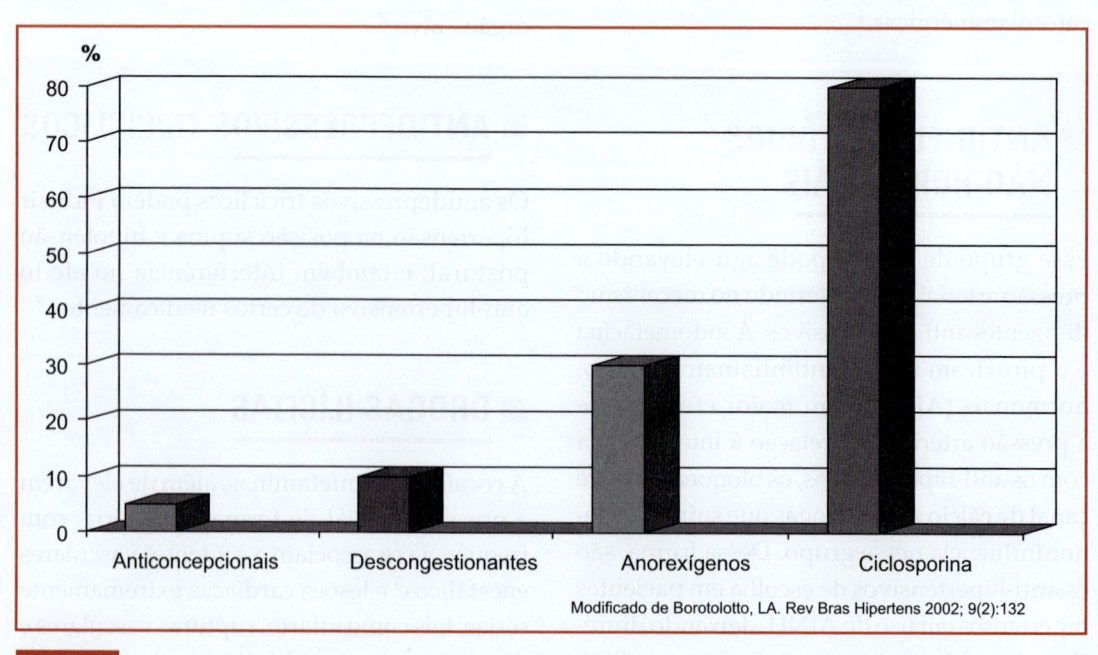

FIGURA 27.1
Porcentagem de hipertensão devido ao uso de drogas que elevam a PA

Modificado de Borotolotto, LA. Rev Bras Hipertens 2002; 9(2):132

REFERÊNCIAS BIBLIOGRÁFICAS

1. O'Rorke JE, Richardson WS. Evidence – based management of hypertension: what to do when blood pressure is difficult to control. BMJ 2001; 322:1229-32.
2. Kaplan NM. Other forms of secondary hypertension. In: Kaplan NM, Lieberman E (eds). Clinical hypertension. 7th ed. Baltimore: Williams & Wilkins, 1998: 395-406.
3. Chasan-Taber L, Willett WC, Manson JE et al. Prospective study of oral contraceptives and hypertension among women in the United States. Circulation 1996; 94:483-89.
4. Halpern A, Mancini MC. Obesidade. Rev Bras Med 2001; 57-77.
5. Polonia J. Interaction of antihypertensive drugs with anti-inflammatory druga. Cardiology 1997; 88(suppl 3): 47-51.
6. Schreiber S, howaldt S, Schnoor M et al. Recombinant erythropoietin for the treatment of anemia in inflammatory bowel disease. N Engl J Med 1996; 334:619-24.
7. Kony S, Zureik M, Neukirch C et al. Rhinitis is associated with increased systolic blood pressure in men: a population-based study. *Am J Respir Crit Care Med* 2003; 167(4):538-43.
8. Seger D. Tricyclic antidepressant treatment ambiguities. *Ann Emerg Med* 2004; 43(6):785-6.
9. Kaku DA, Lowenstein DH. Emergence of recreation drug abuse as a major risk factor for stroke in young adults. Ann Intern Med 1990; 113:821-27.
10. Om A. Cardiovascular complications of cocaine. Am J Med Sci 1992; 303:333-9.
11. Deray G, Benhmida M, Hoang PL et al. Renal function and blood pressure in patients recebendo long-term, low-dose cyclosporine therapy for idiopathic autoimmune uveitis. Ann Intern Med 1992; 117:578-83.
12. Garr MD, Paller MS. Cyclosporine augments renal but not systemic vascular reactivity. Am J Physiol 1990; 258:F211-F217.
13. Scherrer U, Vissing SF, Morgan BJ et al. Cyclosporine-induced sympathetic activation and hypertension after heart transplantation. N Engl J Med 1990; 323:693-9.
14. Richards NT, Poston L, Hilton PJ. Cyclosporin A inhibits endothelium-dependent, prostanoid-induced relaxation in human subcutaneous resistance vessels. J Hypertens 1990; 8:159-63.
15. Meyer-Lehnert H, Schrier RW. Potential mechanism of cyclosporine A-induced vascular smooth muscle contraction. Hypertension 1989; 13:352-360.
16. Farese Jr RV, Biglieri EG, Shackleton CHL, Irony I, Gomez-Fontes R. Licorice-induced hypermineralocorticoidism. N Eng J Med 1991; 325: 1223-1227.
17. Appel LJ. Lifestyle modification as a means to prevent and treat high blood pressure. *J Am Soc Nephrol* 2003; 14(7 Suppl 2):S99-S102.

28 Tratamento Não-medicamentoso

Rui Póvoa • Valdir Lauro Schwerz

As evidências de que a redução dos níveis pressóricos diminui sensivelmente os eventos cardiocerebrovasculares são muitas, e desta forma o incentivo de uma terapêutica de forma intensa se torna obrigatório. Evidentemente cada caso em particular tem seu alvo pressórico a ser atingido, porém pequenas reduções da pressão arterial já reduzem significativamente as complicações relacionadas a esse importante fator de risco. Entretanto, o tratamento do paciente hipertenso não se traduz somente por um controle rigoroso dos valores pressóricos, mas também pelo controle dos outros fatores de risco cardiovasculares que geralmente estão associados em grande proporção. Alguns, quando devidamente identificados e tratados, contribuem para uma melhor redução da pressão arterial e prevenção de outras doenças cardiovasculares, ou relacionadas de forma intrínseca com o determinado fator de risco.

As mudanças do estilo de vida são obrigatórias no paciente hipertenso, devido às múltiplas evidências da sua eficácia e efetividade. Mesmo quando aplicadas de forma isolada ou parcial, produzem efeitos na redução dos níveis pressóricos, contribuindo para uma necessidade menor de medicamentos e para doses menores. Além disso, a mudança do estilo de vida com a adoção de hábitos mais saudáveis proporciona uma melhor qualidade de vida.

Entretanto, o médico não deve esquecer da parte educativa, para que o paciente apresente uma melhor refletividade nas orientações médicas. Estamos diante de uma doença absolutamente assintomática, em que a adoção de medidas farmacológicas pode trazer efeitos adversos. O paciente consciente dos riscos e dos benefícios da terapêutica apresenta melhor adesão ao tratamento preconizado. Por isso é importante o trabalho multiprofissional, desde a enfermeira, nutricionista, psicóloga, assistente social, farmacêutico etc. O envolvimento global do paciente é fundamental para o sucesso da terapêutica não-farmacológica,

TABELA 28.1 Mudanças no estilo de vida

- Redução do peso
- Redução do sal
- Exercícios físicos
- Dieta DASH
- Diminuição do estresse
- Restrição ao uso do álcool
- Eliminação do tabagismo
- Restrição da ingesta de gorduras saturadas

que envolve basicamente a mudança do estilo de vida, e também da adesão farmacológica.

REDUÇÃO DO PESO

O aumento do peso tende a elevar a pressão arterial, além de promover a dislipidemia e o desenvolvimento do diabetes melito tipo 2. Estudos clínicos mostraram que a redução do peso leva à diminuição dos níveis pressóricos. A obesidade, além dos aspectos intrínsecos relacionados com a hipertensão arterial e o aumento de morbimortalidade, tem relação com a apnéia do sono, que é um fator agravante para a elevação pressórica.

Muitas vezes o tratamento da obesidade é suficiente para o controle dos níveis pressóricos. O estudo DEW-IT (*Diet, Exercise and Weight loss Intervension Trial*) mostrou que em pacientes hipertensos com excesso de peso a redução do peso corpóreo pode diminuir significativamente a pressão arterial, inclusive a ação hipotensora dos medicamentos anti-hipertensivos é mais eficiente[1]. Neter *et al.*, em uma metanálise de 25 estudos, encontraram reduções médias de 1,05 mmHg na pressão arterial sistólica e de 0,92 mmHg na diastólica, para cada quilograma de perda de peso. Quando utilizados os medicamentos anti-hipertensivos, esses foram mais eficientes nos pacientes que perderam peso[2]. A perda de peso deve ser incentivada em todos os pacientes. O ganho de peso é um dos principais determinantes de elevação da pressão arterial com o avançar da idade, e também dificulta o tratamento medicamentoso, e é uma das principais causas de falta de controle pressórico adequado. O objetivo é que o paciente tenha índice de massa corporal (IMC) inferior a 25 kg/m², e a circunferência abdominal inferior a 94 cm para o homem e 80 cm para a mulher. Dentre todas as medidas de mudança de estilo de vida preconizadas para reduzir os níveis

TABELA 28.2 Modificações do estilo de vida e redução da pressão arterial

Modificação	Recomendação	Redução de PAS
Redução de Peso	Manter o peso corporal com IMC 18,5-24,9	5 – 20 mmHg/10 kg de perda de peso
Dieta DASH	Consumo de dieta rica em frutas, vegetais, pouca gordura saturada, e gordura total diminuída	8 – 14 mmHg
Redução do Sódio	Redução do sal em menos de 100 mEql (6 g Nacl)	2 – 8 mmHg
Atividade Física	Atividade física equivalente a 30 minutos por dia/caminhada	4 – 9 mmHg
Redução do Álcool	Menos de 30 ml de álcool nos homens e de 15 ml nas mulheres	2 – 4 mmHg

The JNC 7 Report JAMA 2003, 289(9): 2560-2572.

pressóricos, o controle do peso corpóreo foi a que se mostrou mais eficaz.[3]

■ RESTRIÇÃO DE SÓDIO, SUPLEMENTAÇÃO DE POTÁSSIO E CÁLCIO

A introdução da restrição salina foi popularizada por Kempner em 1948, com a criação de uma dieta de arroz isenta de sal[4]. Apesar de a restrição salina ser uma recomendação de todas as diretrizes de hipertensão arterial, muitos estudos têm questionado o verdadeiro impacto dessa medida na redução dos níveis pressóricos [5]. Diversos estudos têm avaliado o quanto há de redução da pressão arterial com a restrição de sódio na dieta. No estudo TONE (*Trial of Nonpharmacologic Interventions in the Elderly*) os idosos hipertensos tiveram a medicação anti-hipertensiva suspensa e foram divididos em grupos para a redução do consumo de sal e redução do peso corpóreo. O grupo tratado com dieta hipossódica reduziu em 50% a volta aos níveis de hipertensão em relação ao grupo controle.[6]

He *et al.*, em metanálise de estudos randomizados bem-controlados, verificaram que a restrição moderada de sódio na dieta apresentava uma redução média da pressão arterial (PA) de 4,9 mmHg para a sistólica e de 2,7 mmHg para a diastólica nos pacientes hipertensos, e de 1,9 mmHg na sistólica e de 0,9 mmHg na diastólica dos indivíduos normotensos.[7]

Outra metanálise de 40 estudos randomizados e controlados encontrou com a redução do peso, redução da PA de 5,2 mmHg para a sistólica e de 3,7 mmHg para a diastólica em hipertensos; já para os indivíduos normotensos a redução da PA foi de 1,3 mmHg e de 1,1 mmHg para a sistólica e diastólica, respectivamente. Nesses estudos, a ingestão média de sódio era em torno de 77 mmol/24h.[8]

A sensibilidade ao sal é um fator muito importante nessa análise de relação entre hipertensão e sal. Os indivíduos com essa sensibilidade aumentada se beneficiam da restrição salina[9]. A sensibilidade ao sal aumenta com a idade, é mais acentuada nos indivíduos negros, obesos e com insuficiência renal. Esses indivíduos têm algum mecanismo de excreção renal de sódio defeituoso, de tal forma que a retenção de sal acarreta expansão do volume plasmático.

O estudo INTERSALT avaliou 52 populações em 32 países, e os resultados mostraram uma moderada correlação entre a excreção urinária de sódio e a pressão arterial sistólica; porém, quando quatro comunidades que menos consumiam sal foram adicionadas à amostra geral, a correlação entre a ingestão salina e a hipertensão se mostrou mais significativa. Apesar das controvérsias na inclusão ou não dessas comunidades específicas na amostra, a análise do estudo INTERSALT mostrou que a redução média de 100 mmol/24h na ingesta de sódio associava-se a redução de 6 mmHg para a pressão sistólica e de 3 mmHg para a diastólica.[10]

A restrição de sódio potencializa o efeito de alguns medicamentos anti-hipertensivos. Os diuréticos têm seu efeito potencializado, principalmente na fase de depleção de volume.[11]

O sistema renina-angiotensina-aldosterona é ativado pela diminuição do sal, tornando a pressão arterial mais dependente da angiotensina II, proporcionando uma resposta melhor aos inibidores da enzima conversora da angiotensina[12]. Entretanto, os bloqueadores dos canais de cálcio têm efetividade reduzida com a menor ingestão salina.[11]

A restrição de sódio pode ser benéfica nos pacientes com hipertrofia cardíaca e naqueles com excreção urinária de cálcio elevada. Entretanto, restrições extremas de sódio (< 20 mEq/dia) podem levar a distúrbios hormonais e metabólicos, principalmente elevação de LDL-colesterol e de triglicérides e aumento de resistência a insulina.[13-14]

Com base nos múltiplos trabalhos estudando a influência do sal na hipertensão arterial, recomenda-se uma restrição moderada de sal, passando dos habituais 150-200 mEq/dia para 100 mEq/dia, que corresponde a 2,3 g de sódio ou 6 g de sal.[3-15]

A suplementação de potássio na dieta mostrou redução dos níveis pressóricos em diversos ensaios clínicos e metanálises. Whelton, em metanálise, observou redução média da pressão arterial sistólica de 1,8 mmHg e de 1,0 mmHg para a diastólica nos indivíduos normotensos que receberam suplementação de 75 mmol/dia de potássio.[16]

A suplementação oral de 24 mmol/dia de cloreto de potássio em 6 semanas desencadeia queda pressórica média de 7 mmHg, efeito comparável ao da monoterapia[17]. Uma dieta rica em vegetais e frutas contém em média de 2-4 g de potássio por dia, e populações com elevada ingestão de potássio na dieta têm valores de pressão arterial menores e menos eventos cardiovasculares.[18]

Esse efeito hipotensor do potássio está em parte relacionado com a liberação de óxido nítrico pelo endotélio, com conseqüente vasodilatação e diminuição da pressão arterial[19]. Entretanto, é necessário ter muito cuidado ao indicar esse tipo de suplementação, principalmente nos pacientes com tendência a hipercalemia.

Já com a suplementação do cálcio na dieta a resposta pressórica é muito discreta e bastante variável. Griffith et al., em uma metanálise de 60 estudos que envolviam a ingestão de cálcio (500-200 mg/dia) e hipertensão, encontraram uma redução de 1,4 mmHg para a pressão sistólica e de 0,8 mmHg para a diastólica[20]. Teoricamente, a adesão a uma dieta rica em cálcio pode levar a litíase renal e constipação intestinal, e não existe evidência do efeito do cálcio nos eventos cardiovasculares.

EXERCÍCIOS FÍSICOS

A atividade física regular produz diminuição da pressão arterial, tanto sistólica quanto diastólica, independentemente da redução da doença arterial coronária, acidente vascular encefálico e da mortalidade geral[21]. Em uma metanálise envolvendo 54 estudos, o exercício aeróbico provocou redução média de 3,84 mmHg na pressão sistólica e de 2,72 mmHg na diastólica, independentemente da redução do peso.[22]

A atividade física regular em indivíduos normotensos age de maneira a reduzir o aparecimento da hipertensão. Os mecanismos envolvidos na relação do exercício físico de carga moderada e redução dos níveis pressóricos são diversos e decorrentes da redução da atividade simpática, aumento da atividade vagal e melhora da função endotelial. A atividade física indicada é a aeróbica, que é de baixa resistência. São recomendadas no mínimo três sessões por semana de atividade física aeróbica de 30-40 minutos, com controle da freqüência cardíaca.

TABELA 28.3 Benefícios da restrição salina

1. Redução dos níveis pressóricos
2. Redução das complicações cardiovasculares
3. Menor modificação da pressão arterial com o envelhecimento
4. Redução da hipertrofia cardíaca
5. Potencializa a ação de alguns anti-hipertensivos (diuréticos e IECA)

TABELA 28.4 Classificação da intensidade dos exercícios físicos segundo o Colégio Americano de Esportes em Medicina

Intensidade	
Baixa	30% a 49% da VO_2 máx ou 35% a 59% da FC máxima
Moderada	50% a 74% da VO_2 máx ou 60% a 79% da FC máxima
Intensa	Maiores de 74% da VO_2 máx ou maiores de 79% da FC máxima

O ideal é que os exercícios físicos sejam diários e de intensidade moderada, embora a atividade leve ainda se associa à redução pressórica de 4 a 8 mmHg.[23]

A atividade física deve ser estimulada a todos, tanto para o lado da redução da pressão arterial como para a prevenção de doenças cardiovasculares. Deve-se, inclusive, estimular a atividade intermitente, como, por exemplo, utilizar escadas em vez do elevador, caminhar pequenos percursos deixando de utilizar o carro etc.

DIETA DASH

As modificações dietéticas demonstram efeito variável e em geral discreto nos níveis pressóricos; entretanto, essa redução pode ser suficiente para controlar os níveis pressóricos, evitando ou reduzindo sensivelmente os medicamentos anti-hipertensivos.

O padrão dietético tem grande importância na prevenção de doenças e na redução da morbimortalidade cardiovascular, porém a reposição de nutrientes específicos na dieta não apresentou consistência na redução de desfechos mórbidos[24].

O estudo da dieta DASH (*Dietary Approaches to Stop Hypertension*) teve como objetivo estudar se um tipo em particular de dieta influenciaria os níveis pressóricos. A hipótese era que a ingestão de quantidades menores de carnes vermelhas, doces, refrigerantes e de quantidades maiores de frutas, vegetais, laticínios magros, grãos integrais, oleaginosas, aves e peixes reduziria os níveis pressóricos[25]. Nesse estudo não houve restrição do sódio, e a oferta de alimentos era estipulada de forma que fosse ofertada as calorias suficientes para manter o peso. Esse estudo multicêntrico randomizado comparou o efeito de três tipos padrão da dieta na pressão arterial. A população estudada apresentava níveis pressóricos sistólicos inferiores a 160 mmHg e a diastólica entre 80 e 95 mmHg, e 60% dos indivíduos eram da raça negra. O desfecho primário era a redução da pressão arterial sistólica e o secundário, a redução da pressão arterial diastólica ou de ambas, avaliada pela monitorização ambulatorial da pressão arterial. Após oito semanas, os grupos de dieta com frutas e vegetais e da dieta combinada denominada dieta DASH apresentaram redução significativa da pressão arterial. Esses resultados foram tão convincentes, que de imediato a dieta DASH foi incorporada às orientações de mudança de estilo de vida do JNC VI e nas V Diretrizes Brasileiras de Hipertensão Arterial.[26-15]

Um estudo adicional ao estudo DASH ou DASH-sodium foi um estudo multicêntrico que teve como objetivo avaliar o efeito da

TABELA 28.5 Tipos de dieta do estudo DASH e a redução da pressão arterial pela medida de consultório e pela monitorização ambulatorial da pressão arterial (MAPA) em mmHg em relação ao grupo controle

Tipo de dieta	Alimentos	PA consultório		PA MAPA	
		PAS	PAD	PAS	PAD
Dieta DASH (dieta combinada)	Frutas, vegetais, cereais, laticínios pobres em gordura, peixes, frango, quantidades reduzidas de gorduras totais saturadas e colesterol. Quantidades elevadas de minerais e fibras	↓5,5	↓3,0	↓4,5	↓2,7
Frutas e vegetais	Dieta rica em vegetais e frutas	↓2,8	↓1,1	↓3,1	↓2,1
Controle	Composição nutricional do padrão americano				

restrição salina na dieta DASH[27]. Foram incluídos indivíduos normotensos e hipertensos estágios I. Os resultados, além de confirmarem os achados do estudo original DASH, demonstraram que a redução na ingesta de sódio reduzia a pressão arterial média em 7,1 mmHg em normotensos e em 11,5 mmHg em hipertensos.[28]

As evidências de que a dieta DASH é útil na prevenção e no tratamento da hipertensão arterial associada ou não a outras mudanças no estilo de vida devem ser difundidas e recomendadas a todos os indivíduos, hipertensos ou não. Os benefícios dessa dieta saudável vão além da redução da pressão arterial e das doenças cardiovasculares, reduzindo o risco de algumas doenças neoplásicas e da osteoporose.

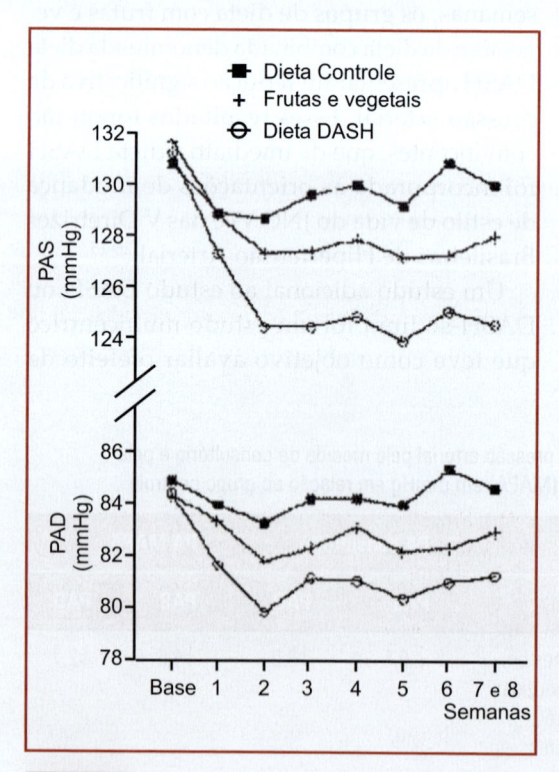

FIGURA 28.1
Média da pressão arterial, sistólica (PAS) e diastólica (PAD) durante as semanas, de acordo com a dieta. Modificado de Appel et al.[25].

■ DIMINUIÇÃO DO ESTRESSE

A vivência de situações de estresse está relacionada com a elevação dos níveis pressóricos. Existe porém existe grande dificuldade de se comprovar, com estudos científicos bem-fundamentados, que o combate às situações adversas leva a um melhor controle dos níveis pressóricos. Isso dificulta a valorização do controle do estresse no tratamento da hipertensão arterial, além da resposta muito individual de cada paciente às situações de estresse dependendo da experiência de vida, culturas, nível socioeconômico etc. Entretanto, há um reconhecimento generalizado da importância do combate ao estresse em modular os níveis pressóricos. Alguns estudos abordam as práticas de relaxamento, ioga, meditação transcendental, como adjuvantes no tratamento da hipertensão arterial.[29,30]

■ RESTRIÇÃO AO USO DE ÁLCOOL

O conceito geral de que o álcool em pequenas quantidades ou de que o vinho tinto "protege" o coração é ultrapassado, discutível e de base científica muito frágil. O que temos de conceito bem-fundamentado cientificamente é a relação entre a quantidade de álcool consumido e a elevação da pressão arterial. A pressão arterial sobe a partir da ingesta de 30 g de etanol para o homem e 15 g para a mulher. Além disso, o uso de bebidas alcoólicas é fator de resistência aos efeitos anti-hipertensivos dos medicamentos.

Existem diversos estudos mostrando a relação entre a redução da ingesta alcoólica e a redução da PA. O estudo Kaiser Permanente e o ARIC encontraram efeitos benéficos não só na PA, mas também em outros eventos adversos com a redução do etanol.[31-32]

Xin et al., realizando uma metanálise, demonstraram que a redução de 67% no consumo de álcool apresentava redução da

of randomized controlled trials. Hypertension 2001; 38:1112-7.
34. Appel LJ, Brands MW, Daniels SR et al. Dietary approaches to prevent and treat hypertension: a scientific statement from the American Heart Association. Hypertension 2006; 47:296-308.
35. Robertson D, Tseng CJ, Appalsamy M et al. Smoking and mechanisms of cardiovascular control. Am Heart J 1988; 115:258-62.
36. McVeigh GE, Lemary L, Morgan G, Colin JN. Effects of long-term cigarette smoking on endothelium-dependent responses in humans. Am J Cardiol 1996; 78:668-72.

Tratamento Medicamentoso

Eduardo Pimenta • David A. Calhoun

Uma metanálise envolvendo aproximadamente um milhão de pacientes com idade superior a 40 anos demonstrou que indivíduos com pressão arterial (PA) acima de 115/75 mmHg apresentam risco aumentado para óbito por acidente vascular cerebral ou isquemia miocárdica[1]. Aumentos de 20 mmHg na PA sistólica ou 10 mmHg na PA duplicam o risco de óbito. Esse estudo observacional, assim como os múltiplos estudos prospectivos, justifica o uso do tratamento anti-hipertensivo para a redução da morbimortalidade cardiovascular em pacientes portadores de hipertensão arterial sistêmica (HAS).

O alvo do tratamento anti-hipertensivo é reduzir a PA abaixo de 140/90 mmHg na população geral e abaixo de 130/80 mmHg nos pacientes com diabetes melito ou insuficiência renal (taxa de filtração glomerular < 60 ml/min/1,73 m²; creatinina sérica > 1,5 mg/dl no homem ou > 1,3 mg/dl na mulher; albuminúria > 300 mg/24h ou > 200 mg/g de creatinina)[2]. Contudo, o alvo terapêutico deve ser determinado individualmente, com base no risco cardiovascular global de cada paciente.

■ ADESÃO TERAPÊUTICA

Baixa adesão terapêutica é a principal causa de PA não-controlada nos pacientes hipertensos. Falta de adesão ao tratamento instituído encontra-se presente em cerca de 50% dos pacientes com PA fora da meta terapêutica[3]. A longa duração do tratamento, a ausência de benefícios em curto prazo e a ausência de sintomas, na maioria dos pacientes, são consideradas causas da baixa motivação e baixa adesão ao tratamento.

A orientação da equipe de saúde ao paciente acerca do diagnóstico e complicações da HAS, do prognóstico em longo prazo e do estabelecimento das metas terapêuticas promove maior envolvimento e motivação. Questões relacionadas ao tratamento farmacológico como custo, posologia, orientação sobre possíveis efeitos colaterais e a sua reversibilidade devem ser discutidas conjuntamente. Além disso, a participação do paciente na decisão terapêutica e o envolvimento familiar proporcionam fortalecimento da relação médico-paciente.

MEDICAÇÕES ANTI-HIPERTENSIVAS

O tratamento farmacológico está indicado quando o diagnóstico de HAS está confirmado e o tratamento não-farmacológico é insuficiente para manter a PA dentro da meta terapêutica ou existem co-morbidades que justifiquem o uso de tais medicações. Atualmente, as classes de medicamentos anti-hipertensivos mais utilizados são diuréticos, bloqueadores dos canais de cálcio (BCC), beta-bloqueadores (BB), inibidores da enzima de conversão da angiotensina II (IECA) e bloqueadores dos receptores AT_1 da angiotensina II (BRA). Contudo, outras classes de medicamentos continuam sendo úteis (Tabela 29.1). Serão discutidos, resumidamente, o modo de ação, os principais efeitos colaterais, as indicações específicas e a dosagem de cada classe (Tabela 29.2).

TABELA 29.1 Classes de medicamentos anti-hipertensivos disponíveis

- Diuréticos
  - Tiazídicos
  - De alça
  - Poupadores de potássio
- Bloqueadores adrenérgicos
  - Bloqueadores dos receptores alfa$_1$
  - Ação central
  - Beta-bloqueadores
- Vasodilatadores diretos
- Bloqueadores dos canais de cálcio
- Inibidores da enzima de conversão da angiotensina II e bloqueadores dos receptores AT_1 da angiotensina II

TABELA 29.2 Dose e posologia recomendada das principais medicações anti-hipertensivas disponíveis no Brasil

Classe/medicação	Dose média diária (mg)	Número de tomadas/dia
Diuréticos		
Tiazídicos		
Hidroclorotiazida	12,5-50	1
Clortalidona	12,5-25	1
Indapamida	1,25-2,5	1
De alça		
Furosemida	20-80	2
Poupadores de potássio		
Amilorida	5-10	1-2
Triantereno	50-100	1-2
Espironolactona	12,5-50	1-2
Bloqueadores adrenérgicos		
Bloqueadores alfa$_1$		
Doxazosina	1-16	2-3
Prazosina	2-20	2-3
Terazosina	1-20	2-3
Ação central		
Clonidina	0,1-0,8	2-3
Alfa-metildopa	250-1.500	2-3
Guanabenzo	4-12	2-3
Beta-bloqueadores		
Atenolol	25-100	1-2
Bisoprolol	2,5-10	1-2
Carvedilol*	12,5-50	2
Metoprolol	50-200	1-2
Nadolol	20-120	1-2
Propranolol	40-240	2-3
Pindolol**	5-40	1-2
Vasodilatadores diretos		
Hidralazina	50-200	2-3
Minoxidil	2,5-80	2-3
Bloqueadores dos canais de cálcio		
Diidropiridínicos		
Anlodipino	2,5-10	1
Felodipino	2,5-20	1
Isradipino	2,5-10	2
Nifedipino***	30-60	1
Nitrendipino	20-40	2-3
Não-diidropiridínicos		
Verapamil***	120-480	1-2
Diltiazem***	120-360	1-2
Inibidores da enzima conversora de angiotensina II		
Benazepril	5-40	1-2

(continua)

TABELA 29.2 (Continuação)

Classe/medicação	Dose média diária (mg)	Número de tomadas/dia
Captopril	25-150	2-3
Enalapril	5-40	1-2
Fosinopril	10-40	1-2
Lisinopril	5-40	1-2
Perindopril	4-8	1
Ramipril	2,5-10	1-2
Bloqueadores dos receptores AT₁ da angiotensina II		
Candesartana	8-32	1
Irbesartana	150-300	1
Losartana	25-100	1-2
Olmesartana	20-40	1
Telmisartana	20-80	1
Valsartana	80-320	1-2

*Efeito alfa e beta-bloqueador combinado; ** beta-bloqueador com atividade simpaticomimética intrínseca; ***longa ação.

Diuréticos

Os diuréticos continuam sendo a classe de fármacos anti-hipertensivos mais utilizada devido à sua eficácia terapêutica e ao seu baixo custo, embora possuam diferenças entre si quanto à duração e ao local de ação no néfron. Os tiazídicos agem preferencialmente inibindo o transporte de sódio e cloro na membrana da parte proximal do túbulo contorcido distal, com conseqüente redução do volume plasmático e extracelular. Seu uso crônico faz o volume plasmático retornar parcialmente ao normal, porém provoca queda da resistência vascular periférica[4]. A hidroclorotiazida, a clortalidona e a indapamida são os diuréticos mais comumente utilizados na prática clínica. Os efeitos na PA de consultório são muito semelhantes, porém um relato com a utilização de monitorização ambulatorial de 24 h identificou que a clortalidona possui efeito anti-hipertensivo mais prolongado que a hidroclorotiazida.[5]

Os tiazídicos reduzem de forma satisfatória a PA quando utilizados em baixas doses e possuem excelente ação quando associados a IECA, BRA e BCC. Hipopotassemia, hipomagnesemia, hiperuricemia, hiponatremia, hiperlipidemia, disfunção erétil e alterações no metabolismo do cálcio e da glicose são seus efeitos colaterais mais citados, embora incomuns, quando utilizados em baixas doses.

O uso de diuréticos tiazídicos aumentou ainda mais após a publicação do estudo ALLHAT[6]. Nesse estudo, a clortalidona mostrou-se igualmente eficaz na prevenção de infarto do miocárdio fatal e não-fatal em portadores de HAS com alto risco cardiovascular[7]. Entretanto, a clortalidona foi mais eficaz na prevenção de insuficiência cardíaca congestiva quando comparada ao anlodipino e mais eficaz na prevenção de insuficiência cardíaca congestiva e acidente vascular cerebral que o lisinopril.

Os diuréticos de alça bloqueiam a reabsorção de cloreto de sódio na parte espessa ascendente da alça de Henle e possuem efeito diurético mais potente quando comparados aos tiazídicos, porém o seu curto período de ação requer que sejam prescritos pelo menos duas vezes ao dia. A redução pressórica pode não ser eficaz em pacientes com função renal normal, por isso devem ser preferencialmente utilizados em pacientes com função renal diminuída (*clearance* de creatinina < 60 ml/min).

Os diuréticos poupadores de potássio atuam na porção final do túbulo contorcido distal e no túbulo coletor, diminuindo a retenção de sódio e aumentando a de potássio. Seus representantes, como a amilorida e o triantereno, são eficazes quando associados a diuréticos tiazídicos, pois potencializam o efeito hipotensor e diminuem a hipopotassemia. Ainda, são medicações indicadas no tratamento de pacientes com síndrome de Liddle, e a hiperpotassemia é um efeito adverso raro.

A espironolactona é um bloqueador não-específico dos receptores de aldosterona e adiciona expressiva redução pressórica em pacientes com hiperaldosteronismo e HAS refratária. Nishizaka *et al*. demonstraram importante efeito anti-hipertensivo de baixas doses de espironolactona (12,5 a 25 mg/dia) em pacientes com HAS não-controlada apesar do uso médio de quatro medicações, incluindo IECA, BRA e diuréticos[8]. A adição de espironolactona ao tratamento reduziu em 25 mmHg a PA sistólica e 12 mmHg a PA diastólica após 6 meses de seguimento.

A disfunção erétil e a ginecomastia, nos homens, e o aumento da sensibilidade nos seios, nas mulheres, são seus principais efeitos colaterais devido à ação nos receptores androgênicos e de progesterona. Hiperpotassemia, acompanhada ou não de insuficiência renal aguda, é incomum mesmo com o uso concomitante de IECA ou BRA. Idosos, diabéticos ou portadores de insuficiência renal crônica apresentam maior chance de hiperpotassemia e devem ser monitorizados com maior freqüência. Dessa forma, a complementação oral de potássio e substitutos de sal de cozinha à base de cloreto de potássio devem ser suspensos ou reduzidos ao se iniciar o tratamento com a espironolactona.

Bloqueadores dos Receptores Adrenérgicos

Os bloqueadores dos receptores adrenérgicos podem inibir o sistema nervoso simpático de duas maneiras: central ou perifericamente. O sistema nervoso simpático é responsável pela produção e liberação de epinefrina e norepinefrina, que se ligam a dois tipos distintos de receptores: alfa e beta. Os receptores alfa se subdividem em alfa$_1$ e alfa$_2$, e os beta em beta$_1$ e beta$_2$.

Bloqueadores dos Receptores Alfa$_1$

Essa classe de substâncias anti-hipertensiva bloqueia a ativação pós-sináptica dos receptores alfa$_1$ que são responsáveis pela vasoconstrição, promovendo vasodilatação e diminuição da resistência vascular periférica. A maior especificidade pelos receptores alfa$_1$ diminui a ocorrência e a intensidade de efeitos colaterais relacionados ao bloqueio dos receptores alfa$_2$. Cefaléia, sonolência, fadiga e retenção hídrica são os efeitos colaterais mais habitualmente relatados, e diminuem com a continuação do uso. Deve-se iniciar com doses baixas e aumentá-las gradativamente a fim de evitar hipotensão. No estudo ALLHAT, o grupo de pacientes em uso de doxazosina apresentou expressivo aumento na incidência de eventos cardiovasculares, especialmente insuficiência cardíaca congestiva, fazendo com que o comitê de ética interrompesse precocemente o estudo nesse grupo, sugerindo que tal classe de medicação não deve ser a primeira opção no tratamento anti-hipertensivo.[9]

Ação Central

As medicações de ação central, como alfa-metildopa e clonidina, agem estimulando os receptores adrenérgicos alfa$_2$ no sistema nervoso central, reduzindo o tônus simpático vascular. Essa redução pode ser percebida pela queda dos níveis plasmáticos de norepinefrina. A alfa-metildopa, representante desse grupo, é a medicação mais utilizada no tratamento de gestantes hipertensas por não ter mostrado efeito deletério no feto. Letargia, boca seca e hipotensão postural são os efeitos colaterais mais freqüentes. Hipertensão rebote com sintomas e sinais de hiperatividade simpática pode ocorrer quando a clonidina é suspensa abruptamente.[10]

Beta-bloqueadores

Inibem competitivamente a atividade beta-adrenérgica, provocando redução do débito cardíaco e da resistência vascular periférica. Outro efeito que contribui na redução da PA é a diminuição da liberação de renina pelas células justaglomerulares. Os BB tornaram-se uma classe de fármacos anti-hipertensivos muito popular e muito prescrita, mas os efeitos metabólicos adversos e a inferioridade na prevenção primária de acidente vascular cerebral, comparados com outras medicações anti-hipertensivas, reduziram a sua indicação[11-13]. Atualmente são considerados a quarta medicação a ser adicionada no tratamento anti-hipertensivo[14]. Pacientes hipertensos tratados com anlodipino (estudo ASCOT) ou com losartan (estudo LIFE) apresentaram redução de 23 e 25%, respectivamente, na incidência de acidente vascular cerebral comparados com os pacientes que receberam atenolol. Nos mesmos estudos, os pacientes randomizados para receber atenolol apresentaram aumento de até 25% na incidência de novos casos de diabetes melito. Contudo, os BB continuam apresentando indicação precisa no tratamento de hipertensos com doença arterial coronária ou insuficiência cardíaca congestiva concomitante.

Efeitos colaterais como distúrbios do sono, depressão, broncoespasmo, redução da capacidade de exercício, disfunção erétil e piora da claudicação intermitente são dose-dependentes e com grande variabilidade individual. Efeitos metabólicos indesejáveis incluem hiperglicemia, aumento da resistência à insulina, aparecimento de diabetes, diminuição do HDL-colesterol e aumento dos triglicérides e do LDL-colesterol. A combinação de BB e diuréticos tiazídicos deve ser evitada, devido à somatória dos efeitos colaterais metabólicos. A suspensão abrupta dos BB pode provocar sintomas sugestivos de hiper-reatividade simpática, e indivíduos com doença arterial coronária podem apresentar angina, infarto agudo do miocárdio e até morte súbita.[15]

Vasodilatadores Diretos

Os principais representantes dessa classe são a hidralazina e o minoxidil, e atuam diretamente na musculatura lisa da parede vascular, provocando relaxamento das arteríolas. Descarga adrenérgica secundária a vasodilatação periférica pode provocar elevação da freqüência cardíaca e aumento do volume sistólico e do débito cardíaco[16]. Esses fármacos devem ser evitados em pacientes com doença arterial coronária devido ao aumento do consumo de oxigênio pelo miocárdio. Cefaléia, *flushing* e taquicardia podem ser prevenidos com o uso concomitante de BB. A hidralazina pode provocar reação lúpus-símile, com sintomas e sinais sugestivos de lúpus eritematoso sistêmico, mas essa reação é dose-dependente e pode desaparecer quando a dose for diminuída ou mesmo suspensa[17]. Hipotensão e hirsutismo podem ocorrer secundariamente ao uso de minoxidil.

Bloqueadores dos Canais de Cálcio

Foram introduzidos inicialmente para tratamento de angina e posteriormente utilizados como agentes anti-hipertensivos. Provocam diminuição da resistência vascular periférica após ligarem-se aos canais de cálcio e diminuírem a contração cálcio-dependente da célula muscular lisa arteriolar. Podem ser divididos em duas subclasses: os diidropiridínicos e os não-diidropiridínicos. Os primeiros possuem maior eficácia no relaxamento da musculatura lisa vascular periférica, porém apresentam mais efeitos colaterais secundários à ativação de barorreceptores. Por outro lado, os não-diidropiridínicos possuem importante ação cronotrópica negativa e podem provocar bradicardia e bloqueios atrioventriculares. Cefaléia, *flushing*, obstipação intestinal e edema de tornozelos são os efeitos colaterais mais habitualmente relacionados ao seu uso. Essa classe de medicamentos anti-hipertensivos é muito eficaz em idosos e pacientes da raça negra.

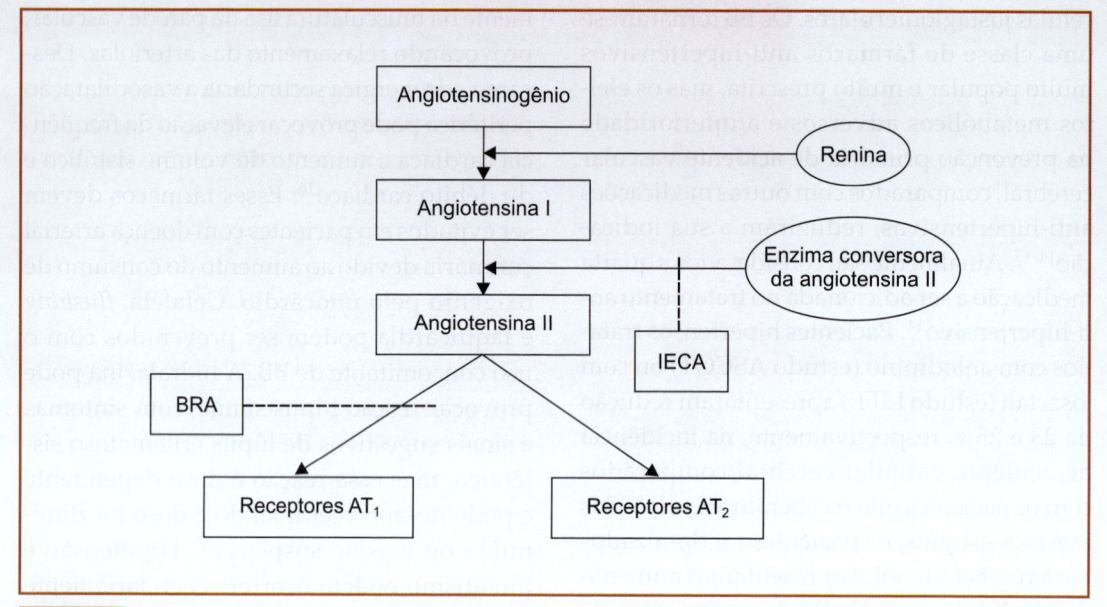

FIGURA 29.1
Sistema renina-angiotensina-aldosterona e local de ação dos inibidores da enzima conversora de angiotensina II (IECA) e dos bloqueadores dos receptores AT_1 da angiotensina II (BRA)

Inibidores da Enzima Conversora da Angiotensina II e Bloqueadores dos Receptores AT_1 da Angiotensina II

O sistema renina-angiotensina-aldosterona (SRAA) desempenha papel fundamental na regulação da PA. A angiotensina II atua na parede vascular, coração, rins, intestino, córtex adrenal, sistema nervoso central e periférico. Essas ações resultam em aumento do volume extracelular, da resistência vascular periférica total e do débito cardíaco. A angiotensina II liga-se a dois principais receptores: AT_1 e AT_2. Os efeitos deletérios, como vasoconstrição e hipertrofia da parede vascular, estão relacionados à estimulação dos receptores AT_1, e os efeitos benéficos, como vasodilatação, estão relacionados à estimulação dos receptores AT_2. Os IECA e os BRA podem bloquear parcialmente o SRAA em diferentes níveis (Fig. 29.1); os IECA reduzem os níveis circulantes de angiotensina II e os BRA bloqueiam os receptores AT_1.

Benefícios similares são encontrados com a utilização de IECA e BRA, porém os BRA apresentam incidência de efeitos colaterais muito mais reduzida. Tosse é o efeito colateral mais freqüente com os IECA, referida em 5-20% dos pacientes, e é provocada pelo aumento dos níveis de bradicinina[18]. Contudo, a incidência de tosse é muito similar entre os diferentes IECA e pode aparecer semanas ou anos após o início da medicação, costumando desaparecer poucas semanas após a suspensão do medicamento. Angioedema é o efeito adverso mais sério com os IECA, mas felizmente raro. Hiperpotassemia é achado incomum tanto com os IECA como os BRA. Esses medicamentos são contra-indicados em pacientes gestantes devido aos efeitos deletérios no feto. A prescrição desses medicamentos deve ser evitada em mulheres em idade reprodutiva, ou, caso a sua utilização seja indispensável, deve ser utilizado método anticoncepcional efetivo. Insuficiência renal leve é comum e geralmente transitória no início do tratamento com IECA e BRA, sendo secundária à diminuição da pressão de filtração glomerular por dilatação da arteríola aferente.

Esses fármacos não são contra-indicados em portadores de insuficiência renal crônica, mesmo que grave, pois o bloqueio do SRAA nesses pacientes é efetivo em reduzir o risco cardiovascular, controlar a PA, reduzir proteinúria e retardar a progressão da perda da função renal[19]. Contudo, a monitorização do potássio deve ser freqüente a fim de se prevenir hiperpotassemia. Os IECA e BRA estão contra-indicados em portadores de estenose bilateral significativa das artérias renais devido ao risco de insuficiência renal aguda. Assim, esses medicamentos podem ser utilizados como primeira escolha no tratamento anti-hipertensivo na população geral, apresentando efeitos benéficos adicionais nos pacientes portadores de diabetes melito ou insuficiência cardíaca congestiva.

COMO TRATAR

O efeito dos medicamentos anti-hipertensivos na redução da PA justifica a maioria se não todos os benefícios clínicos encontrados. Estudos clínicos controlados com placebo têm mostrado que o tratamento ativo é melhor que placebo em pacientes com HAS. A principal questão é qual seria o melhor anti-hipertensivo para prevenir eventos cardiovasculares em pacientes hipertensos. A única maneira de tentar responder é por meio dos estudos clínicos comparando dois fármacos anti-hipertensivos e com mesma redução pressórica. A recente publicação das Diretrizes britânicas incluiu metanálises de 20 estudos clínicos que comparam as medicações anti-hipertensivas mais utilizadas (diuréticos tiazídicos, BB, BCC, IECA e BRA), e os principais resultados encontram-se na Tabela 29.3.[14]

A decisão de prescrever uma medicação anti-hipertensiva deve ser baseada na melhor evidência clínica disponível, na experiência do médico, no custo da medicação e no consentimento do paciente. Estudos clínicos demonstraram que aproximadamente 70% dos pacientes hipertensos precisam de mais de uma medicação para atingir o alvo terapêutico. As V Diretrizes Brasileiras de Hipertensão Arterial recomendam que em pacientes com HAS estágio 2 e 3 se inicie o tratamento com dois medicamentos de classes distintas em baixas doses[20]. Combinação terapêutica em doses baixas ou médias permite maior eficácia no controle da PA com menor incidência de efeitos colaterais. Além disso, a combinação fixa com posologia de uma ou duas vezes ao dia melhora a adesão do paciente ao tratamento.

Os BCC, IECA e diuréticos tiazídicos são opções adequadas para se iniciar o tratamento na população geral de hipertensos, e a combinação dessas medicações freqüentemente se faz necessária. Diuréticos tiazídicos são recomendados como opção inicial na maioria dos casos de HAS estágio 1. BCC ou tiazídicos são considerados medicamentos de primeira linha naqueles com idade superior a 55 anos ou em pacientes da raça negra de qualquer idade. A combinação de diuréticos tiazídicos com IECA ou IECA com BCC é eficaz na redução da PA e deve ser iniciada em portadores de HAS estágios 2 ou 3. Contudo, se a PA não atingir a meta terapêutica com o uso destas três medicações (tiazídicos, IECA e BCC), os BB ou outros agentes anti-hipertensivos devem ser adicionados como quarta medicação, e, de preferência, deve-se encaminhar o paciente ao especialista em HAS. Os BB permanecem como primeira opção em hipertensos com doença arterial coronária ou insuficiência cardíaca congestiva concomitante, mas a associação de BB com tiazídicos deve ser evitada como medida para prevenir o aparecimento de diabetes e outros distúrbios metabólicos.

Nas Figs. 29.2, 29.3 e 29.4 encontramos os algoritmos das principais sociedades de hipertensão em relação ao tratamento inicial do paciente hipertenso.

TABELA 29.3 Resumo das metanálises de estudos clínicos comparando diferentes classes de medicamentos anti-hipertensivos

Comparação	Número de estudos	População estudada	Risco relativo (95% – IC)	Nível de evidência
BB vs. diuréticos tiazídicos				
Mortalidade	3	15.765	1,04 [0,91-1,20]	I
Infarto do miocárdio	3	15.765	1,15 [0,82-1,60]	II
Acidente vascular cerebral	3	15.765	1,27 [0,73-2,23]	II
IECA vs. BCC				
Mortalidade	3	23.625	1,04 [0,98-1,11]	I
Infarto do miocárdio	3	23.619	0,94 [0,74-1,19]	II
Acidente vascular cerebral	3	23.619	1,15 [1,03-1,27]	I
Insuficiência cardíaca	3	23.619	0,85 [0,78-0,93]	I
Diabetes melito	3	15.501	0,85 [0,76-0,94]	I
BRA vs. BB				
Mortalidade	1	9.103	0,89 [0,78-1,01]	I
Infarto do miocárdio	1	9.103	1,05 [0,86-1,28]	I
Acidente vascular cerebral	1	9.103	0,75 [0,63-0,88]	I
Insuficiência cardíaca	1	9.103	0,95 [0,76-1,18]	I
Diabetes melito	1	7.998	0,75 [0,64-0,88]	I
BRA vs. BCC				
Mortalidade	1	15.313	1,02 [0,93-1,12]	II
Infarto do miocárdio	1	15.313	1,17 [1,01-1,36]	II
Acidente vascular cerebral	1	15.313	1,14 [0,97-1,33]	II
Insuficiência cardíaca	1	15.313	0,88 [0,76-1,01]	II
IECA vs. diuréticos tiazídicos				
Mortalidade	2	29.697	1,00 [0,94-1,06]	I
Infarto do miocárdio	3	30.204	0,87 [0,60-1,24]	II
Acidente vascular cerebral	3	30.204	1,13 [1,02-1,25]	I
Insuficiência cardíaca	2	29.697	1,07 [0,81-1,41]	II
BCC vs. BB				
Mortalidade	3	44.075	0,94 [0,88-1,00]	I
Infarto do miocárdio (inclusive IAM silencioso)	3	44.075	0,93 [0,83-1,03]	I
Infarto do miocárdio (exceto IAM silencioso)	3	44.075	0,91 [0,81-1,02]	I
Acidente vascular cerebral	2	21.499	0,77 [0,67-0,88]	I
Insuficiência cardíaca	2	41.833	0,96 [0,74-1,26]	II
Diabetes melito	1	14.112	0,71 [0,64-0,78]	II
BCC vs. diuréticos tiazídicos				
Mortalidade	5	32.195	0,97 [0,93-1,02]	I
Infarto do miocárdio	5	32.195	1,02 [0,96-1,08]	I
Acidente vascular cerebral	5	32.195	0,93 [0,84-1,04]	I
Insuficiência cardíaca	5	32.195	1,38 [1,25-1,53]	I
Diabetes melito	3	20.885	0,82 [0,75-0,90]	I

IECA, inibidor da enzima conversora da angiotensina II; BRA, bloqueador dos receptores AT_1 da angiotensina II; BB, beta-bloqueador; BCC, bloqueadores dos canais de cálcio. Adaptado das Diretrizes britânicas.[14]

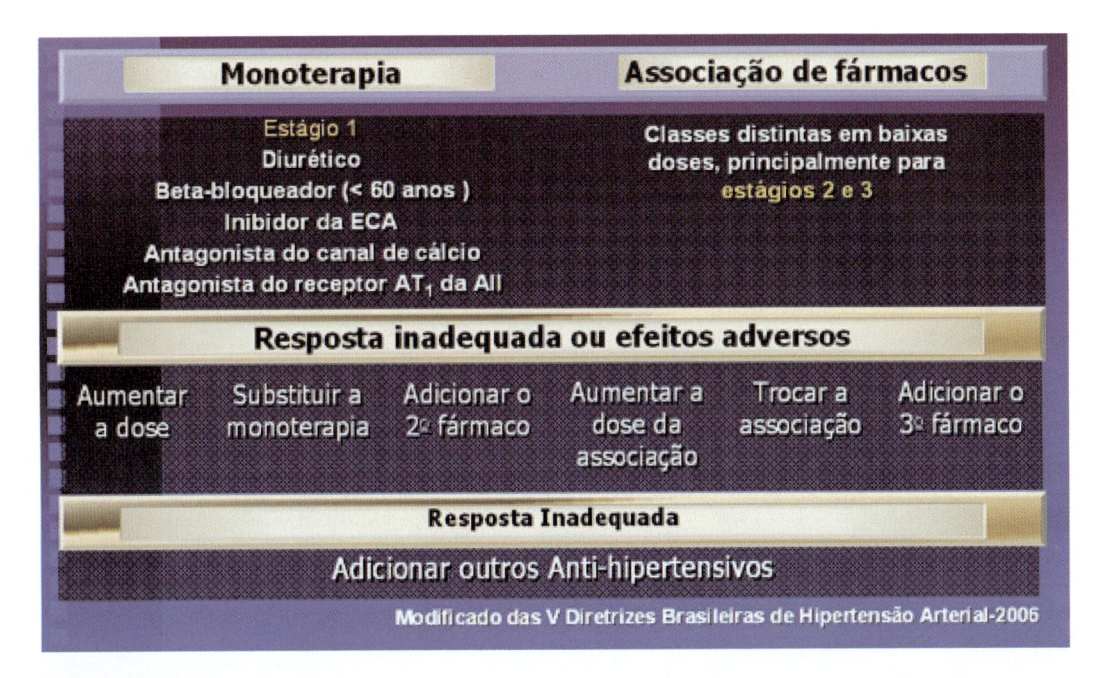

Tratamento Medicamentoso 345

Monoterapia

Estágio 1
Diurético
Beta-bloqueador (< 60 anos)
Inibidor da ECA
Antagonista do canal de cálcio
Antagonista do receptor AT₁ da AII

Associação de fármacos

Classes distintas em baixas doses, principalmente para estágios 2 e 3

Resposta inadequada ou efeitos adversos

| Aumentar a dose | Substituir a monoterapia | Adicionar o 2º fármaco | Aumentar a dose da associação | Trocar a associação | Adicionar o 3º fármaco |

Resposta Inadequada

Adicionar outros Anti-hipertensivos

Modificado das V Diretrizes Brasileiras de Hipertensão Arterial-2006

FIGURA 29.2
Fluxograma para o tratamento da HA

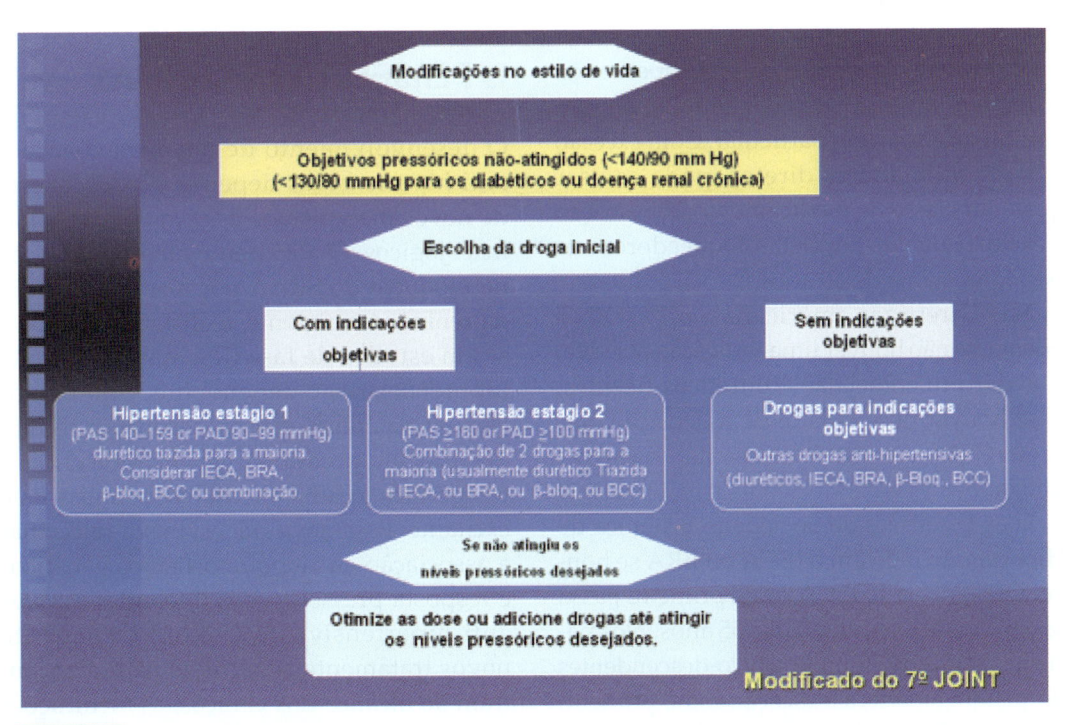

Modificações no estilo de vida

Objetivos pressóricos não-atingidos (<140/90 mm Hg)
(<130/80 mmHg para os diabéticos ou doença renal crônica)

Escolha da droga inicial

Com indicações objetivas / Sem indicações objetivas

Hipertensão estágio 1
(PAS 140-159 or PAD 90-99 mmHg)
diurético tiazida para a maioria.
Considerar IECA, BRA,
β-bloq, BCC ou combinação.

Hipertensão estágio 2
(PAS ≥160 or PAD ≥100 mmHg)
Combinação de 2 drogas para a
maioria (usualmente diurético Tiazida
e IECA, ou BRA, ou β-bloq, ou BCC).

Drogas para indicações objetivas
Outras drogas anti-hipertensivas
(diuréticos, IECA, BRA, β-Bloq., BCC)

Se não atingiu os níveis pressóricos desejados

Otimize as dose ou adicione drogas até atingir os níveis pressóricos desejados.

Modificado do 7º JOINT

FIGURA 29.3
Algoritmo do 7º JOINT para o tratamento da HA

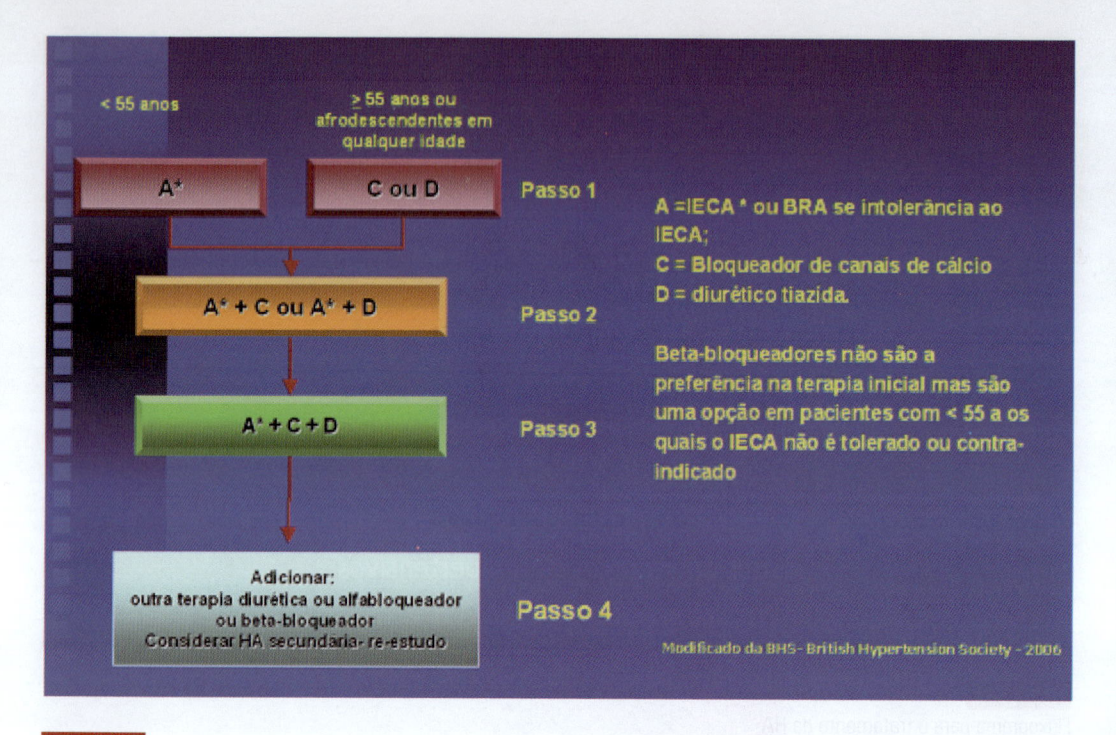

FIGURA 29.4
Algoritmo da Sociedade Britânica de Hipertensão para o tratamento da HA

Nas V Diretrizes Brasileiras de Hipertensão Arterial a indicação não contempla nenhum anti-hipertensivo em particular. Com exceção dos vasodilatadores diretos, pode-se usar qualquer classe de medicamento. A restrição é exclusivamente aos beta-bloqueadores nos pacientes acima de 60 anos.[20]

Nas Diretrizes americanas, o 7º JOINT orienta, se não houver uma indicação objetiva, a se dar preferência aos diuréticos tiazidas, e, se houver necessidade de associação, dar preferência aos diuréticos se não o estiver utilizando.[21]

Já as Diretrizes da Sociedade Britânica de Hipertensão indicam o IECA ou BRA se houver intolerância ao IECA como primeiro passo se o paciente tiver menos de 55 anos. Nos pacientes acima de 55 anos ou afro-descendentes de qualquer idade, a indicação como primeiro passo é o bloqueador de canais de cálcio ou o diurético tiazida.[14]

PERSPECTIVAS CLÍNICAS

O desenvolvimento de novas medicações anti-hipertensivas depende da descoberta de novos mecanismos fisiopatológicos e farmacológicos. O aliskiren é uma nova opção no bloqueio do SRAA por meio da inibição da renina. Atualmente, o aliskiren encontra-se em estudos de fase III e apresenta efeito hipotensor dose-dependente, com baixos efeitos colaterais[22]. A farmacogenética, técnica que procura preditores genéticos de eficácia terapêutica, é uma alternativa promissora e excitante. Essa nova ciência busca relacionar a associação entre polimorfismos genéticos e resposta pressórica aos diferentes agentes anti-hipertensivos[23]. Contudo, enquanto novos tratamentos e técnicas não se encontram ao alcance dos clínicos, as medicações disponíveis devem ser utilizadas e os alvos terapêuticos perseguidos e alcançados, com o intuito reduzir a morbidade e a mortalidade das doenças cardiovasculares nos pacientes portadores de HAS.

■ REFERÊNCIAS BIBLIOGRÁFICAS

1. Lewington S, Clarke R, Qizilbash N et al. for the Prospective Studies Collaboration. Age-specific relevance of usual blood pressure to vascular mortality: a meta-analysis of individual data for one million adults in 61 prospective studies. Lancet 2002; 360:1903-13.
2. Chobanian AV, Bakris GL, Black HR et al. and the National High Blood Pressure Education Program Coordinating Committee. Seventh Report of the Joint National Committee on Prevention, Detection, Evaluation, and Treatment of High Blood Pressure. Hypertension 2003; 42:1206-52.
3. Sackett DL, Haynes RB, Gibson ES et al. Randomized clinical trial of strategies for improving medication compliance in primary hypertension. JAMA 1975; 1:1205-7.
4. Conway J, Lauwers P. Hemodynamic and hypotensive effects of long-term therapy with chlorothiazide. Circulation 1960; 21:21-7.
5. Ernst ME, Carter BL, Goerdt CJ et al. Comparative antihypertensive effects of hydrochlorothiazide and chlorthalidone on ambulatory and office blood pressure. Hypertension 2006; 47:352-8.
6. Xie F, Petitti DB, Chen W. Prescribing patterns for antihypertensive drugs after the Antihypertensive and Lipid-Lowering Treatment to Prevent Heart Attack Trial: report of experience in a health maintenance organization. Am J Hypertens 2005; 18:464-9.
7. The ALLHAT Officers and Coordinators for the ALLHAT Collaborative Research Group. Major outcomes in high-risk hypertensive patients randomized to angiotensin-converting enzyme inhibitor, or calcium channel blockers vs diuretic. The Antihypertensive and Lipid-Lowering Treatment to Prevent Heart Attack Trial. JAMA 2002; 288:2981-97.
8. Nishizaka MK, Zaman MA, Calhoun DA. Efficacy of low-dose spironolactone in subjects with resistant hypertension. Am J Hypertens 2003; 16:925-30.
9. The ALLHAT Officers and Coordinators for the ALLHAT Collaborative Research Group. Major cardiovascular events in hypertensive patients randomized to doxazosin vs chlorthalidone. The Antihypertensive and Lipid-Lowering Treatment to Prevent Heart Attack Trial. JAMA 2000; 283;1967-75.
10. Neusy AJ, Lowenstien J. Blood pressure and blood pressure variability following withdrawal of propranolol and clonidine. J Clin Pharmacol 1989; 29:18-24.
11. Dahlof B, Sever PS, Poulter NR et al. for the ASCOT investigators. Prevention of cardiovascular events with an antihypertensive regimen of amlodipine adding perindopril as required versus atenolol adding bendroflumethiazide as required, in the Anglo-Scandinavian Cardiac Outcomes Trial-Blood Pressure Lowering Arm (ASCOT-BPLA): a multicentre randomized controlled trial. Lancet 2005; 366:895-906.
12. Dahlof B, Devereux RB, Kjeldsen SE et al. for the LIFE Study Group. Cardiovascular morbidity and mortality in the Losartan Intervention For Endpoint reduction in hypertension study (LIFE): a randomised trial against atenolol. Lancet 2002; 359:995-1003.
13. Zanchetti A, Bond MG, Henning M et al. for the European Lacidipine Study on Atherosclerosis investigators. Calcium antagonist lacidipine slows down progression of asymptomatic carotid atherosclerosis: principal results of the European Lacidipine Study on Atherosclerosis (ELSA), a randomized, double-blind, long-term trial. Circulation 2002; 106:2422-7.
14. National Collaborating Centre for Chronic Conditions. Hypertension: management of hypertension in adults in primary care: partial update. London: Royal College of Physicians, 2006.
15. Psaty BM, Koepsell TD, Wagner EH et al. The relative risk of incident coronary heart disease associated with recently stopping the use of ß-blockers. JAMA 1990; 263:1653-7.
16. Lin MS, McNay JL, Shepherd AMM et al. Increased plasma norepinephrine accompanies persistent tachycardia after hydralazine. Hypertension 1983; 5:257-63.
17. Cameron HA, Ramsay LE. The lupus syndrome induced by hydralazine: a common complication with low dose treatment. Br Med J 1984; 289:410-412.
18. Israili ZH, Hall WD. Cough and angioneurotic edema associated with angiotensin-converting enzyme inhibitor therapy. A review of the literature and pathophysiology. Ann Intern Med 1992; 117:234-42.

19. Casas JP, Chua W, Loukogeorgakis S et al. Effect of inhibitors of the renin-angiotensin system and other antihypertensive drugs on renal outcomes: systematic review and meta-analysis. Lancet 2005; 366:2026-33.
20. V Diretrizes Brasileiras de Hipertensão Arterial. Sociedade Brasileira de Cardiologia – Sociedade Brasileira de Hipertensão – Sociedade Brasileira de Nefrologia, 2006.
21. The Seventh Report of the Joint National Committee on Prevention, Evaluation, and Treatment of High Blood Pressure. The JNC 7 Report. JAMA 2003; 289:2560-72.
22. Gradman AH, Schmieder RE, Lins RL et al. Aliskiren a novel orally effective renin inhibitor, provides dose-dependent antihypertensive efficacy and placebo-like tolerability in hypertensive patients. Circulation 2005; 111:1012-8.
23. Arnett DK, Claas SA, Glasser SP. Pharmacogenetics of antihypertensive treatment. Vascul Pharmacol 2006; 44:107-18.

Crise Hipertensiva

Rui Póvoa • Antonio Carlos de Camargo Carvalho

A hipertensão arterial é um problema médico de grande importância, visto que afeta aproximadamente 20% da população mundial e é o principal fator de risco de todas as doenças cardiocerebrovasculares. Nos Estados Unidos, as crises hipertensivas afetam aproximadamente 500.000 pessoas por ano.

A crise hipertensiva é caracterizada por elevações agudas da pressão arterial, em que se torna necessária a redução desses níveis para se evitarem complicações mais sérias em relação às lesões em órgãos-alvo.[1]

Em relação à incidência, houve uma redução, em vista da população estar mais educada e consciente dos problemas da hipertensão arterial, conhecendo melhor a doença e aderindo mais ao tratamento. Com um controle adequado, menos de 1% dos pacientes hipertensos desenvolvem episódios de crise hipertensiva, sendo a prevalência mais alta entre os indivíduos da raça negra e idosos.

A crise hipertensiva pode ser dividida em emergência hipertensiva e urgência hipertensiva.

Na urgência hipertensiva há uma elevação súbita da pressão arterial (PA), acompanhada eventualmente de algumas manifestações clínicas como cefaléias, tonturas, mal-estar, e em geral ligadas a fatores emocionais, não tendo relação alguma com os níveis pressóricos, podendo ser tratada com a administração de drogas orais em 24h.

O paciente hipertenso crônico tem maiores facilidades em suportar níveis pressóricos elevados. Ocorre hipertrofia vascular de quase todos os vasos arteriais do organismo, em alguns com maior intensidade. Para o lado do cérebro o fluxo cerebral se mantém constante a despeito dos níveis pressóricos elevados, por ser essa hipertrofia vascular capaz de manter os vasos constritos por um grande período de tempo. Dessa forma, o paciente hipertenso crônico tolera níveis pressóricos mais elevados sem descompensação de órgãos-alvo. Por isso, o termo urgência hipertensiva, presença constante em todos os livros e artigos de literatura, deveria ser abolido. A "urgência hipertensiva" nada mais é do que a pressão elevada em estágio 3, pois o paciente não apresenta descompensação de órgão-alvo.[2]

Na emergência hipertensiva (EH), além dos níveis pressóricos elevados, ocorre descompensação de órgão(s)-alvo, estando o paciente em iminente risco de vida. A chave do sucesso no manuseio do paciente em crise hipertensiva é a rapidez do reconhecimento e início do tratamento. Em algumas situações em particular, não são necessários níveis pressóricos muito elevados para o desenvolvimento de EH, principalmente em indivíduos previamente normotensos ou hipertensos leves. Exemplos dessa situação são a glomerulonefrite difusa aguda em crianças, a atresia bilateral da artéria renal e a eclampsia.

O paciente deve ser avaliado rapidamente para a seleção apropriada da droga ou das drogas anti-hipertensivas. Em geral não se deve distinguir entre as duas situações, a emergência ou "urgência", com base unicamente nos níveis pressóricos, e sim na ameaça à vida do paciente.

A duração da hipertensão, a história da presente crise, a terapêutica de uso habitual e evidências de lesões em órgãos-alvo devem ser avaliadas pela história e exame físico. Deve-se dar atenção especial ao fundo de olho, ao sistema nervoso central, coração, pulmões e abdômen.

Nas emergências hipertensivas o tratamento deve ser iniciado antes da obtenção dos exames subsidiários ou do próprio eletrocardiograma. Exames subsidiários básicos, bem como o RX de tórax ou tomografia de crânio, podem ser realizados posteriormente se não existirem evidências clínicas de comprometimento cerebral.

FISIOPATOLOGIA

A fisiopatologia das EH tem como base o aumento abrupto da resistência vascular sistêmica geralmente relacionada a vasoconstritores humorais. Com a elevação dos níveis pressóricos ocorrem lesão endotelial e necrose fibrinóide das arteríolas. Essa lesão vascular leva à deposição de plaquetas e fibrina, com quebra da auto-regulação vascular normal.

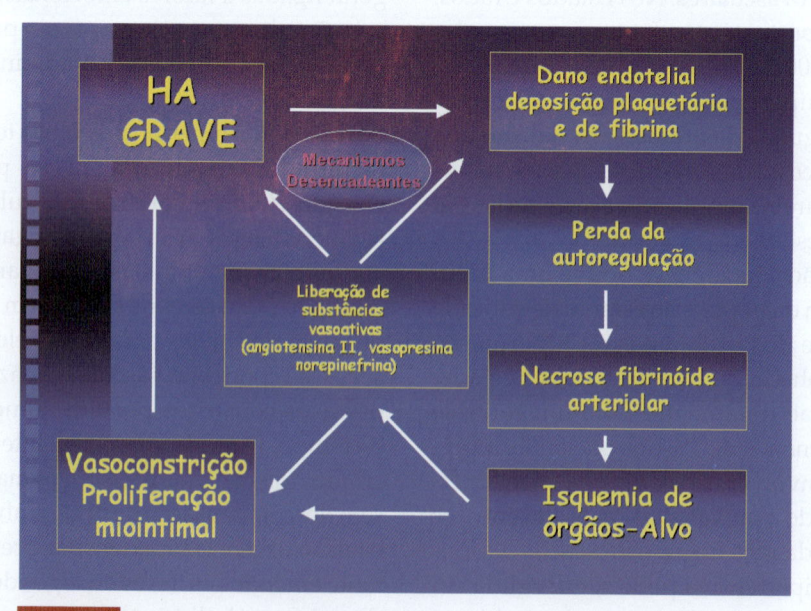

FIGURA 30.1
Mecanismos envolvidos no círculo vicioso da emergência hipertensiva

Dessa forma, há isquemia de diversos órgãos, com a liberação de substâncias vasoativas, completando o círculo vicioso.[3]

É importante, também, o entendimento da auto-regulação vascular dos diversos órgãos aos níveis tensionais para um manuseio adequado do paciente em crise hipertensiva, pois essa auto-regulação é um mecanismo de proteção desses órgãos. Quando a PA cai, ocorre vasodilatação cerebral, e se a PA sobe, ocorre vasoconstrição, de tal forma que em indivíduos normais o fluxo cerebral se mantém constante durante flutuações de pressão arterial média de 60 a 70 mmHg a 150 mmHg. Quando a pressão arterial média ultrapassa os valores limites da auto-regulação, o cérebro extrai mais oxigênio para compensar a redução do fluxo cerebral. As manifestações de isquemia cerebral, como a sensação de desmaio, sonolência ou coma, só ocorrem quando os mecanismos de auto-regulação falham. Esses mecanismos são provavelmente mediados por receptores na musculatura das arteríolas cerebrais, e a hipóxia tem participação direta nessa auto-regulação.[4]

Em indivíduos normais a circulação cerebral pode tolerar rápidas reduções da PA, porém em pacientes hipertensos, idosos e portadores de doenças cerebrovasculares esses mecanismos regulatórios têm resposta mais lenta às variações da PA. Dessa forma é recomendável, no tratamento das crises hipertensivas, a redução da PA em torno de 20 a 25% dos valores iniciais em períodos de minutos ou horas, dependendo da natureza da emergência.

■ ASPECTOS CLÍNICOS

As manifestações clínicas das EH dependem do grau de disfunção dos órgãos-alvo. A disfunção dos diversos órgãos é incomum com pressão arterial distólica inferior a 130 mmHg. É importante ressaltar que os níveis pressóricos absolutos podem não ter importância, mas sim a velocidade com que essa elevação ocorreu. Pacientes com hipertensão de longa data podem tolerar pressões sistólicas de 200 mmHg e diastólicas superiores a 150 mmHg; entretanto, crianças ou gestantes podem desenvolver encefalopatia com pressões diastólicas de 100 mmHg. A Tabela 30.1 resume as principais apresentações clínicas das emergências hipertensivas.[5]

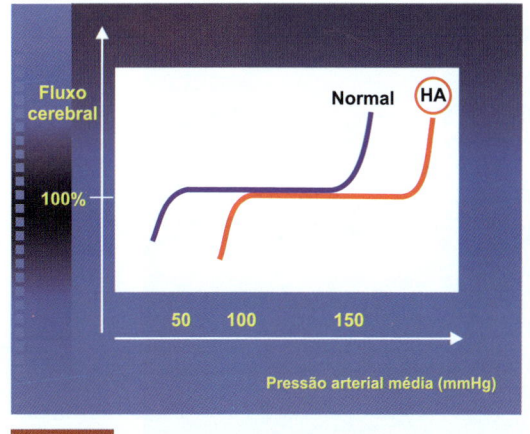

FIGURA 30.2
Auto-regulação do fluxo cerebral do indivíduo normal e hipertenso (HA)

TABELA 30.1 Exemplos de emergência hipertensiva

1. Encefalopatia hipertensiva
2. Dissecção aguda da aorta
3. Edema pulmonar agudo
4. Crise desencadeada pelo feocromocitoma
5. Acidente vascular cerebral
   Acidente vascular cerebral isquêmico
   Hemorragia intracerebral
   Hemorragia subaracnóidea
6. Eclampsia
7. Interação da monoamino oxidase com alimentos contendo tiramina
8. Hipertensão associada com doença coronária
9. Hipertensão acelerada ou maligna
10. Hipertensão pós-operatória
11. Uso de drogas ilícitas – cocaína

TABELA 30.2 Características clínicas das emergências hipertensivas

- Pressão arterial
  Usualmente > 220/140 mmHg

- Fundo de olho
  Hemorragia, exsudatos, papiledema

- Aspectos neurológicos
  Enxaqueca, confusão, sonolência, perda visual, tonturas, déficits neurológicos focais, coma

- Aspectos cardíacos
  Íctus impulsivo, 3ª ou 4ª bulha, insuficiência cardíaca

- Sintomas renais
  Uremia, proteinúria, olig[ú]ria

- Sintomas gastrintestinais
  Náuseas, vômitos

ENCEFALOPATIA HIPERTENSIVA

É uma EH grave, podendo o médico intervir e mudar a história natural do processo, que geralmente leva a seqüelas. Resulta da hiperperfusão do cérebro quando os limites da auto-regulação são ultrapassados, levando a edema cerebral, pequenas hemorragias e microinfartos. Se não-tratada de imediato, pode levar o paciente rapidamente para o coma e a morte. No exame de fundo de olho, por ser a artéria oftálmica ramo da artéria carótida interna, evidenciamos a situação cerebral, com a presença de exsudatos, hemorragias e edema de papila.[6]

O local inicial de ruptura da barreira hematoencefálica durante a hipertensão aguda ocorre nas vênulas cerebrais, e não nos capilares ou arteríolas. As arteríolas cerebrais estão protegidas por camadas de músculo liso, e o estresse nas paredes desses vasos não pode ser aumentado significativamente por causa de seu pequeno diâmetro. Como possuem um diâmetro maior e não têm musculatura lisa, as vênulas são mais vulneráveis ao estresse pressórico. Ocorre, então, ativação dos nervos simpáticos, atenuando o aumento do fluxo cerebral durante a elevação aguda dos níveis pressóricos e desencadeando leve proteção contra a quebra da barreira hematoencefálica. A quebra da auto-regulação está muito mais relacionada com a ativação dos canais de potássio dependentes do cálcio, e não é simplesmente um fenômeno passivo mecânico. O balanço entre o simpático e o parassimpático influencia sobremaneira a modulação do fluxo cerebral durante a elevação pressórica aguda.[7]

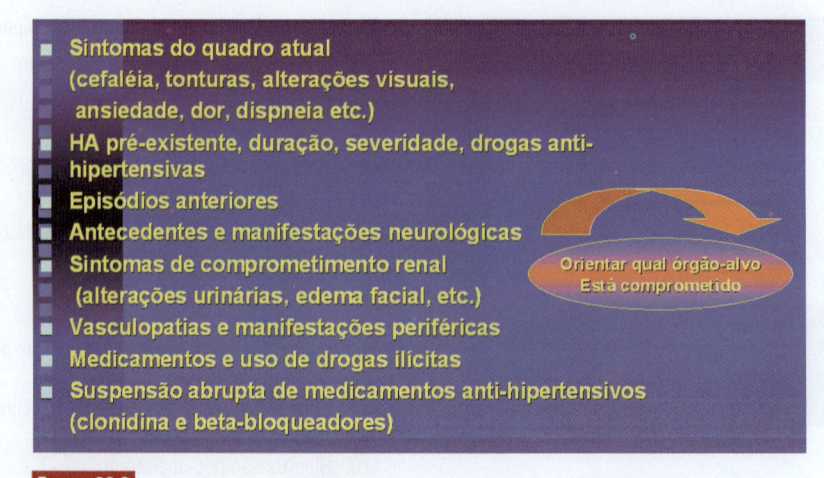

- Sintomas do quadro atual
  (cefaléia, tonturas, alterações visuais, ansiedade, dor, dispneia etc.)
- HA pré-existente, duração, severidade, drogas anti-hipertensivas
- Episódios anteriores
- Antecedentes e manifestações neurológicas
- Sintomas de comprometimento renal
  (alterações urinárias, edema facial, etc.)
- Vasculopatias e manifestações periféricas
- Medicamentos e uso de drogas ilícitas
- Suspensão abrupta de medicamentos anti-hipertensivos
  (clonidina e beta-bloqueadores)

Orientar qual órgão-alvo está comprometido

FIGURA 30.3
Abordagem clínica nas emergências hipertensivas (orientação de qual órgão-alvo comprometido)

APRESENTAÇÃO CLÍNICA

Ocorrem sinais de disfunção cerebral difusa ou multifocal, em que na maioria dos casos a resolução clínica é rápida e efetiva com o tratamento. Geralmente os níveis pressóricos são exageradamente elevados (> 250/150 mmHg), com exceção de pacientes pediátricos e, gestantes, nos quais a encefalopatia pode ocorrer em níveis pressóricos modestos. A encefalopatia pode apresentar uma série de sinais e sintomas (Tabela 30.3).[8]

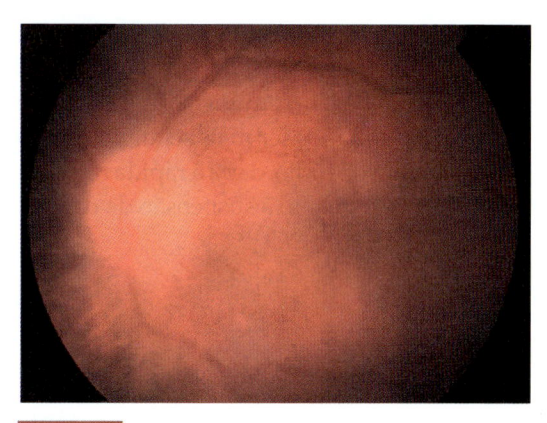

FIGURA 30.4
Fundo de olho de paciente com emergência hipertensiva. Observar o edema de papila e o espasmo arteriolar

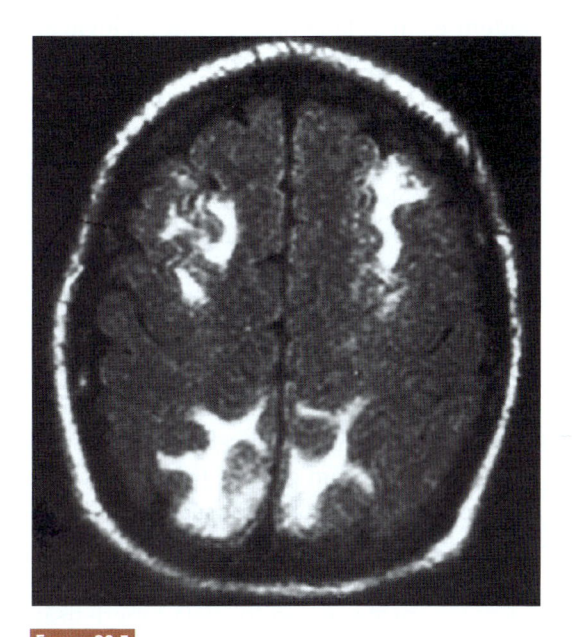

TABELA 30.3 Principais sinais e sintomas da encefalopatia hipertensiva

Náuseas e vômitos
Borramento visual
Perda transitória da visão
Sonolência
Confusão, ansiedade

Fundo de olho. Papiledema
    Hemorragia retiniana
    Exsudatos

O exame de fundo de olho é muito importante: nele podemos encontrar constrições localizadas nos vasos retinianos e edema de papila, o qual não é um achado *sine qua non* da encefalopatia hipertensiva.

As principais causas etiológicas da EH são a hipertensão arterial não-tratada, doenças renais, doença vascular renal, feocromocitoma e eclampsia. O diagnóstico diferencial deve ser feito com lesões do sistema nervoso central, acidente vascular cerebral, drogas, vasculites, uremia e, de capital importância, tumores cerebrais. A tomografia computadorizada pode mostrar compressão dos ventrículos laterais, e a ressonância nuclear magnética, edema cerebral no cerebelo e tronco cerebral. Há também tendência de o edema se localizar nos lobos occipitais, levando a cegueira cortical.

FIGURA 30.5
Ressonância magnética de encefalopatia hipertensiva. Observar os sinais confluentes no lobo occipital e parietal posterior da substância branca (síndrome da leucoencefalopatia posterior)

No tratamento da EH a droga de escolha é o nitroprussiato de sódio, devendo a dose ser ajustada para que a PA se reduza gradualmente para 140 a 160 mmHg de sistólica e para 90 a 110 mmHg de diastólica, em período de 2 a 3 horas, e não mais que 25% dos valores estimados de pressão arterial média. Alguns autores recomendam o uso de diazóxido ou labetalol endovenoso, porém, em vista da gravidade do caso, acreditamos ser mais seguro o uso do nitroprussiato de sódio, dada a rápida resposta tanto à infusão quanto à suspensão da droga.[9]

ACIDENTE VASCULAR CEREBRAL

É notório que os pacientes com acidente vascular cerebral (AVC) quando chegam ao hospital, mesmo sem história prévia de hipertensão arterial (HA), estão quase todos com os níveis pressóricos elevados. Diversos fatores podem estar relacionados com a elevação da pressão arterial (PA), entre eles estresse hospitalar, dor, náuseas e vômitos, confusão e ansiedade. O verdadeiro significado dessa elevação ainda é desconhecido. Mecanismos e efeitos da elevação da pressão arterial ainda não estão totalmente esclarecidos. Não se sabe se essa pressão elevada é uma resposta de alerta do cérebro à tendência de quebra da barreira hematoencefálica e de formação de edema ou se é uma resposta benéfica para aumentar a perfusão cerebral.[10]

Acidente vascular cerebral isquêmico (AVCi). Ocorre com grande freqüência, e as principais causas etiológicas são a embolia de origem cardíaca, a trombose de placas ateroscleróticas em vasos cerebrais e a trombose dos microaneurismas causados pela hipertensão crônica.

Existe muita controvérsia na literatura quanto a o que fazer no paciente com AVC em relação aos níveis pressóricos elevados. Não há evidências de que a redução dos níveis pressóricos no AVC agudo seja benéfica, mesmo em níveis pressóricos extremamente elevados. Com grande freqüência, a elevação da PA na fase aguda do acidente vascular cerebral isquêmico é freqüente, e na evolução clínica a pressão arterial se normaliza sem a intervenção ativa medicamentosa.[11]

Em um grande estudo (*IST Collaborative Group*) com mais de 17.000 pacientes, verificou-se que valores pressóricos excessivamente baixos ou elevados se associavam a um prognóstico pior. Os valores de pressão arterial sistólica (PAS) entre 150 e 180 mmHg foram os que estavam associados a um melhor prognóstico[12]. A recomendação no AVC isquêmico é de não serem administrados medicamentos anti-hipertensivos, a não ser que haja complicações paralelas, tais como doença arterial coronária em atividade, dissecção de aorta ou outras complicações em que a pressão elevada possa colocar em risco a vida do paciente. Valores de pressão acima de 220 mmHg para a PAS e/ou de 120 mmHg para a pressão arterial diastólica (PAD) também são indicativos de tratamento ativo. Essa redução deve ser lenta, evitando-se reduções bruscas, porém ainda não há consenso da velocidade de redução nem dos níveis alvo da redução.[13]

Também não existe consenso a respeito de qual medicamento é o mais indicado. Podem ser utilizados medicamentos de uso oral, tais como captopril ou nicardipino, em doses fracionadas. Caso necessário medicamentos de uso parenteral, o labetalol e o enalaprilato são indicados.

HEMORRAGIA CEREBRAL

A hemorragia cerebral pode ser hemorragia intracerebral (HIC) e hemorragia subaracnóidea (HSA). A primeira é duas vezes mais comum, e a segunda, muito mais propensa a levar ao óbito e a seqüelas graves.

Na HIC, a idade avançada e a HA são os principais fatores de risco. As alterações fisiopatológicas nas pequenas artérias e arteríolas devido a HA crônica são as principais e mais importantes causas.

Na Tabela 30.4 encontram-se as principais causas de hemorragia intracerebral.

TABELA 30.4 Principais causas de hemorragia intra cerebral

- Hipertensão arterial não-controlada
- Malformações vasculares
- Ruptura de aneurismas
- Alterações na coagulação
- Agentes trombolíticos
- Transformação hemorrágica do AVC isquêmico
- Sangramentos em tumores
- Uso de drogas ilícitas

TABELA 30.6 Sugestão de medicamentos no acidente vascular cerebral

- Nitroprussiato de sódio: 0,5-10 $\mu g \cdot kg^{-1} \cdot min^{-1}$
- Labetalol: 5-100 mg/h em *bolus* intermitentes de doses de 10-40 mg, ou infusão contínua de 2-8 mg/min
- Esmolol: 500 $\mu g/kg$ inicial e manutenção de 50-200 $\mu g \cdot kg^{-1} \cdot min^{-1}$
- Hidralazina: 10-20 mg de 4-6h
- Enalapril 0,625-1,2 mg de 6h

A apresentação clínica clássica é a apresentação do quadro súbito de um déficit neurológico focal que pode progredir rapidamente, em geral acompanhado de dores de cabeça, náuseas e vômitos, alterações do nível de consciência e pressão arterial elevada.

Em relação à pressão arterial elevada ainda permanece controverso se a redução da PA na fase aguda é ou não benéfica. O comprometimento da perfusão cerebral de tecidos ainda viáveis com queda da PA e por outro lado os níveis pressóricos elevados podem interferir na evolução, aumentando a área do infarto com probabilidades não-desprezíveis. Em níveis pressóricos abaixo de 150 mmHg para a PAS, houve redução sensível do aumento do hematoma.

A Tabela 30.5 mostra o algoritmo para a redução dos níveis pressóricos no paciente com HIC.

TABELA 30.5 Manuseio da pressão arterial elevada na hemorragia intracraniana

1. Se PAS > 230 mmHg ou PAD > 140 mmHg, utilizar nitroprussiato de sódio
2. Se PAS está entre 180 e 230 mmHg, PAD entre 105 e 140 mmHg ou pressão arterial média ≥ 130 mmHg, instituir tratamento medicamentoso intravenoso com labetalol, esmolol ou enalapril em baixas doses
3. Se PAS < 180 mmHg e PAD < 105 mmHg, não utilizar medicamentos anti-hipertensivos

Na hemorragia subaracnóidea ocorre intenso vasoespasmo, e os níveis pressóricos em geral estão elevados de maneira intensa, podendo ser simplesmente reflexo da própria isquemia cerebral. Nos pacientes conscientes, não se devem reduzir os níveis pressóricos, somente em níveis críticos; os valores ainda não foram tipificados na literatura. É consenso porém nas diversas publicações que, se durante o tratamento anti-hipertensivo se o paciente apresentar alterações do nível de consciência, a medicação anti-hipertensiva deve ser suspensa. Não existe consenso do melhor medicamento mais indicado. O nimodipino pode ser utilizado, pois tem grande capacidade de reverter o vasoespasmo, porém o nitroprussiato tem indicação na ausência de outros medicamentos, tais como o enalaprilato ou o labetalol.[14]

EDEMA AGUDO DE PULMÃO

O ventrículo esquerdo na hipertensão arterial pode apresentar disfunção tanto do tipo sistólica, por diminuição da contração, como diastólica, com comprometimento da distensibilidade, além da possível presença de fatores isquêmicos. Dessa forma, um aumento da pós-carga pode levar à falência do ventrículo esquerdo, resultando em edema pulmonar.

A redução imediata dessa situação se impõe; para diminuir o trabalho e assim a falência ventricular esquerda, o agente de escolha é o nitroprussiato de sódio, pois reduz tanto a pós-carga quanto a pré-carga, diminuindo assim a impedância na aorta.

HIPERTENSÃO ASSOCIADA A DOENÇA CORONÁRIA

Muitas vezes as síndromes miocárdicas isquêmicas agudas são acompanhadas de hipertensão arterial. Esses níveis pressóricos aumentados podem levar a conseqüências mais sérias, como o aparecimento e/ou aumento da área de necrose, com piora do prognóstico. A droga de escolha nessas situações é a nitroglicerina, associada ou não ao nitroprussiato de sódio ou a beta-bloqueadores. A redução da PA é um adjuvante no tratamento dessa emergência, cujo objetivo primordial é restaurar a adequada circulação coronária. Alguns tipos de vasodilatadores não devem ser utilizados em presença de insuficiência coronária, como a hidralazina, o minoxidil e o diazóxido, pois podem deflagrar reflexos simpáticos, com acentuada taquicardia, aumento do consumo de oxigênio e piora do quadro isquêmico.

DISSECÇÃO AGUDA DA AORTA

A hipertensão arterial é encontrada em 80% dos casos de dissecção aguda da aorta, devendo a terapêutica anti-hipertensiva ser instituída de imediato. Com o objetivo de diminuir a onda de dissecção, é importante diminuir a força de contração do coração com o uso de drogas que diminuam a DP/DT (isto é, a variação da pressão exercida pelo coração em relação ao tempo), decrescendo assim a força de pressão que aumentaria a delaminação da aorta. As drogas recomendadas incluem reserpina, trimetafam, guanetidina e os beta-bloqueadores, mais utilizados atualmente. O nitroprussiato de sódio deve ser utilizado após o coração estar sob o efeito de algumas dessas drogas, diminuindo assim a estimulação adrenérgica inicial. O uso de diazóxido ou hidralazina não é aconselhado por deflagrar reflexos simpáticos que podem levar a piora do quadro de dissecção. A PA deve ser reduzida de imediato em período de 15 a 30 minutos com o objetivo de se manter a sistólica entre 100 e 120 mmHg, com pressão arterial média não superior a 80 mmHg.[16]

AUMENTO DAS CATECOLAMINAS CIRCULANTES

O feocromocitoma, a interação de drogas com alimentos contendo inibidores da monoamino oxidase, o rebote causado pela suspensão da clonidina ou do guanabenz, ingestão de agentes simpaticomiméticos como a cocaína podem levar a emergências hipertensivas devido a aumento importante das catecolaminas circulantes. Nesses casos, a medicação de escolha é a fentolamina intravenosa, que controlará a pressão em alguns minutos, seguida de uma infusão contínua ou da própria fentolamina ou de nitroprussiato de sódio.[17]

ECLAMPSIA

Eclampsia é a hipertensão acompanhada de proteinúria e ou edema após a 20ª semana de gestação, associada a convulsões não-decorrentes de doença neurológica, havendo nessas situações aumento da taxa de mortalidade materno-fetal. Não há evidências de que o tratamento da hipertensão arterial crônica possa prevenir o aparecimento da eclampsia. Havendo maturidade fetal, o trabalho de parto deve ser induzido, e optando-se pelo uso de drogas anti-hipertensivas, deve-se ter em mente que com a redução da PA pode haver diminuição do fluxo sangüíneo placentário, com possíveis conseqüências para o feto.[18]

Muitos dos casos ocorrem no terceiro trimestre da gravidez ou dentro das primeiras 48h do parto. As causas da pré-eclampsia e eclampsia são desconhecidas. Existem diversas teorias; genéticas, imunológicas, endocrinológicas, nutricionais, infecciosas, porém uma causa definitiva ainda não foi identificada. Ocorre também mais freqüentemente em pacientes com alterações trombóticas, tais como manifestação do fator V de Leiden, deficiência de proteína S e C e aumentos de anticorpos antifosfolipídios.[19]

A formação anormal da placenta é uma teoria simpática. As alterações nas artérias espirais da placenta comprometem o fluxo sangüíneo, e essa hipóxia uteroplacentária libera uma série de substâncias que na circulação sistêmica são tóxicas para o endotélio materno.[19]

Há também a participação de uma reatividade vascular anormal às substâncias pressóricas endógenas. Há um desbalanço entre as substâncias vasodilatadoras e as vasoconstritoras tais como a endotelina e a angiotensina II, além da falência em produzir óxido nítrico.

A resistência a insulina, que é a marca registrada da gravidez, com acentuação da hiperinsulinemia, pode aumentar a atividade do sistema nervoso simpático e a vasoconstrição. Outros fatores tais como aumento da atividade do SRAA, alterações imunológicas, fatores genéticos e alterações do metabolismo do cálcio, participam desse complexo mecanismo fisiopatológico.

Provavelmente a placenta e as membranas fetais têm algum papel, porque o processo é rapidamente resolvido após o parto. A eclampsia e a pré-eclampsia provocam um processo degenerativo rápido em diversos órgãos, tais como SNC e sistemas hematológico, hepático, renal e cardiovascular.[19]

A prevalência da eclampsia é muito maior em mulheres de classe econômica menos favorecida, idades extremas e primigestas. As pacientes com diabetes melito, gravidez gemelar, hipertensão crônica, doença renal ou pré-eclampsia apresentam uma incidência maior. Aproximadamente 7% das gestações são complicadas com pré-eclampsia, e 0,5-2% progridem para eclampsia.[9]

TABELA 30.7 Alterações sistêmicas da eclampsia

Diminuição do volume plasmático
Aumento da viscosidade sangüínea
Hemoconcentração
Coagulopatias
Diminuição da filtração glomerular
Diminuição do fluxo plasmático renal
Necrose periportal
Lesão hepatocelular
Hematoma subcapsular
Edema cerebral
Hemorragia cerebral

As complicações maternas incluem lesão permanente do SNC devido ao sangramento, insuficiência renal e óbito. Para o lado fetal podem ocorrer prematuridade, infartos placentários, retardo do crescimento uterino e hipóxia fetal.

A apresentação clínica pode vir com diversos sintomas, incluindo convulsões tônico-clônicas (focais ou generalizadas).

É muito importante porém o diagnóstico diferencial com tumores, trombose venosa cerebral, intoxicação por drogas, epilepsia, traumatismo de crânio, acidente vascular cerebral e alterações metabólicas. O tratamento da pré-eclampsia e da eclampsia está delineado no Capítulo 23.

HIPERTENSÃO ACELERADA OU MALIGNA

A hipertensão acelerada ou maligna ocorre quando a pressão arterial diastólica excede 120 mmHg, com alterações no fundo de olho de grau III ou IV de K-W e lesões em órgãos-alvo. A admissão em centro de terapia intensiva se torna imperativa, com o tratamento imediato com nitroprussiato de sódio. Os agentes alternativos são o diazóxido e o trimetafam, porém devem ser evitados os diuréticos e beta-bloqueadores.[20-21]

HIPERTENSÃO PÓS-OPERATÓRIA

Muitas vezes a hipertensão pós-operatória não é considerada uma emergência hipertensiva, porém drogas intravenosas são freqüentemente usadas no controle desses pacientes, pois não é possível o uso da via oral. Alguns tipos de cirurgias envolvendo artérias coronárias, vasos renais e carótidas são muitas vezes seguidos de hipertensão de níveis variados no pós-operatório imediato, com potencial para lesar a integridade das suturas vasculares. O nitroprussiato de sódio e o nicardipino são as drogas de escolha, mesmo em cirurgias que envolveram as artérias coronárias.

A Tabela 30.8 resume as drogas preferenciais e alternativas para o tratamento das emergências hipertensivas.

PRINCIPAIS DROGAS UTILIZADAS

Nitroprussiato de Sódio

É um potente vasodilatador tanto arterial quanto venoso, diminuindo a pré-e a pós-carga. A via metabólica final é o aumento do cGMP, que relaxa a musculatura lisa. É metabolizado em cianogênio, que é convertido em tiocianato, podendo provocar intoxicação em usos muito prolongados, ocorrendo hiper-reflexia, piora do quadro neurológico e acidose metabólica. Nesses casos o paciente pode desenvolver depressão do sistema nervoso central, acidose láctea e instabilidade cardiovascular, e em alguns é necessária a instituição de diálise para eliminar o tiocianato.

Nitroglicerina

Provoca vasodilatação arteriolar e venosa. Utilizada nas emergências envolvendo as síndromes coronárias. Geralmente o ácido acetilsalicílico aumenta as concentrações séricas do nitrato. A hipotensão ortostática severa pode ocorrer com a administração concomitante de bloqueadores de canais de cálcio.[21]

Bloqueadores de Canais de Cálcio

O nicardipino, diferentemente de outros bloqueadores de canais de cálcio, tem um bom desempenho nas crises hipertensivas, principalmente devido ao uso endovenoso, podendo ser titulado com facilidade. Reduz a isquemia tanto cerebral quanto cardíaca, e é uma droga de escolha na hipertensão pós-operatória.

TABELA 30.8 Medicamentos utilizados nas diferentes manifestações clínicas associadas às crises hipertensivas

Manifestações clínicas	Drogas preferenciais	Drogas alternativas
Encefalopatia hipertensiva	Nitroprussiato de sódio	Diazóxido ou labetalol
Hemorragia intracraniana	Nitroprussiato de sódio	Nimodipino
Edema agudo de pulmão	Nitroprussiato de sódio	
Coronariopatia	Nitroglicerina + beta-bloqueadores	Nitroprussiato de sódio
Dissecção aórtica	Nitroprussiato de sódio + beta-bloqueadores	Reserpina; trimetafan; guanetidina
Aumento de catecolaminas circulantes	Fentolamina	Nitroprussiato de sódio
Eclampsia	Alfa-metildopa ou hidralazina	Antagonista do cálcio; beta-bloqueadores
HA acelerada	Nitroprussiato de sódio	Diazóxido; trimetafam
Hipertensão pós-operatória	Nitroprussiato de sódio ou nicardipino	

A nifedipina, droga muito utilizada no passado, deve ser totalmente proscrita do tratamento das crises hipertensivas, devido ao grande número de efeitos colaterais graves. A administração oral, apesar de não haver absorção na mucosa bucal, é rapidamente absorvida no estômago, podendo reduzir acentuadamente os níveis pressóricos, levando à isquemia de diversos órgãos, principalmente cérebro e coração (Fig. 30.6).

Bloqueadores Adrenérgicos

O labetalol é um bloqueador alfa e beta, que, utilizado na forma intravenosa, produz redução dos níveis pressóricos. Os efeitos se iniciam 5 min após a administração e se perpetuam por 4 a 6h. A rápida queda da PA resulta em queda da resistência vascular cerebral e pequena queda do débito cardíaco.

Diazóxido

É raramente utilizado por, em doses elevadas, provocar hipotensão severa. Pode causar taquicardia reflexa, hiperglicemia, hiperuricemia e retenção de sódio e água.

Age relaxando a musculatura lisa arteriolar. Tem início de ação dentro do primeiro minuto de infusão, com pico de ação após 10 min, com ação de 3 a 8h.

Clonidina

É uma medicação largamente utilizada nas urgências hipertensivas, pois diminui menos acentuadamente os níveis pressóricos, e é de excelente escolha quando a pressão arterial não deve ser reduzida rapidamente.

Hidralazina

É um vasodilatador arteriolar direto. Provoca bradicardia reflexa, aumentando o consumo de oxigênio pelo miocárdio. Esse fármaco deve ficar restrito às grávidas com pré-eclampsia. A maior vantagem é não piorar o fluxo sangüíneo uterino, e em alguns pacientes até o aumenta. Está contra-indicada nos pacientes com doença coronária. Seu uso está associado a taquicardia reflexa, retenção de sódio e água, e em alguns casos tem sido observado aumento da pressão intracraniana.

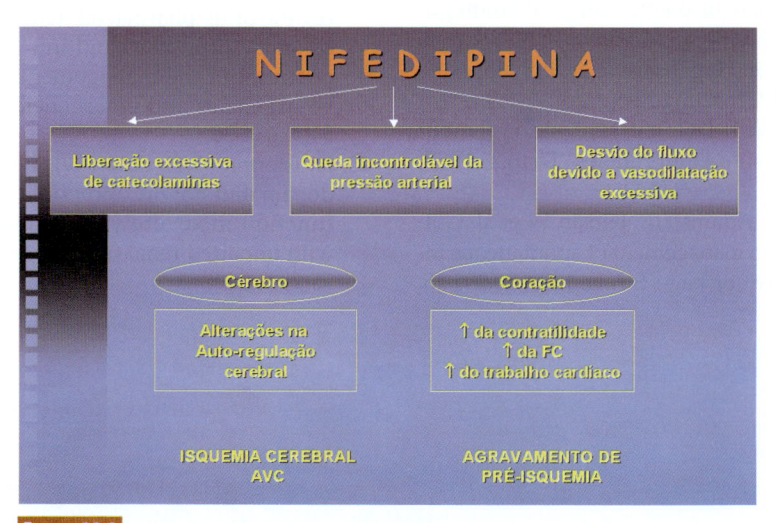

FIGURA 30.6
Efeitos deletérios do nifedipino nas emergências hipertensivas

Foram descritos casos de infarto do miocárdio com seu uso, por isso é formalmente contra-indicado nos pacientes com síndrome coronária aguda.[22]

Inibidores da ECA

O captopril sublingual pode ser uma opção efetiva em pacientes com urgência hipertensiva. Os efeitos ocorrem em 5 min e persistem por 4h, e os efeitos colaterais são desprezíveis.[23]

■ REFERÊNCIAS BIBLIOGRÁFICAS

1. Gifford RW Jr. Management of hypertensive crises. JAMA 1991; 266(6):829-35.
2. VA Cooperative Study Group. JAMA 1967; 202:1028-34.
3. Houston MC. Pathophysiology, clinical aspects, and treatment of hypertensive crises. Prog Cardiovasc Dis 1989; 32:99-148.
4. Ram CV. Hypertensive crisis. Cardiol Clin 1984, 2:211-25.
5. Lip GY, Beevers M, Beevers G. The failure of malignant hypertension to decline: a survey of 24 years' experience in a multiracial population in England. J Hypertens 1994; 12(11):1297-305.
6. Kontos HA. Regulation of the cerebral circulation. Annu Rev Physiol 1981, 43:397-407.
7. Strandgard S, Paulson OB. Cerebral autoregulation. Stroke 1984; 15:413-5.
8. Finnerty FA Jr. Hypertensive encephalopathy. Am J Med 1972; 52(5):672-8.
9. Garcia JY, Vidt,DG. Current management of hypertensive emergencies. Drugs, 1987, 34:263-78.
10. Broderick JP, Adams HP, Barsan W et al. Guidelines for the management of spontaneous intracerebral hemorrhage. Stroke 1999; 30:905-15.
11. Ohwaki K, Yano E, Nagashima H et al. Blood pressure in acute intracerebral hemorrhage. Stroke 2004; 35:1364-7.
12. Lalouschek WL, Lang W, Bath PMV et al. Blood pressure and clinical outcome in acute ischemic stroke. Stroke 2002; 33:2548-52.
13. Leonardi-Bee J, Bath PMW, Phillips SJ et al. Blood pressure and clinical outcomes in the International Stroke Trial. Stroke 2002; 33:1315-20.
14. Lavin P. Management of cerebral infarction or transient ischemic attacks. (Letter) Arch Intern Med 1990; 150(3):692-4.
15. Vidt DG. Emergency room management of hypertensive urgencies and emergencies. J Clin Hypertens 2001; 3(3):158-64.
16. Kaplan NM. Hypertensive crises. In: Kaplan NM. Clinical hypertension. 6th ed. Baltimore: Williams & Wilkins, 1994:281-97.
17. Kaplan NM. Pheochromocytoma. In: Kaplan NM. Clinical hypertension. 6th ed. Baltimore: Williams & Wilkins, 1994, 6 pp. 367-87.
18. Ram CV. Management of hypertensive emergencies: changing therapeutic options. Am Heart J 1991, 122:356-63.
19. Lindheimer MD, Akbari A. Hypertension in pregnant women. I Hypertension- Oparil-Weber. A Companion to Brenner and Rector's The Kidney. W. B. Saunders Company. P. 688-701.
20. Baer L, Parra-Carrilo JZ, Radichevich I et al. Detection of renovascular hypertension with angiotensin II blockade. Ann Intern Med 1977; 86(3):257-60.
21. Calhoun DA, Oparil S. Treatment of hypertensive crises. N Engl J Med 1990, 323:1177-83.
22. Brogden RN, Markham A. Fenoldopam: a review of its pharmacodynamic and pharmacokinetic properties and intravenous clinical potential in the management of hypertensive urgencies and emergencies. Drugs 1997; 54(4):634-50.
23. Shusterman NH, Elliott WJ, White WB. Fenoldopam, but not nitroprusside, improves renal function in severely hypertensive patients with impaired renal function. Am J Med 1993; 95(2):161-8.

31
Leitura Crítica dos Grandes Ensaios Clínicos em Hipertensão Arterial

Flávio Danni Fuchs

O entendimento contemporâneo sobre os riscos que a elevação de pressão arterial representa para o sistema cardiovascular foi moldado em paralelo por grandes estudos de coorte que delimitaram o risco propiciado pela elevação sustentada da pressão arterial e pelo resultado de estudos que avaliaram o benefício do tratamento. Estudos de coorte revisados em conjunto[1] demonstraram que os riscos decorrentes da elevação da pressão arterial aumentam de forma constante a partir de 75 mmHg e de 115 mmHg de pressões diastólica e sistólica usuais, dobrando a cada 10 mmHg no primeiro caso e a cada 20 mmHg no segundo. A redução desse risco, exatamente na proporção prevista pelos estudos de coorte (50% de redução do risco a cada 20 mmHg de redução de PA sistólica ou 10 mmHg de PA diastólica), foi demonstrada por grande conjunto de ensaios clínicos randomizados que se inscrevem como marcos da pesquisa médica e constituem a base da terapêutica racional em hipertensão arterial.

Os ensaios clínicos clássicos em hipertensão arterial não foram dirigidos à avaliação de eficácia hipotensora de fármacos anti-hipertensivos, mas sim à sua capacidade de prevenir a incidência de infarto do miocárdio, acidente vascular cerebral, insuficiência cardíaca e outras conseqüências, desfechos qualificados como primordiais[2]. Mais de 200.000 pacientes foram alocados nesses estudos, de forma aleatória, a tratamento ativo ou placebo ou a dois ou mais tratamentos ativos. Além do número de pacientes, chama a atenção a logística de seguimento desses pacientes, geralmente feita por mais de 5 anos, depreendendo-se qual foi o custo para a sua realização.

Os primeiros estudos foram financiados por governos de países desenvolvidos, por intermédio de suas agências de fomento e do próprio Ministério da Saúde, no caso dos Estados Unidos. A partir da década de 1990 do século passado foram realizados muitos estudos financiados por grandes corporações farmacêuticas, por exigência de agências reguladoras e pelo seu próprio interesse, em vista do grande mercado em que consiste o tratamento da hipertensão arterial. Muitos desses estudos mais recentes foram sujeitos às diversas formas de ocorrência do viés corporativo[3], representado por um conjunto de ações que visa satisfazer, primariamente, ao interesse comercial de grandes empresas. Assim, ao custear esses estudos e escolher pesquisadores conformes com seus interesses comerciais, moldaram o desenho e a interpretação de muitos estudos, de forma que em alguns trabalhos a própria verdade foi sacrificada ou ocultada. A comercialização agressiva que se seguiu e se segue à divulgação desses estudos terminou por construir uma cultura terapêutica em hipertensão arterial em que o uso de opções pelo menos mais custo-efetivas, como diuréticos em baixas doses, é visto como atraso terapêutico. Em um significativo conjunto de cartas e artigos de opinião publicados no Brasil e na literatura internacional, tenho identificado muitas distorções corporativas. Essa história é contada a seguir.

O ENSAIO CLÍNICO PIONEIRO

O tratamento baseado em diurético foi o primeiro a ser testado em ensaio clínico randomizado e controlado por placebo[4]. Os cuidados com a realização desse estudo são exemplares, incluindo conferência de adesão, seleção de pacientes sob internação, cegamento e outros controles ímpares à época de sua realização. O tratamento ativo consistia em diurético tiazídico, reserpina e hidralazina. Em reclassificação de seus desfechos, demonstramos que após 2 anos de seguimento houve acentuado benefício em pacientes com pressão diastólica superior a 115 mmHg, com número necessário para tratar (NNT) de somente 6 pacientes para prevenir um evento cardiovascular maior[5]. Eficácia similar foi demonstrada em pacientes com diastólica entre 105 e 114 mmHg, ainda que com menor benefício absoluto (NNT = 35 pacientes por ano). Em pacientes com pressão entre 90 e 104 mmHg, reconhecida como leve naquela época, o tratamento ativo não foi superior a placebo, devido ao menor risco absoluto nessa faixa de pressão arterial e à reduzida amostra.[6]

OS ENSAIOS CLÍNICOS COMPARATIVOS COM PLACEBO

Mais de 30.000 pacientes com hipertensão leve a moderada foram randomizados em estudos subseqüentes para tratamento ativo ou placebo. Os primeiros estudos, revisados em conjunto[7], foram conduzidos predominantemente em pacientes jovens e os demais em pacientes idosos[8-10]. Na maior parte deles, o fármaco inicial era um diurético tiazídico e o segundo, um beta-bloqueador, principalmente o propranolol. Em alguns a seqüência era inversa. Em somente um estudo com idosos houve comparação entre um diurético tiazídico associado como amilorida, atenolol e placebo.[9]

Houve redução de 40% na incidência de doença cerebrovascular, atingindo o previsto por estudos observacionais. A redução de 16% na incidência de doença arterial coronária em estudos com pacientes jovens, entretanto, foi menor do que os 25% antecipados por estudos observacionais.[7]

Atribuiu-se essa diferença de eficácia a efeito indesejável do diurético sobre o metabolismo de carboidratos e lipídios, um achado de estudos com curta duração e que se contrapunha a observações mais poderosas[11-13]. Essa pressuposta desvantagem de diuréticos diante de outros anti-hipertensivos, livres de efeitos metabólicos, levou à sua ampla substituição como fármacos de primeira linha em todo o mundo. Explicação mais consistente para a eficácia menor do que a prevista foi o efeito deletério de diuréticos sobre o balanço de potássio e ácido úrico[14-16]. O próprio efeito hiperglicemiante, sabe-se hoje, é em muito dependente da redução dos níveis de potássio[17]. Nos ensaios clínicos com pacientes idosos, em que o tratamento se baseou em doses baixas de diurético (em um deles acompanhado de diurético poupador de potássio), a magnitude de prevenção de doença arterial coronária foi similar à prevista pelos estudos de coorte[8-10]. Avaliando em conjunto os estudos antigos e reclassificando os participantes pelos agentes usados como primeira opção, Psaty et al.[18] confirmaram a superioridade de baixas doses de diuréticos, as únicas capazes de prevenir doença arterial tanto coronária quanto cerebrovascular (Fig. 31.1). Essa é uma situação peculiar em termos de tratamento, pois doses mais baixas têm maior eficácia. A ineficácia dos beta-bloqueadores foi inesperada, pois se sabe de sua utilidade na prevenção secundária de infarto do miocárdio. A menor eficácia em idosos, particularmente de atenolol, pode ser a explicação.[9]

Somente um representante de outros grupos, o nitrendipino, foi comparado a placebo em ensaio clínico com pacientes com hipertensão arterial[19]. O benefício em participantes idosos com hipertensão sistólica isolada foi similar ao observado no estudo SHEP[8], que utilizou clortalidona como primeira opção.

ENSAIOS CLÍNICOS QUE COMPARARAM DIFERENTES AGENTES ANTI-HIPERTENSIVOS

Esses ensaios foram realizados sob o pressuposto de que as alternativas antigas fossem menos eficazes. Contaram, também, com a exigência de organismos reguladores e com o interesse comercial da indústria farmacêutica, que patrocinou a maioria deles. Alguns incluíram comparações inadequadas e outros apresentaram fortes vieses de interpretação quando da publicação dos resultados.

Muitos estudos compararam novas alternativas com beta-bloqueador ou diurético tomados em conjunto, como grupo único (tratamento tradicional). A faixa etária dos participantes era em geral elevada. Como

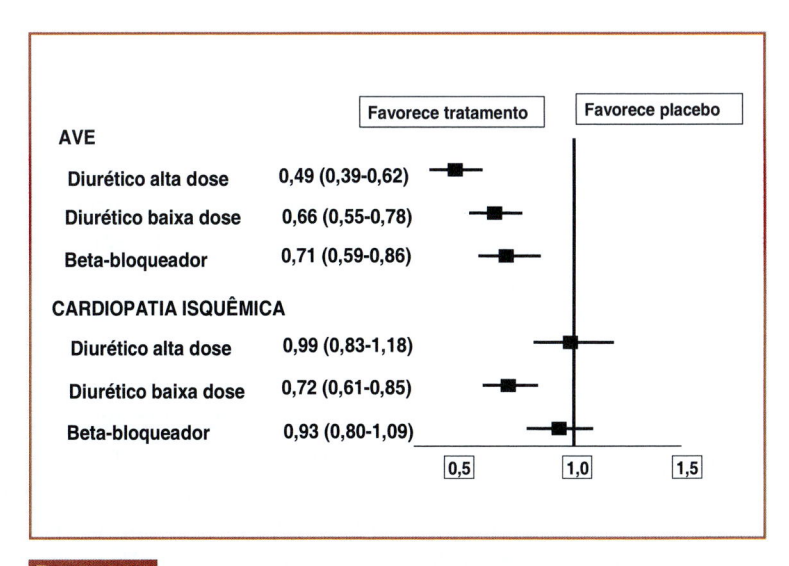

FIGURA 31.1.
Prevenção de desfechos cardiovasculares de acordo com a primeira opção em ensaios clínicos (adaptado de Psaty et al. JAMA 1997; 277:739). (AVE= acidente vascular encefálico)

visto anteriormente, beta-bloqueadores não são a melhor opção nessa faixa etária.

No estudo CAPPP[20], o desenho aberto e sem randomização centralizada levou à alocação sistemática de uma proporção desconhecida de participantes. A despeito disso, a única diferença estatisticamente significativa foi a superioridade do tratamento convencional (beta-bloqueador ou diurético) sobre o captopril para a prevenção de AVC.

O estudo STOP-2 comparou bloqueadores do cálcio ou inibidores da ECA com a terapia convencional (beta-bloqueador ou diurético)[21] em pacientes entre 70 e 84 anos. A incidência de eventos clínicos foi similar nas duas estratégias, mas o fato de não se ter comparado fármacos individuais pode ter ocultado diferença entre eles, como tivemos oportunidade de apontar[22]. Além disso, dentre os beta-bloqueadores, foi utilizado pindolol, representante com atividade intrínseca implicado com risco coronário[23]. Em subanálise do STOP-2 houve vantagem do inibidor da ECA sobre o antagonista do cálcio, confirmando evidências indiretas de estudo de casos e controles[24] e análises secundárias de ensaios clínicos [25,26] que implicaram alguns antagonistas do cálcio diidropiridínicos de curta duração de ação com maior risco de infarto do miocárdio comparativamente a outros anti-hipertensivos. Vantagem similar de inibidores da ECA sobre antagonistas do cálcio também foi observada em desfechos renais.[27]

NORDIL[28] foi outro ensaio clínico que comparou, inadequadamente, diltiazem com diurético ou beta-bloqueador. A incidência do desfecho composto foi virtualmente idêntica nos dois grupos, mas 23% dos pacientes suspenderam diltiazem por efeitos adversos, comparativamente a 7% no grupo tratado com beta-bloqueadores ou diuréticos.

O estudo INSIGHT foi bem desenhado e comparou tiazídico associado a poupador de potássio com nifedipino de liberação entérica[29]. Houve 12% a mais de eventos clínicos nos pacientes tratados com nifedipino, como resultado de maior incidência de infarto do miocárdio fatal e insuficiência cardíaca não-fatal. Em reanálise do INSIGHT, tentou-se demonstrar superioridade do nifedipino em pacientes com diabetes[30]. Esse estudo é exemplo lapidar de tendenciosidade de grupos de investigadores vinculados à indústria farmacêutica. No trabalho havia, aparentemente, contagem em dobro de eventos fatais, ou seja, cada óbito teria sido contado como dois eventos fatais (uma vez cardiovascular e outra vez total), como tivemos oportunidade de observar, perguntando se pacientes em ensaios clínicos poderiam morrer duas vezes[31]. Os autores ofereceram explicação alternativa para essa aberração, ou seja, de que na realidade se valeram de desfechos secundários para identificar falsa vantagem do nifedipino[32]. Entre esses desfechos estava até a piora de angina de peito, evento não-definido *a priori* e de discutível aferição em estudos com desfechos primordiais.

Em revisão dos ensaios clínicos comentados, antevi a nítida superioridade de diuréticos para a prevenção de alguns desfechos primordiais e a provável igualdade para a prevenção de outros eventos[33]. Novos estudos publicados após essa revisão incorreram em defeitos similares aos anteriormente comentados, até a publicação dos resultados do ALLHAT.

O estudo LIFE comparou os efeitos do losartan com atenolol em pacientes entre 55 e 80 anos com hipertensão e hipertrofia ventricular esquerda no eletrocardiograma[34]. Houve vantagem do losartan na prevenção de AVC. Trata-se de outro estudo falho, pois comparou o atenolol, antagonista de receptores de angiotensina com alternativa demonstradamente ineficaz em idosos, como novamente pude apontar[35]. Em antigo estudo comparativo, o atenolol já tinha se mostrado inferior até ao metoprolol, outro beta-bloqueador[36]. Em uma metanálise[37], houve novamente a demonstração do que já era conhecido desde a publicação do ensaio clínico inglês com pacientes idosos.[9]

Os resultados do estudo ANBP-2[38], publicados em 2003, demonstraram superioridade do enalapril sobre diurético na prevenção de eventos cardiovasculares em pacientes idosos. O estudo não alocou tratamentos em condição duplo-cega, mas tão-somente a recomendação de iniciar tratamento com uma ou outra opção. Além disso, o benefício se restringiu aos pacientes do sexo masculino, um indicador de inconsistência dos achados.

Um ensaio clínico de porte – CONVINCE[39] – propôs-se a comparar verapamil-COER (*Controled-Onset Extended-Release*) com hidroclorotiazida ou atenolol em relação à mortalidade cardiovascular e a outros desfechos secundários. Não houve diferença na incidência de eventos primordiais (infarto fatal ou não-fatal, acidente vascular encefálico fatal ou não-fatal, mortes relacionadas a doenças cardiovasculares ou mortalidade total) entre os grupos. Identificaram-se maior incidência de morte ou internações por sangramento e insuficiência cardíaca entre os pacientes tratados com verapamil-COER. O estudo foi interrompido por decisão do patrocinador e fabricante do verapamil-COER, alegadamente por limitação financeira. O periódico JAMA, em editorial compartilhado, denunciou que essa decisão implicava grave quebra de pacto entre pesquisadores e pacientes[40]. Houve tendência de superioridade do diurético sobre o atenolol e o verapamil-COER, a despeito do insuficiente poder estatístico do estudo[40]. Na prática, essa apresentação do verapamil foi retirada do mercado em todo o mundo.

O estudo INVEST avaliou o verapamil na prevenção de eventos cardiovasculares[41], comparando-o, novamente, ao atenolol. Teve desenho extremamente complexo, por ser aberto, baseado em estratégias, incorporando também a recomendação para o segundo agente. A despeito da baixa qualidade do estudo, houve destacada igualdade na incidência de eventos em ambos os grupos, com exceção de tendência a superioridade do atenolol em pacientes com insuficiência cardíaca. Depreende-se que, mesmo sendo um anti-hipertensivo de menor utilidade em idosos, ainda é melhor que o verapamil.

■ O ESTUDO ALLHAT

O estudo ALLHAT foi desenhado para comparar a eficácia de representantes de quatro classes de fármacos anti-hipertensivos como primeira escolha no manejo de hipertensão arterial[42]. O desfecho principal foi incidência de doença arterial coronária fatal ou infarto não-fatal, mas tinha poder suficiente para comparar a eficácia dos fármacos em outros desfechos, como mortalidade por todas as causas, acidente vascular cerebral (AVC) e eventos cardiovasculares em diferentes estratos de gênero, raça e em pacientes com e sem diabetes melito. Mais de 40.000 participantes foram alocados para receber clortalidona (12,5 a 25 mg/dia), anlodipino (2,5 a 10 mg/dia), lisinopril (10 a 40 mg/dia) ou doxazosina (2 a 8 mg/dia), em condição duplo-cega.

O braço de doxazosina foi encerrado prematuramente, pois os pacientes tratados com esse alfa-bloqueador apresentaram maior incidência de AVC, eventos cardiovasculares e insuficiência cardíaca do que os tratados com clortalidona.[43]

A incidência de infarto do miocárdio fatal e não-fatal não diferiu entre participantes alocados à clortalidona, ao anlodipino ou ao lisinopril. A incidência de insuficiência cardíaca associada a hospitalização ou morte foi 35% mais freqüente em pacientes tratados com anlodipino em comparação com os tratados com clortalidona. Vários desfechos foram mais freqüentes nos pacientes tratados com lisinopril comparativamente a pacientes tratados com clortalidona: 15% a mais de AVC, 10% a mais de doença cardiovascular, 19% mais casos de insuficiência cardíaca, entre outros. As diferenças entre os tratamentos foram homogêneas para as diversas condições consideradas, como gênero e diabetes prévio. A única interação se deu na prevenção de AVC e doença cardiovascular em pacientes negros, condição em que lisinopril foi particularmente ineficaz.

A pressão sistólica foi significativamente mais alta nos grupos tratados com anlodipino (0,8 mmHg) e lisinopril (2 mmHg) comparativamente a clortalidona. A pressão diastólica foi significativamente mais baixa com anlodipino (0,8 mmHg). Diferenças discretas em parâmetros bioquímicos foram observadas: colesterol (197,2, 195,6, e 195,0 mg/dl), potássio (4,1, 4,4, e 4,5 mEq/l) e glicose em jejum (126,3, 123,7, e 121,5 mg/dl) com clortalidona, anlodipino e lisinopril, respectivamente. Novos casos de diabetes ocorreram em 11,6%, 9,8% e 8,1% dos participantes alocados para clortalidona, anlodipino e lisinopril, respectivamente.

O estudo ALLHAT tem sido sistematicamente criticado desde sua publicação em literatura promocional[44]. A resposta dos autores do ALLHAT é muito consistente[45]. Uma das críticas mais freqüentes diz respeito ao fato de os fármacos de segunda linha, adicionados diante do não-controle com o fármaco inicial, não preencherem critérios de racionalidade farmacodinâmica para associação com inibidores da ECA e antagonistas do cálcio. Como o estudo se propunha a comparar a primeira opção, era claro que os agentes testados não poderiam ser usados como segunda opção, especialmente os diuréticos, tradicionalmente adicionados aos inibidores da ECA. Os grupos tratados com outras opções utilizaram mais fármacos associados e ainda assim tiveram menor redução de pressão arterial e maior incidência de eventos primordiais. Os efeitos cardiovasculares independentes do efeito anti-hipertensivo postulados para os agentes comparados com clortalidona, se existem, não foram capazes de contrabalançar seu menor efeito hipotensor. A crítica sobre a maior incidência de diabetes foi respondida de forma interessante: preferindo-se lisinopril, por exemplo, para diminuir a incidência de diabetes, ter-se-iam, para a população de hipertensos dos Estados Unidos, 80.000 casos fatais a mais por ano. Esses indivíduos não se beneficiariam, evidentemente, da menor incidência de diabetes melito.

A menor eficácia de lisinopril para prevenir AVC em pacientes da raça negra originou a interpretação de que em pacientes brancos pudesse haver superioridade do inibidor da ECA. Em reanálise do estudo ALLHAT, se demonstrou que o anlodipino e o lisinopril não foram superiores à clortalidona para prevenir infarto e AVC em brancos e não-brancos, e que a incidência de insuficiência cardíaca foi menor nas duas raças entre pacientes tratados com clortalidona[46]. Outra publicação recente baseada nos dados do ALLHAT enfocou os efeitos renais do tratamento. Contrariando expectativas teóricas, a incidência de insuficiência renal não diferiu entre os tratados com as medicações testadas, incluindo os pacientes com diabetes melito[47]. Em pacientes com filtração glomerular basal entre 60 e 90 ml/minuto, a incidência de doença renal terminal foi aproximadamente 70% maior nos pacientes tratados com lisinopril e anlodipino comparativamente à clortalidona.

A crítica mais persistente contra a aplicabilidade dos resultados do estudo ALLHAT se baseia no receio da incidência aumentada de diabetes melito. Análise recente enfocou pela primeira vez o risco subseqüente ao desenvolvimento de diabetes em contexto de ensaio clínico[48]. Os novos casos de diabetes apresentaram aumento de risco de desenvolvimento de eventos clínicos, mas, inesperadamente, esses eventos tenderam a ser menos freqüentes nos pacientes tratados com clortalidona. A Fig. 31.2 ilustra dois desses eventos, mostrando que novos casos de infarto foram mais freqüentes entre pacientes tratados com lisinopril e a mortalidade total tendeu a ser maior entre os pacientes tratados com anlodipino. Esses dados reforçam a interpretação de que o efeito anti-hipertensivo, mais eficaz com diuréticos sobrepuja o risco de desenvolvimento de diabetes e que é hora de valorizar mais adequadamente estudos bem-conduzidos avaliando a incidência de desfechos clínicos, e não mecanismos fisiopatológicos.[49]

Muitas revisões sistemáticas ou metanálises desses ensaios clínicos têm sido publicadas, incorporando defeitos dos estudos originais. Em uma delas[50], reiterou-se a idéia de que novas e velhas estratégias anti-hipertensivas são similares na prevenção de eventos cardiovasculares. Tendo agrupado diuréticos e beta-bloqueadores em grupo único, encobre a vantagem dos primeiros. Pelos estudos disponíveis, seria mais adequado considerar diuréticos e beta-bloqueadores separadamente, como tivemos oportunidade de apontar em carta ao periódico[51] e em artigo de revisão[52].

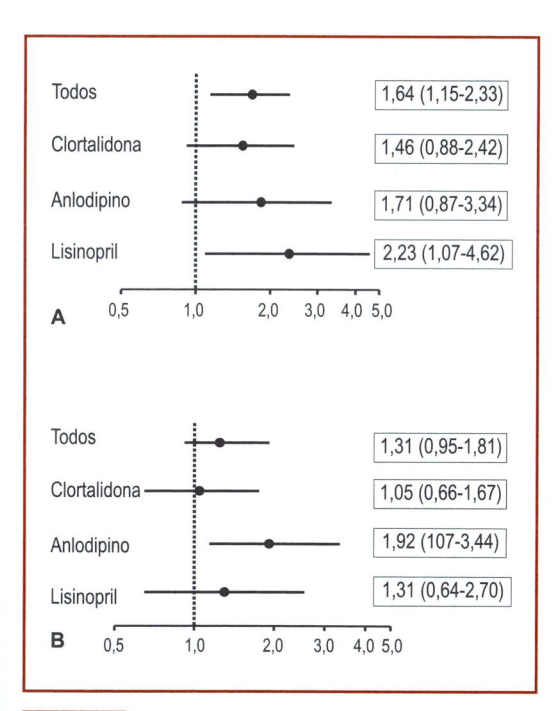

FIGURA 31.3
Comparação entre diurético e inibidores da ECA (*A*) e diuréticos e bloqueadores dos canais de cálcio (*B*) (*network* metanálise) (adaptado de Psaty *et al.* JAMA 2003; 289:2534)

Nova técnica de revisão sistemática confirmou a superioridade de diuréticos sobre as demais opções na prevenção de diversos desfechos primordiais (Fig. 31.3).[53]

■ OS ENSAIOS CLÍNICOS MAIS RECENTES

O estudo VALUE[54] comparou valsartan, em doses crescentes de 80 a 160 mg, com anlodipino, 5 a 10 mg, como primeira opção anti-hipertensiva. O desfecho primário (soma de morte súbita cardíaca, infarto fatal, morte durante procedimento percutâneo ou cirúrgico, morte por insuficiência cardíaca, morte por infarto recente, internação por insuficiência cardíaca

FIGURA 31.2
Risco de infarto (*A*) e morte (*B*) em novos casos de diabetes induzido por tratamento anti-hipertensivo (adaptado de Barzilay JI *et al.* Arch Intern Med 2006;166:2201)

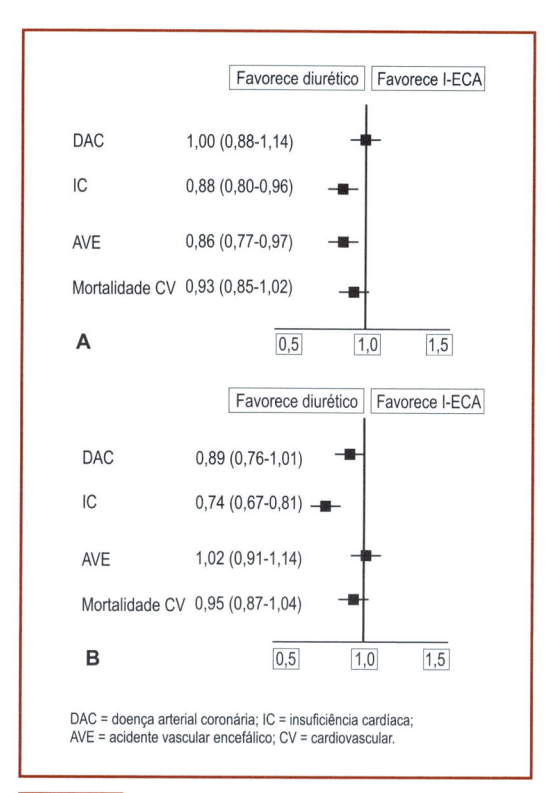

e intervenções de emergência para prevenir infarto) ocorreu com igual freqüência nos pacientes tratados com valsartan ou anlodipino. Houve entretanto 19% a mais de infartos (p = 0,02) e 15% a mais de AVCs (p=0,08) nos pacientes tratados com valsartan. A pressão arterial foi sempre maior, até 4 mmHg na sistólica e 2 mmHg na diastólica no primeiro ano, entre os pacientes tratados com valsartan, apesar de terem recebido bem mais freqüentemente sua dose mais alta e a associação de diurético e outros anti-hipertensivos. Em artigo complementar no mesmo fascículo[55] os autores demonstram que em uma proporção de pacientes em que houve redução similar de pressão arterial entre os dois grupos a incidência dos desfechos clínicos foi também similar. Obviamente não publicaram o terceiro trabalho, com os pacientes em que a redução da pressão arterial foi acentuadamente menor nos tratados com valsartan, nos quais teria havido maior incidência de desfechos clínicos. Esse estudo demonstra, de certa forma, o percebido na prática clínica, ou seja, antagonistas de receptores de angiotensina têm menor efeito hipotensor do que outras opções, necessitando comumente ser acompanhados, até em doses fixas, por diuréticos.

No estudo CAMELOT[56] comparou-se anlodipino (dose teto 10 mg) com enalapril (dose teto 20 mg) e placebo em pacientes com doença arterial coronária documentada e pressão arterial normal. O desfecho primário (morte por causa cardíaca, infarto do miocárdio não-fatal, parada cardíaca ressuscitada, revascularização coronária, hospitalização por angina, hospitalização por insuficiência cardíaca, acidente vascular cerebral não-fatal ou isquemia transitória aguda e como novos casos de doença vascular periférica) ocorreu em 23,1% dos pacientes tratados com placebo, 16,6% dos tratados com anlodipino e 20,2% dos tratados com enalapril, sendo estatisticamente significativa a diferença entre anlodipino e placebo. O maior responsável pela diferença em favor do anlodipino foi a hospitalização por angina de peito. O anlodipino, representante clássico dos antagonistas do cálcio com duração de efeito prolongada, se houve muito bem no estudo, assim como ocorrera no ensaio clínico VALUE e, de certa forma no ALLHAT, no qual só se mostrou inferior a diurético na prevenção de insuficiência cardíaca. A tendência de vantagem sobre o enalapril, entretanto, pode ser explicada por se ter incluído hospitalização por angina como componente do desfecho primário, pois o anlodipino é também um fármaco antianginoso.

O estudo Action[57] comparou nifedipino de liberação entérica lenta com placebo em pacientes com doença arterial coronária estável sintomática. No total, 52% dos pacientes em ambos os grupos tinham pressão superior a 140/90 mmHg. Todos os desfechos primários e secundários foram similares nos dois grupos, com exceção de realização de cinecoronariografias, menos freqüentes nos pacientes tratados com nifedipino, provavelmente devido a seu efeito antianginoso. Esse estudo confirma que o nifedipino, mesmo em apresentação de liberação prolongada, não é boa opção anti-hipertensiva, pois, a despeito de ter havido promovido redução de pressão arterial, não propiciou redução na incidência de desfechos primordiais.

O estudo ASCOT comparou, em desenho fatorial, hipolipemiantes e anti-hipertensivos. A comparação entre anti-hipertensivos incluía abordagem baseada em anlodipino e outra em atenolol[58]. Durante um período, os pacientes recebiam somente esses fármacos, inicialmente na dose de 5 mg (anlodipino) e 50 mg (atenolol), posteriormente dobradas se necessário. Se ainda assim a pressão arterial não fosse controlada, os pacientes tratados com anlodipino que recebiam perindopril e os tratados com atenolol recebiam bendroflumetiazida, seguindo-se outros fármacos em esquema aberto. O estudo foi interrompido precocemente, pois a incidência de AVC, eventos cardiovasculares e mortalidade total foi significativamente menor nos tratados com o primeiro esquema. Esse estudo é outro exemplo da influência de interesses de grandes corporações na realização de ensaios clínicos. Como visto anteriormente, à época do planejamento desse estudo já havia sólida evidência de que atenolol não era superior a placebo na prevenção primária de eventos cardiovasculares em pacientes idosos, como a maior parte dos pacientes do ASCOT. Conseqüentemente, a diferença de pressão arterial sistólica no primeiro ano do estudo chegou a 6 mmHg, razão mais que suficiente para explicar a vantagem da associação de anlodipino com perindopril, que em termos práticos foi comparada a um diurético tiazídico utilizado isoladamente. Comentando esse estudo, tivemos oportunidade de identificar a recorrente e inadequada escolha por atenolol como fármaco de comparação[59]. Realçamos que essa escolha não se dava a despeito das evidências prévias, mas fora feita em face das evidências prévias.

A tendenciosidade no planejamento de estudos de anti-hipertensivos atinge até a pesquisa de mecanismos de ação de medicamentos. Em laborioso experimento recentemente publicado, comparou-se o efeito eutrófico vascular de valsartan com atenolol[60]. Além da escolha de fármaco de comparação menos eficaz, incorreu-se em vários e grotescos erros de análise para identificar superioridade do valsartan, como, mais uma vez, tive oportunidade de apontar.[61]

■ A ESCOLHA DO SEGUNDO FÁRMACO ANTI-HIPERTENSIVO

Significativa proporção de pacientes hipertensos necessita de dois ou mais agentes para adequado controle de pressão arterial. No estudo ALLHAT[42] – que arrolou hipertensos em estágios I e II –, aproximadamente 50% dos participantes utilizaram pelo menos dois fármacos para controlar a pressão arterial. Não foram realizados ensaios clínicos comparativos entre a segunda opção anti-hipertensiva dirigidos à avaliação de incidência de desfechos primordiais. Estudos comparativos que têm a pressão arterial como desfecho são escassos e muitas vezes mal desenhados. Assim, a escolha do segundo agente é ainda orientada por perfil farmacodinâmico (mecanismo de ação), uma evidência de muito baixo peso. Diurético com beta-bloqueador foi a associação mais empregada em ensaios clínicos randomizados. A associação de diurético tiazídico com inibidores da ECA também é racional, pois os segundos podem poupar o potássio espoliado pelos primeiros. Vasodilatadores, como antagonistas do cálcio diidropiridínicos ou hidralazina, podem compor a associação de três fármacos quando necessário, agindo cada um por mecanismo de ação diverso e complementar. Minoxidil pode ser empregado em casos de hipertensão resistente. Verapamil, dilitiazem, clonidina e metildopa são encarados como substitutivos de beta-bloqueadores quando da impossibilidade de empregá-los. Em revisão[62], sugerimos retornar às recomendações originais do Joint National Committee[63], que incluíam a escolha escalonada (*stepped care*), iniciando-se por diurético, adicionando-se antagonista do sistema simpático e encerrando-se com vasodilatador.

■ O USO DE FÁRMACOS ANTI-HIPERTENSIVOS EM PACIENTES COM PRESSÃO ARTERIAL NORMAL

O risco relativo propiciado pela elevação da pressão arterial é constante, como visto anteriormente, e já está presente nas faixas de pré-hipertensão. O aumento do risco basal, como ocorre com o envelhecimento, determina aumento do risco absoluto. O mesmo ocorre em presença de co-morbidades, que tendem a aumentar o risco em magnitude

TABELA 31.1 Ensaios clínicos que demonstraram o benefício do emprego de fármacos anti-hipertensivos em pacientes com pressão arterial normal (adaptado da referência 64)

Condição clínica	Tratamento ativo	Desfecho primário	RRR (95% IC)
Diabetes melito*	Ramipril	IM, AVC ou morte CV	25% (12 a 36)
Evidência de aterosclerose nos territórios coronário, cerebral ou periférico	Ramipril	IM, AVC ou morte CV	22% (14 a 30)#
	Perindopril	IM, morte CV ou parada cardíaca	20% (9 a 29)#
Infarto do miocárdio	Beta-bloqueadores	Recorrência de infarto	22% (16 a 28)
Pós-AVC	Indapamida mais perindopril	AVC	42% (19 a 58)
Insuficiência cardíaca assintomática	Enalapril	Morte CV	12% (–3 a 26)
Insuficiência cardíaca sintomática	Enalapril	Morte CV	18% (6 a 28)
	Captopril		21% (5 a 35)

RRR: redução do risco relativo.
* Em indivíduos com pelo menos 55 anos com outro fator de risco cardiovascular maior (colesterol elevado, HDL-colesterol baixo, fumante ou microalbuminúria).
IM: infarto do miocárdio; CV: cardiovascular.
estimado para toda a coorte, sem diferença significativa entre pacientes hipertensos ou normotensos

similar a dez anos de vida. Assim, mesmo pacientes mais jovens com pressão arterial dentro dos níveis pré-hipertensivos mas com condições clínicas associadas, como diabetes melito, doença aterosclerótica diagnosticada em qualquer território e insuficiência cardíaca, têm maior conseqüência absoluta decorrente da elevação da pressão arterial. Há muitos anos se sabe que o uso de diversos fármacos nessas condições, como beta-bloqueadores e inibidores da ECA em pacientes com infarto prévio ou insuficiência cardíaca, diminui a recorrência de eventos e até a mortalidade. Imaginava-se que os benefícios decorriam, predominantemente, de efeitos pleiotrópicos desses agentes, mas hoje se entende que boa parte senão todo o benefício decorrente pode ser explicado pela redução da pressão arterial. Tive oportunidade de revisar o benefício do uso de anti-hipertensivos nas condições apontadas na Tabela 31.1[64], demonstrando que a intensidade desse benefício foi proporcional à redução da pressão arterial.

Em face dessas evidências, fica claro que não é mais adequado comparar fármacos anti-hipertensivos com placebo mesmo na presença de pressão arterial normal. As corporações farmacêuticas, em uma das ações típicas do viés corporativo, ainda financiam a realização desses estudos, como o estudo PREAMI, publicado em 2006[65], em que se comparou perindopril com placebo em pacientes recuperados de infarto do miocárdio. Os autores pretendiam estudar pacientes com função ventricular normal, mas incluíram pacientes com fração de ejeção tão baixa quanto 40%. O periódico acolheu minha crítica ao desenho desse estudo, que repetiu de certa forma antigos estudos de inibidores da ECA em condições similares, incorrendo, portanto, em deslize ético.[66]

CONCLUSÕES

A análise conjunta desses ensaios clínicos demonstra sua convergência com o resultado dos estudos observacionais que delimitaram o risco da elevação da pressão arterial. O principal fator que explica a eficácia de um anti-hipertensivo em reduzir a incidência de eventos primordiais é sua capacidade de reduzir a pressão arterial[67]. A redução sustentada da pressão arterial sem ocorrência de taquicardia reflexa é provavelmente outra propriedade útil. A hipótese de que alguns fármacos anti-hipertensivos tivessem efeitos protetores vasculares independentes de seu efeito hipotensor, como antagonistas do cálcio e inibidores da ECA no passado, e bloqueadores de receptores da angiotensina atualmente, foi amplamente refutada. Outros efeitos desses medicamentos, particularmente dos inibidores de receptores da angiotensina, se existem no homem sob alto risco de doença cardiovascular, não são capazes de contrabalançar seu menor efeito anti-hipertensivo.

Como primeira opção, diuréticos são pelo menos tão eficazes quanto outras opções anti-hipertensivas para prevenir eventos cardiovasculares em ampla gama de condições, como gravidade de hipertensão, idade, gênero, raça e presença de co-morbidades (eventos clínicos prévios e diabetes melito). Provavelmente devido a seu maior efeito hipotensor, são superiores a outros agentes para prevenir alguns eventos cardiovasculares, como AVC e insuficiência cardíaca. Pela soma das evidências comentadas, reforça-se a idéia, que recorrentemente defendo, de que diuréticos são a primeira escolha para o tratamento da hipertensão arterial.[33,68]

REFERÊNCIAS BIBLIOGRÁFICAS

1. Prospective Studies Collaboration. Age-specific relevance of usual blood pressure to vascular mortality: a meta-analysis of individual data for one million adults in 61 prospective studies. Lancet 2002; 360:1903-13.
2. Fuchs SC, Fuchs FD. Métodos de investigação farmacológico-clínica. In: Fuchs FD, Wannmacher L, Ferreira MBC (eds). Farmacologia Clínica: fundamentos da terapêutica racional. 3a. ed. Guanabara Koogan, Rio de Janeiro, 2004. p. 8-23.
3. Fuchs FD. Therapeutics in clinical cardiovascular practice. Experiences and evidence. Arq Bras Cardiol 2005; 85:72-5.
4. Veterans Administration Cooperative Study Group on Antihypertensive Agents. Effects of treatment on morbidity in hypertension. Results in patients with diastolic blood pressures averaging 115 through 129 mmHg. JAMA 1967; 202:1028-34.
5. Fuchs FD, Klag MJ, Whelton PK. The classics: a tribute to the fiftieth anniversary of the randomized clinical trial. J Clin Epidem 2000; 53: 335-42.
6. Veterans Administration Cooperative Study Group on Antihypertensive Agents. Effects of treatment on morbidity in hypertension. II. Results in patients with diastolic blood pressures averaging 90 through 114 mmHg. JAMA 1970; 213:1143-52.
7. Collins R, Peto R, MacMahon S et al. Blood pressure, stroke, and coronary heart disease. Part 2, Short-term reductions in blood pressure: overview of randomized drug trials in their epidemiological context. Lancet 1990; 335: 827-38.
8. SHEP Cooperative Research Group. Prevention of stroke by antihypertensive drug treatment in older persons with isolated systolic hypertension. JAMA 1991; 265: 3255-64.

9. MRC Working Party. Medical Research Council trial of treatment of hypertension in older adults. Br Med J 1992; 304:405-12.
10. Dahlöf B, Lindholm LH, Hansson L et al. Morbidity and mortality in the Swedish Trial in Old Patients with Hypertension (STOP-Hypertension). Lancet 1991; 338:1281-1285.
11. Neaton JD, Grimm Jr RH, Prineas RJ, Stamler J, Grandits GA, Elmer P et al. Treatment of Mild Hypertension Study (TOMHS): final results. JAMA 1993; 270:713-24.
12. Phillipp T, Anlauf M, Distler A, Holzgreve H, Michaelis J, Wellek S. Randomised, double-blind, multicentre comparison of hydrochlorotiazide, atenolol, nitrendipine, and enalapril in antihypertensive treatment: results of the HANE study. BMJ 1997; 315:154-9.
13. Medical Research Council Working Party. MRC trial of treatment of mild hypertension: principal results. Br Med J 1985; 291:97-104.
14. Siscovick DS, Raghunathan TE, Psaty BM et al. Diuretic therapy for hypertension and the risk of primary cardiac arrest. N Engl J Med 1994; 330:1852-1857.
15. Franse LV, Pahor M, Di Bari M, Somes GW, Cushman WC, Applegate WB. Hypokalemia associated with diuretic use and cardiovascular events in the Systolic Hypertension in the Elderly Program. Hypertension 2000; 35:1025-30.
16. Franse LV, Pahor M, Di Bari M et al. Serum uric acid, diuretic treatment and risk of cardiovascular events in the Systolic Hypertension in the Elderly Program (SHEP). J Hypertens 2000; 18:1149-54.
17. Zillich AJ, Garg J, Basu S et al. Thiazide diuretics, potassium, and the development of diabetes: a quantitative review. Hypertension 2006; 48:219-24.
18. Psaty BM, Smith NL, Siscovick DS et al. Health outcomes associated with antihypertensive therapies used as first-line agents. JAMA 1997; 277:739-45.
19. Staessen JA, Fagard R, Thijs L et al. Randomised double-blind comparison of placebo and active treatment for older patients with isolated systolic hypertension. Lancet 1997; 350:757-64.
20. Hansson L, Lindoholm LH, Niskanen L et al. Effect of angiotensin-converting-enzyme inhibition compared with conventional therapy on cardiovascular morbidity and mortality in hypertension: the Captopril Prevention Project (CAPPP) randomised trial. Lancet 1999; 353:611-6.
21. Hansson L, Lindoholm LH, Ekbom T et al. Randomised trial of old and new antihypertensive drugs in elderly patients: cardiovascular mortality and morbidity in the Swedish Trial in Old Patients with Hypertension-2 study. Lancet 1999; 354:1751-6.
22. Fuchs FD. What does STOP-2 tell us about management of hypertension? [Letter]. Lancet 2000; 355:651.
23. Strandberg TE, Salomaa UV, Naukkarinen VA et al. Cardiovascular morbidity and multifactorial primary prevention: fifteen-year follow-up of the Helsinki Businessmen Study. Nutr Metab Cardiov Dis 1995; 5:7-15.
24. Psaty BM, Heckbert SR, Koepsell TD et al. The risk of myocardial infarction associated with antihypertensive therapies. JAMA 1995; 274:620-5.
25. Estacio RO, Barriet W, Jeffers MS et al. The effect of nisoldipine as compared with enalapril on cardiovascular outcomes in patients with non-insulin-dependent diabetes and hypertension. N Engl J Med 1998; 338:645-52.
26. Tatti P, Pahor M, Byington RP et al. Outcome results of the fosinopril versus Amlodipine Cardiovascular Events Randomized Trial (FACET) in patients with hypertension and NIDDM. Diabetes Care 1998; 21:597-603.
27. Wright JT JR, Bakris G, Greeene T et al. Effect of blood pressure lowering and antihypertensive drug class on progression of hypertensive kidney disease: results from the AASK trial. JAMA 2002; 288:2421-31.
28. Hansson L, Hedner T, Lund-Johansen P et al. Randomised trial of effects of calcium antagonists compared with diuretics and β-blockers on cardiovascular morbidity and mortality in hypertension: the Nordic Diltiazem (NORDIL) study. Lancet 2000; 356:359-65.
29. Brown MJ, Palmer CR, Castaigne A et al. Morbidity and mortality in patients randomised to double-blind treatment with a long-acting calcium-channel blocker or diuretic in the International Nifedipine GITS study (INSIGHT). Lancet 2000; 356:366-72.
30. Mancia G, Brown M, Castaigne A et al; INSIGHT. Outcomes with nifedipine GITS or co-amilozide in hypertensive diabetics and nondiabetics in Intervention as a Goal in Hypertension (INSIGHT). Hypertension 2003;41:431-6.
31. Fuchs FD. May we die twice? Hypertension 2003; 42: e8.
32. Palmer CR, Mancia G. May we die twice (response)? Hypertension 2003; 42: e8.

33. Fuchs FD. Diuretics: again the first step in the treatment of most patients with hypertension. Curr Control Trials Cardiovasc Med 2001; 2: 244-8.
34. Dahlöf B, Devereux RB, Kjeldsen SE et al., for the LIFE study group. Cardiovascular morbidity and mortality in the Losartan Intervention for Endpoint reduction in hypertension study (LIFE): a randomised trial against atenolol. Lancet 2002; 359: 995–1003.
35. Fuchs FD. Losartan for cardiovascular disease in patients with and without diabetes in the LIFE study [Letter]. Lancet 2002; 359:2203.
36. Wikstrand J, Warnold I, Olsson G et al. Primary prevention with metoprolol in patients with hypertension. Mortality results from the MAPHY study. JAMA 1988; 259:1976-82.
37. Lindholm LH, Carlberg B, Samuelsson O. Should beta blockers remain first choice in the treatment of primary hypertension? A meta-analysis. Lancet 2005; 366:1545-53.
38. Wing LM, Reid CM, Ryan P et al. A comparison of outcomes with angiotensin-converting-enzyme inhibitors and diuretics for hypertension in the elderly. N Engl J Med 2003; 348:583-92.
39. Black HR, Elliott WJ, Grandits G et al. CONVINCE Research Group. Principal Results of the Controlled Onset Verapamil Investigation of Cardiovascular End Points (CONVINCE) Trial. JAMA 2003; 289:2073-82.
40. Psaty BM, Rennie D. Stopping medical research to save money: a broken pact with researchers and patients. JAMA 2003; 289:2128-31.
41. Pepine CJ, Handberg EM, Cooper-DeHoff RM et al., for the INVEST Investigators. A calcium antagonist vs a non-calcium antagonist hypertension treatment strategy for patients with coronary artery disease. The International Verapamil-Trandolapril Study (INVEST): a randomized controlled trial. JAMA 2003; 290:2805-16.
42. The Antihypertensive and Lipid-Lowering Treatment to Prevent Heart Attack Trial (ALLHAT). Major outcomes in high-risk hypertensive patients randomized to angiotensin-converting enzyme inhibitor or calcium channel blocker vs diuretic. JAMA 2002; 288:2981-97.
43. ALLHAT Officers. Major cardiovascular events in hypertensive patients randomized to doxazosin vs. chlorthalidone. JAMA 2000; 283:1967-75.
44. Several authors. Long-term cardiovascular consequences of diuretics vs calcium channel blockers vs angiotensin-converting enzyme inhibitors. JAMA 2003; 289:2066-70.
45. Jackson T, Wright JT Jr, Barry R et al. Cutler consequences of diuretics vs calcium channel blockers vs angiotensin-converting enzyme inhibitors — Reply. JAMA 2003; 289:2069-70.
46. Wright JT Jr, Dunn JK, Cutler JA et al., ALLHAT Collaborative Research Group. Outcomes in hypertensive black and nonblack patients treated with chlorthalidone, amlodipine, and lisinopril. JAMA 2005; 293:1595-608.
47. Rahman M, Pressel S, Davis BR et al. Renal outcomes in high-risk hypertensive patients treated with an angiotensin-converting enzyme inhibitor or a calcium channel blocker vs a diuretic: a report from the Antihypertensive and Lipid-Lowering Treatment to Prevent Heart Attack Trial (ALLHAT). Arch Intern Med 2005;165:936-46.
48. Barzilay JI, Davis BR, Cutler JA et al. Fasting glucose levels and incident diabetes mellitus in older nondiabetic adults randomized to Receive 3 different classes of antihypertensive treatment: a report from the Antihypertensive and Lipid-Lowering Treatment to Prevent Heart Attack Trial (ALLHAT). Arch Intern Med 2006; 166:2191-201.
49. Phillips RA. New-onset diabetes mellitus less deadly than elevated blood pressure?: following the evidence in the administration of thiazide diuretics. Arch Intern Med 2006; 166:2174-6.
50. Blood Pressure Lowering Treatment Trialists' Collaboration. Effects of different blood-pressure-lowering regimens on major cardiovascular events: results of prospectively-designed overviews of randomised trials. Lancet 2003; 362:1527-35.
51. Fuchs FD. Effect of different blood-pressure-lowering drugs on major cardiovascular events. Lancet 2004; 363: 332.
52. Fuchs FD. Common blood pressure treatments lower the risk of major cardiovascular events. Evidence-based Healthcare 2004; 8:153-5.
53. Psaty BM, Lumley T, Furberg CD et al. Health outcomes associated with various antihypertensive therapies used as first-line agents: a network meta-analysis. JAMA 2003; 289:2534-44.
54. Julius S, Kjeldsen SE, Weber M et al., VALUE trial group. Outcomes in hypertensive patients at high cardiovascular risk treated with regimens based on valsartan or amlodipine: the VALUE randomised trial. Lancet 2004; 363:2022-31.
55. Weber MA, Julius S, Kjeldsen SE et al. Blood pressure dependent and independent effects of

antihypertensive treatment on clinical events in the VALUE Trial. Lancet 2004; 363:2049-51.
56. Nisen SE, Tuzcu EM, Libby P et al., for the CAMELOT investigators. Effects of antihypertensive agents on cardiovascular events in patients with coronary disease and normal blood pressure. The CAMELOT study: a randomized controlled trial. JAMA 2004; 292:2217-26.
57. Phillip A Poole-Wilson, Jacobus Lubsen, Bridget-Anne Kirwan, Fred van Dalen, Gilbert Wagener, Nocholas Danchin et al., on the behalf of the ACTION investigators. Effect of long-acting nifedipine on mortality and cardiovascular morbidity in patients with stable angina requiring treatment (ACTION trial): randomized controlled. Lancet 2004; 364:849-57.
58. Dahlöf B, Sever PS, Poulter NR et al. Prevention of cardiovascular events with an antihypertensive regimen of amlodipine adding perindopril as required versus atenolol adding bendroflumethiazide as required, in the Anglo-Scandinavian Cardiac Outcomes Trial-Blood Pressure Lowering Arm (ASCOT-BPLA). Lancet 2005; 366:895-906.
59. Fuchs FD, Gus M, Ribeiro JP. ASCOT-BPLA. Lancet 2006; 367:205.
60. Savoia C, Touyz RM, Endemann DH et al. Angiotensin receptor blocker added to previous antihypertensive agents on arteries of diabetic hypertensive patients. Hypertension 2006; 48:271-7.
61. uchs FD. Are the eutrophic effects of angiotensin receptor blockers real? Hypertension 2006; 48:E18.
62. Fuchs FD, Guerrero P, Gus M. What is next when the first blood pressure-lowering drug is not sufficient? Expert Rev Cardiovasc Ther 2007; in press.
63. National High Blood Pressure Education Program: Report to the Hypertension Information and Education Committee. Task Force I. Database. Recommendations for a National High Blood Pressure Program Database for Effective Antihypertensive Therapy. DHEW Publication No (NIH) 75-593, September 1 1973.
64. Fuchs FD. Blood pressure-lowering drugs: essential therapy for some patients with normal blood pressure. Expert Rev Cardiovasc Ther 2004; 2:771-5.
65. Ferrari R; Perindopril and Remodeling in Elderly with Acute Myocardial Infarction Investigators. Effects of angiotensin11 converting enzyme inhibition with perindopril on left ventricular remodeling and clinical outcome: results of the randomized Perindopril and Remodeling in Elderly with Acute Myocardial Infarction (PREAMI) Study. Arch Intern Med 2006; 166:659-66.
66. Fuchs FD. It is time to stop comparing blood pressure-lowering drugs with placebo. Arch Intern Med 2006; 166:1786.
67. Staessen JA, Wang JG, Thijs L. Cardiovascular protection and blood pressure reduction: a meta-analysis. Lancet 2001; 358:1305-15.
68. Fuchs FD. Diuretics: drugs of choice for the initial management of patients with hypertension. Exp Rev Cardiov Med 2003; 1:35-41.

Anexo

Anexo

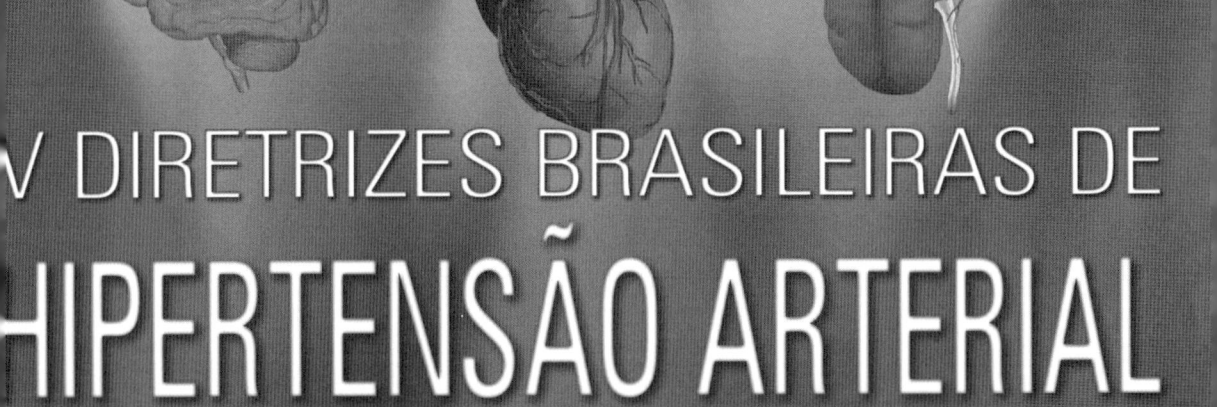

V DIRETRIZES BRASILEIRAS DE HIPERTENSÃO ARTERIAL

Sociedade Brasileira de Cardiologia – SBC
Sociedade Brasileira de Hipertensão – SBH
Sociedade Brasileira de Nefrologia – SBN

2006

V DIRETRIZES BRASILEIRAS DE HIPERTENSÃO ARTERIAL

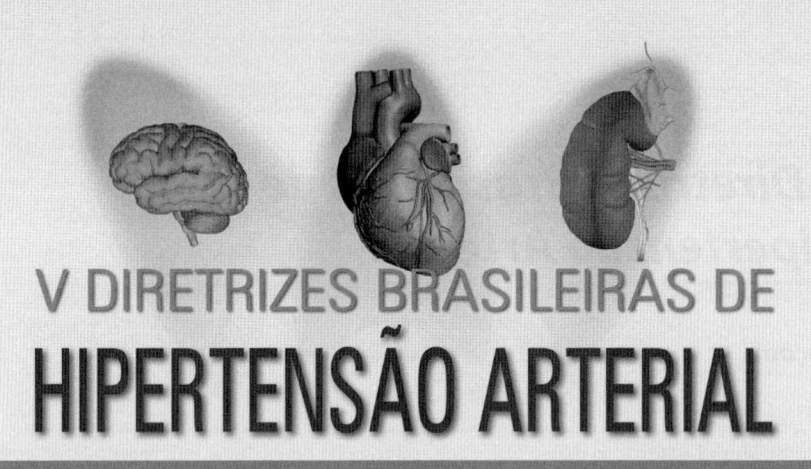

São Paulo, 13 de fevereiro de 2006

Realização

Sociedade Brasileira de Cardiologia – SBC
Presidente: José Péricles Esteves

Sociedade Brasileira de Hipertensão – SBH
Presidente: Robson Augusto S. dos Santos

Sociedade Brasileira de Nefrologia – SBN
Presidente: Pedro Gordan

Sociedades Patrocinadoras

Associação Brasileira para o Estudo da Obesidade – ABESO
Presidente: Henrique Suplicy
Representante: Marcio Mancini

Academia Brasileira de Neurologia – ABN
Presidente: Sérgio Roberto Haussen
Representante: Ayrton Massaro

Federação Brasileira das Sociedades de Ginecologia e Obstetrícia – FEBRASGO
Presidente: Nilson Roberto Melo
Representante: Lucia Helena de Azevedo

Sociedade Brasileira Clinica Médica – SBCM
Presidente: Antonio Carlos Lopes
Representante: Renato Delascio Lopes

Sociedade Brasileira de Geriatria e Gerontologia – SBGG
Presidente: Elisa Franco de Assis Costa
Representante: Elizabete Viana de Freitas

Sociedade Brasileira de Pediatria – SBP
Presidente: Dioclécio Campos Junior
Representante: Olberes V. B. de Andrade

Sociedade Brasileira de Diabetes – SBD
Presidente: Marcos Tambascia
Representante: Adriana Forti

Sociedade Brasileira de Endocrinologia e Metabologia – SBEM
Presidente: Marisa Helena César Coral

Sociedade Brasileira de Medicina de Família – SOBRAMFA
Presidente: Sarkis Jound Bayed
Representante: Marcelo Levites

Comissão Organizadora

Décio Mion Jr. (Coordenador),
Osvaldo Kohlmann Jr. (SBH)
Carlos Alberto Machado (SBC)
Celso Amodeo (SBN)
Marco Antônio Mota Gomes (SBC)
José Nery Praxedes (SBN)
Fernando Nobre (SBH)
Andréa Brandão (SBC)

Comissão de Redação

Décio Mion Jr., Osvaldo Kohlmann Jr.,
Carlos Alberto Machado, Celso Amodeo,
Marco Antônio Mota Gomes,
José Nery Praxedes, Fernando Nobre,
Andréa Brandão, Maria Tereza Zanella e
Josiane Lima Gusmão

Apoio

- Bayer HealthCare
- Biosintética Farmacêutica Ltda.
- Boehringer Ingelheim do Brasil Química e Farmacêutica Ltda.
- Farmalab Indústrias Químicas e Farmacêuticas Ltda.
- Laboratórios Pfizer Ltda.
- Medley S/A Indústria Farmacêutica.
- Merck Sharp & Dohme Farmacêutica Ltda.
- Novartis Biociências S.A.
- Omron
- Sankyo Pharma Brasil Ltda.
- Torrent do Brasil Ltda.

V Diretrizes Brasileiras de Hipertensão Arterial

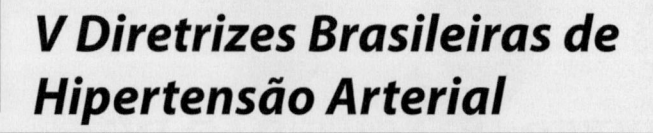

Apresentação

Passados quatro anos, foi necessário rever as condutas diagnósticas e terapêuticas em hipertensão arterial para publicar as V Diretrizes Brasileiras de Hipertensão Arterial e oferecer ao médico brasileiro o conhecimento das mudanças mais importantes na prevenção, no diagnóstico, no tratamento e no controle da hipertensão arterial, orientado pelo trabalho árduo e voluntário de 118 especialistas das várias regiões do País sob o patrocínio da Sociedade Brasileira de Cardiologia, da Sociedade Brasileira de Hipertensão e da Sociedade Brasileira de Nefrologia e o apoio e a contribuição de nove Sociedades Médicas.

Mudanças importantes na conduta diagnóstica e terapêutica foram exaustivamente discutidas. No diagnóstico, considerando o progresso verificado nas medidas de pressão arterial fora do consultório médico, a monitorização ambulatorial da pressão arterial (MAPA) e a monitorização residencial da pressão arterial (MRPA) foram incluídas como opções no fluxograma diagnóstico. Com relação à terapêutica, a inclusão da conduta baseada no risco cardiovascular adicional de acordo com os níveis da pressão arterial e a presença de fatores de risco, lesões de órgãos-alvo e doença cardiovascular deixam este documento em sintonia com o que há de mais atual na terapêutica cardiovascular.

Temos certeza que este documento, à semelhança dos anteriores[1-4], oferecerá à comunidade médica brasileira um guia prático, objetivo e adequado à nossa realidade, para ser utilizado como referência na prática diária.

Agradecemos o empenho de todos os colegas que contribuíram de forma definitiva para o sucesso desta publicação, trabalhando via internet e participando ativamente da reunião plenária no dia 13 de fevereiro de 2006, em São Paulo, SP.

Somos gratos também à indústria farmacêutica pelo apoio institucional que permitiu a realização da reunião plenária e a divulgação deste documento em reuniões que serão realizadas em várias regiões do País.

A Comissão Organizadora

---

[1] I Consenso Brasileiro de Hipertensão Arterial. *Arq Bras Cardiol* 1991; 56 (suppl. A): A1-16.

[2] II Consenso Brasileiro de Hipertensão Arterial. *Arq Bras Cardiol* 1994; 63 (4): 333-347.

[3] III Consenso Brasileiro de Hipertensão Arterial. *Rev Bras Clin Terap* 1998; 24 (6): 231-272.

[4] IV Brazilian Guidelines in Arterial Hypertension. *Arq Bras Cardiol* 2004; 82 (suppl. 4): 7-22.

Grupos de Trabalho

Grupo 1 – Diagnóstico e Classificação

Coordenador:
Décio Mion Júnior (SP)

Secretários:
Giovânio Vieira da Silva (SP)
Katia Coelho Ortega (SP)

Alexandre Alessi (PR)
Angela Maria Geraldo Pierin (SP)
Audes Magalhães Feitosa (PE)
Dante Marcelo Artigas Giorgi (SP)
Fernando Antonio Almeida (SP)

Hilton Chaves (PE)
José Carlos Aidar Ayoub (SP)
Josiane Lima Gusmão (SP)
Lilian Soares da Costa (RJ)
Tufik José Magalhães Geleilete (SP)

Grupo 2 – Investigação Clínico-Laboratorial e Decisão Terapêutica

Coordenador:
Osvaldo Kohlmann Junior (SP)

Secretários:
Fernanda Consolim-Colombo (SP)
Eduardo Cantoni Rosa (SP)

Altamiro Reis da Costa (RS)
Antonio Felipe Sanjuliani (RJ)
Ayrton Pires Brandão (RJ)
César Pontes (CE)
Frida Liane Plavnik (SP)

José Marcio Ribeiro (MG)
José Péricles Esteves (BA)
Pedro Gordan (PR)
Rafael Leite Luna (RJ)
Weimar Sebba (GO)

Grupo 3 – Abordagem Multiprofissional

Coordenador:
Marco Antonio Mota Gomes (AL)

Secretários:
Paulo Roberto Pereira Toscano (PA)
Paulo Cesar Veiga Jardim (GO)

Clovis Oliveira Andrade (SE)
Cristina S Atiê (SP)
Eliuden Galvão De Lima (ES)
João Carlos Rocha (SP)
José Xavier De Mello Filho (MA)
Maria Cecília G. Marinho Arruda (SP)

Maria Fátima de Azevedo (RN)
Marilda Lipp (SP)
Nárcia Elisa B. Kohlmann (SP)
Neide de Jesus (BA)
Neusa Eli Portela (SP)

Grupo 4 – Tratamento Não-Medicamentoso

Coordenador:
José Nery Praxedes (SP)

Secretários:
Carlos Eduardo Negrão (SP)
Heno Lopes (SP)

Armênio Costa Guimarães (BA)
Estelamaris Tronco Monego (GO)
Marcio Kalil (MG)
Natalino Salgado Filho (MA)

Osvaldo Passarelli (SP)
Sebastião Ferreira Filho (MG)
Sergio Fabiano Vieira Ferreira (MG)
Tales de Carvalho (SC)

Grupo 5 – Tratamento Medicamentoso

Coordenador:
Fernando Nobre (SP)

Secretários:
Eduardo Barbosa Coelho (SP)
Cibele Isaac Saad Rodrigues (SP)

Ayrton Pires Brandão (RJ)
Artur Beltrame Ribeiro (SP)
Cibeli Isaac Saad Rodrigues (SP)
Eduardo B. Coelho (SP)
Gilson Feitosa (BA)
Jorge Pinto Ribeiro (RS)
José Fernando Vilela Martins (SP)

Maria Helena Catelli Carvalho (SP)
Michel Batlouni (SP)
Miguel Gus (RS)
Roberto Jorge da Silva Franco (SP)
Robson Augusto S dos Santos (MG)
Wille Oigman (RJ)

Grupo 6 – Hipertensão Secundária

Coordenador:
Celso Amodeo (SP)

Secretários:
José Gastão Rocha Carvalho (PR)
Flavio Borelli (SP)

Adelaide A. Pereira (SP)
Antonio Cambara (SP)
Antonio Marmo Lucon (SP)
José Luiz Santello (SP)

Luiz Aparecido Bortolloto (SP)
Maria Eliete Pinheiro (AL)
Pedro Jabur (SP)
Rogério A. Mulinari (PR)

Grupo 7 – Situações Especiais

Coordenadora:
Maria Tereza Zanella (SP)

Secretários:
Roberto Miranda (SP)
Maria Eliane Magalhães (RJ)

Adriana Forti (CE)
Airton Massaro (SP)
Antônio Alberto Silva Lopes (BA)
Istênio Pascoal (DF)
Ivan Cordovil (RJ)

Marcelo Bertolami (SP)
Marcio Mancini (SP)
Mauricio Wajgarten (SP)
Raul Dias dos Santos (SP)
Vera Koch (SP)

Grupo 8 – Prevenção Primária em Hipertensão

Coordenador:
Carlos Alberto Machado (SP)

Secretárias:
Claudia Lucia de Moraes Forjaz (SP)
Adriana Ávila (SP)

Álvaro Avezum (SP)
Eduardo Moacyr Krieger (SP)
Lucélia C. Magalhães (BA)
Marcus V. Bolivar Malachias (MG)
Mario Maranhão (PR)
Otavio Rizzi Coelho (SP)

Raimundo Marques Nascimento
  Neto (MG)
Regina Teresa Capelari (SP)
Rui Manuel dos Santos Póvoa (SP)
Victor Matsudo (SP)

Grupo 9 – Epidemiologia da Hipertensão

Coordenadora:
Andréa Brandão (RJ)

Secretários:
Sandra Fuchs (RS)
Armando da Rocha Nogueira (RJ)

Abrão Cury (SP)
Agostinho Tavares (SP)
Antônio Felipe Simão (SC)
Edgar Pessoa de Mello (PE)
Ines Lessa (BA)
José Augusto Barreto Filho (SE)

Luiz Carlos Bodanese (RS)
Luiz Cesar Scala (MT)
Mario Fritsh Neves (RJ)
Paulo Lotufo (SP)
Romero Bezerra (DF)

Grau de Recomendação

Grau A – grandes ensaios clínicos aleatorizados e metanálises.
Grau B – estudos clínicos e observacionais bem desenhados.
Grau C – relatos e séries de casos.
Grau D – publicações baseadas em consensos e opiniões de especialistas.

Sumário

1. Epidemiologia da Hipertensão Arterial 5
2. Diagnóstico e Classificação 7
3. Investigação Clínico-Laboratorial e Decisão Terapêutica 14
4. Abordagem Multiprofissional 17
5. Tratamento Não-Medicamentoso 20
6. Tratamento Medicamentoso 23
7. Situações Especiais 31
8. Hipertensão Arterial Secundária 35
9. Prevenção Primária da Hipertensão e dos Fatores de Risco Associados 41
Referências Bibliográficas 43

1. Epidemiologia da Hipertensão Arterial

1.1. Hipertensão Arterial: A Importância do Problema

A elevação da pressão arterial representa um fator de risco independente, linear e contínuo para doença cardiovascular[1]. A hipertensão arterial apresenta custos médicos e socioeconômicos elevados, decorrentes principalmente das suas complicações, tais como: doença cerebrovascular, doença arterial coronariana, insuficiência cardíaca, insuficiência renal crônica e doença vascular de extremidades.

1.2. Mortalidade

No Brasil, em 2003, 27,4% dos óbitos foram decorrentes de doenças cardiovasculares, atingindo 37% quando são excluídos os óbitos por causas mal definidas e a violência. A principal causa de morte em todas as regiões do Brasil é o acidente vascular cerebral, acometendo as mulheres em maior proporção[2].

Observa-se tendência lenta e constante de redução das taxas de mortalidade cardiovascular. A doença cerebrovascular, cujo fator de risco principal é a hipertensão, teve redução anual das taxas ajustadas por idade de 1,5% para homens e 1,6% para mulheres. O conjunto das doenças do coração, hipertensão, doença coronária e insuficiência cardíaca também teve taxas anuais decrescentes de 1,2% para homens e 1,3% para mulheres (Figura 1). No entanto, apesar do declínio, a mortalidade no Brasil ainda é elevada em comparação a outros países, tanto para doença cerebrovascular como para doenças do coração[3].

Entre os fatores de risco para mortalidade, hipertensão arterial explica 40% das mortes por acidente vascular cerebral e 25% daquelas por doença coronariana[4]. A mortalidade por doença cardiovascular aumenta progressivamente com a elevação da pressão arterial, a partir de 115/75 mmHg[1].

1.3. Prevalência

Inquéritos de base populacional realizados em algumas cidades do Brasil mostram prevalência de hipertensão arterial (≥140/90 mmHg) de 22,3% a 43,9% (Figura 2)[5-7].

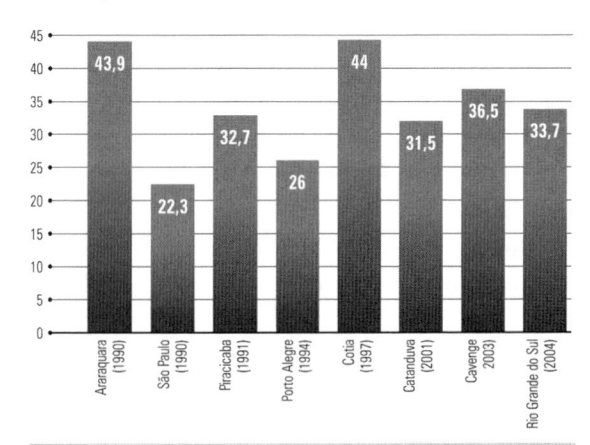

Figura 2. Prevalência de hipertensão arterial (≥140/90 mmHg) em cidades brasileiras

1.4. Hospitalizações

A hipertensão arterial e as doenças relacionadas à pressão arterial são responsáveis por alta freqüência de internações (Figura 3). Insuficiência cardíaca é a principal causa de hospitalização entre as doenças cardiovasculares, sendo duas vezes mais freqüente que as internações por acidente vascular cerebral. Em 2005 ocorreram 1.180.184 internações por doenças cardiovasculares, com custo global de R$ 1.323.775.008,28[3].

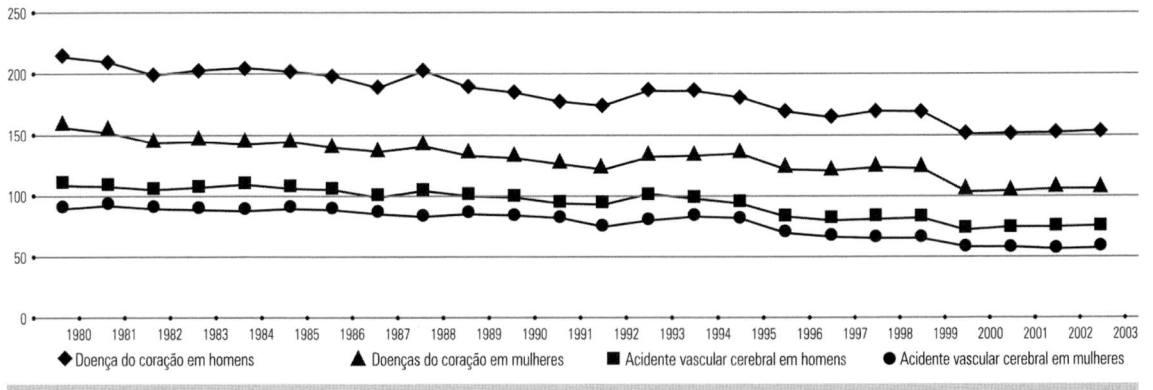

Figura 1. Evolução temporal das taxas de mortalidade ajustadas pela idade (padrão OMS) no período de 1980 a 2003 para doença cerebrovascular e doenças do coração (coronariana, insuficiência cardíaca e miocardiopatia hipertensiva) para ambos os gêneros no Brasil

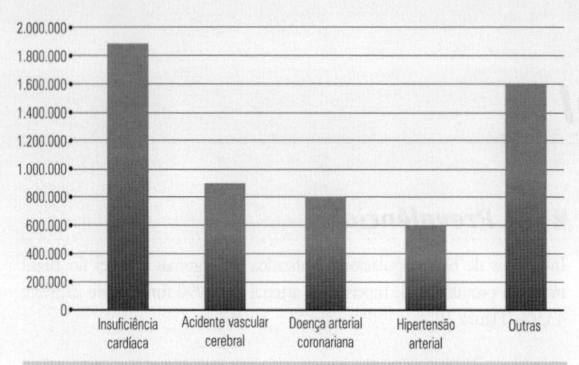

Figura 3. Número de hospitalizações por doença cardiovascular no Brasil (2000-2004)

1.5. Fatores de Risco para Hipertensão Arterial

Idade

A pressão arterial aumenta linearmente com a idade[8]. Em indivíduos jovens, a hipertensão decorre mais freqüentemente apenas da elevação na pressão diastólica, enquanto a partir da sexta década o principal componente é a elevação da pressão sistólica[9]. Em indivíduos idosos da cidade de Bambuí, MG, 61,5% apresentavam hipertensão arterial[10].

O risco relativo de desenvolver doença cardiovascular associado ao aumento da pressão arterial não diminui com o avanço da idade e o risco absoluto aumenta marcadamente[1].

Sexo e Etnia

A prevalência global de hipertensão entre homens (26,6%; IC 95% 26,0-27,2%) e mulheres (26,1%; IC 95% 25,5-26,6%) insinua que sexo não é um fator de risco para hipertensão. Estimativas globais sugerem taxas de hipertensão mais elevadas para homens até os 50 anos e para mulheres a partir da sexta década[11]. Hipertensão é mais prevalente em mulheres afrodescendentes com excesso de risco de hipertensão de até 130% em relação às mulheres brancas[12].

Fatores Socioeconômicos

Nível socioeconômico mais baixo está associado a maior prevalência de hipertensão arterial e de fatores de risco para elevação da pressão arterial, além de maior risco de lesão em órgãos-alvo e eventos cardiovasculares. Hábitos dietéticos, incluindo consumo de sal e ingestão de álcool, índice de massa corpórea aumentado, estresse psicossocial, menor acesso aos cuidados de saúde e nível educacional são possíveis fatores associados[13].

Sal

O excesso de consumo de sódio contribui para a ocorrência de hipertensão arterial[14]. A relação entre aumento da pressão arterial e avanço da idade é maior em populações com alta ingestão de sal. Povos que consomem dieta com reduzido conteúdo deste têm menor prevalência de hipertensão e a pressão arterial não se eleva com a idade. Entre os índios Yanomami, que têm baixa ingestão de sal, não foram observados casos de hipertensão arterial[15]. Em população urbana brasileira, foi identificada maior ingestão de sal nos níveis sócioeconômicos mais baixos (vide capítulo 5, item 5.3; capítulo 9, item 9.1).

Obesidade

O excesso de massa corporal é um fator predisponente para a hipertensão, podendo ser responsável por 20% a 30% dos casos de hipertensão arterial[16]; 75% dos homens e 65% das mulheres apresentam hipertensão diretamente atribuível a sobrepeso e obesidade. Apesar do ganho de peso estar fortemente associado com o aumento da pressão arterial, nem todos os indivíduos obesos tornam-se hipertensos. Estudos observacionais mostraram que ganho de peso e aumento da circunferência da cintura são índices prognósticos importantes de hipertensão arterial, sendo a obesidade central um importante indicador de risco cardiovascular aumentado[16-18]. Estudos sugerem que obesidade central está mais fortemente associada com os níveis de pressão arterial do que a adiposidade total[19]. Indivíduos com nível de pressão arterial ótimo, que ao correr do tempo apresentam obesidade central, têm maior incidência de hipertensão[19]. A perda de peso acarreta redução da pressão arterial[20].

Álcool

O consumo elevado de bebidas alcoólicas como cerveja, vinho e destilados aumenta a pressão arterial. O efeito varia com o gênero, e a magnitude está associada à quantidade de etanol e à freqüência de ingestão[21]. O efeito do consumo leve a moderado de etanol não está definitivamente estabelecido. Verifica-se redução média de 3,3 mmHg (2,5 a 4,1 mmHg) na pressão sistólica e 2,0 mmHg (1,5 a 2,6 mmHg) na pressão diastólica com a redução no consumo de etanol[22].

Estudo observacional[21] indica que o consumo de bebida alcoólica fora de refeições aumenta o risco de hipertensão, independentemente da quantidade de álcool ingerida.

Sedentarismo

O sedentarismo aumenta a incidência de hipertensão arterial. Indivíduos sedentários apresentam risco aproximado 30% maior de desenvolver hipertensão que os ativos[23,24]. O exercício aeróbio apresenta efeito hipotensor maior em indivíduos hipertensos que normotensos[25]. O exercício resistido possui efeito hipotensor semelhante, mas menos consistente[26] (vide capítulo 5, item 5.5; capítulo 9, item 9.2).

1.6. Outros Fatores de Risco Cardiovascular

A presença de fatores de risco cardiovascular ocorre mais comumente na forma combinada[27]. Além da predisposição genética, fatores ambientais podem contribuir para uma agregação de fatores de risco cardiovascular em famílias com estilo de vida pouco saudável[28]. Em amostras da nossa população, a combinação de fatores de risco entre indivíduos hipertensos parece variar com a idade, predominando a inatividade física, o sobrepeso, a hiperglicemia e a dislipidemia[5]. A obesidade aumenta a prevalência da associação de múltiplos fatores de risco[29].

1.7. Taxas de Conhecimento, Controle e Tratamento da Hipertensão Arterial

Estudo brasileiro revelou que, em indivíduos adultos, 50,8% sabiam ser hipertensos, 40,5% estavam em tratamento e apenas 10,4% tinham pressão arterial controlada (< 140/90 mmHg)[6]. Idade avançada, obesidade e baixo nível educacional mostraram-se associados a menores taxas de controle[10].

2. Diagnóstico e Classificação

A medida da pressão arterial é o elemento-chave para o estabelecimento do diagnóstico da hipertensão arterial e a avaliação da eficácia do tratamento.

2.1. Medida da Pressão Arterial

A medida da pressão arterial deve ser realizada em toda avaliação de saúde, por médicos das diferentes especialidades e demais profissionais da área de saúde, todos devidamente treinados.

Alguns estudos têm mostrado que, na prática clínica, nem sempre a medida da pressão arterial é realizada de forma adequada. No entanto, os erros podem ser evitados com preparo apropriado do paciente, uso de técnica padronizada de medida da pressão arterial e equipamento calibrado (D) (Tabela 1)[30,31].

O método mais utilizado para medida da pressão arterial na prática clínica é o indireto, com técnica auscultatória e esfigmomanômetro de coluna de mercúrio ou aneróide, ambos calibrados. Apesar da tendência de substituir os aparelhos de coluna de mercúrio por equipamentos automáticos em razão do risco de toxicidade e contaminação ambiental pelo mercúrio, eles continuam sendo os mais indicados para a medida da pressão arterial porque se descalibram menos freqüentemente do que os aparelhos aneróides[32,33]. Os aparelhos eletrônicos evitam erros relacionados ao observador e podem ser empregados quando validados de acordo com recomendações específicas, inclusive em estudos epidemiológicos (D)[34-36]. Todos os aparelhos devem ser testados e devidamente calibrados a cada seis meses (D).

A medida da pressão arterial na posição sentada deve ser realizada de acordo com os procedimentos descritos na tabela 1 (D)[37-39], com manguitos de tamanho adequado à circunferência do braço, respeitando a proporção largura/comprimento de 1:2. Embora a maioria dos fabricantes não siga essas orientações, a largura da bolsa de borracha do manguito deve corresponder a 40% da circunferência do braço, e seu comprimento, a pelo menos 80% (B) (Tabela 2).

2.2. Rotina de Diagnóstico e Seguimento

Na primeira avaliação, as medidas devem ser obtidas em ambos os membros superiores e, em caso de diferença, utiliza-se sempre o braço com o maior valor de pressão para as medidas subseqüentes (D). O indivíduo deverá ser investigado para doenças arteriais se apresentar diferenças de pressão entre os membros superiores maiores de 20/10 mmHg para a pressão sistólica/diastólica[40] (D).

Em cada consulta, deverão ser realizadas pelo menos três medidas, com intervalo de um minuto entre elas, sendo a média das duas últimas considerada a pressão arterial do indivíduo (D). Caso as pressões sistólicas e/ou diastólicas obtidas apresentem diferença maior que 4 mmHg entre elas, deverão ser realizadas novas medidas até que se obtenham medidas com diferença inferior ou igual a 4 mmHg, utilizando-se a média das duas últimas medidas como a pressão arterial do indivíduo[37] (D).

A posição recomendada para a medida da pressão arterial é a sentada (D). A medida nas posições ortostática e supina deve ser feita pelo menos na primeira avaliação em todos os indivíduos e em todas as avaliações em idosos, diabéticos, portadores de disautonomias, alcoolistas e/ou em uso de medicação anti-hipertensiva (D).

Tabela 1. Procedimento de medida da pressão arterial (D)

Preparo do paciente para a medida da pressão arterial
1. Explicar o procedimento ao paciente
2. Repouso de pelo menos 5 minutos em ambiente calmo
3. Evitar bexiga cheia
4. Não praticar exercícios físicos 60 a 90 minutos antes
5. Não ingerir bebidas alcoólicas, café ou alimentos e não fumar 30 minutos antes
6. Manter pernas descruzadas, pés apoiados no chão, dorso recostado na cadeira e relaxado
7. Remover roupas do braço no qual será colocado o manguito
8. Posicionar o braço na altura do coração (nível do ponto médio do esterno ou 4º espaço intercostal), apoiado, com a palma da mão voltada para cima e o cotovelo ligeiramente fletido
9. Solicitar para que não fale durante a medida

Procedimento de medida da pressão arterial
1. Medir a circunferência do braço do paciente
2. Selecionar o manguito de tamanho adequado ao braço
3. Colocar o manguito sem deixar folgas acima da fossa cubital, cerca de 2 a 3 cm
4. Centralizar o meio da parte compressiva do manguito sobre a artéria braquial
5. Estimar o nível da pressão sistólica (palpar o pulso radial e inflar o manguito até seu desaparecimento, desinflar rapidamente e aguardar 1 minuto antes da medida)
6. Palpar a artéria braquial na fossa cubital e colocar a campânula do estetoscópio sem compressão excessiva
7. Inflar rapidamente até ultrapassar 20 a 30 mmHg o nível estimado da pressão sistólica
8. Proceder à deflação lentamente (velocidade de 2 a 4 mmHg por segundo)
9. Determinar a pressão sistólica na ausculta do primeiro som (fase I de Korotkoff), que é um som fraco seguido de batidas regulares, e, após, aumentar ligeiramente a velocidade de deflação
10. Determinar a pressão diastólica no desaparecimento do som (fase V de Korotkoff)
11. Auscultar cerca de 20 a 30 mmHg abaixo do último som para confirmar seu desaparecimento e depois proceder à deflação rápida e completa
12. Se os batimentos persistirem até o nível zero, determinar a pressão diastólica no abafamento dos sons (fase IV de Korotkoff) e anotar valores da sistólica/diastólica/zero
13. Esperar 1 a 2 minutos antes de novas medidas
14. Informar os valores de pressão arterial obtidos para o paciente
15. Anotar os valores e o membro

Novos algoritmos consideram a utilização da MAPA e da MRPA como ferramentas importantes na investigação de pacientes com suspeita de hipertensão. Recomenda-se, sempre que possível, a medida da pressão arterial fora do consultório para esclarecimento diagnóstico, identificação da hipertensão do avental branco e hipertensão mascarada (D) (Figura 1, Tabela 3)[41]. A hipertensão do avental branco determina risco cardiovascular

Tabela 2. Dimensões da bolsa de borracha para diferentes circunferências de braço em crianças e adultos (D)

Denominação do manguito	Circunferência do braço (cm)	Bolsa de borracha (cm)	
		Largura	Comprimento
Recém-nascido	10	4	8
Criança	11 - 15	6	12
Infantil	16 - 22	9	18
Adulto pequeno	20 - 26	10	17
Adulto	27 - 34	12	23
Adulto grande	35 - 45	16	32

intermediário entre normotensão e hipertensão, porém mais próximo ao risco dos normotensos[42-44] (B). No entanto, apesar de não existirem evidências de benefícios de intervenções nesse grupo de pacientes, eles devem ser considerados no contexto do risco cardiovascular global, devendo permanecer em seguimento clínico. Alguns estudos mostram que a hipertensão mascarada determina maior prevalência de lesões de órgãos-alvo do que indivíduos normotensos[39], mas outros, não (Tabela 4)[45].

Na dependência dos valores da pressão arterial de consultório e do risco cardiovascular do indivíduo, define-se o intervalo entre as visitas para seguimento (D) (Tabela 3).

2.3. Medida Residencial da Pressão Arterial

A MRPA é o registro da pressão arterial por método indireto, com três medidas pela manhã e três à noite, durante cinco dias, realizado pelo paciente ou outra pessoa treinada, durante a vigília, no domicílio ou no trabalho, com aparelhos validados[46] identificados em:
- http://www.bhsoc.org/blood_pressure_list.htm
- www.dableducational.com/sphygmomanometers/devices_3_abpm.html

A MRPA permite a obtenção de grande número de medidas de pressão arterial de modo simples, eficaz e pouco dispendioso, contribuindo para o diagnóstico e o seguimento da hipertensão arterial. A MRPA não deve ser confundida com auto-medida da pressão arterial, que é o registro não sistematizado da pressão arterial realizado de acordo com a orientação do médico do paciente (D) (Tabela 5)[46].

São consideradas anormais na MRPA as médias de pressão arterial acima de 135/85 mmHg (B)[4, 47, 48].

2.4. Medida Ambulatorial da Pressão Arterial

A MAPA é o método que permite o registro indireto e intermitente da pressão arterial durante 24 horas, enquanto o paciente realiza suas atividades habituais na vigília e durante o sono (Tabela 6). O nome "Holter" de pressão deve ser evitado.

Evidências obtidas com estudos de desfechos clínicos têm demonstrado que este método é superior à medida casual da pressão arterial em predizer eventos cardiovasculares, tais como infarto do miocárdio e acidente vascular cerebral[42,49,50] (B).

São consideradas anormais na MAPA as médias de pressão arterial de 24 horas, vigília e sono acima de 130/80, 135/85 e 120/70 mmHg, respectivamente[46] (B).

Tabela 3. Recomendações para seguimento (prazos máximos para reavaliação)*

Pressão arterial inicial (mmHg)**		Seguimento
Sistólica	Diastólica	
< 130	< 85	Reavaliar em 1 ano Estimular mudanças no estilo de vida
130-139	85-89	Reavaliar em 6 meses*** Insistir em mudanças no estilo de vida
140-159	90-99	Confirmar em 2 meses*** Considerar MAPA/MRPA
160-179	100-109	Confirmar em 1 mês*** Considerar MAPA/MRPA
180	110	Intervenção medicamentosa imediata ou reavaliar em 1 semana***

* Modificar o esquema de seguimento de acordo com a condição clínica do paciente.
** Se as pressões sistólica ou diastólica forem de estágios diferentes, o seguimento recomendado deve ser definido pelo maior nível de pressão.
*** Considerar intervenção de acordo com a situação clínica do paciente (fatores de risco maiores, comorbidades e lesão em órgãos-alvo).

Tabela 4. Valores de pressão arterial no consultório, MAPA e MRPA que caracterizam efeito do avental branco, hipertensão do avental branco e hipertensão mascarada

	Pressão Arterial (mmHg)		
	Consultório	MAPA	MRPA
Normotensão	< 140/90	130/80 Média 24h	135/85
Hipertensão	140/90	> 130/80 Média 24h	> 135/85
Hipertensão do avental branco	140/90	135/85 Média Vigília	135/85
Hipertensão mascarada	< 140/90	> 135/85 Média Vigília	> 135/85
Efeito do avental branco	Diferença entre a medida da pressão arterial no consultório e a da MAPA na vigília ou MRPA, sem haver mudança no diagnóstico de normotensão ou hipertensão		

Tabela 5. Indicações da MRPA segundo a II Diretriz Brasileira de MRPA

- Identificação e seguimento do hipertenso do avental branco (B)
- Identificação do efeito do avental branco (B)
- Identificação de hipertensão mascarada (B)
- Avaliação da terapêutica anti-hipertensiva (B)

Tabela 6. Indicações da MAPA segundo a IV Diretriz Brasileira de MAPA

Suspeita de hipertensão do avental branco (B)
Avaliação da eficácia terapêutica anti-hipertensiva (B):
  a) Quando a pressão arterial casual permanecer elevada, apesar da otimização do tratamento anti-hipertensivo para diagnóstico de hipertensão arterial resistente ou efeito do avental branco;
  b) Quando a pressão arterial casual estiver controlada e houver indícios da persistência ou da progressão de lesão de órgãos-alvo.
Avaliação de normotensos com lesão de órgãos-alvo (D)
Avaliação de sintomas, principalmente hipotensão (D)

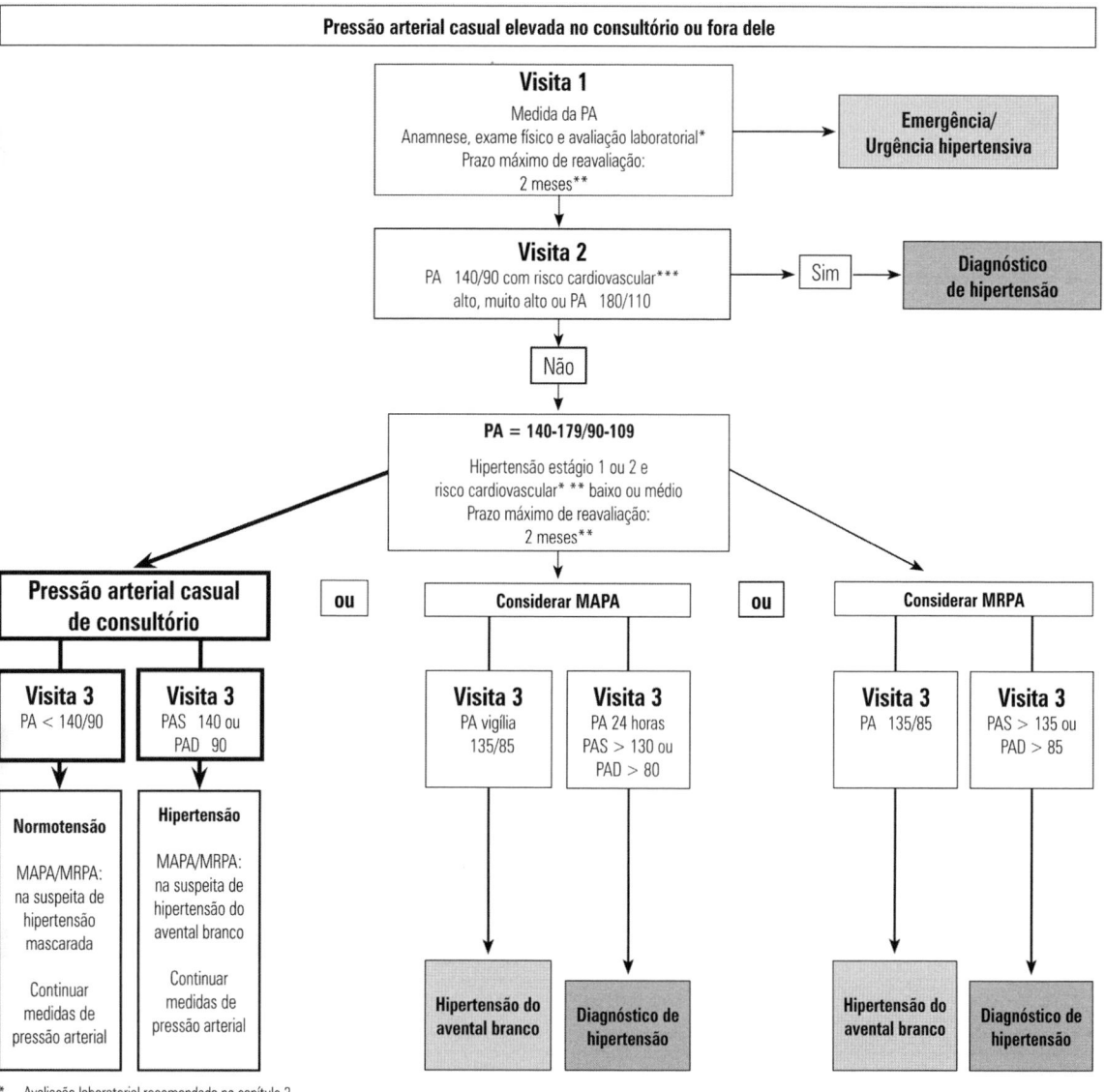

Diagnóstico e Classificação

Pressão arterial casual elevada no consultório ou fora dele

```
Visita 1
Medida da PA
Anamnese, exame físico e avaliação laboratorial*
Prazo máximo de reavaliação: 2 meses**
    │
    ├──→ Emergência/Urgência hipertensiva
    ▼
Visita 2
PA 140/90 com risco cardiovascular*** alto, muito alto ou PA 180/110
    │
    ├── Sim ──→ Diagnóstico de hipertensão
    │
    Não
    ▼
PA = 140-179/90-109
Hipertensão estágio 1 ou 2 e
risco cardiovascular* ** baixo ou médio
Prazo máximo de reavaliação: 2 meses**
```

Ramos:
- **Pressão arterial casual de consultório**
  - Visita 3: PA < 140/90 → Normotensão → MAPA/MRPA: na suspeita de hipertensão mascarada. Continuar medidas de pressão arterial.
  - Visita 3: PAS 140 ou PAD 90 → Hipertensão → MAPA/MRPA: na suspeita de hipertensão do avental branco. Continuar medidas de pressão arterial.
- **Considerar MAPA**
  - Visita 3: PA vigília 135/85 → Hipertensão do avental branco
  - Visita 3: PA 24 horas PAS > 130 ou PAD > 80 → Diagnóstico de hipertensão
- **Considerar MRPA**
  - Visita 3: PA 135/85 → Hipertensão do avental branco
  - Visita 3: PAS > 135 ou PAD > 85 → Diagnóstico de hipertensão

* Avaliação laboratorial recomendada no capítulo 3
** Vide tabela 3 (seguimento)
*** Estratificação de risco cardiovascular recomendado no capítulo 3
PA: pressão arterial; PAD: pressão arterial diastólica; PAS: pressão arterial sistólica.

Figura 1. Algoritmo para o diagnóstico da hipertensão arterial (modificado de sugestão do Canadian Hypertension Education Program).

2.5. Situações Especiais de Medida da Pressão Arterial

Crianças

A medida da pressão arterial em crianças é recomendada em toda avaliação clínica após os três anos de idade ou em circunstâncias especiais de risco antes desta idade, identificando-se a pressão diastólica na fase V de Korotkoff e empregando-se manguito com bolsa de borracha de tamanho adequado à circunferência do braço (Tabela 2)[51].

Idosos

Na medida da pressão arterial do idoso, existem três aspectos importantes[52]: maior freqüência de hiato auscultatório, que consiste no desaparecimento dos sons na ausculta durante a deflação do manguito, geralmente entre o final da fase I e o início da fase II dos sons de Korotkoff. Tal achado pode subestimar a verdadeira pressão sistólica ou superestimar a pressão diastólica; pseudo-hipertensão, caracterizada por nível de pressão arterial superestimado em decorrência do enrijecimento da parede da artéria. Pode ser detectada por meio da manobra de Osler, que consiste na inflação do manguito no braço até o desaparecimento do pulso radial.

Se a artéria for palpável após esse procedimento, sugerindo enrijecimento, o paciente é considerado Osler positivo[53]; a hipertensão do avental branco é mais freqüente no idoso.

Gestantes

Recomenda-se que a medida da pressão arterial seja feita na posição sentada, identificando-se a pressão diastólica na fase V de Korotkoff[54] (D).

2.6. Critérios Diagnósticos e Classificação

Em estudos populacionais, a pressão arterial tem relação direta com o risco de morte e de eventos mórbidos. Os limites de pressão arterial considerados normais são arbitrários e, na avaliação dos pacientes, deve-se considerar também a presença de fatores de risco, lesões de órgãos-alvo e doenças associadas. A acurácia do diagnóstico de hipertensão arterial depende fundamentalmente dos cuidados dispendidos nas medidas da pressão arterial. Minimizam-se, assim, os riscos de falsos diagnósticos, tanto da hipertensão arterial quanto da normotensão, e suas repercussões na saúde dos indivíduos e no custo social envolvido.

Os valores que permitem classificar os indivíduos adultos acima de 18 anos, de acordo com os níveis de pressão arterial estão na tabela 7.

As tabelas 9 e 10 apresentam os valores de pressão arterial referentes aos percentis 90, 95 e 99 de pressão arterial para crianças e adolescentes, de acordo com os percentis de estatura para ambos os sexos (Tabela 11). Consideram-se os valores abaixo do percentil 90 como normotensão, desde que inferiores a 120/80 mmHg; entre os percentis 90 e 95, como limítrofe[51] ("pré-hipertensão", de acordo com o The Fourth Report on the Diagnosis, Evaluation, and Treatment of High Blood Pressure in Children and Adolescents), e igual ou superior ao percentil 95, como hipertensão arterial, salientando-se que qualquer valor igual ou superior a 120/80 mmHg em adolescentes, mesmo que inferior ao percentil 95, deve ser considerado limítrofe (Tabela 8)[51]. Por exemplo, um menino com 6 anos de idade, medindo 110 cm (percentil 10) e apresentando pressão arterial de 100/60 mmHg, seria considerado normotenso. Já um menino de mesma idade e altura, mas com pressão arterial de 108/70 mmHg, seria considerado limítrofe. Se esta segunda criança, em vez de 110 cm, tivesse estatura de 119 cm (percentil 75), a pressão arterial de 115/75 mmHg o faria ser considerado hipertenso.

Por outro lado, um menino com 14 anos de idade, medindo 158 cm (percentil 25) e com pressão arterial de 110/70 mmHg, seria considerado normotenso. Já outro menino de mesma idade e mesma altura, mas com pressão arterial de 122/70 mmHg, seria considerado limítrofe. Se esta segunda criança, em vez de 158 cm, tivesse estatura de 170 cm (percentil 75), a pressão arterial de 130/83 mmHg o faria ser considerado hipertenso.

Tabela 7. Classificação da pressão arterial de acordo com a medida casual no consultório (> 18 anos)

Classificação	Pressão sistólica (mmHg)	Pressão diastólica (mmHg)
Ótima	< 120	< 80
Normal	< 130	< 85
Limítrofe	130-139	85-89
Hipertensão estágio 1	140-159	90-99
Hipertensão estágio 2	160-179	100-109
Hipertensão estágio 3	180	110
Hipertensão sistólica isolada	140	< 90

Quando as pressões sistólica e diastólica de um paciente situam-se em categorias diferentes, a maior deve ser utilizada para classificação da pressão arterial.

Tabela 8. Classificação da pressão arterial para crianças e adolescentes (modificado do The Fourth Report on the Diagnosis, Evaluation and Teatment of High Blood Pressure in Children and Adolescents)

Classificação	Percentil* para PAS e PAD	Freqüência de medida da pressão arterial
Normal	PA < percentil 90	Reavaliar na próxima consulta médica agendada
Limítrofe	PA entre percentis 90 a 95 ou se PA exceder 120/80 mmHg sempre < percentil 90 até < percentil 95	Reavaliar em 6 meses
Hipertensão estágio 1	Percentil 95 a 99 mais 5 mmHg	Paciente assintomático: reavaliar em 1 a 2 semanas; se hipertensão confirmada encaminhar para avaliação diagnóstica. Paciente sintomático: encaminhar para avaliação diagnóstica
Hipertensão estágio 2	PA > percentil 99 mais 5 mmHg	Encaminhar para avaliação diagnóstica
Hipertensão do avental branco	PA > percentil 95 em ambulatório ou consultório e PA normal em ambientes não relacionados à prática clínica	

* Para idade, sexo e percentil de estatura.

Diagnóstico e Classificação

Tabela 9. Valores de pressão arterial referentes aos percentis 90, 95 e 99 de pressão arterial para meninas de 1 a 17 anos de idade, de acordo com o percentil de estatura

Idade (anos)	Percentil	PA sistólica (mmHg) por percentil de estatura							PA diastólica (mmHg) por percentil de estatura						
		5%	10%	25%	50%	75%	90%	95%	5%	10%	25%	50%	75%	90%	95%
1	90	97	97	98	100	101	102	103	52	53	53	54	55	55	56
	95	100	101	102	104	105	106	107	56	57	57	58	59	59	60
	99	108	108	109	111	112	113	114	64	64	65	65	66	67	67
2	90	98	99	100	101	103	104	105	57	58	58	59	60	61	61
	95	102	103	104	105	107	108	109	61	62	62	63	64	65	65
	99	109	110	111	112	114	115	116	69	69	70	70	71	72	72
3	90	100	100	102	103	104	106	106	61	62	62	63	64	64	65
	95	104	104	105	107	108	109	110	65	66	66	67	68	68	69
	99	111	111	113	114	115	116	117	73	73	74	74	75	76	76
4	90	101	102	103	104	106	107	108	64	64	65	66	67	67	68
	95	105	106	107	108	110	111	112	68	68	69	70	71	71	72
	99	112	113	114	115	117	118	119	76	76	76	77	78	79	79
5	90	103	103	105	106	107	109	109	66	67	67	68	69	69	70
	95	107	107	108	110	111	112	113	70	71	71	72	73	73	74
	99	114	114	116	117	118	120	120	78	78	79	79	80	81	81
6	90	104	105	106	108	109	110	111	68	68	69	70	70	71	72
	95	108	109	110	111	113	114	115	72	72	73	74	74	75	76
	99	115	116	117	119	120	121	122	80	80	80	81	82	83	83
7	90	106	107	108	109	111	112	113	69	70	70	71	72	72	73
	95	110	111	112	113	115	116	116	73	74	74	75	76	76	77
	99	117	118	119	120	122	123	124	81	81	82	82	83	84	84
8	90	108	109	110	111	113	114	114	71	71	71	72	73	74	74
	95	112	112	114	115	116	118	118	75	75	75	76	77	78	78
	99	119	120	121	122	123	125	125	82	82	83	83	84	85	86
9	90	110	110	112	113	114	116	116	72	72	72	73	74	75	75
	95	114	114	115	117	118	119	120	76	76	76	77	78	79	79
	99	121	121	123	124	125	127	127	83	83	84	84	85	86	87
10	90	112	112	114	115	116	118	118	73	73	73	74	75	76	76
	95	116	116	117	119	120	121	122	77	77	77	78	79	80	80
	99	123	123	125	126	127	129	129	84	84	85	86	86	87	88
11	90	114	114	116	117	118	119	120	74	74	74	75	76	77	77
	95	118	118	119	121	122	123	124	78	78	78	79	80	81	81
	99	125	125	126	128	129	130	131	85	85	86	87	87	88	89
12	90	116	116	117	119	120	121	122	75	75	75	76	77	78	78
	95	119	120	121	123	124	125	126	79	79	79	80	81	82	82
	99	127	127	128	130	131	132	133	86	86	87	88	88	89	90
13	90	117	118	119	121	122	123	124	76	76	76	77	78	79	79
	95	121	122	123	124	126	127	128	80	80	80	81	82	83	83
	99	128	129	130	132	133	134	135	87	87	88	89	89	90	91
14	90	119	120	121	122	124	125	125	77	77	77	78	79	80	80
	95	123	123	125	126	127	129	129	81	81	81	82	83	84	84
	99	130	131	132	133	135	136	136	88	88	89	90	90	91	92
15	90	120	121	122	123	125	126	127	78	78	78	79	80	81	81
	95	124	125	126	127	129	130	131	82	82	82	83	84	85	85
	99	131	132	133	134	136	137	138	89	89	90	91	91	92	93
16	90	121	122	123	124	126	127	128	78	78	79	80	81	81	82
	95	125	126	127	128	130	131	132	82	82	83	84	85	85	86
	99	132	133	134	135	137	138	139	90	90	90	91	92	93	93
17	90	122	122	123	125	126	127	128	78	79	79	80	81	81	82
	95	125	126	127	129	130	131	132	82	83	83	84	85	85	86
	99	133	133	134	136	137	138	139	90	90	91	91	92	93	93

Diagnóstico e Classificação

Tabela 10. Valores de pressão arterial referentes aos percentis 90, 95 e 99 de pressão arterial para meninos de 1 a 17 anos de idade, de acordo com o percentil de estatura

Idade (anos)	Percentil	PA sistólica (mmHg) por percentil de estatura							PA diastólica (mmHg) por percentil de estatura						
		5%	10%	25%	50%	75%	90%	95%	5%	10%	25%	50%	75%	90%	95%
1	90	94	95	97	99	100	102	103	49	50	51	52	53	53	54
	95	98	99	101	103	104	106	106	54	54	55	56	57	58	58
	99	105	106	108	110	112	113	114	61	62	63	64	65	66	66
2	90	97	99	100	102	104	105	106	54	55	56	57	58	58	59
	95	101	102	104	106	108	109	110	59	59	60	61	62	63	63
	99	109	110	111	113	115	117	117	66	67	68	69	70	71	71
3	90	100	101	103	105	107	108	109	59	59	60	61	62	63	63
	95	104	105	107	109	110	112	113	63	63	64	65	66	67	67
	99	111	112	114	116	118	119	120	71	71	72	73	74	75	75
4	90	102	103	105	107	109	110	111	62	63	64	65	66	66	67
	95	106	107	109	111	112	114	115	66	67	68	69	70	71	71
	99	113	114	116	118	120	121	122	74	75	76	77	78	78	79
5	90	104	105	106	108	110	111	112	65	66	67	68	69	69	70
	95	108	109	110	112	114	115	116	69	70	71	72	73	74	74
	99	115	116	118	120	121	123	123	77	78	79	80	81	81	82
6	90	105	106	108	110	111	113	113	68	68	69	70	71	72	72
	95	109	110	112	114	115	117	117	72	72	73	74	75	76	76
	99	116	117	119	121	123	124	125	80	80	81	82	83	84	84
7	90	106	107	109	111	113	114	115	70	70	71	72	73	74	74
	95	110	111	113	115	117	118	119	74	74	75	76	77	78	78
	99	117	118	120	122	124	125	126	82	82	83	84	85	86	86
8	90	107	109	110	112	114	115	116	71	72	72	73	74	75	76
	95	111	112	114	116	118	119	120	75	76	77	78	79	79	80
	99	119	120	122	123	125	127	127	83	84	85	86	87	87	88
9	90	109	110	112	114	115	117	118	72	73	74	75	76	76	77
	95	113	114	116	118	119	121	121	76	77	78	79	80	81	81
	99	120	121	123	125	127	128	129	84	85	86	87	88	88	89
10	90	111	112	114	115	117	119	119	73	73	74	75	76	77	78
	95	115	116	117	119	121	122	123	77	78	79	80	81	81	82
	99	122	123	125	127	128	130	130	85	86	86	88	88	89	90
11	90	113	114	115	117	119	120	121	74	74	75	76	77	78	78
	95	117	118	119	121	123	124	125	78	78	79	80	81	82	82
	99	124	125	127	129	130	132	132	86	86	87	88	89	90	90
12	90	115	116	118	120	121	123	123	74	75	75	76	77	78	79
	95	119	120	122	123	125	127	127	78	79	80	81	82	82	83
	99	126	127	129	131	133	134	135	86	87	88	89	90	90	91
13	90	117	118	120	122	124	125	126	75	75	76	77	78	79	79
	95	121	122	124	126	128	129	130	79	79	80	81	82	83	83
	99	128	130	131	133	135	136	137	87	87	88	89	90	91	91
14	90	120	121	123	125	126	128	128	75	76	77	78	79	79	80
	95	124	125	127	128	130	132	132	80	80	81	82	83	84	84
	99	131	132	134	136	138	139	140	87	88	89	90	91	92	92
15	90	122	124	125	127	129	130	131	76	77	78	79	80	80	81
	95	126	127	129	131	133	134	135	81	81	82	83	84	85	85
	99	134	135	136	138	140	142	142	88	89	90	91	92	93	93
16	90	125	126	128	130	131	133	134	78	78	79	80	81	82	82
	95	129	130	132	134	135	137	137	82	83	83	84	85	86	87
	99	136	137	139	141	143	144	145	90	90	91	92	93	94	94
17	90	127	128	130	132	134	135	136	80	80	81	82	83	84	84
	95	131	132	134	136	138	139	140	84	85	86	87	87	88	89
	99	139	140	141	143	145	146	147	92	93	93	94	95	96	97

Diagnóstico e Classificação

Tabela 11. Gráficos de desenvolvimento para cálculo do percentil de altura

A. Gráfico de desenvolvimento de meninas para cálculo do percentil de altura

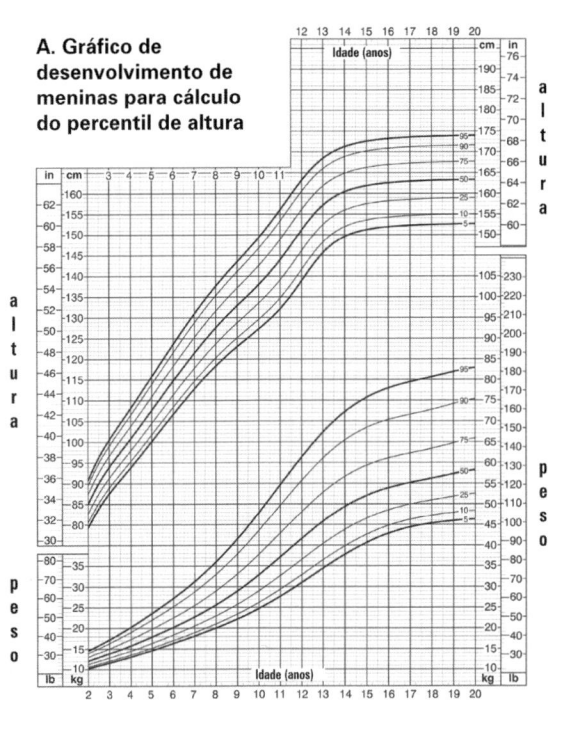

B. Gráfico de desenvolvimento de meninos para cálculo do percentil de altura.

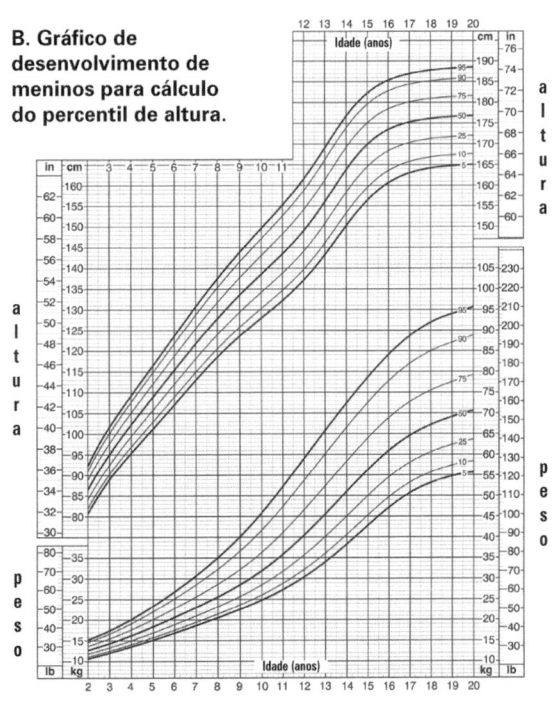

Published May 30, 2000 (modified 11/21/00).

SOURCE: Developed by the National Center for Health Statistics in collaboration with the National Center for Chronic Disease Prevention and Health Promotion (2000).

http://www.cdc.gov/growthcharts

3. Investigação Clínico-Laboratorial e Decisão Terapêutica

Os objetivos da investigação clínico-laboratorial estão na tabela 1.

Tabela 1. Objetivos da investigação clínico-laboratorial

- Confirmar a elevação da pressão arterial e firmar o diagnóstico de hipertensão arterial
- Identificar fatores de risco para doenças cardiovasculares
- Avaliar lesões de órgãos-alvo e presença de doença cardiovascular
- Diagnosticar doenças associadas à hipertensão
- Estratificar o risco cardiovascular do paciente
- Diagnosticar hipertensão arterial secundária

Para atingir tais objetivos, são fundamentais:
- História clínica, considerando, em especial, o que consta da tabela 2
- Exame físico (Tabela 3)
- Avaliação laboratorial inicial do hipertenso (Tabela 4)

A avaliação complementar (Tabela 5) está indicada em pacientes que apresentam elementos indicativos de doenças associadas, lesões em órgãos-alvo, doença cardiovascular ou três ou mais fatores de risco. Quando houver indícios de hipertensão secundária (Tabela 6), esta possibilidade deve ser investigada por métodos específicos (vide capítulo 8).

As indicações para exames específicos, como MRPA e MAPA, estão no capítulo 2, tabelas 5 e 6.

Tabela 2. Dados relevantes da história clínica

- Identificação: sexo, idade, cor da pele, profissão e condição socioeconômica
- História atual: duração conhecida de hipertensão arterial e níveis de pressão de consultório e domiciliar, adesão e reações adversas aos tratamentos prévios
- Sintomas de doença arterial coronária, sinais e sintomas sugestivos de insuficiência cardíaca, doença vascular encefálica, insuficiência vascular de extremidades, doença renal, diabetes melito, indícios de hipertensão secundária (Tabela 6)
- Fatores de risco modificáveis: dislipidemia, tabagismo, sobrepeso e obesidade, sedentarismo, etilismo e hábitos alimentares não saudáveis
- Avaliação dietética, incluindo consumo de sal, bebidas alcoólicas, gordura saturada, cafeína e ingestão de fibras, frutas e vegetais
- Consumo pregresso ou atual de medicamentos ou drogas que podem elevar a pressão arterial ou interferir em seu tratamento
- Grau de atividade física
- História atual ou pregressa de gota, doença arterial coronária, insuficiência cardíaca, pré-eclâmpsia/eclâmpsia, doença renal, doença pulmonar obstrutiva crônica, asma, disfunção sexual e apnéia do sono
- Perfil psicossocial: fatores ambientais e psicossociais, sintomas de depressão, ansiedade e pânico, situação familiar, condições de trabalho e grau de escolaridade
- História familiar de diabetes melito, dislipidemias, doença renal, acidente vascular cerebral, doença arterial coronariana prematura ou morte prematura e súbita de familiares próximos (homens < 55 anos e mulheres < 65 anos)

3.1. Estratificação de Risco e Decisão Terapêutica

Para a tomada da decisão terapêutica é necessária a confirmação diagnóstica, seguindo-se a estratificação de risco (Tabela 7), que levará em conta, além dos valores de pressão arterial[64,65], a presença de fatores de risco cardiovasculares (Tabela 8), as lesões em órgãos-alvo e as doenças cardiovasculares (Tabela 9) e, finalmente, a meta mínima de valores da pressão arterial, que deverá ser atingida com o tratamento[64,65] (Tabela 10).

Tabela 3. Dados relevantes do exame físico

- Sinais vitais: medida da pressão arterial (vide capítulo 2, tabela 1) e freqüência cardíaca
- Obtenção das medidas antropométricas:

    a) circunferências da cintura (C = no ponto médio entre a última costela e a crista ilíaca lateral) e do quadril (Q = ao nível do trocanter maior) e cálculo da relação cintura/quadril (C/Q)[55]. Limite de normalidade: mulheres: C = 88 cm e C/Q = 0,85; homens: C = 102 cm e C/Q = 0,95.

    b) obtenção de peso e altura e cálculo do índice de massa corporal [IMC = peso (kg)/altura^2 (m)]. Sobrepeso 25 IMC < 30 kg/m^2 e obesidade IMC 30 kg/m^2.

- Inspeção: fácies e aspectos sugestivos de hipertensão secundária (Tabela 6)
- Pescoço: palpação e ausculta das artérias carótidas, verificação da presença de estase venosa e palpação de tireóide
- Exame do precórdio: íctus sugestivo de hipertrofia ou dilatação do ventrículo esquerdo; arritmias; 3ª bulha, que sinaliza disfunção sistólica do ventrículo esquerdo; ou 4ª bulha, que sinaliza presença de disfunção diastólica do ventrículo esquerdo, hiperfonese de 2ª bulha em foco aórtico, além de sopros nos focos mitral e aórtico
- Exame do pulmão: ausculta de estertores, roncos e sibilos
- Exame do abdome: massas abdominais indicativas de rins policísticos, hidronefrose, tumores e aneurismas. Identificação de sopros abdominais na aorta e nas artérias renais
- Extremidades: palpação de pulsos braquiais, radiais, femorais, tibiais posteriores e pediosos. A diminuição da amplitude ou o retardo do pulso das artérias femorais sugerem doença obstrutiva ou coartação da aorta
Se houver forte suspeita de doença arterial obstrutiva periférica, determinar o Índice Tornozelo-Braquial (ITB)[56] *. Avaliação de eventual edema.
- Exame neurológico sumário
- Exame de fundo do olho: identificar estreitamento arteriolar, cruzamentos arteriovenosos patológicos, hemorragias, exsudatos e papiledema

* Para o cálculo do ITB, utilizam-se os valores de pressão arterial do braço e tornozelo. ITB direito = pressão tornozelo direito/pressão braço direito. ITB esquerdo = pressão tornozelo esquerdo/pressão braço esquerdo. Interpretação: normal = acima de 0,9; obstrução leve = 0,71-0,90; obstrução moderada = 0,41-0,70; obstrução grave = 0,00-0,40.

Tabela 4. Avaliação inicial de rotina para o paciente hipertenso

- Análise de urina (D)
- Potássio plasmático (D)
- Creatinina plasmática (D)*
- Glicemia de jejum (D)
- Colesterol total, HDL, triglicérides plasmáticos (D)**
- Ácido úrico plasmático (D)
- Eletrocardiograma convencional (D)

* Calcular a taxa de filtração glomerular estimada (TFGE) pela fórmula de Cockroft-Gault[57]:
TFGE (ml/min) = [140 - idade] x peso (kg)/creatinina plasmática (mg/dl) x 72 para homens; para mulheres, multiplicar o resultado por 0,85.
Interpretação: função renal normal: > 90 ml/min; disfunção renal leve: 60-90 ml/min; disfunção renal moderada: 30-60 ml/min e disfunção renal grave: < 30 ml/min.

** O LDL-c é calculado pela fórmula: LDL-c = colesterol total – HDL-c – triglicérides/5 (quando a dosagem de triglicérides for abaixo de 400 mg/dl).

Investigação Clínico-Laboratorial e Decisão Terapêutica

Tabela 5. Avaliação complementar para o paciente hipertenso

- Pacientes hipertensos diabéticos, hipertensos com síndrome metabólica e hipertensos com três ou mais fatores de risco:recomenda-se pesquisa de microalbuminúria – índice albumina/creatinina em amostra isolada de urina (mg de albumina/g de creatinina ou mg de albumina/mmol de creatinina) (B)[58-60].
Normal < 30 mg/g ou < 2,5 mg/mmol;
Microalbuminúria: 30 a 300 mg/g ou 2,5 a 25 mg/mmol).
- Pacientes com glicemia de jejum entre 100 e 125 mg/dl: recomenda-se determinar a glicemia duas horas após sobrecarga oral de glicose (75 g) (B)
- Em hipertensos estágios 1 e 2 sem hipertrofia ventricular esquerda ao ECG, mas com três ou mais fatores de risco, considerar o emprego do ecocardiograma para detecção de hipertrofia ventricular esquerda[61] (D)
- Para hipertensos com suspeita clínica de insuficiência cardíaca considerar a utilização do ecocardiograma para avaliação da função sistólica e diastólica (D)

Tabela 6. Indícios de hipertensão secundária

- Início da hipertensão antes dos 30 anos ou após os 50 anos de idade
- Hipertensão arterial grave (estágio 3) e/ou resistente à terapia
- Tríade do feocromocitoma: palpitações, sudorese e cefaléia em crises
- Uso de medicamentos e drogas que possam elevar a pressão arterial (vide capítulo 8, Tabela 4)
- Fácies ou biotipo de doença que cursa com hipertensão:doença renal, hipertireoidismo, acromegalia, síndrome de Cushing
- Presença de massas ou sopros abdominais
- Assimetria de pulsos femorais
- Aumento da creatinina sérica ou taxa de filtração glomerular estimada diminuída
- Hipopotassemia espontânea
- Exame de urina anormal (proteinúria ou hematúria)
- Sintomas de apnéia durante o sono

Tabela 8. Identificação de fatores do risco cardiovascular

Fatores de risco maiores
- Tabagismo
- Dislipidemias
- Diabetes melito
- Nefropatia
- Idade acima de 60 anos
- História familiar de doença cardiovascular em:
  - mulheres com menos de 65 anos
  - homens com menos de 55 anos

Outros fatores
- Relação cintura/quadril aumentada
- Circunferência da cintura aumentada
- Microalbuminúria
- Tolerância à glicose diminuída/glicemia de jejum alterada
- Hiperuricemia
- PCR ultra-sensível aumentada[62,63]

Tabela 9. Identificação de lesões de órgãos-alvo e doenças cardiovasculares

- Hipertrofia do ventrículo esquerdo
- Angina do peito ou infarto agudo do miocárdio prévio
- Revascularização miocárdica prévia
- Insuficiência cardíaca
- Acidente vascular cerebral
- Isquemia cerebral transitória
- Alterações cognitivas ou demência vascular
- Nefropatia
- Doença vascular arterial de extremidades
- Retinopatia hipertensiva

Para pacientes com três ou mais fatores de risco cardiovascular considerar marcadores mais precoces da lesão de órgãos-alvo, como:
- Microalbuminúria (índice albumina/creatinina em amostra isolada de urina)
- Parâmetros ecocardiográficos:remodelação ventricular, função sistólica e diastólica
- Espessura do complexo íntima-média da carótida (ultra-som vascular)
- Rigidez arterial
- Função endotelial

Tabela 7. Estratificação do risco individual do paciente hipertenso: risco cardiovascular adicional de acordo com os níveis da pressão arterial e a presença de fatores de risco, lesões de órgãos-alvo e doença cardiovascular

Fatores de risco	Pressão arterial				
	Normal	Limítrofe	Hipertensão estágio 1	Hipertensão estágio 2	Hipertensão estágio 3
Sem fator de risco	Sem risco adicional	Sem risco adicional	Risco baixo	Risco médio	Risco alto
1 a 2 fatores de risco	Risco baixo	Risco baixo	Risco médio	Risco médio	Risco muito alto
3 ou mais fatores de risco ou lesão de órgãos-alvo ou diabetes melito	Risco médio	Risco alto	Risco alto	Risco alto	Risco muito alto
Doença cardiovascular	Risco alto	Risco muito alto	Risco muito alto	Risco muito alto	Risco muito alto

Tabela 10. Metas de valores da pressão arterial a serem obtidas com o tratamento

Categorias	Meta (no mínimo)*
Hipertensos estágio 1 e 2 com risco cardiovascular baixo e médio	< 140/90 mmHg
Hipertensos e limítrofes com risco cardiovascular alto	< 130/85 mmHg
Hipertensos e limítrofes com risco cardiovascular muito alto	< 130/80 mmHg
Hipertensos nefropatas com proteinúria > 1,0 g/l	< 125/75 mmHg

* Se o paciente tolerar, recomenda-se atingir com o tratamento valores de pressão arterial menores que os indicados como metas mínimas, alcançando, se possível, os níveis da pressão arterial considerada ótima (≤ 120/80 mmHg).

A estratégia terapêutica deverá ser individualizada de acordo com a estratificação de risco e a meta do nível de pressão arterial a ser alcançado (Tabela 10).

Preconizam-se mudanças dos hábitos alimentares e do estilo de vida (tratamento não-medicamentoso) para todos os pacientes, independentemente do risco cardiovascular.

Para emprego isolado do tratamento não-medicamentoso, ou associado ao tratamento medicamentoso como estratégia terapêutica, deve-se considerar a meta da pressão arterial a ser atingida, que em geral é determinada pelo grau de risco cardiovascular.

A tabela 11 aponta a estratégia de tratamento da hipertensão arterial mais provável de acordo com a estratificação do risco cardiovascular.

Tabela 11. Decisão terapêutica da hipertensão arterial segundo o risco cardiovascular

Categoria de risco	Estratégia
Sem risco adicional	Tratamento não-medicamentoso isolado
Risco adicional baixo	Tratamento não-medicamentoso isolado por até 6 meses. Se não atingir a meta, associar tratamento medicamentoso
Risco adicional médio	Tratamento não-medicamentoso + medicamentoso
Risco adicional alto	Tratamento não-medicamentoso + medicamentoso
Risco adicional muito alto	Tratamento não-medicamentoso + medicamentoso

4. Abordagem Multiprofissional

A necessidade de trabalho multiprofissional nos cuidados com a saúde é reconhecida por todos e vem sendo incorporada de forma progressiva na prática diária. Treinados durante a formação para atuar individualmente, os profissionais de saúde vivem uma fase contraditória na qual, mesmo sabendo o que é melhor, se vêem com dificuldades e pudores para definir limites, intersecções e interfaces. Este é um trabalho necessário, que exige coragem, determinação e contínua autocrítica para que os objetivos sejam atingidos[66-71].

A hipertensão arterial é um excelente modelo para o trabalho de uma equipe multiprofissional. Por ser uma doença multifatorial, que envolve orientações voltadas para vários objetivos, terá seu tratamento mais efetivo com o apoio de vários profissionais de saúde[72]. Objetivos múltiplos exigem diferentes abordagens, e a formação de uma equipe multiprofissional proporcionará essa ação diferenciada[71-78], ampliando o sucesso do controle da hipertensão e dos demais fatores de risco cardiovascular.

Prevenir e tratar a hipertensão arterial envolve ensinamentos para o conhecimento da doença, de suas inter-relações, de suas complicações e implica, na maioria das vezes, a necessidade da introdução de mudanças de hábitos de vida.

A aquisição do conhecimento é fundamental, mas é apenas o primeiro passo. A implementação efetiva das mudanças é lenta e, por dependerem de medidas educativas, necessitam de continuidade[73-75]. Devem ser promovidas por meio de ações individualizadas, elaboradas para atender às necessidades específicas de cada paciente, e de ações coletivas de modo a ampliar o campo de ação e apresentar a melhor relação custo-benefício, podendo, assim, ser mantidas a longo prazo[76,77].

O trabalho da equipe multiprofissional contribuirá para oferecer ao paciente e à comunidade uma visão mais ampla do problema, dando-lhes conhecimento e motivação para vencer o desafio e adotar atitudes de mudanças de hábitos de vida e adesão real ao tratamento proposto com base no risco cardiovascular global[71-79,80] (B).

4.1. Equipe Multiprofissional

A equipe multiprofissional pode ser constituída por todos os profissionais que lidem com pacientes hipertensos: médicos, enfermeiros, técnicos e auxiliares de enfermagem, nutricionistas, psicólogos, assistentes sociais, professores de educação física, fisioterapeutas, musicoterapeutas, farmacêuticos, funcionários administrativos e agentes comunitários de saúde.

Os membros de um grupo multiprofissional devem trabalhar de acordo com os limites e especificidades de sua formação, e respeitada esta especificidade, necessitam conhecer a ação individual de cada um dos outros membros[66,68,69,71,73,74,80,81]. Além disso, cada local de trabalho deve adequar-se à sua realidade.

Deve ficar claro que não há necessidade de todo esse grupo para a formação da equipe.

Principais vantagens desse tipo de atuação

- O número de indivíduos atendidos será maior; a adesão ao tratamento será superior; cada paciente poderá ser um replicador de conhecimentos e atitudes.
- Haverá favorecimento de ações de pesquisa em serviço.
- Como vantagem adicional, teremos o crescimento profissional no serviço como um todo (C).

Ações comuns à equipe multiprofissional

- Promoção à saúde (ações educativas com ênfase em mudanças do estilo de vida, correção dos fatores de risco e produção de material educativo).
- Treinamento de profissionais.
- Ações assistenciais individuais e em grupo de acordo com as especificidades; participação em projetos de pesquisa[81].

Ações específicas individuais

As ações específicas definidas pelas diretrizes de cada profissão devem obviamente ser respeitadas. Nas situações e circunstâncias em que houver superposições de funções, isso deve acontecer de maneira natural e só será possível se houver harmonia entre o grupo, estabelecimento de regras claras e perfeita uniformidade de linguagem. O processo educativo é lento, as mudanças de atitudes são demoradas, e a comunicação clara, objetiva e equilibrada é crucial para o alcance das metas [75,81].

Participação do médico
- Consulta médica (ver avaliação clínico-laboratorial).
- Responsabilidade pelo diagnóstico e pelas condutas terapêuticas.
- Avaliação clínica dos pacientes pelo menos duas vezes por ano.
- Apoio aos demais membros, quando necessário[72,73] (B).
- Administração do serviço.
- Encaminhamento de pacientes e delegação de atividades a outros profissionais quando necessário (B).

Participação do enfermeiro
- Consulta de enfermagem[72,82,83]:
  √ Medida da pressão arterial com manguito adequado à circunferência do braço; medida de altura e peso com roupas leves e sem sapatos, medida da circunferência da cintura e quadril e cálculo do índice de massa corporal;
  √ Investigação sobre fatores de risco e hábitos de vida;
  √ Orientação sobre a doença e o uso regular de medicamentos prescritos pelo médico;
  √ Orientações sobre hábitos de vida pessoais e familiares
- Acompanhamento do tratamento dos pacientes hipertensos;
- Encaminhamento ao médico pelo menos duas vezes ao ano e com maior freqüência nos casos em que a pressão não estiver devidamente controlada ou na presença de outras intercorrências.
- Administração do serviço.
- Delegação e supervisão das atividades do técnico/auxiliar de enfermagem[73,84-87] (B).

Participação da nutricionista
- Consulta de nutrição:
  √ Medida da pressão arterial com manguito adequado à circunferência do braço; medida de altura e peso com roupas leves e sem sapatos, medida da circunferência da cintura e quadril e cálculo do índice de massa corporal;
  √ Anamnese alimentar, avaliando freqüência, quantidade e qualidade de alimentos, intolerâncias e alergias alimentares[88];

√ Diagnóstico nutricional;

√ Prescrição e orientação específica da dieta, considerando aspectos socioeconômicos, culturais e ambientais, com ensinamentos que possibilitem preparações alimentares saborosas, práticas e saudáveis; identificação dos alimentos *diet* e/ou *light* e do teor de sódio existente nos alimentos processados[87,89,90];

√ Avaliação da interação de alimentos e/ou nutrientes com medicamentos[89].

- Seguimento da evolução nutricional.
- Educação nutricional[87-90] (B).

Participação do psicólogo[73,75,76,91-93]

- Consulta de psicologia:

√ Avaliação e tratamento de aspectos emocionais que interfiram na qualidade de vida do paciente, seu nível de estresse e adesão ao tratamento global da hipertensão arterial[73,75,76,91-93];

√ Avaliação de como o paciente processa a informação quanto à saúde, para que o método de comunicação com ele seja devidamente individualizado e o plano de mudanças de hábitos de vida, mantido[73].

- Atendimento a familiares, para facilitar as mudanças de hábitos de vida do grupo familiar e a adesão ao tratamento.
- Treinamento de controle de estresse.
- Trabalho sistemático junto à equipe com o objetivo de promover o entrosamento e a harmonia entre todos, com o objetivo de que o grupo, de fato, constitua-se em uma equipe multiprofissional [67,76,93].

Participação da assistente social

- Entrevista social para identificação socioeconômica e familiar (visando a uma atuação preventiva), caracterização da situação de trabalho e previdência, e levantamento de expectativas sobre a doença e o seu tratamento[72].
- Atualização do cadastro de recursos sociais (para encaminhamento do atendimento das dificuldades dos pacientes e familiares que possam interferir na terapêutica)[71].
- Desenvolvimento de atividades visando à organização dos pacientes em associações de portadores de hipertensão arterial.
- Busca ativa de faltosos (B).

Participação do professor de educação física

- Programação e supervisão das atividades físicas, presencial ou a distância (individuais e em grupo) dos pacientes, após consulta médica, adequando-as às realidades locais e às características específicas de cada um[94,95] (B).
- Programação e execução de projetos de atividade física para prevenção da hipertensão arterial na comunidade.

Participação do farmacêutico

- Participação em comitês para a seleção de medicamentos.
- Gerenciamento de estoque, armazenamento correto e dispensação de medicamentos.
- Promoção da atenção farmacêutica ao paciente (orientação individual ou em grupo e acompanhamento do uso de medicamentos)[72,96].
- Orientação quanto ao uso racional de medicamentos à população[72,96].

Participação do fisioterapeuta[66,68,69,71,74]

- Atendimento individual e em grupo aos pacientes encaminhados.
- Identificação e atuação fisioterapêutica sobre problemas que causem limitação às mudanças de hábitos de vida (dores limitantes, posturas etc).

Participação do musicoterapeuta[66,68,69,71,74,91]

- Atividades em grupo para trabalho musicoterapêutico visando à adoção de hábitos saudáveis e à diminuição do estresse.

Participação de funcionários administrativos

- Recepção dos pacientes[71,73,74].
- Controle e agendamento de consultas e reuniões[73,74](C).

Participação de agentes comunitários de saúde[67,69]

- Ações educativas primárias, visando à promoção de saúde.
- Busca ativa de faltosos.
- Sugestão de encaminhamento para unidades de básicas de saúde.
- Coleta de dados referentes à hipertensão arterial, conforme impresso padronizado.

4.2. Ações em Grupo

Reuniões com pacientes

As ações educativas e terapêuticas em saúde devem ser desenvolvidas com grupos de pacientes, seus familiares e a comunidade, sendo adicionais às atividades individuais.

A equipe deve usar todos os recursos disponíveis para orientação, educação e motivação a fim de, modificando hábitos de vida, diminuir os fatores de risco cardiovasculares e incentivar o uso ininterrupto dos medicamentos, quando necessários.

Os recursos disponíveis vão desde o contato individual até a utilização de fontes de informações coletivas, como reuniões, palestras, simpósios, peças teatrais, folhetos, vídeos e músicas educativas. Devem ser sempre consideradas as particularidades regionais para a aplicação de qualquer um dos métodos educativos. Nesse tipo de atividade, o paciente se identifica com outros indivíduos com problemas semelhantes, aprendendo a expressar seus medos e expectativas. Com isso, passa a compartilhar das experiências de todos, buscando soluções reais para problemas de saúde semelhantes aos seus[72,76-78,97] (B).

Reuniões da equipe

Atividades periódicas com a participação de todo o grupo para análise crítica das ações desenvolvidas, acerto de arestas e novas orientações, caso necessárias[74] (C). Ter em mente que: trabalhar em equipe é mais do que agregar profissionais de diferentes áreas; só existe equipe quando todos conhecem os objetivos, estão cientes da necessidade de alcançá-los e desenvolvem uma visão crítica a respeito do desempenho de cada um e do grupo.

4.3. Atividades que Devem Contar com a Participação da Equipe Multiprofissional

Programas comunitários

A equipe multiprofissional deve procurar estimular, por meio dos pacientes, dos representantes da comunidade, de profissionais da área de comunicação e da sociedade civil, o desenvolvimento de atividades comunitárias[4].

A criação de Ligas e Associações de Portadores de Hipertensão Arterial é uma estratégia que também pode aumentar a adesão do paciente ao tratamento instituído (B).

Atividades conjuntas (equipes/pacientes)

Devem ocorrer concomitantemente, reunindo diversas equipes multiprofissionais e grupos de pacientes.

Sugestões para implantação do serviço

Identificação da equipe multiprofissional mínima possível, de acordo com a realidade existente, e definição das tarefas de cada um.

Fluxograma de atendimento: cada serviço, de acordo com sua equipe, estabelecerá uma estratégia, devendo estar aí incluídas atividades individuais e/ou de grupo. Informação ao paciente sobre a rotina de atendimento, para que tenha maior compreensão e, conseqüentemente, maior adesão ao tratamento.

Ações administrativas

- Cartão do paciente.
- Obrigatoriedade do registro de todos os dados do paciente em prontuário.
- Reuniões periódicas da equipe buscando uniformização de procedimentos e linguagem.

O que determina o bom funcionamento do grupo é sua filosofia de trabalho: caminhar unidos na mesma direção.

5. Tratamento Não-Medicamentoso

A adoção de um estilo saudável de vida é fundamental no tratamento de hipertensos [4], particularmente quando há síndrome metabólica[98-100].

Os principais fatores ambientais modificáveis da hipertensão arterial são os hábitos alimentares inadequados, principalmente ingestão excessiva de sal e baixo consumo de vegetais, sedentarismo, obesidade e consumo exagerado de álcool, podendo-se obter redução da pressão arterial e diminuição do risco cardiovascular controlando esses fatores [98,101] (Tabela 1).

5.1. Controle de Peso

Hipertensos com excesso de peso devem ser incluídos em programas de emagrecimento com restrição de ingestão calórica e aumento de atividade física. A meta é alcançar índice de massa corporal inferior a 25 kg/m^2 [102] e circunferência da cintura inferior a 102 cm para homens e 88 cm para mulheres, embora a diminuição de 5% a 10% do peso corporal inicial já seja suficiente para reduzir a pressão arterial (B).

A redução do peso está relacionada à queda da insulinemia, à redução da sensibilidade ao sódio e à diminuição da atividade do sistema nervoso simpático[99].

5.2. Padrão Alimentar

O consumo dos alimentos pode levar à ingestão de certos nutrientes que induzem respostas às vezes indesejáveis na pressão arterial e no sistema cardiovascular. Os alimentos "de risco", ricos em sódio e gorduras saturadas, por exemplo, devem ser evitados, ao passo que os "de proteção", ricos em fibras e potássio, são permitidos[103] (B).

Padrão alimentar é definido como o perfil do consumo de alimentos pelo indivíduo ao longo de um determinado período de tempo. É utilizado no estudo da relação entre a ingestão de certos nutrientes e o risco de doenças, pois permite uma compreensão mais clara sobre a alimentação como um todo, em lugar de se considerarem os nutrientes individualmente[101,103-106] (B).

A dieta preconizada pelo estudo DASH (Dietary Approachs to Stop Hypertension) mostrou benefícios no controle da pressão arterial, inclusive em pacientes fazendo uso de anti-hipertensivos. Enfatiza o consumo de frutas, verduras, alimentos integrais, leite desnatado e derivados, quantidade reduzida de gorduras saturadas e colesterol, maior quantidade de fibras, potássio, cálcio e magnésio[107]. Associada à redução no consumo de sal, mostra benefícios ainda mais evidentes, sendo, portanto, fortemente recomendada para hipertensos[108]. Compõe-se de quatro a cinco porções de frutas, quatro a cinco porções de vegetais e duas a três porções de laticínios desnatados por dia, com menos de 25% de gordura[107].

Dietas vegetarianas podem ocasionar discreta redução na pressão arterial sistólica em hipertensos leves[109]. O estilo de vida vegetariano com atividade física regular, controle de peso, aumento do consumo de potássio e baixa ingestão de álcool e a dieta em si, rica em fibras, pode ser favorável na redução do risco cardiovascular[102,109,110].

O hábito alimentar dos hipertensos deve incluir[101,102,110]: redução da quantidade de sal na elaboração de alimentos (A); retirada do saleiro da mesa (A); restrição das fontes industrializadas de sal: molhos prontos, sopas em pó, embutidos, conservas, enlatados, congelados, defumados e salgados de pacote tipo *snacks* (B); uso restrito ou abolição de bebidas alcoólicas (B); preferência por temperos naturais como limão, ervas, alho, cebola, salsa e cebolinha, em substituição aos similares industrializados (D); redução de alimentos de alta densidade calórica, substituindo doces e derivados do açúcar por carboidratos complexos e frutas (A), diminuindo

Tabela 1. Modificações do estilo de vida no controle da pressão arterial (adaptado do JNC VII)*

Modificação	Recomendação	Redução aproximada na PAS**
Controle de peso	Manter o peso corporal na faixa normal (índice de massa corporal entre 18,5 a 24,9 kg/m²)	5 a 20 mmHg para cada 10 kg de peso reduzido
Padrão alimentar	Consumir dieta rica em frutas e vegetais e alimentos com baixa densidade calórica e baixo teor de gorduras saturadas e totais. Adotar dieta DASH	8 a 14 mmHg
Redução do consumo de sal	Reduzir a ingestão de sódio para não mais de 100 mmol/dia = 2,4 g de sódio (6 g de sal/dia = 4 colheres de café rasas de sal = 4 g + 2 g de sal próprio dos alimentos)	2 a 8 mmHg
Moderação no consumo de álcool	Limitar o consumo a 30 g/dia de etanol para os homens e 15 g/dia para mulheres	2 a 4 mmHg
Exercício físico	Habituar-se à prática regular de atividade física aeróbica, como caminhadas por, pelo menos, 30 minutos por dia, 3 a 5 vezes/semana	4 a 9 mmHg

* Associar abandono do tabagismo para reduzir o risco cardiovascular.
** Pode haver efeito aditivo para algumas das medidas adotadas.

o consumo de bebidas açucaradas e dando preferência a adoçantes não calóricos (C); inclusão de, pelo menos, cinco porções de frutas/verduras no plano alimentar diário, com ênfase em vegetais ou frutas cítricas e cereais integrais (A); opção por alimentos com reduzido teor de gordura, eliminando as gorduras hidrogenadas ("trans") e preferindo as do tipo mono ou poliinsaturadas, presentes nas fontes de origem vegetal, exceto dendê e coco (A); ingestão adequada de cálcio pelo uso de produtos lácteos, de preferência, desnatados (B); busca de forma prazerosa e palatável de preparo dos alimentos: assados, crus e grelhados (D); plano alimentar que atenda às exigências de uma alimentação saudável, do controle do peso corporal, das preferências pessoais e do poder aquisitivo do indivíduo/família (D).

Suplementação de potássio

A suplementação de potássio promove redução modesta da pressão arterial[111] (A). Sua ingestão na dieta pode ser aumentada pela escolha de alimentos pobres em sódio e ricos em potássio, como feijões, ervilha, vegetais de cor verde-escuro, banana, melão, cenoura, beterraba, frutas secas, tomate, batata inglesa e laranja.

É razoável a recomendação de níveis de ingestão de potássio de 4,7 g/dia. Para a população saudável com função renal normal, a ingestão de potássio pode ser superior a 4,7 g/dia sem oferecer riscos, porque o excesso será excretado pelos rins. Entretanto, para indivíduos com função renal diminuída (taxa de filtração glomerular < 60 ml/min), é apropriada a ingestão de potássio inferior a 4,7 g/dia pelos riscos de hiperpotassemia[102].

Recomenda-se cautela com medicamentos à base de potássio, como expectorantes, em indivíduos suscetíveis à hiperpotassemia, principalmente pacientes com insuficiência renal ou em uso de inibidor da ECA, antagonista do receptor AT1 ou diuréticos poupadores de potássio[102].

Suplementação de cálcio e magnésio

Dieta com frutas, verduras e laticínios de baixo teor de gordura apresenta quantidades apreciáveis de cálcio, magnésio e potássio, proporcionando efeito favorável em relação à redução da pressão arterial e de acidente vascular cerebral[107,112,113] (A).

Não existem dados suficientes para recomendar suplementação de cálcio ou magnésio como medida para baixar a pressão arterial, se não houver hipocalcemia ou hipomagnesemia. Além disso, suplementação de cálcio excedendo 1 g/dia pode aumentar o risco de litíase renal[114,115].

5.3. Redução do Consumo de Sal

Inúmeras evidências mostram benefícios na restrição do consumo de sal[116-120]: a) redução da pressão arterial (A); b) menor prevalência de complicações cardiovasculares (B); c) menor incremento da pressão arterial com o envelhecimento (B); d) possibilidade de prevenir a elevação da pressão arterial (B); e) regressão de hipertrofia miocárdica B.

Estudos randomizados comparando dieta hipossódica com a dieta habitual, com ou sem redução de peso, demonstram efeito favorável, embora modesto, na redução da pressão arterial com a restrição de sal[121]. Há evidências de que a pressão arterial varia diretamente com o consumo de sal tanto em normotensos como em hipertensos. Portanto, mesmo reduções modestas no consumo diário podem produzir benefícios.

A dieta habitual contém de 10 a 12 g/dia de sal (A)[122]. É saudável uma pessoa ingerir até 6 g de sal por dia (100 mmol ou 2,4 g/dia de sódio), correspondente a quatro colheres de café (4 g) rasas de sal adicionadas aos alimentos, que contém 2 g de sal. Para tanto, recomenda-se reduzir o sal adicionado aos alimentos, evitar o saleiro à mesa e reduzir ou abolir os alimentos industrializados, como enlatados, conservas, frios, embutidos, sopas, temperos, molhos prontos e salgadinhos[123]. Por outro lado, a redução excessiva do consumo de sal também deve ser evitada, principalmente em pacientes em uso de diuréticos, podendo provocar hiponatremia, hipovolemia e hemoconcentração.

O uso de cloreto de potássio em lugar do sal, como forma de redução do consumo de sódio ou suplementação de potássio, pode ser recomendado, porém é absolutamente contra-indicado em pacientes com risco de hiperpotassemia[102].

5.4. Moderação no Consumo de Bebidas Alcoólicas

Recomenda-se limitar o consumo de bebidas alcoólicas a, no máximo, 30 g/dia de etanol[102] para homens e 15 g/dia para mulheres ou indivíduos de baixo peso (Tabela 2). Aos pacientes que não se enquadrarem nesses limites de consumo, sugere-se o abandono.

5.5. Exercício Físico

A prática regular de exercícios físicos[124-127] é recomendada para todos os hipertensos, inclusive aqueles sob tratamento medicamentoso, porque reduz a pressão arterial sistólica/diastólica em 6,9/4,9 mmHg

Tabela 2. Características das bebidas alcoólicas mais comuns

Bebida	% de etanol (º GL Gay Lussac)	Quantidade de etanol (g) em 100 ml	Volume para 30 g de etanol	Consumo máximo tolerado
Cerveja	~ 6% (3-8)	6 g/100 ml x 0,8* = 4,8 g	625 ml	~ 2 latas (350 x 2 = 700 ml) ou 1 garrafa (650 ml)
Vinho	~ 12% (5-13)	12 g/100 ml x 0,8* = 9,6 g	312,5 ml	~ 2 taças de 150 ml ou 1 taça de 300 ml
Uísque, vodka, aguardente	~ 40% (30-50)	40 g/100 ml x 0,8* = 32 g	93,7 ml	~ 2 doses de 50 ml ou 3 doses de 30 ml

* Densidade do etanol

(Tabela 3). Além disso, o exercício físico pode reduzir o risco de doença arterial coronária, acidentes vasculares cerebrais e mortalidade geral[128] (A).

Antes de iniciarem programas regulares de exercício físico, os hipertensos devem ser submetidos a avaliação clínica especializada, exame pré-participação (para eventual ajuste da medicação) e recomendações médicas relacionadas aos exercícios. Hipertensos em estágio 3 só devem iniciar o exercício após controle da pressão arterial[129].

5.6. Abandono do Tabagismo

O tabagismo deve ser agressivamente combatido e eliminado[133,134]. Hipertensos podem usar com segurança terapias reposicionais com nicotina para abandono do tabagismo. Eventual descontrole de peso observado com a abolição do tabaco, embora transitório e de pequeno impacto no risco cardiovascular, não deve ser negligenciado[134].

5.7. Controle do Estresse Psicoemocional

Estudos experimentais demonstram elevação transitória da pressão arterial em situações de estresse, como o estresse mental, ou elevação mais prolongadas, como nas técnicas de privação do sono. Estudos mais recentes evidenciam o efeito do estresse psicoemocional na reatividade cardiovascular e da pressão arterial[135] (B), podendo contribuir para hipertensão arterial sustentada[136] (B). Estudos com treinamento para controle do estresse emocional com diferentes técnicas mostraram benefícios no controle[91] (B) e na redução da variabilidade da pressão arterial (C), podendo ser utilizado como medida adicional na abordagem não-farmacológica de pacientes hipertensos[137] (C). Além disso, a abordagem de aspectos piscoemocionais e psicossociais pode ser útil na melhora da adesão do paciente a medidas terapêuticas não medicamentosas e medicamentosas.

Tabela 3. Recomendação de atividade física

Recomendação populacional[130,131]
Todo adulto deve realizar pelo menos 30 minutos de atividades físicas moderadas de forma contínua ou acumulada em pelo menos 5 dias da semana (A).

Recomendação individual

• Fazer exercícios aeróbicos (caminhada, corrida, ciclismo, dança, natação) (A).
• Exercitar-se de 3 a 5 vezes por semana (B).
• Exercitar-se por, pelo menos, 30 minutos (para emagrecer, fazer 60 minutos) (B).
• Realizar exercício em intensidade moderada (B), estabelecida:
  a) pela respiração: sem ficar ofegante (conseguir falar frases compridas sem interrupção) (D);
  b) pelo cansaço subjetivo: sentir-se moderadamente cansado no exercício (C);
  c) pela freqüência cardíaca (FC) medida durante o exercício (forma mais precisa), que deve se manter dentro da faixa de freqüência cardíaca de treinamento (FC treino) (B), cujo cálculo é feito da seguinte forma: $FC_{treino} = (FC_{máxima} - FC_{repouso}) \times \% + FC_{repouso}$, em que:
    $FC_{máxima}$: deve ser preferencialmente estabelecida em um teste ergométrico máximo. Na sua impossibilidade, pode-se usar a fórmula: $FC_{máxima} = 220 - idade$, exceto em indivíduos em uso de betabloqueadores e/ou inibidores de canais de cálcio não-diidropiridínicos[132].
    $FC_{repouso}$: medida após 5 minutos de repouso deitado.
    %: são utilizadas duas porcentagens, uma para o limite inferior e outra para o superior da faixa de treinamento. Assim, para sedentários: 50% e 70%; para condicionados: 60% e 80%, respectivamente.
• Realizar também exercícios resistidos (musculação) (B). No caso dos hipertensos, estes devem ser feitos com sobrecarga de até 50% a 60% de 1 repetição máxima (1 RM = carga máxima que se consegue levantar uma única vez) e o exercício deve ser interrompido quando a velocidade de movimento diminuir (antes da fadiga concêntrica, momento que o indivíduo não consegue mais realizar o movimento) (C).

6. Tratamento Medicamentoso

6.1. Objetivos

O objetivo primordial do tratamento da hipertensão arterial é a redução da morbidade e da mortalidade cardiovasculares[138,139]. Assim, os anti-hipertensivos devem não só reduzir a pressão arterial, mas também os eventos cardiovasculares fatais e não-fatais. As evidências provenientes de estudos de desfechos clinicamente relevantes, com duração relativamente curta, de três a quatro anos, demonstram redução de morbidade e mortalidade em maior número de estudos com diuréticos[140-142] (A), mas também com betabloqueadores[140,141,143,144] (A), inibidores da ECA[144-149] (A), bloqueadores do receptor AT1[150,151] (A) e com bloqueadores dos canais de cálcio[145,149,152-154] (A), embora a maioria dos estudos utilize, no final, associação de anti-hipertensivos.

O tratamento medicamentoso associado ao não-medicamentoso objetiva a redução da pressão arterial para valores inferiores a 140 mmHg de pressão sistólica e 90 mmHg de pressão diastólica[138,139,155] (A), respeitando-se as características individuais, a presença de doenças ou condições associadas ou características peculiares e a qualidade de vida dos pacientes. Reduções da pressão arterial para níveis inferiores a 130/80 mmHg podem ser úteis em situações específicas, como em pacientes de alto risco cardiovascular[79,156,157] (A), diabéticos – principalmente com microalbuminúria[156-160] (A), insuficiência cardíaca[161] (A), com comprometimento renal[160] (A) e na prevenção de acidente vascular cerebral[148,162] (A).

6.2. Princípios Gerais do Tratamento Medicamentoso

Os aspectos importantes na escolha do anti-hipertensivo estão na tabela 1. Deve-se explicar, detalhadamente, aos pacientes a ocorrência de possíveis efeitos adversos, a possibilidade de eventuais modificações na terapêutica instituída e o tempo necessário para que o efeito pleno dos medicamentos seja obtido.

Tabela 1. Características importantes do anti-hipertensivo

- Ser eficaz por via oral.
- Ser bem tolerado.
- Permitir a administração em menor número possível de tomadas, com preferência para dose única diária.
- Ser iniciado com as menores doses efetivas preconizadas para cada situação clínica, podendo ser aumentadas gradativamente, pois quanto maior a dose, maiores serão as probabilidades de efeitos adversos.
- Não ser obtido por meio de manipulação, pela inexistência de informações adequadas de controle de qualidade, bioequivalência e/ou de interação química dos compostos.
- Ser considerado em associação para os pacientes com hipertensão em estágios 2 e 3 que, na maioria das vezes, não respondem à monoterapia.
- Ser utilizado por um período mínimo de 4 semanas, salvo em situações especiais, para aumento de dose, substituição da monoterapia ou mudança das associações em uso.

6.3. Escolha do Medicamento

Qualquer medicamento dos grupos de anti-hipertensivos (Tabela 2), com exceção dos vasodilatadores de ação direta (D), pode ser utilizado para o controle da pressão arterial em monoterapia inicial, especialmente para pacientes com hipertensão arterial em estágio 1 que não responderam às medidas não-medicamentosas (Tabela 3). Para pacientes em estágios 2 e 3, pode-se considerar o uso de associações fixas (Tabela 4) de medicamentos anti-hipertensivos como terapia inicial.

Tabela 2. Classes de anti-hipertensivos para uso clínico

Diuréticos
Inibidores adrenérgicos
    Ação central – agonistas alfa-2 centrais
    Betabloqueadores – bloqueadores beta-adrenérgicos
    Alfabloqueadores – bloqueadores alfa-1-adrenérgicos
    Alfabloqueadores e Betabloqueadores
Bloqueadores dos canais de cálcio
Inibidores da ECA
Bloqueadores do receptor AT_1 da angiotensina II
Vasodilatadores diretos

Tabela 3. Anti-hipertensivos disponíveis no Brasil

Medicamentos	Posologia (mg) Mínima	Posologia (mg) Máxima	Número de Tomadas/dia
Diuréticos			
Tiazídicos			
Clortalidona	12,5	25	1
Hidroclorotiazida	12,5	25	1
Indapamida	2,5	5	1
Indapamida SR***	1,5	5	1
Alça			
Bumetamida	0,5	**	1-2
Furosemida	20	**	1-2
Piretanida	6	12	1
Poupadores de potássio			
Amilorida*	2,5	5	1
Espironolactona	50	200	1-2
Triantereno*	50	100	1
Inibidores adrenérgicos			
Ação central			
Alfametildopa	500	1.500	2-3
Clonidina	0,2	0,6	2-3
Guanabenzo	4	12	2-3
Moxonidina	0,2	0,6	1
Rilmenidina	1	2	1
Reserpina*	0,1	0,25	1-2

Tratamento Medicamentoso

▼ cont.

Betabloqueadores			
Atenolol	25	100	1-2
Bisoprolol	2,5	10	1-2
Metoprolol/Metoprolol (ZOK)***	50	200	1-2
Nadolol	40	120	1
Propranolol**/Propranolol (LA)***	40/80	240/160	2-3/1-2
Pindolol	10	40	2
Alfabloqueadores			
Doxazosina	1	16	1
Prazosina	1	20	2-3
Prazosina XL ***	4	8	1
Terazosina	1	20	1-2
Alfabloqueadores e betabloqueadores			
Carvedilol	12,5	50	1-2
Bloqueadores dos canais de cálcio			
Fenilalquilaminas			
Verapamil Retard ***	120	480	1-2
Benzotiazepinas			
Diltiazem AP, SR ou CD***	180	480	1-2
Diidropiridinas			
Anlodipino	2,5	10	1
Felodipino	5	20	1-2
Isradipino	2,5	20	2
Lacidipino	2	8	1
Nifedipino Oros***	20	60	1
Nifedipino Retard***	20	40	2
Nisoldipino	5	40	1-2
Nitrendipino	10	40	2-3
Lercarnidipino	10	30	1
Manidipino	10	20	1
Inibidores da ECA			
Benazepril	5	20	1
Captopril	25	150	2-3
Cilazapril	2,5	5	1
Delapril	15	30	1-2
Enalapril	5	40	1-2
Fosinopril	10	20	1
Lisinopril	5	20	1
Perindopril	4	8	1
Quinapril	10	20	1
Ramipril	2,5	10	1
Trandolapril	2	4	1

▼ cont.

Bloqueadores do receptor AT$_1$			
Candesartana	8	16	1
Irbersartana	150	300	1
Losartana	25	100	1
Olmesartana	20	40	1
Telmisartana	40	80	1
Valsartana	80	160	1
Vasodilatadores de ação direta			
Hidralazina	50	200	2-3
Minoxidil	2,5	80	2-3

* Medicamentos comercializados apenas em associações a outros anti-hipertensivos.
** Dose máxima variável de acordo com a indicação médica.
*** Retard, SR, ZOK, Oros, XL, LA, AP, SR e CD: formas farmacêuticas de liberação prolongada ou controlada.

Tabela 4. Associações fixas de anti-hipertensivos disponíveis no Brasil

Associações	Posologia (mg)
Diurético + diurético	
Clortalidona + amilorida	25 + 5 50 + 5
Espironolactona + hidroclorotiazida	50 + 50
Furosemida + amilorida	40 + 10
Furosemida + espironolactona	20 + 100
Furosemida + triantereno	40 + 50
Hidroclorotiazida + amilorida	25 + 2,5 50 + 5
Hidroclorotiazida + triantereno	50 + 50
Inibidor adrenérgico + diurético	
Ação central + diurético	
Alfametildopa + hidroclorotiazida	250 + 25 250 + 15
Reserpina + clortalidona	0,25 + 50
Reserpina + diidralazina + hidroclorotiazida	0,1 + 10 + 10
Betabloqueador + diuréticos	
Atenolol + clortalidona	25 + 12,5 50 + 12,5 100 + 25
Bisoprolol + hidroclorotiazida	2,5 + 6,25 5 + 6,25 10 + 6,25
Metoprolol + hidroclorotiazida	50 + 25 100 + 25 100 + 12,5
Metoprolol ZOK*** + hidroclortiazida	100 + 12,5
Pindolol + clopamida	10 + 5
Propranolol + hidroclorotiazida	40 + 25 80 + 25

Bloqueadores do receptor AT₁ + diurético	
Candesartana + hidroclorotiazida	8 + 12,5
	16 + 12,5
Ibersartana + hidroclorotiazida	150 + 12,5
	300 + 12,5
Losartana + hidroclorotiazida	50 + 12,5
	100 + 25
Olmesartana + hidroclorotiazida	20 + 12,5
	40 + 12,5
	40 + 25
Telmisartana + hidroclortiazida	40 + 12,5
	80 + 12,5
Valsartana + hidroclorotiazida	80 + 12,5
	160 + 12,5
	160 + 25
Inibidores da ECA + diuréticos	
Benazepril + hidroclorotiazida	5 + 6,25
	10 + 12,5
Captopril + hidroclorotiazida	50 + 25
Cilazapril + hidroclorotiazida	5 + 12,5
Enalapril + hidroclorotiazida	10 + 25
	20 + 12,5
Fosinopril + hidroclorotiazida	10 + 12,5
Lisinopril + hidroclorotiazida	10 + 12,5
	20 + 12,5
Ramipril + hidroclorotiazida	5 + 12,5
Bloqueadores dos canais de cálcio + betabloqueador	
Nifedipino + atenolol	10 + 25
	20 + 50
Anlodipino + atenolol	5 + 25
	5 + 50
Bloqueadores dos canais de cálcio + inibidores da ECA	
Anlodipino + enalapril	2,5 + 10
	5 + 10
	5 + 20
Anlodipino + ramipril	2,5 + 5
	5 + 5
Manidipino + delapril	10 + 30
Bloqueadores dos canais de cálcio + bloqueadores do receptor AT₁	
Anlodipino + losartana	2,5 + 50
	5 + 100

Diuréticos

O mecanismo de ação anti-hipertensiva dos diuréticos relaciona-se inicialmente aos seus efeitos diurético e natriurético, com diminuição do volume extracelular. Posteriormente, após cerca de 4 a 6 semanas, o volume circulante praticamente se normaliza e há redução persistente da resistência vascular periférica. São eficazes no tratamento da hipertensão arterial, tendo sido comprovada sua eficácia na redução da morbidade e da mortalidade cardiovasculares[140-142] (A). Como anti-hipertensivos, são preferidos os diuréticos tiazídicos e similares, em baixas doses. Os diuréticos de alça são reservados para situações de hipertensão associada a insuficiência renal com taxa de filtração glomerular abaixo de 30 ml/min/1,73 m² (D) e na insuficiência cardíaca com retenção de volume. Os diuréticos poupadores de potássio apresentam pequena eficácia diurética, mas, quando associados aos tiazídicos e aos diuréticos de alça, são úteis na prevenção e no tratamento de hipopotassemia. Seu uso em pacientes com redução da função renal poderá acarretar hiperpotassemia.

Reações adversas principais
Hipopotassemia, por vezes acompanhada de hipomagnesemia, que pode induzir arritmias ventriculares, e hiperuricemia. O emprego de baixas doses diminui o risco de efeitos adversos, sem prejuízo da eficácia anti-hipertensiva. Os diuréticos também podem provocar intolerância à glicose, além de promoverem aumento de triglicérides, em geral dependente da dose. É um evento transitório e de importância clínica ainda não comprovada, e o seu uso tem-se mostrado seguro e eficaz em pacientes portadores de diabetes melito[163] (A).

Ação central

Atuam estimulando os receptores alfa-2-adrenérgicos pré-sinápticos no sistema nervoso central, reduzindo o tônus simpático, como fazem a alfametildopa, a clonidina e o guanabenzo, e/ou os receptores imidazolidínicos, como a moxonidina e a rilmenidina.

Seu efeito hipotensor como monoterapia é, em geral, discreto (B). Entretanto, eles podem ser úteis quando utilizados em associação com medicamentos de outros grupos, particularmente no caso de evidência de hiperatividade simpática.

A experiência favorável em relação ao binômio mãe–feto recomenda a alfametildopa como agente de escolha para tratamento da hipertensa grávida (vide capítulo 7, item 7.5), única situação clínica em que esse medicamento pode ser utilizado como monoterapia.

Não interferem na resistência periférica à insulina ou no perfil lipídico.

Reações adversas principais
Decorrentes da ação central, como sonolência, sedação, boca seca, fadiga, hipotensão postural e disfunção sexual. A freqüência é um pouco menor com os inibidores de receptores imidazolidínicos.

A alfametildopa pode provocar, ainda, embora com pequena freqüência, galactorréia, anemia hemolítica e lesão hepática. Ela é contra-indicada na presença de disfunção hepática.

No caso da clonidina, destaca-se a hipertensão rebote, quando da suspensão brusca da medicação, e a ocorrência mais acentuada de boca seca.

Alfabloqueadores

Apresentam efeito hipotensor discreto em longo prazo como monoterapia, devendo, portanto, ser associados com outros anti-hipertensivos. Podem induzir o aparecimento de tolerância medicamentosa, o que exige o uso de doses gradativamente crescentes. Têm a vantagem de propiciar melhora discreta no metabolismo lipídico e dos sintomas de pacientes com hipertrofia prostática benigna.

Reações adversas principais
Hipotensão postural, mais evidente com a primeira dose, sobretudo se a dose inicial for alta, palpitações e, eventualmente, astenia. No estudo ALLHAT, a comparação entre o alfabloqueador doxazosina, freqüentemente usado em hipertrofia prostática benigna, com a clortalidona resultou em maior ocorrência de eventos cardiovasculares no grupo doxazosina, especialmente de insuficiência cardíaca congestiva, reforçando a idéia de que alfabloqueadores não são fármacos de primeira escolha para o tratamento da hipertensão[167] (A).

Betabloqueadores

Seu mecanismo anti-hipertensivo envolve diminuição inicial do débito cardíaco, redução da secreção de renina, readaptação dos barorreceptores e diminuição das catecolaminas nas sinapses nervosas.

São eficazes no tratamento da hipertensão arterial. Entretanto, a redução da morbidade e da mortalidade cardiovasculares é bem documentada em grupos de pacientes com idade inferior a 60 anos[140,141,143,144] (A). Estudos e metanálises recentes não têm apontado redução de desfechos relevantes, principalmente acidente vascular cerebral, em pacientes com idade superior a 60 anos, situação em que o uso dessa classe de medicamentos seria reservado para situações especiais, como coronariopatia, pacientes com disfunção diastólica, arritmias cardíacas ou infarto do miocárdio prévio[164-166] (A). Mostram-se igualmente úteis em pacientes com tremor essencial, síndromes hipercinéticas, cefaléia de origem vascular e naqueles com hipertensão portal.

Reações adversas principais
Broncoespasmo, bradicardia excessiva (inferior a 50 bpm), distúrbios da condução atrioventricular, vasoconstrição periférica, insônia, pesadelos, depressão psíquica, astenia e disfunção sexual.

Podem acarretar também intolerância à glicose, hipertrigliceridemia com elevação do LDL-c e redução da fração HDL-c. Esse efeito está relacionado à dose e à seletividade, sendo quase inexistente com o uso de baixas doses de betabloqueadores cardiosseletivos. A importância clínica das alterações lipídicas induzidas por betabloqueadores ainda não está comprovada.

A suspensão brusca dos betabloqueadores pode provocar hiperatividade simpática, com hipertensão rebote e/ou manifestações de isquemia miocárdica, sobretudo em hipertensos com pressão arterial prévia muito elevada. Os betabloqueadores são formalmente contra-indicados a pacientes com asma brônquica, DPOC e bloqueio atrioventricular de 2º e 3º graus. Devem ser utilizados com cautela em pacientes com doença vascular de extremidade.

Bloqueadores dos canais de cálcio

A ação anti-hipertensiva decorre da redução da resistência vascular periférica por diminuição da concentração de cálcio nas células musculares lisas vasculares. Apesar do mecanismo final comum, esse grupo é dividido em três subgrupos, com características químicas e farmacológicas diferentes: fenilalquilaminas, benzotiazepinas e diidropiridinas.

São anti-hipertensivos eficazes e reduzem a morbidade e a mortalidade cardiovasculares[145,149,152-154,166] (A). Em comparação com outros anti-hipertensivos, levam a menor redução nas taxas de hospitalização por insuficiência cardíaca e infarto do miocárdio[168]. Deve-se dar preferência aos bloqueadores dos canais de cálcio de ação de longa duração intrínseca ou por formulação galênica que permita uma liberação controlada. Não são recomendados agentes de curta duração.

Estudos recentes reafirmaram a eficácia, a tolerabilidade e a segurança do uso dessa classe de medicamentos no tratamento da hipertensão arterial[166,169,170]. No estudo ASCOTT LLA, verificou-se interação favorável entre o bloqueador de canal de cálcio e a vastatina[171], provavelmente pelo sinergismo desses medicamentos na liberação de óxido nítrico pela célula endotelial[172].

Reações adversas principais
Cefaléia, tontura, rubor facial – mais freqüentes com diidropiridínicos de ação curta – e edema de extremidades. Esses efeitos adversos são, em geral, dose-dependentes. Mais raramente, podem induzir hipertrofia gengival. Os diidropiridínicos de ação curta provocam importante estimulação simpática reflexa, sabidamente deletéria para o sistema cardiovascular. Verapamil e diltiazem podem provocar depressão miocárdica e bloqueio atrioventricular. A obstipação intestinal é observada, sobretudo, com verapamil.

Inibidores da ECA

Agem fundamentalmente pela inibição da ECA, bloqueando a transformação da angiotensina I em II no sangue e nos tecidos, embora outros fatores possam estar envolvidos neste mecanismo de ação.

São eficazes no tratamento da hipertensão arterial reduzindo a morbidade e a mortalidade cardiovasculares nos hipertensos[145,146,148] (A), pacientes com insuficiência cardíaca[173,174] (A), pacientes com infarto agudo do miocárdio, em especial quando apresentam baixa fração de ejeção[147] (A), pacientes de alto risco para doença aterosclerótica[147] (A), sendo também úteis na prevenção secundária do acidente vascular cerebral[148] (A). Quando administrados em longo prazo, os inibidores da ECA retardam o declínio da função renal em pacientes com nefropatia diabética ou de outras etiologias[175-178] (A).

Reações adversas principais
Tosse seca, alteração do paladar e, mais raramente, reações de hipersensibilidade com erupção cutânea e edema angioneurótico.

Em indivíduos com insuficiência renal crônica, podem eventualmente agravar a hiperpotassemia. Em pacientes com hipertensão renovascular bilateral ou unilateral associada a rim único, podem promover redução da filtração glomerular com aumento dos níveis séricos de uréia e creatinina.

Seu uso em pacientes com função renal reduzida pode causar aumento de até 30% dos níveis séricos de creatinina[179], mas, em longo prazo, prepondera seu efeito nefroprotetor. Em associação a diurético, a ação anti-hipertensiva dos inibidores da ECA é magnificada, podendo ocorrer hipotensão postural. Seu uso é contra-indicado na gravidez pelo risco de complicações fetais. Desta forma, seu emprego deve ser cauteloso e freqüentemente monitorado em adolescentes e mulheres em idade fértil.

Bloqueadores do receptor AT$_1$

Antagonizam a ação da angiotensina II por meio do bloqueio específico de seus receptores AT$_1$. São eficazes no tratamento da hipertensão. Estudos recentes comprovam seu efeito benéfico em insuficiência cardíaca congestiva[180,181] (B). No tratamento da hipertensão arterial, foram testados, basicamente, em populações de alto risco cardiovascular ou com comorbidades. São nefroprotetores no paciente diabético tipo 2 com nefropatia estabelecida[158,159,165] (A). Entretanto, contrariamente aos inibidores da ECA, não reduziram a mortalidade total nessa população[182]. Em hipertensos idosos com hipertrofia ventricular esquerda[150,151] (A), foi demonstrado que a losartana diminui a mortalidade e a morbidade cardiovasculares de forma superior à observada com o atenolol, especialmente acidente vascular cerebral. Em outro ensaio clínico[169] comparando valsartana com anlodipino em hipertensos de alto risco, o desfecho primário foi semelhante nos dois grupos, havendo excesso de infarto do miocárdio e acidente vascular cerebral no grupo valsartana, com menor incidência de diabetes melito nesse mesmo grupo. Mais recentemente, metanálise envolvendo 21 estudos clínicos randomizados (16 com inibidores da ECA e 5 com bloqueadores do receptor AT$_1$) constatou redução de eventos coronarianos apenas com os inibidores da ECA[183,184]. O tratamento com bloqueadores do receptor AT$_1$, assim como o uso de inibidores da ECA, vem sendo associado a menor incidência de novos casos de diabetes melito do tipo 2[150,166,185,186] (A). Os bloqueadores do receptor AT$_1$ apresentam bom perfil de tolerabilidade.

Reações adversas principais
Tontura e, raramente, reação de hipersensibilidade cutânea (*rash*). As precauções para seu uso são semelhantes às descritas para os inibidores da ECA.

Vasodilatadores diretos

Atuam sobre a musculatura da parede vascular, promovendo relaxamento muscular com conseqüente vasodilatação e redução da resistência vascular periférica. Pela vasodilatação arterial direta, promovem retenção hídrica e taquicardia reflexa, o que contra-indica seu uso como monoterapia. São utilizados em associação a diuréticos e/ou betabloqueadores. Hidralazina e minoxidil são dois dos principais representantes desse grupo.

6.4. Esquemas Terapêuticos

Monoterapia

Os anti-hipertensivos preferenciais para a realização do controle da pressão arterial em monoterapia inicial são: diuréticos[140-142] (A); betabloqueadores[140,141,143,144] (A); bloqueadores dos canais de cálcio[145,149,152-154] (A); inibidores da ECA[144-149] (A); bloqueadores do receptor AT$_1$[150,151] (A).

O tratamento deve ser individualizado e a escolha inicial do medicamento como monoterapia deve basear-se em: a) capacidade do agente a ser escolhido de reduzir a morbidade e a mortalidade cardiovasculares; b) perfil de segurança do medicamento (potencial de reações adversas, interação medicamentosa e comodidade ao paciente); c) mecanismo fisiopatogênico predominante; d) características individuais; e) doenças associadas; f) condições socioeconômicas do paciente.

Posologia
A dose deve ser ajustada até que se consiga redução da pressão arterial a um nível considerado satisfatório para cada paciente, mas inferior a 140/90 mmHg[138,139,155] (A). Pressão arterial mais baixa (inferior a 130/80 mmHg) deve ser considerada como meta para pacientes: a) de alto risco cardiovascular[79,156,157] (A); b) diabéticos (A); c) com nefropatia, mesmo que em fase incipiente (taxa de filtração glomerular > 90 ml/min/1,73m^2 [156-160] (A); d) em prevenção primária[162] (B) e secundária[148] (A) de acidente vascular cerebral.

Se o objetivo terapêutico não for conseguido com a monoterapia inicial, três condutas são possíveis: a) se o resultado for parcial ou nulo, mas sem reação adversa, recomenda-se aumentar a dose do medicamento em uso ou associar anti-hipertensivo de outro grupo terapêutico; b) quando não se obtiver efeito terapêutico na dose máxima preconizada, ou se surgirem eventos adversos, recomenda-se a substituição do anti-hipertensivo utilizado como monoterapia; c) se ainda assim a resposta for inadequada, devem-se associar dois ou mais medicamentos (Figura 1).

Terapêutica anti-hipertensiva combinada

Com base em evidências de estudos recentes mostrando que, em cerca de 2/3 dos casos, a monoterapia não foi suficiente para atingir as reduções de pressão previstas, e diante da necessidade de controle mais rigoroso da pressão arterial, há clara tendência atual para a introdução mais precoce de terapêutica combinada de anti-hipertensivos como primeira medida medicamentosa, principalmente para pacientes com hipertensão em estágios 2 e 3[79,157] (D).

O esquema anti-hipertensivo instituído deve manter a qualidade de vida do paciente, de modo a estimular a adesão às recomendações prescritas. Após longo período de controle da pressão, pode ser tentada, criteriosamente, a redução progressiva das doses dos medicamentos em uso.

Existem evidências de que, para hipertensos com pressão arterial controlada, a associação de ácido acetilsalicílico em baixas doses

Monoterapia	Associação de anti-hipertensivos
Estágio I	
Diurético Betabloqueador Inibidor da ECA Bloqueadores dos canais de cálcio Bloqueadores do receptor AT$_1$	Classes distintas em baixas doses, principalmente para estágios 2 e 3

Resposta inadequada ou efeitos adversos

Aumentar a dose	Substituir a monoterapia	Adicionar o segundo anti-hipertensivo	Aumentar a dose da associação	Trocar a associação	Adicionar o terceiro anti-hipertensivo

Resposta inadequada

Adicionar outros anti-hipertensivos

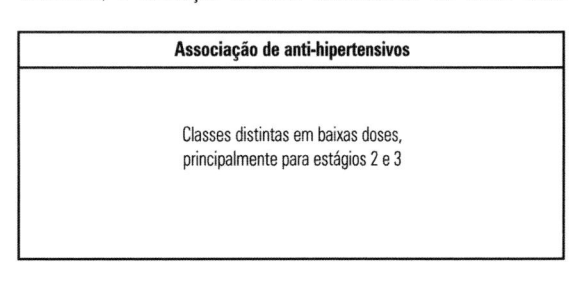

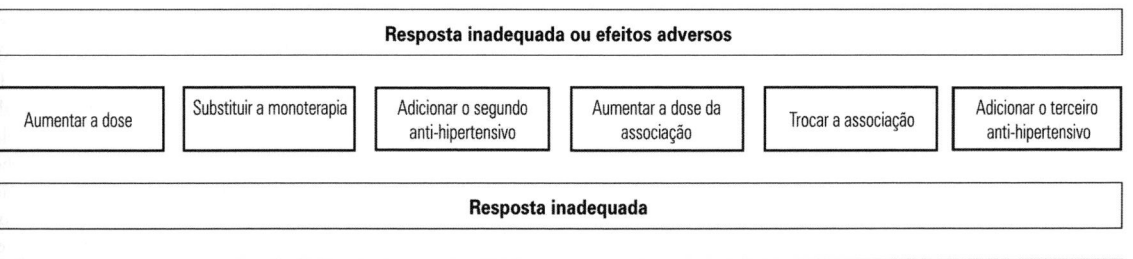

Figura 1. Fluxograma para o tratamento da hipertensão arterial

diminui a ocorrência de complicações cardiovasculares, desde que não haja contra-indicação[157] (A).

Devemos estimular o SUS, dada a necessidade de tratamento crônico da hipertensão arterial, a garantir o fornecimento contínuo de medicamentos de pelo menos quatro dos grupos de anti-hipertensivos recomendados[79] (A). As associações de anti-hipertensivos (Tabela 4) devem seguir a lógica de não combinar medicamentos com mecanismos de ação similares, com exceção da combinação de diuréticos tiazídicos e de alça com poupadores de potássio. Tais associações de anti-hipertensivos podem ser feitas por meio de medicamentos em separado ou por associações em doses fixas.

Associações reconhecidas como eficazes: diuréticos e diuréticos de diferentes mecanismos de ação; medicamentos de ação central e diuréticos; betabloqueadores e diuréticos; bloqueadores do receptor AT_1 e diuréticos; inibidores da ECA e diuréticos; bloqueadores dos canais de cálcio e betabloqueadores; bloqueadores dos canais de cálcio e inibidores da ECA; bloqueadores dos canais de cálcio e bloqueadores do receptor AT_1[79] (A).

As associações assinaladas também estão disponíveis no mercado (Tabela 4) em doses fixas. Seu emprego, desde que seja criterioso, pode ser útil por simplificar o esquema posológico, reduzindo o número de comprimidos administrados e, assim, estimulando a adesão ao tratamento.

Na hipertensão resistente à dupla terapia, podem ser prescritos três ou mais medicamentos. Nessa situação, o uso de diuréticos é fundamental. Em casos ainda mais resistentes, a adição de minoxidil ao esquema terapêutico tem-se mostrado útil.

■ 6.5. Interações Medicamentosas

É importante conhecer as principais interações de anti-hipertensivos e medicamentos de uso contínuo que podem ser prescritos para o paciente hipertenso (Tabela 5). Para os anti-hipertensivos lançados mais recentemente, essa possibilidade tem sido avaliada de forma sistemática, o que nem sempre ocorre com os medicamentos mais antigos.

■ 6.6. Complicações Hipertensivas Agudas

Pressão arterial muito elevada, acompanhada de sintomas, caracteriza uma complicação hipertensiva aguda e requer avaliação clínica adequada, incluindo exame físico detalhado e exame de fundo de olho.

Urgências hipertensivas

Há elevação importante da pressão arterial, em geral pressão arterial diastólica > 120 mmHg, com condição clínica estável, sem comprometimento de órgãos-alvo. A pressão arterial deverá ser reduzida em pelo menos 24 horas, em geral com medicamentos por via oral (D) (Tabela 6).

Embora a administração sublingual de nifedipina de ação rápida tenha sido amplamente utilizada para esse fim, foram descritos efeitos adversos graves com esse uso. A dificuldade de controlar o ritmo e o grau de redução da pressão arterial, quando intensa, pode ocasionar acidentes vasculares; o risco de importante estimulação simpática secundária e a existência de alternativas eficazes e mais bem toleradas tornam o uso da nifedipina de curta duração (cápsulas) não recomendável nessa situação. O uso desse medicamento, sobretudo de forma abusiva, foi recentemente analisado em parecer técnico do Conselho Regional de Medicina do Estado de São Paulo (http://www.sbn.org.br).

Emergências hipertensivas

Condição em que há elevação crítica da pressão arterial com quadro clínico grave, progressiva lesão de órgãos-alvo e risco de morte, exigindo imediata redução da pressão arterial com agentes por via parenteral (D) (Tabela 7).

Resultam de elevação abrupta da pressão arterial, com perda da auto-regulação do fluxo cerebral e evidências de lesão vascular, com quadro clínico de encefalopatia hipertensiva, lesões hemorrágicas dos vasos da retina e papiledema. Habitualmente, apresentam-se com pressão arterial muito elevada em pacientes com hipertensão crônica ou menos elevada em pacientes com doença aguda, como em eclâmpsia, glomerulonefrite aguda, e em uso de drogas ilícitas, como cocaína. Emergências hipertensivas podem também cursar com pressão arterial muito elevada, acompanhada de sinais que indicam lesões em órgãos-alvo em progressão, tais como acidente vascular cerebral (vide capítulo 7, item 7.9), edema pulmonar agudo, síndromes isquêmicas miocárdicas agudas (infarto agudo do miocárdio, crises repetidas de angina) e dissecção aguda da aorta. Nesses casos, há risco iminente à vida ou de lesão orgânica grave.

Depois de obtida a redução imediata da pressão arterial, deve-se iniciar a terapia anti-hipertensiva de manutenção e interromper a medicação parenteral. A hidralazina é contra-indicada nos casos de síndromes isquêmicas miocárdicas agudas e de dissecção aguda de aorta por induzir ativação simpática, com taquicardia e aumento da pressão de pulso. Em tais situações, indica-se o uso de betabloqueadores e de nitroglicerina (C).

Na fase aguda de acidente vascular cerebral, a redução da pressão arterial deve ser gradativa e cuidadosa, evitando-se reduções bruscas e excessivas. Embora saiba-se que a redução da pressão arterial, nessas condições, deva ser feita de forma gradual e não abrupta, não há consenso para se estabelecer a pressão arterial ideal.

É comum, ainda, a ocorrência de situações de estresse psicológico agudo e de síndrome do pânico associadas à pressão arterial elevada, não caracterizando complicações hipertensivas agudas. Recomenda-se terapêutica do estresse psicológico e tratamento ambulatorial da hipertensão arterial.

■ 6.7. Adesão ao Tratamento

A adesão ao tratamento pode ser definida como o grau de coincidência entre a prescrição e o comportamento do paciente. Vários são os determinantes da não-adesão ao tratamento[187-189] (Tabela 8). Os percentuais de controle de pressão arterial são muito baixos, apesar das evidências de que o tratamento anti-hipertensivo é eficaz em diminuir a morbidade e a mortalidade cardiovasculares, em razão da baixa adesão ao tratamento. Estudos isolados apontam controle de 20% a 40%,190,191. A taxa de abandono, grau mais elevado de falta de adesão, é crescente conforme o tempo decorrido após o início da terapêutica. A tabela 9 indica sugestões para melhorar a adesão às prescrições para os hipertensos.

A relação médico–paciente deve ser a base de sustentação para o sucesso do tratamento anti-hipertensivo. A participação de vários profissionais da área da saúde, com uma abordagem multidisciplinar ao hipertenso pode facilitar a adesão ao tratamento e, conseqüentemente, aumentar o controle[192].

Tratamento Medicamentoso

Tabela 5. Anti-hipertensivos: interações medicamentosas

Anti-hipertensivo	Medicamentos	Efeitos
Diuréticos		
Tiazídicos e de alça	Digitálicos	Intoxicação digitálica por hipopotassemia
	Antiinflamatórios esteróides e não-esteróides	Antagonizam o efeito diurético
	Hipoglicemiantes orais	Efeito diminuído pelos tiazídicos
	Lítio	Aumento dos níveis séricos do lítio
Poupadores de potássio	Suplementos de potássio e inibidores da ECA	Hiperpotassemia
Inibidores adrenérgicos		
Ação central	Antidepressivos tricíclicos	Redução do efeito anti-hipertensivo
Betabloqueadores	Insulina e hipoglicemiantes orais	Redução dos sinais de hipoglicemia e bloqueio da mobilização de glicose
	Amiodarona quinidina	Bradicardia
	Cimetidina	Reduz a depuração hepática de propranolol e metoprolol
	Cocaína	Potencializam o efeito da cocaína
	Vasoconstritores nasais	Facilitam o aumento da pressão pelos vasoconstritores nasais
	Diltiazem, verapamil	Bradicardia, depressão sinusal e atrioventricular
	Dipiridamol	Bradicardia
	Antiinflamatórios esteróides e não-esteróides	Antagonizam o efeito hipotensor
	Diltiazem, verapamil, betabloqueadores e medicamentos de ação central	Hipotensão
Inibidores da ECA		
	Suplementos e diuréticos poupadores de potássio	Hiperpotassemia
	Ciclosporina	Aumento dos níveis de ciclosporina
	Antiinflamatórios esteróides e não-esteróides	Antagonizam o efeito hipotensor
	Lítio	Diminuição da depuração do lítio
	Antiácidos	Reduzem a biodisponibilidade do captopril
Bloqueadores dos canais de cálcio		
	Digoxina	Verapamil e diltiazem aumentam os níveis de digoxina
	Bloqueadores de H2	Aumentam os níveis dos bloqueadores dos canais de cálcio
	Ciclosporina	Aumento do nível de ciclosporina, a exceção de anlodipino e felodipino
	Teofilina, prazosina	Níveis aumentados com verapamil
	Moxonidina	Hipotensão
Bloqueadores do receptor AT1		
	Moxonidina	Hipotensão com losartana

Tabela 6. Medicamentos indicados para uso oral nas urgências hipertensivas

Medicamentos	Dose	Ação		Efeitos adversos e precauções
		Início	Duração	
Nifedipino	10-20 mg VO	5-15 min	3-5 h	Redução abrupta da pressão, hipotensão. Cuidados especiais em idosos
Captopril	6,25-25 mg VO (repetir em 1 h se necessário)	15-30 min	6-8 h	Hipotensão, hiperpotassemia, insuficiência renal, estenose bilateral de artéria renal ou rim único com estenose de artéria renal
Clonidina	0,1-0,2 mg VO h/h	30-60 min	6-85 h	Hipotensão postural, sonolência, boca seca

Tratamento Medicamentoso

Tabela 7. Medicamentos usados por via parenteral para o tratamento das emergências hipertensivas

Medicamentos	Dose	Ação Início	Ação Duração	Efeitos adversos e precauções	Indicações
Nitroprussiato de sódio	0,25-10 mg/kg/min EV	Imediato	1-2 min	Náuseas, vômitos, intoxicação por cianeto. Cuidado na insuficiência renal e hepática e na pressão intracraniana alta. Hipotensão grave	Maioria das emergências hipertensivas
Nitroglicerina	5-100 mg/min EV	2-5 min	3-5 min	Cefaléia, taquicardia, taquifilaxia, *flushing*, meta-hemoglobinemia	Insuficiência coronariana
Hidralazina	10-20 mg EV ou 10-40 mg IM 6/6 h	10-30 min	3-12 h	Taquicardia, cefaléia, vômitos. Piora da angina e do infarto. Cuidado com pressão intracraniana elevada	Eclâmpsia
Metoprolol	5 mg EV (repetir 10/10 min, se necessário) até 20 mg	5-10 min	3-4 h	Bradicardia, bloqueio atrioventricular avançado, insuficiência cardíaca, broncoespasmo	Insuficiência coronariana Aneurisma dissecante de aorta
Furosemida	20-60 mg (repetir após 30 min)	2-5 min	30-60 min	Hipopotassemia	Insuficiência ventricular esquerda. Situações de hipervolemia

Tabela 8. Principais determinantes da não-adesão ao tratamento anti-hipertensivo

1. Falta de conhecimento do paciente sobre a doença ou de motivação para tratar uma doença assintomática e crônica.
2. Baixo nível socioeconômico, aspectos culturais e crenças erradas adquiridas em experiências com a doença no contexto familiar e baixa auto-estima.
3. Relacionamento inadequado com a equipe de saúde.
4. Tempo de atendimento prolongado, dificuldade na marcação de consultas, falta de contato com os faltosos e com aqueles que deixam o serviço.
5. Custo elevado dos medicamentos e ocorrência de efeitos indesejáveis.
6. Interferência na qualidade de vida após o início do tratamento.

Tabela 9. Principais sugestões para melhor adesão ao tratamento anti-hipertensivo

1. Educação em saúde, com especial enfoque nos conceitos de hipertensão e suas características.
2. Orientações sobre os benefícios dos tratamentos, incluindo mudanças de estilo de vida.
3. Informações detalhadas e compreensíveis pelos pacientes sobre os eventuais efeitos adversos dos medicamentos prescritos e necessidades de ajustes posológicos com o passar do tempo.
4. Cuidados e atenções particularizadas de conformidade com as necessidades
5. Atendimento médico facilitado, sobretudo no que se refere ao agendamento de consultas.

7. Situações Especiais

7.1. Afrodescendente e Miscigenados

Os afrodescendentes apresentam maior prevalência e gravidade da hipertensão relacionadas a fatores étnicos e/ou socioeconômicos[193] (B). Os miscigenados, predominantes em nosso país, podem diferir dos afrodescendentes quanto às características da hipertensão. Como não há evidências de ação diferenciada dos medicamentos anti-hipertensivos em nossa população, a escolha do anti-hipertensivo deve ser norteada pela presença de comorbidades e eficácia em atingir as metas[194] (A).

7.2. Idosos

Estima-se que pelo menos 60% dos idosos brasileiros, indivíduos com 60 anos ou mais, são hipertensos. A maioria apresenta elevação isolada ou predominante da pressão sistólica, aumentando a pressão de pulso, que mostra forte relação com eventos cardiovasculares (B). A prevalência de outros fatores de risco, como a síndrome metabólica, também aumenta com a idade, elevando ainda mais o risco cardiovascular (B).

Os aspectos relacionados à medida de pressão arterial e os critérios diagnósticos estão no capítulo 2, tabelas 1 e 7.

O objetivo do tratamento é a redução gradual da pressão arterial para valores abaixo de 140/90 mmHg. Em pacientes com valores muito elevados de pressão sistólica, podem ser mantidos inicialmente níveis de até 160 mmHg (A). Não está bem estabelecido o nível mínimo tolerável da pressão diastólica, mas estudos sugerem que redução abaixo de 65 mmHg identifica o grupo de pior prognóstico[195] (B).

O tratamento não-medicamentoso é recomendado para os idosos[121] (A). Quando o tratamento medicamentoso for necessário, a dose inicial deve ser mais baixa, e o incremento de doses ou a associação de novos medicamentos deve ser feito com mais cuidado, especialmente em idosos frágeis (D). Grande parte dos idosos tem outros fatores de risco, lesão de órgão-alvo ou doença cardiovascular associada, fatores que devem nortear a escolha do anti-hipertensivo inicial. A maioria, porém, necessita de terapia combinada, principalmente para o controle adequado da pressão sistólica (B).

Estudos controlados demonstraram melhora da morbidade e da mortalidade com diferentes agentes: diuréticos tiazídicos, betabloqueadores em combinação, bloqueadores de canais de cálcio de ação longa, inibidores da ECA e bloqueadores do receptor AT$_1$[142,152,196-198] (A). Evidências sugerem que o tratamento da hipertensão no idoso reduz a incidência de déficit cognitivo e demência[199] (B).

O tratamento de hipertensos com mais de 80 anos sem comorbidades cardiovasculares deve ser individualizado, considerando estado clínico e motivação do paciente. As evidências disponíveis, oriundas da análise de subgrupos, sugerem redução de eventos sem impacto sobre a mortalidade[200] (B). Outro grupo que deve ter seu tratamento cuidadosamente individualizado é o dos idosos portadores de múltiplas comorbidades não cardiovasculares, situação não representada nos grandes ensaios clínicos.

7.3. Crianças e Adolescentes

A medida da pressão arterial deve ser avaliada em toda consulta médica a partir de 3 anos de idade e, nas crianças abaixo dessa idade, quando houver antecedentes ou condições clínicas de risco, tais como prematuridade e nefropatia[51].

Os aspectos relacionados à medida da pressão arterial e os critérios diagnósticos estão no capítulo 2, tabelas 1, 2, 8 a 11. Quanto mais altos forem os valores da pressão arterial e mais jovem o paciente, maior é a possibilidade da hipertensão arterial ser secundária, com maior prevalência das causas renais[201]. A ingestão de álcool, o tabagismo, o uso de drogas ilícitas e a utilização de hormônios esteróides, hormônio do crescimento, anabolizantes e anticoncepcionais orais devem ser considerados possíveis causas de hipertensão[51].

O objetivo do tratamento é atingir valores de pressão arterial sistólica e diastólica abaixo do percentil 95 para sexo, altura e faixa etária na hipertensão arterial não complicada, e abaixo do percentil 90 na hipertensão complicada por comorbidades. O tratamento não-medicamentoso deve ser recomendado a partir do percentil 90 de pressão arterial sistólica ou diastólica (hipertensão limítrofe).

O emprego de anti-hipertensivos deve ser considerado nos que não respondem ao tratamento não-medicamentoso, naqueles com evidência de lesão em órgãos-alvo ou fatores de risco conhecidos, como diabetes, tabagismo e dislipidemia, e na hipertensão sintomática ou hipertensão secundária. Não há estudos em longo prazo sobre o uso de anti-hipertensivos na infância ou na adolescência. A escolha dos medicamentos obedece aos critérios utilizados para adultos. A utilização de inibidores da ECA ou de bloqueadores do receptor AT$_1$ deve ser evitada em adolescentes do sexo feminino, exceto quando houver indicação absoluta, em razão da possibilidade de gravidez.

7.4. Anticoncepcionais Orais e Terapia de Reposição Estrogênica

A hipertensão é duas a três vezes mais comum em usuárias de anticoncepcionais orais, especialmente entre as que possuem mais de 35 anos e obesas. Em mulheres hipertensas com mais de 35 anos e fumantes, o anticoncepcional oral está contra-indicado[202] (B). Deve também ser evitado em portadoras de síndrome metabólica pelo aumento potencial do risco cardiovascular[203]. O aparecimento de hipertensão arterial durante o uso de anticoncepcional oral impõe a interrupção imediata da medicação, o que, em geral, normaliza a pressão arterial em alguns meses. Outro método contraceptivo deverá ser rapidamente instituído para evitar gravidez indesejada.

A reposição estrogênica após a menopausa não está contra-indicada para mulheres hipertensas, pois tem pouca interferência sobre a pressão arterial[204] (A). A via transdérmica parece ser a melhor opção[205] (B). Em mulheres de alto risco cardiovascular, a reposição hormonal é contra-indicada[206] (A). Como um pequeno número de mulheres apresenta elevação da pressão arterial, há necessidade de avaliação periódica da pressão após o início da reposição. Por causa do aumento de risco de eventos coronarianos, cerebrovasculares e tromboembolismo venoso, a terapia de reposição hormonal não deve ser utilizada com o intuito de promover proteção cardiovascular[205] (A).

7.5. Gravidez

Considera-se hipertensão na gravidez quando o nível da pressão arterial for maior ou igual a 140/90 mmHg, sendo a pressão diastólica identificada na fase V de Korotkoff. Duas formas de hipertensão podem complicar a gravidez: hipertensão preexistente (crônica) e hipertensão induzida pela gravidez (pré-eclâmpsia/eclâmpsia), podendo ocorrer isoladamente ou de forma associada.

Hipertensão arterial crônica

Corresponde a hipertensão de qualquer etiologia, presente antes da gravidez ou diagnosticada até a vigésima semana da gestação. As mulheres com pressão arterial superior a 159/99 mmHg devem receber tratamento medicamentoso. Gestantes com pressão arterial inferior a 159/99 mmHg e/ou portadoras de diabetes melito, obesidade, gravidez gemelar, nulíparas, idade superior a 40 anos e antecedentes pessoais ou familiares de pré-eclâmpsia merecem avaliação periódica em razão da possibilidade de rápida elevação da pressão ou surgimento de proteinúria e podem receber tratamento medicamentoso com valores mais baixos, entre 120/80 e 159/99 mmHg, visando à proteção materno-fetal.

Pacientes sob anti-hipertensivos podem ter a medicação reduzida ou suspensa em virtude da hipotensão. A alfametildopa é a droga preferida por ser a mais bem estudada e não haver evidência de efeitos deletérios para o feto[207] (B). Opções aditivas ou alternativas incluem betabloqueadores, que podem estar associados a crescimento fetal restrito, outros bloqueadores adrenérgicos, bloqueadores de canais de cálcio e diuréticos.

Os inibidores da ECA e os bloqueadores do receptor AT_1 são contra-indicados durante a gravidez[208] (A).

Pré-eclâmpsia/eclâmpsia

A pré-eclâmpsia/eclâmpsia ocorre geralmente após 20 semanas de gestação. Caracteriza-se pelo desenvolvimento gradual de hipertensão e proteinúria. A interrupção da gestação é o tratamento definitivo na pré-eclâmpsia e deve ser considerado em todos os casos com maturidade pulmonar fetal assegurada. Se não houver maturidade pulmonar fetal pode-se tentar prolongar a gravidez, mas a interrupção deve ser indicada se houver deterioração materna ou fetal. A hipertensão arterial grave é freqüentemente tratada com hidralazina endovenosa (vide capítulo 6, tabela 7). O nifedipino tem sido também utilizado, entretanto, sua associação com o sulfato de magnésio, droga de escolha no tratamento e, possivelmente, na prevenção da convulsão eclâmptica, pode provocar queda súbita e intensa da pressão arterial. Em raras circunstâncias, o nitroprussiato de sódio pode ser utilizado se a hidralazina e o nifedipino não forem efetivos. O ácido acetilsalicílico em baixas doses tem pequeno efeito na prevenção da pré-eclâmpsia, enquanto a suplementação oral de cálcio em pacientes de alto risco e com baixa ingestão de cálcio parece reduzir a incidência de pré-eclâmpsia.

■ 7.6. Síndrome Metabólica e Obesidade

É a condição representada por um conjunto de fatores de risco cardiovascular usualmente relacionados à obesidade central e à resistência à insulina, aumentando a mortalidade geral em 1,5 vez e a cardiovascular em 2,5 vezes[209]. É necessária a presença de pelo menos três componentes para firmar o diagnóstico (Tabela 1).

Redução do peso corporal superior a 5% do valor inicial e incremento da atividade física atuam favoravelmente sobre todos os elementos dessa síndrome.

No tratamento medicamentoso da obesidade, o orlistat melhora o perfil metabólico e não interfere na pressão arterial. A sibutramina, embora possa elevar a pressão arterial e a freqüência cardíaca, tem-se mostrado um

Tabela 1. Componentes da síndrome metabólica (I Diretriz Brasileira de Diagnóstico e Tratamento da Síndrome Metabólica[210])

Componentes	Níveis
Obesidade central	Circunferência abdominal > 102 cm em homens e > 88 cm em mulheres
Triglicérides	150 mg/dl
HDL-c	Homens < 40 mg/dL; mulheres < 50 mg/dl
Pressão arterial	130 mmHg ou 85 mmHg
Glicemia de jejum	110 mg/dl

A presença de diabetes melito não exclui o diagnóstico de síndrome metabólica.

agente seguro para o tratamento da obesidade em hipertensos tratados (B). Derivados anfetamínicos estão contra-indicados em hipertensos.

O tratamento da hipertensão arterial em indivíduos obesos deve priorizar o uso dos inibidores da ECA (por aumentarem a sensibilidade à insulina), dos bloqueadores dos receptores AT_1 e dos bloqueadores dos canais de cálcio, neutros quanto aos efeitos metabólicos (B). Diuréticos tiazídicos podem ser utilizados em doses baixas isoladamente ou em combinação com bloqueadores do SRAA.

■ 7.7. Diabetes melito

A freqüente associação entre hipertensão arterial e diabetes tem como conseqüência grande aumento no risco cardiovascular. Em pacientes com diabetes tipo 1, existe evidente relação entre hipertensão e desenvolvimento da nefropatia diabética, enquanto no diabetes tipo 2, a hipertensão arterial faz parte da síndrome metabólica. O tratamento da hipertensão arterial é importante nos pacientes diabéticos, tanto para a prevenção da doença cardiovascular quanto para minimizar a progressão da doença renal e da retinopatia diabética[156] (A).

Recomenda-se que a pressão arterial seja reduzida a valores inferiores a 130/80 mmHg 157 (A) e a 125/75 mmHg, se houver proteinúria > 1 g/24 h[210] (A), por serem pacientes de alto risco para eventos cardiovasculares.

Todos os agentes anti-hipertensivos podem ser utilizados em pacientes diabéticos; na maioria das vezes, dois ou três deles precisam ser associados para que se atinjam os objetivos. O uso de associações de medicamentos já no início do tratamento pode ser útil para reduzir de forma mais eficiente os níveis de pressão arterial em menor período de tempo.

Os diuréticos devem ser utilizados em baixas doses. Os betabloqueadores em hipertensos aumentam o risco de desenvolvimento de diabetes[211] (A). Esses agentes devem ser utilizados quando houver indicação específica, como na doença arterial coronariana. Existem vantagens na inclusão de inibidores da ECA ou de bloqueadores dos receptores AT_1 no esquema terapêutico, tanto para prevenir o aparecimento da microalbuminúria[212] (A) como para impedir a progressão da doença renal e cardiovascular[151,158,175,213] (A).

Na vigência de microalbuminúria ou proteinúria, o bloqueio do SRAA é comprovadamente a medida mais eficiente para deter a progressão da doença renal[158,175,214,215] (A). A redução da excreção de proteínas é crucial para a proteção renal e requer o controle rígido da pressão arterial e a utilização de doses máximas dos bloqueadores do SRAA, algumas vezes em combinação, para obtenção do máximo efeito antiproteinúrico, mesmo em pacientes normotensos ou com pressão arterial controlada[214,215] (A).

7.8. Dislipidemias

Níveis elevados de colesterol, juntamente com hipertensão arterial, representam mais que 50% do risco atribuível para doença coronária. Indivíduos hipertensos beneficiam-se de forma incontestável da diminuição do colesterol, e as intervenções terapêuticas para reduzir conjuntamente a hipertensão arterial e o colesterol são capazes de diminuir a morbidade e a mortalidade em diversas condições de risco[216] (A).

Inibidores da ECA, bloqueadores dos receptores AT_1, bloqueadores dos canais de cálcio e diuréticos em doses baixas não interferem na lipemia. Os betabloqueadores podem aumentar temporariamente os níveis de triglicérides e reduzir o HDL-c.

O tratamento das dislipidemias tem como prioridade a diminuição do LDL-c, e as metas de HDL-c e triglicérides são secundárias, com exceção dos indivíduos com hipertrigliceridemia grave, em que ocorre risco de pancreatite aguda[217]. O uso de hipolipemiantes, especialmente de vastatinas, demonstrou grande benefício sobre a morbidade e a mortalidade cardiovasculares, independentemente da presença de hipertensão arterial, síndrome metabólica, diabetes ou doença aterosclerótica (A). Associações com outros hipolipemiantes, como ezetimiba ou ácido nicotínico, podem ser necessárias para obtenção das metas, com menores doses de vastatinas em caso de efeitos colaterais.

O benefício da redução do LDL-c será tanto maior quanto maior for o risco absoluto de eventos coronários. A estratificação do risco deverá ser feita com base na presença ou não de doença aterosclerótica, de diabetes e no risco absoluto de eventos coronários em dez anos calculado pelos escores de risco de Framingham[218].

O diagnóstico, as metas lipídicas e o tratamento da dislipidemia em pacientes hipertensos assemelham-se em tudo aos dos não-hipertensos. As metas propostas segundo as I Diretrizes Brasileiras de Síndrome Metabólica estão na tabela 2. Na impossibilidade de atingir as metas, recomenda-se redução de pelo menos 30% a 40% do LDL-c dos níveis basais[218]. Os fibratos e o ácido nicotínico têm importante papel na dislipidemia da síndrome metabólica, melhorando o perfil aterogênico.

Nos pacientes com concentrações de triglicérides ≥ 200 mg/dl, é importante calcular o colesterol não-HDL (colesterol total – HDL-c). Este parâmetro reflete o colesterol carregado pelas lipoproteínas aterogênicas, englobando o LDL-c, o VLDL-c e os seus remanescentes. Os valores a serem atingidos são 30 mg/dl acima da meta do LDL-c para cada nível de risco. Exemplo: paciente de alto risco, meta de LDL-c < 100 mg/dl corresponde a uma meta de colesterol não-HDL < 130 mg/dl. Devemos enfatizar que nos portadores de diabetes melito, deve ser obtido o controle glicêmico antes de agir sobre os valores de triglicérides e HDL-c.

7.9. Acidente Vascular Cerebral

Prevenção primária e secundária

A relação entre hipertensão arterial e acidente vascular cerebral é ainda maior do que aquela observada no infarto do miocárdio[1] (A). O tratamento da hipertensão arterial, inclusive da hipertensão sistólica isolada, é eficaz para a redução do risco de acidente vascular cerebral[219] (A). A utilização de diuréticos, betabloqueadores, bloqueadores dos canais de cálcio e inibidores da ECA é benéfica na prevenção primária do acidente vascular cerebral[145] (A). Em pacientes hipertensos com hipertrofia ventricular esquerda que receberam losartana (bloqueadores do receptor AT_1), observou-se redução maior do risco de acidente vascular cerebral do que os que receberam atenolol (betabloqueador) (A). Em hipertensos ou normotensos que sofreram acidente vascular cerebral ou ataque isquêmico transitório, a utilização de um inibidor da ECA (perindopril) associado a um diurético (indapamida) foi capaz de reduzir novos acidentes vasculares cerebrais[148]. Houve superioridade do eprosartan, bloqueador do receptor AT_1, quando comparado com nitrendipina, bloqueador de canal de cálcio, para a prevenção secundária de acidente vascular cerebral[220] (A).

Fase aguda do acidente vascular cerebral isquêmico

A elevação da pressão arterial observada na fase aguda do acidente vascular cerebral isquêmico é freqüente e transitória, mesmo em pacientes previamente normotensos, podendo ser observado um declínio dos níveis de pressão arterial, sem intervenção medicamentosa, durante os primeiros dias após o evento[221] (B). Na fase aguda do acidente vascular cerebral isquêmico, pode haver um importante comprometimento da auto-regulação cerebral, tornando o fluxo sangüíneo dependente da pressão de perfusão cerebral e extremamente sensível a alterações da pressão arterial, principalmente na área de penumbra. Redução excessiva da pressão arterial diastólica (> 25%), espontânea ou por meio de intervenção medicamentosa, também pode estar associada com um prognóstico neurológico desfavorável[222] (C). Valores de pressão sistólica excessivamente baixos ou elevados estão associados a pior prognóstico, representando uma curva em U, na qual os níveis sistólicos entre 150 mmHg e 180 mmHg parecem estar associados a melhor prognóstico[223] (B).

No evento agudo isquêmico cerebral, não devem ser administrados anti-hipertensivos, a não ser em condições clínicas específicas (isquemia miocárdica, insuficiência renal e cardíaca ou dissecção de aorta) ou na presença de níveis de pressão arterial extremamente elevados (pressão sistólica maior que 220 mmHg e diastólica maior que 120 mmHg), obtidos por medidas repetidas da pressão arterial (vide capítulo 6, item 6.6).

Tabela 2. Metas lipídicas propostas para a prevenção da doença aterosclerótica

	Baixo risco	Médio risco	Alto risco	Risco muito alto
	< 10% em 10 anos	10%-20% em 10 anos	20% em 10 anos, ou diabetes ou aterosclerose clínica	Aterosclerose clínica associada a: diabetes melito, tabagismo persistente, HDL-c baixo, triglicérides elevados, colesterol não-HDL-c alto, síndromes coronárias agudas
LDL-c (mg/dl) (A)	< 160*	< 130 (< 100) **	< 100	< 70
HDL-c (mg/dl) (B)	> 40	> 40	> 40 (> 45 se diabetes melito)	> 40 (> 45 se diabetes melito)
Triglicérides (mg/dl) (B)	< 150	< 150	< 150	< 150

* Valor tolerado (recomenda-se LDL-c < 130 no grupo de baixo risco, de acordo com as III Diretrizes Brasileiras de Dislipidemias e Prevenção da Aterosclerose).
** Valor opcional baseado na atualização do Adult Treatment Panel III.

A pressão arterial deve ser mantida em torno de 180/100 mmHg nos pacientes com hipertensão arterial prévia e entre 160-180/90-100 mmHg nos pacientes não-hipertensos[224] (C). Pacientes submetidos à trombólise devem manter a pressão arterial abaixo de 180/110 mmHg[225] (C).

7.10. Hematoma Cerebral

Níveis de pressão arterial sistólica ≥ 160 mmHg foram relacionados com a expansão do hematoma[226] (C). A redução da pressão arterial média abaixo de 130 mmHg e a manutenção acima de 90 mmHg na fase aguda do hematoma intraparenquimatoso visam reduzir o risco de ressangramento[227] (D) (vide capítulo 6, item 6.6).

7.11. Cardiopatia Isquêmica

Em hipertensos com doença arterial coronária, objetiva-se o controle gradual da pressão arterial até atingir níveis inferiores a 140/90 mmHg. É fundamental o controle de outros fatores de risco, bem como o uso de ácido acetilsalicílico[228] (A). Os betabloqueadores são os mais indicados por sua ação antiisquêmica. Os bloqueadores dos canais de cálcio, exceto os de ação rápida, podem ser utilizados como recurso alternativo. Agentes hipotensores que aumentam a freqüência cardíaca, como a hidralazina, devem ser evitados. Em portadores de doença arterial coronariana, foi demonstrada redução de eventos com o uso do inibidor da ECA ramipril, mesmo sem hipertensão arterial[147]. Nos pacientes que já sofreram infarto agudo do miocárdio, devem ser utilizados um betabloqueador sem atividade simpaticomimética intrínseca e um inibidor da ECA[147] (A). No infarto agudo do miocárdio sem onda Q com função sistólica preservada, podem ser utilizados diltiazem ou verapamil[229] (A).

7.12. Insuficiência Cardíaca

A hipertensão arterial pode promover alterações estruturais no ventrículo esquerdo, com ou sem isquemia coronária, contribuindo para o desenvolvimento de insuficiência cardíaca, com função sistólica preservada ou não. É fundamental o tratamento adequado da hipertensão prevenindo a insuficiência cardíaca, uma vez que, mesmo com a evolução do tratamento, a insuficiência cardíaca ainda tem alta morbimortalidade (A). Em pacientes com 65 anos ou mais, a insuficiência cardíaca é a primeira causa de internação, segundo o DATASUS[230] (C).

Medidas não-medicamentosas são muito importantes, como a restrição de sal e, em alguns casos, de água, além da prática de atividade física supervisionada. Os diuréticos devem ser usados para o controle da hipertensão ou para evitar a retenção hídrica, nem sempre sendo necessário o uso de diurético de alça, salvo em pacientes com insuficiência renal.

Em presença de disfunção sistólica, os inibidores da ECA devem ser utilizados em doses plenas, mesmo que a pressão arterial esteja controlada, pois diminuem a morbidade e a mortalidade[231] (A). Bloqueadores do receptor AT_1 podem ser utilizados também em doses plenas como alternativa[232] (A) ou em associação[233] (A) aos inibidores da ECA.

O betabloqueador carvedilol, associado ao inibidor da ECA, mostrou-se benéfico no tratamento da insuficiência cardíaca, reduzindo a mortalidade em pacientes de diferentes classes funcionais (A). Benefícios semelhantes foram demonstrados com o uso de metoprolol[234] e bisoprolol[235] (A), mas não com bucindolol[236] (A).

Entre os bloqueadores dos canais de cálcio, para controle da angina de peito ou da hipertensão arterial, em pacientes com insuficiência cardíaca, apenas o anlodipino[237] ou o felodipino[238] pode ser adicionado com segurança (A).

A adição de um antagonista da aldosterona, espironolactona[239] ou eplerenona[240], demonstrou redução significativa de mortalidade (A) em insuficiência cardíaca avançada. Seu uso, porém, pode estar associado a maior incidência de hiperpotassemia (C).

7.13. Hipertrofia do Ventrículo Esquerdo

A hipertrofia ventricular esquerda pode se associar à hipertensão arterial e é um indicador independente de risco cardiovascular. O tratamento medicamentoso é imperativo, devendo-se também recomendar a restrição de sódio e o controle do peso. Todos os anti-hipertensivos, à exceção dos vasodilatadores de ação direta, reduzem a hipertrofia ventricular esquerda, sendo os bloqueadores do SRAA considerados os mais eficazes[241]. Evidências sugerem que a regressão da hipertrofia ventricular esquerda está associada à diminuição da morbidade cardiovascular (B). Em pacientes diabéticos, a redução da glicemia pode se associar à regressão da hipertrofia ventricular esquerda.

7.14. Síndrome da Apnéia Obstrutiva do Sono

É uma condição comum e freqüentemente não diagnosticada (vide capítulo 8, item 8.9; capítulo 9, item 9.5). Em casos de hipertensão de difícil controle, deve-se pesquisar a ocorrência de apnéia do sono.

8. Hipertensão Arterial Secundária

Apresenta causa identificável, passível ou não de correção. Sua prevalência, em torno de 3% a 10%, depende da experiência de quem investiga e dos recursos diagnósticos disponíveis.

As situações em que se deve investigar a possibilidade de hipertensão arterial secundária estão na tabela 1.

Entretanto, antes de se prosseguir na investigação, deve-se fazer o diagnóstico diferencial com as seguintes possibilidades: medida inadequada da pressão arterial; hipertensão do avental branco; tratamento inadequado; não-adesão ao tratamento; progressão da doença; presença de comorbidades; interação com medicamentos.

8.1. Hiperaldosteronismo Primário

Caracteriza-se por produção aumentada de aldosterona pela supra-renal, originada por hiperplasia da glândula, adenoma, carcinoma ou por formas genéticas. A prevalência nos hipertensos varia de 3% a 22%, sendo mais alta nos hipertensos de difícil controle[242]. Em geral, os pacientes têm hipertensão arterial estágio 2 ou 3, podendo ser refratária ao tratamento. Atualmente, sabe-se que a prevalência de hipopotassemia no hiperaldosteronismo primário varia de 9% a 37% dos casos.

A abordagem do hiperaldosteronismo primário inclui quatro etapas principais: rastreamento, confirmação do diagnóstico, diagnóstico diferencial entre hiperplasia e adenoma e tratamento (Figura 1)[243,245]. O rastreamento deve ser realizado em todo hipertenso com hipocalemia espontânea ou provocada por diuréticos, em hipertensos resistentes aos tratamentos habituais e em hipertensos com tumor abdominal pela determinação da relação aldosterona sérica/atividade de renina plasmática (A/R). Relação A/R ≥ 30 ng/dl/ng, com aldosterona sérica superior a 15 ng/dl, é achado considerado positivo e sugestivo de hiperaldosteronismo primário.

Tabela 1. Achados que sugerem hipertensão arterial secundária

Achados	Suspeita diagnóstica	Estudos diagnósticos adicionais
Ronco, sonolência diurna, obesidade	Apnéia obstrutiva do sono	Polissonografia
Hipertensão resistente ao tratamento ou Hipertensão com hipopotassemia ou Hipertensão com tumor abdominal	Hiperaldosteronismo primário	Relação aldosterona/renina
Sódio plasmático normal alto, hipopotassemia	Aldosteronismo	Relação aldosterona/renina, tomografia de adrenais
Insuficiência renal, doença cardiovascular aterosclerótica, edema, uréia elevada, creatinina elevada, proteinúria/hematúria	Doença renal parenquimatosa	Taxa de filtração glomerular, ultra-sonografia renal
Sopro sistólico/diastólico abdominal, edema pulmonar súbito, alterações de função renal por medicamentos	Doença renovascular	Angiografia por ressonância magnética ou tomografia computadorizada, ultra-sonografia com Doppler, renograma, arteriografia renal
Uso de simpaticomiméticos, peri-operatório, estresse agudo, taquicardia	Catecolaminas em excesso	Confirmar normotensão em ausência de catecolaminas
Pulsos em femorais reduzidos ou retardados, raios X de tórax anormal	Coartação da aorta	Doppler ou tomografia computadorizada de aorta
Ganho de peso, fadiga, fraqueza, hirsutismo, amenorréia, face em "lua cheia", "corcova" dorsal, estrias purpúricas, obesidade central, hipopotassemia	Síndrome de Cushing	Cortisol basal e após teste de supressão com dexametasona
Uso de medicamentos/substâncias pró-hipertensivas	Efeito adverso de medicamento/substância	Eliminar uso do medicamento, se possível
Ingestão elevada de sal, abuso de álcool, obesidade	Efeitos de estilos de vida	Tentar modificação dietética
Hipertensão paroxística, cefaléias, sudorese, palpitações, taquicardia	Feocromocitoma	Catecolaminas e metabólitos de catecolaminas em sangue e urina
Fadiga, ganho de peso, perda de cabelo, hipertensão diastólica, fraqueza muscular	Hipotireoidismo	Dosagem de TSH
Intolerância ao calor, perda de peso, palpitações, hipertensão sistólica, exoftalmia, tremores, taquicardia	Hipertireoidismo	Dosagem de TSH
Litíase urinária, osteoporose, depressão, letargia, fraqueza muscular	Hiperparatireoidismo	Dosagem do cálcio sérico e níveis de PTH
Cefaléias, fadiga, problemas visuais, aumento de mãos, pés e língua	Acromegalia	Dosagem do hormônio do crescimento

Paciente com rastreamento positivo para hiperaldosteronismo primário deve ter este diagnóstico confirmado pela determinação de aldosterona após sobrecarga de sal realizada pela administração endovenosa de soro fisiológico (2 l em 4 horas) ou pela administração via oral, durante quatro dias, de acetato de fludrocortisona (0,1 mg 6/6 horas), além de dieta rica em sal. Pacientes com concentrações de aldosterona ≥ 5 ng/dl e ≥ 6 ng/dl, após o final do primeiro e do segundo testes, respectivamente, têm o diagnóstico de hiperaldosteronismo primário confirmado.

O terceiro passo no diagnóstico do hiperaldosteronismo primário é fazer a diferenciação entre hiperplasia e adenoma, essencial para o tratamento adequado dessas duas condições. Isso pode ser feito a partir de dados clínicos, laboratoriais, radiológicos e, finalmente, da determinação da aldosterona nas veias adrenais por cateterismo das adrenais, que indica se existe lateralização na produção de aldosterona ou se ela é bilateral. Do ponto de vista clínico e laboratorial, pacientes portadores de adenoma são, em geral, mais jovens, têm hipocalemia mais acentuada e concentrações mais elevadas de aldosterona (> 25 ng/dl)[244].

A investigação radiográfica do hiperaldosteronismo primário tem o objetivo de indicar a presença ou a ausência de tumor. Deve ser feita pela tomografia computadorizada ou pela ressonância magnética das adrenais. Entretanto, cerca de 20% dos adenomas são tumores menores que um centímetro e podem não ser visualizados.

8.2. Feocromocitoma

São tumores neuroendócrinos da medula adrenal ou de paragânglios extra-adrenais (paragangliomas), com prevalência de 0,1% a 0,6%. O tumor pode se apresentar como esporádico ou associado a síndromes genéticas familiares (20% dos casos), em que predominam a de Von-Hippel-Lindau, neoplasia endócrina múltipla tipo 2A e 2B, neurofibromatose tipo 1 e paragangliomas, com pelo menos seis genes de suscetibilidade (RET, VHL, NF1, SDHB, SDHD e SDHC). Geralmente, o tumor é adrenal unilateral, mas pode ser bilateral (síndromes familiares), múltiplo e extra-adrenal, benigno ou maligno (5% a 26% dos casos). A hipertensão paroxística (30% dos casos) ou sustentada (50% a 60% dos casos) e os paroxismos são acompanhados principalmente de cefaléia (60% a 90%), sudorese (55% a 75%) e palpitações (50% a 70%). O diagnóstico é baseado na dosagem de catecolaminas plasmáticas ou de seus metabólitos no sangue e na urina (Tabela 2) e na identificação de mutações nos genes envolvidos. No Brasil, não se dispõe de dosagem sérica de metanefrina no sangue, mas pode-se fazê-la na urina.

Para o diagnóstico topográfico dos tumores e, eventualmente, de metástases, os métodos de imagens recomendados são: tomografia computadorizada e ressonância magnética, ambas com sensibilidade próxima a 100% para tumores adrenais e mapeamento de corpo inteiro com metaiodobenzilguanidina, com sensibilidade de 56% (tumores malignos) a 85% e alta especificidade. Octreoscan, mapeamento ósseo

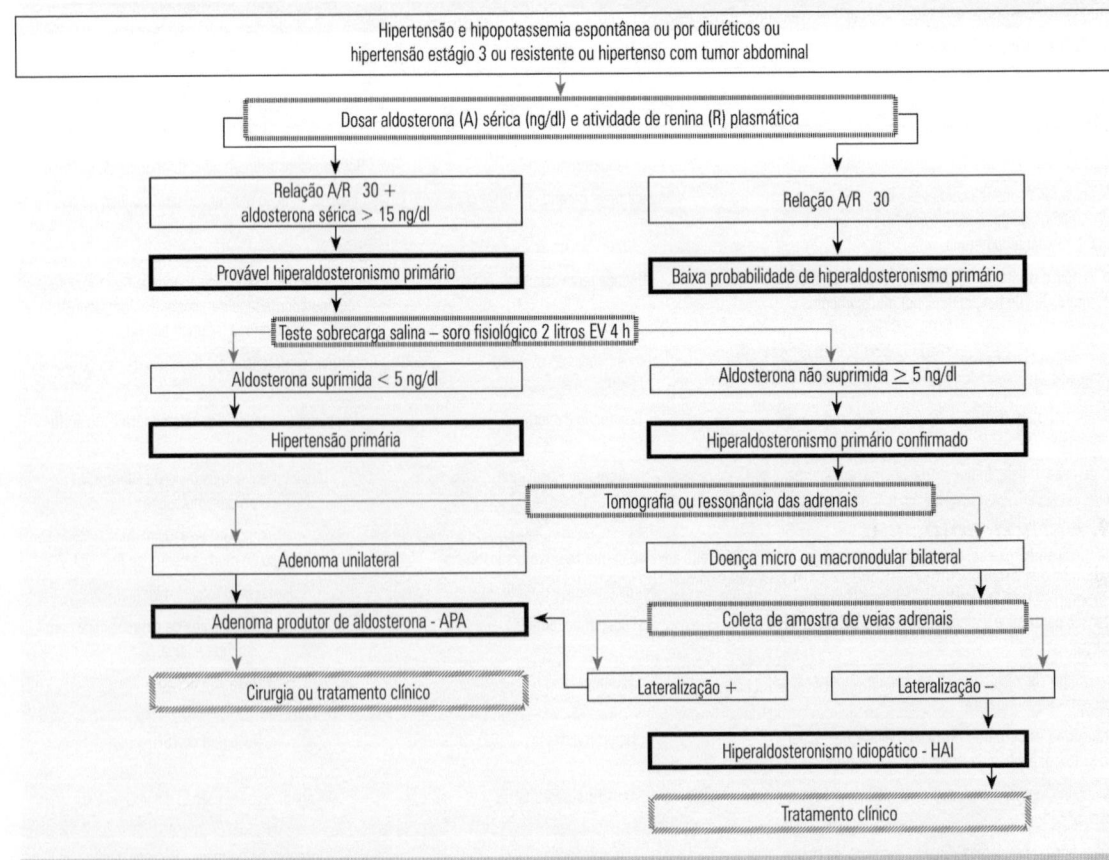

Figura 1. Fluxograma para investigação de hiperaldosteronismo primário (A/R = relação aldosterona/atividade renina plasmática).

Tabela 2. Percentuais de sensibilidade e especificidade com os respectivos intervalos de confiança dos testes bioquímicos para diagnóstico do feocromocitoma

Teste bioquímico	Sensibilidade	Especificidade
Plasma		
Metanefrinas livres	99% (96%-100%)	89% (87%-92%)
Catecolaminas	84% (78%-89%)	81% (78%-84%)
Urina		
Metanefrinas fracionadas	97% (92%-99%)	69% (64%-72%)
Catecolaminas	86% (80%-91%)	88% (85%-91%)
Metanefrinas – Total	77% (68%-85%)	93% (89%-97%)
Ácido vanilmandélico	64% (55%-71%)	95% (93%-97%)

e PET com diferentes marcadores podem ser decisivos quando os exames de localização anteriores são negativos ou na investigação de doença maligna. O tratamento preferencial é cirúrgico. No tratamento farmacológico pré-operatório ou crônico, são utilizados alfabloqueadores (prazosina, doxazocina e dibenzilina), combinados ou não a outros agentes como inibidores da ECA, bloqueadores dos canais de cálcio, betabloqueadores, sempre após alfabloqueio efetivo e, principalmente em tumores inoperáveis, alfametiltirosina (Demser®). Para a intervenção cirúrgica, recomenda-se controle da hipertensão arterial e reposição volêmica. Em crises agudas e durante a cirurgia, nitroprussiato de sódio e antiarrítmicos são agentes freqüentemente utilizados (vide capítulo 6, item 6.6). O seguimento do paciente é essencial para a detecção de recorrências ou metástases. No rastreamento familiar recomenda-se a detecção de mutações dos genes envolvidos e de outros exames relativos às síndromes[245,246].

8.3. Hipotireoidismo

É relativamente comum, principalmente em mulheres, com prevalência de aproximadamente 8% na população geral.

Hipertensão, principalmente diastólica, atinge 40%. Outros achados são: ganho de peso, queda de cabelos e fraqueza muscular. Pode ser diagnosticado precocemente pela elevação dos níveis séricos de TSH e confirmado com a diminuição gradativa dos níveis de T4 livre. Caso persista hipertensão arterial após a correção com tiroxina, está indicado o tratamento com medicamentos anti-hipertensivos[247] (C).

8.4. Hipertireoidismo

A prevalência das formas clínica e subclínica em adultos varia de 0,5% a 5%. A suspeita clínica é feita em presença de hipertensão arterial sistólica isolada ou sistodiastólica acompanhada de sintomas como intolerância ao calor, perda de peso, palpitações, exoftalmia, tremores e taquicardia. O diagnóstico é feito pela identificação do TSH baixo e elevação dos níveis de T4 livre. A correção geralmente se acompanha de normalização da pressão arterial[248] (C).

8.5. Hiperparatireoidismo

A suspeita clínica deve ser feita em casos de hipertensão arterial acompanhada de história de litíase renal, osteoporose, depressão, letargia e fraqueza muscular. O diagnóstico é feito pela dosagem dos níveis plasmáticos de cálcio e PTH. A correção do hiperparatireoidismo não necessariamente se acompanha de normalização da pressão arterial.

8.6. Hipertensão Arterial Renovascular

Caracteriza-se por aumento de pressão arterial decorrente do estreitamento único ou múltiplo das artérias renais. Entretanto, a simples identificação de uma estenose de artéria renal não faz o diagnóstico de hipertensão arterial renovascular. Geralmente, o diagnóstico é confirmado após a correção da estenose e o desaparecimento ou a melhora da hipertensão arterial[249] (Figura 2).

A prevalência é de 4% na população geral, mas pode ser mais alta em paciente com doença arterial coronária e periférica[250,251]. Estima-se que 12% dos pacientes em programa de diálise apresentem doença renovascular[252].

A estenose de artéria renal pode ser causada por aterosclerose (90%) ou por displasia fibromuscular[253]. As outras causas de estenose de artéria renal incluem aneurisma de artéria renal, arterite de Takayasu, tromboembólica, síndrome de Williams, neurofibromatose, dissecção espontânea de artéria renal, malformações arteriovenosas, fístulas, trauma e radiação abdominal prévia. Os indicadores clínicos de probabilidade de hipertensão arterial renovascular estão apresentados na tabela 3[254] (B).

Tratamento da doença renovascular

Os objetivos principais do tratamento são a cura ou a melhora da hipertensão arterial e/ou a melhora ou a preservação da função renal. O tratamento da hipertensão arterial renovascular pode ser clínico, cirúrgico ou por meio de revascularização percutânea com ou sem a colocação de próteses endovasculares (*stents*).

Tratamento clínico

Os inibidores da ECA, os bloqueadores dos canais de cálcio e os betabloqueadores[255,256] são medicamentos efetivos para o tratamento da hipertensão arterial associada à estenose unilateral de artéria renal (A). Os bloqueadores dos receptores AT_1 também são efetivos para o tratamento da hipertensão arterial associada à estenose de artéria renal (B).

As indicações clínicas para correção da estenose de artéria renal por via percutânea ou por revascularização cirúrgica[257,258] são: a) hipertensão resistente, hipertensão acelerada ou maligna e hipertensão com intolerância à medicação (B); b) perda progressiva da função renal com estenose bilateral ou estenose em rim único (B) ou na estenose unilateral (C); c) insuficiência cardíaca congestiva ou edema pulmonar agudo de repetição[259,260] (B).

Tabela 3. Indicadores clínicos de probabilidade de hipertensão renovascular

Baixa (0,2%)
Hipertensão estágio 1 sem complicações

Média (5% a 15%)
Hipertensão estágio 2 ou 3 refratária; hipertensão antes dos 30 ou após os 55 anos; sopros abdominais ou lombares, doença ateromatosa evidente em coronárias, carótidas ou vasos de extremidade em fumantes; assimetria de pulsos, insuficiência renal mal definida, edema pulmonar agudo sem causa aparente, hipotensão arterial importante com o uso de inibidores da ECA

Alta (25%)
Hipertensão arterial maligna ou refratária com insuficiência renal progressiva; elevação da creatinina sérica com uso de inibidor da ECA, assimetria de tamanho ou função renal

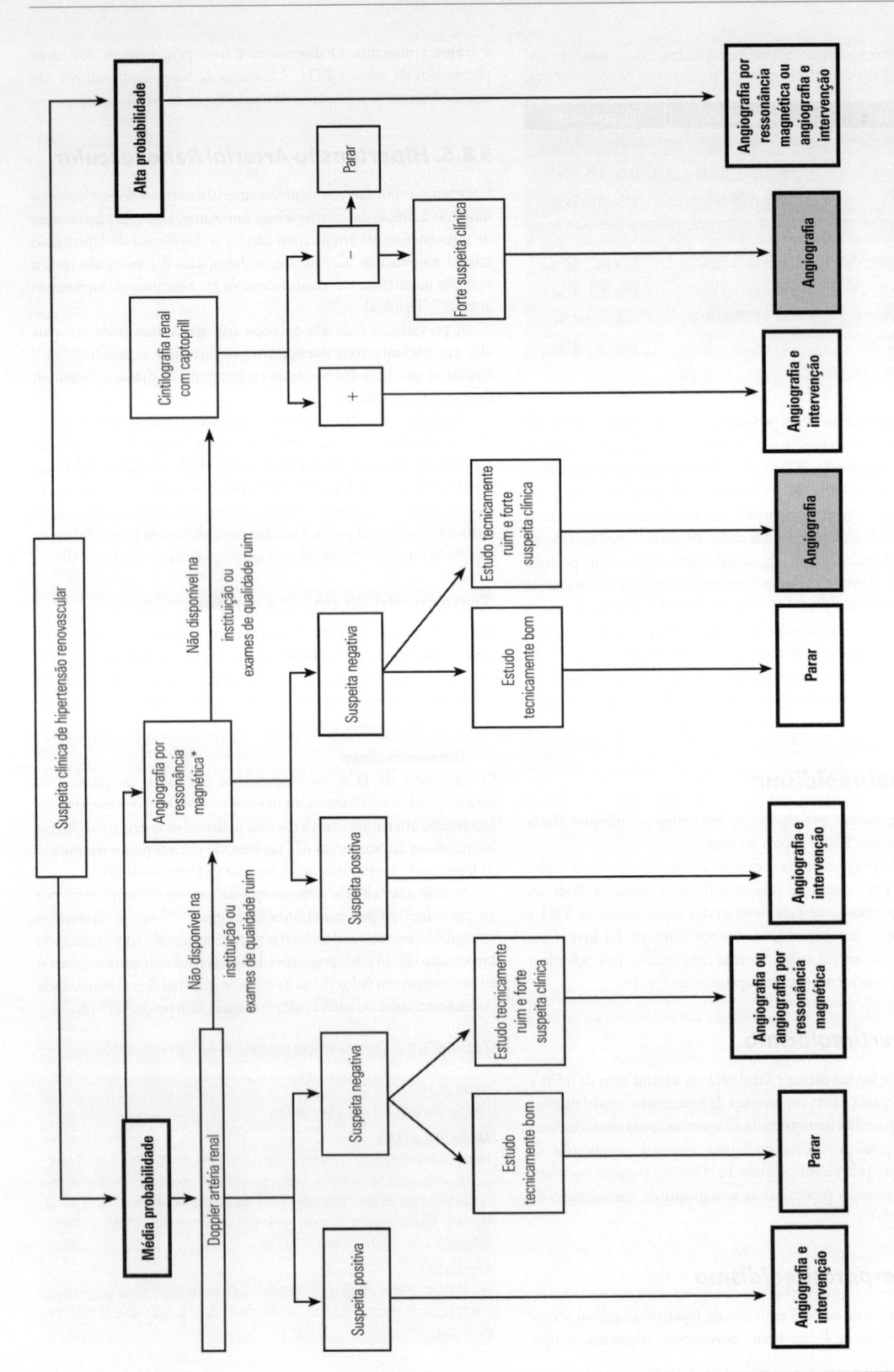

Figura 2. Fluxograma de rastreamento e tratamento de hipertensão renovascular

Tratamento cirúrgico

Está indicado em: a) obstrução total da artéria renal; b) grandes fístulas arteriovenosas; c) lesões de aorta englobando as artérias renais; d) insucesso do tratamento endovascular (C); e) insucesso do tratamento clínico.

A técnica a ser empregada depende da experiência e da decisão da equipe.

Tratamento por via percutânea (angioplastia isolada ou com stent)[263] *(B)*

Salvo as indicações citadas para cirurgia, o tratamento endovascular deverá ser a abordagem inicial desde que atenda aos critérios clínicos para intervenção. O implante de *stent* é considerado superior ao balão no tratamento da estenose de artéria renal de etiologia aterosclerótica[261], de modo que o implante de *stent* é recomendado para lesões ostiais ateroscleróticas[262] e a angioplastia com balão para as lesões fibrodisplásicas[264].

8.7. Hipertensão em Diálise e Transplante Renal

Hipertensão arterial é altamente prevalente nos pacientes dialisados (60% a 80%) e nos transplantados. Os eventos cardiovasculares são os principais responsáveis pela morbidade e pela mortalidade nesses indivíduos, sendo a hipertensão arterial considerada fator de risco independente[263] (B). Na fase precoce da diálise (< 2 anos), os níveis normais baixos de pressão arterial e os episódios de hipotensão arterial estão mais relacionados com a mortalidade do que a hipertensão arterial, o que provavelmente reflete a associação com outros estados mórbidos graves[264]. Em fases mais tardias e, principalmente, após cinco anos, a hipertensão arterial representa papel mais relevante para mortalidade nesses pacientes. Tem sido relatada intrigante elevação do risco de mortalidade na vigência de redução acentuada (< 110 mmHg) da pressão arterial sistólica pré-diálise. A curva de associação entre pressão arterial e mortalidade adquire padrão em forma de "U", em que os pacientes de maior risco são aqueles muito hipertensos (pressão arterial sistólica pré-diálise > 180 mmHg) e os muito hipotensos (pressão arterial sistólica pré-diálise < 110 mmHg). Sugere-se que esta condição seja evitada tanto quanto possível, assim como maior atenção deva ser dada à hipertensão arterial pós-diálise[265] (A).

Hipertensos em diálise são, em geral, mal controlados, em decorrência da hipervolemia, hiperatividade simpática, alterações do SRAA, concentração de sódio do dialisato, hiperparatireoidismo, uso de eritropoietina e redução da resposta vasodilatadora dependente do endotélio, sendo a sobrecarga de volume o mais importante (A). Há evidências de que a hemodiálise diária e a CAPD estariam associadas ao melhor controle da pressão arterial[266,267] (B). A monitoração ambulatorial da pressão arterial, por períodos de 48 h, pode ser útil no período interdialítico.

A hipertensão arterial ocorre em mais da metade dos transplantados, sendo considerada um fator de risco não-imunológico na sobrevida em longo prazo do enxerto[268] (B). Pode ser induzida por ciclosporina e outros imunossupressores, corticosteróides, rejeição, recidiva da doença renal, estenose de artérias renais e hipertensão arterial primária superajuntada. A terapia imunossupressora também eleva a ocorrência de dislipidemia[269,270] (B).

O tratamento nos pacientes em programa de diálise pode ser feito com todas as classes de medicamentos anti-hipertensivos, exceto os diuréticos tiazídicos e os de alça nos pacientes anéfricos ou que não apresentam diurese com os diuréticos, além da adequação da diálise (B). Nos transplantados, há evidências de que os medicamentos que bloqueiam o SRAA podem melhorar os resultados[271] (B). Nos pacientes em uso de ciclosporina, os bloqueadores de canais de cálcio são indicados por reverter a vasoconstrição ocasionada pela medicação, e o verapamil e o diltiazem podem aumentar os níveis séricos de ciclosporina[272] (C).

8.8. Coartação da Aorta

É causa de hipertensão secundária especialmente em crianças e adultos jovens, em que há evidência de níveis de pressão arterial mais elevados em membros superiores em relação aos inferiores ou quando há ausência ou diminuição de pulsos em membros inferiores. Os exames complementares diagnósticos indicados são ecocardiograma e angiografia por ressonância magnética. É muito importante o diagnóstico precoce, pois pode ser causa de insuficiência cardíaca na infância e há relação inversa entre o tempo de exposição à hipertensão e a reversão desta após a correção. A intervenção pode ser realizada por procedimento endovascular, principalmente em crianças, ou por cirurgia.

8.9. Síndrome da Apnéia Obstrutiva do Sono

É definida como a obstrução recorrente completa ou parcial das vias aéreas superiores durante o sono, resultando em períodos de apnéia, dessaturação de oxiemoglobina e despertares freqüentes com sonolência diurna. Está relacionada ao desenvolvimento de hipertensão arterial independentemente da obesidade[273] (B) e alterações precoces da estrutura e da função arterial[274] (C), sendo reconhecida como fator de risco para aterosclerose e doença cardiovascular[275] (B).

A ativação simpática e as respostas humorais, como conseqüência aos episódios repetidos de hipoxemia, causam vasoconstricção, disfunção endotelial, elevação da PCR, aumento dos níveis de fibrinogênio, das citocinas e da pressão arterial.

A suspeita clínica deve ser realizada na presença dos seguintes sintomas: ronco alto, episódios de engasgo freqüentes, cansaço diurno, sonolência diurna excessiva, alterações de memória e capacidade de concentração prejudicada. Alguns achados clínicos associados auxiliam na suspeita diagnóstica, tais como obesidade, aumento da circunferência do pescoço, orofaringe pequena e eritematosa, insuficiência cardíaca congestiva, hipertensão pulmonar e cor pulmonale. Alguns pacientes podem ter apresentações clínicas atípicas, como palpitações noturnas, cefaléia matutina, tonturas, refluxo gastroesofágico e noctúria. O diagnóstico é confirmado pelo achado de cinco ou mais episódios de apnéia e/ou hipopnéia por hora de sono (índice de apnéia–hipopnéia) na polissonografia.

O tratamento inclui o uso de máscara de pressão positiva contínua (CPAP) em vias aéreas superiores por via nasal durante o sono[276] (B), tratamento cirúrgico do processo obstrutivo e redução do peso em indivíduos com sobrepeso ou obesidade.

8.10. Hipertensão Induzida por Medicamentos e Drogas

A tabela 4 relaciona algumas classes de substâncias com seu potencial hipertensivo e sugestões de intervenção. Recomenda-se, em geral, avaliar a relação risco–benefício e adequar as doses e associações dos anti-hipertensivos (vide capítulos 7 e 9).

Hipertensão Arterial Secundária

Tabela 4. Fármacos e drogas que podem induzir hipertensão

Classe farmacológica	Efeito pressor e freqüência	Ação sugerida
Imunossupressores		
Ciclosporina, tacrolimus, Glicocorticóide	Intenso e freqüente	Inibidor de ECA e antagonista de canal de cálcio (nifedipino/anlodipino). Ajustar nível sérico. Reavaliar opções
Antiinflamatórios não-esteróides, Inibidores da ciclooxigenase 1 e ciclooxigenase 2		
Inibidores da COX-1 e COX-2	Eventual, muito relevante com uso contínuo	Observar função renal e informar efeitos adversos
Anorexígenos/Sacietógenos		
Anfepramona e outros	Intenso e freqüente	Suspensão ou redução de dose
Sibutramina	Moderado, mas pouco relevante	Avaliar a redução da pressão arterial obtida com a redução de peso
Vasoconstritores, incluindo derivados do ergot	Variável, mas transitório	Usar por período determinado
Hormônios		
Eritropoietina humana	Variável e freqüente	Avaliar hematócrito e dose semanal
Anticoncepcionais orais	Variável, prevalência de hipertensão até 5%	Avaliar a substituição do método com especialista
Terapia de reposição estrogênica (estrogênios conjugados e estradiol)	Variável	Avaliar risco e custo–benefício
Hormônio de crescimento (adultos)	Variável, uso cosmético	Suspensão
Antidepressivos		
Inibidores da monoaminoxidase	Intenso, infreqüente	Abordar como crises adrenérgica
Tricíclicos	Variável e freqüente	Abordar como crise adrenérgica. Vigiar interações medicamentosas
Drogas ilícitas e álcool		
Anfetamina, cocaína e derivados	Efeito agudo, intenso. Dose-dependente	Abordar como crise adrenérgica
Álcool	Variável e dose-dependente. Muito prevalente	Vide tratamento não-medicamentoso

9. Prevenção Primária da Hipertensão e dos Fatores de Risco Associados

A hipertensão arterial, principal fator de risco de morte entre as doenças não-transmissíveis[277], mostra relação direta e positiva com o risco cardiovascular[278,279]. Entretanto, apesar dos progressos na prevenção, no diagnóstico, no tratamento e no controle, ainda é importante problema de saúde pública[281].

Devem ser metas dos profissionais de saúde a identificação precoce e a abordagem adequada dos fatores de risco para o desenvolvimento da hipertensão arterial, principalmente na população de alto risco. Entre as medidas preventivas, destacam-se a adoção de hábitos alimentares saudáveis, a prática de atividade física e o abandono do tabagismo[104].

9.1. Hábitos Alimentares Saudáveis

A adoção de hábitos alimentares saudáveis é um componente muito importante da prevenção primária da hipertensão arterial[281] (D), sendo necessário manter o peso adequado, reduzir o consumo de sal, moderar o de álcool, controlar o de gorduras e incluir alimentos ricos em potássio na alimentação diária (D).

Peso corporal: a manutenção do índice de massa corporal entre 18,5 e 24,9 kg/m^2 é o ideal[280,281] (B). Além disso, é importante que a circunferência da cintura não seja superior a 102 cm para os homens e 88 cm para as mulheres[282] (B). Quando houver sobrepeso ou obesidade, a perda de 5% a 10% do peso inicial já traz benefícios (D). O consumo de calorias deve estar de acordo com o gasto calórico diário, incluindo o gasto com atividade física e evitando-se alimentos hipercalóricos e sem valor nutricional.

Sal: estudos realizados na população brasileira detectaram consumo de sal elevado, superior a 12 g/dia[283,284]. Deve-se diminuir a ingestão de sódio para, no máximo, 100 mmol ou 2,4 g/dia, o que equivale a 6 g/dia de sal[281,284] (A). Para tanto, recomenda-se reduzir o sal adicionado aos alimentos, evitar o saleiro à mesa e reduzir ou abolir os alimentos industrializados, como enlatados, conservas, frios, embutidos, sopas, temperos, molhos prontos e salgadinhos[123] (B) (vide capítulo 1, item 1.5; capítulo 5, item 5.3). A redução da ingestão excessiva de sódio e/ou a perda de peso pode prevenir a hipertensão arterial em 20% (B).

Álcool: deve-se limitar o consumo de bebida alcoólica a, no máximo, 30 ml/dia de etanol para homens e 15 ml/dia para mulheres ou indivíduos de baixo peso (vide capítulo 5, tabela 2). Quem não consome bebidas alcoólicas não deve ser estimulado a fazê-lo[281] (A) (vide capítulo 1, item 1.5; capítulo 5, item 5.4).

Gordura: no máximo 30% do valor calórico total da dieta deve ser de gorduras, sendo a saturada até 10% e o colesterol até 300 mg/dia. Deve-se evitar a gordura vegetal hidrogenada contida em bolachas doces recheadas, margarinas duras, produtos com massa folhada, dar preferência ao uso dos óleos vegetais insaturados[284] e fazer uso de margarinas cremosas ou *light* com até 40% de lípides (A) (vide capítulo 1; capítulo 5, item 5.2).

Potássio: deve-se garantir o consumo de 75 mmol ou 4,7 g/dia de potássio, utilizando-se verduras, legumes, frutas, principalmente cruas, e leguminosas como feijões, ervilha, lentilha, grão-de-bico, soja[281] (A) (vide capítulo 5, item suplementação de potássio).

Dieta DASH e dieta do Mediterrâneo

Todos os preceitos enumerados anteriormente são preconizados nas dietas DASH (Dietary Approaches to Stop Hypertension)[108] (A) e do Mediterrâneo[285,286] (B), que trazem vários benefícios à saúde, destacando-se a queda da pressão arterial com a dieta DASH (A). A alimentação balanceada com verduras, frutas, legumes, cereais, tubérculos, leguminosas, carnes magras, leite e derivados desnatados e óleos vegetais está associada à redução do risco de desenvolvimento de hipertensão arterial pelo impacto da ação isolada ou combinada de seus nutrientes[284] (A).

É importante que esses cuidados nutricionais sejam adotados desde a infância e a adolescência[104,284,287] (D). Sua adoção deve levar em conta os aspectos culturais, sociais, regionais, ambientais e a realidade econômica de cada paciente para que haja maior adesão[104,288] (D) (vide capítulo 1, item 1.5; capítulo 5, item 5.2).

9.2. Atividade Física

Há relação inversa entre quantidade total de atividade física (qualquer movimento humano) e incidência de hipertensão arterial[24,126] (C), sendo essa relação mais evidente com o envolvimento em atividades de lazer e vigorosas[24]. Entretanto, ganhos substanciais já são obtidos com atividades acumuladas e moderadas[130,131].

Na população geral, a prática regular de exercícios (movimentos estruturados) aeróbicos reduz a pressão arterial casual na clínica (-3,0/2,4 mmHg) (A) e a ambulatorial (-3,3/3,5 mmHg)[127] (B), sendo o efeito hipotensor maior quanto maior for a pressão arterial inicial[126,127] (A). Os exercícios resistidos (musculação) também reduzem a pressão arterial na população geral[26,126] (B), mas têm resultados limitados e controversos em hipertensos[26]. A atividade física auxilia também no controle de outros fatores de risco, como o peso corporal, a resistência à insulina e a dislipidemia, reduzindo o risco cardiovascular geral[126] (A). Atividades e exercícios físicos auxiliam na prevenção primária da hipertensão arterial, devendo ser praticados conforme as recomendações da tabela 3, capítulo 5 (vide capítulo 1, item 1.5; capítulo 5, item 5.5).

9.3. Tabagismo

O fumo é o único fator de risco totalmente evitável de doença e morte cardiovasculares[289] (A). Evitar esse hábito, que em 90% dos casos ocorre na adolescência (C), é um dos maiores desafios em razão da dependência química causada pela nicotina. No entanto, programas agressivos de controle ao tabagismo resultam em redução do consumo individual e se associam à diminuição de mortes cardiovasculares em curto prazo[292] (A).

O cuidado individual do tabagista é prioritário para toda a equipe de saúde. O apoio psicoemocional incondicional ao tabagista e a prescrição de medicamentos têm-se mostrado muito eficazes[292] (B). Recomenda-se a execução simultânea de atividades físicas e a educação alimentar para evitar o ganho excessivo de peso que pode ocorrer.

9.4. Estresse

Há evidências de uma relação positiva entre estresse emocional e aumento da pressão arterial[290] (B) e da reatividade cardiovascular[135] (B), sendo a reatividade aumentada ao estresse um fator prognóstico do desenvolvimento da hipertensão arterial[291] (A). O estresse crônico também pode contribuir para o desenvolvimento de hipertensão arterial (A), embora os mecanismos envolvidos não estejam claros[292] (B). Assim, o controle do estresse emocional é necessário na prevenção primária da hipertensão arterial (A). O treino desse controle resulta em: redução da reatividade cardiovascular (B), redução da pressão arterial (B) e redução de variabilidade da pressão arterial[293] (C), sendo recomendado não só para hipertensos, mas também para aqueles com fatores de risco para hipertensão arterial[294] (A).

9.5. Síndrome da Apnéia Obstrutiva do Sono

Está bem documentada a associação causal entre a síndrome da apnéia obstrutiva do sono e a hipertensão arterial. O paciente com essa síndrome é considerado de risco para hipertensão[276] (B) (vide capítulo 7, item 7.14; capítulo 8, item 8.9).

9.6. Estratégias para a Implementação de Medidas Preventivas da Hipertensão Arterial

As intervenções devem adotar um modelo multidimensional, multiprofissional e incorporar diversos níveis de ação[294], usando e integrando recursos das sociedades científicas, da universidade, do setor público e privado e do terceiro setor (D).

Políticas públicas
- Redução dos fatores de riscos para hipertensão arterial.
- Prevenção e promoção de saúde em diferentes níveis: educacional, laboral, de lazer, comunitário e outros.
- Vigilância epidemiológica das condições de risco da hipertensão arterial no setor público e privado.
- Ações educativas utilizando todas as formas de mídia.
- Manutenção e expansão da rede de equipamentos de saúde, garantindo o acesso, a qualidade e a eficiência da atenção prestada.
- Incentivar o desenvolvimento e a implantação de programas nacional, estaduais e municipais de promoção do consumo de frutas e verduras que sejam sustentáveis e envolvam todos os setores.
- Conscientização geral acerca dos hábitos alimentares saudáveis na prevenção da hipertensão arterial.
- Exigir maior rigor na rotulagem do conteúdo nutricional dos alimentos com concomitante educação da população a respeito de sua importância.
- Estabelecer normas governamentais para reduzir o conteúdo de sódio e gorduras saturadas dos alimentos industrializados.
- Implementar políticas de conscientização da importância da atividade física para a saúde.
- Implementar programas nacional, estaduais e municipais de incentivo à prática de atividades físicas, ampliando experiências bem-sucedidas, como o programa Agita São Paulo[295].

Atividades comunitárias
- Apoiar a mobilização social e a intervenção na comunidade voltadas à prevenção integrada dos fatores de risco para hipertensão arterial.
- Identificar líderes, grupos organizados e instituições para a formação de coalizões e alianças estratégicas.
- Capacitar grupos estratégicos da comunidade em questões que tratam de gerenciamento de projetos e prevenção dos fatores de risco para hipertensão arterial.
- Promover campanhas temáticas periódicas, como Dia Municipal, Estadual e/ou Nacional de prevenção à hipertensão arterial.
- Incentivar a formação de grupos comunitários para a prática de atividades físicas coletivas em locais públicos e privados.

Serviços de atenção à saúde
- Estruturar o sistema de saúde, garantindo e facilitando o acesso, objetivando o enfoque no cuidado contínuo e promoção de hábitos saudáveis de vida.
- Implementar práticas assistenciais que permitam a participação e o diálogo entre profissionais, usuários, familiares e gestores.
- Treinar e dar apoio técnico aos profissionais envolvidos sobre o planejamento comunitário e a implementação de programas.
- Capacitar e desenvolver recursos humanos, formando profissionais de saúde habilitados e capacitados para aplicar as medidas preventivas da hipertensão arterial.
- Fazer a interface entre os setores educacionais da sua área de abrangência (escolas de 1º e 2º grau, profissionalizantes e universidades).
- Formar parcerias com centros acadêmicos para fortalecer o componente de avaliação e ampliar a participação em pesquisas.
- Estimular a colaboração entre serviços públicos de saúde e de esportes (atividade física), visando um atendimento à comunidade mais integral para a adoção de um estilo de vida ativo.

Referências Bibliográficas

1. Lewington S, Clarke R, Qizilbash N, Peto R, Collins R, for the Prospective Studies Collaboration. Age-specific relevance of usual blood pressure to vascular mortality: a meta-analysis of individual data for one million adults in 61 prospective studies. Lancet 2002;360:1903–13.
2. Lotufo PA. Stroke in Brazil: a neglected disease. Sao Paulo Med J 2005; 123(1):3-4.
3. Ministério da Saúde. URL:http://www.datasus.gov. Acessado em 28 de janeiro de 2006.
4. The Seventh Report of the Joint National Committee on Prevention, Detection, Evaluation, and Treatment of High Blood Pressure. The JNC 7 Report. JAMA 2003;289(19):2560-72.
5. IV Brazilian Guidelines in Arterial Hypertension. Arq Bras Cardiol 2004; 82(suppl 4):7-22.
6. Gus I, Harzheim E, Zaslavsky C, Medina P, Gus M. Prevalence, Awareness, and Control of Systemic Arterial Hypertension in the State of Rio Grande do Sul. Arq Bras Cardiol 2004;83(5):429-33.
7. Matos AC, Ladeia AM. Assessment of Cardiovascular Risk Factors in a Rural Community in the Brazilian State of Bahia. Arq Bras Cardiol 2003;81(3):297-302.
8. Vasan RS, Larson MG, Leip EP, Kannel WB, Levy D. Assessment of frequency of progression to hypertension in non-hypertensive participants in the Framingham Heart Study: a cohort study. Lancet 2001;358:1682-86.
9. Franklin SS, Pio JR, Wong ND, Larson MG, Leip EP, Vasan RS, Levy D. Predictors of new-onset diastolic and systolic hypertension: the Framingham Heart Study. Circulation 2005;111:1121-27.
10. Firmo JOA, Barreto SM, Lima-Costa MF. The Bambui Health and Aging Study (BHAS): factors associated with the treatment of hypertension in older adults in the community. Cad. Saúde Pública 2003;19:817-27.
11. Kearney PM, Whelton M, Reynolds K, Muntner P, Whelton PK, He J. Global burden of hypertension: analysis of worldwide data. Lancet 2005;365:217-23.
12. Lessa I. Epidemiologia Insuficiência Cardíaca e da Hipertensão Arterial Sistêmica no Brasil. Rev Bras de Hipertensão 2001;8:383-392.
13. Drummond M, Barros MBA. Social Inequalities in Adult Mortality in Sao Paulo city. Rev Bras Epidemiol 1999;2(1/2):34-49.
14. The effects of nonpharmacologic interventions on blood pressure of persons with high normal levels. Results of the Trials of Hypertension Prevention, Phase I. Jama 1992;267:1213-20.
15. Mancilha-Carvalho Jde J.,Souza E Silva N. A. The Yanomami Indians in the INTERSALT Study. Arq Bras Cardiol 2003;80:289-300.
16. World Health Organization. Obesity. Preventing and managing the global epidemic. WHO/NUT/NCD 98.1. Genebra, jun 1997.
17. Niskanen L, Laaksonen DE, Nyyssonen K, Punnonen K, Valkonen VP, Fuentes R, Tuomainen TP, Salonen R, Salonen JT. Inflammation, Abdominal Obesity, and Smoking as Predictors of Hipertensión. Hypertension 2004;44:859-865.
18. Carneiro G, Faria AN, Ribeiro Filho FF, Guimaraes A, Lerario D, Ferreira SR, Zanella MT. Influência da distribuição da gordura corporal sobre a prevalência de hipertensão arterial e outros fatores de risco cardiovascular em indivíduos obesos. Rev Assoc Med Bras 2003; 49(3):306-311.
19. de Simone G, Devereux RB, Chinali M, Roman MJ, Best LG, Welty TK, Lee ET, Howard BV; Strong Heart Study Investigators. Risk factors for arterial hypertension in adults with initial optimal blood pressure: the Strong Heart Study. Hypertension 2006;47(2):162-7. Epub 2005 Dec 27.
20. Neter JE, Stam BE, Kok FJ, Grobbee DE, and Geleijnse JM. Influence of weight reduction on blood pressure: a meta-analysis of randomized controlled trials. Hypertension 2003;42:878–84.
21. Stranges S, Wu T, Dorn JM, Freudenheim JL, Muti P, Farinaro E, Russel M, Nochajski TH, Trevisan M. Relationship of alcohol drinking pattern to risk of hypertension: a population-based study. Hypertension 2004;44:813-19.
22. Xin X, He J, Frontini MG, Ogden LG, Motsamai OI, Whelton PK. Effects of Alcohol Reduction on Blood Pressure: A Meta-Analysis of Randomized Controlled Trials. Hypertension 2001;38:1112-17.
23. Paffenbarger RS Jr, Jung DL, Leung RW, Hyde RT. Physical activity and hypertension: an epidemiological view. Ann Med 1991;23:319–327.
24. Fagard RH. Physical activity, physical fitness and the incidence of hypertension. J Hypertens 2005;23:265-7.
25. Whelton SP, Chin A, Xin X, He J. Effect of aerobic exercise on blood pressure: a meta-analysis of randomized, controlled trials. Ann Intern Med 2002;136:493–503.
26. Cornelissen VA, Fagard RH. Effect of resistance training on resting blood pressure: a meta-analysis of randomized controlled trials. J Hypertens 2005;23:251-59.
27. Wilson PW, Kannel WB, Silbershatz H,D'agostino RB. Clustering of metabolic factors and coronary heart disease. Arch Intern Med 1999;159:1104-9.
28. Knuiman MW, Divitini ML, Welborn TA,Bartholomew HC. Familial correlations, cohabitation effects, and heritability for cardiovascular risk factors. Ann Epidemiol 1996;6:188-94.
29. Vanhala MJ, Pitkajarvi TK, Kumpusalo EA,Takala JK Obesity type and clustering of insulin resistance-associated cardiovascular risk factors in middle-aged men and women. Int J Obes Relat Metab Disord 1998;22:369-74.
30. Perloff D, Grim C, Flack J, Frohlich ED, Hill M, McDonald M, Morgenstern BZ. Human blood pressure determination by sphygmomanometry. Circulation 1993;88:2460-2470
31. Petrie JC, O'Brien ET, Littler WA, de Swiet M. Recommendations on blood pressure measurement. Br Med J 1986;293:611-615.
32. O'Brien E. Will mercury manometers soon be obsolete? J Human Hypertens 1995;9:933-934.
33. Mion Jr D, Pierin AMG. How accurate are sphygmomanometers? Journal of Human Hypertension 1998;12:245-248.
34. O'Brien E, Waeber B, Parati G, Staessen J, Myers MG. Blood pressure measuring devices: recommendations of the European Society of Hypertension. BMJ 2001;322:531-536.
35. O'Brien E, Petrie J, Littler W, de Swiet M, Padfield PL, O'Malley K, Jamieson M, Altman D, Bland M, Atkins N. The British Hypertension Society protocol for the evaluation of automated and semi-automated blood pressure measuring devices with special reference to ambulatory systems. J Hypertens 1990;8:607-619.
36. White WB, Berson AS, Robbins C, Jamieson MJ, Prisant LM, Roccella E, Sheps SG. National Standard for measurement of resting and ambulatory blood pressures with Automated Sphygmomanometers. Hypertension 1993;21:504-509.
37. Pickering TG, Hall JE, Lawrence JÁ, Falkner BE, Graves J, Hill MN. Recommendation for blood pressure measurement in humans and experimental animals. Part 1: Blood pressure measurement in humans. A statement for professionals from the subcommittee of professional and public education of the American Heart Association Council on High Blood Pressure Research. Circulation 2005;45:142-161.
38. Hemmelgarn BR, Zarnke KB, Campbell NR, Feldman RD, McKay DW, McAlister FA, Khan N, Schiffrin EL, Myers MG, Bolli P, Honos G, Lebel M, Levine M, Padwal R. The 2004 Canadian Hypertension Education Program recommendations for the management of hypertension: Part 1 – Blood pressure measurement, diagnosis and assessment of risk. Can J Cardiol 2004;20(1):31-40.
39. O'Brien E, Asmar R, Beilin L, Imai Y, Mallion JM, Mancia G, Mengden T, Myers M, Padfield P, Palatini P, Parati G, Pickering T, Redon J, Staessen J, Stergiou G, Verdecchia P. European Society of Hypertension recommendations for conventional, ambulatory and home blood pressure measurement. J Hypertens 2003;21:821-848.
40. European Society of Hypertension Working Group on Blood Pressure Monitoring. Practice guidelines of the European Society of Hypertension for clinic, ambulatory and self blood pressure measurement. J Hypertens 2005;23:697-701.
41. Myers MG, Tobe SW, McKay DW, Bolli P, Hemmelgarn BR, McAlister FA, on behalf of the Canadian Hypertension Education Program. New Algorithm for the Diagnosis of Hypertension. Am J Hypertens 2005;18:1369–74.
42. Verdecchia P. Prognostic value of ambulatory blood pressure. Current evidence and clinical implications. Hypertens 2000;35:844-51.
43. Sega R, Trocino G, Lanzarotti A, Carugo S, Cesana G, Schiavina R, Valagussa F, Bombelli M, Giannattasio C, Zanchetti A, Mancia G. Alterations in cardiac structures in patients with isolated office ambulatory or home hypertension. Data from the PAMELA study. Circulation 2001;104:1385-92.
44. Verdecchia P, Reboldi GP, Angeli F, Schillaci G, Schwartz JE, Pickering TG, Imai Y, Ohkubo T, Kario K. Short and long term incidence of stroke in white-coat hypertension. Hypertens 2005;45:203-8.
45. Bombelli M, Sega R, Facchetti R, Corrao G, Friz HP, Vertemati AM, Sanvito R, Banfi E, Carugo S, Primitz L, Mancia G. Prevalence and clinical significance of a greater ambulatory versus office blood pressure ('reversed white coat' condition) in a general population J Hypertens 2005;23:513–520.
46. IV Diretriz para uso da monitorização ambulatorial da pressão arterial / II Diretriz para o uso da monitorização residencial da pressão arterial. Arq Bras Cardiol 2005;85(supl. II):5-18.
47. Ohkubo T, Imai Y, Tsuji I, Nagai K, Kato J, Kikuchi N, Nishiyama A, Aihara A, Sekino M, Kikuya M, Ito S, Satoh H, Hisamichi S. Home blood pressure measurement has a stronger predictive power for mortality than does screening blood pressure measurement: a population-based observation in Ohasama , Japan. J Hypertens 1998;16:971–5.
48. Thijs L, Staessen JA, Celis H, de Gaudemaris R, Imai Y, Julius S, Fagard R. Reference values for self-recorded blood pressure. A meta-analysis of summary data. Arch Intern Med 1998;158:481–8.
49. Staessen JA, Thijs L, Fagard R, O'Brien ET, Clement D, de Leeuw PW, Mancia G, Nachev C, Palatini P, Parati G, Tuomilehto J, Webster J. Predicting cardiovascular risk using conventional vs ambulatory blood pressure in older patients with systolic hypertension. JAMA 1999;282:539-46.

50. Clement DL, De Buyzere ML, De Bacquer DA, de Leeuw PW, Duprez DA, Fagard RH, Gheeraert PJ, Missault LH, Braun JJ, Six RO, Van Der Niepen P, O'Brien E. Prognostic value of ambulatory blood-pressure recordings in patients with treated hypertension. N Engl J Med 2003;348:2407-15.
51. The fourth report on the diagnosis, evaluation, and treatment of high blood pressure in children and adolescents. National High Blood Pressure Education Program Working Group on High Blood Pressure in Children and Adolescents. Pediatrics 2004;114:555-76.
52. Sgambatti MS, Pierin A, Mion Jr D. A medida da pressão arterial no idoso. Rev Bras Hipertensão 2000;7:65-70.
53. Messerli FH, Ventura HO, Amodeo C. Osler's maneuver and pseudohypertension. N Engl J Med 1985;312:1548-51.
54. Junqueira SM. Medida da pressão arterial na gestante. Rev Bras Hipertensão 2000;7:59-64.
55. Pouliot MC, Després JP, Lemieux S Morjani S, Bouchard C, TremblayA, Nakeau A, Lupien PJ. Waist circumference and abdominal sagital diameter: best simple anthropometric indexes of abdominal visceral adipose tissues accumulation and related cardiovascular risk in men and women. Am J Cardiol 1994;73(7):460-8
56. Beckman JA, Higgins CO, Gerhard-Herman. Automated oscillometric determination of the ankle-brachial index provides accuracy necessary for Office practice. Hypertension 2006; 47:35-8
57. Cockroft DW, Gault MH. Prediction of creatinine clearance from serum creatinine. Nephron 1976;16(1):31-41.
58. Volpe M, Consentino F, Ruilope LM. Is it to measure microalbuminuria in hypertension. J Hypertens 2003;21:1213-20.
59. Palaniappan L, Carnethon M, Fortmann SP. Association between microalbuminuria and the metabolic syndrome: NHANES III. Am J Hypertens 2003,16:952-8.
60. Ruilope LM, van Veldhuisen DJ, Ritz E, Luscher TF. Renal function: the cinderella of cardiovascular risk profile. J. Am Coll Cardiol 2001;38:1782-7.
61. Martinez MA, Sancho T, Armada E, Rubio JM, Anton JL, Torre A, Palau J, Seguido P, Gallo J, Saenz I, Polo E, Torres R, Oliver J, Puig JG. Prevalence of left ventricular hypertrophy in patients with mild hypertension in primary care: impact of echocardiography on cardiovascular risk stratification. Am J Hypertens 2003;16:556-63.
62. Yeh ET. High-sensitivity C-reactive protein as a risk assessment tool for cardiovascular disease. Clin Cardiol 2005;28 (9):408-12.
63. King DE, Egan BM, Mainous AG 3rd, Geesey ME. Elevation of C-reactive protein in people with prehypertension. J Clin Hypertens 2004;6(10):562-8.
64. Vasan RS, Larson MG, Leip EP, Evan JC, O'Donnell CJ, Kanel WB, Levy D. Imoact of high-normal blood pressure on the risk of cardiovascular disease. N Engl J Med 2001; 345(18):1291-7
65. Kshisagar AV, Carpenter M, Bang H, Wyatt SB, Colindres RE. Blood pressure usually considered normal is associated with an elevated risk of cardiovascular disease. Am J Med 2006;119:133-141.
66. Cole KD, Waite MS, Nichols LO. Organizational structure, team process, and future directions of interprofessional health care teams. Gerontol Geriatri Educ 2003,24(2):35-92.
67. Ciampone MHT, Peduzzi M. Trabalho em equipe e trabalho em grupo no Programa de Saúde da Família. Rev Bras Enferm 2000;53(supl):143-7.
68. Hall P & Weaver L. Interdisciplinary education and teamwork: a long and winding road. Medical Education 2001;35:867-875
69. Peduzzi, M. Equipe multiprofissional de saúde: conceito e tipologia. Revista de Saúde Pública, São Paulo 2001; 35(1):103-109.
70. Jardim PCBV. A Relação Médico-Paciente-Equipe de Saúde. In Rodrigues Branco RFG a Relação com o Paciente. Teoria, Ensino e Prática. Rio de Janeiro: Ed. Guanabara Koogan, 1a Ed. 2003, p. 253-256.
71. Teamworking in Primary Healthcare - Shared aims in patient care Forum on Teamworking in Primary Healthcare. Joint initiative of the Royal Pharmaceutical Society, the British Medical Association, the Royal College of Nursing, the National Pharmaceutical Association and the Royal College of General Practitioners. Final Report , October 2000, 50 p.
72. Boulware E, Daumit GL, Frick KD, Minkovitz CS, Lawrence RS, Powe NR. An Evidence-Based Review of Patient-Centered Behavioral Interventions for Hypertension, Am J Prev Med 2001;21(3):221–32.
73. Júnior AJC, Labbadia EM. Hipertensão arterial e atendimento multiprofissional. Sociedade Brasileira de Clínica Médica – Regional São Paulo (matéria do site http://www.brasilmedicina.com/especial/clinicam_t1s1.asp).
74. Jardim PCV, Sousa ALL, Monego ET. Atendimento multiprofissional ao paciente hipertenso. Rev Medicina Ribeirão Preto, 1996; 29(2/3): 232–8.
75. Giorgi DMA. Estratégias especiais para melhoria da adesão/Equipes multiprofissionais e o papel da pré e da pósconsultas, Adesão ao tratamento: o grande desafio da hipertensão, Nobre F, Pierin A, Mion Jr D. São Paulo: Lemos Editorial, pg 71, 2001.
76. Grueninger UJ. Arterial hypertension: lessons from patient education. Patient Education and Counseling 1995;26:37–55.
77. Grueninger UJ, Goldstein MG, Duffy FD. Patient Education in Hypertension: five essential steps. J Hypertens 1989;7(suppl. 3):S93–S98,

78. Miller NH, Hill M, Kottke T, Ockene IS. The Multilevel Compliance Challenge: Recommendations for a Call to Action. A Statment for Healthcare Professionals. Circulation 1997;95:1085–90.
79. World Health Organization – International Society of Hypertension Guidelines for the Management of Hypertension J Hypertens 1999;17:151–83.
80. Scholes J & Vaughan B. Cross-boundary working: implications for the multiprofessional team. J Clin Nurs 2002;11(3):399-408.
81. Ketola E, Sipilä R, Mäkelä M, Klockars M. Quality improvement programme for cardiovascular disease risk factor recording in primary care. Quality in Health Care 2000;9:175-180
82. Gleichmann SI, Gleichmann UM, Mannebach HJ, Mellwig KP, Philippi HH. Educating Nurses in Blood Pressure Measurement and Hypertension Control. J Hypertens 1989;7(suppl. 3):S99–S102.
83. Sousa ALL, Jardim PCBV. A Enfermagem e o Paciente Hipertenso em uma Abordagem Multiprofissional. Rev Latino-Americana de Enfermagem 1994;2:5–7.
84. Peduzzi M, Anselmi ML. O Auxiliar e o Técnico de Enfermagem: categorias profissionais diferentes e trabalhos equivalentes. Revista Brasileira de Enfermagem, Brasília-DF 2004;57(4):425-429.
85. Kvarnström S, Cedersund E. Discursive patterns in multiprofessional healthcare teams. J. of Advanced Nursing 2006;53(2):244.
86. Dell'Acqua MC, Pessuto J. Bocchi SC, dos Anjos RC. Communication between the patient care team and patient with hypertension. Rev Lat Am Enfermagem 1997;5(3):43-88.
87. Labrunie MCL, Mattos MSR, Braga JCF, Labrunie A. Controle dietoterápico ambulatorial. Rev Soc Cardiol Estado de São Paulo 1997;7(4):465–74.
88. Thomas JA. Drug – nutrient interaction. Nutr Rev 1995;53(10):271–82.
89. Feldman EB. Role of nutrition in primary care. Nutrition 2000;16(7–8):649–51.
90. Monego ET, Maggi C Gastronomia na promoção da saúde dos pacientes hipertensos. Rev. Bras. Hipertens 2004;11:105-8.
91. Lipp MN, Alcino AB, Bignotto MM, Malagris LN. O treino de controle de stress para hipertensos. Estudos de Psicologia, 1998;15(3):59–66.
92. Lipp MN, Anderson DE. Cardiovascular Reactivity to Simulated Social Stress. Stress Medicine 15:249–57.
93. Lima AS, Zanetti ML, Miyar LO, Machado MPS. Fatores facilitadores / dificultadores para a implementação de um programa educativo por equipe multidisciplinar. Arq Bras Endocrin e Metabol 2003;47(5):568-578.
94. Marcus BH, Dubbert PM, Forsyth L, McKenzie TL, Dunn A, Blair SN. Physical Activity Behavior Change: Issues in Adoption and Maintenance. Health Psychology 2000;19(1):32–41.
95. Gleichmann UM, Philippi HH, Gleichmann SI, Laun R, Mellwing KP, Frohnapfel F, Liebermann A. Group Exercise Improves Patients Compliance in Mild to Moderate Hypertension. J Hypertens 1989;7(suppl.3):S77–80.
96. Erikson SR, Slaughter R, Halapy H. Pharmacists' Ability to Influence Outcomes of Hypertension Therapy Pharmacotherapy 1997;7(1):140–7.
97. Westphal MF, Bogus CM, Faria MM. Grupos Focais: Experiências Precursoras em Programas Educativos em Saúde no Brasil. Bol Sanit Panam 1996;120(6):472–81.
98. Wildman RP, Gu D, Muntner P, Huang G, Chen J, Duan X, He J. Alcohol intake hypertension subtypes in Chinese man J Hypertens 2005;23:737-743.
99. Ross R, Janssen I, Dawson J, Kungl AM, Kuk JL, Wong SL, Nguyen-Duy TB, Lee S, Kilpatrick K, Hudson R. Exercise-induced reduction in obesity and insulin resistance in women: a randomized controlled trial. Obes Res 2004:12(5):789-798.
100. Katzmarzyk PT, Church TS, Blair SN. Cardiorespiratory fitness attenuates the effects of the metabolic syndrome on all-cause and cardiovascular disease mortality in men. Arch Intern Med 2004;164:1092-1097.
101. Organização Pan-Americana de Saúde/Organização Mundial de Saúde. Doenças crônico-degenerativas e obesidade: Estratégia mundial sobre alimentação saudável, atividade física e saúde. Brasília, 2003. (http://www.who.int/hpr/gs.facts.shtml).
102. Appel LJ, Brands MW, Daniels SR, Karanja N, Elmer PJ, Sacks FM. Dietary Approaches to Prevent and Treat Hypertension: A Scientific Statement From the American Heart Association. Hypertension 2006;47:296-308.
103. Millen BE, Quatromoni PA, Copenhafer DL, Demissie S, O'Horo CE, D'Agostino RB. Validation of a dietary pattern approach for evaluating nutritional risk: the Framingham Nutrition Studies. Jr Am Diet Assoc 2001;101:187–94.
104. Waxman A. WHO global strategy on diet, physical activity and health. Food Nutr Bull. 2004;25:292-302.
105. Ministério da Saúde. Secretaria de Assistência à Saúde. Coordenação Geral da Política de Alimentação e Nutrição. Guia Alimentar para a População Brasileira, 2005. Disponível em <www.saude/alimentacaoenutricao/documentos>.
106. Conlin PR, Erlinger TP, Bohannon A, Miller ER 3rd, Appel LJ, Svetkey LP, Moore TJ. The DASH diet enchains the blood pressure response to losartan in hypertensive patients. AJA 2003;16:337-342.

107. Appel LJ, Moore TJ, Obarzanek E, Vollmer WM, Svetkey LP, Sacks FM, Bray GA, Vogt TM, Cutler JA, Windhauser MM, Lin PH, Karanja N. A clinical trial of the effects of dietary patterns on blood pressure. N Engl J Med 1997;336:1117.
108. Sacks FM, Svetkey LP, Vollmer WM, Appel LJ, Bray GA, Harsha D, Obarzanek E, Conlin PR, Miller ER 3rd, Simons-Morton DG, Karanja N, Lin PH. Effects on blood pressure of reduced dietary sodium and the Dietary Approaches to Stop Hypertension (DASH) diet. DASH-Sodium Collaborative Research Group. N Engl J Med 2001;344:3-10.
109. Margetts BM, Beilin LV, Vandongen R, Armstrong BK. Vegetarian diet in mild hypertension: a randomized controlled trial. Br Med J 1986; 293: 1468.
110. Whelton SP, Hyre AD, Pedersen B, Yi Y, Whelton PK, He J. Effect of dietary fiber intake on blood pressure: a meta-analysis of randomised control led trials. J Hypertens 2005;23:475.
111. Whelton PK, He J, Cutler JÁ, Brancati FL, Appel LJ, Follmann D, Klag MJ. Effects of oral potassium on blood pressure. Meta-analysis of randomized controlled clinical trials. J Am Med Assoc 1997; 277(20):1624–32.
112. He FJ, Markandu ND, Coltart R, Barron J, MacGregor GA. Effect of short-term supplementation of potassium chloride and potassium citrate on blood pressure in hypertensives. Hypertension 2005;45:571.
113. Moore TJ, Vollmer WM, Appel LJ, Sacks FM, Svetkey LP, Vogt TM, Conlin PR, Simons-Morton DG, Carter-Edwards L, Harsha DW. Effect of dietary patterns on ambulatory blood pressure. Results from the Dietary Approaches to Stop Hypertension (DASH) Trial. Hypertension 1999;34:472–77.
114. Griffith LE, Guyatt GH, Cook RJ, Bucher HC, Cook DJ. The influence of dietary and nondietary calcium supplementation on glood pressure. Am J Hypertens 1999;12:84.
115. Curhan GC, Willett WC, Speizer FE, Spiegelman D, Stampfer MJ. Comparison of dietary calcium with supplemental calcium and other nutrients as factors affecting the risk for kidney stones in women. Ann Intern Med 1997;126:497.
116. Jones DW. Dietary sodium and blood pressure. Hypertension 2004;43:932.
117. He F, MacGregor G. Effect of longer-term modest salt reduction on blood pressure. Cochrane Database Syst Rev 2004;3:CD004937.
118. Chobanian AV, Hill M. National Heart, Lung, and Blood Institute Workshop on Sodium and Blood Pressure: A critical review of curret scientific evidence. Hypertension 2000;35:858-63.
119. Jula AM, Karanko HM. Effects on left ventricular hyperthrophy on long-term non pharmacological treatment with sodium restriction in mild-to-moderate essential hypertension. Circulation 1994;89:1023.
120. He FJ, Markandu ND, Mac Gregor A. Modest Salt Reduction Lowers Blood Pressure in Isolated Systolic Hypertension and Combined Hypertension. Hypertension 2005;46:66-70.
121. Whelton PK, Appel LJ, Espeland MA, Applegate WB, Ettinger WH Jr, Kostis JB, Kumanyika S, Lacy CR, Johnson KC, Folmar S, Cutler JA. Sodium reduction and weight loss in the treatment of hypertension in older people: a randomized controlled trial of nonpharmacologic interventions in the elderly (TONE). TONE Collaborative Research Group. JAMA 1998;279:839–46.
122. US Department of Health and Human Services, National Institutes of Health, National Heart, Lung and Blood Institute. Complete Report: The Seventh Report of the Joint National Committee on Prevention, Detection, Evaluation, and Treatment of High Blood Pressure. August, 2004.
123. Mattes RD, Donnelly D. Relative contributions of dietary sodium sources. J Am Coll Nutr 1991;10:383-93.
124. Whelton SP, Chin A, Xin X, He J. Effects of aerobic exercise on blood pressure: A meta-analysis of randomized controlled trials. Ann /intern Med 2002;136: 493-503.
125. Kelley GA, Kelley KS. Progressive resistance exercise and resting blood pressure: A meta-analysis of randomized controlled trials. Hypertension, 2000; 35: 838-43.
126. Pescatello LS, Franklin BA, Fagard R, Farquhar WB, Kelley GA, Ray CA. American College os Sports Medicine position stand. Exercise and hypertension. Med Sci Sports Exerc 2004;36(3):533-553.
127. Cornelissen VA, Fagard RH. Effects of endurance training on blood pressure, blood pressure-regulating mechanisms, and cardiovascular risk factors. Hypertension 2005;46:667-75.
128. Myers J, Prakash M, Froelicher V, Do D, Partington S, Atwood JE. Exercise capacity and mortality among men referred for exercise testing. N Engl J Med 2002;346(11):793-801.
129. Woo KS, Chool P, Yu CW, Sung RY, Qiao M, Leung SS, Lam CW, Metreweli C, Celermajer DS. Effects of diet and exercise on obesity-related vascular dysfunction in children. Circulation 2004;109(16):1981-1986.
130. Dunn AL, Marcus BH, Kampert JB, Garcia ME, Kohl HW, Blair SN. Comparison of lifestyle and structured interventions to increase physical activity and cardiorespiratory fitness: a ransomized trial. JAMA 1999;281:327-34.
131. Padilha J, Wallace JP, Parks S. Accumulation of physical activity reduces blood pressure in pre- and hypertension. MSSE 2005;37:1264-75.
132. Carvalho T, Cortez AA, Ferraz A, Nóbrega ACL, Brunetto AF, Herdy AH, Hossri CAC, Neder CA, Negrão CE, Araújo CGS, Brito FS, Drummond FA, Roselino F, Nogueira GA, Umeda ILK, Oliveira Filho JA, Teixeira JAC, Lazzoli JK, Mastrocolla LE, Benetti M, Leitão MB, Zager M, Alves MJNN, Grinberg M, Godoy M, Silva OB, Stein R, Costa RV, Meneghelo RS, Moraes RS, Serra SM, Ramos S. Reabilitação cardiopulmonar e metabólica: aspectos práticos e responsabilidades. Arq Bras Cardiol 2006;83(5):448-452.
133. Reaven G, Tsao PS. Insulin resistance and compensatory hyperinsulinemia: the key player between cigarrette smoking and cardiovascular disease? J Am Coll Cardiol 2003;41:1044-1047.
134. Janzon E, Hedblad B, Berglund G, Engström G. Changes in body weight following smoking cessation in women. J Intern Med 2004;255:266-272.
135. Lipp MEN. Blood pressure reactivity to social stress in an experimental situation. Revista de Ciências Médicas 2005;14(4):317-326 (B).
136. Unger T, Parati G. Acute stress and long lasting blood pressure elevation: a possible cause of established hypertension? J Hypertension 200;23:261-263 (B).
137. Touyz RM, Campbell N, Logan A, Gledhil N, Petrella R, Padwal R. Canadian Hypertension Education Program. The 2004 Canadian recommendations for the management of hypertension: Part III- Lifestyle modifications to preventa nd control hypertension. Can J Cardiol 2004;20(1):55-59 (C).
138. Kannel WB. Blood pressure as a cardiovascular risk factor: prevention and treatment. JAMA 1996;273:1571–6.
139. Padwal R, Straus SE, McAlister FA. Cardiovascular risk factors and their impact on decision to treat hypertension:an evidence-based review. BMJ 2001;322:977–80.
140. Psaty BM, Smith NL, Siscovick DS, Koepsell TD, Weiss NS, Heckbert SR, Lemaitre RN, Wagner EH, Furberg CD. Health outcomes associated with antihypertensive therapies used as firstline agents. A systematic review and meta-analysis. JAMA 1977;277:739–45.
141. Wright JM, Lee C-H, Chamber GK. Systematic review of antihypertensive therapies: does the evidence assist in choosing a first-line drug. CMAJ 1999;161:25–32.
142. SHEP-Cooperative Research Group. Prevention of stroke by antihypertensive drug treatment in older persons with isolated systolic hypertension: final results of the Systolic Hypertension in the Elderly Program (SHEP). JAMA 1991;265:3255–64.
143. Medical Research Council Working Party. MRC trial of treatment of hypertension: rincipal results. BMJ 1985;291:97–104.
144. UK Prospective Diabetes Study Group. Efficacy of atenolol and captopril in reducing risk of macrovascular and microvascular complications in type 2 diabetes. UKPDS 39. BMJ 1998;317:713–20.
145. Neal B, MacMahon S, Chapman N, for the Blood Pressure Lowering Treatment Trialists´ Collaboration. Effects of ACE inhibitors, calcium antagonists, and other blood-pressure-lowering drugs: results of prospectively designed overviews of randomised trials. Lancet 2000;355:1955-1964.
146. Hansson L, Lindholm LH, Niskanen L, Lanke J, Hedner T, Niklason A, Luomanmaki K, Dahlof B, de Faire U, Morlin C, Karlberg BE, Wester PO, Bjorck JE. Effect of angiotensin converting enzyme inhibition compared with conventional therapy on cardiovascular morbidity and mortality on hypertension: the Captopril Prevention Project (CAPPP) randomized trial. Lancet 1999;353:611–6.
147. Yusuf S; Sleight P; Pogue J; Bosch J; Davies R; Dagenais G. Effects of an angiotensin-converting-enzyme inhibitor, ramipril, on cardiovascular events in high-risk patients. The Heart Outcomes Prevention Evaluation Study Investigators. N Engl J Med 2000;342(3):145-53.
148. PROGRESS Collaborative Group. Randomized Trial of a perindopril-based-blood pressure-lowering regimen among 6,105 individuals with previous stroke or transient ischaemic attack. Lancet, 2001;35:1033–41.
149. Hansson L, Lindholm LH, Ekbom T, Dahlof B, Lanke J, Schersten B, Wester PO, Hedner T, de Faire U. Randomized trial of old and new antihypertensive drugs in elderly patients: cardiovascular mortality and morbidity. The Swedish Trial in Old Patients with Hypertension-2 study. Lancet 1999;34:1129–33.
150. Dahlof B, Devereux RB, Kjeldsen SE, Julius S, Beevers G, de Faire U, Fyhrquist F, Ibsen H, Kristiansson K, Lederballe-Pedersen O, Lindholm LH, Nieminen MS, Omvik P, Oparil S, Wedel H. Cardiovascular morbidity and mortality in the losartan intervention or endpoint reduction in hypertension study (LIFE): a randomized trial against atenolol. Lancet 2002,359:995–1003.
151. Lindholm LH, Ibsen H, Dahlof B, Devereux RB, Beevers G, de Faire U, Fyhrquist F, Julius S, Kjeldsen SE, Kristiansson K, Lederballe-Pedersen O, Nieminen MS, Omvik P, Oparil S, Wedel H, Aurup P, Edelman J, Snapinn S. Cardiovascular morbidity and mortality in patients with diabetes in the Losartan Intervention For Endpoint reduction in hypertension study (LIFE): a randomized trial against atenolol. Lancet 2002;359:1004–10.
152. Stassen JÁ, Fagard R, Thijs L. Randomized double-blind comparison of placebo and active treatment for older patients with isolated systolic hypertension. The Systolic hypertension in Europe (SYST–EUR). Lancet 1997;350:757–64.
153. Brown MJ, Palmer CR, Castaigne A, de Leeuw PW, Mancia G, Rosenthal T, Ruilope LM. Morbidity and mortality in patients randomized to double-blind treatment with long-acting calcium-channel blocker or diuretic in the International Nifedipine GITS study: Intervention as a Goal in Hypertension Treatment (INSIGHT). Lancet 2000;356:366–72.
154. Hansson L, Hedner T, Lund-Johansen P, Kjeldsen SE, Lindholm LH, Syvertsen JO, Lanke J, de Faire U, Dahlof B, Karlberg BE. Randomized trial of effects of calcium antagonists compared with diuretics and alpha-blockers on cardiovascular morbidity and mortality in hypertension: the Nordic Diltiazen (NORDIL) study. Lancet 2000;356:359–65.

155. Sykowsky PA, D'Agostino RB, Belanger AJ, Kannel WB. Secular Trends in Long Term Sustained Hypertension, Long Term Treatment and Cardiovascular Morbidity. The Framingham Heart Study 1950 to 1990. Circulation 1996;93:697–703.

156. UK Prospective Diabetes Study Group. Tight blood pressure control and the risk of macrovascular and microvascular complications in type diabetes. UKPDS 38. BMJ 1998;317:703–13.

157. Hansson L, Zanchetti A, Carruthers SG, Dahlof B, Elmfeldt D, Julius S, Menard J, Rahn KH, Wedel H, Westerling S. Effects of intensive blood-pressure lowering and low-dose aspirin in patients with hypertension: principal results of the Hypertension Optimal Treatment (HOT) randomized trial. Lancet 1998;351:1755–62.

158. Lewis EJ, Hunsicker LG, Clarke WR. Renoprotective effect of the angiotensin receptor antagonist irbesartan in patients with nephropathy due to type 2 diabetes. N Eng J Med 2001;345:851–60.

159. Brenner BM, Cooper ME, Zeeuw D. Effects of losartan on renal and cardiovascular outcomes in patients with type 2 diabetes and nephropathy N Engl J Med 2001;345:861–9.

160. Peterson JC, Adler S, Burkart JM, Greene T, Hebert LA, Hunsicker LG, King AJ, Klahr S, Massry SG, Seifter JL. Blood pressure control, proteinuria, and the progression of renal disease. The modification of Diet in Renal Disease Study (MDRD) Ann Intern Med 1995;123:754–62.

161. Krumholz HM, Parent EM, Tu N, Vaccarino V, Wang Y, Radford MJ, Hennen J. Readmission after hospitalization for congestive heart failure among Medicare beneficiares. Arch Intern Med 1997;157(1):99–104.

162. Du X, Cruickshank K, McNamee R, Saraee M, Sourbutts J, Summers A, Roberts N, Walton E, Holmes S. Case-Control of stroke and quality of hypertension control in north west England. BMJ 1997;341:272–6.

163. Turnbull F, Neal B, Algert C, Chalmers J, Chapman N, Cutler J, Woodward M, MacMahon S; Blood Pressure Lowering Treatment Trialists' Collaboration. Effects of different blood pressure-lowering regimens on major cardiovascular events in individuals with and without diabetes mellitus: results of prospectively designed overviews of randomized trials. Arch Intern Med 2005;165:1410-9.

164. Calberg B ,Samyuelson O, Lindholm LH. Atenolol in hypertension: is it a wise choice? Lancet 2004;364:1684-89.

165. Lindholm LH, Calberg B, Samyuelson O. Should blocker remain a first choice in the treatment of primary hypertension? A meta-analysis. Lancet 2005;366:1545-53.

166. Dahlof B, Sever PS, Poulter NR, Wedel H, Beevers DG, Caulfield M, Collins R, Kjeldsen SE, Kristinsson A, McInnes GT, Mehlsen J, Nieminen M, O'Brien E, Ostergren J; ASCOT Investigators. Prevention of cardiovascular events with an antihypertensive regimen of amlodipine adding perindopril as required versus atenolol adding bendroflumethiazide as required, in the Anglo-Scandinavian Cardiac Outcomes Trial-Blood Pressure Lowering Arm (ASCOT-BPLA): a multicentre randomised controlled trial. Lancet 2005;366:895-906.

167. The ALLHAT Officers and Coordinators for the ALLHAT Collaborative Reserach Group. Major cardiovascular events in hypertensive patients randomized to doxazosin vs chlortalidone. The Antihypertensive and Lipid- LoweringTreatment to prevent Heart Attack Trial (ALLHAT). JAMA 2000;283:1967–75.

168. Pahor M, Psaty BM, Alderman MH et al. Health outcomes associated with calcium antagonists compared with other first-line antihypertensive therapies: a meta-analyses of randomized controlled trials. Lancet 2000;356:1949–54.

169. Julius S, Kjeldsen SE, Weber M, Brunner HR, Ekman S, Hansson L, Hua T, Laragh J, McInnes GT, Mitchell L, Plat F, Schork A, Smith B, Zanchetti A; VALUE trial group. Outcomes in hypertensive patients at high cardiovascular risk treated with regimens based on valsartan or amlodipine: the VALUE randomised trial. Lancet 2004;363(9426):2022-31.

170. Lubsen J, Wagener G, Kirwan BA, de Brouwer S, Poole-Wilson PA; ACTION (A Coronary disease Trial Investigating Outcome with Nifedipine GITS) investigators. Effect of long-acting nifedipine on mortality and cardiovascular morbidity in patients with symptomatic stable angina and hypertension: the ACTION trial. J Hypertens 2005;23(3):641-8.

171. Sever PS, Dahlof B, Poulter NP, Wedel H. Anglo-Scandinavian Cardiac Outcomes Trial: Lipid Lowering Arm (ASCOT LLA) revisited: interaction of antihypertensive and lipid lowering therapy. Circulation 2005;112(Suppl II):134-134.

172. Mason PR. A rationale for combination therapy in risk factor management: a mechanistic perspective. Amer J Med 2005;118(12A),54S-61S.

173. Flather MD, Yusuf S, Kober L, Pfeffer M, Hall A, Murray G, Torp-Pedersen C, Ball S, Pogue J, Moye L, Braunwald E. Long term ACE-inhibitor therapy in patients with heart failure or left ventricular dysfunction: a systematic overview of data from individual patients. Lancet 2000;355:1575–81.

174. Garg R, Yussuf S. Colaborative Group on ACE-inhibitor Trials. Overview of randomized trials of angiotensin converting enzyme inhibitors on mortality and morbidity in patients with heart failure. JAMA 1995;273:1450–6.

175. Lewis EJ, Hunsicker LG, Bain RP, Rohde RD. The effect of angiotensin-converting-enzyme inhibition on diabetic nephropathy. The Collaborative Study Group. N Engl J Med 1993; 329:1456–562.

176. Gansevoort RT, Sluiter WJ, Hemmelder MH, de Zeeuw D, de Jong PE. Antiproteinuric effect of blood-pressure-lowering agents: a meta-analysis of comparative trials. Nephrol Dial Transplant 1995;10:1963–74.

177. Maschio G, Alberti D, Janin G, Locatelli F, Mann JF, Motolese M, Ponticelli C, Ritz E, Zucchelli P. Effect of the angiotensin-converting-enzyme inhibitor benazepril on the progression of chronic renal insufficiency. N Engl J Med 1996;334:939–45.

178. Giatra I, Lau J, Levey AS. Effect of angiotensin-converting enzyme inhibitors on the progression of non-diabetic renal disease: a meta-analysis of randomized trials. Ann Intern Med 1997;127:337–45.

179. Bakris GL, Weir MR. Angiotensin-converting enzyme inhibitor-associated elevations in serum creatinine: is this a cause for concern? Arch Intern Med 2000;160(5):685-93.

180. Pitt B, Poole-Wilson PA, Segal R, Martinez FA, Dickstein K, Camm AJ, Konstam MA, Riegger G, Klinger GH, Neaton J, Sharma D, Thiyagarajan B. Effects of losartan compared with captopril on mortality in patients with symptomatic heart failure: randomized trial- the Losartan Heart Failure Survival Study – ELITE II. Lancet 2000;355:1582–7.

181. Cohn JN, Tognoni G on behalf of Valsartan Heart Failure Trial Investigators. A randomized trial of the angiotensinreceptor blocker valsartan in chronic heart failure. N Engl J Med 2001;345:167–75.

182. Strippoli GF, Craig M, Deeks JJ, Schena FP, Craig FC. Effects of angiotensin convert enzyme inhibitors and angiotensin II receptor antagonists on mortality and renal outcomes in diabetic nephropathy: systematic review. BMJ 2004;9:329.

183. Strauss MH, Lonn EM, Verma S. Is the jury out? Class specif differences on coronary coutcomes with ACE-Inhibitors and ARBs: Insight form meta-anlysis and the Blood Pressure Lowreing Treatment Trialist Clollaboration Eur Heart J 2005;26:2351-53.

184. Turnbull F. Blood pressure-independet effects for agents inhibiting the renin-angiotens system. Program and abstracts from the Fifteenth European Meeting on Hypertension, June 17-21, Milan, Italy. Plenary Session (http://www.medscape.com/viewarticle/507293,2005).

185. Cheung BM, Cheung GT, Lauder IJ, Lau CP, Kumana CR. Meta-analysis of large outcome trials of angiotensin receptor blockers in hypertension. J Hum Hypertens 2006; 20:37-43.

186. Abuissa H, Jones PG, Marso SP, O'Keefe JH Jr. Angiotensin-converting enzyme inhibitors or angiotensin receptor blockers for prevention of type 2 diabetes: a meta-analysis of randomized clinical trials. J Am Coll Cardiol 2005;46:821-6.

187. Busnello RG, Melchior R, Faccin C, Vettori D, Petter J, Moreira LB, Fuchs FD. Características associadas ao abandono do acompanhamento de pacientes hipertensos atendidos em um ambulatório de referência. Arq Bras Cardiol 2001;76: 349–51.

188. Pierin AMG, Mion Jr D, Fukushima J, Pinto AR, Kaminaga M. O perfil de um grupo de pessoas hipertensas de acordo com conhecimento e gravidade da doença. Rev Esc Enf USP 2001;35:11–8.

189. Lessa I, Fonseca J. Raça, aderência ao tratamento e/ou consultas e controle da hipertensão arterial. Arq Bras Cardiol 1997;68: 443–9.

190. Strelec MAM, Pierin AMG, Mion Jr D. A influência do conhecimento sobre a doenças e atitude frente à tomada dos remédios no controle da hipertensão arterial. Arq Bras Cardiol 2003;81:349-354.

191. Gus I, Harzheim E, Zaslavsky C, Medina C, Gus M. Prevalência, reconhecimento e controle da hipertensão arterial sistêmica no Estado do Rio Grande do Sul. Arq Bras Cardiol 2004;83(5):424-428.

192. Pierin AMG, Strelec MAAM, Mion Jr. D. O desafio do controle da hipertensão arterial e a adesão ao tratamento. In: Pierin AMG. Hipertensão arterial: uma proposta para o cuidar. São Paulo: Ed. Manole; 2004. p. 275-289.

193. Cooper RS; Kaufman JS. Race and hypertension: science and nescience. Hypertension 1998;32(5):813-6.

194. Brewster LM; van Montfrans GA; Kleijnen J. Systematic review: antihypertensive drug therapy in black patients. Ann Intern Med 2004;141(8):614-27.

195. Somes GW, Pahor M, Shorr RI, Cushman WC, Applegate WB. The role of diastolic blood pressure when treating isolated systolic hypertension. Arch Int Med 1999;159:2004–2009.

196. Hansson L, Lindholm LH, Ekbom T, Dahlöf B, Lanke J, Schersten B, Wester PO, Hedner T, de Faire U. STOPHypertension-2 study group. Randomised trial of old and new antihypertensive drugs in elderly patients: cardiovascular mortality and morbidity the Swedish Trial in Old Patients with Hypertension-2 study. Lancet, 2000;354:1751–6.

197. The ALLHAT Officers and Coordinators for the ALLHAT Collaborative Research Group. Major outcomes in high-risk hypertensive patients randomized to angiotensin-converting enzyme inhibitor or calcium channel blocker vs diuretic: The Antihypertensive and Lipid-Lowering treatment to prevent Heart Attack Trial (ALLHAT). JAMA 2002;288:2981–2997.

198. Lithell H, Hansson L, Skogg I, Elmfeldt D, Hofman A, Olofsson B, et al. for the SCOPE Study Group. The Study on Cognition and Prognosis in the Elderly (SCOPE). Principal results of a randomised double-blind intervention trial. J Hypertens 2003;21;875–886.

199. Forette F; Seux ML; Staessen JA; Thijs L; Babarskiene MR; Babeanu S; Bossini A; Fagard R; Gil-Extremera B; Laks T; Kobalava Z; Sarti C; Tuomilehto J; Vanhanen H; Webster J;

Yodfat Y; Birkenhager WH. The prevention of dementia with antihypertensive treatment: new evidence from the Systolic Hypertension in Europe (Syst-Eur) study. Arch Intern Med 2002;162(18):2046-52.

200. Gueyffier F, Bulpitt C, Boissel JP, Schron E, Ekbom T, Fagard R, et al. Antihypertensive drugs in very old people: a subgroup analysis of randomised controlled trials. Lancet 1999;353:793–796. (metanálise)

201. Rosa AA, Ribeiro FP. Hipertensão arterial na infância e adolescência: fatores de terminantes. J Pediat 1999;75:75-82.

202. Vessey M; Painter R; Yeates D. Mortality in relation to oral contraceptive use and cigarette smoking. Lancet 2003;362(9379):185-91.

203. Baillargeon JP; McClish DK; Essah PA; Nestler JE. Association between the Current Use of Low-Dose Oral Contraceptives and Cardiovascular Arterial Disease: A Meta-Analysis. J Clin Endocrinol Metab 2005;90(7):3863-70.

204. Rossouw JE; Anderson GL; Prentice RL; LaCroix AZ; Kooperberg C; Stefanick ML; Jackson RD; Beresford SA; Howard BV; Johnson KC; Kotchen JM; Ockene J. Risks and benefits of estrogen plus progestin in healthy postmenopausal women: principal results From the Women's Health Initiative randomized controlled trial. JAMA 2002;288(3):321-33.

205. Osório-Wender MC, Vitola D, Spritzer PM. Percutaneous17beta-estradiol replacement therapy in hypertensive postmenopausal women. Braz J Med Biol Res, 1998;30:1047–53.

206. Hulley S; Grady D; Bush T; Furberg C; Herrington D; Riggs B; Vittinghoff E. Randomized trial of estrogen plus progestin for secondary prevention of coronary heart disease in postmenopausal women. Heart and Estrogen/progestin Replacement Study (HERS) Research Group. JAMA 1998;280(7):605-13.

207. Report of the National High Blood Pressure Education Program Working Group on High Blood Pressure inPregnancy. Am J Obstet Gynecol 2000;183:S1–S22.

208. Briggs GG, Freeman RK, Yaffee SJ. Drugs in pregnancyand lactation: a reference guide to fetal and neonatal risk. 5th ed. Baltimore (MD): Williams and Wilkins, 1998.

209. I Diretriz Brasileira de Diagnóstico e Tratamento da Síndrome Metabólica. Arq. Bras. Cardiol 2005; 84 (Supl. I):1-28.

210. Lazarus JM, Bourgoignie JJ, Buckalew VM, Greene T, Levey AS, Milas NC, Paranandi L, Peterson GE, Porush JG, Rauch S, Soucie JM, Stollar C. Achievement and safety of a low blood pressure goal in chronic renal disease. The Modification of Diet in Renal Disease Study Group. Hypertension 1997;29:641.

211. Gress TW, Nieto FJ, Shahar E, Wofford MR, Brancati FL. Hypertension and antihypertensive therapy as risk factors for type 2 diabetes mellitus. N Engl J Med 2000;342: 905–12.

212. Ruggenenti, P, Fassi, A, Ilieva, AP. Preventing microalbuminuria in type 2 diabetes. N Engl J Med 2004;51:1941.

213. Parving H-H, Lehnert H, Brochner-Mortensen J, Gomis R, Andersen S, Arner P. The effect of irbesartan on the development of diabetic nephropathy in patients with Type 2 diabetes. N Engl J Med 2001;345:870–8 (A).

214. Atkins RC, Briganti EM, Lewis JB, Hunsicker LG, Braden G, Champion de Crespigny PJ, DeFerrari G, Drury P, Locatelli F, Wiegmann TB, Lewis EJ. Proteinuria reduction and progression to renal failure in patients with type 2 diabetes mellitus and overt nephropathy. Am J Kidney Dis. 2005;45:281-7.

215. de Zeeuw D, Remuzzi G, Parving HH, Keane WF, Zhang Z, Shahinfar S, Snapinn S, Cooper ME, Mitch WE, Brenner BM. Proteinuria, a target for renoprotection in patients with type 2 diabetic nephropathy: lessons from RENAAL.Kidney Int 2004;65:2309-20.

216. Baigent C, Keech A, Kearney PM, Blackwell L, Buck G, Pollicino C, Kirby A, Sourjina T, Peto R, Collins R, Simes R; Cholesterol Treatment Trialists' (CTT) Collaborators. Efficacy and safety of cholesterol-lowering treatment: prospective meta-analysis of data from 90,056 participants in 14 randomised trials of statins. Lancet 2005;366:1267-78.

217. III Diretrizes Brasileiras sobre dislipidemias e diretriz de prevenção da aterosclerose do departamento de aterosclerose da sociedade brasileira de cardiologia. Arq Bras Cardiol 2001;77(supl III):1-48.

218. Grundy SM, Cleeman JI, Merz CN, Brewer HB Jr, Clark LT, Hunninghake DB, Pasternak RC, Smith SC Jr, Stone NJ. NCEP Report: Implications of Recent Clinical Trials for the National Cholesterol Education Program Adult Treatment Panel III Guidelines. Circulation 2004;110:227–239.

219. Goldstein LB, Adams R, Becker K, Furberg CD, Gorelick PB, Hademenos G, Hill M, Howard G, Howard VJ, Jacobs B, Levine SR, Mosca L, Sacco RL, Sherman DG, Wolf PA, del Zoppo GJ. Primary prevention of ischemic stroke. A statement from the Stroke Council of the American Heart Association. Circulation 2001;103:163-182.

220. Schrader J, Luders S, Kulschewski A, Hammersen F, Plate K, Berger J, Zidek W, Dominiak F, Diener HC; MOSES Study Group. Morbidity and Mortality After Stroke, Eprosartan Compared with Nitrendipine for Secondary Prevention: principal results of a prospective randomized controlled study (MOSES). Stroke 2005 36(6):1218-26.

221. Britton M, Carlsson A, de Faire U. Blood pressure course in patients with acute stroke and matched controls. Stroke 1986;17:861-864.

222. Oliveira-Filho J, Silva SC, Trabuco CC, Pedreira BB, Sousa EU, Bacellar A. Detrimental effect of blood pressure reduction in the first 24 hours of acute stroke onset. Neurology 2003;61:1047-1051.

223. Leonardi-Bee J, Bath PM, Phillips SJ, Sandercock PA. Blood pressure and clinical outcomes in the International Stroke Trial. Stroke 2002;33:1315-1320.

224. Toni D, Chamorro A, Kaste M, Lees K, Wahlgren NG, Hacke W. Acute treatment of ischaemic stroke. Cerebrovasc Dis 2004;17(suppl 2):30-46.

225. Mattle HP, Kappeler L, Arnold M, Fischer U, Nedeltchev K, Remonda L, Jakob SM, Schroth G. Blood pressure and vessel recanalization in the first hours after ischemic stroke. Stroke 2005;36:264-268.

226. Ohwaki K, Yano E, Nagashima H, Hirata M, Nakagomi T, Tamura A. Blood pressure management in acute intracerebral hemorrhage: relationship between elevated blood pressure and hematoma enlargement. Stroke 2004;35:1364-1367.

227. Broderick JP, Adams HP Jr, Barsan W, Feinberg W, Feldmann E, Grotta J, Kase C, Krieger D, Mayberg M, Tilley B, Zabramski JM, Zuccarello M. Guidelines for the management of spontaneous intracerebral hemorrhage: a statement for healthcare professionals from a special writing group of the Stroke Council, American Heart Association. Stroke 1999;30:905-915.

228. Baigent C, Collins R, Appleby P, Parish S, Sleight P,Peto R. ISIS-2: 10 year survival among patients with suspected acute myocardial infarction in randomisedcomparison of intravenous streptokinase, oral aspirin, both, or neither. The ISIS-2 (Second International Studyof Infarct Survival) CollaborativeGroup. BMJ, 1998;316(7141):1337–43.

229. Gibson RS, Hansen JF, Messerli F, Schechtman KB, Boden WE. Long-term effects of diltiazem and verapamil on mortality and cardiac events in non-Q-wave acute myocardial infarction without pulmonary congestion: post hoc subset analysis of the multicenter diltiazem postinfarction trial and the second danish verapamil infarction trial studies. Am J Cardiol 2000;86(3):275–9.

230. DATASUS. Morbidade Hospitalar do Sistema Único de Saúde. http://tabnet.datasus.gov.br/tabcgi.exe?sih/cnv/miuf.def. Acessado em 18 de novembro de 2005.

231. The CONSENSUS Trial Study Group. Effects of enalapril on mortality in severe congestive heart failure. Results of the Cooperative North Scandinavian Enalapril Survival Study (CONSENSUS). N Engl J Med 1987;316(23):1429-35.

232. Pfeffer MA; McMurray JJ; Velazquez EJ; Rouleau JL; Kober L; Maggioni AP; Solomon SD; Swedberg K; Van de Werf F; White H; Leimberger JD; Henis M; Edwards S; Zelenkofske S; Sellers MA; Califf RM. Valsartan, captopril, or both in myocardial infarction complicated by heart failure, left ventricular dysfunction, or both. N Engl J Med 2003;349(20):1893-906.

233. McMurray JJ; Ostergren J; Swedberg K; Granger CB; Held P; Michelson EL; Olofsson B; Yusuf S; Pfeffer MA. Effects of candesartan in patients with chronic heart failure and reduced left-ventricular systolic function taking angiotensin-converting-enzyme inhibitors: the CHARM-Added trial. Lancet 2003;362(9386):767-71.

234. Hjalmarson A, Goldstein S, Fagerberg B, Wedel H Waagstein F, Kjekshus J, Wikstrand J. MERIT-HF Study Group. Effects of controlled-release metoprolol on total mortality, hospitalizations, and well-being in patients with heart failure. The Metoprolol CR/XL Randomized Intervention Trial in Congestive Heart Failure (MERIT-HF). JAMA, 2000;283:1295–302.

235. Leizorovicz A; Lechat P; Cucherat M; Bugnard F. Bisoprolol for the treatment of chronic heart failure: a meta-analysis on individual data of two placebo-controlled studies--CIBIS and CIBIS II. Cardiac Insufficiency Bisoprolol Study. Am Heart J 2002;143(2):301-7.

236. A trial of the beta-blocker bucindolol in patients with advanced chronic heart failure. N Engl J Med 2001;344(22):1659-67.

237. Packer M; O'Connor CM; Ghali JK; Pressler ML; Carson PE; Belkin RN; Miller AB; Neuberg GW; Frid D; Wertheimer JH; Cropp AB; DeMets DL. Effect of amlodipine on morbidity and mortality in severe chronic heart failure. Prospective Randomized Amlodipine Survival Evaluation Study Group. N Engl J Med 1996; 335(15):1107-14.

238. Cohn JN, Ziesche S, Smith R, Anad I, Dunkman WB, Loeb H, Cintron G, Boden W, Baruch L, Rochin P, Loss L. Vasodilator-Heart Failure Trial (V-HeFT) Study Group. Effect of calcium antagonist felodipine as supplementary vasodilator therapy in patients with chronic heart failure treated with enalapril: V-HeFT III. Circulation 1997;96:856–63.

239. Pitt B, Zannad F, Remme WJ, Cody R, Castaigne A, Perez A, Palensky J, Wittes J. Randomized Aldactone Evaluation Study Investigators. The effect of spironolactone on morbidity and mortality with severe heart failure. N Engl J Med 1999;341:709–17.

240. Pitt B; Remme W; Zannad F; Neaton J; Martinez F; Roniker B; Bittman R; Hurley S; Kleiman J; Gatlin M. Eplerenone, a selective aldosterone blocker, in patients with left ventricular dysfunction after myocardial infarction. N Engl J Med 2003;348(14):1309-21.

241. Klingbeil AU; Schneider M; Martus P; Messerli FH; Schmieder RE. A meta-analysis of the effects of treatment on left ventricular mass in essential hypertension. Am J Med 2003;115(1):41-6.

242. Stowasser M, Gordon RD. Primary aldosteronism. Best Practice & Research. Clinical Endocrinology & Metabolism 2003;17(4):591-605.

243. Mulatero P, Dluxhy RG, Giacchetti G et al. Diagnosis of primary aldosteronism: from screening to subtype differentiation. Trends in Endocrinology and Metabolism 2005;16(3):114-19.

244. Young WF, Stanson AW, Thompson GB, Grant CS, Farley DR, van Heerden JA. Role for adrenal venous sampling in primary aldosteronism. Surgery 2004;136(6):1227-1235.

245. Lenders JWM, Eisenhofer G, Manelli M, Pacak K. Phaeochromocytoma. Lancet 2005;366:665-75.

246. Eisenhofer G, Borsntein SR, Brouwers FM et al. Endocrine-Related Cancer 2004;11:423-36.
247. Saito I, Kunihikol, Saruta T. Hypothyroidism as a cause of hypertension. Hypertension 1983;5:112.
248. Levey GS. Catecholamine-tyroid hormone interactions and the cardiovascular manifestations of hyperthyroidism. Am J Med 1990; 88:6.
249. Scobe JE. The epidemiology and clinical manifestations of atherosclerotic renal disease. In: Novick AC, Scoble JE, Hamilton G. eds. Renal Vascular Disease. London, UK: WB Saunders Co, Ltd. 1996:303-14
250. Uzu T, Inoue T, Fuji T, et al. Prevalence and predictors of renal artery stenosis in patients with myocardial infarction. Am J Kidney Dis 1997;29:733-8.
251. Swartbol P, Thorvinger BO, Parson H, et al. Renal artery stenosis in patients with peripheral vascular disease and its correlation to hypertension: a retrospective study. Int Angiol 1992;11:195-9.
252. Mailloux LU, Napolitano B, Bellucci AG, et al. Renal vascular disease causing end-stage renal disease, incidence, clinical correlates, and outcomes: a 20-year clinical experience. Am J Kidney Dis 1994;24:622-9.
253. Schreiber MJ, Pohl MA, Novik AC. The natural history of atherosclerotic and fibrous renal artery disease. Urol Clin North Am 1984;11:383-92.
254. Safian RD, Textor SC. Renal-artery stenosis. N Engl J Med 2001;344:431-42.23.
255. Plouin PF, Chatellier G, Darne B, et al. Blood pressure outcome of angioplasty in atherosclerotic renal artery stenosis: a randomized trial. Essai Multicentrique Medicaments vs Angioplastie(EMMA) Study Group. Hypertension 1998;31:823-9.
256. Hollenberg NK. Medical therapy of renovascular hypertension:efficacy and safety of captopril in 269 patients. Cardiovasc Rev Repl 1983;4:852-76.
257. Mulherin Jr JL, Edwards WH. Alternative methods of renal revascularization. Ann Surg, 205:740-46, 1987.
258. Tuttle KR. Ischemic nephropathy. Curr Opin Nephrol Hypertens 2001;10:167-73.
259. Pickering TG, Herman L, Devereux RB, et al. Recurrent pulmonary oedema in hypertension due to bilateral renal artery stenosis: treatment by angioplasty or surgical revascularisation. Lancet 1988;2:551-2.
260. Gray BH, Olin JW, Childs MB, et al. Clinical benefit of renal artery angioplasty with stenting for the control of recurrent and refractory congestive heart failure. Vasc Med 2002;7:275-9.
261. Airoldi F, Palatresi S, Marana I, et al. Angioplasty of atherosclerotic and fibromuscular renal artery stenosis: time course and predicting factors of the effects on renal function. Am J Hypertens 2000;13:1210-7.
262. van de Ven PJ, Kaatee R, Beutler JJ, et al. Arterial stenting and balloon angioplasty in ostial atherosclerotic renovascular disease: a randomised trial. Lancet 1999;353:282-6.
263. Matthias P. Hörl et al : Hemodialysis-Associated Hypertension: Pathophysiology and Therapy. Am J Kidney Dis 39: 227-244, 2002.
264. Mazzuchi N, Carbonell E, Fernandez-Cean J. Importance of blood pressure control in hemodialysis patient survival. Kidney Int 2000;58(5):2147-54.
265. Port FK, Hulbert-Shearon TE, Wolfe RA, Bloembergen WE, Golper TA, Agodoa LYC, Young EW. Predialysis blood pressure and mortality risk in a national sample of maintenance hemodialysis patients. Am J Kidney Dis 1999;33:507-17.
266. Fagugli RM, Reboldi G, Quintaliani G, Pasini P, Ciao G, Cicconi B et al. Short daily hemodialysis: Blood pressure control and left ventricular mass reduction in Hypertensive hemodialysis patients. Am J Kidney Dis 2001;38(2):371-6.
267. Ortega O, Gallar P, Carreno A, Gutierrez M, Rodriguez I, Oliet A et al. Peritoneal sodium mass removal in continuous ambulatory peritoneal dialysis and automated peritoneal dialysis: influence on blood pressure control. Am J Nephrol 2001;21(3):189-93.
268. Fernandez-Fresnedo G, Palomar R, Escallada R et al.Hypertension and long-term renal allograft survival: effect of early glomerular filtration rate. Nephrol Dial Transplant, 2001;16(suppl 1):105-9.
269. Japichino GG, Bonati L, Rubini P, Capocasale E. Prevalence of atherosclerosis in renal transplant recipients. Minerva Cardioangiol 2001;49(4):229-38.
270. Quaschning T, Mainka T, Nauck M, Rump LC, Wanner C, Kramer-Guth A. Immunosuppression enhances atherogenicity of lipid profile after transplantation. Kidney Int Suppl 1999;71:S235-7.
271. Hernandez D, Lacalzada J, Salido E, Linares J, Barragem A, Lorenzo V. Regression of left ventricular hypertrophy by lisinopril after renal transplation: role of ACE gene polymorphism. Kidney Int 2000;58(2):889-97.
272. Venkat-Raman G, Feehally J, Elliott HL, Griffin P, Moore RJ, Olubodun JO, Wilkinson R. Renal and haemodynamic effects of amlodipine and nifedipine in hypertensive renal transplant recipients. Nephrol Dial Transplant 1998;13(10):2612-6.

273. Peppard PE, Young T, Palta M, Skatrud J. Prospective study of the association between sleep-disordered breathing and hypertension. N Engl J Med 2000;342:1378–1384.
274. Drager LF, Bortolotto LA, Lorenzi MC, Figueiredo AC, Krieger EM, Lorenzi-Filho G. Early signs of atherosclerosis in obstructive sleep apnea. Am J Respir Crit Care Med 2005;172(5):613-8.
275. Shahar E, Whitney CW, Redline S, Lee ET, Newman AB, Javier Nieto F, O'Connor GT, Boland LL, Schwartz JE, Samet JM. Sleep-disordered breathing and cardiovascular disease: cross-sectional results of the Sleep Heart Health Study. Am J Respir Crit Care Med 2001;163:19–25.
276. Doherty LS, Kirly JL, Swan V, McNichols WT. Long term effects of nasal continuous positive airway pressure therapy on cardiovascular outcomes in sleep apnea syndrome. Chest 2005;127(6):2076-84.
277. Brundtland GH. From the World Health Organization. Reducing risks to health, promoting healthy life. Jama 2002;288:1974.
278. Whelton PK, He J, Appel LJ, Cutler JA, Havas S, Kotchen TA, Roccella EJ, Stout R, Vallbona C, Winston MC, Karimbakas J. Primary prevention of hypertension: clinical and public health advisory from The National High Blood Pressure Education Program. Jama 2002;288:1882-8.
279. Yusuf S, Hawken S, Ounpuu S, Dans T, Avezum A, Lanas F, McQueen M, Budaj A, Pais P, Varigos J, Lisheng L. Effect of potentially modifiable risk factors associated with myocardial infarction in 52 countries (the INTERHEART study): case-control study. Lancet 2004;364:937-52.
280. He J, Whelton PK, Appel LJ, Charleston J, Klag MJ. Long-term effects of weight loss and dietary sodium reduction on incidence of hypertension. Hypertension 2000;35:544-9.
281. Krauss RM, Eckel RH, Howard B, Appel LJ, Daniels SR, Deckelbaum RJ, Erdman JW, Jr., Kris-Etherton P, Goldberg IJ, Kotchen TA, Lichtenstein AH, Mitch WE, Mullis R, Robinson K, Wylie-Rosett J, St Jeor S, Suttie J, Tribble DL, Bazzarre TL. AHA Dietary Guidelines: revision 2000: A statement for healthcare professionals from the Nutrition Committee of the American Heart Association. Circulation 2000;102:2284-99.
282. Lemieux S, Prud'homme D, Bouchard C, Tremblay A, Despres JP. A single threshold value of waist girth identifies normal-weight and overweight subjects with excess visceral adipose tissue. Am J Clin Nutr 1996;64:685-93.
283. Molina MCB, Cunha RS, Herkenhoff LF, Mill JG. Hipertensão arterial e consumo de sal em população urbana. Rev Saúde Pública 2003;37:743-750.
284. Ministério da Saúde. Pesquisa do IBGE revela que o brasileiro mudou seu padrão alimentar. http://portalweb02.saude.gov.br/portal/saude. Acesso em 08 de janeiro de 2006.
285. Panagiotakos DB, Pitsavos C, Polychronopoulos E, Chrysohoou C, Zampelas A, Trichopoulou A. Can a Mediterranean diet moderate the development and clinical progression of coronary heart disease? A systematic review. Med Sci Monit 2004;10:RA193-8.
286. Alonso A, de la Fuente C, Martin-Arnau AM, de Irala J, Martinez JA, Martinez-Gonzalez MA. Fruit and vegetable consumption is inversely associated with blood pressure in a Mediterranean population with a high vegetable-fat intake: the Seguimiento Universidad de Navarra (SUN) Study. Br J Nutr 2004;92:311-9.
287. Hayman LL, Williams CL, Daniels SR, Steinberger J, Paridon S, Dennison BA, McCrindle BW. Cardiovascular health promotion in the schools: a statement for health and education professionals and child health advocates from the Committee on Atherosclerosis, Hypertension, and Obesity in Youth (AHOY) of the Council on Cardiovascular Disease in the Young, American Heart Association. Circulation 2004;110:2266-75.
288. Kokkinos P, Panagiotakos DB, Polychronopoulos E. Dietary influences on blood pressure: the effect of the Mediterranean diet on the prevalence of hypertension. J Clin Hypertens (Greenwich) 2005;7:165-70; quiz 171-2.
289. Viegas CAA, Araújo AJ, Menezes AMB, Dórea AJP, Torres BS. Diretrizes para cessação do tabagismo. J Bras Pneumol 2004;30(Supl2):S1-S76.
290. Loures DL, Sant Anna I, Baldotto CS, Sousa EB, Nobrega AC. Mental stress and cardiovascular system. Arq Bras Cardiol 2002;78:525-30.
291. Bedi M, Varshney VP, Babbar R. Role of cardiovascular reactivity to mental stress in predicting future hypertension. Clin Exp Hypertens 2000;22:1-22.
292. Unger T, Parati G. Acute stress and long-lasting blood pressure elevation: a possible cause of established hypertension? J Hypertens 2005;23:261-3.
293. Garcia-Vera MP, Sanz J, Labrador FJ. Blood pressure variability and stress management training for essential hypertension. Behav Med 2004;30:53-62.
294. Pan American Organization. CARMEN. An Iniciative for integrated prevention of noncommunicable diseases in the Americas. World Health Organization. Pan American Health Organization 2003.
295. Matsudo SM, Matsudo VR, Araujo TL, Andrade DR, Andrade EL, de Oliveira LC, Braggion GF. The Agita Sao Paulo Program as a model for using physical activity to promote health. Rev Panam Salud Publica 2003;14:265-72.

Índice Remissivo

A
Acidente vascular
- cerebral, 190, 213, 216, 354
- - isquêmico, 354
- - - fase aguda, 216
- encefálico, 315
Ácido
- úrico, 256, 362
- - plasmático, 111
- vanilmandélico, 137
Acromegalia, 152
Action, estudo, 368
Adolescência e infância, hipertensão arterial em situações especiais, 246-267
- avaliação clínica, 255
- causas, 255
- classificação da pressão arterial, 246
- determinantes da pressão arterial em crianças, 253
- estudos longitudinais, 258
- etiologia, 254
- medida da pressão arterial em crianças e adolescentes, 246
- prevenção primária, 260
- recomendações para a abordagem, 259
- - modificações terapêuticas no estilo de vida, 259
- tratamento farmacológico, 260
- utilização das tabelas, 247
- - valores de pressão arterial para o sexo, 249
- - - feminino, 251
- - - masculino, 249
Agonista central, 262
AIPRD, estudo, 208

Albumina, taxa de excreção de, 57
Albuminúria, 205
Alcaçuz, 324
Álcool, 30
- consumo de, 40
Aldosterona sintase, 236
Aldosteronismo, 67
- primário, 91
Alfa-metildopa, 340
ALLHAT, estudo, 285, 291, 364
ALPINE, estudo, 285
Alterações
- cardíacas, lesões por hipertensão arterial, 187-197
- - alterações celulares, 188
- - conseqüências da hipertrofia ventricular esquerda, 191
- - - arritmias, 191
- - - insuficiência coronária, 191
- - determinantes clínicos da hipertrofia ventricular esquerda, 190
- - formas de hipertrofia, 189
- - insuficiência cardíaca, 192
- - tratamento, 193
- neurológicas, lesões por hipertensão arterial, 213-217
- - acidente vascular cerebral, 216
- - - isquêmico, fase aguda, 216
- - alterações cognitivas e demenciais, 214
- - histopatologia cerebral na hipertensão arterial, 214
- oculares, lesões por hipertensão arterial, 219-230
- - aspectos clínicos, 224
- - associação, 225

- - - com acidente vascular cerebral, 227
- - - com déficit cognitivo, 227
- - - entre diâmetro arteriolar e hipertensão, 225
- - avaliação da retina, 224
- - conceito, 222
- - fisiopatogenia, 222
- - histórico, 220
- - idade, 225
- - raça, 225
- - sexo, 225
- renais, lesões por hipertensão arterial, 199-211
- - auto-regulação e lesão renal, 200
- - clínica e diagnóstico, 205
- - doença microvascular, 202
- - implicações terapêuticas, 206
- - progressão de lesão renal, 205
- - sistema renina-angiotensina, 204
- - situações de risco, 202
- vasculares, lesões por hipertensão arterial, 231-244
- - alterações estruturais e funcionais das grandes artérias, 234
- - alterações vasculares e repercussões clínicas, 236
- - - doença arterial periférica, 237
- - - retinopatia hipertensiva, 236
- - efeitos da hipertensão nos vasos de resistência, 232
Amilorida, 263, 288
ANBP-2, estudo, 364
Aneurisma da aorta abdominal, 91
- e torácica, 240
Anfepramona, 135
Anfetamina, 136
Angiofluoresceinografia, 224
Angiografia, 240
Angioplastia, 206
Angiotensina II, 236
Anlodipino, 262, 287
Antagonistas dos canais de cálcio, 262
Anticoncepcionais orais, 136
Antidepressivos, 91
- tricíclicos, 323
Antiinflamatórios não-hormonais, 91, 323
Aorta toracoabdominal, 65
Aparelho de Riva-Rocci, 6
Apnéia, 91
- neonatal, 278
- obstrutiva do sono, 91
ARIC, estudo, 199, 225

Arritmias, 191
Artéria renal, 91
- estenose da, 91
- obstrução total da, 134
Arteríolas, 219
Arteriosclerose, 232
Arterite de Takayasu, 237
ASCOT, estudo, 19, 285, 368
ASSHP, classificação de, 271
Ataque isquêmico transitório, 216
Atenolol, 262, 289
Atividade física, 31, 54
Auto-regulação e lesão renal, 200

B

Barreira, 223
- hematoencefálica, 352
- hematorretiniana, 223
Barter, síndrome de, 68
Beaver Dam, estudo, 225
Benazepril, 261, 286
Beta-bloqueadores, 288, 340
Binswanger, doença de, 214
Bisoprolol, 262, 289
Bloqueadores
- adrenérgicos, 359
- dos canais de cálcio, 194, 287, 341, 358
- dos receptores
- - adrenérgicos, 340
- - AT_1 da angiotensina II, 342
- - da angiotensina, 260
- - - II, 286
Blue Mountains Eye Study, estudo, 226
BRIGHT, estudo, 66
Bumetamida, 288

C

Cafeína, 324
Cálcio, suplementação de, 329
Calmodulina, 77
CAMELOT, estudo, 368
Candesartana, 286
CAPPP, estudo, 285, 291, 363
Cápsula de Glisson, 274
Captopril, 261, 286
Carbenoxolona, 324
Cardiomiopatia, 143
Cargas pressóricas, 159
Carvedilol, 338

Catecolaminas, 137
- circulantes, aumento das, 356
Cateter de Swan-Ganz, 279
Cefaléia, 341
Células
- endoteliais, 74
- - mediadores bioquímicos e biomecânicos que atuam nas, 74
- - propriedades das, 76
- marca-passo, 220
Cetoconazol, 150
Charcot-Bouchard, microaneurismas de, 214
CHARM, estudo, 284
Ciclosporina, 135, 324
Cilazapril, 286
Circulação, história antecedente da, 1
Citotrofoblasto, 273
Clonidina, 262, 359
Clortalidona, 262, 288, 338
Coagulopatias, 357
Coartação da aorta, 91, 134
Cocaína, 136
Cockroft-Gault, fórmula de, 205
Colesterol total, HDL-c, triglicérides, 109
Complacência diastólica, 192
Contraceptivos orais, 321
CONVINCE, estudo, 364
Cornell, critérios de, 119
Coroidopatia hipertensiva, 224
Cortisol, resistência primária ao, 148
Creatinina plasmática, 110
Crise hipertensiva, 213, 349-360
- acidente vascular cerebral, 354
- apresentação clínica, 352
- aspectos clínicos, 351
- aumento das catecolaminas circulantes, 356
- dissecção aguda da aorta, 356
- eclâmpsia, 356
- edema agudo de pulmão, 355
- encefalopatia hipertensiva, 352
- fisiopatologia, 350
- hemorragia cerebral, 354
- hipertensão, 356
- - acelerada ou maligna, 357
- - associada a doença coronária, 356
- - pós-operatória, 358
- - principais drogas, 358
- - bloqueadores, 358
- - - adrenérgicos, 359
- - - de canais de cálcio, 358

- - clonidina, 359
- - diazóxido, 359
- - hidralazina, 359
- - inibidores da ECA, 360
- - nitroglicerina, 358
- - nitroprussiato de sódio, 358
Critérios, 118
- de Cornell, 119
- de Romhilt-Estes, 118
- de Sokolow-Lyon, 118
Cushing, síndrome de, 91, 148

D

Deficiência
- da 11-beta-hidroxiesteróide desidrogenase tipo 2, 151
- da 110H, hiperplasia adrenal congênita por, 147
- - resistência primária ao cortisol, 148
- - síndrome de Cushing, 148
- - - quadro clínico da, 149
- - tumor produtor de DOC, 148
Delapril, 286
Depressão, 58
Descongestionantes nasais, 323
Diabetes,
- endotélio e hipertensão, 82
- melito, 50
- - controle do, 333
Diabetes melito, hipertensão arterial em situações especiais no, 283-293
- definição, 283
- estudos clínicos randomizados, 289
- prevenção, 284
- tratamento, 285
- - principais classes terapêuticas, 285
- - - beta-bloqueadores, 288
- - - bloqueadores dos canais de cálcio, 287
- - - bloqueadores dos receptores da angiotensina II, 286
- - - diuréticos, 287
- - - inibidores da enzima conversora de angiotensina, 285
Diazóxido, 279, 359
- uso de, 356
Dieta
- com redução de sódio, 33
- DASH, 33, 331
Diltiazem, 338, 369
Disfunção cerebral, 352

Dislipidemia, 51
Dissecção de aorta, 241, 356
Distensão aórtica, 296
Diuréticos, 262, 287, 339
Doença(s)
- arterial periférica, 232, 237
- de Binswanger, 214
- de Von Hippel-Lindau, 68
- microvascular, 202
- parenquimatosa renal, diálise e transplante renal, 131
- renovascular, 133
Doxazosina, 338
Drogas
- anti-hipertensivas no manuseio da hipertensão em crianças de 1 a 17 anos, 261
- antiobesidade, 323
- ilícitas, 323
- usadas no tratamento da crise hipertensiva, 358
- - bloqueadores, 358
- - - adrenérgicos, 359
- - - de canais de cálcio, 358
- - clonidina, 359
- - diazóxido, 359
- - hidralazina, 359
- - inibidores da ECA, 360
- - nitroglicerina, 358
- - nitroprussiato de sódio, 358

E

Eclâmpsia, 269, 356
- tratamento da, 278
Ecocardiograma, 112
- no paciente hipertenso, 123-128
- - avaliação, 123
- - - da função diastólica, 126
- - - da massa do ventrículo direito, 123
- - fase de pseudonormalização, 127
Edema
- agudo de pulmão, 355
- de tornozelos, 341
Efeitos da hipertensão nos vasos de resistência, 232
EGIR, estudo, 43
Eletrocardiograma, 111
- papel do, na hipertensão arterial, 115-122
- - avaliação da hipertrofia pelo eletrocardiograma, 117

- - - critérios de Cornell, 119
- - - critérios de Romhilt-Estes, 118
- - - critérios de Sokolow-Lyon, 118
- - - índice de Perugia, 119
Enalapril, 261, 286, 339
Encefalopatia hipertensiva, 352
Endotelina, 274
Endotelina-1, 80
Endotélio e hipertensão arterial, 73-87
- diabete, endotélio e hipertensão, 82
- endotélio no remodelamento vascular na hipertensão arterial, 80
- - endotelina-1, 80
- - importância do endotélio e do óxido nítrico, 75
- modelos animais de hipertensão, 81
- regulação da síntese do óxido nítrico, 76
- sistema renina-angiotensina-aldosterona e cinina-calicreína, 78
Enrijecimento arterial, 297
Ensaio(s) (v.t. Estudo)
- clínicos em hipertensão arterial, leitura crítica dos, 361-374
- - comparativos com placebo, 362
- - ensaio pioneiro, 362
- - ensaios mais recentes, 367
- - escolha do segundo fármaco anti-hipertensivo, 369
- - estudo ALLHAT, 365
- - que compararam diferentes agentes anti-hipertensivos, 363
- - uso de anti-hipertensivos em pacientes com pressão arterial normal, 369
Enzima 11-hidroxilase, 67
Equação de Moens e Korteweg, 234
Eritropoetina, 323
- humana, 136
Esclerose tuberosa, 246
Esfigmomanometria, 307
Esfigmomanômetro, 101
Esmolol, 355
Espironolactona, 263, 288
Estatinas, efeito das, no endotélio, 83
Estenose da artéria renal, 91
Estresse, 41
- diminuição do, 332
- hemodinâmico, 189
Estudo(s) (v.t. Ensaio)
- Action, 368
- AIPRD, 208

Índice Remissivo

- ALLHAT, 285, 291, 364
- ALPINE, 285
- ANBP-2, 364
- ARIC, 199, 225
- ASCOT, 19, 285, 368
- *Beaver Dam*, 225
- *Blue Mountais Eye Study*, 226
- BRIGHT, 66
- CAMELOT, 368
- CAPPP, 285, 291, 363
- CHARM, 284
- clínicos randomizados com hipertensos diabéticos, 289
- CONVINCE, 364
- de Framingham, 47, 190
- de Oslo, 193
- EGIR, 43
- FBPP, 66
- HERS, 56
- HOT, 18, 290
- INSIGHT, 285, 291, 364
- INTERHEART, 48
- INTERSALT, 68, 329
- INVEST, 365
- IRAS, 57
- LIFE, 285, 291, 364
- MDRD, 199
- MRFIT, 50, 199
- NHANES, 200
- NORDIL, 364
- PAMELA, 316
- PDAY, 260
- PEACE, 284
- PIUMA, 119, 309
- PREAMI, 370
- PROCAM, 51
- SCOPE, 284
- SHEP, 193, 290, 300
- STOP-2, 285, 363
- *Syst-China*, 300
- *Syst-Eur*, 290, 300
- UKPDS, 51
- VA-HIT, 52
- VALUE, 285, 367
- WHS, 55

Exame(s)
- de fundo de olho, 353
- laboratoriais, 107-113
- - ácido úrico plasmático, 111
- - análise de urina, 111
- - colesterol total, HDL-c, triglicérides, 109
- - complementares, 111
- - - ecocardiograma, 112
- - - microalbuminúria, 111
- - creatinina plasmática, 110
- - eletrocardiograma, 111
- - glicemia, 108
- - potássio plasmático, 110

Exercícios físicos, 330

F

Fármacos e drogas, hipertensão por, 135

Fatores
- de crescimento, 204
- de risco cardiovascular, 47-61
- - adicionais, 54
- - atividade física, 54
- - diabetes melito, 50
- - dislipidemia, 51
- - fibrinogênio, 57
- - fumo, 49
- - hiperuricemia, 56
- - história familiar ou hereditariedade, 49
- - homocisteína, 56
- - hostilidade e depressão, 58
- - idade, 48
- - lipoproteína(s), 55
- - microalbuminúria, 57
- - obesidade, 52
- - proteína C reativa ultra-sensível, 55
- - psicossociais, 58
- - sexo, 49
- - síndrome metabólica, 52
- de risco para hipertensão arterial, 37-46
- - álcool, 30
- - atividade física, 31
- - classificação, 32
- - etnia, 29
- - hábitos alimentares inadequados, 29
- - idade e sexo, 28
- - metabólicos, 43
- - - consumo de bebida alcoólica, 44
- - - tabagismo, 44
- - modificáveis, 40
- - - consumo de álcool, 40
- - - estresse, 41
- - - obesidade, 42
- - - sedentarismo, 41
- - não-modificáveis, 37

\- - - genética e hipertensão, 38
\- - - idade, 38
\- - - raça, 39
\- - obesidade, 29
\- - sal, 30
FBPP, estudo, 66
Felodipino, 262
Feocromocitoma, 91, 136, 142
Fibrinogênio, 57
Filtração glomerular, 357
Fluxo sangüíneo renal, 200
Fórmula de Cockroft-Gault, 205
Fosfatidil-inositol-3 quinase, 82
Fosfolipase C, 77
Fosinopril, 261, 286
Framingham, estudo de, 47, 190
Função diastólica, avaliação da, 126
Furosemida, 263, 288

G

Genética e hipertensão, 38
Gitelman, síndrome de, 68
Glicemia, 108
Glicocorticóide, 135
Glicose, teste oral de tolerância à, 112
Glisson, cápsula de, 274
Gordon, síndrome de, 68
Grandes artérias, alterações estruturais e funcionais das, 234
Gravidez, hipertensão arterial em situações especiais na, 269-282
- alterações, 274
- - hematológicas, 274
- - hemodinâmicas, 274
- - hepáticas, 274
- - renais, 274
- aspectos clínicos, 275
- classificação, 270
- - de ASSHP, 271
- - de NHBPEP, 271
- definição e diagnóstico, 270
- fisiopatologia, 272
- tratamento, 276
- - da pré-eclâmpsia, 277
- - - grave e eclâmpsia, 278
- - diuréticos e agentes hiperosmóticos, 280
- - hidratação, 279
- - monitorização hemodinâmica, 280
- - objetivo, 276

H

Hábitos alimentares inadequados, 29
HDL-colesterol, 25
HELLP, síndrome, 276
Hemorragia(s)
- cerebral, 354, 357
- retinianas, 224
Hepatite viral, 276
HERS, estudo, 56
Hiato auscultatório, 298
Hidralazina, 263, 278, 355
Hidroclorotiazida, 288
Hiperaldosteronismo, 131
- primário, 131, 144
- supressível por glicocorticóide, 146
Hipercolesterolemia, 43
Hipercortisolismo, 150
Hiperdesoxicorticosteronismo, 147
Hiperinsulinemia, 42
Hiperparatireoidismo, 152
Hiperplasia adrenal congênita por deficiência da 110H, 147
- resistência primária ao cortisol, 148
- síndrome de Cushing, 148
- - quadro clínico da, 149
- tumor produtor de DOC, 148
Hiperparatireoidismo, 135
Hipertensão arterial
- anamnese, 89
- condições especiais na medida da pressão arterial, 93
- definição, 25
- diagnóstico, 94
- do avental branco, 307-319
- - definição, 308
- - diagnóstico, 311
- - origem da, 309
- - prevalência, 308
- - quando suspeitar da, no consultório, 310
- - risco cardiovascular, 316
- - significado clínico e conduta, 315
- e endotélio, 73-87
- epidemiologia, 25
- etiopatogenia e mecanismos regulatórios, 63-71
- - estudo *intersalt*, 68
- - fatores genéticos, 66
- - obesidade central e resistência à insulina, 65
- - sistema nervoso autônomo, 63
- - - importância do barorreflexo e do, 63
- - - sistema renina-angiotensina-aldosterona, 65

- exame(s), 92
- - clínico, 92
- - laboratoriais, 107-113
- fatores de risco para, 37-46
- - álcool, 30
- - atividade física, 31
- - classificação, 32
- - etnia, 29
- - hábitos alimentares inadequados, 29
- - idade e sexo, 28
- - metabólicos, 43
- - - tabagismo, 44
- - modificáveis, 40
- - não-modificáveis, 37
- - obesidade, 29
- - sal, 30
- história da, 1-24
- - ensaios clínicos, 16
- - fator de risco, 10
- - história antecedente da circulação, 1
- - média de vida no Brasil, 17
- - medida da pressão arterial, 4
- - metanálise, 20
- - no Brasil, 9
- - tratamento da hipertensão, 12
- mortes atribuídas aos principais fatores de risco, 26
- papel do eletrocardiograma na, 115-122
- prevalência da, segundo a raça, 27
- refratária, 169-175
- - fatores relacionados, 171
- - - ao médico, 173
- - - ao paciente, 171
- - interação de medicamentos, 171
- - obesidade e fatores dietéticos, 172
- - pseudo-resistência, 170
- secundária, 129-139
- - coartação da aorta, 134
- - doença, 131
- - - parenquimatosa renal, diálise e transplante renal, 131
- - - renovascular, 133
- - feocromocitoma, 136
- - hiperaldosteronismo primário, 131
- - hipertensão por fármacos e drogas, 135
- - hipotireoidismo, hipertireoidismo e hipertaratireoidismo, 135
- - síndrome da apnéia obstrutiva do sono, 131
- tratamento medicamentoso, 337-347
- - ação central, 340

- - adesão terapêutica, 337
- - beta-bloqueadores, 340
- - bloqueadores, 340
- - - dos canais de cálcio, 341
- - - dos receptores adrenérgicos, 340
- - como tratar, 343
- - diuréticos, 339
- - inibidores da enzima conversora da angiotensina II e bloqueadores dos receptores AT_1 da angiotensina II, 342
- - medicações anti-hipertensivas, 338
- - vasodilatadores diretos, 341
- tratamento não-medicamentoso, 327-335
- - controle do diabetes melito e das dislipidemias, 333
- - dieta DASH, 331
- - diminuição do estresse, 332
- - eliminação do tabagismo, 333
- - exercícios físicos, 330
- - redução do peso, 328
- - restrição, 329
- - - ao uso do álcool, 332
- - - de sódio, suplementação de potássio e cálcio, 329

Hipertensão arterial de origem endócrina, 141-155
- acromegalia, 152
- excesso aparente de mineralocorticóides, 151
- feocromocitoma, 142
- hiperaldosteronismo, 144
- - primário, 144
- - supressível por glicocorticóide, 146
- hiperdesoxicorticosteronismo, 147
- hiperparatireoidismo, 152
- hiperplasia adrenal congênita por deficiência da
- - 110H, 147
- - 170H, 148
- - - resistência primária ao cortisol, 148
- - - síndrome de Cushing, 148
- - - tumor produtor de DOC, 148
- hipertensão relacionada ao aumento da renina, 153
- hipotireoidismo e hipertireoidismo, 152
- outras causas de pseudo-aldosteronismo, 151
- pseudo-aldosteronismo, 147
- resistência insulínica, 153

Hipertensão arterial em situações especiais, 246-305
- diabetes melito, 283-293
- - definição, 283

- - estudos clínicos randomizados, 289
- - prevenção, 284
- - tratamento, 285
- gravidez, 269-282
- - alterações, 274
- - - hematológicas, 274
- - - hemodinâmicas, 274
- - - hepáticas, 274
- - - renais, 274
- - aspectos clínicos, 275
- - classificação, 270
- - definição e diagnóstico, 270
- - fisiopatologia, 272
- - tratamento, 276
- idoso, 295-305
- - adesão à terapêutica, 299
- - diagnóstico, 297
- - estudo clínicos, 300
- - fisiopatologia do envelhecimento arterial, 296
- - hipotensão ortostática e pós-prandial, 303
- - pesquisa de lesões em órgãos-alvo, 299
- - prevalência da hipertensão, 297
- - terapia combinada, 302
- - tratamento, 301
- - - medicamentoso, 301
- - - não-farmacológico, 301
- - tratamento, 299
- infância e adolescência, 246-267
- - avaliação clínica, 255
- - causas, 255
- - classificação da pressão arterial, 246
- - determinantes da pressão arterial em crianças, 253
- - estudos longitudinais, 258
- - etiologia, 254
- - medida da pressão arterial em crianças e adolescentes, 246
- - prevenção primária, 260
- - recomendações para a abordagem, 259
- - tratamento farmacológico, 260
- - utilização das tabelas, 247
Hipertireoidismo, 135, 152
Hipertrigliceridemia, 51
Hipertrofia
- avaliação da, pelo eletrocardiograma, 117
- - critérios, 118
- - - de Cornell, 119
- - - de Romhilt-Estes, 118
- - - de Sokolow-Lyon, 118
- - índice de Perugia, 119

- ventricular esquerda, 190
- - conseqüências da, 191
- - determinantes clínicos da, 190
Hiperuricemia, 56
Hipocalemia, 147, 151
Hipoglicemia, 278
Hipotensão, 93
- ortostática, 298
- postural, 93
Hipotireoidismo, 135, 152
Histopatologia cerebral na hipertensão arterial, 214
Homocisteína, 56
Hostilidade e depressão, 58
HOT, estudo, 18, 290

I

Idoso, hipertensão arterial em situações especiais no, 295-305
- adesão à terapêutica, 299
- diagnóstico, 297
- estudo clínicos, 300
- fisiopatologia do envelhecimento arterial, 296
- hipotensão ortostática e pós-prandial, 303
- pesquisa de lesões em órgãos-alvo, 299
- prevalência da hipertensão, 297
- terapia combinada, 302
- tratamento, 299
- - medicamentoso, 301
- - não-farmacológico, 301
Imetaiodo-benzilguanidina, 144
Imunossupressores, 91
Incidentalomas, 131
Indapamida, 288
Índice, 119
- de massa corporal, 253
- de Perugia, 119
Infância e adolescência, hipertensão arterial em situações especiais, 246-267
- avaliação clínica, 255
- causas, 255
- classificação da pressão arterial, 246
- determinantes da pressão arterial em crianças, 253
- estudos longitudinais, 258
- etiologia, 254
- medida da pressão arterial em crianças e adolescentes, 246
- prevenção primária, 260

- recomendações para a abordagem, 259
- - modificações terapêuticas no estilo de vida, 259
- tratamento farmacológico, 260
- utilização das tabelas, 247
- - valores de pressão arterial para o sexo, 249
- - - feminino, 251
- - - masculino, 249
Infarto(s), 215
- agudo do miocárdio, 295
- lacunares em cérebro de paciente hipertenso, 215
Inibidores
- adrenérgicos centrais, 194
- da enzima conversora da angiotensina, 260, 285, 360
- - II, 342
- da monoaminoxidase, 136
INSIGHT, estudo, 285, 291, 364
Insuficiência cardíaca, 192
Insulina, resistência à, 65, 357
INTERHEART, estudo, 48
INTERSALT, estudo, 68, 329
INVEST, estudo, 365
IRAS, estudo, 57
Irbersartan, 261, 286
Isquemia placentária, 273
Isradipina, 287

K
Korotkoff, som de, 103, 239, 270

L
Labetalol, 261, 279, 355
Lacidipino, 287
L-arginina, 78
LDL-colesterol, 25
Leptina, 43
Lesão hepatocelular, 357
Lesões em órgãos-alvo, alterações, 187
- cardíacas, 187-197
- - celulares, 188
- - conseqüências da hipertrofia ventricular esquerda, 191
- - - arritmias, 191
- - - insuficiência coronária, 191
- - determinantes clínicos da hipertrofia ventricular esquerda, 190
- - formas de hipertrofia, 189

- - insuficiência cardíaca, 192
- - tratamento, 193
- neurológicas, 213-217
- - acidente vascular cerebral, 216
- - - isquêmico, fase aguda, 216
- - alterações cognitivas e demenciais, 214
- - histopatologia cerebral na hipertensão arterial, 214
- oculares, 219-230
- - aspectos clínicos, 224
- - associação, 225
- - - com acidente vascular cerebral, 227
- - - com déficit cognitivo, 227
- - - entre diâmetro arteriolar e hipertensão, 225
- - avaliação da retina, 224
- - conceito, 222
- - fisiopatogenia, 222
- - histórico, 220
- - idade, 225
- - raça, 225
- - sexo, 225
- renais, 199-211
- - auto-regulação e lesão renal, 200
- - clínica e diagnóstico, 205
- - doença microvascular, 202
- - implicações terapêuticas, 206
- - progressão de lesão renal, 205
- - sistema renina-angiotensina, 204
- - situações de risco, 202
- vasculares, 231-244
- - alterações estruturais e funcionais das grandes artérias, 234
- - alterações vasculares e repercussões clínicas, 236
- - - doença arterial periférica, 237
- - - retinopatia hipertensiva, 236
- - efeitos da hipertensão nos vasos de resistência, 232
Levotiroxina, 152
Liddle, síndrome de, 67
LIFE, estudo, 285, 291, 364
Lipoproteína (s), 55
Lisinopril, 261, 286
Losartan, 261, 339

M
Magnésio, sulfato de, 278
Manidipino, 287
Marcadores neuro-humorais, 48

MDRD, estudo, 199
Mediadores bioquímicos e biomecânicos que atuam nas células endoteliais, 74
Médias de pressão arterial, 159
Medicações anti-hipertensivas, 338
Medicamentos que elevam a pressão arterial, 321-325
- antidepressivos tricíclicos, 323
- antiinflamatórios não-hormonais, 323
- carbenoxolona e alcaçuz, 324
- ciclosporina, 324
- contraceptivos orais, 321
- descongestionantes nasais, 323
- drogas, 323
- - antiobesidade, 323
- - diversas, 324
- - ilícitas, 323
- eritropoetina, 323
Medida da pressão arterial, 4
- correta, 99-106
- - aspectos clínicos, 100
- - histórico, 99
- - medidas alternativas, 105
- - metodologia, 100
- - técnica da, 101
- em crianças e adolescentes, 246
Metanálise, 20
Metanefrinas, 137
Metirapona, 150
Metoprolol, 243, 262
Microalbuminúria, 57, 111
Microaneurismas de Charcot-Bouchard, 214
Mineralocorticóides, excesso aparente de, 151
Minoxidil, 263, 338, 369
Miocárdio, 188
Mitotano, 150
Modelos animais de hipertensão, 81
Monitorização da pressão arterial, 157
- ambulatorial, 157-162
- - definição, 157
- - em situações e populações especiais, 160
- - indicações, 157
- - interpretação dos resultados, 162
- - limitações, 158
- - papel da, na avaliação prognóstica em pacientes hipertensos, 161
- - reprodutibilidade do método, 158
- - seguimento clínico, 158
- - valores de normalidade da, 159
- - vantagens, 158

- residencial, 162
- - critérios de normalidade, 163
- - definição, 162
- - indicações, 162
- - interpretação de dados obtidos e produção de relatórios, 164
- - limitações, 163
- - protocolo para realização do exame e orientações ao paciente, 163
- - situações especiais, 164
- - valor clínico da, 163
- - vantagens, 162
MRFIT, estudo, 50, 199

N
Nadolol, 289, 338
Natriurese pressórica na hipertensão arterial, 201
Nefroesclerose, 231
Neuropatia óptica hipertensiva, 221
Neuropeptídio Y, 142
NHANES, estudo, 200
NHBPEP, classificação de, 271
Nicotina, 44
Nifedipina, 262
Nimodipino, 358
Nisoldipino, 287
Nitrendipino, 287
Nitroglicerina, 358
Nitroprussiato de sódio, 279, 358
N-monometil-L-arginina, 81
NORDIL, estudo, 364

O
Obesidade, 29, 42, 52
- central e resistência à insulina, 65
- e fatores dietéticos, 172
Obstipação intestinal, 341
Octreotide, 153
Oligúria, 276
Olmesartana, 339
Organização Mundial de Saúde, 283
Órgãos-alvo, lesões em, 187
- alterações cardíacas, 187-197
- - alterações celulares, 188
- - conseqüências da hipertrofia ventricular esquerda, 191
- - determinantes clínicos da hipertrofia ventricular esquerda, 190

- - formas de hipertrofia, 189
- - insuficiência cardíaca, 192
- - tratamento, 193
- alterações neurológicas, 213-217
- - acidente vascular cerebral, 216
- - alterações cognitivas e demenciais, 214
- - histopatologia cerebral na hipertensão arterial, 214
- alterações oculares, 219-230
- - aspectos clínicos, 224
- - associação, 225
- - - com acidente vascular cerebral, 227
- - - com déficit cognitivo, 227
- - - entre diâmetro arteriolar e hipertensão, 225
- - avaliação da retina, 224
- - conceito, 222
- - fisiopatogenia, 222
- - histórico, 220
- - idade, 225
- - raça, 225
- - sexo, 225
- alterações renais, 199-211
- - auto-regulação e lesão renal, 200
- - clínica e diagnóstico, 205
- - doença microvascular, 202
- - implicações terapêuticas, 206
- - progressão de lesão renal, 205
- - sistema renina-angiotensina, 204
- - situações de risco, 202
- alterações vasculares, 231-244
- - alterações estruturais e funcionais das grandes artérias, 234
- - alterações vasculares e repercussões clínicas, 236
- - - doença arterial periférica, 237
- - - retinopatia hipertensiva, 236
- - efeitos da hipertensão nos vasos de resistência, 232
Oslo, estudo de, 193
Óxido nítrico, 75
- importância do, 75
- regulação da síntese do, 76

P

Paciente hipertenso, ecocardiograma no, 123-128
- avaliação, 123
- - da função diastólica, 126
- - da massa do ventrículo direito, 123
- fase de pseudonormalização, 127
PAMELA, estudo, 316
PDAY, estudo, 260
PEACE, estudo, 284
Perindopril, 286
Perugia, índice de, 119
Peso, redução do, 328
Pindolol, 278, 289, 338
Piretamida, 288
PIUMA, estudo, 119, 309
Placebo, ensaios clínicos comparativos com, 362
Placenta, formação anormal da, 357
Plaquetopenia, 275
Pletismografia digital, 234
Potássio, 110
- plasmático, 110
- suplementação de, 329
Prazosin, 263
PREAMI, estudo, 370
Pré-eclâmpsia, 269
- tratamento da, 277
Pressão
- de pulso, 159
- hidrostática glomerular, 200
- vigília-sono, diferenças de, 159
Pressão arterial
- medicamentos que elevam a, 321-325
- - antidepressivos tricíclicos, 323
- - antiinflamatórios não-hormonais, 323
- - carbenoxolona e alcaçuz, 324
- - ciclosporina, 324
- - contraceptivos orais, 321
- - descongestionantes nasais, 323
- - drogas, 323
- - - antiobesidade, 323
- - - diversas, 324
- - - ilícitas, 323
- - eritropoetina, 323
- medida da, 99
- - correta, 99-106
- - - aspectos clínicos, 100
- - - histórico, 99
- - - medidas alternativas, 105
- - - metodologia, 100
- - - técnica da, 101
- - em crianças e adolescentes, 246
- monitorização, 157
- - ambulatorial, 157-162

- - - definição, 157
- - - em situações e populações especiais, 160
- - - indicações, 157
- - - interpretação dos resultados, 162
- - - limitações, 158
- - - papel da, na avaliação prognóstica em pacientes hipertensos, 161
- - - reprodutibilidade do método, 158
- - - seguimento clínico, 158
- - - valores de normalidade da, 159
- - - vantagens, 158
- - residencial, 162
- - - critérios de normalidade, 163
- - - definição, 162
- - - indicações, 162
- - - interpretação de dados obtidos e produção de relatórios, 164
- - - limitações, 163
- - - protocolo para realização do exame e orientações ao paciente, 163
- - - situações especiais, 164
- - - valor clínico da, 163
- - - vantagens, 162
PROCAM, estudo, 51
Propanolol, 243, 262, 289
Prostaciclinas, 233
Proteína
- C reativa ultra-sensível, 55
- G, 77
Proteinúria, 206
Pseudo-aldosteronismo, 147
- outras causas de, 151
Pseudo-hipertensão, 298
Pseudo-resistência, 170

Q
Quinapril, 261, 286

R
Ramipril, 286
Regulação da síntese do óxido nítrico, 76
Remodelamento vascular, endotélio no, na hipertensão arterial, 80
Renina, hipertensão relacionada ao aumento da, 153
Reserpina, 358
Resistência
- insulínica, 65, 153
- primária ao cortisol, 148

Retinopatia hipertensiva, 220, 236
- classificação, 221
Ringer, solução de, 279
Riva-Rocci, aparelho de, 6
Romhilt-Estes, critérios de, 118

S
SCOPE, estudo, 284
Sedentarismo, 41
SHEP, estudo, 193, 290, 300
Sibutramina, 135
Simpaticomiméticos, 91
Síndrome
- da apnéia obstrutiva do sono, 131
- de Barter, 68
- de Cushing, 91, 148
- - quadro clínico da, 149
- de Gitelman, 68
- de Gordon, 68
- de Liddle, 67
- feocromocitoma-paraganglioma, 68
- HELLP, 276
- metabólica, 52, 177-186
- - classificações, 180
- - diagnóstico, 179
- - exames complementares, 181
- - fisiopatogenia, 177
- - metas para o tratamento da, 183
- - tratamento, 182
Sistema
- cinina-calicreína, 79
- nervoso autônomo, 63
- - importância do barorreflexo e do, 63
- - sistema renina-angiotensina-aldosterona, 65
- renina-angiotensina, 204
- renina-angiotensina-aldosterona, 78
Sociedade Internacional de Hipertensão, 235
Sódio, 33
- dieta com redução de, 33
- nitroprussiato de, 279
- restrição de, 329
Sokolow-Lyon, critérios de, 118
Solução de Ringer, 279
Som de Korotkoff, 103, 239, 270
Sonolência, 353
Sopro regurgitativo aspirativo, 242
STOP-2, estudo, 285, 363
Sulfato de magnésio, 278
Swan-Ganz, cateter de, 279

Syst-China, estudo, 300
Syst-Eur, estudo, 290, 300

T
Tabagismo, 44
- eliminação do, 333
Tacrolimus, 135
Takayasu, arterite de, 237
Taxa de excreção de albumina, 57
Telmisartana, 286
Tempo de relaxamento isovolumétrico, 127
Terazosina, 338
Teste oral de tolerância à glicose, 112
Tomografia computadorizada, 353
Tonometria de aplanação, 234
Trandolapril, 286
Transplante renal, 131
Triantereno, 288
Triglicérides, 109
Trimetafam, 358
Trobomodulina, 273
Tromboxano A_2, 274
Tumor produtor de DOC, 148

U
UKPDS, estudo, 51
Urgência hipertensiva, 349
Urina, análise de, 111

V
VA-HIT, estudo, 52
Valsartana, 286, 339
VALUE, estudo, 285, 367
Vasodilatadores, 263
- diretos, 341
Vasoespasmo, 272
Ventrículo direito, avaliação da massa do, 123
Vênulas, 219
Verapamil, 338, 369
Verapamil-COER, 364
Von Hippel-Lindau, doença de, 68

W
Western Collaborative Group Study, 58
WHS, estudo, 55

edelbra
Impressão e Acabamento
E-mail: edelbra@edelbra.com.br
Fone/Fax: (54) 3520-5000
IMPRESSO EM SISTEMA CTP